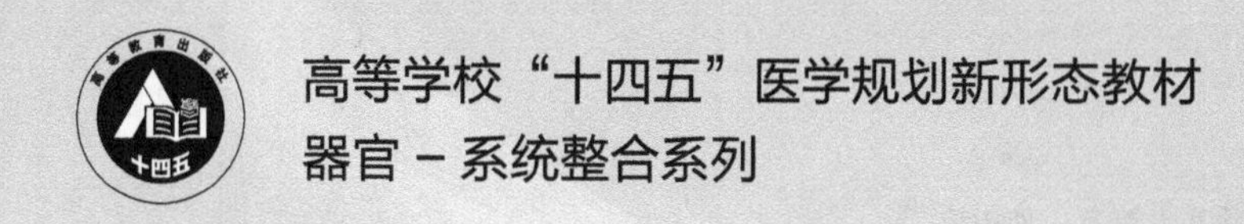

高等学校“十四五”医学规划新形态教材

器官－系统整合系列

泌尿系统

主　审　陈香美

主　编　倪兆慧　薛　蔚

副主编　王　敏　郭志勇　牟　姗　徐　涛　王坤杰

编　委（以姓氏拼音为序）

毕建斌　中国医科大学附属第一医院

陈晓农　上海交通大学医学院附属瑞金医院

丁　峰　上海交通大学医学院附属第九人民医院

丁小强　复旦大学附属中山医院

董　樑　上海交通大学医学院附属仁济医院

方　炜　上海交通大学医学院附属仁济医院

傅　强　上海交通大学医学院附属第六人民医院

顾乐怡　上海交通大学医学院附属仁济医院

郭志勇　海军军医大学附属长海医院

何娅妮　陆军军医大学陆军特色医学中心（大坪医院）

蒋更如　上海交通大学医学院附属新华医院

金海姣　上海交通大学医学院附属仁济医院

李　锋　上海交通大学医学院

李文歌　中日友好医院

李雪梅　北京协和医院

李振元　上海交通大学医学院附属仁济医院

林厚文　上海交通大学医学院附属仁济医院

林天歆　中山大学孙逸仙纪念医院

刘　玮　上海交通大学医学院附属第一人民医院

牟　姗　上海交通大学医学院附属仁济医院

倪兆慧　上海交通大学医学院附属仁济医院

潘家骅　上海交通大学医学院附属仁济医院

齐　隽　上海交通大学医学院附属新华医院

任　红　上海交通大学医学院附属瑞金医院

戎伟芳　上海交通大学医学院

宋奇翔　上海交通大学医学院附属仁济医院

汪年松　上海交通大学医学院附属第六人民医院

王坤杰　四川大学华西医院

王　玲　上海交通大学医学院附属仁济医院

王　敏　上海交通大学医学院

王　琴　上海交通大学医学院附属仁济医院

王少刚　华中科技大学同济医学院附属同济医院

王　忠　上海交通大学医学院附属第九人民医院

徐丹枫　上海交通大学医学院附属瑞金医院

徐　虹　复旦大学附属儿科医院

徐　涛　北京大学人民医院

薛　蔚　上海交通大学医学院附属仁济医院

姚　丽　中国医科大学附属第一医院

张国花　上海交通大学医学院

张敏芳　上海交通大学医学院附属仁济医院

编写秘书　李振元　宋奇翔　金海姣　董　樑

高等教育出版社·北京　上海交通大学出版社·上海

内容简介

本教材为器官－系统整合系列教材之一。全书共八大篇章，紧扣教学大纲，淡化学科，注重整合，着眼于科学性、系统性、整体性、创新性、实用性、简洁性、可读性，使医学基础与临床融通。

本教材包括泌尿系统基础，肾小球疾病，肾血管、肾小管、肾间质疾病，泌尿系统损伤与泌尿系统梗阻，泌尿系统肿瘤，泌尿系统感染，急性肾损伤与慢性肾脏病，其他泌尿系统疾病八篇，不仅实现了不同章节泌尿系统疾病领域基础学科与内科、外科、儿科等临床学科的横向整合，也实现了同一章节内基础与临床的纵向整合。在囊括了常见病、多发病的流行病学、发病机制、病理生理、临床表现、诊断与鉴别诊断、治疗与预后的同时，聚焦泌尿系统各个领域的最新进展，关注国内外研究的热点问题；同时将医学人文教育赋予教学，体现了大思政、大教育的理念。

本教材适用于临床、基础、预防、护理、口腔、检验、药学等专业本科学生，也是参加国家执业医师资格考试和住院医师规范化培训的重要用书，还可作为研究生、临床医务人员和科研人员的参考书。

图书在版编目（CIP）数据

泌尿系统／倪兆慧，薛蔚主编．-- 北京：高等教育出版社；上海：上海交通大学出版社，2024.3

ISBN 978-7-04-061743-6

Ⅰ．①泌… Ⅱ．①倪… ②薛… Ⅲ．①泌尿系统疾病－医学院校－教材 Ⅳ．①R69

中国国家版本馆 CIP 数据核字（2024）第 023010 号

Miniao Xitong

项目策划 林金安 吴雪梅 杨 兵

策划编辑 杨 兵 王华祖 责任编辑 瞿德竑 周珠凤 封面设计 张 楠 责任印制 高 峰

出版发行	高等教育出版社 上海交通大学出版社	网　址	http://www.hep.edu.cn
社　址	北京市西城区德外大街4号		http://www.hep.com.cn
邮政编码	100120	网上订购	http://www.hepmall.com.cn
印　刷	固安县铭成印刷有限公司		http://www.hepmall.com
开　本	889mm×1194mm 1/16		http://www.hepmall.cn
印　张	33.75		
字　数	860 千字	版　次	2024 年 3 月第 1 版
购书热线	010-58581118	印　次	2024 年 3 月第 1 次印刷
咨询电话	400-810-0598	定　价	86.00 元

物 料 号 61743-00

数字课程（基础版）

泌尿系统

主编　倪兆慧　薛　蔚

登录方法：

1. 电脑访问 http://abook.hep.com.cn/61743，或手机扫描下方二维码、下载并安装 Abook 应用。
2. 注册并登录，进入“我的课程”。
3. 输入封底数字课程账号（20 位密码，刮开涂层可见），或通过 Abook 应用扫描封底数字课程账号二维码，完成课程绑定。
4. 点击“进入学习”，开始本数字课程的学习。

课程绑定后一年为数字课程使用有效期。如有使用问题，请点击页面右下角的“自动答疑”按钮。

泌尿系统

Urinary System

主审　陈香美

主编　倪兆慧　薛　蔚

泌尿系统

泌尿系统数字课程与纸质教材一体化设计，紧密配合。数字课程内容主要为拓展阅读、拓展图片、典型病例、教学PPT、自测题等，在提升课程教学效果的同时，为学生学习提供思维与探索的空间。

用户名：　密码：　验证码：　5360　忘记密码？　登录　注册

http://abook.hep.com.cn/61743

扫描二维码，下载Abook应用

《泌尿系统》数字课程编委会

（以姓氏拼音为序）

毕建斌 中国医科大学附属第一医院

陈玉强 上海交通大学医学院附属第六人民医院

丁 峰 上海交通大学医学院附属第九人民医院

董 樑 上海交通大学医学院附属仁济医院

傅 强 上海交通大学医学院附属第六人民医院

郭志勇 海军军医大学附属长海医院

蒋更如 上海交通大学医学院附属新华医院

李 锋 上海交通大学医学院

李文歌 中日友好医院

李振元 上海交通大学医学院附属仁济医院

林厚文 上海交通大学医学院附属仁济医院

林天歆 中山大学孙逸仙纪念医院

卢建新 上海交通大学医学院附属第九人民医院

马宏坤 上海交通大学医学院附属瑞金医院

倪兆慧 上海交通大学医学院附属仁济医院

戚超君 上海交通大学医学院附属仁济医院

任 红 上海交通大学医学院附属瑞金医院

沈 茜 复旦大学附属儿科医院

孙碧英 上海交通大学医学院

王坤杰 四川大学华西医院

王 敏 上海交通大学医学院

王少刚 华中科技大学同济医学院附属同济医院

徐丹枫 上海交通大学医学院附属瑞金医院

徐 涛 北京大学人民医院

姚 丽 中国医科大学附属第一医院

张敏芳 上海交通大学医学院附属仁济医院

陈晓农 上海交通大学医学院附属瑞金医院

陈孜瑾 上海交通大学医学院附属瑞金医院

丁小强 复旦大学附属中山医院

方 炜 上海交通大学医学院附属仁济医院

顾乐怡 上海交通大学医学院附属仁济医院

何娅妮 陆军军医大学陆军特色医学中心（大坪医院）

金海姣 上海交通大学医学院附属仁济医院

李 舒 上海交通大学医学院附属仁济医院

李雪梅 北京协和医院

林芙君 上海交通大学医学院附属新华医院

林其圣 上海交通大学医学院附属仁济医院

刘 玮 上海交通大学医学院附属第一人民医院

马爱荣 上海交通大学医学院

牟 姗 上海交通大学医学院附属仁济医院

潘家骅 上海交通大学医学院附属仁济医院

齐 隽 上海交通大学医学院附属新华医院

戎伟芳 上海交通大学医学院

宋奇翔 上海交通大学医学院附属仁济医院

汪年松 上海交通大学医学院附属第六人民医院

王 玲 上海交通大学医学院附属仁济医院

王 琴 上海交通大学医学院附属仁济医院

王 忠 上海交通大学医学院附属第九人民医院

徐 虹 复旦大学附属儿科医院

薛 蔚 上海交通大学医学院附属仁济医院

张国花 上海交通大学医学院

卓 莉 中日友好医院

器官－系统整合系列教材专家指导委员会

出版说明

教育教学改革的核心是课程建设，课程建设水平对于教学质量和人才培养质量具有重要影响。现代信息技术与高校教育教学的融合不断加深，教学模式的改革与变化正在促进高校教学从以“教”为中心向以“学”为中心持续转变。教材是课程内容的重要载体，是课程实施的重要支撑，是课程改革的成果体现。

为落实国务院办公厅《关于加快医学教育创新发展的指导意见》（国办发〔2020〕34号）“加快基于器官系统的基础与临床整合式教学改革，研究建立医学生临床实践保障政策机制，强化临床实习过程管理，加快以能力为导向的学生考试评价改革”的文件精神，积极推进“新医科”建设，推进信息技术与医学教育教学深度融合，推进课程与教材建设及应用，提升高校医学教学质量，由高等教育出版社、上海交通大学出版社联合启动“高等学校‘十四五’医学规划新形态教材：器官－系统整合系列”建设项目，本系列教材以上海交通大学医学院为牵头单位，成立了系列教材专家指导委员会，主任委员由中国科学院院士、教育部高等学校基础医学类教学指导委员会主任委员、上海交通大学原副校长陈国强教授担任。项目自2017年底启动以来，陆续召开了编写会议和定稿会议，2022年底，项目成果“器官－系统整合系列教材”陆续出版。

本系列教材包括《神经系统》《呼吸系统》《循环系统》《消化系统》《泌尿系统》《生殖系统》《血液系统》《免疫系统》《内分泌系统》《运动系统》。系列教材特点如下：

1. 创新内容编排：以器官、疾病为主线，通过神经系统、呼吸系统、循环系统、消化系统、泌尿系统、生殖系统、内分泌系统、免疫系统、血液系统、运动系统，将基础医学与临床课程完全整合。从人的整体出发，将医学领域最先进的知识理论和各临床专科实践经验有机整合，形成更加适合人体健康管理和疾病诊疗的新医学体系。

2. 创新教学方法：创新教学理念，引导学生个性化自主学习。纸质内容精当，突出“三基”“五性”，并以新颖的版式设计，方便学生学习和使用。通过适当的教学设计，鼓励学生拓展知识面及针对某些重要问题进行深入探讨，增强其独立获取知识的意识和能力，为满足学生自主学习和教师创新教学方法提供支持。

3. 创新出版形式：采用“纸质教材＋数字课程”的出版形式，将纸质教材与数字资源一体化设计。数字资源包括：“典型病例（附分析）”选取了有代表性的病例加以解析，“微视频”呈现了重难点知识讲解或技能操作，以强化临床实践教学，培养学生临床思维能力；在介绍临床实践的同时，注重引入基础医学知识和医学史上重要事件及人物等作为延伸，并通过“基础链接”“人文视角”等栏目有机衔接，以促进医学基础理论与临床实践的真正整合，并注重医学生的人文精神培养。本系列教材是上海交通大学医学院整合教学改革研究成果的集成和升华，通过参与院校共建共享课程资源，更可支持各校在线课程的建设。

本系列教材还邀请了各学科院士、知名专家担任主审，分别由陈赛娟院士、陈香美院士、戴尅戎院士、樊代明院士、葛均波院士、郎景和院士、宁光院士、杨雄里院士、钟南山院士、顾越英教授担任各教材主审。他们对教材认真审阅及严格把关，进一步保障了教材的科学性和严谨性。

尽管我们在出版本系列教材的工作中力求尽善尽美，但难免存在不足和遗憾，恳请广大专家、教师和学生提出宝贵意见与建议。

高等教育出版社
上海交通大学出版社
2022 年 11 月

序

进入 21 世纪，医学科学出现了三个重要的战略转移：①目标上移：从单纯的疾病治疗上移到维护与促进健康的更高目标。②重心下移：从以医学为重心下移到社区与家庭的健康服务和关怀。③投资前移：卫生投资的重点从疾病诊治提前到疾病预防与健康促进。毫无疑问，这三个重要的战略转移必将推动医学理念、医学模式、医疗卫生服务体系及医学科学和技术的巨大变革。"今天的医学生，就是明天的医生"，为适应这个重大的变革需求，医学教育改革已势在必行，迫在眉睫。

2008 年，教育部、卫生部联合发布了《本科医学教育标准——临床医学专业（试行）》，揭示了我国医学教育努力的方向；随后，2010 年国务院发布了《国家中长期教育改革和发展规划纲要（2010—2020 年）》；2012 年，教育部、卫生部联合发布《教育部卫生部关于实施临床医学教育综合改革的若干意见》教高〔2012〕6 号，强调医学院应积极开展纵向或（和）横向综合的课程改革，将课程教学内容进行整理整合。2020 年，国务院办公厅发布《关于加快医学教育创新发展的指导意见》（国办发〔2020〕34 号），提出加快基于器官系统的基础与临床整合式教学改革，研究建立医学生临床实践保障政策机制，强化临床实习过程管理，加快以能力为导向的学生考试评价改革。可见，医学课程整合是我国近期和远期的努力方向和趋势。

鉴于此，上海交通大学医学院结合多年的试点探索经验，借鉴国内外医学教育改革的宝贵经验，基于中国的实际情况，启动器官 - 系统整合系列教材建设。本教材紧密结合课程改革与教学模式的转变，从而更好地配合系统教学的开展；从内容整合、学科整合及案例教学和实践教学等多个方面力求各学科知识得到充分融合，淡化学科界限，并对课程知识点进行延伸、更新和拓展。

对于目前医学发展过程中出现的专科划分过细、知识碎片化带来的诊疗局限性问题，本教材紧扣“整合医学”的理念，从人的整体出发，将泌尿系统医学各领域最先进的知识理论和临床各专科最有效的实践经验加以有机整合，并根据社会、环境、心理的实际进行调整，使之成为更加符合人体健康和疾病治疗的新医学体系。整合医学的内涵在于，它是一种认识论、方法学，通过它可以形成新的医学知识体系，因此需要不断地发展和完善。

以往的教材中肾内科和泌尿外科的内容是相对独立和分离的，同时与儿科学、人体解剖学、组织学与胚胎学、生理学、病理生理学、药理学等基础医学难以紧密联系。本教材共八大篇章，紧扣教学大纲，淡化学科，注重整合，着眼于科学性、系统性、整体性、创新性、实用性、简洁性、可读性，使医学基础与临床融通。本教材与时俱进，囊括了泌尿系统常见病诊治的最新进展、聚焦国内外研究的热点问题和医学人文教育；不仅实现了不同章节泌尿系统疾病领域基础学科与内科、外科、儿科等临床学科的横向整合，也实现了同一章节内基础和临床的纵向整合。

本教材邀请了来自国内著名高等院校及附属医院基础医学、肾内科、泌尿外科、儿科的多位专家学者共同完成，谨向为本次编写工作付出大量心血的专家学者致以最崇高的敬意。

本教材的编写立足于当下，着眼于未来，将为深化中国医学教育改革、培养具有整合医学思维的医学人才贡献力量！

中国工程院院士

2023 年 10 月

前　言

为落实国务院办公厅《关于加快医学教育创新发展的指导意见》（国办发〔2020〕34号）“加快基于器官系统的基础与临床整合式教学改革，研究建立医学生临床实践保障政策机制，强化临床实习过程管理，加快以能力为导向的学生考试评价改革”的文件精神，由上海交通大学医学院牵头，高等教育出版社与上海交通大学出版社联合出版高等学校“十四五”医学规划新形态教材：器官－系统整合系列，包括《神经系统》《呼吸系统》《循环系统》《消化系统》《泌尿系统》《生殖系统》《血液系统》《内分泌系统》《免疫系统》《运动系统》共10种教材。

长久以来，泌尿系统疾病分基础、内科和外科三部分独立讲授，相互之间缺乏沟通和整合。传统的教学模式虽然强调各学科知识的系统性和完整性，但造成了各学科教学内容上的交叉重复、基础与临床课程脱节等问题。现代医学的高速发展给传统医学教育体系带来了新的挑战。国务院办公厅印发的《“十四五”国民健康规划》中指出，立足新发展阶段、贯彻新发展理念、构建新发展格局，把人民群众生命安全和身体健康放在第一位，贯彻新时代党的卫生健康工作方针，全面推进健康中国建设，实施积极应对人口老龄化国家战略，加快实施健康中国行动，不断提高人民健康水平。现代医学教育要将大健康理念和内涵整合到医学生培养的全过程，从“以治病为中心”向“以健康为中心”转变，让医学生在成长中能主动关注全生命周期的各个环节，形成“以人为中心”的医学理念。把大健康理念融入医学教育，必须要深化医学课程体系改革，打破学科壁垒，倡导交叉融合。

《泌尿系统》教材的编写秉承与院校教育、国家执业医师资格考试、住院医师规范化培训对接及注重培养住院医师临床思维、实践、创新能力的宗旨，通过学科间的有机融合，优化教学内容，注重培养医学生对人类健康的整体观认识。淡化学科，注重整合，深化教学改革，必将为医学教育事业注入强大且持久的活力，激发教学热情，从而更好地培养有灵魂的医学人才。

本教材“以患者为中心，器官系统疾病为抓手”，做到基础、临床内科与外科、医学理论与临床操作实践，以及医学科学与人文关怀精神各方面的整合，以求获得更能适应21世纪老龄化社会现代医学需要的优质教学效果。《泌尿系统》作为器官－系统整合系列教材的重要部分，旨在培养能通过国家执业医师考核，能看病、会看病，并具备诊治泌尿系统常见病、多发病和掌握处理突发意外事件原则的临床医生。

泌尿系统整合课程的设置将从传统的“模块化”向整体性和系统性的“分层递进”转化。课程打破传统固有的学科界限，在学科间建立“立交桥”，并在学科间产生密切联系的同时，避免教学中知识点的繁杂重复，使学科间的知识优化组合；课程强调了医学知识的连续性和实用性，潜移默化地助力医学生构建整体医学思维框架，激发医学生主动学习的积极性，让学生从“学知识”改变为“学习知识并综合应用知识”，增强其解决临床医疗实际问题的能力。同时将思政、医学人文关爱理念贯穿始终，强调并坚持立德树人，秉承“大卫生、大健康”的理念，培养新时代医学生不忘初心、牢记使命，增强责任意识和敢于担当的精神，为实施《“健康中国2030”规划纲要》服务。

本教材邀请中国人民解放军总医院陈香美院士担任主审，她对全书进行了精心审阅和指导把关。本教材是全体参编人员集体智慧的结晶，在此我们对主审和各位参编专家表示衷心的感谢。

2023年10月

目录

第二篇 肾小球疾病

绪　论

关键词

学科发展历程　　一体化治疗　　现状与未来

一、泌尿系统学科的发展历程

（一）泌尿系统学科萌芽

肾脏是人体必不可少的重要器官，人类对肾脏的认识经历了一个漫长的过程。早在公元2世纪古罗马时期，著名的希腊医学大师盖伦（Claudius Galenus）通过对动物进行活体解剖研究，发现肾脏的功能是生成尿液。他甚至推测“肾脏像筛子一样，把血液中稠厚的部分留下来，而把稀薄的部分筛出去形成尿液”，“肾脏的功能是减少血液中的水分”。盖伦的研究推翻了之前罗马医学大师阿斯克勒必阿底斯（Asclepiades）的理论，后者认为人体摄入的食物中的液体成分会在体内蒸发，而膀胱像海绵一样，在体内吸收这些蒸气并转化为尿液。尽管在今天看来盖伦的研究实属简单肤浅，然而他对肾脏功能作用的结论和推理却有惊人的准确性。其后的一千多年，人们在肾脏功能领域的研究并没有引人注目的进展，直到1628年英国哈维（William Harvey）的血液循环理论的推出。他发现血液循环持续地将物质传递到各个器官，包括肾脏。1666年，意大利解剖学和生理学家马尔皮基（Marcello Malpighi）运用显微镜观察离体解剖的肾脏，大大提高了人类对肾脏结构的了解。他相当准确地描述了肾小球和肾小管的结构，“肾小球位于肾脏的外层，呈现非常小的球形，像小蠕虫组成的线圈，连接在弯曲的管道（即后来命名的肾小管）上，管道在接近肾外表面是弯曲的、陡峭的，然后笔直地走向肾盂”，非常接近于目前对肾脏微结构的认知。马尔皮基认为肾脏负责从血液中分离出尿液，尽管他并未阐明其具体机制。1827年，英国医生布赖特（Richard Bright）在其著作《病案报告》中报告了24例慢性肾炎患者的发病过程、临床表现及尸体检查的病理解剖学特点，并逐一分析。他通过细致的临床观察与尸体解剖发现，肾脏病患者常出现水肿、蛋白尿等临床表现，以及肾脏病理变化；蛋白尿在大部分肾脏病患者中存在，且肾脏病并不是单一的，而是有不同的种类。他已区分了急性、亚急性、慢性肾炎，区别了肾小球肾炎和肾硬化等，还模糊地认识到高血压与肾炎之间的关系。1842年，英国外科医生、组织学及解剖学家鲍曼（William Bowman）爵士精准地描述了肾单位（nephron）的微结构，是对肾脏显微解剖学的重大贡献，并成为以后肾脏生理学研究的基础。鲍曼还认识到尿液的生成经过两个不同的过程，分别是肾小球滤过和肾小管重吸收。19世纪中叶，德国生理学家路德维希（Carl Friedrich Wilhelm Ludwig）发现血液中的某些成分可以通过半透膜滤过，而且随着压力的增加，滤过也增加。含有蛋白质的溶液滤过会减少，他推测是由于膜上的小孔堵塞。他进一步推测肾小球滤过是由入球和出球小动脉的收缩与舒张来调节的，而且肾小管存在重吸收与分泌的功能。20世纪初，英国生理学家斯塔林（Ernest Henry Starling）在其著作中指出，肾脏的功能是维持循环血液的成分稳定，所以机体可以根据需要来增加或减少尿液中的成分。20世纪中叶，丹麦学者尤斯（Hans H. Ussing）利用放射性同位素标记的方法研究单向离子转运，他提出了极化上皮细胞模型可以被动地、也可以主动地转运离子和水分。以上对肾脏结构与功能的研究，为之后现代肾脏病学的发展奠定了坚实的基础。1960年国际肾脏病学会（ISN）在巴黎成立，同年ISN第一届年会在法国小城埃维昂召开，从此肾脏病学（nephrology）这个词第一次在正式文件中使用，标志着肾脏病学科的建立。经过数年的酝酿，第一个肾脏病专业杂志*Nephron*在1964年开始刊出，肾脏病学的发展进入全新的阶段。血液净化治疗技术，特别是持续性肾脏替代治疗的快速发展，不仅给肾脏病学科，而且也给重症医学、心脏外科、风湿免疫科等多个学科领域带来了治疗新理念和新思路。各种新型免疫抑制剂和生物制剂不断被应用于临床，促进了肾脏病各种新疗法的涌现。随着现代医学技术的快速发展，miRNA、蛋白质组学、干细胞及医学影像技术的研究与应用，为肾脏病病因及发病机制的解析、生物标志物的筛选及肾脏病的诊断与治疗带来了革命性的变化。

经过60年来的发展，ISN已经拥有来自150多个国家，超过10 000名的专业会员，成为肾脏病防治专业人员之间进行科学交流、合作的平台，通过与100多个国家和地区的社区合作，覆盖40 000名肾脏病专业人员。2006年起，ISN发起的每年一度的世界肾脏日（World Kidney Day）活动在全世界范围内大大提升了对肾脏疾病和肾脏健康的关注，向民众普及肾脏病知识，提高其防病治病的意识，获得了良好的社会效益。2003年，改善全球肾脏病预后组织（Kidney Disease：Improving Global Outcomes，KDIGO）成立。KDIGO是一个非营利性组织，委员会主要由来自世界各地的肾脏病学家组成，从2008年至今，发表了10余个肾脏疾病临床实践指南，并定期更新指导临床实践，对促进全球肾脏疾病领域的规范诊断与治疗，改善患者预后起到了重要作用。

（二）泌尿系统学科诞生

在第二次世界大战期间，肾脏病虽然尚未成为一门独立的学科，但战争带给人类苦难的同时，由于对休克、出血、挤压伤、输血、液体置换与限制等的聚焦研究，以及战后号称“黄金年代”的科学研究的良好氛围，客观上促进了对肾脏功能以及肾脏疾病，特别是急、慢性肾衰竭的认知与阐明，孕育了肾脏病学科的诞生。

1. 血液透析 20世纪40年代，纳粹统治下的荷兰医生考尔夫（William Kolff）在经过两年的失败尝试后，首先成功将血液透析用于急性肾衰竭患者，肾脏替代治疗第一次走上历史舞台。1960年ISN第一届年会上，美国医生Shields和Gentry首先报道将血液透析应用于维持慢性肾衰竭患者的生命。1964年家庭透析开始出现。1966年Brescia和Cimino等采用外科技术建立皮下动静脉内瘘作为血液透析的血管通路后，血液透析才开始在全世界范围内真正普及，用于尿毒症患者的维持性治疗。从最初60年代中期的不到800位维持性血液透析尿毒症患者，到目前全世界有数以百万计的尿毒症患者依靠血液透析维持生命。同时，随着人们在透析剂量、透析膜材料、透析液选择等多方面的认识提高与不断改进，血液透析患者的存活时间与生活质量均显著提升。但要看到维持性血液透析患者的病死率仍然较高，如何进一步改善其生活质量，降低心血管疾病等并发症的发病率，仍需不断探索。

2. 腹膜透析 是另一种透析方式，首次出现于1962年，但由于当时没有解决留置腹透管的感染问题，所以每次腹透都需要重复腹腔穿刺，非常不便。1968年，Tenckhoff等发明了可以长期留置的腹透管，使腹膜透析用于维持尿毒症患者生存成为可能。1975年，Moncrief等开始将后来叫做持续不卧床腹膜透析（continuous ambulatory peritoneal dialysis，CAPD）的治疗方式应用于临床，并在80年代广泛应用。同时这段时期自动腹膜透析机问世，使更便捷的自动化腹膜透析（automated peritoneal dialysis，APD）成为可能。从此，腹膜透析逐渐成为与血液透析同等地位的治疗方法，可根据患者的病情和意愿及资源可获得性等情况，选择血液透析或腹膜透析。

3. 肾移植 20世纪30年代已经开始同种异体肾移植的尝试，但早期的尝试都因为外科技术的问题或急性排异反应而失败。1954年美国外科医生默里（Joseph Murray）成功在同卵双胞胎之间进行了肾移植，并因此获得了1990年诺贝尔生理学或医学奖。之后硫唑嘌呤、激素、环孢素、他克莫司、霉酚酸酯等药物陆续用于肾移植术后，大大减轻了排异反应。

目前肾脏替代治疗已广泛应用于急性肾损伤（acute kidney injury，AKI）和慢性肾脏病（chronic kidney disease，CKD）的治疗。AKI是由各种病因引起的短时间内肾功能快速减退、肾小球滤过率下降，并涉及各科的临床常见危重病症；CKD指各种病因导致的肾脏慢性损伤，其严重阶段被称为终末期肾病（end-stage renal disease，ESRD，也称尿毒症）。严重AKI和CKD终末期均需接受透析治疗。近年来，随着高难度手术和移植的不断开展，糖尿病、高血压和老年患者数量快速增多，介入技术和化学治疗药物的广泛使用，AKI发病率不断升高，且病死率居高不下，阻碍了外科、心血管内科、移植、放射介入和肿瘤等众多临床学科的发展。此外，在地震、交通事故、药物毒物中毒等重大突发事件中，AKI也是主要并发症发生和影响救治成功率的关键因素之一。CKD是全球性的公共卫生问题，患病人群庞大，全世界主要国家的CKD发病率均在10%左右。CKD一旦进展到终末期时需要透析或肾移植以维持生命。随着人类寿命的延长，以及糖尿病、高血压等生活方式病发病率的增加，这些患病群体的数量还在迅速增长。与提高透析质量、提高肾移植成功率、减少排异反应等相比，如何延缓CKD的进展，让更少的患者进展到ESRD，显然具有更重要的意义。

（三）泌尿系统学科发展：从基础到临床

1972年，Brenner BM等发现部分肾切除的大鼠，存在肾小球灌注和滤过增加的情况，后者会导致肾小球损伤而加速CKD的进展。低蛋白饮食可能会降低肾小球内的压力，随后开始应用于CKD以延缓其进展。20世纪80年代后期开始，促红细胞生成素的使用、针对钙磷代谢紊乱的研究进展及新药问世等，均对改善CKD患者的症状及控制病情进展发挥了重要作用。20世纪90年代开始的血管紧张素转换酶抑制剂（ACEI）和血管紧张素受体抑制剂（ARB）被证实具有延缓糖尿病肾病和非糖尿病肾病进展的作用，是肾病治疗史上一个里程碑式的革命。

早在近200年前，布莱特医生就认识到肾脏病有不同的病因。肾脏病的精准诊断以及针对各自病因的治疗对疾病的控制起着不可替代的作用，肾活检组织病理学检查是肾脏病诊断的重要手段。20世纪50年代，随着肾活检被越来越广泛地应用于临床，使肾小球疾病的组织损害特点逐渐被临床医生所掌握。通过经皮肾活组织病理学检查，不仅有助于明确肾脏疾病的病理变化和病理类型，指导临床治疗，判断患者预后，还可促进病因和发病机制等的深入研究。早在20世纪60年代，肾脏病学界逐渐认知到某些肾脏病的发生和发展有免疫学的基础，可以尝试使用免疫抑制药物治疗。现在发现，很多原发或继发性肾脏疾病，特别是肾小球疾病实质上是一种自身免疫病，接受激素和（或）免疫抑制治疗往往可以取得疗效。比较有代表性的疾病如特发性膜性肾病，以往病因不清，2009年发现特发性膜性肾病患者的肾小球足细胞存在磷脂酶A2受体（PLA2R）表达，2014年发现足细胞上的另一种与PLA2R结构类似的靶抗原——I型血小板反应蛋白7A域（THSD7A），其抗体与抗原的结合激活免疫反应，是特发性膜性肾病的病因。从激素、环磷酰胺、盐酸氮芥、硫唑嘌呤等传统的免疫抑制药物，到钙调磷酸酶抑制剂、霉酚酸酯及其类似物，再到不断出现的单抗类生物制剂，增加了治疗方案的选择，改善了免疫机制介导的肾脏病预后，并且减轻了不良反应。

近年来随着人类生活方式的改变，代谢性疾病，如糖尿病、高血压等疾病的发病率迅速上升，糖尿病和高血压导致的慢性肾脏病在全世界各地已经成为ESRD的最主要病因。如何减少糖尿病、高血压的发病率，减缓其肾脏损害的进展，数十年来始终是主要的研究方向。ACEI和ARB类的药物已经证实可以延缓糖尿病肾病和高血压肾小动脉硬化的进展，更多的新治疗靶点及其相关药物正不断涌现，包括2015年前开始应用钠－葡萄糖协同转运蛋白2抑制剂治疗伴糖尿病的CKD，给这些患者带来了希望。

随着对遗传性肾脏病临床和病理特征的认识，以及分子生物学、遗传学的飞速发展，遗传学肾脏病领域也取得了很大进展，遗传背景在肾脏病发病中的作用也逐渐阐明。单基因遗传肾脏病，如Alport综合征、Fabry病、家族性FSGS、Batter综合征、Gitelman综合征、Liddle综合征等的新致病基因或新致病位点不断被发现，不仅促进了对疾病的认识，而且相关突变蛋白的功能研究也大大促进了对肾小球和肾小管功能及其调控机制的认识，进一步促进了新治疗手段和药物的问世。不仅仅是单基因遗传肾脏病，多基因遗传或具有遗传背景的肾脏病的病因与发病机制的研究也越来越深入，对遗传因素导致肾脏病有了越来越深刻的理解。

（四）我国泌尿系统学科的建设历程

1. 泌尿外科的发展　而早在春秋战国时期，我国的传统医学名著《五十二病方》中就有关于治疗泌尿系统结石的记载，在2000年前的中国医药文献中也有很多关于泌尿及男性生殖系统疾病及治疗的详细记载。在1000多年前的中医古籍中，就有用葱管和鹅毛管导尿的记载，这可能是医学史上最早的软管导尿术。这些早期与泌尿外科相关的记载远远早于西方文献，但是在19世纪之前，中国历代医药学家中却无一人专职从事泌尿外科，我国西医的泌尿外科主要还是从西方传入的。

在中华人民共和国成立前，中国泌尿外科仍处于初创阶段，泌尿外科仍然设在大外科内，没有形成专科，发展相对缓慢。中华人民共和国成立后，我国泌尿外科开始蓬勃发展。施锡恩、吴阶平、许殿乙、熊汝成、虞颂庭、马永江、王以敬等前辈们，均为我国泌尿外科事业的发展做出了大量卓有成效的工作。如吴阶平教授根据我国大样本肾结核患者的临床资料，结合双侧肾结核晚期患者的尸体解剖检查结果，提出“一侧肾结核，对侧肾积水”的理论，并制订了切实可行的治疗方案。这一理论在当时结核病肆虐的年代里，挽救了许多肾结核患者的生命。吴阶平的这一创见，被认为是国际泌尿外科学领域的一次突破性进展。同时，王以敬教授在我国率先开展耻骨后前列腺摘除术，这一经典术式一直沿用至今。

进入21世纪，在技术革新浪潮的冲击下，以人工智能、电子信息、生物基因工程、现代影像科学及高分子生物材料等为代表的新技术不断渗入生命科学、医学科学，并在理论研究与实际应用中取得了令人瞩目的成果。单孔腔镜手术、机器人辅助腹腔镜技术已成熟地应用在泌尿外科领域。晚期肾细胞癌的靶向药物治疗、膀胱癌的免疫治疗、前列腺癌的精准分型及靶向治疗、内分泌及免疫生物治疗等，将泌尿外科的发展推入崭新时代。同时，我国泌尿外科重视与国际泌尿外科接轨，重视国际交流。中华医学会泌尿外科学分会多次与美国泌尿外科学会（American Urological Association，AUA）和欧洲泌尿外科学会（European Association of Urology，EUA）交流经验，并广泛、深入地开展海峡两岸及国际学术交流。这些学术上碰撞的火花也引起了国际微创泌尿外科界的强烈反响。

2. 肾脏病学科的发展　在我国，肾脏病是一门古老而年轻的学科。早在先秦时期，《黄帝内经》中就有关于肾的生理功能、病因病机、证候特点及其辨证施治等方面的内容，用的是传统中医学的阴阳五行理论，跟现代医学不属于同一个体系。东汉末年，张仲景在其著作《伤寒杂病论》中论述了各种肾脏病辨证施治的思维方法与治疗方药。盖伦和张仲景生活在相近的时代，分别在古希腊医学和中医学的范畴内被尊为“医圣”，各领风骚达千年以上。他们的医学理论和实践有许多相似之处，也有一些重大的区别。对他们进行比较可折射出中西医学不同的发展轨迹。

随着20世纪中叶国际上肾穿刺活检及病理诊断、血液透析、肾移植等诊断、治疗手段的开展及1960年ISN的成立，年轻的肾脏病学科进入了一个快速发展的阶段。现代肾脏病学在我国成立于20世纪七八十年代，与同属内科的心血管、呼吸、消化等学科相比显然是滞后的。1977年在北戴河召开了中华医学会肾炎座谈会，会议围绕肾炎的诊断与治疗进行了学术讨论，并制订了原发性肾小球疾病的临床分类方案。随着1980年中华肾脏病学会成立，1982年第一届全国肾脏病会议在北京召开，1985年国内第1本专科杂志《中华肾脏病杂志》创刊，大大促进了我国肾脏病事业的发展。

虽然我国肾脏病学科的起步较晚，在几代肾脏病工作者长期共同的努力下，经过数十年的发展，我国肾脏病学科取得了长足的进步。20世纪50年代初，经皮肾穿刺活组织检查就逐步取代开放性肾活组织检查，并在我国开始临床应用；1956年我国首次应用血液透析成功救治急性肾衰竭患者，1973年自主研制成功我国第1台平板式透析机。50年代末我国就开始开展腹膜透析治疗AKI和慢性尿毒症，70年代末国内首次开展了持续不卧床腹膜透析（CAPD）；70年代实施中国第1例长期存活的同种异体尸体肾移植，发展到今天包括各种模式的血液净化、腹膜透析广泛应用于临床，建立了比较完善的透析移植登记工作，数据整合录入全国透析病例信息登记系统（CNRDS）及美国肾脏病数据系统（USRDS）。

中西医结合诊治是CKD重要的治疗手段，我国肾脏病学界立足于传统医学，长期注重应用中西医结合治疗来延缓CKD的进展，并进行了一系列富有成效的探索。在数十年的不懈努力下，各种新的诊断、治疗手段，包括肾活检、血液透析、腹膜透析都得到了不断推广。在不断地进行国内、国际学术交流的基础上，我国肾脏病诊治水平，特别是北京、上海、广州等中心城市日益跟国际先进水平同步，并在国际肾脏病学界发挥着越来越重要的影响力。我国普通人群CKD的患病率高达10.8%，据此推算全国CKD患者达1.2亿。与西方国家不同，目前我国CKD患者的病因仍以肾小球肾炎为主。由于我国经济发展很不平衡，不同地区医疗水平差异也很大，如何利用有限的医疗和经济资源，让数目庞大的广大肾脏病患者得到正确的诊断与合适的治疗，是我国肾脏病工作者面临的长期任务和艰巨挑战。

现代肾脏病学尽管只有60年的历史，但随着快速进步与不断发展，已经成为最有创造力和生机的医学学科之一。未来会出现更多激动人心的发现，肾脏的奥秘将进一步解开，肾脏疾病也将逐一攻克。

二、泌尿系统疾病的一体化治疗

长久以来，泌尿系统疾病都是根据疾病的类型分成泌尿外科学和肾脏病学两个范畴。泌尿外科学主要解决外科因素引起的泌尿系统疾病以及肾上腺疾病，如泌尿系先天畸形、泌尿系损伤、泌尿系感染、泌尿系梗阻、泌尿系肿瘤、泌尿系统结石和神经源性下尿路症状等；而肾脏病学主要解决内科因素引起的泌尿系统疾病，如泌尿系感染、肾小球肾炎、肾病综合征、急慢性肾功能不全等。泌尿系统疾病的治疗也是在泌尿外科或肾脏内科分别治疗，缺乏沟通和整合。泌尿系统疾病的讲授也是在内外科两个学科分别进行。然而，随着医学的发展，医学知识的更新和技术的进步，医学知识和技术在学科内不断延伸，在学科间不断拓展，跨学科之间的联系越来越紧密。泌尿外科学和肾脏病学之间的交叉越来越多，很多患者的泌尿系统疾病不能单纯地归为外科原因或内科原因，往往需要泌尿外科和肾脏内科同时介入诊疗。因此，对于泌尿系统疾病的治疗需要一体化的思路，综合考虑，综合治疗。

（一）泌尿系统疾病一体化治疗的意义

泌尿系统是尿液形成、重吸收和排泄的系统，是一个整体。泌尿系统的外科和内科疾病往往相互影响，相互伴发，彼此交叉。泌尿系统疾病如果仅仅关注外科或内科部分，有可能导致漏诊甚至延误病情，从而影响疾病治疗效果。泌尿系统疾病的外科治疗和内科治疗能互相补充，彼此促进，一体化治疗可以最大限度地加速疾病的控制，使患者达到快速康复。泌尿系统一体化治疗也是多学科联合治疗（multi-disciplinary treatment，MDT）的一种形式。所谓MDT就是根据患者的身心状况，疾病的具体部位、类型、程度和发展趋向，结合分子生物学改变，有计划、合理地应用现有多学科的各种有效手段，以最适当的经济费用，取得最佳的治疗效果，同时最大限度地改善患者的生存质量。近几年，随着临床医师对疾病认识的加深，以及对患者整体情况重视度的加强，MDT得到越来越广泛的应用。泌尿系统疾病的内外科部分本身就是一个整体，一体化治疗更是适应新治疗模式所趋，应该积极开展。

（二）泌尿系统疾病一体化治疗的原因

泌尿外科学和肾脏病学两个学科的泌尿系统疾病需要一体化治疗，主要原因如下。

首先，隶属于两个学科的很多泌尿系疾病在症状上是相似甚至完全相同的，在诊疗上需要综合考虑，仔细区分、鉴别。例如肉眼或镜下血尿。引起血尿的原因很多，包括肾前性、肾性和肾后性。肾前性原因包括心内膜炎、血管炎和药物不良反应等；肾性原因包括肾小球肾炎、IgA肾病、狼疮性肾炎和感染等，往往是肾内科疾病；肾后性原因包括肾肿瘤、尿路上皮肿瘤、泌尿系统结石、前列腺增生或肿瘤、泌尿系结核、尿路血吸虫病、尿路感染等。需要通过体检，尿液检验如尿常规和尿相差显微镜，影像学检查如B超、CT、MRI、PET/CT或膀胱镜来明确诊断。

其次，很多患者的泌尿系疾病很难区分是泌尿外科学范畴还是肾脏病学范畴，需要两个学科进行讨论或诊断性治疗。例如，不明原因的肉眼或镜下血尿，各种体格检查、检验和影像学检查均未发现异常时，就需要两个学科综合讨论，进行诊断性治疗和随访。

最后，很多患者的泌尿系疾病可能既有外科原因又有内科因素，或者原先属于外科疾病，随着疾病的进展，内科原因又增加进来，这往往需要泌尿外科和肾脏内科同时介入治疗。例如，肾功能不全。引起肾功能不全的原因很多，包括肾前性、肾性和肾后性。肾前性原因包括休克、肾动脉狭窄、受压或栓塞等原因造成的肾灌注不足；肾性原因包括肾小球肾炎、IgA肾病、狼疮性肾炎、高血压、糖尿病等造成的肾功能不全；肾后性原因包括泌尿系统结石、泌尿系肿瘤、腹盆腔肿瘤、前列腺增生、尿道狭窄、膀胱颈挛缩等造成的上尿路和下尿路梗阻。需要通过病史、体检、血尿检验、影像学检查来查明原因。引起肾功能不全的原因可能不是单一的而是多重的。例如，合并长期控制不佳的高血压病和输尿管结石的患者，其肾功能不全可能是由高血压性肾病和输尿管结石共同引起的。首先需要解除泌尿系梗阻，但即使手术解除了泌尿系梗阻，肾功能也不一定能恢复，可能后续还需要肾内科调整肾功能。

（三）泌尿系统疾病一体化治疗的实现

目前的泌尿系统疾病授课及诊治还是由泌尿外科和肾脏内科分离开来单独进行的。为了实现泌尿系统的一体化治疗，需要做到以下几点：

首先，对于医学课程，要设置成泌尿系统整合课程。传统的医学教学体系以学科划分为基础，学科之间横向联系不足。对讲授者而言，内容孤立和重复讲解；对学习者而言，知识结构区块化，纵向联系松散。整合课程需要将泌尿系统内的知识点跨学科结合，使之上下衔接有序，规避内容重叠和观点冲突，扩大横向和纵向的拓展，加深内、外科之间的联系。从总论开始，将全部课程视作一个整体，解剖结构联系功能与病理，病理生理联系生理和药理，系统内知识点联系系统外疾病。

其次，对于每个症状和体征，要从泌尿外科和肾脏内科的角度综合地看待、综合地分析、系统地检验和检查。对于每个泌尿系统疾病，要考虑泌尿外科和肾脏内科疾病，从整体上去诊断和治疗。

最后，课程设置上要组织开展包含泌尿外科和肾脏内科因素的泌尿系统疾病问题为基础的学习（problem-based learning，PBL），由泌尿外科和肾脏内科教师联合讨论，共同授课，让学生得以系统地学习。临床上，要组织类似疾病的多学科讨论，让患者的泌尿系统疾病得到综合的诊治。

三、泌尿系统疾病研究发展的现状和未来

泌尿系统疾病是影响全球人类健康的重要疾病，包含了感染、肿瘤、免疫等多学科范畴，加之学科之间的不断交叉与融合，分子生物、机械工程、材料化学等学科的发展都对诊疗的进步起着越

来越重要的作用。因此，泌尿系统的基础研究前沿在不断地拓宽和变化。

（一）肾脏内科

2020年WHO报告显示，慢性肾病已经成为排行前10位导致死亡的病因。中国肾脏病学始于1977年的北戴河中华医学会肾炎座谈会。1980年中华医学会肾脏病学分会成立，40年来我国在原发性肾病、继发性肾病、慢性肾脏病（CKD）、急性肾损伤（AKI）、终末期肾病（ESRD）血液净化治疗等各方面都取得了飞速的发展。

当前我国肾脏病防控依然面临严峻挑战，肾脏疾病患病率高，CKD患者约1.2亿人，AKI每年新发病例达100万～300万例，尿毒症患者达100万～200万人。CKD和ESRD患者呈逐年增多趋势，给国家医疗卫生资源带来沉重负担。因此，肾脏病已成为影响我国国民健康的重大疾病和重要公共卫生问题，需要进一步开展防、诊、治研究，延缓肾病的进展，提高救治水平，降低病死率。

1. 大数据下的肾小球疾病诊治　国家肾病医疗质量管理与控制中心对全国肾活检疾病谱的调查结果显示，其中2/3仍为原发性肾小球疾病，是我国尿毒症的首位病因，约占44%。IgA肾病是我国最常见的肾小球疾病，我国学者在IgA肾病遗传背景、致病分子、病理分型和临床治疗方面开展了系统研究。中国人民解放军总医院经过30余年临床与基础、中西医结合研究，创建了IgA肾病中西医结合诊治规律与诊治关键技术，利用循证医学研究证实中药单药治疗IgA肾病的有效性，其系列成果获得了国家科技进步奖一等奖。我国继发性肾病中糖尿病肾病已成为新导入透析患者的重要病因。糖尿病合并非糖尿病肾损害在临床上难以鉴别，因此，建立糖尿病肾病无创诊断方程有重要的临床实用价值。根据近十年临床特征的变化，对糖尿病肾病鉴别方程进行修订，显著提高了诊断效能。目前，国内外针对糖尿病肾病等继发肾病新靶点的药物研发已取得很大突破，正逐步应用于临床。

2. 老年肾脏病　我国已步入老龄化社会，新导入透析的ESRD患者中老年人占半数以上。准确评估老年人的肾功能、发现老年肾损害的关键因子和干预靶点，对于延缓老年患者走向终末期肾衰竭、降低心血管疾病等并发症有重要意义。目前，我国肾病患者并发肾性高血压、肾性贫血、慢性肾脏病矿物质和骨代谢异常等患病率高，控制率欠佳。以肾性高血压为例，通过全国31个省、自治区和直辖市61家三甲医院1万余例患者的调查研究，发现我国肾性高血压控制率只有33%。因此，扎实开展全国肾脏病医疗质量控制工作，推进各级医院诊疗水平同质化，可显著提高肾病并发症的控制率和达标率。

3. 急性肾损伤（AKI）是临床急危重症。除了社区获得性和医院获得性AKI的防治任务外，由于地震挤压综合征和各类突发公共卫生事件所导致的AKI防治，是广大肾病工作者面临的新挑战。阐明AKI多器官对话机制、损伤后再生修复关键因子与调控机制、建立干细胞等新型治疗技术，是该领域未来的发展方向。中国人民解放军总医院关于器官损伤与修复综合救治研究获得国家科技进步奖创新团队奖。

4. 血液净化治疗　2010年，在卫生部（现国家卫生健康委员会）领导下，中华医学会肾脏病学分会建立了全国血液净化病例信息登记系统。目前，中国透析患者总数已达73.5万例，位居世界第一。由于全国血液净化病例信息登记系统提供的基本数据，2012年尿毒症被列入国家大病医保，彻底解决了广大尿毒症患者无钱治疗、因病返贫的根本问题。通过牵头制定《血液净化标准操作规程》等行业规范，制定中国血液净化诊疗指南，开展全国医务人员培训，加强国产透析设备和耗材的临床评价，进一步提高了我国血液净化治疗的质量。

我国经济社会的快速发展使肾病疾病谱发生了重大变化，环境污染、新发传染病等新型危险因素，使我国肾病防控面临诸多新的挑战。广大肾病工作者应利用信息化、大数据、人工智能等新技术，开展肾脏病临床、基础、转化研究，推广适宜技术，加强科普宣传，为健康中国战略做出新的贡献。

（二）泌尿外科

1. 机器人技术与微创外科　在过去的25年中，微创手术已逐渐成为泌尿外科手术治疗的主流方式。奠定现代腹腔镜和机器人辅助腹腔镜手术基础的技术最早是在世界各地的学术机构中开发，并不断得到验证和改进。随后，越来越多的研究机构将腹腔镜手术、机器人辅助腹腔镜手术和开放性手术进行比较，并显示出相同的疗效。微创治疗具有独特的优势，包括术后疼痛减轻、美容效果更好、恢复更快、住院时间更短等。

机器人技术给外科手术带来了巨大的变革，并且它的发展将永远不会停止。未来机器人手术领域的发展可能会着重于机械臂（重量轻、尺寸更小以及安装在手术台或在单独的推车上）、仪器（触觉反馈、微电机）、控制台（打开、关闭、半打开）和3D高清视频技术（偏光眼镜、目镜）等方面，后续的手术系统可能会提供更加新颖独特的功能。自主机器人的研究能够提高手术效率、操作一致性、功能结果和手术技术的可及性。借助全光3D和近红外荧光灯技术，支持自主缝合的成像系统已有报道，它能够在体内的开放式手术环境中进行自主性软组织手术。其原理是计算机通过收集人类外科手术的实践数据，生成相应的自主性手术计划。使用机器人外科手术平台执行复杂的重建手术可提高操作的精确度，并优化手术的结果。然而，这些技术的进步能否为患者带来益处则需要临床医生的进一步努力。

2. 分子生物基础与肿瘤靶向治疗　我们目前对癌症的大部分理解是分子生物学发展的直接结果，其在分子水平上揭示了有关癌细胞中异常现象的重要发生机制。尽管进行了数十年深入的生物医学研究，癌症仍然是全世界导致人类死亡的重要原因之一。在某种程度上，这是由于该疾病固有的复杂性导致的。比如，关于提供正调控和负调控的多种分子信号转导途径。生理情况下，这些信号可以平稳地控制正常的细胞增殖，任何细胞的损失都恰好能通过细胞增殖来抵消，从而维持组织和器官的动态平衡。当癌症发生时，不断增殖的自主细胞群体严重威胁着机体正常细胞的生存。细胞癌变过程中必须克服数个障碍，这是一个需要数年甚至数十年才能完成的多步骤过程。

通过分子生物学研究结果，我们已经认识到癌细胞需要获得几个关键属性，以便从正常细胞转变为癌细胞，包括：①遗传不稳定；②自主生长；③对内部和外部抗增殖信号不敏感；④对凋亡和其他形式诱导的细胞自杀的抵抗力；⑤无限的细胞分裂潜能；⑥诱导新血管形成的能力；⑦局部侵入性行为；⑧逃避免疫系统。此外，癌细胞还需要应对各种细胞压力，这些压力是伴随着异常生理现象产生的。最后，许多癌症会发展出一种致命的特性——转移，即离开原发肿瘤的部位转移到远处的器官或组织中，并在其中茁壮成长。

癌症发生、发展到转移中很多关键的调控机制已经被逐步揭示，并且成为临床治疗的靶点，为肿瘤患者提供了丰富的治疗选择。例如，缺氧诱导因子在肾癌发生发展中促进机制的明确，促使以血管内皮生长因子（vascular endothelial growth factor，VEGF）抑制剂为主的靶向治疗方案进入临床应用，显著延长了患者的生存期。针对雄激素受体信号通路的研究，揭示了前列腺癌内分泌治疗失效的重要原因，并且进一步推动阿比特龙等新一代抗雄药物的开发，成为去势抵抗性前列腺癌的一线治疗选择。针对不同的肿瘤和个体，分子生物学的理论突破为我们与肿瘤的斗争提供了有力的武器。

3. 免疫学基础与免疫治疗　免疫因素在多种泌尿系统疾病中起着重要的作用，包括泌尿道感染、肿瘤、移植器官排异和男性生殖异常，进一步揭示其复杂的调控机制和交互网络有望为临床的诊疗提供更多新的方向。免疫机制在疾病发生过程中扮演着重要而复杂的角色，下面以肿瘤免疫治疗为例，进行初步介绍。

免疫系统保护宿主免受癌症侵害的概念可以追溯到1909年，并在50年代得到了完善，即免疫细胞通过“免疫监视”机制消除肿瘤。后续的研究对这一概念进行了扩展，描述为涵盖三个不同阶段的“癌症免疫编辑”。在编辑的初始阶段，免疫细胞或免疫相关分子能够对癌变的细胞进行杀伤与消除；在第二阶段，免疫细胞与肿瘤发生交互作用，肿瘤与免疫系统之间建立较为持久的平衡；在第三阶段，肿瘤通过各种机制逃避免疫系统，发生进展。因此，加深对每个阶段的了解，同时定义新的方法来改变或消除这种机制，为肿瘤治疗提供了新的思路。

在过去的30年中，细胞因子治疗为肾癌患者提供了良好的疗效。天然和重组细胞因子的使用，使得10%～15%的患者肿瘤消退，中位反应时间为6～10个月。针对前列腺癌的肿瘤疫苗研究也取得了进展，其中Sipuleucel T通过将树突状细胞前体暴露于粒细胞－巨噬细胞集落刺激因子（GM-CSF）与PAP组成的融合蛋白中，诱导它们选择性地靶向前列腺特异性抗原（prostate specific antigen，PSA）表达细胞，进行免疫杀伤。这一疗法已经成功实现临床应用，并被写入诊疗指南。免疫检查点是近年来肿瘤免疫抑制效应研究的又一个里程碑式发现，PD-1及其受体在肿瘤免疫逃逸中起到了关键的作用。目前，PD-1单克隆抗体作为提高T细胞肿瘤杀伤效果的免疫治疗药物得到了广泛的关注，对于部分膀胱肿瘤患者有显著的效果。

4. 纳米技术与纳米医学　纳米技术的发展对医学的进步起到了革命性的作用，对医学的研究和实践产生了重大影响。在深入理解疾病分子水平改变的理论基础上，纳米技术为临床医生提供了有力的微观干预手段。纳米技术包含纳米传感器、纳米药物、纳米机器人和纳米激光等不同方面，在泌尿系统疾病的诊断和治疗中发挥着越来越重要的作用。纳米医学是纳米技术在医学领域的应用。通过使用工程化的纳米器件和纳米结构，科学家已经成功地在分子水平上监测、修复、构建和控制人类生物系统。大多数疾病过程始于细胞水平，这些微米级细胞的功能取决于纳米级基因、蛋白质、酶和生物屏障功能。要使新型药物靶向细胞内的特定位置，必须通过某些生物屏障。就纳米药物的发展而言，其穿过生物屏障并进入细胞内的能力已取得了重大进展。几乎所有的纳米技术在生物系统中都有潜在的应用前景。

纳米颗粒已广泛用于泌尿系统疾病的诊断，包括使用超顺磁性纳米粒子和量子点等纳米粒子进行靶向成像，以检测抗原、抗体、受体和单核苷酸多态性等。纳米传感器还可以进行尿路感染的灵敏检测，联合使用光学和电化学纳米粒子以及特定的大肠杆菌抗体，目前研究人员已经成功开发出一种快速灵敏的程序，用于肾脏感染的细菌检测。在治疗方面，基于纳米载体的靶向药物递送以及基于纳米装置的分子操纵和组织修复，可以帮助提高治疗效果，同时最大限度地减少不良反应。通过将含有化学药物的纳米载体与靶细胞上过表达的抗原或受体结合的配体进行组装来主动靶向肿瘤细胞，这样的药物递送策略改善了药物的临床疗效。作为精准细胞递送的良好载体，纳米技术为基因治疗进入临床应用提供了可能。纳米载体有效避免了传统病毒载体的不安全性，同时有效保护核酸、蛋白等生物药物的活性，能够实现靶向细胞内药物的触发释放。

成像、基因治疗、药物递送和组织工程学领域的早期研究只是纳米技术全部潜力的一部分。在不久的将来，我们将会看到这些有前途的基础研究成果对泌尿外科临床实践产生重大的影响。

临床科研的道路仍充满困难，这需要医生、科学家和决策者共同的努力，继续鼓励医生能够参与科研创新的过程。科学技术的飞速发展加快了科学问题的发现。如果有正确的临床问题作为引导，研究型医生是最有可能使患者直接受益于科技进步的人。总之，研究型医生进行科研的理想过程不是直接从实验室到病房，而是从病房到实验室，再回到床边。因为只有成功地转化这些研究成果，才能真正推动泌尿学科领域的发展。

（倪兆慧 薛 蔚 蒋更如）

数字课程学习

教学PPT 自测题

第一篇　泌尿系统基础

第一章

泌尿系统解剖

关键词

肾	肾的被膜	肾门	肾盂
输尿管	膀胱	尿道	

思维导图

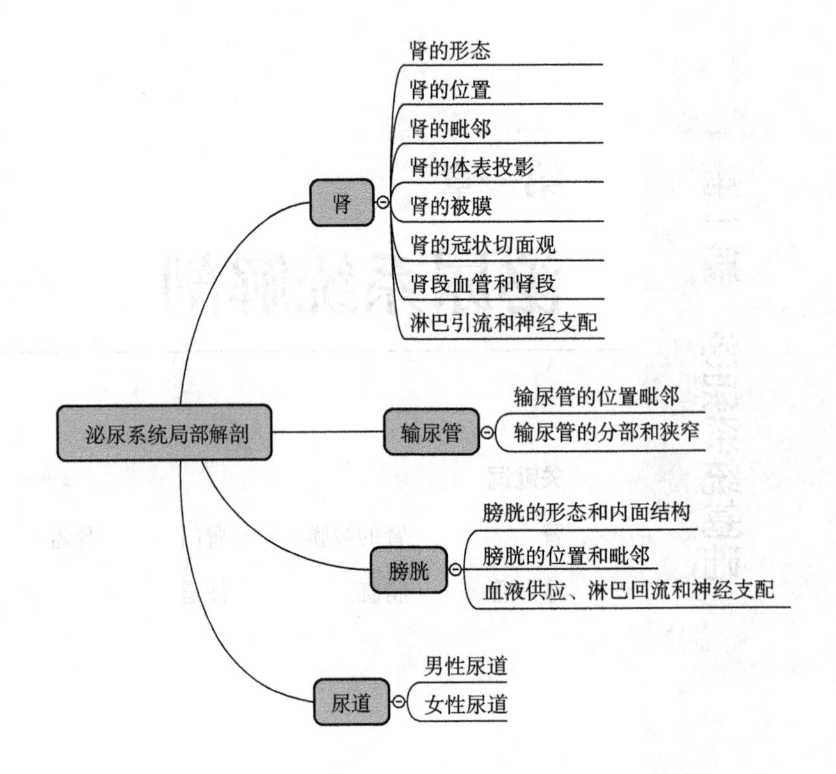

泌尿系统局部解剖
肾
肾的形态
肾的位置
肾的毗邻
肾的体表投影
肾的被膜
肾的冠状切面观
肾段血管和肾段
淋巴引流和神经支配
输尿管
输尿管的位置毗邻
输尿管的分部和狭窄
膀胱
膀胱的形态和内面结构
膀胱的位置和毗邻
血液供应、淋巴回流和神经支配
尿道
男性尿道
女性尿道

泌尿系统包括肾、输尿管、膀胱和尿道。肾的功能是排泄大部分新陈代谢的废物，在控制体内水和电解质平衡以及维持血液的酸碱平衡中起着重要作用。废物通过尿液离开肾脏，通过输尿管流入膀胱储存。然后尿液经尿道排出体外。

图 1-1-1
泌尿系统

第一节 肾

（一）肾的形态

肾呈红褐色，为实质性器官，左、右各一，呈蚕豆形。肾长约 10 cm、宽约 6 cm、厚约 4 cm，重量 134 ~ 148 g。肾分前、后两面，上、下两端及内、外侧两缘。肾的前面凸向前外侧，后面较平，紧贴腹后壁。上端宽而薄，下端窄而厚。肾内侧缘中部凹陷处称为肾门，有肾血管、肾盂及神经和淋巴管等出入。肾门平对第 1 腰椎，在腹后壁，肾门的体表投影位于第 12 肋与竖脊肌外侧缘的交角处，称脊肋角或肾角。肾病变时，此处常有压痛或叩击痛。出入肾门的肾血管、肾盂、神经和淋巴管等结构组成肾蒂。因下腔静脉靠近右肾，故右肾蒂较左肾蒂短。肾蒂内各结构的排列关系，自前向后为肾静脉、肾动脉和肾盂；自上向下为肾动脉、肾静脉和肾盂。肾门的边缘称为肾唇，有前唇和后唇，具有一定的弹性。手术需分离肾门时，牵开前唇或后唇可扩大肾门，显露肾窦。由肾实质所围成的腔隙称肾窦，内有肾血管、肾盂、肾大盏、肾小盏、神经、淋巴管和脂肪等结构。肾窦是肾门的延续，肾门是肾窦的开口。

图 1-1-2
肾和输尿管

（二）肾的位置

肾位于腹后壁、脊柱两侧，为腹膜外器官。肾的长轴斜向下外，两肾的肾门相对，上极相距稍近。因受肝右叶的影响，右肾比左肾低。随着呼吸时膈的收缩，二侧肾在垂直方向上下移动多达 1 英寸（2.5 cm）。左肾上端平第 11 胸椎，下端平第 2 腰椎；右肾上端平第 12 胸椎，下端平第 3 腰椎。左第 11、12 肋斜过左肾后面，右第 12 肋斜过右肾后面。

图 1-1-3
肾和输尿管的位置

（三）肾的毗邻

肾上方，隔疏松结缔组织与肾上腺相邻；内下方为肾盂和输尿管；内后方为腰交感干；后方在第 12 肋以上部分与膈及肋膈隐窝相邻；当肾手术需切除第 12 肋时要注意保护胸膜，以免损伤而导致气胸；在第 12 肋以下部分，除有肋下血管和神经外，自内侧向外侧为腰大肌及其前方的生殖股神经、腰方肌及其前方的髂腹下神经和髂腹股沟神经等。肾周炎或脓肿时，腰大肌受到刺激可发生痉挛，引起患侧下肢屈曲。左肾内侧为腹主动脉，右肾内侧为下腔静脉；左肾前方上部毗邻胃后壁，中部毗邻胰，下部毗邻空肠袢和结肠左曲；右肾前方上部毗邻肝右叶，下部毗邻结肠右曲，内侧部毗邻十二指肠降部。由于右肾邻近下腔静脉，故右肾肿瘤或炎症常侵及下腔静脉。行右肾切除术时，须注意保护下腔静脉，以免造成难以控制的大出血。行左肾切除术时，应注意勿伤及胰体和胰尾。右肾手术时，要注意防止损伤十二指肠降部。

图 1-1-4
肾的毗邻

（四）肾的体表投影

在后正中线两侧 2.5 cm 和 7.5 ~ 8.5 cm 处各做两条垂线，通过第 11 胸椎和第 3 腰椎棘突各做一水平线，两肾即位于此纵、横标志线所组成的两个四边形内。当肾发生病变时，多在此四边形内有疼痛或肿块等异常表现。

图 1-1-5
肾的体表投影

（五）肾的被膜

由浅向深依次为肾筋膜、脂肪囊和纤维囊三层组成。

图 1-1-6
肾的被膜（横截面）

图 1-1-7
肾的被膜（矢状面）

肾筋膜是一层致密的纤维结缔组织鞘，分为前、后两层包绕肾和肾上腺，在肾的外侧缘，前、后两层筋膜相互融合，并与腹横筋膜相连接；在肾的内侧，肾前筋膜越过腹主动脉和下腔静脉的前方，与对侧的肾前筋膜相延续，肾后筋膜与腰方肌和腰大肌筋膜汇合后，在内侧附于椎体和椎间盘在肾的上方，两层肾筋膜在肾上腺的上方相融合，并与膈下筋膜相延续；在肾的下方，肾前筋膜向下消失于腹膜外筋膜中，肾后筋膜向下至髂骨与髂筋膜连接。由于肾前、后筋膜在肾下方互不融合，并向下与直肠后隙相通。

肾筋膜发出许多纤维束，穿过脂肪囊与纤维囊相连，对肾有一定的固定作用。由于肾筋膜的下端完全开放，当腹壁肌薄弱、肾周围脂肪减少或有内脏下垂时，肾可向下移动，形成肾下垂或称游走肾。如果发生肾积脓或有肾周围炎时，脓液可沿肾筋膜向下蔓延。

脂肪囊又称肾床，为脂肪组织层，在肾的后面和边缘较为发达，成人可达 2 cm 厚，并从肾门延续到肾窦。脂肪囊有支持和保护肾的作用。肾囊封闭时，药液即注入此脂肪囊内。由于该层为脂肪组织，易透过 X 线，在 X 线片上可见肾的轮廓，对肾疾病的诊断有帮助。

纤维囊又称纤维膜，为肾的固有膜，由丰富的胶原纤维、弹性纤维及平滑肌构成，质薄而坚韧，被覆于肾表面，有保护肾的作用。在正常情况下，活体时纤维膜易从肾表面剥离，利用此特点，可将肾固定于第 12 肋或腰大肌上，治疗肾下垂、肾部分切除或肾外伤时，应缝合纤维膜，以防肾实质撕裂，肾病时纤维膜可与肾粘连。

（六）肾的冠状切面观

肾实质分为肾皮质和肾髓质。肾皮质主要位于肾实质的浅层，厚 1 ~ 1.5 cm，富含血管，新鲜标本为红褐色，并可见许多红色点状细小颗粒，由肾小体与肾小管组成。肾髓质位于肾实质深部，色淡红，约占肾实质厚度的 2/3，由 15 ~ 20 个呈圆锥形的肾锥体构成。肾锥体的底朝皮质、尖向肾窦，光滑致密，有许多颜色较深、呈放射状的条纹。肾锥体的条纹由肾直小管和血管平行排列形成。2 ~ 3 个肾锥体尖端合并成肾乳头，突入肾小盏，每个肾有 7 ~ 12 个肾乳头，肾乳头顶端有许多小孔称乳头孔，终尿经乳头孔流入肾小盏内。伸入肾锥体之间的肾皮质称肾柱。

图 1-1-8
肾的冠状切面观

肾小盏呈漏斗形，共有 7 ~ 8 个，其边缘包绕肾乳头，承接排出的尿液。在肾窦内，2 ~ 3 个肾小盏合成 1 个肾大盏，再由 2 ~ 3 个肾大盏汇合形成 1 个肾盂。肾盂离开肾门后向下弯行，约在第 2 腰椎上缘水平，逐渐变细并与输尿管相移行。成人肾盂容积为 3 ~ 10 mL，平均 7.5 mL。

（七）肾段血管与肾段

肾动脉在肾门处分两支，即前支和后支。前支较粗，再分出 4 个二级分支，与后支一起进入肾实质内。肾动脉的 5 个分支在肾内呈节段性分布，称肾段动脉。每支肾段动脉分布到一定区域的肾实质，称为肾段。各肾段由其同名动脉供应，并被少血管的段间组织所分隔，称乏血管带。肾段动脉阻塞可导致肾坏死。肾内静脉无一定节段性，互相间有丰富的吻合支。

肾动脉和肾段肾动脉多平对第 1 ~ 2 腰椎间盘

高度，起自腹主动脉侧面，于肾静脉后上方横行向外，经肾门入肾。由于腹主动脉位置偏左，故右肾动脉较左肾动脉长，并经下腔静脉的后面右行入肾。

肾动脉（一级支）入肾门之前，多分为前、后两干（二级支），由前、后干再分出段动脉（三级支）在肾窦内，前干走行在肾盂的前方，发出上段动脉、上前段动脉、下前段动脉和下段动脉。后干走行在肾盂的后方，入肾后延续为后段动脉。每条段动脉均有独立供血区域：上段动脉供给肾上端；上前段动脉供给肾前面中、上部及相应肾后面外侧份；下前段动脉供给肾前面中、下部及相应肾后面外侧份；下段动脉供给肾下端；后段动脉供给肾后面的中间部分。每一段动脉所供给的肾实质区域称为肾段。因此，肾段共有5个，即上段、上前段、下前段、下段和后段。

图 1-1-9
肾段动脉和肾段

各肾段动脉之间无吻合，如某一动脉阻塞，血流受阻时，相应供血区域的肾实质可发生坏死。肾段的存在为肾局限性病变的定位及肾段或肾部分切除术提供了解剖学基础。

肾动脉的变异比较常见。不经肾门而在肾上端入肾的上段动脉称为上极动脉，经肾下端入肾的下段动脉称为下极动脉。据统计，上、下极动脉的出现率约为28.7%，上极动脉比下极动脉多见。上、下极动脉可起自肾动脉（63%）、腹主动脉（30.6%）或腹主动脉与肾动脉起始部的交角处。

肾静脉　与肾动脉不同，有广泛的吻合，无节段性，结扎一支不影响血液回流。肾内静脉在肾窦内汇成2~3支，出肾门后则合为1支，行于肾动脉的前方，几乎呈直角汇入下腔静脉。肾静脉多为1支，少数有2支或3支，多见于右侧。由于下腔静脉位于脊柱右侧，左肾静脉的长度约为右肾静脉的3倍，分别为6.47 cm和2.75 cm。两侧肾静脉的属支不同，右肾静脉通常无肾外属支，而左肾静脉收纳左肾上腺静脉和左睾丸（卵巢）静脉的血液，其属支与周围静脉有吻合。

（八）淋巴引流及神经支配

1. 淋巴引流　肾内淋巴管分浅、深两组。浅组位于肾纤维膜深面，引流肾被膜及肾脂肪囊内的淋巴；深组位于肾内血管周围，引流肾实质内的淋巴。浅、深两组淋巴管相互吻合，在肾蒂处汇合成较粗的淋巴管，最后汇入腰淋巴结。

其中右肾前部的集合淋巴管注入腔静脉前淋巴结、主动脉腔静脉间淋巴结及主动脉前淋巴结；右肾后部的集合淋巴管注入腔静脉后淋巴结，左肾前部的集合淋巴管注入主动脉前淋巴结及左肾动脉起始处的主动脉外侧淋巴结；左肾后部的集合淋巴管注入主动脉外侧淋巴结。患肾癌时，上述淋巴结可被累及。

2. 神经支配　肾接受交感神经和副交感神经双重支配，同时有内脏感觉神经。交感神经和副交感神经皆来源于肾丛（位于肾动脉上方及其周围）。一般认为，分布于肾内的神经主要是交感神经，交感神经可能终止于肾盂平滑肌。

感觉神经随交感神经和副交感神经分支走行，由于经过肾丛，所以切除或封闭肾丛可消除肾疾患引起的疼痛。

神经支配由来自腹腔神经节和神经丛、主动脉肾神经节、内脏最小神经、第1腰内脏神经、主动脉丛的神经构成，是围绕肾动脉的密集的交感神经丛。

第二节 输尿管

输尿管左、右各一，位于腹膜后隙、脊柱两侧，是细长且富有弹性的肌性管道、输尿管上端起自肾盂，下端终于膀胱，全长25~30 cm。根据行程，输尿管可分为三部：①腹部，从肾盂与输尿管交界处至跨越髂血管处；②盆部，从跨越髂血管处至膀胱壁；③壁内部，斜穿膀胱壁，终于膀胱黏膜的输尿管口。

输尿管腹部长 13 ~ 14 cm，紧贴腰大肌前面向下内侧斜行，在腰大肌中点的稍下方有睾丸（卵巢）血管斜过其前方。输尿管腹部的体表投影相当于腹前壁的半月线；腰部约在腰椎横突尖端的连线上。

输尿管腹部的上、下端分别是输尿管的第1狭窄部（相当于肾盂与输尿管连接处，直径约 0.2 cm）和第2狭窄部（相当于输尿管跨越髂血管处，直径约 0.3 cm）。第1、2狭窄之间部分较粗，直径约 0.6 cm。输尿管的狭窄部是结石易嵌顿的部位。肾盂与输尿管连接处的狭窄性病变是导致肾盂积水的重要原因之一。

左输尿管腹部的前面有十二指肠空肠曲、睾丸（卵巢）血管和左结肠血管。右输尿管腹部的前面为十二指肠降部、睾丸（卵巢）血管、右结肠血管、回结肠血管和回肠末段，故回肠后位阑尾炎常可导致右输尿管炎，尿中可出现红细胞及脓细胞。输尿管腹部前面的大部分有升、降结肠的血管跨过，故施行左或右半结肠切除术时，应注意勿损伤输尿管。两侧输尿管到小骨盆上口时，右侧者跨越髂外血管前方、左侧者跨越髂总血管前方进入盆腔。输尿管变异比较少见。

输尿管腹部的血液供应来源丰富，其上部由肾动脉和肾下极动脉的分支供应，下部由腹主动脉、睾丸（卵巢）动脉、第1腰动脉、髂总动脉和髂内动脉等分支供应。各条输尿管动脉到达输尿管内侧 0.2 ~ 0.3 cm 处时，均分为升、降两支进入管壁，上下相邻的分支相互吻合，在输尿管的外膜层形成动脉网，并有小分支穿过肌层，在输尿管黏膜层形成毛细血管丛。由于输尿管腹部的不同部位血液来源不同和不恒定，故手术游离输尿管范围过大时，可影响输尿管的血供。

输尿管腹部的静脉与动脉伴行，分别经肾静脉、睾丸（卵巢）静脉和髂总静脉等回流入下腔静脉。

输尿管盆部在骨盆上口处，左侧输尿管越过左髂总动脉末段的前方，右侧输尿管越过右髂外动脉起始部的前方，入盆腔，沿盆侧壁走行，经髂内血管、腰骶干和骶髂关节前方，在脐动脉起始段和闭孔血管、神经的内侧，至坐骨棘附近转向前内，走向膀胱底。

男性输尿管经输精管后外方、输精管壶腹和精囊之间达膀胱底。女性输尿管由后外向前内，经子宫阔韧带基部至子宫颈外侧约 2 cm 处，子宫动脉从外侧向内侧横越输尿管前上方。子宫切除术中结扎子宫动脉时，切勿损伤输尿管。

在输尿管壁内部，输尿管到达膀胱底后外侧角处，向内下斜穿膀胱壁，开口于膀胱。输尿管壁内部长约 1 cm，是输尿管的最狭窄处，也是常见的结石滞留部位。膀胱充盈时，压迫输尿管壁内部，可阻止尿液自膀胱向输尿管逆流。

输尿管盆部的血液供应来源不同，接近膀胱处来自膀胱下动脉的分支，在女性也有来自子宫动脉的分支。

第三节 膀 胱

膀胱是储存尿液的肌性囊状器官，其形状、大小、位置和壁的厚度随尿液充盈程度而异。通常正常成年人的膀胱容量平均为 300 ~ 500 mL，超过 500 mL 时，因膀胱壁张力过大而产生疼痛。而且膀胱容量可随年龄和性别而变化。

（一）膀胱的形态和内面结构

膀胱空虚时，呈锥体状，分尖、体、底和颈四部。各部之间无明显界线。膀胱尖朝向前上方，由此沿腹前壁至脐之间有一皱襞为脐正中韧带。膀胱的后面朝向后下方，呈三角形，称膀胱底。膀胱尖与底之间为膀胱体。膀胱的最下部称膀胱颈，男性与前列腺底、女性膀胱颈与盆膈相毗邻。

膀胱内面被覆黏膜，当膀胱壁收缩时，黏膜聚集成皱襞称膀胱襞。而在膀胱底内面，有一个呈三角形的区域，位于左、右输尿管口和尿道内口之间，此处膀胱黏膜与肌层紧密连接，缺少黏膜下层组织，无论膀胱扩张或收缩，始终保持平滑，称膀胱三角。膀胱三角是肿瘤、结核和炎症的好发部位，膀胱镜检查时应特别注意。两个输尿管口之间的皱襞称输尿管间襞，膀胱镜下所见为一苍白带，是临床寻找输尿管口的标志。在男性尿道内口后方的膀胱三角处，受前列腺中叶推挤形成纵嵴状隆起处称膀胱垂。

图 1-1-10
膀胱侧面观

图 1-1-11
膀胱内面观

（二）膀胱的位置和毗邻

膀胱空虚时位于小骨盆腔内，在耻骨支和耻骨联合的后方，故耻骨骨折时易损伤膀胱。膀胱充盈时可达耻骨联合上缘以上。而儿童膀胱空虚时可达耻骨联合上缘以上。膀胱前方为耻骨联合，二者之间称膀胱前隙（Retzius 间隙）或耻骨后间隙。在此间隙内，男性有耻骨前列腺韧带，女性有耻骨膀胱韧带，该韧带是女性在耻骨后面和盆筋膜腱弓前部与膀胱颈之间相连的两条结缔组织索。此外，间隙中还有丰富的疏松结缔组织及脂肪，并有静脉丛。膀胱下外侧面与肛提肌、闭孔内肌及其筋膜相邻，其间充满结缔组织，称膀胱旁组织，其中有至膀胱的动脉、神经以及输尿管盆部穿行。膀胱上面和底的上部有腹膜覆盖，在男性膀胱底上部借腹膜反折形成的直肠膀胱陷凹与直肠隔开；在腹膜反折线以下膀胱底与输精管壶腹和精囊相邻。膀胱底下部，连同输精管壶腹、精囊和前列腺一起，与直肠之间有直肠膀胱隔。在女性膀胱底后面有子宫颈及阴道前壁，其间隔以膀胱阴道隔。男性膀胱上面与小肠袢相邻；女性则与子宫为邻。膀胱空虚时为腹膜外位器官，充盈时则成为腹膜间位器官，膀胱上面和腹壁之间的腹膜反折线也随之上移，以至于无腹膜覆盖的膀胱高出于耻骨联合上缘以上，并与腹前外侧壁相贴，故在耻骨联合上方施行膀胱穿刺术不会伤及腹膜和污染腹膜腔。男性膀胱颈与前列腺相邻，并借尿道内口与尿道相通；女性膀胱颈则直接与尿生殖膈接触，故尿道内口较男性低。

图 1-1-12
膀胱和尿道（男性盆腔）

图 1-1-13
膀胱和尿道（女性盆腔）

（三）血液供应、淋巴引流和神经支配

1. 动脉　膀胱上动脉发自脐动脉近侧段，分布于膀胱上、中部；膀胱下动脉发自髂内动脉，分布于膀胱下部、精囊、前列腺及输精管盆部等。

2. 静脉　与同名动脉伴行。膀胱的静脉在膀胱和前列腺两侧形成膀胱静脉丛，汇入膀胱上、下静脉，注入髂内静脉。

3. 淋巴　膀胱前部的淋巴注入髂内淋巴结；膀胱三角和膀胱后部的淋巴大部分注入髂外淋巴结，少数沿膀胱血管注入髂内淋巴结。

4. 神经　膀胱的交感神经来自脊髓第 11、12 胸节和第 1、2 腰节，经盆丛至膀胱。使膀胱平滑肌松弛、尿道内括约肌收缩而储尿。副交感神经来自脊髓第 2～4 骶节的盆内脏神经，支配膀胱、尿道，使膀胱逼尿肌收缩、尿道内括约肌松弛而排尿。与意识性控制排尿有关的尿道括约肌（女性为尿道阴道括约肌），则由阴部神经（属于躯体神经）支配膀胱排尿反射通过盆内脏神经传入；膀胱的痛觉随盆丛中交感神经纤维传入，而膀胱三角部位的痛觉则随盆内脏神经传入脊髓。

第四节　尿　　道

一、男性尿道

男性尿道分为前列腺部、膜部和海绵体部，分别穿过前列腺、尿生殖膈和尿道海绵体。临床上将海绵体部称为前尿道，膜部和前列腺部称为后尿道。

男性尿道在形态上，具有耻骨下弯和耻骨前弯，耻骨下弯固定，耻骨前弯可移动；尿道内口、尿道膜部、尿道外口3个狭窄，尿道外口最窄，其次是尿道膜部；尿道前列腺部、尿道球部、舟状窝3个扩大。

临床上男性尿道损伤因破裂的部位不同，尿外渗的范围也不同。如仅尿道海绵体部有破裂，阴茎深筋膜完好，渗出尿液可被局限在阴茎范围内。如阴茎深筋膜也破裂，尿液则可随阴茎浅筋膜蔓延到阴囊和腹前壁。如尿生殖膈下筋膜与尿道球连接的薄弱处破裂，尿液可渗入会阴浅隙，再进入阴囊、阴茎，并越过耻骨联合扩散到腹前壁。如尿道破裂在尿生殖膈以上，尿液将渗于盆腔的腹膜外间隙内。

图 1-1-14
男性尿道和膀胱

二、女性尿道

女性尿道短而直，向前下方穿过尿生殖膈，开口于阴道前庭。尿道后面为阴道，两者的壁紧贴在一起。分娩时，如胎头在阴道内滞留时间过长，嵌压在耻骨联合下，软产道组织因长时间受压可发生缺血性坏死，导致产后尿液自阴道流出。

图 1-1-15
女性尿道和膀胱

（李　锋　马爱荣　沃　雁　纪　亮　胡晓栋）

数字课程学习

教学PPT　自测题

第二章

泌尿系统组织结构与发生

关键词

泌尿上皮	泌尿小管	肾皮质	肾髓质
髓放线	皮质迷路	肾小叶	肾单位
肾小体	肾小管	髓袢	直小血管
血管球	血管球基膜	球内系膜细胞	肾小囊
足细胞	裂孔蛋白	滤过膜	近端小管上皮
远端小管上皮	闰细胞	主细胞	球旁复合体
RAAS 系统	肾间质	膀胱三角区	生肾索
尿生殖嵴	中肾嵴	前肾	中肾
后肾	输尿管芽	生后肾组织帽	肾单位新生带
尿直肠隔	尿生殖膜	肾缺如	肾发育不全
异位肾	马蹄肾	多囊肾	

第一节 肾脏和输尿管

思维导图

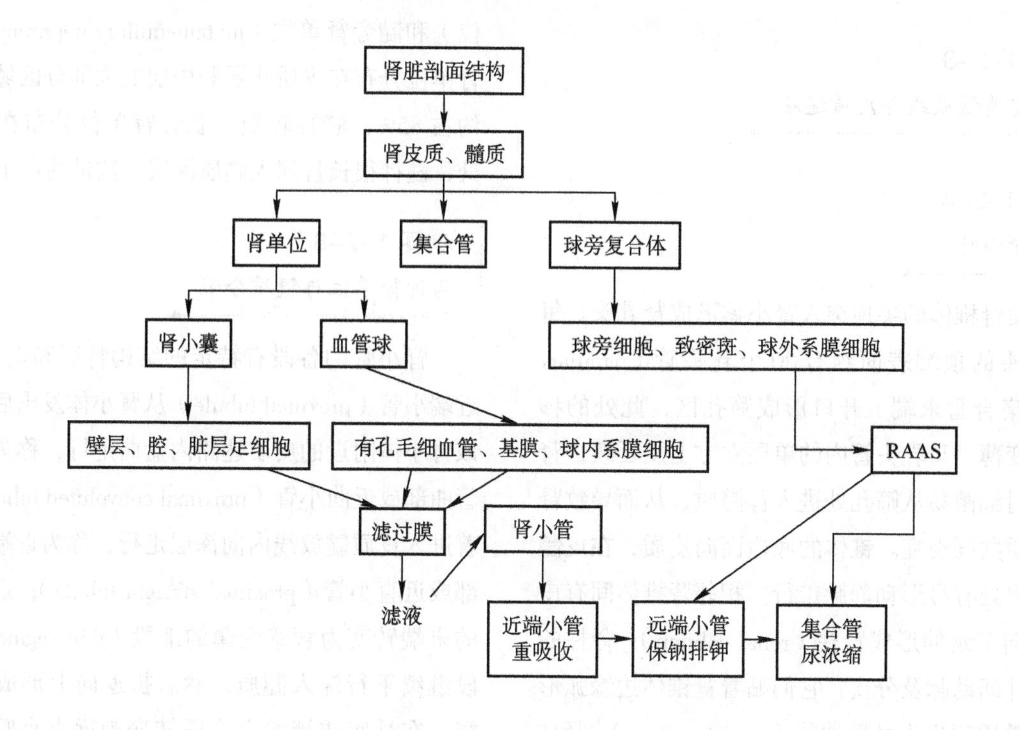

一、肾脏

肾脏的表面是被膜，被膜内侧凹陷形成肾门，有血管、输尿管和淋巴管出入。输尿管进入肾脏后扩张成肾盂，肾盂分叉形成3~4个肾大盏，肾大盏又分叉各形成2~4个肾小盏。肾盂、肾盏的黏膜上皮与输尿管、膀胱类同，是移行上皮（transitional epithelium），又称泌尿上皮（urinary epithelium）。上皮下有少量结缔组织、平滑肌和脂肪组织，其中有肾动静脉分支和淋巴管，它们贴着囊壁外侧走行。

图1-2-1
成人肾脏剖面结构

肾被膜下为实质，实质内含有大量肾小体、泌尿小管（uriniferous tubule）（包括肾小管和集合管）及其间的少量间质。实质的外周浅层部分是皮质，深处是髓质。髓质由6~12个肾椎体组成，每个肾锥体及其外侧对应的皮质构成1个肾叶。成人肾脏的表面平整看不出肾叶轮廓，新生儿以及幼年时期的肾表面可见肾叶轮廓，随着出生后肾脏进一步发育，肾被膜逐渐平整。如果成人时期还能看到肾叶轮廓，则称为分叶肾，是先天性肾发育不全的一种表现；如果只有一个肾叶，则称为单叶肾。

图1-2-2
单叶肾结构

肾皮质中，髓放线（medullary ray）与皮质迷路（cortical labyrinth）交替分布。髓放线从肾锥体深处发出向皮质延伸，由数根直行的集合管和肾小管构成。皮质迷路中分布有肾小体和肾小管，迷路中央有小叶间动脉（interlobular artery）及其分支。

相邻小叶间动脉之间的皮质结构称为肾小叶（renal tubule），包括1根皮质髓放线和两旁各1/2皮质迷路。从小叶间动脉逐节发出的多根入球微动脉进入肾小体。

图1-2-3
肾脏皮质髓放线与皮质迷路

图1-2-4
皮质肾小叶

髓质肾椎体的尖顶突入肾小盏形成肾乳头。每个肾乳头的顶端表面约有20个乳头管（papillary duct）（集合管末端）开口形成筛孔区，此处的移行上皮变薄，与乳头管内的单层立方上皮延续。肾盂感染时细菌易从筛孔处进入肾髓质，从而导致肾盂与髓质共同炎症。锥体的底边面向皮质，在皮髓质的交界处有弓形动静脉走行。相邻肾椎体间有皮质结构向下延伸形成肾柱（renal column），肾柱的两旁是叶间动脉及分支，它们贴着肾锥体边缘弧形转向皮髓质间成为弓形动脉（arcuate artery）。肾柱的深处是脂肪组织，形成隆起并突向肾大盏，分隔相邻肾小盏。相邻叶间动脉间没有吻合支，发生栓塞时无法从邻近叶间动脉获得血供补充。

图1-2-5
肾脏剖面（低倍）

泌尿小管指的是肾脏内形成尿液的上皮性管道结构，包括肾小管和集合管。泌尿小管与间质间有基膜分隔，间质内有毛细血管、淋巴管等。

肾小体和肾小管构成肾单位。每个正常成人肾脏约有130万个肾单位。肾小管的末端在皮质髓放线处注入皮质集合管，后者自上而下收集来自各肾单位产生的液体后进入髓质，最后汇合成较粗大的乳头管开口于肾小盏。

（一）肾单位

肾单位（nephron）是肾脏形成尿液的基本单元，1个肾小体（renal corpuscle）及与其相连的1套肾小管（renal tubule）构成1个肾单位。肾小体包括血管球和肾小囊，肾小管包括近端小管、细段和远端小管。根据位置和功能的差异，肾单位分为皮质肾单位（cortical nephron）（又称浅表肾单位）和髓旁肾单位（juxtamedullary nephron）。皮质肾单位分布在皮质浅层和中层的大部分区域，数量约占85%，髓袢较短。髓旁肾单位分布在皮质深处，髓袢很长且深入髓质深层，数量约占15%。

图1-2-6
两种肾单位与髓质分带

肾小管的各段有特定的结构特征和走行路线：近端小管（proximal tubule）从肾小体发出后首先在该肾小体附近的皮质迷路内盘曲走行，称为近端小管曲部或近曲小管（proximal convoluted tubule），接着进入皮质髓放线内向深层走行，称为近端小管直部或近直小管（proximal straight tubule）；近直小管的末端转变为管壁变薄的细段（thin segment），细段继续下行深入髓质，然后折返向上形成U字形袢，在袢底或袢的上升段转变为远直小管（distal straight tubule），后者在髓放线内上行至皮质，离开皮质髓放线后再次进入皮质迷路，并在原发的肾小体周围盘曲行走成为远端小管曲部或称远曲小管（distal convoluted tubule）。远曲小管再次靠近肾小体，贴近肾小体的一侧上皮形成具有化学感受功能的致密斑（见球旁复合体），然后离开皮质迷路走向髓放线并注入皮质集合管。

每个肾单位的肾小管都形成U形袢，称为髓袢（medullary loop），又称肾单位袢（nephron loop）或亨氏袢（loop of Henle）。典型的髓旁肾单位的髓袢降支（descending limb）由近直小管和细段构成，升支（ascending limb）由细段和远直小管构成。伴随在髓袢周围的还有直小血管形成的直小血管（vasa recta）袢，它们的功能与形成深层髓质的间质渗透压梯度有关，与垂体抗利尿激素和集合管一起共同发挥尿液的浓缩和稀释功能（详见泌尿生理部分）。

根据髓袢各部在髓质内的位置分布，可将髓质分为外髓（outer medulla）与内髓（inner medulla），外髓又分成外带（outer stripe）和内带（inner stripe）。髓质内除了集合小管全程分布外，近直小管只抵达外髓外带，远直小管可抵达外髓内带，细段分布在内带和内髓。所以在光镜下观察，外带没有细段，内带可见远直，内髓只见细段和集合小管。

1. 肾小体　又称肾小球，分布在皮质迷路和肾柱内，直径为200～250 μm，由肾小囊包裹血管球组成。肾小囊是由胚胎时期的近端小管的顶端扩张内陷包裹血管球时形成，是双层囊状结构，囊腔的外壁即壁层，是单层扁平上皮；内壁即脏层，由多突起的足细胞组成，后者包裹血管球的毛细血管壁。两层上皮围成的腔称肾小囊腔，收集血管球形成的滤液（又称原尿）。

图 1-2-7
肾小体光镜

肾小体的两端称血管极（vascular pole）和尿极（urinary pole），血管极处有入球微动脉（afferent arteriole）和出球微动脉（efferent arteriole）。入球微动脉呈斜角进入肾小体，管径较粗，近血管球处的中膜平滑肌细胞演化为上皮样的肾素（renin）分泌细胞即球旁细胞（见球旁复合体）。小叶间动脉与入球微动脉的近端是典型的肌性动脉，收缩时可减少入球血流量。出球微动脉的管径较细，中膜平滑肌层完整，对血管紧张素等敏感，收缩时能提高血管球的滤过压。肾小体的尿极与近端小管相连，壁层的上皮与肾小管上皮延续。

1-2-8
肾小球结构示意图

（1）血管球（glomerulus）：由有孔毛细血管和血管系膜（mesangium）组成。入球微动脉进入肾小球后形成数根毛细血管分支，每根毛细血管的头端从入球微动脉发出，尾端在出球微动脉处汇合，主体形成毛细血管袢，借助血管系膜组织绕成血管球。入球与出球微动脉的分支间可能存在着粗短的吻合支形成直截通路，后者的开放可以让血流快速通过血管球而不参与滤过，因此可以调控滤过血流量与循环血流量的分配。

图 1-2-9
血管球内部结构

肾血管球的毛细血管是有孔毛细血管，特点是孔多、孔径大（可达100 nm），孔上没有隔膜，内皮表面细胞衣中含较多唾液酸，负电荷强，不利于带同样电荷的蛋白质贴壁附着，使得滤过时同时具有分子量选择和电荷选择的作用。血管球毛细血管又称动脉型毛细血管，两端都是微动脉，压力高，所以其管壁结构的完整依赖于外围的基膜和足细胞的支撑。

图 1-2-10
血管球有孔毛细血管电镜结构

图 1-2-11
滤过膜的3层结构

血管球基膜（glomerular basement membrane，GBM）是由毛细血管内皮细胞和足细胞的2层基板（basal lamina）合并而成，厚约330 nm，电镜下能分辨出3层：内疏层（lamina rara interna）（或内侧透明层）、中间致密层（lamina densa）和外疏层（lamina rara externa）（或外侧透明层）。内外两侧的透明层分属两侧上皮细胞产生的基板透明层，含有层粘连蛋白、硫酸化糖胺聚糖等，与上皮细胞的整合素结合，起锚定上皮细胞的作用，结构较疏松，负电荷较强；中间致密层是由两侧上皮细胞产生的Ⅳ型胶原分子聚合形成的多层叠网格状结构，胶原蛋白含量多、密度高，是二合一结构，厚度大于普通基底膜的基板致密层。该Ⅳ型胶原分子的分子序列与肺毛细血管基膜的同类分子类似，抗GBM抗体可以同时攻击两处基底膜引发肺肾出血（肺肾综合征）。另外，其Ⅳ型胶原的变异还与遗传性肾病的发病有关。

血管球基膜同时包裹毛细血管和血管系膜组织，使得系膜细胞和内皮细胞处在同一个压力环境中。在血管极处，基膜环绕微动脉根部，将血管球的内外环境隔开，即球内压力高，球外压力低。同时，基膜也将球内系膜细胞与球外系膜细胞分隔开来。球内毛细血管的管壁与其外侧结构的关系可分2种情况：大部分与血管球基膜邻接，此处基膜由内皮细胞和足细胞产生，少部分与血管系膜邻接，此处基膜由内皮细胞的基板和系膜细胞产生的网板样基质构成。

血管球系膜由球内系膜细胞（intraglomerular mesangial cell）和系膜基质构成，充填在毛细血管之间。球内系膜细胞形态不规则，核小染色深，胞质较丰富且有细长的突起伸至内皮与基膜之间，或经内皮细胞间隙伸达毛细血管腔表面。胞质内细胞器较丰富，有较发达的粗面内质网、溶酶体、高尔基复合体和吞咽小泡等，还可见少量分泌颗粒。胞体和突起内细胞骨架发达。球内系膜细胞的功能可能与以下因素有关：①吞噬功能，清洁滤过时产生的沉积物；②收缩功能，通过微丝收缩改变毛细血管管径，发挥周细胞样的缩血管作用，改变血管球的血流量，从而影响滤过；③产生系膜基质，更新基质成分；④血管活性调控功能，能分泌少量肾素、前列腺素等多种活性物质，自身还表达某些血管活性物质的受体，如血管紧张素Ⅱ受体等；⑤炎症时Fc受体上调，分泌生长因子和多种酶等，与局部的白细胞聚集和细胞增生等有关。

系膜基质（mesangial matrix）填充于系膜细胞之间，也富含Ⅳ型胶原蛋白以及硫酸肝素、硫酸软骨素及硫酸角质素等。基质内的Ⅳ型胶原蛋白形成疏松的网状结构，对肾小体毛细血管起着支持作用，并有利于液体及大分子物质的扩散。基质内还有少量吞噬细胞，可吞噬经内皮细胞转运至基质的蛋白质等。

（2）肾小囊（renal capsule）：又称鲍曼囊（Bowman capsule），由近端小管起始部演化而来，包裹着血管球。壁层的单层扁平上皮在尿极处与近端小管的单层立方上皮相连续，在血管极处向内折返包裹毛细血管，成为脏层的足细胞（podocyte）。足细胞有高度发达的突起，直接从胞体发出的几个较大的突起称为初级突起；每个初级突起又发出大量次级突起，称为足突；相邻次级突起平行排列、相互交叉，呈栅栏状。只有次级突起贴在毛细血管的基膜外，初级突起和胞体腾空于囊腔内。胞体和突起内有非常发达的微丝、中间丝，发挥支撑毛细血管的功能，对抗血管内较高的压力。次级突起间不接触，留有间隙（又称裂孔），宽约25 nm，裂孔上有4~6 nm厚的隔膜称裂孔膜（slit membrane）。裂孔膜的分子构成类似细胞连接，其中最主要的连接蛋白是裂隙蛋白（又称裂隙素，nephrin），与糖胺聚糖等一起形成隔膜。足细胞的微丝收缩既可以改变毛细血管管径，又可以改变裂孔宽度，因而影响滤过效应。足细胞的胞体和初级突起内还有较多细胞器和内含物，如内质网、溶酶体、吞噬体、高尔基体、吞咽小泡和核糖体等。此外，足细胞腔面的细胞衣有较多唾液酸，负电荷较强，可避免发生与壁层细胞间的粘连而致肾小囊腔塌缩。足细胞的功能可归纳如下。①形成与更新基膜：足细胞虽然形态特殊，但仍然保持上皮细胞特性，参与形成、维护与更新基膜的结构。②支撑与调节血管球毛细血管。③参与滤过：裂孔膜是滤过膜的最后一道结构。④清除沉积物：当滤过物穿过毛细血管内皮和基膜后可沉淀在基膜与足细胞间，足细胞能发挥较强的吞噬清洁作用，维护滤过功能。

图 1-2-12
足细胞扫描电镜结构

滤过膜（filtration membrane）是指滤过时血浆的小分子物质穿过的有孔内皮、基膜和足细胞裂孔膜这3层结构，又称滤过屏障（filtration barrier）。肾小体以滤过方式形成滤液，滤液中除了不含大分子蛋白外，其余成分与血浆相似，滤过膜具有选择性的通透作用，相对分子质量 < 69 000 的物质可通过，如小分子多肽、葡萄糖、尿素、电解质、水以及少许白蛋白，而大分子蛋白和负电荷强的分子不能通过。在病理情况下，滤过膜遭到损坏将形成蛋白尿和（或）血尿。一般而言，内皮的损伤容易形成滤过膜的较大裂口，临床表现以血尿为主；如果损伤主要发生在足细胞，多表现为蛋白尿为主；基膜的损伤则同时表现为血尿与蛋白尿。

2. 肾小管　由单层上皮围成，上皮外有基膜、毛细血管及少量结缔组织围绕。近端小管与肾小囊相连，远端小管与皮质集合管相连。近曲与远曲小管分布在皮质迷路内，近直与远直小管及细段分布在髓放线内并深入髓质。

（1）近端小管（proximal tubule）：长约 14 mm，占肾小管总长的一半，其曲部与直部的基本结构类似，管径较大，为 50～60 μm。近端小管的上皮细胞体积大，锥体形或立方形，绕管壁 1 圈的细胞核数量明显少于远端小管。由于管壁厚而显得管腔较小。上皮细胞的腔面有密集排列的长微绒毛和 1 根静纤毛，微绒毛形成光镜下的刷状缘（brush border）结构。微绒毛大大增加了细胞表面积，有利于重吸收。细胞侧面有发达的侧突，相邻细胞的侧突彼此镶嵌导致细胞边界不清晰。基底面有较发达的质膜内褶，与线粒体一起纵行排列形成基底纵纹。质膜内褶大大增加了基底面的膜面积。细胞核较大、圆形，位于中间偏基底部。胞质内含有大量膜性结构导致胞质呈强嗜酸性，包括：①大量吞咽小泡，分布于微绒毛基部的浅层胞质内，与蛋白质重吸收有关；②大量线粒体，为重吸收和转运提供能量；③大量溶酶体，与吞噬物的分解及细胞器的更新等有关。

图 1-2-13
近端小管与远端小管光镜结构

图 1-2-14
近端小管上皮细胞电镜结构

近端小管具有强大的物质吸收功能，它是原尿重吸收的主要场所。原尿中的全部葡萄糖、氨基酸、多肽和小分子的蛋白质、85% 的钠离子和水、50% 的碳酸氢盐、磷酸盐以及维生素等均在此被重吸收。此外，近端小管还能向腔内分泌、排泄一些代谢产物和外源性物质，如氢离子、氨、肌酐和马尿酸、酚红、青霉素等（见生理重吸收）。

近端小管的直部与曲部相比虽然结构相似，但上皮细胞较矮，微绒毛、侧突和质膜内褶等都不如曲部发达。

（2）细段（thin segment）：其管径细（10～15 μm），管壁为单层扁平上皮，细胞含核部分突向管腔，胞质着色浅，无刷状缘。电镜下游离面有少量微绒毛，基底面少量短小的质膜内褶，细胞器不发达。细段构成髓袢的主体部分，髓袢不同部位的上皮对不同的离子和水分的通透性有一定的选择性，是形成髓质渗透压梯度的结构基础（见生理尿液浓缩与稀释）。细段与近曲、远曲衔接部的上皮转换通常比较突然。

图 1-2-15
细段髓袢结构和髓质内外带交界处的髓袢结构（细段与近端小管交接）

（3）远端小管（distal tubule）：其管径比近端小管细但管腔大，管壁是较矮的单层立方上皮，细胞小而密度较高，游离面只有少量微绒毛因而无刷状缘，侧面只有少量短小侧突故边界较清，胞质细胞器和颗粒较少使得着色较浅，核下区有发达的基底纵纹（basal striation）故呈顶端细胞核。基底纵纹是由发达的质膜内褶和纵行排列的细长线粒体形成。基底面质膜上有丰富的钠 / 钾 ATP 酶，是离子交换的重要部位，发挥保钠排钾功能，并分泌 H^+、NH_3 等，对维持体液的酸碱平衡起重要作用，受醛固酮和抗利尿激素（ADH）的调节。

图 1-2-16
远端小管上皮细胞电镜结构

（二）集合管或集合小管

集合管（collecting duct）全长 20～38 mm，分为弓形集合管（又称连接小管 connecting tubule）、皮质集合管、髓质集合管和乳头管 4 段。管径由细变粗，为 40～200 μm。弓形集合管短，介于远端小管与皮质集合管之间。皮质集合管位于皮质髓放线内，髓质集合管沿髓放线向下行至肾锥体内，至锥体乳头处改称乳头管，开口于肾小盏，开口处的上皮从单层立方转变为肾小盏的薄层移行上皮，并逐渐增厚。

图 1-2-17
乳头管开口区与肾小盏黏膜结构

集合管的上皮细胞分为主细胞和闰细胞两类。

1. 主细胞（principal cell）又称亮细胞，数量多，胞质细胞器少而着色浅，侧突和质膜内褶稀少，细胞边界清晰，核圆形，位于细胞中央，表面有少量微绒毛，有 1 根细长的静纤毛，可能与化学感受有关。细胞膜上富含水通道蛋白和抗利尿激素（ADH）受体，与水吸收和尿液浓缩相关（见第三章第四节尿液的浓缩和稀释）。

图 1-2-18
集合管的闰细胞与主细胞

2. 闰细胞（intercalated cell）又称暗细胞，数量少，夹杂于主细胞间，主要分布于皮质集合管内，弓形集合管和髓质集合管较少，至髓质深处基本消失。其胞质着色较深，游离面向管腔隆起，有较明显的片状褶皱，表面毛糙，无静纤毛。胞质内易见滑面内质网、线粒体、高尔基复合体、顶部小管和小泡、许多栓形颗粒，该颗粒膜上含水通道蛋白。根据功能不同，闰细胞又分为 α 和 β 2 种亚型：α 闰细胞分泌 H^+，β 闰细胞分泌 HCO^-。

在集合管与远端小管的交界处，集合管的少量闰细胞可爬行至远端小管内，呈现上皮细胞穿插现象。集合管上皮的功能受醛固酮和抗利尿激素调节，参与尿液浓缩、酸化和维持机体的酸碱平衡。

（三）球旁复合体

球旁复合体（juxtaglomerular complex）又称球旁器（juxtaglomerular apparatus），由球旁细胞（juxtaglomerular cell，JGC）、致密斑（macula densa）和球外系膜细胞（extraglomerular mesangial cell）组成，位于肾小体血管极处的入球与出球微动脉夹角处，呈三角形，致密斑为三角形的底，入球微动脉和出球微动脉构成 2 条边，球外系膜细胞在三角区中央。

图 1-2-19
球旁复合体结构

1. 球旁细胞　由入球微动脉近血管球处的管壁平滑肌细胞特化而来，细胞发生上皮样改变，胞体大，多边形，核大而圆，胞质丰富呈弱嗜碱性，内含大量肾素颗粒，PAS 阳性。电镜下可见核糖体丰富，高尔基体发达，颗粒呈均质状。球旁细胞附近可见神经末梢，可能与其分泌活动的调节有关。除了球旁细胞分泌肾素之外，球内系膜细胞也有少许肾素分泌功能。

2. 致密斑　是由靠近血管极侧的远端小管上皮细胞特化而来。致密斑细胞呈高柱状，排列紧密，细胞核靠近游离面，基部胞质丰富，下方基膜不完整，基部胞质向下形成细小突起伸入深处，与邻近的系膜细胞、球旁细胞间形成接触，接触处有缝隙连接。致密斑有离子感受功能，能感受远端小管内液体中 Na^+ 浓度以及流量变化。当 Na^+ 浓度降低或流量减少时，致密斑将信息传递给球旁细胞，促使其分泌肾素，通过 RAAS 系统加强出球微动脉的收缩（管球反馈，见“生理泌尿调节”）和增强远端小管的保 Na^+ 排 K^+ 作用。

3. 球外系膜细胞　又称极垫细胞（polar cushion cell），附着在入球与出球微动脉的根部，主要充填在微动脉与致密斑间。细胞形态与球内系膜细胞相似，但结构上二者并不延续。球外系膜细胞间以及与球旁细胞、致密斑细胞间有缝隙连接，该细胞的作用可能与局部的信息传递、血管活性物质的功能发挥等有关。

（四）肾间质

肾间质是指肾实质内泌尿小管、肾小体间的少量结缔组织，内含间质细胞（成纤维样细胞）、巨噬细胞、载脂间质细胞、毛细血管、淋巴管、神经纤维和基质等成分。成纤维样细胞数量相对较多，有细长的薄片状突起，并有分支，穿插在肾间质的狭窄空间内。载脂间质细胞呈星形，有许多长突起，突起可以收缩，因而可能有促进间质血管活动的功能。另外，其胞质内有脂滴颗粒，是合成前列腺素的原料。基质的胶原分子除了普通的Ⅰ型胶原外，还有毛细血管旁的Ⅲ型胶原、皮质部位较多的网格状Ⅵ型胶原等，这些纤维状结构加上多种糖胺聚糖分子如硫酸肝素、硫酸角质素等形成易于物质转运的分子筛结构。

图 1-2-20
髓质间质结构

（五）肾的血管、淋巴管和神经

肾动脉及分支入肾门后分成几支叶间动脉，走行于肾锥体之间以及肾锥体与肾柱之间，在皮髓质交界处分支为弓形动脉，后者发出若干小叶间动脉，垂直走向皮质表面。小叶间动脉沿途逐节发出分支即入球微动脉进入肾小体形成血管球。浅表肾单位的出球微动脉离开肾小体后又分支形成球后毛细血管网，分布在肾小管的周围。毛细血管汇合依次形成小叶间静脉、弓形静脉和叶间静脉，与相应动脉伴行，最后汇成肾静脉经肾门出肾。髓旁肾单位的出球微动脉不仅形成球后毛细血管网，而且还发出直小动脉直行于髓袢周围，然后又折返成为直小静脉，二者共同形成直血管袢，最终汇入弓形静脉。部分直小动脉发源于弓形动脉。

肾有2组淋巴丛，即肾内淋巴丛和被膜淋巴丛。肾内的毛细淋巴管分布于肾单位周围，沿血管逐级汇成小叶间淋巴管、弓形淋巴管和叶间淋巴管，经肾门淋巴管出肾。被膜内的毛细淋巴管汇合成淋巴管后，与肾内淋巴丛吻合，也可能汇入邻近器官的淋巴管。

肾的神经来自肾丛，包括交感神经和副交感神经，神经纤维从肾门入肾，分布于肾血管、肾间质和球旁复合体等。

二、输尿管

输尿管（ureter）的管壁结构分3层：黏膜、肌层和外膜。黏膜形成许多纵行皱襞，管腔呈星形。在膀胱开口处的黏膜折叠成瓣膜样结构，膀胱充盈时，瓣膜受压封闭输尿管开口，以防止尿液倒流。黏膜上皮是变移上皮，有4～5层细胞，固有层为结缔组织。上2/3段的肌层为内纵和外环2层平滑肌，下1/3段肌层增厚为内纵、中环和外纵3层。外膜为疏松结缔组织，与周围结缔组织移行。在膀胱壁内的一段输尿管失去外膜，管壁呈一定角度斜插入膀胱，借助膀胱肌层的收缩，也能发挥一定的瓣膜功能。

图 1-2-21
输尿管光镜结构

（王　敏）

第二节　膀胱和尿道

一、膀胱

膀胱壁的基本层次与输尿管类似，腔面被覆黏膜。膀胱空虚时由于肌层收缩，黏膜上出现许多皱襞，充盈时皱襞减少或全部消失。膀胱黏膜的上皮是典型的变移上皮，其细胞层次及形态随膀胱的功能状态而发生变化。膀胱空虚时，上皮细胞厚8～10层，表层盖细胞呈大球形；膀胱充盈时上皮变薄，仅为3～4层细胞，盖细胞也变扁。电镜下可见表层细胞游离面胞膜致密增厚，并形成内褶和囊泡，充盈时内褶展开拉平。表层细胞之间有广泛的紧密连接和桥粒，可防止尿液渗漏。固有层内含有较多胶原纤维和弹性纤维。在底部的膀胱三角

（trigone of bladder）区域处，膀胱壁变薄，黏膜与肌层紧密相贴，无论膀胱处于空虚或充盈状态，黏膜均保持平滑，不形成皱襞。位于两输尿管口之间的横行皱襞称输尿管间襞（interureteric fold），由于此皱襞内的血管稀少而呈苍白色。膀胱三角是膀胱肿瘤、结核和炎症的好发部位。膀胱的肌层由内纵、中环、外纵3层平滑肌组成，中层环形平滑肌在尿道内口处增厚形成括约肌。外膜大多为纤维膜，仅膀胱顶部为浆膜。

图 1-2-22
膀胱壁结构

二、尿道

尿道（urethra）壁的黏膜上皮从内到外逐步发生转变，先是变移上皮，然后变为复层扁平上皮，在男性尿道口处成为复层柱状上皮。

图 1-2-23
中段尿道黏膜（复层扁平上皮）

图 1-2-24
男性尿道海绵体部（近尿道口处）黏膜（复层柱状上皮）

（王　敏）

第三节　泌尿系统发生与常见畸形

思维导图

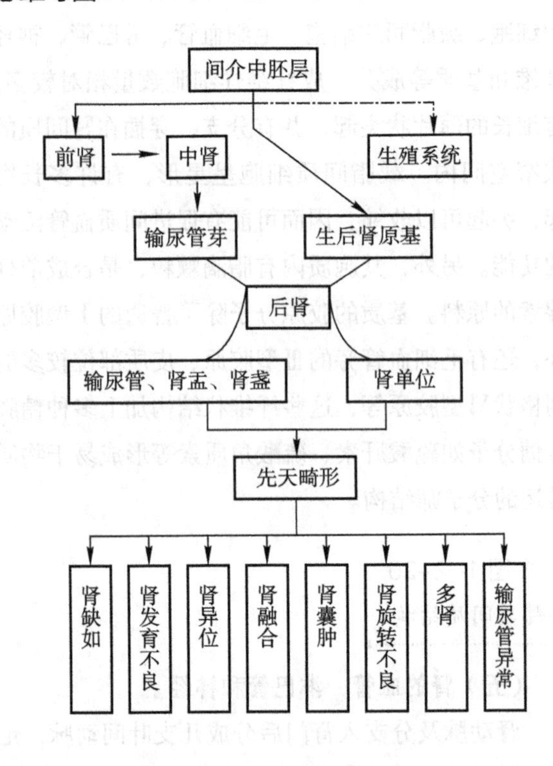

肾脏的发生分为前肾、中肾和后肾3个阶段。前肾和中肾是生物进化的重演，前肾很快成为遗迹。中肾只留下部分中段结构参与男性生殖管道的发育。后肾是永久肾，其整个发育过程从胚胎期延续到出生后的青少年时期。

图 1-2-25
肾脏发生的3个阶段

一、泌尿系统发生

（一）泌尿系统发生的原基

泌尿系统起源于间介中胚层（intermediate mesoderm）。胚胎第4周，颈部的间介中胚层细胞生长，向腹侧移动形成纵向的细胞索称为生肾索（nephrogenic cord）。从腹侧观察，在脊索的两旁形成了突于胚内体腔表面的纵行隆起，称为尿生殖嵴

（urogenital ridge），它是泌尿与生殖系统发生的共同原基，其表面覆盖着体腔上皮，内部是成堆的生肾索细胞。生肾索细胞团自上而下延伸，在颈部首先发育为前肾。前肾小且维持时间短。中肾是在前肾的遗迹上接着向下生长，成为尿生殖嵴的主体，在体腔后壁上向下延伸直至开口于泄殖腔。此时，在尿生殖嵴中段内侧的体腔上皮细胞增生形成生殖腺嵴，尿生殖嵴的外侧其余部分内部是发育中的中肾，故称中肾嵴（mesonephric ridge）。

图 1-2-26
泌尿系统起源——间介中胚层

（二）前肾

前肾（pronephros）的结构包括前肾小管（pronephric tubule）和前肾管（pronephric duct）。在胚胎第 4 周中期，位于第 7～14 体节水平的生肾索细胞增生，形成横向的上皮性细胞索，细胞索内出现空腔成为前肾小管。早期形成的前肾小管的内端开口于胚内体腔。来自背主动脉的新生血管团向腹侧生长时，也形成隆起于体腔表面的类血管球结构，两者邻近但并不接触，滤液进入胚内体腔后再由前肾小管重吸收。后续的前肾小管的内端转向后方的血管球样结构，二者发生接触。生肾索外侧的细胞团聚集形成纵向的细胞索，随后管腔化形成前肾管，前肾小管的外端开口于前肾管。前肾的生长期只有 2～3 天，甚至部分前肾小管还没有管腔化就已经退化。类似前肾的结构存在于低等生物，人类胚胎的前肾未发挥尿液形成功能；在后肾发育前，胚胎的泌尿功能由中肾完成。

图 1-2-27
前肾的发生与演变

（三）中肾

中肾（mesonephros）的结构包括中肾小管（mesonephric tubule）和中肾管（mesonephric duct）。在胚胎第 4 周末，前肾退化，中肾在前肾基础上生长。生肾索细胞以类似的方式形成中肾小管。前后共出现 80 多对中肾小管，但退化和新生并存，尾端正在形成时头端已经退化，在同一时刻可观察到 30 对左右。中肾小管的内端与毛细血管球形成肾小体，中段呈 S 形，外端开口于中肾管。中肾管是在前肾管的基础上延续生长形成的，沿途连接中肾小管，末端开口于泄殖腔。中肾嵴体积大，纵贯于体腔后壁中轴线的两侧。中肾嵴内部组织的核心部分是正在发育中的生肾索细胞团，周围是松散的间充质细胞，后内侧近背主动脉处先后出现下心静脉和上心静脉，它们参与了下腔静脉、肾静脉、肾上腺静脉和性腺静脉的形成。在中肾中段区域的背主动脉壁旁有胚内造血组织出现，称为主动脉－性腺－中肾区（aorta-gonad-mesonephros AGM）。后肾发生后，中肾的退化在男性、女性表现不同。在女性，正常情况下中肾基本退化，但仍可留下部分中肾遗迹，如果中段近卵巢处的中肾小管和中肾管保留将形成卵巢冠畸形；尾端部分保留将形成子宫阔韧带内的 Gartner 氏管或 Gartner 氏囊肿畸形。在男性，与睾丸同水平的数根中肾小管保留，其远侧部分退化，近侧部分在原有小管基础上重新发芽，向睾丸索方向生长并连通，形成附睾头部的输出小管。与之相连的下游中肾管依次发育为附睾管、输精管和射精管。射精管的末端近尿道处的后壁上，上皮细胞生长发芽形成前列腺的中央区（黏膜腺）和过渡区（黏膜下腺），前列腺主腺发源于尿道膜部。男性也会有多余的中肾遗迹形成，如附睾上端的附睾附件（appendix epididymis）畸形和附睾尾端的旁睾（paradidymis）畸形。

图 1-2-28
中肾的内部结构

图 1-2-29
后肾的发生

（四）后肾

1. 后肾（metanephros）的起源　起源于输尿管

芽（ureteric bud）和生后肾组织（metanephrogenic tissue）。胚胎第5周初，在中肾管末端近泄殖腔处的背外侧壁上，上皮细胞增生，向头端方向发芽，伸向中肾嵴，形成输尿管芽。输尿管芽起初是实心，随后管腔化。输尿管芽的头端不断生长和反复分支，主干形成输尿管，一般情况下，第1~4级分支融合形成肾盂，第5~9级分支融合形成肾大盏，第10~14级分支形成肾小盏，后续的分支形成肾实质的集合管系统。每个输尿管芽分支的顶端都能吸引一批生肾索细胞云集，罩在输尿管芽分支的顶端，形成生后肾组织帽（metanephrogenic tissue cap），是肾单位的发生原基。输尿管芽的分支和生后肾组织将发育成肾的实质，外周的间充质形成被膜。

图1-2-30
输尿管芽的分支与演化

2. 输尿管芽与生后肾组织的互相诱导关系　生肾索细胞刺激输尿管芽生长与分支，新的分支又吸引新的生肾索细胞加入，直到后肾被膜下的间充质细胞储备被用完。因此，在胚胎和幼年时期的肾表层实质内，可以看到一层肾单位新生带或肾发生区（nephrogenic zone），介于被膜与已形成的肾单位之间，带内的间充质细胞越丰富，肾脏发育的潜力越大，可以形成的肾单位越多。出生后新的肾单位仍在形成中。

图1-2-31
肾单位新生带和被膜下间充质细胞储备区

3. 肾小管的发育和定型　输尿管芽的末端分支呈T形，顶端为盲端，与被吸引的生后肾组织间没有直接接触。输尿管的腔化与生后肾组织的腔化独立进行，两者形成的管腔不连续。婴儿出生后，肾组织某个阶段的腔化过程出现障碍会形成独立的小囊泡（见多囊肾）。生后肾组织细胞团向肾小管的发育和定型大致分为4个形态阶段。①逗形阶段：细胞团向外伸展，长出细尾，形如逗号，细胞团的中央出现小囊腔。②S形阶段：逗尾拉长延伸并腔化，形成S形管。③血管袢生长阶段：直小血管和球后毛细血管出现，它们伴随并影响肾小管的生长与定型。④定型期：形成远端小管、细段、近端小管以及髓袢结构。在血管球的形成过程中，近端小管的末端与来自背主动脉的分支血管接触，上皮细胞长出突起，成为足细胞，包裹每根毛细血管。足细胞的基膜与毛细血管内皮的基膜先形成点状融合，然后扩展成全面融合。毛细血管袢及其系膜细胞的生长与分化依赖于足细胞分泌的血管内皮生长因子VEAF-A。

图1-2-32
肾小管的发育过程

图1-2-33
血管球的形成

4. 肾小管与集合管的连通　早在生后肾组织的初期囊化阶段，就有一部分细胞与输尿管芽的顶端非常接近，邻近的两种细胞靠近并形成中间连接，后来在肾小球形成滤液后，上下两个管腔实现贯通。

5. 后肾的上升、旋转和肾动脉的改变　后肾初期位置低，位于泄殖腔附近，肾门面向腹侧。随着后肾的增大和输尿管的伸长，后肾位置上升，直到接触到肾上腺为止，肾门也逐步内转90°。胚胎早期肾门处的供血动脉有多根，为髂动脉的分支。随着后肾的上升，供血动脉也在改变，上端不断有新动脉形成和变粗，下端的动脉退化，最后多数情况下只剩下1根肾动脉。

（五）膀胱和尿道的发生

胚胎第4~7周，泄殖腔（cloaca）发生分隔，尿直肠隔（urorectal septum）将泄殖腔分隔为腹侧的尿生殖窦（urogenital sinus）和背侧的原始直肠（primitive rectum）。泄殖腔膜（cloacal membrane）也被分隔为尿生殖膜（urogenital membrane）和肛膜（anal membrane）。尿生殖窦的各部生长速度不均，表现为：①上部生长快，扩展成为膀胱。膀胱扩张过程中，连接在膀胱壁上的中肾管及中肾管壁上的输尿管被吸收成为膀胱壁的一部分，形成膀胱三角区。尿生殖窦的黏膜上皮从原来的单层立方上皮演化为变移上皮。膀胱壁黏膜发育良好而出现皱襞，三角区黏膜（源于输尿管和中肾管）发育欠佳，管壁较薄、黏膜平坦。②泄殖腔的中部生长缓慢呈细管状，成为男性的尿道前列腺部和膜部，或女性的尿道大部。③泄殖腔下部发育为男性尿道海绵体部和女性尿道出口和阴道前庭。

图 1-2-34
泄殖腔的分隔

二、泌尿系统畸形

泌尿系统畸形较为常见，发病率为3%～4%。畸形的种类繁多，表现为泌尿系统器官的大小、数目、形态、位置、结构、旋转和血管畸形等，常见的畸形如下。

（一）肾缺如和肾发育不全

肾缺如（renal agenesis）的发病机制是输尿管芽诱导失败，某些病例有明确的基因异常，但多数未发现基因异常。单侧肾缺如发生率为1/1 000，另一侧肾脏往往代偿性肥大。双侧肾缺如发生率为1/3 000。肾发育不全（renal hypoplasia）有多种不同程度的表现，如单侧小肾脏、单叶肾、分叶肾等，发病机制是后肾的肾单位新生带内间充质细胞数量明显不足。

图 1-2-35
单侧肾缺如和肾发育不全

（二）异位肾

肾脏的上升过程出现异常，可导致各种异位肾（ectopic kidney）。①盆腔肾（pelvic kidney）：可以是单个，也可以是2个。如果2个盆腔肾发生融合，可以形成一个扁平的盘状肾（discoid kidney）。②对侧肾异位（contralateral ectopic kidney）和双侧肾异位（bilateral ectopic kidney）：一个肾脏移至另一侧，可以发生肾融合；双输尿管发生交叉形成双侧肾异位。③胸腔肾（thoracic kidney）：肾上腺缺乏时容易导致后肾持续上升。由于胚胎时期横隔的左侧部分发育较迟，左侧肾脏有可能上升至心脏附近。④马蹄肾（下述）：肾下端的融合中途阻断了肾的上升。

图 1-2-36
盘状肾和对侧异位肾

单纯异位肾的发生率约为1.25‰，女性多见。临床上患者常无典型症状，但异位肾脏易发生肾积水和肾结石。

1. 鉴别诊断　①肾下垂：指肾脏被腹膜包裹但是肾蒂松弛，能在腹部较大范围移动，甚至降到下腹部或盆腔，或跨过腹中线到对侧，平卧时肾可复位；②肿瘤压迫推移导致的肾位置下降。超声、静脉尿路造影、CT或MRI检查均可鉴别。

2. 治疗原则　无症状患者不治疗，有症状者对症治疗。有重度积水或积脓等严重并发症时，若对侧肾功能正常，可行病肾切除术。

（三）多囊肾

多囊肾（polycystic kidney）是由于基因突变导致泌尿小管上皮细胞的成管能力下降和分泌活动异常所形成的囊性病变。囊泡上皮的分泌可使小泡变大并发生融合。临床上有常染色体显性遗传和隐性遗传两种，可表现为单个囊肿、多囊肿、多器官囊肿等。肾单个囊肿比较常见，一般不会明显影响肾功能；多囊肾的囊肿占据了过多肾实质空间，压迫正常肾单位，可发展至肾衰竭。多囊肾的囊肿形成部位可以在泌尿小管的各个部位，包括肾小囊、肾小管各段和集合管，形成皮质囊肿、浅层髓质囊肿、深层髓质囊肿以及多部位囊肿等，但皮质常见。

图 1-2-37
多囊肾

多囊肾作为一种先天性遗传疾病，也称作Potter（Ⅰ）综合征、先天性肾囊肿瘤病、Perlmann综合征、囊胞肾等。本病可在任何年龄发病，但常见于中青年人。

婴儿型多囊肾（ARPKD）为常染色体隐性遗传疾病，突变基因为6号常染色体上的*PKHD1*基因，患者常常还伴有肝、胰腺或者脾囊肿。患儿常因肝肾功能不全早期夭折。成人型多囊肾（ADPKD）属于常染色体显性遗传性疾病，发病率约8‰，占晚期肾病的10%。该病患者的子女中有50%也患有此病。多囊肾病相关基因主要为*PKD1*和*PKD2*。*PKD1*基因定位于16号常染色体的短臂，该基因突变引起发病的患者占85%～90%；*PKD2*基因位于4号常染色体，该基因突变引起发病的患者占5%～10%；还有一部分患者并未发现*PKD1*和*PKD2*基因突变，说明可能存在*PKD3*基因。*PKD1*和*PKD2*基因突变的患者临床表现大体相同，但*PKD2*基因突变的患者往往起病比*PKD1*基因突变患者更晚，疾病进展更加缓慢。

1. 典型症状 ①肾肿大：双肾病变的进展不对称，往往一侧较大，至晚期两肾可占满整个腹腔。双侧肾表面可见多发囊肿，使肾外形不规则，表面凹凸不平，质地硬。②血尿：约半数患者可出现镜下血尿，或伴有发作性的肉眼血尿，多为囊肿壁血管破裂所致。出血较多时，血凝块通过输尿管受阻则有可能引起绞痛。血尿患者常常伴有白细胞尿及蛋白尿，尿蛋白量一般少，不超过1.0 g/d。出现肾内感染时，可出现脓尿、血尿加重、发热或腰痛。③肾区疼痛：常为腰背部钝痛或剧痛，有压迫感，有时为腹痛。疼痛加重常常出现于体力活动、行走时间过长、久坐时，卧床后可减轻。突发剧痛的原因可能为肾内出血、结石移动或感染。④高血压：为多囊肾患者的常见表现，约半数患者高血压出现在血清肌酐未增高之前，目前认为是囊肿压迫周围组织，激活肾素－血管紧张素－醛固酮系统（RAAS）导致。病肾内的正常组织、囊肿上皮细胞及囊肿邻近间质肾素颗粒增多，并伴有肾素分泌增加。⑤肾功能不全：大多数患者40岁之前很少出现肾功能减退，70岁以上患者约半数仍保持正常肾功能，但伴有高血压的患者发展为肾衰竭的过程更为迅速，甚至有部分患者在青少年期即出现肾衰竭。⑥多囊肝：多囊肾患者中约半数伴有多囊肝，60岁以上患者伴多囊肝者达70%，但一般认为其发展较多囊肾慢，约晚10年。

2. 诊断依据 ①B超等影像学检查可见肾皮质、髓质布满大小不等的囊肿；②明确的常染色体显性遗传家族史；③基因连锁分析出现阳性结果。

3. 鉴别诊断 多囊肾应与多发单纯性肾囊肿鉴别。多囊肾为遗传性疾病，家庭其他成员通常也患有此病，并可能出现肾功能减退以及合并多囊肝等表现。单纯性肾囊肿（simple cyst of kidney）较为常见，大多数为非遗传性疾病，但也有极少数为常染色体显性遗传。单纯性肾囊肿儿童少见，发病率随着年龄增加而增加，早期一般无明显症状，常于体检时发现。单纯性肾囊肿多为单发囊肿，也可多发甚至为双侧。CT或超声均有助于鉴别诊断。

4. 治疗原则 对肾功能正常的患者采用对症及支持疗法，包括低蛋白饮食、休息、避免劳累，药物治疗的重点在于控制血压、预防尿路感染，防止肾功能进一步受损。结石梗阻患者可行手术解除梗阻。囊肿去顶减压术为治疗该病的常规术式，此手术目的是减轻囊肿对肾实质的压迫，保护剩余肾单位免受挤压导致进一步损害，改善肾缺血状况，恢复部分肾功能单位，从而延缓疾病发展，但是该手术对降低血压、减轻疼痛和改善肾功能的效果尚存争议。晚期若已出现肾功能损害，出现氮质血症、尿毒症时，则不论是否合并高血压，减压治疗都已无意义，手术创伤反会加重病情，出现尿毒症的患者需长期透析治疗。如条件允许，也可行同种异体肾移植术。合并严重高血压或感染的患者，在施行肾移植前宜切除患肾。

（四）马蹄肾

下端的生后肾组织发生粘连，使双肾下端融合，形成马蹄肾（horseshoe kidney）。在肾脏上升过程中，肾的融合处被肠系膜下动脉阻挡，使其不能上升至正常位置，下端横跨脊柱、腹主动脉和下腔静脉。马蹄肾容易发生肾外伤、肾内感染、压迫下腔静脉等，特别是怀孕时。另外，马蹄肾患者的肾母细胞瘤发病率明显增加。

图 1-2-38
马蹄肾

马蹄肾下极融合的部位称为峡部，峡部为肾实质，较厚，并且有单独的血供，少数由纤维组织组成。大部分患者无症状，但少部分患者也可出现腰部疼痛、下腹部包块等临床表现。患肾大多旋转不良，使肾盂面向前方、肾盏向后，肾血管多为变异血管，80% 的患者可并发肾炎。常见的并发症包括结石、感染或肾盂积水。肾盂造影、腹部平片等影像学检查有助于确诊。

治疗原则：无症状及合并症者则无须治疗。若出现严重腹痛、腰痛或消化道症状，大多是由于峡部压迫腹腔神经丛所致，可考虑做峡部切断分离两肾及肾盂输尿管成形固定术。若存在如梗阻、结石、感染等合并症时，可采取分离峡部、取石以及解除梗阻等相应手术，在必要时切除或部分切除肾脏。

（五）双输尿管

双输尿管（double ureters）由于输尿管芽过早分支所致，呈现多重形态，如 2 根输尿管分别开口于膀胱，中上段合并；2 根完整的输尿管，分别连接到 2 个肾盂（单侧 1 个或 2 个肾脏）；1 根输尿管中途分叉等。

图 1-2-39
双输尿管畸形

该病女性多见。单侧畸形比双侧畸形多 6 倍。双重输尿管患者往往上半肾较小而下半肾较大，两条输尿管分别引流上、下半肾，多数融合后以 1 个输尿管口通入膀胱。完全性双重输尿管患者膀胱上端的输尿管口多来自下肾盂，而下端管口来自上肾盂。有时上肾盂延伸的输尿管可向膀胱外器官内开口，称为异位输尿管开口（ectopic ureters），在女性可开口于尿道、阴道、外阴前庭等部位，这些患者表现为既可正常排尿，又有持续漏尿的尿失禁症状。患者多以泌尿系感染症状为主要表现，或出现便秘、耻骨后疼痛、射精不适、持续性尿失禁等。如无异位开口及并发症，则不易被发现。如女性患者有正常排尿，兼有尿失禁，应考虑输尿管异位开口而做进一步检查。

1. 诊断 膀胱镜检查可在完全型者看到患侧有两个输尿管口，位于外上方的常来自低位肾盂的输尿管。如重复肾有功能，则静脉尿路造影时可显示两个肾盂肾盏；如无功能，则仅显示为单个低位肾。逆行尿路造影时如插管成功，显影较清晰，更有助于诊断。女性尿失禁患者，应仔细观察前庭及阴道内有无小孔喷尿。静注靛胭脂后如喷出蓝色尿液有助于观察和诊断。经该孔若能插管造影，并可以显示异位的输尿管及肾盂，则可确诊。如输尿管异位开口于尿道，则需行尿道镜检查。功能良好的重复肾畸形可通过 B 超显示，但对双输尿管及合并积水的重复肾，B 超显示欠佳且难以发现重复输尿管的异位开口位置，并且还需与肾上极囊肿及双肾盂畸形鉴别。CT 检查可清晰显示重复肾畸形及合并积水的双输尿管，同时 CT 连续层面观察可确定输尿管的异位开口，但对无扩张的重复输尿管显示不够清晰、直观。

2. 治疗原则 无症状、合并症的重复肾无须治疗。①不完全性双重输尿管：上肾段功能存在而伴有输尿管 - 输尿管反流者，双重输尿管汇合点在上 1/3 处，行纵行输尿管侧 - 侧吻合术；双重输尿管汇合点在下 1/3 处，做上肾段的输尿管膀胱再植术。②完全性双重输尿管：上肾段功能存在而伴有膀胱 - 输尿管反流者，做输尿管膀胱再植术，加抗反流手术。③肾部分切除：如尿路感染无法控制，或伴尿失禁、上肾段功能基本丧失者，可做上肾段部分切除术，做全输尿管切除，在汇合点附近或最低水平切断输尿管。

（六）脐尿管畸形

1. 分类 ①脐尿瘘（urachal fistula）：脐尿管整体未闭所致，尿液通过脐尿管从脐孔溢出。②脐尿管囊肿（urachal cyst）：中段脐尿管未闭所致，脐尿管上皮分泌液体形成囊肿。③脐尿管憩室（urachal diverticulum）：包括内憩室和外憩室，是脐尿管根部或外侧部未闭所致。

2. 诊断依据 ①患者脐部出现间歇性漏尿，继发性感染时脐部红肿，可伴有脓性尿液排出。②静脉注射靛胭脂，有蓝色尿液从脐部排出；由脐部注入造影剂，显示脐与膀胱之间未闭合，存在通道，造影剂可通过此处进入膀胱；膀胱造影显示膀胱与脐之间有管道相通，造影剂由脐部流出。近年来随着超声技术的不断发展，对该病提供了更为无创且便捷的诊断方法。

3. 治疗原则 一般采取手术直接切除瘘管，但有下尿路梗阻的患者，先矫治梗阻后再做瘘管切除。脐部感染或湿疹的患者需待局部炎症控制及皮损基本愈合后，方可行手术治疗，以免出现反复发生的脐部感染或伤口不愈合。术后护理时应保持清洁干燥，并预防性应用抗生素，以防止因感染导致手术失败。

（七）膀胱外翻

膀胱外翻（exstrophy of bladder）男性多见，由于下腹部的体壁中胚层和泄殖腔的脏壁中胚层发育不良所致。此处腹壁和膀胱前壁无肌肉组织生长，结构变薄发生破裂，膀胱黏膜外露，严重者可以并发男性尿道上裂（male epispadias）。

图 1-2-40
膀胱外翻

该畸形发生率为 1/50 000 ~ 1/40 000，多见于男性，常伴有完全性尿道上裂。膀胱后壁膨出部分可见输尿管开口及间歇喷尿。膀胱外翻患者的膀胱黏膜由于长期慢性炎症和机械性刺激，易发生出血、溃烂、变性，甚至恶变，常伴上尿路感染、尿失禁、肾盂肾炎和肾积水。

1. 诊断依据 凭外观即可诊断。膀胱外翻的产前超声图像特点是胎儿双肾正常，羊水量充足，但动态观察盆腔内未见正常充盈的膀胱。有时可发现下腹壁缺损和向外膨出的包块，此时腹壁脐带入口偏低，并且常合并生殖器的异常。膀胱外翻作为一种罕见的先天性畸形，产前超声对其诊断具有重要价值。

2. 治疗原则 目的是保护肾功能，控制排尿，修复膀胱、腹壁及外生殖器，手术效果不甚理想。若不及时治疗，约半数患者将会成年前死于并发症。

（八）肾旋转异常

肾旋转异常（renal malrotation）可表现为内旋 180°、270°，外旋 90°，偶见内旋 360°。

（九）肾动脉异常

肾动脉异常较多见的是多根肾动脉或副肾动脉（accessory renal artery）。如果额外的肾动脉位于低位，可压迫输尿管导致肾积水。

（十）输尿管开口异常

输尿管开口在膀胱三角区以外的地方称为异位，常见的情况是跟随中肾管下移或二者不分离下移，导致输尿管开口在多个异常部位，如尿道膜部、精囊腺、射精管、阴道、会阴等，称为输尿管开口异常（ectopic ureteral opening）。

1-2-41
输尿管开口异常

（十一）先天性巨输尿管

先天性巨输尿管（congenital mega-ureter）是输尿管末端肌肉结构发育异常导致的疾病，如环形肌增多、纵行肌缺乏而导致的输尿管严重扩张。目前认为是胚胎发育中输尿管肌层的增生或肌束与纤维间的比例失调导致，可为双侧性，病变常在输尿管盆腔段，具体病因不明。患者通常无特异性的临床表现，多以腰酸、腰部胀痛为主诉就诊。

1. 诊断依据 患者多出现腰酸、腰部胀痛，伴有尿路感染及结石时，尿液检查可有红细胞、白细胞及致病菌。X射线尿路造影观察肾盏与肾实质的形态变化，从而可估计其受损程度。B超检查可见患侧输尿管扩张，伴或不伴明显肾积水。CT影像可见全程输尿管扩张，伴有不同程度的肾积水，输尿管膀胱交界处可见狭窄。MRI可见扩张输尿管的全貌，多为下端狭窄，可伴有肾积水。确诊主要依靠影像学检查。

2. 治疗原则　根据患者肾积水的严重程度而决定治疗方案。无肾积水或输尿管扩张程度低的患者随访即可，积水无进行性加重则无须治疗；输尿管扩张明显或伴有感染、结石而影响肾功能者，可作输尿管裁剪和抗反流输尿管膀胱再植术；重度肾积水、肾功能损害严重者应行肾输尿管切除术。

（十二）尿道上裂

尿道上裂（epispadias）是一种尿道背侧融合缺陷所致的先天性尿道外口畸形。男性患者表现为尿道外口位于阴茎背侧，阴茎体短小，尿道口位于阴茎背侧，阴茎向背侧弯曲，阴茎头扁平，包皮悬垂于阴茎腹侧，严重尿道上裂可伴有膀胱外翻和腹部缺陷，尿道上裂根据畸形程度和尿道口位置的不同，分为阴茎头型、阴茎体型及完全性尿道上裂三类，不仅影响排尿，部分患者还会造成性功能障碍，影响正常性生活。女性尿道上裂患者表现为阴蒂对裂，阴蒂分叉、阴唇广阔分开，伴有耻骨分离或尿失禁。阴阜在外形上被压低，小阴唇常常发育不良。由于其常伴膀胱外翻，胚胎学将其视为膀胱外翻的一部分。多采用整形重建术治疗。

（十三）尿道下裂

尿道下裂（hypospadias）是较为多见的先天性畸形，是生殖结节腹侧纵行的尿生殖沟自后向前闭合过程停止所致。阴茎筋膜和皮肤在孕期8～14周发育过程中未能在阴茎腹侧正常发育，尿道沟融合不全时可形成尿道下裂，若尿道海绵体也发育不全，在尿道下裂的远端形成索状，则可导致阴茎弯曲。多数尿道下裂无明确的病因，大部分学者认为多个因素参与尿道下裂的形成。有少数病例可能是由于单基因突变引起，目前认为与产妇高龄、促排卵药、抗癫痫药、低体重儿、先兆子痫、内分泌水平以及其他环境因素相关。

1. 主要特征　①异位尿道口：尿道口可出现在正常尿道口的近端至会阴部尿道的任何部位。②包皮的异常分布：阴茎头腹侧包皮呈V形缺损，包皮系带缺如，原因是发育过程中未能在中线融合，全部包皮转至阴茎头背侧呈帽状堆积。③阴茎下弯：即阴茎向腹侧弯曲，不能正常排尿和性生活。导致阴茎下弯的原因有阴茎腹侧发育不全及组织沿阴茎轴向短缩。④尿道海绵体发育不全：从阴茎系带部延伸到异常尿道开口，形成一条粗的纤维带，排尿时尿流溅射。

2. 分型　根据尿道开口异常可分为4种类型：①阴茎头型；②阴茎型；③阴囊型；④会阴型。后3种类型可影响性功能、性行为甚至性认知，给患者心理带来障碍。患者往往伴有异位尿道口、阴茎下弯、包皮异常等症状。

3. 治疗　尿道下裂须做整形手术。手术目的：①完全矫正阴茎下弯；②使尿道口位于阴茎头正位；③阴茎外观接近正常，成年后能进行正常的性生活；④排尿时形成向前的正常尿流。手术时机：从心理发育角度考虑，6～15月龄时治疗效果最佳，因为患儿在此年龄段尚无性别意识，也并不能意识到手术是一种创伤；从此年龄段开始治疗，在患儿入学前即可以结束治疗；此年龄段愈合较快，可恢复正常站立排尿，成年后能进行性生活，睾丸有生精功能者还可获得生育能力，可一期或分期完成；阴茎短小并发症可通过药物治疗。伴睾丸未降或腹股沟疝的患者应做相应手术。

（十四）隐睾症

隐睾症（cryptorchidism）是指睾丸下降异常，睾丸不能正常降入阴囊而停留在腹膜后、腹股沟管或阴囊入口处，是男性最常见的性发育障碍疾病，3.5%的新生儿患有此病。阴囊的舒缩能将阴囊内温度调节至低于体温1.5～2℃，以维持正常生精功能，而隐睾则受温度影响而导致精子发生障碍。双侧隐睾症引起不育达50%以上，单侧隐睾达30%

以上。并且隐睾易发生恶变，尤其是位于腹膜后者，隐睾恶变的概率升高约40倍。有学者通过内分泌功能测定认为，隐睾可能是青春期前下丘脑－垂体－性腺轴功能失衡，黄体生成素（LH）－间质细胞轴分泌不足，导致血浆睾酮降低。因为睾丸下降与睾酮水平密切相关，也有学者测定隐睾患者睾酮水平正常，认为患者主要是5α－还原酶缺乏，使双氢睾酮产生障碍，或靶器官雄激素受体不足、受体基因突变等因素，阻止了睾酮与靶细胞受体蛋白结合。某些垂体促性腺激素和雄激素紊乱疾病如Kallmann综合征（LH-RH不足）、无脑畸形垂体发育不全等多伴有隐睾症，也证明了垂体促性腺激素及雄激素之间与睾丸下降有一定关系。近年来，有学者在隐睾患者血中发现抗促性腺激素抗体，提出隐睾可能是患者垂体自身免疫性疾病。在解剖上，隐睾症患者主要表现为睾丸引带缺如。睾丸引带在睾丸下降过程中起到牵拉作用，引带末端的主要分支附着于阴囊底，睾丸随行引带的牵引而降入阴囊。若腹股沟部发育异常，内环过小或阴囊入口有机械性梗阻，也可引起隐睾。精索血管或输精管过短也可引起该病。有些病例存在睾丸本身的缺陷，如睾丸发生扭转后萎缩，仅存有精索血管和输精管残端，睾丸与附睾分离，附睾缺如等先天性缺陷影响睾丸下降。还有研究表明，隐睾症可能与*AR*基因错义突变、*NR5A1*移码和错义突变及*ATRX*的剪切位点突变有关。

1. 典型表现 患侧阴囊扁平、空虚，单侧者左、右侧阴囊不对称，双侧隐睾患者阴囊空虚、瘪陷。若隐睾发生扭转，如隐睾位于腹股沟管或外环处，则主要表现为局部疼痛性肿块，患侧阴囊内无正常睾丸，胃肠道症状较轻。若隐睾位于腹内，扭转后疼痛部位在下腹部靠近内环处，右侧腹内型隐睾扭转与急性阑尾炎的症状和体征颇为相似，区别在于腹内隐睾扭转压痛点偏低，靠近内环处。此外，患侧阴囊内无睾丸时应高度怀疑腹内睾丸扭转。

隐睾症患者中有15%～20%的未降睾丸不能触及，称之为不可触及睾丸（nonpalpable testis，NPT）的隐睾症，分为无活力睾丸（non-viable testis，NVT）、腹腔内睾丸（intra-abdominal testis，IAT）和腹腔外睾丸（extra-abdominal testis，EAT）3种类型。NPT中60%为无活力睾丸，包括睾丸残迹、睾丸结节、睾丸缺如和阴囊内萎缩睾丸等，剩下的40%为形态大致正常的IAT和EAT。

2. 治疗原则 约半数的新生儿隐睾随着发育可自发下降，但是部分男性睾丸在儿童后期还会不断上升，维持隐睾状态。若1岁以后睾丸仍未下降，首先应采取激素治疗，可短期应用绒毛膜促性腺激素（HCG），治疗目的是改善间质细胞（leydig's cell）和支持细胞（sertoli cell）功能，促进睾丸发育，增加睾酮分泌，促使睾丸下降；有效率为14%～50%，每周肌注2次，每次500 U，总剂量5 000～10 000 U。研究表明，HCG总剂量提高至20 000 U并不会增加疗效，相反会有促使睾丸萎缩的不良反应。也可使用黄体生成素释放激素（LH-RH），有效率为30%～40%，剂量为1.2 mg/d，每侧鼻孔200 μg，每日3次，经鼻雾化吸入，4周为1个疗程。两者联合应用可提高疗效，剂量为LH-RH 1.2 mg/d，分3次经鼻雾化吸入，持续4周后HCG 1 000～1 500 U，每周1次，共用3周。若2岁以前睾丸仍未下降，或激素治疗无效，应行睾丸固定术（orchidopexy）将其拉下。目前国内外广泛应用腹股沟部斜切口的睾丸肉膜囊外固定，对精索血管过短的隐睾可分两期手术，以充分保证睾丸的血供若睾丸萎缩；对不能被拉下并置入阴囊且对侧睾丸正常患者，则可将未降睾丸切除。双侧腹腔内隐睾不能下降复位者，可采用腹腔镜手术和自体睾丸移植。

（十五）包茎和包皮过长

包茎（phimosis）是指包皮外口过于狭小，外力作用下亦不能向上外翻。包皮过长（redundant prepuce）指自然状态下包皮不能使阴茎头外露，但外力作用下向上外翻转后可露出阴茎头。先天性包茎指婴儿出生时包皮与阴茎头存有生理性自然粘连。后天性包茎多继发于阴茎头和包皮的损伤或炎症，使包皮口形成瘢痕挛缩。

包茎会影响阴茎正常发育，可导致勃起疼痛而引起性交障碍，包茎内包皮垢积聚会引起阴茎头包皮炎（balanoposthitis）、包皮龟头炎、包皮粘连、包皮结石等，严重者可引起泌尿系感染。在阴茎冠状沟上方嵌顿则会引起远端包皮和阴茎头血液回流障碍而发生局部水肿、淤血。包皮嵌顿应及时采用手法复位。对局部水肿严重，已不能用手法复位者，应及时手术治疗。包茎患者包皮垢聚集，因包皮垢的长期慢性刺激可引起阴茎癌的发生，甚至诱发配偶的宫颈癌。

包茎应尽早做包皮环切术（circumcision），在儿童期手术最佳。包皮过长者经常上翻清洗保持局部清洁即可，无须手术治疗。

第四节　遗传性肾脏疾病（成人）

第五节　儿童遗传性肾脏疾病

（王　敏　傅　强）

数字课程学习

教学PPT　　自测题

第三章

泌尿系统生理学

关键词：

管－球反馈　　肾小球滤过率　　有效滤过压　　球－管平衡

肾糖阈　　渗透性利尿　　尿液的浓缩和稀释

水利尿　　清除率　　排尿反射

思维导图

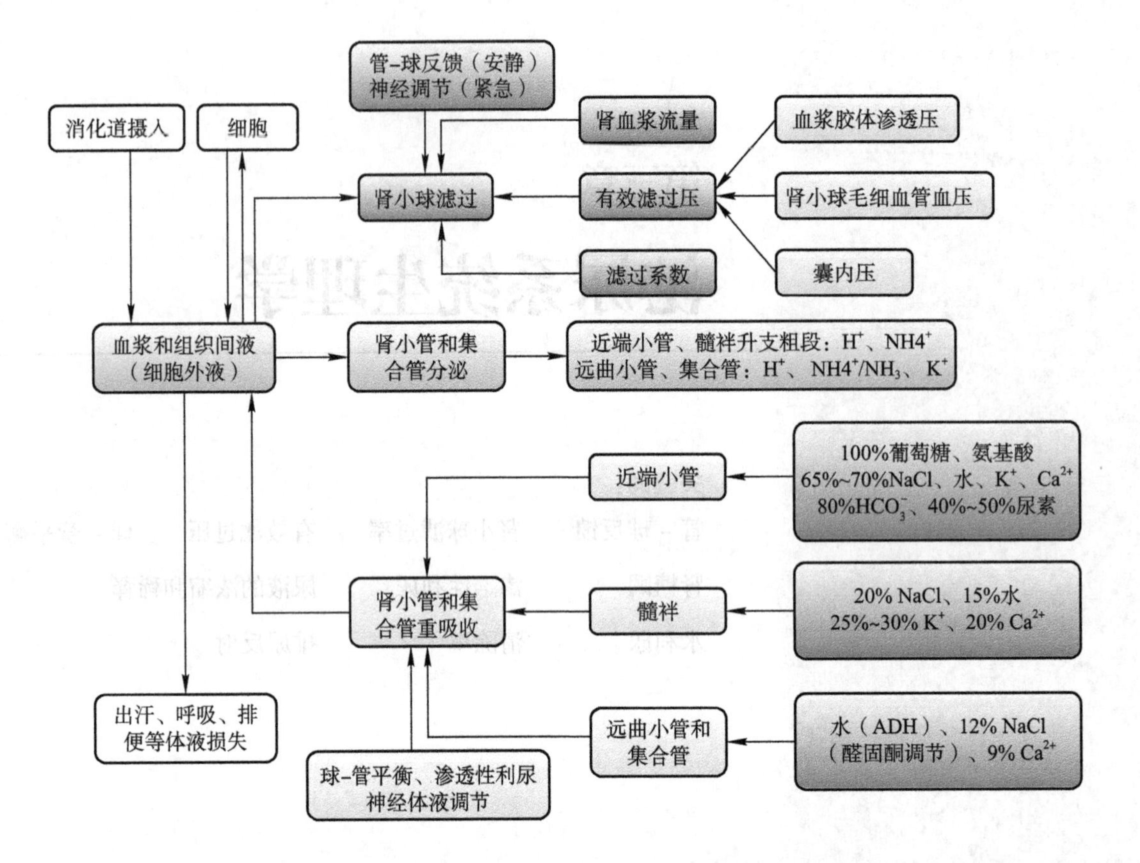
管–球反馈（安静）
神经调节（紧急）
消化道摄入
细胞
肾血浆流量
血浆胶体渗透压
肾小球滤过
有效滤过压
肾小球毛细血管血压
滤过系数
囊内压
血浆和组织间液
（细胞外液）
肾小管和集
合管分泌
近端小管、髓袢升支粗段：H^+、$NH4^+$
远曲小管、集合管：H^+、$NH4^+/NH_3$、K^+
近端小管
100%葡萄糖、氨基酸
65%~70%NaCl、水、K^+、Ca^{2+}
80%HCO_3^-、40%~50%尿素
肾小管和集
合管重吸收
髓袢
20% NaCl、15%水
25%~30% K^+、20% Ca^{2+}
出汗、呼吸、排
便等体液损失
远曲小管和
集合管
水（ADH）、12% NaCl
（醛固酮调节）、9% Ca^{2+}
球–管平衡、渗透性利尿
神经体液调节

肾脏是机体主要的排泄器官，通过尿的生成和排出，肾脏排出机体代谢终产物以及进入机体过剩的物质和异物，调节水和电解质平衡以及酸碱平衡等功能，维持机体稳态。

尿生成包括三个基本过程：①血浆在肾小球毛细血管处的滤过，形成超滤液；②超滤液在流经肾小管和集合管的过程中经过选择性重吸收；③肾小管和集合管的分泌，最后形成尿液。

肾脏也是一个内分泌器官，可合成和释放肾素，参与动脉血压的调节；可合成和释放促红细胞生成素等，调节骨髓红细胞的生成；肾脏的 1α-羟化酶可使 25-羟维生素 D_3 转化为 1,25-二羟维生素 D_3，从而调节钙的吸收和血钙水平；肾脏还能生成激肽、前列腺素，参与局部或全身血管活动的调节。此外，肾脏还是糖异生的场所之一。可见，肾脏具有多种功能，本章重点讨论尿的生成和排出功能。

第一节　肾的功能解剖概述和肾血流量

一、肾功能解剖概述

（一）肾单位和集合管

肾单位（nephron）是肾脏的基本功能单位，与集合管共同完成尿的生成过程。人的每个肾脏有（80～100）万个肾单位，每个肾单位包含肾小体和肾小管两部分。肾小体由肾小球和肾小囊组成。肾小管按其部位和形态可分为近曲小管、髓袢和远曲小管。髓袢包括降支粗段、降支细段、升支细段和升支粗段。近端小管由近曲小管和髓袢降支粗段组成。远曲小管经过连接小管与集合管相通。

（二）皮质肾单位和近髓肾单位

根据肾单位在皮质所处的位置，又分为皮质肾单位（cortical nephron）和近髓肾单位（juxtamedullary nephron），二者的功能特点见表 1-3-1。皮质肾单位主要参与尿的滤过和重吸收过程；而近髓肾单位除了参与上述过程外，在尿液的浓缩和稀释过程中发挥了重要的作用。

（三）球旁器

球旁器（juxtaglomerular apparatus）由三部分组成：①球旁细胞：也称颗粒细胞，分泌颗粒含肾素。②系膜细胞：具有吞噬和收缩等功能。③致密斑（macula densa）：是远曲小管起始部与同一肾单位的入球小动脉和出球小动脉相接触，其作用是感受小管液 NaCl 含量的变化，调节肾素的释放。

（四）滤过膜及其通透性

滤过膜由三层结构组成：①内层，是毛细血管内皮细胞（有孔，称窗孔），水和小分子物质，如各种离子、尿素、葡萄糖及小分子蛋白质可自由通过，但其表面含有带负电荷的糖蛋白，能阻止带负电荷的蛋白质通过；②中间层，是毛细血管基膜（有孔，称网孔），含有Ⅳ型胶原、层粘连蛋白和蛋白多糖等成分，带负电荷，该层是滤过膜的主要屏障；③外层，是肾小囊的上皮细胞，有足突并相互交错成裂隙，裂隙上有滤过裂隙膜，膜上有小孔和裂隙素（nephrin），阻止蛋白质的漏出，此层是滤过的最后屏障。

因此，滤过膜通透性具有两个特性：①取决于滤过物质的分子量大小（机械屏障）；②取决于滤过物质所带电荷的性质（电荷屏障）。由于滤过膜

表 1-3-1　皮质肾单位和近髓肾单位的结构特点

名称	分布	占肾单位的数量	肾小球体积	肾小球小动脉口径	出球小动脉分支	髓袢
皮质肾单位	皮质外 2/3	85%～90%	小	入球：出球小动脉 =2：1	肾小管周围毛细血管	短
近髓肾单位	皮质层靠近髓质	10%～15%	大	入球≌出球小动脉	肾小管周围毛细血管；U 形直小血管	长

的结构特征，不带电的中性物质，如果有效半径小于2.0 nm则可以自由滤过，大于4.2 nm则很难通过；而对于有效半径介于2.0～4.2 nm之间的物质，随着其有效半径的增加，滤过量逐渐减少。然而对于蛋白质来说，即使有效半径为3.6 nm的血浆蛋白却也很难滤出，因为其带负电荷。故肾小囊液中的蛋白质含量极低，其浓度不及血浆中蛋白质浓度的0.2%。有人估计，一天中大约有7 g白蛋白在肾小球被滤过，但在肾小管中可被重吸收，故尿中几乎不含蛋白质。在病理条件下，滤过膜上负电荷减少或消失，这时血浆蛋白就容易被滤过而出现蛋白尿（proteinuria）。用带不同电荷的右旋糖酐实验可观察到，在有效半径相同的情况下，带正电荷的右旋糖酐最易通过，其次是电中性的右旋糖酐，而最不易通过的是带负电荷的右旋糖酐。

图1-3-1
分子半径与电荷对右旋糖酐滤过能力的影响

人体在生理条件下，两肾的肾小球毛细血管滤过总面积可达1.5 m^2左右，且保持相对稳定；但在病理过程中，如果活动的肾小球数量减少，有效滤过面积减少，则可出现少尿甚至无尿。

（五）肾的血液供应特点

肾的血液供应很丰富，相当于心输出量的20%～25%，约94%的血液供应肾皮质，因此肾血流量主要是指肾皮质血流量。肾动脉由腹主动脉垂直分出，进入肾脏后两次经过毛细血管网，即肾小球毛细血管网和管周毛细血管网或直小血管。肾小球毛细血管网压力较高，为主动脉平均压的40%～60%，有利于肾小球滤过；管周毛细血管网压力较低，且胶体渗透压高，有利于肾小管的重吸收。

（六）肾的神经支配

肾交感神经节前神经元胞体位于脊髓胸12至腰2节段的中间外侧柱，其纤维进入腹腔神经节和位于主动脉、肾动脉部的神经节。节后纤维与肾动脉伴行，支配肾动脉（尤其是入球小动脉和出球小动脉的平滑肌）、肾小管（尤其是近曲小管和远曲小管）和球旁细胞。肾交感神经节后纤维末梢释放的递质是去甲肾上腺素，调节肾血流量、肾小球滤过率、肾小管的重吸收和肾素的释放。有研究表明，肾神经中有一些纤维释放多巴胺，引起肾血管舒张。肾脏各种感受器的感觉信息可经肾传入神经纤维再传入中枢（包括脊髓以及更高位的中枢），从而调节肾脏的功能。

二、肾血流量特点及其调节

（一）肾血流量特点

正常成人在安静状态下，流经两肾的血流量，即肾血流量（renal blood flow，RBF）约为1 200 mL/min，肾血浆流量（renal plasma flow，RPF）约660 mL/min。肾脏有一个特性，即当肾动脉灌注压在一个相当大的范围内（一般为70～180 mmHg）发生变化时，RBF能保持相对恒定。这就是说，当肾动脉灌注压降低时，肾血管阻力会相应降低；反之，当肾动脉灌注压升高时，肾血管阻力会相应增大。因此，RBF能保持恒定。在将肾神经完全去除和将肾脏血流与全身循环隔离后，上述现象仍旧能够保持，这是肾脏血管对其血流量的一种自身调节。当肾动脉灌注压的变化超出上述范围后，RBF就随灌注压的改变而发生相应的变化。肾脏的血管阻力主要取决于入球小动脉、出球小动脉和小叶间动脉的阻力；在自身调节中，入球小动脉阻力的变化起主要作用。关于肾血流量的调节机制，目前有肌源学说和管-球反馈两种。

图1-3-2
肾血流量的自身调节

1. 肌源学说 一般认为，RBF的自身调节是由肾脏小动脉血管平滑肌的特性决定的，称为肌源性机制（myogenic mechanism）。当动脉血压升高时，入球小动脉的平滑肌受到牵张，紧张性增高，更多的Ca^{2+}进入平滑肌细胞中，引起平滑肌收缩，小动脉口径变小，阻力增加，RBF减少；而当动脉压降低时，即血管平滑肌所受的牵张减低，平滑肌就舒张，阻力降低，RBF 增加。用罂粟碱、水合氯醛等药物抑制平滑肌活动后，自身调节会消失。

2. 管－球反馈（tubuloglomerular feedback，TGF）是指当肾小管内液体的流量发生改变时，可以通过这一反馈机制调节 RBF 和肾小球滤过率，从而使流经肾小管远端部分（如致密斑部位）的小管液成分仅能在一个较狭小的范围内变动。

目前认为，管－球反馈机制可能与局部肾素－血管紧张素Ⅱ系统调节有关。当 RBF 和肾小球滤过率下降时，肾小管液在髓袢降支的流速减慢，髓袢升支粗段重吸收 NaCl 的含量增加，流经远曲小管致密斑的 NaCl 含量减少，致密斑将这一信息反馈给肾小球，一方面直接降低入球小动脉的阻力，使 RBF 增加；另一方面刺激球旁细胞分泌肾素，促进局部血管紧张素Ⅱ释放，主要引起出球小动脉收缩，提高肾小球毛细血管静水压，两方面效应最终导致肾小球滤过率增高而恢复正常；反之亦然。此外，肾脏局部的前列腺素、腺苷和一氧化氮等可能也参与管－球反馈的调节过程。

（二）肾血流量的神经体液调节

1. 神经调节　入球小动脉和出球小动脉的血管平滑肌都受肾交感神经支配。在某些情况下，如血容量减少、强烈的伤害性刺激或情绪激动，交感神经活动就会加强，使入球小动脉明显收缩，导致 RBF 减少；反之，当血容量增加时，交感神经活动减弱，RBF 增加。

2. 体液调节　体内有许多体液因素可改变肾脏入球小动脉、出球小动脉等血管平滑肌的舒缩状态，从而改变 RBF。体液因素中，如肾上腺髓质释放的去甲肾上腺素和肾上腺素，循环血液中的血管升压素和血管紧张素Ⅱ，以及血管内皮细胞分泌的内皮素等，均可引起血管收缩，RBF 减少。肾组织中生成的前列环素（PGI_2）、前列腺素 E_2（PGE_2）、缓激肽和 NO 等可引起肾血管舒张，RBF 增加。

总之，RBF 的神经和体液调节使 RBF 与全身血液循环相配合。例如，在紧急情况下，通过交感神经和肾上腺髓质激素等使全身血量重新分配，减少 RBF，以确保心、脑等重要器官的血液供应。

第二节　肾小球的滤过功能

一、肾小球的滤过作用

血液流经肾小球毛细血管时，其血浆成分（除蛋白质分子外）在此处发生超滤过（ultrafiltration），进入肾小囊，这是肾脏生成尿液的第一个步骤。用微穿刺方法取得肾小囊液体，分析其所含各种晶体物质的成分及浓度，发现其除与血浆的成分和浓度基本相同外，还含有少量小分子量的血浆蛋白。由此人们认识到，在肾小球处发生的滤过是超滤而不是分泌，肾小囊内的液体是血浆的超滤液（ultrafiltrate）。

在研究肾小球滤过功能时，了解单位时间内有多少血浆通过滤过膜进入肾小囊十分重要。在一个完整的机体中，每分钟两个肾脏的全部肾小球滤过量称为肾小球滤过率（glomerular filtration rate，GFR）。体表面积为 1.73 m^2 成人的 GFR 平均值为 125 mL/min，故每天经过两肾滤过的血浆超滤液总量可达 180 L。GFR 与体表面积成一定的比例，用单位体表面积的 GFR 来比较时，男性的 GFR 比女性稍高，个体差异不大。运动、情绪激动、饮食、年龄、妊娠和昼夜节律等对 GFR 也有影响。

需要指出，流经肾小球的血浆仅有一部分经滤过进入肾小囊。GFR 与肾血浆流量（RPF）的比值称为滤过分数（filtration fraction，FF）。如果 RPF 为 660 mL/min，GFR 为 125 mL/min，则可计算出 FF 为 19%。根据测定结果，当血液流经肾小球时，其血浆的 15%～20% 经滤过进入肾小囊。GFR 和滤过分数均可作为衡量肾功能的重要指标。

临床上发生急性肾小球肾炎时，RPF 变化不大，而 GFR 却明显下降，因此滤过分数明显减小；而发生心脏衰竭时，RPF 明显减少，而 GFR 变化不大，因此滤过分数增大。

二、肾小球滤过的动力

肾小球毛细血管上任何一点的滤过动力可用有效滤过压（effective filtration pressure）来表示。与体循环毛细血管床组织液生成情况类似，有效滤过压是指促进超滤的动力与对抗超滤的阻力之间的差值。超滤的动力包括肾小球毛细血管血压和肾小囊内超滤液胶体渗透压。在正常情况下，前者约为45 mmHg，后者接近于0 mmHg；超滤的阻力包括肾小球毛细血管内的血浆胶体渗透压和肾小囊内的静水压。在正常情况下，肾小球毛细血管始端胶体渗透压约为25 mmHg，肾小囊内压约为10 mmHg。肾小球有效滤过压 =（肾小球毛细血管血压 + 囊内液胶体渗透压）-（血浆胶体渗透压 + 肾小囊内压）。将上述数据代入公式，则肾小球毛细血管起始端的有效滤过压 =（45+0）-（25+10）= 10 mmHg。肾小球毛细血管不同部位的有效滤过压是不相同的，越靠近入球小动脉端，有效滤过压越大，这主要是因为肾小球毛细血管内的血浆胶体渗透压不是固定不变的，当毛细血管血液从入球小动脉端流向出球小动脉端时，由于不断生成超滤液，血浆中的蛋白质浓度就会逐渐升高，使滤过的阻力逐渐增大，因而有效滤过压的值就逐渐减小。当滤过阻力等于滤过动力时，有效滤过压降低到零，滤过就停止，这种情况称为滤过平衡（filtration equilibrium）。由此可见，肾小球毛细血管只有在入球小动脉端到出现滤过平衡处才能滤过。滤过平衡点越靠近入球小动脉端，能滤过的毛细血管越短，GFR就越低；反之亦然。

图 1-3-3
有效滤过压示意图

图 1-3-4
肾小球的毛细血管血压、血浆胶体渗透压和囊内压对肾小球滤过率的作用

三、影响肾小球滤过的因素

影响肾小球滤过的因素主要有三方面：肾小球毛细血管的滤过系数、有效滤过压和肾血浆流量（RPF）。

（一）肾小球毛细血管滤过系数

滤过系数（filtration coefficient，K_f）是指在单位有效滤过压的驱动下，单位时间内经滤过膜滤过的液量。一般认为，决定滤过系数 K_f 值的两个主要因素是滤过膜的有效通透性系数 k 值和滤过膜的面积（s）。对滤过系数的测定一般是在大鼠的单个肾单位进行的。在Munich-Wistar大鼠中用微穿刺方法测得 K_f 值为0.08 nL/（s · mmHg）。有人计算大鼠的一个肾小球的滤过面积平均为0.001 9 cm^2。由于 K_f 等于 k 和 s 的乘积，故大鼠肾小球毛细血管的通透性系数 k 约为42.1 nL/（s · cm^2 · mmHg）。这个数值比其他组织中的毛细血管通透性系数高1~2个数量级。因此，尽管平均有效滤过压一般不到10 mmHg，但肾小球处的滤过率仍相当高。在发生某些疾病时，如急性肾小球肾炎，肾小球毛细血管腔变窄或阻塞，有滤过功能的肾小球数量减少，GFR降低，可导致少尿甚至无尿。

（二）有效滤过压

1. 肾小球毛细血管血压　在正常情况下，肾小球毛细血管血压约为45 mmHg。肾小球毛细血管血压是生理状态下调节GFR的主要方式。肾小球毛细血管血压升高时GFR增加；反之，GFR则减小。全身动脉血压在70~180 mmHg范围内波动时，由于RBF存在自身调节机制且相对恒定，GFR也相对不变。但超出这一范围，动脉血压升高或降低，肾小球毛细血管血压可发生相应变化，GFR也随之变化。当动脉血压降至40~50 mmHg以下时，GFR为0，将导致无尿。在高血压病晚期，因入球小动脉发生器质性病变而狭窄时，亦可使肾小球毛细血管血压明显降低，引起GFR减少而导致少尿，甚至无尿。当入球小动脉收缩，其阻力增加，则肾小球毛细血管血压降低，GFR

减少。当出球小动脉中度收缩时，出球小动脉阻力增加，从而使肾小球毛细血管血压升高，GFR 轻度增加。

2. 囊内压　正常情况下比较稳定，约为 10 mmHg。当肾盂或输尿管结石、肿瘤压迫或任何原因引起输尿管阻塞时，小管液或终尿不能排出，可引起逆行性压力升高，最终导致囊内压升高，从而使有效滤过压和 GFR 降低。

3. 血浆胶体渗透压　正常情况下不会发生大幅度波动。静脉快速输入大量生理盐水使血浆蛋白被稀释，或在病理情况下肝功能严重受损，血浆蛋白合成减少，或因肾小球毛细血管通透性增大，大量血浆蛋白从尿中丢失，均可导致血浆蛋白减少，使血浆胶体渗透压降低，因而有效滤过压和 GFR 增加。但在临床上观察到，血浆蛋白浓度显著降低时尿量并不明显增多，可能因为此时肾小球滤过膜的通透性也有所降低，且体循环毛细血管床组织液生成增多，因而在肝、肾疾病引起低蛋白血症的患者常出现腹水或组织水肿。

（三）肾血浆流量

肾血浆流量（RPF）对 GFR 的影响是通过改变滤过平衡点实现的。如 RPF 增大时，肾小球毛细血管中血浆胶体渗透压上升的速度减缓，滤过平衡点向出球小动脉端移动，即有效滤过面积增大，故 GFR 增加；反之，当 RPF 减少时，滤过平衡点则靠近入球小动脉端，即有效滤过面积减小，故 GFR 减少。

第三节　肾小管和集合管的物质转运功能

一、肾小管和集合管中物质转运的方式

正常人的两肾生成的超滤液每天达 180 L，而终尿量仅 1.5 L 左右，表明超滤液中的水分约 99% 被肾小管和集合管重吸收，超滤液中的其他物质被选择性重吸收或被肾小管上皮细胞主动分泌。如滤过的葡萄糖和氨基酸可全部被重吸收，而肌酐、H^+ 和 K^+ 等则可被分泌到小管液中而排出体外；Na^+、Ca^{2+} 和尿素等则不同程度地被重吸收。

肾小管和集合管的物质转运功能包括重吸收（reabsorption）和分泌（secretion）。重吸收是指肾小管上皮细胞将物质从肾小管液中转运至血液中；分泌是指肾小管上皮细胞将自身产生的物质或血液中的物质转运至小管液（tubular fluid）。

肾小管和集合管的物质转运方式也分为被动转运和主动转运。被动转运包括单纯扩散、渗透和易化扩散。此外，当水分子通过渗透被重吸收时有些溶质可随水分子一起被转运，这一转运方式称为溶剂拖曳。

主动转运包括原发性主动转运和继发性主动转运。前者包括质子泵、Na^+-K^+ 泵和钙泵等；后者包括 Na^+- 葡萄糖、Na^+- 氨基酸同向转运，K^+-Na^+-$2Cl^-$ 同向转运；还有 Na^+-H^+ 和 Na^+-K^+ 等逆向转运。此外，肾小管上皮细胞还可通过入胞方式重吸收少量小管液中的小分子蛋白质。

各种转运体在肾小管上皮细胞管腔面（即细胞的顶端膜）上的分布与在细胞基底面及侧面膜（称基底侧膜）上的分布是不同的。因此，上皮细胞的管腔面和基底侧膜对各种物质的转运情况是不同的。肾小管和集合管中物质转运的途径可分为两种。一种为跨细胞转运途径（transcellular pathway）重吸收。这一过程包括两个步骤：小管液中的溶质通过管腔膜进入小管上皮细胞，进入细胞内的物质通过一定的方式跨过基底侧膜进入组织间隙液。例如在基底侧膜有 Na^+-K^+-ATP 酶，即钠泵；在顶端膜则无钠泵，但存在几种其他形式的钠转运机制，可允许小管液内的 Na^+ 顺电化学梯度进入上皮细胞内。如在近端小管上皮的顶端膜有钠和其他物质的联合转运机制，小管液内的 Na^+ 可通过跨细胞转运途径被重吸收。这一途径实际上包含两个过程，即小管液中的 Na^+ 经顶端膜进入上皮细胞内；上皮细胞内的 Na^+ 被基底侧膜上的 Na^+-K^+-ATP 酶逆电化学梯度转运至细胞外，并进入管周毛细血管。另一途径为细胞旁转运途径重吸收。例如，小管液中的

水分子和Cl^-、Na^+可直接通过小管上皮细胞间的紧密连接进入细胞间隙而被重吸收，有些物质如K^+和Ca^{2+}也可通过这一途径以溶剂拖曳的方式被重吸收。

二、肾小管和集合管中各种物质的转运

在肾小管各段以及集合管中，各种物质的转运情况和机制不同。以下将对不同物质在肾小管及集合管的不同部分的转运进行讨论。

（一）Na^+、Cl^-和水的重吸收

从物质转运的量来说，Na^+、Cl^-和水的重吸收是肾小管及集合管最主要的活动。同时，许多其他溶质的转运也直接或间接与钠的重吸收有关。在钠的重吸收中起关键作用的是上皮细胞基底侧膜的Na^+-K^+-ATP酶，即钠泵。由钠泵工作建立的跨细胞膜Na^+浓度梯度实际上成为一种电化学能源，为其他许多物质转运提供能量。

1. 近端小管　小管液流经近端小管时，其中65%～70% Na^+、Cl^-和水被重吸收；其中约2/3经跨细胞转运途径，1/3经细胞旁途径被重吸收。

（1）Na^+和Cl^-的重吸收：即使在近端小管，不同小管段落对Na^+的重吸收方式是不同的。在近端小管的前半段，Na^+与HCO_3^-以及一些有机分子如葡萄糖、氨基酸、乳酸等一起被重吸收；在该段中，Cl^-不被重吸收，故小管液中Cl^-的浓度上升，高于周围组织液中的Cl^-浓度。在近端小管的后半段，Na^+主要和Cl^-一起被重吸收。葡萄糖、氨基酸等有机分子在近端小管的前半段就已基本被全部重吸收。

近端小管各段对Na^+重吸收的不同，是由于在不同段落上分布的转运体不同。在近端小管前半段，Na^+的重吸收并非通过钠通道，而是通过Na^+-H^+逆向转运以及Na^+与葡萄糖、氨基酸、乳酸等有机分子和磷酸氢根离子等的同向转运而进入细胞内。如前所述，进入细胞内的Na^+被细胞基底侧膜上的钠泵转运至细胞间隙，然后被吸收入血液。进入细胞的葡萄糖等分子在基底侧膜由单一转运机制转运入细胞间隙。在后文将介绍Na^+-H^+逆向转运与HCO_3^-的重吸收有重要关系。

在近端小管的后半段，有Na^+-H^+和Cl^--HCO_3^-（或其他负离子）两类相伴的逆向转运机制，其结果是Na^+和Cl^-进入细胞，H^+和HCO_3^-进入小管液。小管液中的HCO_3^-（和其他负离子）可重新进入细胞。进入细胞内的Cl^-与K^+，由基底侧膜上的K^+-Cl^-利用同向转运机制转运入细胞间隙，再被吸收入血液。由于进入近端小管后半段小管液中的Cl^-浓度较细胞间隙中的Cl^-浓度高20%～40%，Cl^-顺浓度梯度经紧密连接进入细胞间液（即细胞旁途径）而被重吸收。由于Cl^-被动扩散进入间隙后，小管液中的正离子相对较多，造成管内外电位差，管腔内带正电荷，驱使小管液内的部分Na^+顺电位梯度也通过细胞旁途径被动重吸收。在近端小管后半段，Na^+和Cl^-还可通过细胞旁途径进入细胞间隙。

（2）水的重吸收：近端小管中Na^+、Cl^-等物质的重吸收在上皮两侧建立起一个渗透浓度梯度，从而使水分子以渗透的方式被重吸收；水的重吸收也是通过跨细胞转运和细胞旁两种途径进行的。现在知道，体内许多细胞（包括肾小管和集合管上皮细胞）存在水通道，可允许水分子快速通过细胞膜：许多水通道已被克隆，并被命名为水通道蛋白（aquaporin，AQP）。近端小管上皮细胞顶端膜和基底膜的水通道蛋白为AQP1，参与超滤液中60%～70%水的重吸收，是完成水的跨细胞途径重吸收的主要通道。另外，在被动重吸收Na^+、Cl^-后，水也会经细胞旁途径重吸收。在水的重吸收过程中，又会以溶剂拖曳方式携带一些溶质（特别是Ca^{2+}和K^+）一起被重吸收。因此，近端小管中物质的重吸收为等渗性重吸收。

图1-3-5
近端小管物质转运示意图

2. 髓袢　在肾小球处滤过的NaCl约有20%在髓袢被重吸收，且主要在升支粗段（thick ascending

limb）中进行。在髓袢的细段（包括降支和升支），钠泵的活性很低，细胞对 Na^+ 的吸收也较少。

（1）髓袢细段：髓袢降支细段对溶质的通透性很低，这段小管上皮细胞的顶端膜和基底膜存在大量的 AQP1，促进水的重吸收，使水能迅速进入细胞间隙组织液，导致小管液渗透压不断增加。肾小球滤过的水，约 15％在该段被重吸收。髓袢升支细段对水不通透，对 Na^+ 和 Cl^- 易通透，NaCl 不断通过被动的易化扩散进入组织间隙，导致小管液渗透压逐渐降低。

（2）髓袢升支粗段：与近端小管相同，升支粗段上皮细胞基底侧膜的钠泵活动对溶质的重吸收起重要作用。用毒毛花苷抑制钠泵后，Na^+ 和 Cl^- 的重吸收也就明显减少。升支粗段的顶端膜上有电中性的 2 型 Na^+-K^+-$2Cl^-$ 同向转运体（Na^+-K^+-$2Cl^-$ cotransporter type 2，NKCC2），该转运机制使小管液中 1 个 Na^+、1 个 K^+ 及 2 个 Cl^- 同向进入细胞。在此过程中，Na^+ 顺电化学梯度移动，释放出能量，使 K^+ 和 Cl^- 能逆电化学梯度移动。呋塞米（furosemide，速尿）可抑制 NKCC2，从而抑制 Na^+、Cl^- 的重吸收，是较强的利尿剂。小管液中的 Na^+ 也有一部分由顶端膜上的 Na^+-H^+- 逆向转运机制运入细胞，与细胞内的 H^+ 发生交换。此外，由 Na^+-K^+-$2Cl^-$ 同向转运进入细胞的 K^+，经由顶端膜上的 K^+ 通道重新回到小管液，并使小管液带正电位（指小管液的电位较管周毛细血管内血液的电位为正），这一电位差又成为使小管液中 Na^+、K^+、Ca^{2+} 等正离子经细胞旁途径被重吸收的动力。进入细胞内的 Na^+ 由 Na^+-K^+-ATP 酶泵出细胞；Cl^- 则经 Cl^- 通道顺电化学梯度进入细胞间隙，也可由 K^+-Cl^- 同向转运体转运入细胞间隙。髓袢升支粗段对水是不通透，故随着小管液中 Na^+、Cl^- 等溶质被重吸收，髓袢升支粗段中小管液的渗透压逐渐降低。

图 1-3-6
髓袢物质转运示意图

（3）远曲小管和集合管：在肾小球处滤过的 NaCl，约 7% 在远曲小管中被重吸收；最后有不到 3％在集合管中被重吸收。因此，尿中排出的 NaCl 不到滤过量的 1％。此处 NaCl 重吸收的量受醛固酮（aldosterone）的调节。集合管对水的重吸收量可有较大的变动，并受抗利尿激素（antidiuretic hormone，ADH）的调节。因此，远曲小管和集合管对 Na^+、Cl^- 和水的重吸收可根据机体水、盐平衡的状态进行调节。

在远曲小管，上皮对水仍不通透；小管液中的 Na^+ 和 Cl^- 通过同向转运机制进入细胞。因此，在此段肾小管中小管液的渗透压进一步降低。进入细胞的 Na^+ 由钠泵将之转运入细胞间隙，Cl^- 则通过基底侧膜上的 Cl^- 通道进入细胞间隙。噻嗪类（thiazide）利尿剂可抑制此处的 Na^+-Cl^- 同向转运。

集合管的上皮有两类不同的细胞，即主细胞（principal cell）和闰细胞（intercalated cell）。闰细胞主要分泌 H^+，与尿液的酸化及体液的酸碱平衡有关。主细胞基底侧膜上的钠泵将 Na^+ 泵出细胞，故细胞内 Na^+ 浓度低，于是小管液中的 Na^+ 通过顶端膜上皮钠通道（epithelial sodium channel，ENaC）进入细胞。由于 Na^+ 被重吸收，小管液的电位为负，这一负电位又驱使小管液内的 Cl^- 经细胞旁途径被重吸收。利尿剂阿米洛利（amiloride）可抑制集合管顶端膜的钠通道，从而抑制 Na^+ 的重吸收；由于 Na^+ 的重吸收减少，小管液的负电位较小，所以 Cl^- 的重吸收也减少。

关于集合管中水的重吸收，现在已知集合管主细胞的顶端膜和胞质的囊泡内有 AQP2，而在基底侧膜有 AQP3 和 AQP4 分布。主细胞对水的通透性取决于顶端膜 AQP2 的数量，ADH 参与这一过程调节，后文中将具体阐述。

图 1-3-7
远曲小管和集合管物质转运示意图

（二）K^+ 的重吸收和分泌

体内 K^+ 的量也是保持相对稳定的。一般来说，体内总的 K^+ 量约为 50 mmol/kg 体重，其中绝大部分位于细胞内。血浆中的K^+在肾小球毛细血管随血浆自由滤过。在肾小球滤过的K^+，65%～70%在近端小管中被重吸收，25%～30%在髓袢被重吸收，K^+在这些部位重吸收比例是比较固定的，而且在肾小管的这些段落没有K^+的分泌。但目前对K^+重吸收的机制尚未完全了解。

在远曲小管和集合管则同时有K^+的重吸收和分泌，其重吸收及分泌的速率可受若干因素的调节而发生改变。远曲小管和集合管主细胞基底侧膜上的Na^+-K^+-ATP酶将细胞内的Na^+泵出细胞，同时将细胞外的K^+泵入细胞，形成细胞内的高K^+浓度，使细胞内的K^+在顶端膜顺电化学梯度通过K^+通道进入小管液，此即K^+的分泌过程。应该指出，在基底侧膜上也有K^+通道，但它对K^+的通透性不及顶端膜上的K^+通道，且K^+的电化学梯度也有利于K^+经顶端膜进入小管腔，故细胞内的K^+主要经顶端膜的K^+通道分泌入小管液。因此，凡能影响钠泵、跨顶端膜K^+电化学梯度以及K^+通道开放程度的因素，都能影响K^+的分泌。例如，前述阿米洛利可抑制顶端膜的Na^+通道，使小管液对细胞内液的负电位值减小，因此在减少Na^+和Cl^-重吸收的同时也减少K^+的分泌。所以，阿米洛利是一种“保钾”利尿剂。而另一些利尿剂由于增加远曲小管和集合管中的小管液流量，使小管液中的K^+较快地被带至小管的下游，因此能刺激K^+的分泌。

（三）Ca^{2+}的重吸收

在肾小球随血浆滤过的Ca^{2+}，约70%在近端小管、20%在髓袢、9%在远曲小管和集合管被重吸收，故仅不到1%最后在尿中被排出体外。肾脏对Ca^{2+}的重吸收也受到体内若干机制的调节，使体内的Ca^{2+}维持稳态。

在近端小管，Ca^{2+}的重吸收约80%由溶剂拖曳方式经细胞间的紧密连接（即细胞旁途径）进入细胞间隙；小管液的相对正电位也有利于Ca^{2+}经细胞旁途径的重吸收。另外，约20%经由跨细胞途径被重吸收。由于上皮细胞内Ca^{2+}的浓度很低，仅为小管液Ca^{2+}浓度的万分之一；而且细胞内电位相对小管液电位为负，故此电化学梯度可促使小管液内的Ca^{2+}经顶端膜的Ca^{2+}通道进入细胞。细胞内的Ca^{2+}则由细胞基底膜上的Ca^{2+}-ATP酶和Na^+-Ca^{2+}逆向转运机制逆电化学梯度转运出细胞。

髓袢降支和升支细段对Ca^{2+}不通透，Ca^{2+}仅在升支粗段被重吸收，既有被动重吸收也有主动重吸收。而在远曲小管和集合管，由于小管液为负电位，故Ca^{2+}的重吸收是跨细胞途径的主动转运。

☞ 拓展阅读 1-3-1

肾脏Ca^{2+}重吸收机制

（四）HCO_3^-重吸收和H^+的分泌

在一般的膳食情况下，代谢产生的酸性产物多于碱性产物。代谢产生的CO_2以气体形式由肺排出体外；代谢产生的非挥发性酸（如硫酸、盐酸等）在体内缓冲系统的作用下生成酸的钠盐和CO_2，在此过程中消耗细胞外液中的HCO_3^-。肾脏通过对HCO_3^-的重吸收和H^+的分泌，在维持体内的酸-碱平衡中起重要的作用。正常成人每天经肾小球滤过的HCO_3^-的总量约4 320 mmol，而滤过的HCO_3^-在经过肾小管和集合管后几乎全部被重吸收。也就是说，尿中已几乎没有HCO_3^-。肾小球滤过的HCO_3^- 80%以上在近端小管被重吸收，约15%在髓袢升支粗段被重吸收，其余的在远曲小管和集合管被重吸收。

1. 近端小管　由肾小球滤过的HCO_3^-与小管液中的H^+结合，形成碳酸。碳酸形成后，又很快解离为CO_2和水。这一反应由上皮细胞顶端膜表面存在碳酸酐酶（carbonic anhydrase）而得到催化。CO_2和水很容易通过顶端膜进入细胞内。在细胞内，CO_2和H_2O又在碳酸酐酶的催化下形成碳酸，后者很快解离为H^+和HCO_3^-。所以，小管液中的HCO_3^-是通过CO_2的形式而被重吸收的。由于碳酸酐酶在上述过程中起重要的作用，因此该酶的抑制剂，如乙酰唑胺（acetazolamide），可抑制H^+的分泌。

H^+的分泌是通过顶端膜上的Na^+-H^+逆向转

运，使 Na^+ 顺电化学梯度进入细胞，同时将细胞内的 H^+ 逆电化学梯度转运入管腔，这也是一种继发性主动转运。细胞内的 HCO_3^- 并不能以简单的扩散方式通过基底侧膜，而是与其他离子以同向转运的方式被转运出细胞。大部分 HCO_3^- 以 Na^+–HCO_3^-（1 个 Na^+ 与 3 个 HCO_3^-）共同转运的方式进入细胞间隙；小部分则通过 Cl^-–HCO_3^- 逆向转运的方式发生跨膜交换。需要指出的是，上述几种逆向和同向转运机制所需的能量也都来自基底侧膜上的 Na^+–K^+–ATP 酶。可见，近端小管重吸收 HCO_3^- 是以 CO_2 的形式进行的，故 HCO_3^- 的重吸收优先于 Cl^- 的重吸收。

图 1-3-8
近端小管 HCO_3^- 重吸收和 H^+ 的分泌示意图

2. 髓袢　对 HCO_3^- 的重吸收主要发生在升支粗段。上皮细胞对 HCO_3^- 重吸收的机制与近端小管处大致相同，主要是顶端膜的 Na^+–H^+ 逆向转运和基底侧膜上的 Na^+–HCO_3^- 同向转运及钠泵。

3. 远曲小管和集合管　远曲小管上皮细胞通过 Na^+–H^+ 交换，参与 HCO_3^- 重吸收。前面已经提到，集合管的闰细胞可主动分泌 H^+。在细胞内，CO_2 和 H_2O 在碳酸酐酶的催化下生成 H_2CO_3，后者即解离为 H^+ 和 HCO_3^-。顶端膜上有 2 种分泌 H^+ 的机制。①质子泵：即 H^+–ATP 酶，这些细胞的胞质中有许多囊泡（vesicle），囊泡中包含 H^+–ATP 酶。囊泡插入顶端膜就能发挥质子泵排 H^+ 的功能。在某些情况下，如细胞内 H^+ 浓度升高时，插入顶端膜的质子泵的数量增加。② H^+–K^+–ATP 酶：可将细胞内的 H^+ 转运入管腔，同时将小管液中的 K^+ 转运入细胞。细胞内的 HCO_3^- 则在基底侧膜通过 Cl^-–HCO_3^- 逆向转运机制被转运入细胞间隙。进入细胞的 Cl^- 又通过基底侧膜上的 Cl^- 通道回到细胞间隙。

在肾小管和集合管中，H^+ 分泌的量与小管液的酸碱度有关。小管液的 pH 降低时，H^+ 的分泌减少。当小管液的 pH 降至 4.5 时，H^+ 的分泌停止。由于小管液中存在缓冲物质，所以游离的 H^+ 可与缓冲剂发生反应而被带走，因此小管上皮细胞可不断分泌 H^+。小管液中的 H^+ 发生的反应有 3 类：①与 HCO_3^- 反应，形成 CO_2 和水；②与 HPO_4^{2-} 反应，形成 $H_2PO_4^-$；③与 NH_3 反应，形成 NH_4^+。在近端小管，由于上皮细胞刷状缘有碳酸酐酶存在，可促使小管液中的 H_2CO_3 解离为 CO_2 和 H_2O，因此小管液 pH 的降低较少（pH 约为 6.5）；而在远曲小管和集合管，由于小管液中水的重吸收，故磷酸盐浓度较高，H^+ 与 HPO_4^{2-} 生成 $H_2PO_4^-$ 的反应主要在此段小管中进行；H^+ 与 NH_3 生成 NH_4^+ 的反应则在近端小管和远曲小管、集合管中都能进行。肾小管和集合管上皮细胞的碳酸酐酶活性受 pH 的影响，当 pH 降低时，其活性增强，可生成更多的 H^+，有利于肾的排酸保碱。碳酸酐酶抑制剂乙酰唑胺（acetazolamide）可抑制 H^+ 的分泌。

图 1-3-9
闰细胞分泌 H^+ 示意图

（五）NH_3/NH_4^+ 的分泌与 H^+、HCO_3^- 转运的关系

NH_3 的分泌过程与肾脏生成 HCO_3^- 有关。肾小管上皮细胞内谷氨酰胺在谷氨酰胺酶的作用下发生脱氨，生成谷氨酸根（glutamate）和 NH_4^+，谷氨酸根又在谷氨酸脱氢酶的作用下生成 α–酮戊二酸（二价阴离子）和 NH_4^+；α–酮戊二酸的代谢用去 2 个 H^+，生成 2 个 HCO_3^-。在细胞内，NH_4^+ 与 $NH_3 + H^+$ 两种形式之间处于一定的平衡状态。NH_4^+ 可通过上皮细胞的顶端膜进入小管腔，其机制是 NH_4^+ 替代 H^+，由 Na^+–H^+ 逆向转运体转运。NH_3 是脂溶性分子，可通过细胞膜自由扩散进入小管腔，也可通过基底侧膜进入细胞间隙。在小管液内，NH_3 与 H^+ 结合成为 NH_4^+。髓袢升支粗段能重吸收 NH_4^+，其机制是 NH_4^+ 替代 K^+，由 Na^+–K^+–$2Cl^-$ 同向转运体转运；也有一部分 NH_4^+ 经细胞旁途径被重吸收。由于集合管上皮细胞没有转运 NH_4^+ 的机制，对 NH_4^+ 的通透性也很低，故细胞中的 NH_3 以扩散方式进入小管腔，与小管液中的 H^+ 结合形成 NH_4^+，并随尿排出体外。从上述的化学过程可知，

尿中每排出一个 NH_4^+，就有一个 HCO_3^- 被重吸收回血液。

NH_3 的分泌与 H^+ 的分泌密切相关。如果集合管 H^+ 的分泌被抑制，尿中排出的 NH_4^+ 也就减少；NH_4^+ 被重吸收回血液。

图 1-3-10
肾小管 NH_3/NH_4^+ 的分泌示意图

（六）葡萄糖和氨基酸的重吸收

经肾小球滤过的葡萄糖和氨基酸都在近端小管，特别是在其前半段被重吸收。它们重吸收的方式都是继发性主动转运，即其能量都是由基底侧膜上的 Na^+-K^+-ATP 酶主动转运 Na^+ 和 K^+ 提供的。

1. 葡萄糖的重吸收 肾小囊超滤液中的葡萄糖浓度与血浆中的相等，但正常情况下尿中几乎不含葡萄糖，表明葡萄糖全部被重吸收。微穿刺实验证明，滤过的葡萄糖均在近端小管特别是近端小管的前半段被重吸收。

近端小管上皮细胞顶端膜上有 Na^+- 葡萄糖同向转运体，小管液中 Na^+ 和葡萄糖与转运体结合后被转入细胞内，属继发性主动转运。进入细胞内的葡萄糖则由基底侧膜上的葡萄糖转运体 2（glucose transporter 2，GLUT2）转运入细胞间隙。

近端小管对葡萄糖的重吸收是有一定限度的。当血糖浓度达 180 mg/100 mL 时，有一部分肾小管对葡萄糖的吸收已达极限，尿中开始出现葡萄糖，此时的血浆葡萄糖浓度称为肾糖阈（renal glucose threshold）。每一肾单位的肾糖阈并不完全一样。当血糖浓度继续升高时，尿中葡萄糖浓度也随之增高；当血糖浓度升至 300 mg/100 mL 时，全部肾小管对葡萄糖的重吸收均已达到或超过近端小管对葡萄糖的最大转运率（maximal rate of glucose transport），此时每分钟葡萄糖的滤过量达两肾葡萄糖重吸收极限，尿糖排出率则随血糖浓度升高而平行增加。正常人两肾的葡萄糖重吸收的极限量，男性平均为 375 mg/min，女性平均为 300 mg/min。

胰岛素对肾小管上皮细胞转运葡萄糖并无影响。在糖尿病患者，肾小管对葡萄糖的重吸收基本正常。

2. 氨基酸的重吸收 血浆中各种氨基酸在肾小球滤过后，也和葡萄糖一样，主要在近端小管的前半段被重吸收。其重吸收的方式也是继发性主动转运，在肾小管上皮细胞的顶端膜有钠依赖性氨基酸转运体，即 Na^+ 与氨基酸同向转运；基底侧膜的 Na^+-K^+-ATP 酶将细胞内的 Na^+ 泵出，细胞内氨基酸经基底侧膜扩散入细胞间隙。

（七）尿素的重吸收和排泄

尿素作为蛋白质的代谢产物由肝脏产生，经肾小球滤过进入小管液中。有 40%～50% 肾小球滤过的尿素在近端小管被重吸收。其他节段对尿素的通透性较低，主要通过尿素通道蛋白（urea transporter，UT）增加对尿素的通透性，存在肾内尿素再循环（intrarenal urea recycling）。

图 1-3-11
肾内尿素再循环示意图

1. 肾小管尿素重吸收 包括下面几个步骤：①从髓袢升支细段至皮质和外髓部集合管对尿素不通透，集合管开始对水重吸收，导致尿素在集合管内浓度不断增高；②内髓部集合管末端依赖 ADH 调控的 UT-A1 和 UT-A3 对尿素高度通透，使浓缩的尿素扩散到内髓部组织间隙；③尿素通过髓袢降支细段 UT-A2 进入髓袢小管液。

2. 直小血管对尿素渗透梯度的影响 内髓部组织的高浓度尿素通过直小血管降支的窗孔进入血液，由直小血管升支从内髓部带走的尿素，在向外髓部走行过程中，再扩散到尿素浓度比较低的组织间液，然后通过直小血管降支表达的 UT-B 进入血液回到内髓部，从而维持从肾外髓部到内髓部的尿素浓度梯度和渗透压梯度。

尿素再循环在尿液的浓缩机制中具有非常重要的意义。根据机体的调节，经肾小球滤过的尿素有 20%～50% 经尿液排出体外。

（八）其他物质排泄

肌酐可通过肾小球滤过，也可被肾小管和集合管分泌和重吸收（少量）；青霉素、酚红和一些利尿剂可与血浆蛋白结合，不能被肾小球滤过，但可在近端小管被主动分泌进入小管液中而被排出。

三、影响肾小管和集合管重吸收和分泌的因素

（一）小管液中溶质的浓度

肾小管和集合管小管液和上皮细胞之间的渗透浓度梯度可以影响水的重吸收。当肾小管内有大量未被重吸收的溶质存在时，会使尿量增加，称为渗透性利尿（osmotic diuresis）。在近端小管内，由于未被重吸收的溶质形成的渗透浓度，会保留一部分水在小管内。当小管液因溶质浓度过高而限制水的重吸收时，Na^+ 的浓度就相对降低。当这一 Na^+ 浓度差减小到一定限度时，Na^+ 的重吸收就停止，于是较多的 Na^+ 留在小管液内，并通过渗透的作用留住更多的水。在这种情况下，单位时间内进入髓袢小管液的量增多，进入髓袢小管液的渗透浓度与血浆的渗透浓度接近，但 Na^+ 的浓度较低，因此升支粗段中 Na^+ 的重吸收（Na^+-K^+-$2Cl^-$ 同向转运）减少，水的重吸收也相应减少。Na^+ 的重吸收减少导致肾髓质的渗透浓度降低。由于最后进入远曲小管和集合管的流量增多，而肾髓质的渗透浓度较低，因此尿量明显增加，尿中 Na^+ 和其他溶质的排出量也增加。体内的许多物质，当其在肾小管内的量超过了肾小管的重吸收能力时，就会产生渗透性利尿效应。进食大量葡萄糖后，肾小球滤过葡萄糖的量超过了近端小管对葡萄糖的最大转运率，不仅尿中出现葡萄糖，而且尿量也会增加。糖尿病患者有多尿（polyuria）的症状，也是由于渗透性利尿的原因所致。

在肾小球毛细血管滤过但不被肾小管重吸收的物质，可产生上述渗透性利尿的效应。甘露醇（mannitol）等物质因具有这种特性，在临床上被用作渗透性利尿剂。

（二）球－管平衡

球－管平衡（glomerulotubular balance）是指一种现象，即当肾小球滤过率（GFR）增加时，肾小管（主要是近端小管）中溶质（特别是 Na^+）的重吸收也会增加，同时水的重吸收也相应增加。实验证明，当 GFR 发生改变时，近端小管中 Na^+ 和水重吸收的量占滤过量的百分比保持不变，即 65%～70%，这一现象称为近端小管的定比重吸收（constant fraction reabsorption）。也就是说，肾小管对 Na^+ 等溶质的重吸收量与肾小球滤过的量之间能保持一定的平衡关系。在 GFR 发生改变后，数秒钟内近端小管的重吸收量就可以发生相应的改变。现在认为产生这一现象的原因主要与肾小管周围毛细血管的血浆胶体渗透压（colloid osmotic pressure）的变化有关。假定肾血流量不变而 GFR 增加，则由出球小动脉进入管周毛细血管的血浆胶体渗透压升高，有利于近端小管内 Na^+ 和水的重吸收。

球－管平衡的生理意义在于尿中 Na^+ 和水的排出不会因 GFR 的变化而发生大的变化。举例来说，假定 GFR 为 125 mL/min 时尿量为 1 mL/min；如果没有球－管平衡机制，则当 GFR 增加到 126 mL/min 时（仅增加 0.8%），尿量就会增加 1 倍（2 mL/min），Na^+ 的排出也增加 1 倍。在前述渗透性利尿的情况下，正常的球－管平衡状态被破坏，于是尿量和尿 Na^+ 的排出明显增加。

第四节　尿液的浓缩和稀释

前一节的内容是讨论在肾小管和集合管中各种溶质及水的转运过程及其机制，在这一节中主要讨论排出的尿液中溶质与水的关系。尿液的浓缩和稀释（urine concentration and dilution）是尿液的渗透压和血浆渗透压相比而言的。尿液的渗透压可随体内液体量的变化而大幅变动。当体内缺水时，尿量减少，尿液被浓缩，排出尿液的渗透压明显高于血浆渗透压，即高渗尿（hyperosmotic urine）；当体内液体量过多时，尿量增加，尿液被

稀释，排出尿液的渗透压低于血浆渗透压，为低渗尿（hypoosmotic urine）。正常人尿液的渗透压在 50～1200 mOsm/（kg·H_2O）之间波动，表明肾脏有较强的浓缩和稀释能力。正常成人 24 h 尿量变动于 1.5～2.5 L 之间。24 h 尿量超过 2.5 L 称为多尿；24 h 尿量少于 400 mL 称为少尿；如果 24 h 尿量不足 100 mL，则称为无尿。

一、尿液的浓缩

尿液的浓缩是因为小管液中的水被重吸收，而溶质仍留在小管液中造成的。机体产生浓缩尿液有 2 个必要因素：①肾小管特别是集合管对水的通透性，抗利尿激素（antidiuretic hormone，ADH）促进肾脏对水的重吸收；②由于水分只能被动重吸收，由渗透梯度所驱动。因此，肾脏髓质组织间液必须是一个高渗透压环境，进一步促进水的重吸收。用冰点降低法测定鼠肾组织的渗透梯度，发现肾皮质部的渗透浓度与血浆相同；而肾髓质的组织液是高渗的，由外髓部至内髓部（肾乳头），组织液的渗透浓度逐渐升高，与血浆渗透浓度之比可逐渐升高至 4∶1。在肾乳头处组织液的渗透浓度可高达 1 200 mOsm/（kg·H_2O）。在近端小管为等渗重吸收，因此近端小管并不是对水和溶质分别处理的部位。对水和溶质能分开处理的主要场所是髓袢。

图 1-3-12
肾髓质渗透梯度示意图

（一）肾髓质渗透浓度梯度的形成

肾髓质渗透浓度梯度的形成，主要是由髓袢的形态和功能特性决定的。通常用逆流倍增（countercurrent multiplication）和逆流交换（countercurrent exchange）现象来解释肾髓质高渗浓度梯度的形成和维持。

1. **逆流倍增机制** 逆流是指 2 个并行管道中液体流动方向相反，髓袢和直小血管都符合这些条件。

（1）髓袢和集合管的结构排列：小管液从近端小管经髓袢降支向下流动，折返后经髓袢升支向相反方向流动，再经集合管向下流动，最后进入肾小盏，因此其结构构成逆流系统。

（2）髓袢和集合管各段对水和溶质的通透性和重吸收不同（表 1-3-2）。

1）髓袢降支细段：髓袢降支细段对水易通透，对尿素中度通透，而对 NaCl 不通透。由于髓质中的高渗透浓度，降支细段中的水进入组织间隙，故

表 1-3-2 各段肾小管和集合管对溶质和水的转运和通透性

小管段	NaCl	尿素	水	备注
髓袢				
降支细段	不易通透	中等通透	易通透	水进入组织间液 尿素进入小管液
升支细段	易通透	不易通透	不易通透	NaCl 进入组织间液
升支粗段	主动重吸收	不通透	不易通透	NaCl 进入组织间液
远曲小管	主动重吸收	不通透	不易通透	NaCl 进入组织间液
集合管				
皮质部和外髓部	主动重吸收	不通透	有 ADH* 时易通透	水进入组织间液
内髓部	主动重吸收	易通透	有 ADH* 时易通透	水进入组织间液 尿素进入组织间液

*ADH 为抗利尿激素

降支细段内的小管液渗透浓度逐渐升高。同时，髓质组织间液中的高浓度尿素则通过尿素通道蛋白UT-A2进入小管腔，从而使小管液从上到下形成一个逐渐升高的浓度梯度，至髓袢折返处管内液体的渗透压达到峰值。

2）髓袢升支细段：对水和尿素不通透，而对NaCl则能通透，故NaCl顺其浓度梯度进入组织液，增加内髓部的渗透浓度。升支细段中的小管液在向粗段流动时，渗透浓度逐渐降低。

3）髓袢升支粗段：由于其主动重吸收NaCl，而对水不通透，因此升支粗段内的小管液在流向远曲小管时，渗透浓度逐渐降低；由于主动转运的NaCl滞留在小管周围组织中，故外髓部组织间液渗透浓度升高。

4）远曲小管：继续通过同向转运重吸收NaCl，而对水不通透，小管液的渗透浓度降至最低。

5）集合管：通过上皮细胞对Na^+进行重吸收，对水则通过AQP2、AQP3和AQP4进行重吸收。皮质部和外髓部对尿素没有通透性，随着水的重吸收，小管液中尿素的浓度不断增高；当小管液到达内髓部时，上皮细胞对尿素的通透性高，通过尿素通道蛋白UT-A1和UT-A3使尿素重吸收进入内髓部组织间液，增加内髓部组织间液的渗透浓度。所以，内髓部组织间液高渗是由NaCl和尿素共同形成的。

总之，肾髓质间液渗透梯度的形成由下列几个重要因素组成：①髓袢升支粗段主动重吸收NaCl是建立外髓部组织间液高渗梯度最重要的起始动力；②髓袢细段对水和NaCl的通透性不同使NaCl进入内髓部组织间液，尿素再循环增加内髓部组织间液的尿素浓度，和NaCl一起形成内髓部组织间液的高渗；③不断滤过的小管液推动其从髓质到集合管向肾乳头方向流动，促进了肾脏建立从外髓部至内髓部组织由低到高的渗透浓度梯度，形成浓缩的尿液。

2. 直小血管的逆流交换机制　直小血管对于肾髓质内高渗（即NaCl和尿素等渗透物质）的维持起着重要的作用。假如经过上述过程在肾髓质内形成了高渗环境，但肾髓质内的渗透物质不断被血流带走，渗透物质不能在肾髓质内滞留，则高渗环境也就不能持久。这种情况之所以不会发生，是由于直小血管起着逆流交换器的作用。直小血管是为肾髓质供血的毛细血管，它和髓袢相似，也在髓质中形成袢，符合前述逆流系统的条件。直小血管壁对水和溶质都是高度通透的，在直小血管的降支，肾髓质组织液中的溶质（NaCl和尿素等）扩散入血管，而水则由血管进入组织液，使直小血管内血浆的渗透浓度与周围组织液的渗透浓度达到平衡。由于直小血管升支在肾髓质内向皮质方向折返，因此血浆中的溶质和水发生与降支中相反方向的转运。这一逆流交换过程使肾髓质的渗透梯度得以维持，直小血管升支仅把肾髓质中多余的溶质和水带回血液循环。

图1-3-13
尿液浓缩机制示意图

（二）抗利尿激素促进集合管对水的重吸收

如前所述，小管液在流经近端小管、髓袢直至远曲小管时，其渗透压的变化基本固定的，而终尿的渗透浓度则可发生大幅度变化，即50～1 200 mOsm/（kg·H_2O）。髓质组织间液高渗是水重吸收动力，但重吸收量取决于集合管对水的通透性，这是由ADH决定的。ADH分泌增加，水的重吸收就增加，小管液的渗透压就增高，即尿液被浓缩。

二、尿液的稀释

在有些情况下可发生尿液的稀释。例如，在饮大量清水后血浆渗透压降低，使ADH释放减少，引起尿液稀释。

尿液稀释主要是在远曲小管和集合管中发生。如前所述，髓袢升支粗段末端的小管液是低渗的，一到远曲小管和皮质部集合管，尿素不易通透，NaCl则被重吸收；而水的重吸收取决于ADH的水平。如果体内水过多造成血浆晶体渗透压降低，可抑制ADH的释放。ADH低水平使集合管上皮细胞对水的通透性很低，由于小管液中NaCl被重吸收而水不被重吸收，因此小管液的渗透浓度继续降低，可降低至约50 mOsm/（kg·H_2O）。在水利尿的情况下，可排出大量低渗的尿液。

三、影响尿液浓缩和稀释的因素

如前所述，髓质间液高渗环境是水重吸收动力，而ADH则调节集合管对水的通透性，因此，任何能影响肾髓质间液高渗的形成和维持以及集合管对水通透性的因素，都将影响尿液的浓缩和稀释，产生高渗尿和低渗尿。

（一）影响肾髓质高渗形成的因素

髓袢逆流倍增是形成肾髓质高渗梯度的重要机制。逆流倍增的效率与髓袢长度、结构和功能密切相关。

髓袢长则逆流倍增效率高，从皮质到髓质的渗透梯度大，浓缩效率也高；反之亦然。小儿髓袢较成人短，逆流倍增效率低，故其尿量较多，渗透浓度低。髓袢结构的完整性是逆流倍增的重要基础。肾髓质受损，如髓质钙化、萎缩或纤维化等疾病时，逆流倍增效率降低而减弱尿液浓缩能力。

髓袢升支粗段主动重吸收NaCl是肾髓质高渗梯度建立的起始动力，凡能影响该段NaCl重吸收的因素均能影响尿液的浓缩，如利尿剂呋塞米可抑制Na^+-K^+-$2Cl^-$同向转运，降低外髓部间液高渗，进而减少集合管对水的重吸收，阻碍尿的浓缩。尿素再循环是内髓部间液高渗形成的重要因素。尿素进入髓质的数量取决于尿素的浓度和集合管对尿素的通透性。肾髓质内尿素的量取决于每天蛋白质的摄入量。因此，高蛋白饮食可使肾髓质内尿素浓度增高，从而增强浓缩尿液的能力；反之，低蛋白饮食则使肾浓缩尿液的能力降低。因此，一些营养不良、长期蛋白质摄入不足的患者，尿液浓缩能力下降；而老年人尿液浓缩能力下降，可增加蛋白质摄入量。另外，ADH可增强集合管UT的活性，增加尿素的通透性，提高内髓部间液高渗，增强尿液浓缩能力。

（二）影响集合管对水的通透性

集合管对水的通透性依赖于血液中ADH的浓度。当血浆中ADH浓度升高时，集合管上皮细胞顶端膜上的AQP2表达增加，水重吸收增多，故尿液被浓缩；反之，则尿液被稀释。若ADH完全缺失或缺乏ADH受体时，可出现尿崩症（diabetes insipidus），每天可排出高达20 L的低渗尿。

（三）直小血管血流量和血流速度对髓质高渗维持的影响

直小血管的逆流交换对维持髓质高渗极为重要，这一作用与其血流量和血流速度有关。当直小血管的血流量增加和血流速度加快时，可将较多的肾髓质中溶质带走，从而使渗透梯度下降；而当直小血管的血流量减少和血流速度减慢时，肾髓质的供氧量降低，肾小管中的物质转运，特别是髓袢升支粗段主动吸收NaCl的功能受损，从而影响肾髓质间液高渗的维持。上述两种情况均可降低尿液的浓缩功能。

第五节　尿生成的调节

尿生成的过程包括肾小球的滤过和肾小管、集合管的重吸收和分泌。机体对尿生成的调节，就是通过对滤过、重吸收和分泌的调节改变尿液的成分和量，使内环境保持相对稳定。在正常情况下，肾脏通过自身调节保持肾血流量相对稳定，从而使肾小球滤过率（GFR）和终尿的生成保持相对恒定。关于自身调节前文中已述及，包括肾血流量和GFR自身调节、渗透性利尿和球－管平衡。此外，在整体状态下，尿生成的全过程都受神经和体液因素的调节。应该指出，神经调节和体液调节之间有着密切的联系，各种体液因素之间又有相互的联系。本节着重讨论尿生成的神经调节和体液调节。

一、神经调节

肾脏受交感神经支配。在19世纪中叶就已经知道刺激肾交感神经可引起肾脏血管收缩，但是关于肾交感神经对肾小管中物质转运的作用直到20世纪后期才被认识。很早就有人报告，狗被麻醉后，切除一侧内脏神经可导致同侧肾脏排尿量和排钠量增加；刺激内脏神经的远端可以使肾脏排水和排钠减少。但当时对这些现象的解释，认为交感神经对肾脏排水、排钠的作用是继发于其对肾脏血管的收缩作用的，因为在当时的动物实验中常常看到切除肾交感神经后肾血流量（RBF）和GFR都增加，而在刺激肾交感神经时RBF和GFR都减少。

20世纪70年代，有人用新的实验技术，如组织化学、荧光显微镜、放射自显影和电子显微镜等证实，肾交感神经末梢不仅支配肾脏的血管平滑肌，也支配肾小管上皮细胞，在近端小管、髓袢升支粗段和远曲小管，神经末梢的分布密度较高。此外，肾交感神经末梢还分布到球旁器。以后有人在实验中用低频脉冲刺激动物的肾神经，在不影响RBF的情况下，观察到肾脏排钠量和尿量都明显减少，因此推测交感神经的作用可以使肾小管对Na^+的重吸收增加。用微穿刺实验也证实，刺激肾神经时Na^+的重吸收增加，Cl^-和HCO_3^-等负离子的重吸收也随之增加；而在切除肾神经后，肾小管对Na^+的重吸收减少，这也说明在生理情况下肾交感神经对肾小管重吸收钠起着紧张性的作用。

目前认为，肾交感神经对肾脏功能的作用有3个方面：①通过激活血管平滑肌α受体，使入球小动脉比出球小动脉收缩更明显，RBF和GFR减少；②通过激活肾小管上皮细胞α受体，使肾小管（主要是近端小管）对Na^+、Cl^-和水等溶质的重吸收增加；③通过激活β受体，使球旁器的球旁细胞释放肾素，导致血管紧张素Ⅱ和醛固酮分泌增加，促进水和NaCl重吸收增加，尿量减少。肾交感神经的作用对于维持体内Na^+和水的稳态有重要的意义。实验证明，增加血容量引起的利尿钠和利尿反应，在切除两侧肾神经的动物中明显减弱；切除肾神经的动物，在限制摄盐的情况下肾脏保留钠的能力较低；特别是在严格禁盐的情况下，肾神经在减少肾脏排钠中起的作用更显得重要。

肾交感神经活动受许多因素影响。例如，循环血量增加可以通过容量感受器反射，抑制肾交感神经活动；动脉血压增高通过压力感受器反射，减弱肾交感神经活动；严重失血时肾交感神经活动增强，GFR减少，保证重要器官的血供。

二、体液调节

肾脏的滤过、重吸收和分泌功能都受体内许多体液因素的调节。各种体液因素并不是孤立地起调节作用，而是相互联系、相互配合，并与神经调节关联。为叙述方便，下面对各种体液因素分别进行讨论，表1-3-3对有关的体液因素的作用进行了概括。

（一）抗利尿激素

前面已多次提到，抗利尿激素（ADH）使集合管上皮细胞对水的通透性增高，也使上皮细胞对尿素的通透性增加。当ADH缺乏时，集合管上皮细胞对水的通透性很低，集合管内水的重吸收很少，故尿量增多。

ADH是一种九肽，由下丘脑视上核及室旁核等部位的一些神经元合成。在这些神经元内，ADH被包装在囊泡中，然后沿轴突由下丘脑－垂体束进入垂体后叶，ADH与运载蛋白分离，并被释放入血，这一过程称为神经内分泌。ADH的受体有两类，即V_1受体和V_2受体。V_1受体分布在血管平滑肌，被激动后引起血管平滑肌收缩；在脑室周围器的一些部位也存在V_1受体。V_2受体分布在肾脏集合管，被激动后可通过兴奋性G蛋白（G_S）使细胞内cAMP增加，然后通过蛋白激酶A使胞质内的AQP2插入顶端膜，形成水通道，管腔内的水即可经水通道被重吸收，这个过程可以在几分钟内发生，并持续几个小时。一旦刺激消失，AQP2重新回到胞质中，降低膜对水的通透性。ADH水平升高

表1-3-3 各种体液因素对肾脏的作用

体液因素	引起生成或分泌的刺激	主要作用部位	主要效应
血管紧张素Ⅱ	肾素	小动脉、近端小管	小动脉收缩，Na^+、水重吸收增加
醛固酮	血管紧张素Ⅱ，血浆 K^+ 浓度升高	升支粗段，远曲小管和集合管	Na^+ 重吸收，K^+ 分泌
缓激肽	激肽释放酶	小动脉，集合管	小动脉舒张，Na^+、水重吸收减少
心房钠尿肽	血容量增多	小动脉，集合管	小动脉舒张，Na^+、水重吸收减少
内皮素	血管内皮细胞切应力，血管紧张素Ⅱ，缓激肽	小动脉，集合管	小动脉收缩，Na^+、水重吸收减少
一氧化氮	血管内皮细胞切应力，乙酰胆碱，缓激肽	小动脉	小动脉舒张
血管升压素	血浆渗透压升高，血容量减少	远球小管和集合管	水重吸收增加
去甲肾上腺素和肾上腺素	血容量减少，交感神经兴奋	近端小管，升支粗段	Na^+、水重吸收增加
多巴胺	血容量增加	近端小管	Na^+、水重吸收减少
前列腺素	交感神经兴奋，血管紧张互Ⅱ，缓激肽	小动脉，升支粗段，集合管	小动脉舒张，Na^+、水重吸收减少

后也可以促进 *AQP2* 基因的转录及蛋白合成，进行长期（几个小时到几天）调节。

图1-3-14
ADH 作用示意图

体内对垂体后叶释放 ADH 的分泌调节，主要通过以下 2 个机制。

1. 血浆晶体渗透压　在正常生理状态下，血浆晶体渗透压是调节 ADH 释放的最重要因素。当血浆晶体渗透压升高时，刺激位于下丘脑前部室周器渗透压感受器，引起 ADH 的释放，导致尿量减少；此外还可引起渴觉和饮水行为。渗透压感受器对 Na^+ 和 Cl^- 形成的渗透压变化最为敏感，而对葡萄糖或尿素的敏感性较弱。渗透压感受器对血浆晶体渗透压的变化敏感，当其升高 1%～2% 时，即可使 ADH 分泌增加。

大量出汗、严重腹泻、呕吐、高热等刺激导致机体失水多于溶质的丢失，血浆晶体渗透压升高，刺激 ADH 释放，引起集合管对水的通透性增高，水的重吸收增多，尿液浓缩，尿量减少。

当大量饮清水后，血液被稀释，血浆晶体渗透压降低，反射性引起 ADH 的释放减少，集合管对水的重吸收减少，尿液稀释，尿量增加。例如一次饮 1 000 mL 清水后，经过 30 min 尿量就开始增加，1 h 末尿量达高峰，2～3 h 后尿量恢复到原水平。若饮 1 000 mL 生理盐水，则不会出现明显的尿量增加。这种大量饮用清水后引起尿量增多的现象，称为水利尿（water diuresis）。

2. 循环血量　在正常生理情况下，容量感受器接收的信息经迷走神经传入延髓后，再上行至下丘脑，可紧张性地抑制 ADH 的释放；当循环血量减少时，静脉回心血量减少，对心肺感受器的刺激减弱，经迷走神经传入下丘脑的冲动减少，对 ADH 释放的抑制减弱或被取消，故 ADH 的释放增加。动脉压力感受器的传入冲动也有类似的效应，即在正常动脉血压时，压力感受器的传入冲动对 ADH 的释放起抑制作用；而当动脉血压降低时，ADH 释放增加。容量感受器和压力感受器反射在调节 ADH 释放中的敏感性比渗透压感受器低，一般要到血容量或血压降低 5%～10%时才能刺激

ADH释放。但循环血量减少或血压降低时，可以使引起ADH释放的血浆晶体渗透压阈值降低，即在较低的血浆晶体渗透压水平就可刺激ADH释放；反之，当循环血量增加或血压升高时，可以使引起ADH释放的血浆晶体渗透压阈值升高，即降低渗透压感受器的敏感度。

除晶体渗透压和循环血量外，还有一些因素可影响ADH的释放，例如疼痛、应激性刺激、恶心、呕吐、低血糖等可刺激ADH释放；血管紧张素Ⅱ也能刺激ADH释放，某些药物，如烟碱和吗啡等，也能刺激ADH分泌；然而乙醇则能抑制ADH释放，故饮酒后尿量可增加。

（二）肾素–血管紧张素–醛固酮系统

肾素–血管紧张素–醛固酮系统（renin-angiotensin-aldosterone system，RAAS）不仅在心血管活动的调节中起重要作用，在肾脏功能的调节中也有重要作用。

肾脏的球旁细胞是合成、储存和释放肾素（renin）的部位。肾素是一种酸性蛋白酶，在血液循环中可作用于血浆中的血管紧张素原（angiotensinogen），产生一个十肽，即血管紧张素Ⅰ（angiotensinⅠ，AngⅠ），后者在血管紧张素转换酶（angiotensin-converting enzyme，ACE）的作用下脱去二个氨基酸，成为八肽，即血管紧张素Ⅱ（angiotensinⅡ，AngⅡ）。AngⅡ是有高度活性的物质，能对血管和肾小管发生生物活性作用；AngⅡ还能作用于肾上腺皮质球状带细胞，促使后者合成和分泌醛固酮。在肾组织中也存在肾素–血管紧张素系统的各个成分，因此能在局部组织中生成AngⅡ，称为肾内的（intrarenal）肾素–血管紧张素系统，以区别于全身性的（systemic）肾素–血管紧张素系统。

1. 肾素分泌的调节　上述AngⅡ和醛固酮的调节作用是通过机体对肾素释放的调节来实现的。肾素释放增加，导致AngⅡ和醛固酮增多。刺激球旁细胞合成和释放肾素的主要因素有：①肾动脉灌注压降低；②低钠。例如，急性失血、肾动脉狭窄、细胞外液量减少，以及心力衰竭时，都可使肾素释放增加；反之，血容量增多和高盐饮食可使肾素释放减少。

对肾素释放进行调节的机制主要有以下3个方面。

（1）肾内机制：指在肾脏内可完成的调节机制，属于自身调节。主要有2种：①入球小动脉的牵张程度。当肾动脉灌注压降低时，入球小动脉管壁受到的牵张程度降低，可刺激肾素释放；反之，牵张程度增高时，则肾素释放减少。②致密斑。当小管液中Na^+量减少时，通过致密斑的Na^+量也减少，肾素的释放就增加；反之，通过致密斑的Na^+量增加时，肾素释放减少。

（2）神经机制：肾交感神经兴奋时释放的去甲肾上腺素作用于球旁细胞的β肾上腺素受体，可刺激肾素释放。如急性大失血、血压下降，可反射性兴奋肾交感神经，从而使肾素释放增加。

（3）体液机制：许多体液因素能影响球旁细胞释放肾素，其中最重要的是前列腺素。肾脏内合成的PGE_2和PGI_2能促进肾素释放。循环血液中的肾上腺素和去甲肾上腺素也能刺激肾素释放。另一些激素AngⅡ、ADH、内皮素、心房钠尿肽和NO等可抑制肾素释放。

2. AngⅡ调节尿生成的功能

（1）AngⅡ对GFR的影响较为复杂：AngⅡ可引起肾小动脉收缩，降低肾血流量。在AngⅡ浓度较低时，由于出球小动脉的收缩比入球小动脉强，尽管肾血流量（RBF）减少，但是肾小球毛细血管血压增高，故GFR变化不大。在AngⅡ浓度较高时，入球小动脉强烈收缩，则GFR减少。在入球小动脉，AngⅡ可使血管平滑肌生成前列环素和NO，这些物质能减弱AngⅡ的缩血管作用。前文已提及，肾内的AngⅡ还参与肾脏对GFR的自身调节机制。

（2）AngⅡ对肾小管重吸收的影响：在生理浓度时可直接促进近端小管重吸收Na^+。AngⅡ也可通过影响肾血流动力学，即通过收缩出球小动脉，增加肾小球毛细血管血压，使滤过增加，间接促进近端小管的重吸收。

3. 醛固酮的功能 AngⅡ作用于肾上腺皮质球状带细胞，可刺激后者合成和释放醛固酮。醛固酮可刺激远曲小管和集合管上皮细胞重吸收 Na^+。在远曲小管和集合管，醛固酮可进入主细胞，与胞质内的醛固酮受体结合，形成激素－受体复合物，再进入细胞核，调节一些蛋白质的 mRNA 的转录，生成多种醛固酮诱导蛋白。这些诱导蛋白包括：① 顶端膜上皮钠通道 ENaC，有利于小管液中 Na^+ 进入细胞内；② 线粒体中合成 ATP 的酶，有利于 ATP 的生成，为基底膜钠泵提供能量；③基底侧膜上的钠泵，加强将细胞内的 Na^+ 泵入细胞间隙。由于 Na^+ 的重吸收，又造成管腔内的相对负电位增高，故促进 K^+ 的分泌和 Cl^- 的重吸收。

图 1-3-15
醛固酮作用示意图

总之，RAAS 的生理作用在于当体内细胞外液量不足或动脉血压明显下降时，交感神经兴奋、肾上腺髓质激素释放增加，RBF 减少均可通过以上各种机制（包括肾内机制、神经和体液机制）刺激肾素释放，通过 RASS 的激活使细胞外液量以及动脉血压恢复正常。

（三）心房钠尿肽

心房钠尿肽（atrial natriuretic peptide，ANP）是由心房细胞合成并释放的一种含 28 个氨基酸的多肽，其主要的生理作用是使血管平滑肌舒张和促进肾脏排钠、排水。当体内血容量增加时，心房壁受到的牵张程度增大，可导致 ANP 的释放。ANP 对肾脏的作用主要有以下几方面：

1. 对 GFR 的影响 ANP 可使血管平滑肌细胞质中的 Ca^{2+} 浓度降低，使入球小动脉舒张，GFR 增加。

2. 对集合管的影响 ANP 通过第二信使 cGMP 抑制髓质部集合管上皮细胞顶端膜上的钠通道，从而抑制 Na^+ 的重吸收，水的重吸收也减少，使尿量增多。

3. 对其他激素的影响 ANP 可抑制球旁细胞分泌肾素，故 AngⅡ的生成减少；ANP 可抑制肾上腺球状带细胞分泌醛固酮，从而间接地抑制 Na^+ 的重吸收；ANP 还可以抑制血管升压素的释放，导致肾脏排水增加。

（四）前列腺素

前列腺素能导致肾脏小动脉舒张，故 RBF 增加。一般认为，在正常、安静的情况下，前列腺素并不对肾血管产生舒血管作用；给予前列腺素合成酶的抑制剂，如吲哚美辛（indomethacin，消炎痛），RBF 并不发生明显的改变。在交感神经活动或肾素－血管紧张素系统活动加强时（例如失血、低 Na^+、禁水等），去甲肾上腺素或 AngⅡ增多，这两种物质都能在肾脏内刺激 PGE_2、PGI_2 生成，PGE_2 和 PGI_2 可反过来减弱去甲肾上腺素和 AngⅡ的缩血管作用，使去甲肾上腺素和 AngⅡ的缩血管作用不致过强。如果先给予吲哚美辛抑制前列腺素的合成，则刺激交感神经或肾素－血管紧张素系统引起的缩血管效应会非常强，甚至引起肾脏缺血。另外，PGE_2 和 PGI_2 还能抑制近端小管和髓袢升支粗段对 Na^+ 的重吸收，导致尿钠排出增多；在集合管，PGE_2 和 PGI_2 能对抗 ADH 的作用，导致尿量增加。对于球旁器，PGE_2 和 PGI_2 能刺激球旁细胞分泌肾素。

（五）其他激素

内皮素使 RBF 减少，故 GFR 降低；能轻度抑制集合管上皮的 Na^+-K^+-ATP 酶活性。因此，当 GFR 变化不大时，Na^+ 的重吸收减少。

NO 使入球和出球小动脉舒张。在糖尿病患者，NO 的生成增多，由于入球小动脉舒张，使肾小球毛细血管压升高，GFR 增大。

缓激肽可使肾脏的小动脉舒张。在集合管，缓激肽可以抑制上皮对 Na^+ 和水的重吸收，产生排钠和利尿效应。

儿茶酚胺能促进近端小管和髓袢升支粗段等部位 Na^+ 和水的重吸收。多巴胺的作用则相反，能抑

制近端小管对 Na^+ 和水的重吸收。

三、尿生成调节的生理意义

（一）保持机体水平衡

细胞外液主要包括血浆和组织液。人体经消化道摄入的水是细胞外液的重要来源，细胞外液可经肾产生尿液、呼吸、出汗等方式排出体外。通过摄入和排出之间达到动态平衡，维持细胞外液量的相对恒定。当细胞外液量，尤其是循环血量发生变化时，其容量调节主要是通过尿生成的调节来实现。如前述，多种机制共同调节保持机体水平衡，其中以 ADH 在调节肾排水中所起的作用最为重要。

（二）保持机体电解质平衡

机体各种电解质的浓度维持在一个相对稳定的正常范围内，这对于维持正常的细胞代谢、酸碱平衡、渗透压及神经、肌肉兴奋性等必不可少，其中最重要的是 Na^+ 和 K^+。醛固酮可受血浆中 Na^+ 和 K^+ 的负反馈调节，通过保 Na^+ 排 K^+ 的作用，对血浆中 Na^+ 和 K^+ 的水平起到精确的调控作用。除醛固酮外，ANP 可抑制 NaCl 的重吸收，拮抗醛固酮的作用。

超滤液中的 Ca^{2+} 绝大部分被重吸收，随尿排出的 Ca^{2+} 不足 1%。肾脏对 Ca^{2+} 的排泄受多种因素的影响，最主要的是受甲状旁腺激素的调控。当血钙浓度降低时，甲状旁腺激素分泌会促进近端小管对 Ca^{2+} 的重吸收，使血钙水平恢复正常。另外，近端小管对 Na^+ 和水的重吸收会影响 Ca^{2+} 的重吸收，因为 80% 的 Ca^{2+} 是以溶剂拖曳方式被重吸收的，比如循环血量增加或动脉血压升高可减少近端小管对 Na^+ 和水的重吸收，从而导致 Ca^{2+} 重吸收也减少。

（三）保持机体酸碱平衡

细胞外液的正常 pH 为 7.35～7.45。维持体内酸碱平衡是正常生命活动必备的重要条件。机体在正常代谢活动中不断产生酸性或碱性物质，且酸性物质的产生量远多于碱性物质。通常，细胞外液中的缓冲系统首先发挥作用，其次肺排出 CO_2 来缓冲体内的酸性物质，而作用最持久、最重要的缓冲器官是肾脏，它可将体内所有的非挥发性酸排出体外，保持 pH 处于正常范围。

肾小管通过 Na^+-H^+ 交换和质子泵将 H^+ 主动分泌到小管中，且泌 H^+ 可以重吸收 HCO_3^-。此外，肾还能分泌 NH_3/NH_4^+，这一过程也能不断地泌 H^+，并且促进 HCO_3^- 重吸收。小管上皮细胞碳酸酐酶和谷氨酰胺酶在上述过程中发挥重要作用。

第六节 肾脏功能的研究方法

研究各个器官的功能都需要用某些特殊的研究方法，例如研究心脏的功能需要记录心肌的动作电位、心肌的收缩力和缩短速度、心输出量、心室内压的变化幅度和变化速率等；研究呼吸功能需要测定呼吸气体和血液中 O_2 和 CO_2 的含量和分压等。同样，研究肾脏的功能也需要特殊的研究方法，下面介绍一些肾脏功能的研究方法，可帮助初学者理解人们对于肾功能的知识是怎样得来的。用于对肾功能研究的方法很多，其中最重要的是肾脏清除率和肾单位微穿刺（micropuncture）。有人认为，现代肾脏生理学知识即起始于这两种研究方法的应用。

一、清除率的测定

20 世纪初叶，人们对肾脏生理的研究进展到分析肾脏对各种物质排出的速率。有人发现，当人的尿量足够多时，则每小时尿中排出的尿素量和血浆中尿素的浓度呈一定的比例关系。这一观察后来发展到肾清除率概念的形成。

（一）清除率的定义

清除率（clearance，*C*）是指每分钟尿中排出的某一物质来自多少毫升的血浆。换句话说，即通过两肾的活动，每分钟使多少毫升血浆中的某一物质通过尿生成的过程排出体外。由于尿生成是通过肾小球滤过及肾小管重吸收和分泌的过程完成的，而血浆中各种不同的物质在肾小管的重吸收和分泌是不同的，因此各种不同物质的清除率是不同的。

清除率这一名词首先被用于对尿素排出的研究。有人报告，当尿量多于 2 mL/min 时，尿素的清除率（C_{urea}）等于尿中尿素浓度（U_{urea}）和血浆中尿素浓度（P_{urea}）的比值与尿量（V）的乘积，即

$$C_{urea}=\frac{U_{urea}}{P_{urea}}\times V$$

任何一种物质（X）的清除率（C_x）都可用此公式计算，即

$$C_x=\frac{U_x}{P_x}\times V$$

（二）测定清除率的意义

1. 测定肾小球滤过率（GFR） 有了测定清除率这一方法后，人们开始寻找一些物质，如果它们能在肾小球处随血浆自由地滤过，而在肾小管中又不被重吸收和分泌，则这类物质的肾清除率就可以代表 GFR。一种理想的物质应符合以下几个条件：①不与血浆蛋白结合，在肾小球可自由滤过；②在肾小管中不被合成或分解；③在肾小管中不被重吸收和分泌；④体内不能生成，不被破坏，也无生理功能；⑤能准确地测定其在血浆和尿中的浓度。经过对多种物质的比较，后来证明菊粉（inulin）符合上述各个条件，至今菊粉仍被认为是测定 GFR 的“金标准品”。

测定菊粉清除率的方法，是通过静脉注射菊粉使血浆菊粉浓度（P_{In}）维持在一稳定的水平，然后定时收集尿液，测定每分钟尿量（V）和尿液中菊粉的浓度（U_{In}），就可算出菊粉的清除率（C_{In}），即

$$C_{In}=\frac{U_{In}}{P_{In}}\times V$$

目前一般都用 C_{In} 的值来表示 GFR。用菊粉清除率 C_{In} 来表示 GFR 时，要注意一个问题，即约 8%的血浆是由血浆蛋白质构成的，后者绝大部分不能在肾小球滤过。因此，C_{In} 的测定值略大于实际的 GFR 值。如果血浆菊粉浓度维持在 1 mg/100 mL，尿量为 1 mL/min，尿菊粉浓度为 125 mg/100 mL，则菊粉的清除率为 125 mL/min。根据对菊粉清除率的测定，可推知 GFR 为 125 mL/min。

应用菊粉测定 GFR 虽准确可靠，但操作不便，而内生肌酐（endogenous creatinine）清除率的值很接近 GFR，故临床上常用它来推测 GFR。内生肌酐是由体内组织代谢所产生的。由于肉类食物中含有肌酐以及肌肉剧烈活动可产生肌酐，故在测定内生肌酐清除率前应禁食肉类食物，避免剧烈运动。但因肾小管能分泌少量肌酐，也有少量重吸收，所以肌酐并不符合前述其清除率能代表 GFR 的物质的条件，内生肌酐清除率的值只能大致评估 GFR。我国成年人内生肌酐平均清除率为 128 L/24 h。

2. 测定肾血浆流量（RPF）和推算肾血流量（RBF） 如果血浆流经肾脏一次后，其中所含的某种物质完全被清除，换句话说，经过肾小球滤过和肾小管分泌，该物质在肾静脉血液中的浓度为 0，则这种物质的清除率可以代表每分钟流过两肾的血浆量，即 RPF。对氨基马尿酸（para-aminohippurate，PAH）可几乎完全被肾脏清除，因此认为 PAH 清除率（C_{PAH}）的值很接近于 RPF。有人推算全肾的 RPF 约为 660 mL/min。测得了 RPF，再测定血液的红细胞比容，就可以计算 RBF。

3. 推测肾小管功能 由于 C_{In} 的值可以用来代表 GFR，因此如果某一种物质（X）的肾清除率（C_x）大于 C_{In}，则表示该物质在肾小球滤过后，在肾小管内有净分泌；反之，如果某物质的 C_x 小于 C_{In}，则表示该物质在肾小球滤过后，在肾小管内有净重吸收。这里要注意两点：① 用清除率的方法不能确定某物质在肾小管内被重吸收或分泌的情况，而只能确定其净重吸收（重吸收量大于分泌量）或净分泌（分泌量大于重吸收量）；② 某一物质如能进入红细胞内，或者与血浆蛋白结合，则用其 C_x 值来推测净重吸收或净分泌就不准确。

二、微穿刺和微灌流技术

（一）微穿刺

微穿刺（micropuncture）技术是在解剖显微镜下用显微操纵器将一尖端直径为几个微米的微吸管（micropipette）插入肾小管内，收集肾小管内的液体，再测定小管液的流量、小管液内不同物质的浓度。如果在肾小管的不同段进行穿刺并收集小管液，则比较2个部位小管液成分的差别，就可以推知在两个穿刺点之间的一段肾小管对小管液进行处理的情况。

一般大鼠的肾脏表面没有肾小球；肾脏浅表部的肾小管大多数是近端小管，少数是远端小管，故微穿刺只能在近端和远端小管中进行。慕尼黑Wistar大鼠的肾脏表面也有一些肾小球分布，因此这种大鼠成为一种很有用的实验动物，可直接穿刺其浅表肾小球的毛细血管，测量毛细血管的血压；也可穿刺肾小囊和近端小管的起始段。

（二）微灌流

微灌流（microperfusion）技术是在同一肾单位的肾小管插入两个微吸管，将已知成分的溶液以一定流量从一个微吸管注入，从另一微吸管收集流出液，比较二者之间的差别，就可以知道灌流液在经过这一段肾小管时发生的变化，从而推断该段肾小管对小管液中各种物质的转运情况。前面讨论的管球反馈现象就是用微灌流技术证实的。微灌流实验也可在离体条件下进行，即从肾脏解剖出一个肾单位，在一段肾小管的两端各插入一个微吸管，就可以进行微灌流实验。离体微灌流实验的优点是肾小管内和肾小管外的溶液都可以人为控制。

（三）细胞内微电极记录

用细胞内微电极（intracellular microelectrode）可以记录单个肾小管上皮细胞的电学性质，并研究细胞膜对各种物质进行转运的特性。用这种技术可以研究在肾小管上皮细胞顶端膜（apical membrane）和基底侧膜（basolateral membrane）上各种带电荷的物质的转运机制，如生电泵、载体、离子通道等的特性。

用特殊的离子选择电极还可以测定细胞内各种离子的浓度。

（四）膜片钳

膜片钳（patch clamp）实验是将尖端仅1 ~ 2 μm的玻璃微吸管置于细胞的表面，用轻度的吸力使微吸管电极尖端和细胞膜之间紧密接触，形成极高的电阻。在这种情况下，由微吸管电极覆盖的那片细胞膜上存在的单个离子通道的离子流就可以被测量出。用膜片钳技术可研究单个离子通道的电导和选择性，以及通道开放和关闭的时间等。

（五）分子生物学技术

近年来，随着分子生物学（molecular biology）技术的发展，该技术也已用于对肾脏的研究，特别是肾脏中各种受体、酶、离子通道及其他膜转运蛋白基因的DNA序列测定、基因表达的调控等研究。分子生物学技术还用于探讨某些遗传性疾病的分子生物学基础。转基因动物和基因敲除也已被用于研究某些基因的功能。

第七节 尿的排放

尿液是连续不断生成的，由集合管进入肾盏、肾盂。肾盂内的尿液经输尿管进入膀胱。尿液在膀胱内贮存，达到一定量时发生反射性排尿（micturition），将尿液经尿道排出体外。膀胱的排尿是间歇地进行的。

一、膀胱和尿道的神经支配

膀胱逼尿肌和内括约肌受副交感神经及交感神经的双重支配。副交感神经节前纤维由第2 ~ 4骶段脊髓神经元发出，走行于盆神经中；在膀胱壁内与节后神经元发生突触联系。副交感神经节后神经元末梢释放的递质为乙酰胆碱（acetylcholine，ACh），后者激动逼尿肌的M胆碱受体，使之收缩，但内括约肌则舒张，故促进排尿。盆神经中也含感觉神经纤维，能感受膀胱壁被牵拉、膀胱充胀的程度。交感神经纤维由腰段脊髓节前神经元发出，经腹下神经到达膀胱。刺激交感神经可使膀胱逼尿肌松弛（通过β受体），内括约肌则收缩（通过α受体），故能阻抑膀胱内尿液的排放。交感神经亦含感觉传入纤维，可将引起膀胱痛觉的信号传入中枢。

膀胱外括约肌是骨骼肌，由骶段脊髓前角运动神经元发出的躯体神经纤维经阴部神经支配，其活动可受人的意识控制。排尿反射时，阴部神经活动受抑制，使外括约肌松弛。传导尿道感觉的传入神经纤维走行于阴部神经内。

图 1-3-16
膀胱和尿道的神经支配

二、排尿反射

排尿是膀胱排空的过程，它包括2个过程：①膀胱渐进性充盈，直到压力升高到临界值；②进行排尿反射（micturition reflex），使膀胱中尿液排空。

尿液由输尿管进入膀胱，膀胱被逐渐充盈。膀胱平滑肌和其他平滑肌具有相同的特性，即当被牵拉时，起初平滑肌的张力增大，以后平滑肌则松弛，张力恢复到原先水平。当膀胱被尿液充盈时，膀胱内压（intravesical pressure）起初有所升高，取决于膀胱的充盈程度，即膀胱的容积；但一段时间后，膀胱壁的平滑肌松弛，张力降低，故膀胱内压也回降。在人体内，可以将导尿管插入膀胱，然后测定膀胱容量与膀胱内压之间的关系，并画出膀胱内压图（cystometrogram）。当膀胱完全排空时，内压为零。当膀胱内液体的容积为30～50 mL时，膀胱内压开始升高；膀胱内液体的容积继续增加至200～300 mL时，由于膀胱壁上述的特性，膀胱内压虽有升高但并不明显。一般要到膀胱的容积大于300 mL时，膀胱内压才会明显增高。

图 1-3-17
正常膀胱内压图

排尿反射是一种脊髓反射，并且受脑的高级中枢控制，可以由意识抑制或促进。当膀胱被充盈时，膀胱壁的牵张感受器被牵拉，其传入神经纤维将此信息经盆神经传入脊髓骶段，其传出神经纤维（副交感神经）由盆神经到达逼尿肌，使逼尿肌收缩。如果膀胱充盈的程度较低，则逼尿肌进行短暂收缩后即自行舒张，膀胱内压也不会明显升高。膀胱继续被充盈，上述排尿反射就频繁发生，逼尿肌收缩加强，膀胱内压升高。一般情况下，交感神经在排尿反射中并不起重要作用。

膀胱充盈的传入信息传入脑的高级部位，能引起主观感觉。通常当膀胱内尿液的容量达到150 mL左右时开始引起尿意；当尿液容量达到400 mL左右时可产生较强的尿意。但是人可以有意识地控制排尿，脑干和大脑皮质的一些部位可以抑制或者易化排尿反射。在多数情况下，高级中枢对脊髓骶段的排尿反射低位中枢保持一定的抑制作用，甚至在排尿已经进行时也能有意识地通过使膀胱外括约肌加强收缩而中止排尿。有意识排尿时，高位中枢对低位中枢发生易化作用，膀胱逼尿肌强烈收缩，而内括约肌舒张，同时阴部神经的传出活动抑制，外括约肌舒张，于是发生排尿。即使在膀胱内尿液很少时，也可有意识地排尿。排尿开始时往往先是腹部肌肉收缩、盆底肌肉松弛，于是腹腔内脏器对膀胱产生向下的压力，使膀胱逼尿肌（特别是膀胱颈部）受到牵拉，激起排尿反射。

排尿一旦开始，这一过程不断加强，即正反馈，因为排尿时膀胱的收缩和尿流进入后尿道，能刺激膀胱和后尿道壁上的感受器，通过反射再进一步加强膀胱逼尿肌的收缩和外括约肌的松弛，这一过程不断反复进行，直到膀胱完全排空为止。一般在一次排尿完毕后，膀胱内残留的尿液为5～10 mL。排尿后残留在尿道内的尿液，在男性可通过球海绵体肌的几次收缩将其排尽；在女性则依靠重力排尽。

由于排尿是一个反射活动，所以当该反射弧的任何组成部分发生损害后，都能造成排尿异常。例如，当膀胱的传入神经被损伤（在动物实验中可将骶段脊髓的背根切断）后，则膀胱仅有其平滑肌自身的张力，而不能由反射引起张力增加，故膀胱充盈膨胀，膀胱壁张力低下，在过度充盈时可发生尿液滴流，称为充溢性尿失禁（overflow incontinence）；如果支配膀胱的副交感神经或骶段脊髓的排尿反射中枢受损，则排尿反射不能发生，膀胱也变得松弛扩张，大量尿液滞留在膀胱内，导致尿潴留（urine retention）；骶段上方的脊髓损伤引起脊休克的期间，由于低位排尿反射中枢失去高位中枢的控制，反射活动消失，膀胱壁失去张力而变得非常松弛，膀胱可充盈膨胀，主观意志不能控制排尿，但可发生溢流性尿失禁。在脊休克期（数天至数周）过去后，低位排尿中枢的反射活动可以恢复，但由于脊髓下行通路中断，排尿活动仍不能受意识控制。在有些脊髓损伤的患者，由于低位排尿反射中枢失去来自高位中枢的抑制性影响，排尿反射变得过强，膀胱壁肥厚而膀胱容积变小。膀胱稍被充盈，就发生排尿反射，临床上称之为痉挛性神经源性膀胱（spastic neurogenic bladder）。

（张国花　孙碧英）

数字课程学习

教学PPT　　自测题

第四章

泌尿系统病理生理学

关键词：

低钠血症	高钠血症	等渗性脱水
低渗性脱水	低容量性低钠血症	高渗性脱水
低容量性高钠血症	水肿	水中毒
低钾血症	高钾血症	酸碱平衡紊乱
代谢性酸中毒	阴离子间隙	AG 增高型代谢性酸中毒
乳酸酸中毒	酮症酸中毒	AG 正常型代谢性酸中毒
肾小管性酸中毒	呼吸性酸中毒	代谢性碱中毒
盐水反应性碱中毒	盐水抵抗性碱中毒	呼吸性碱中毒
肾功能不全	肾衰竭	急性肾衰竭
急性肾损伤	急性肾小管坏死	慢性肾衰竭
慢性肾脏病	矫枉失衡学说	肾性骨营养不良

第一节　水、电解质紊乱

思维导图

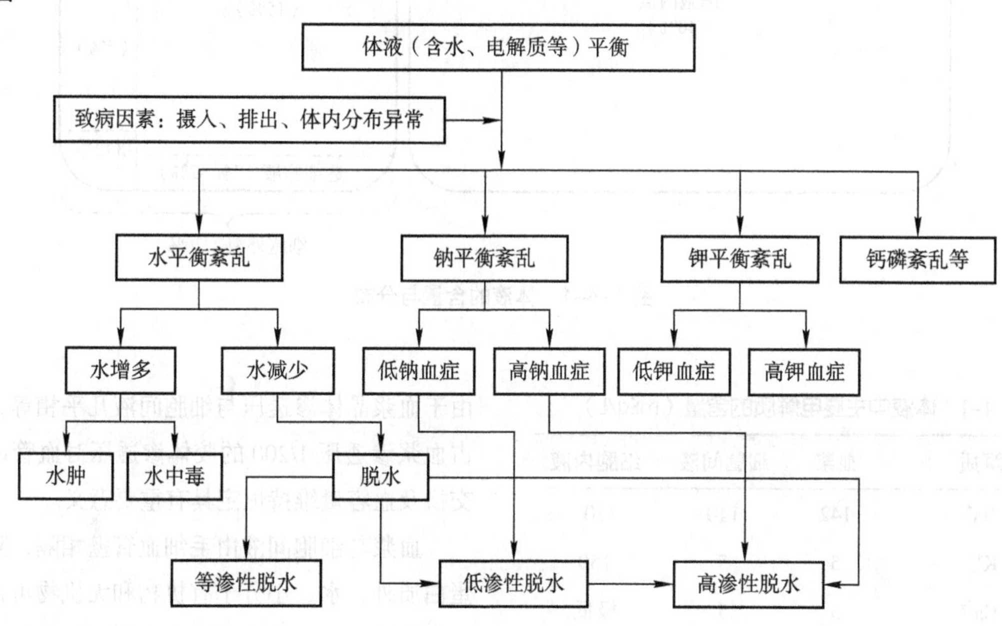

水是人体最重要的组成成分之一，约占体重的60%。体内的水分称为体液，体液由水及溶解在其中的电解质、低分子有机化合物和蛋白质等组成。机体体液容量、各种离子浓度、渗透压和酸碱度的相对恒定，是维持细胞新陈代谢和生理功能的基本保证。水和电解质平衡是通过神经－内分泌系统及相关脏器的调节得以实现的。肾脏是体内调节水、电解质平衡最主要的器官，肾脏功能异常或障碍常常导致水、电解质平衡紊乱的发生，严重的水、电解质平衡紊乱又是使肾脏和其他器官系统疾病复杂化的重要原因，甚至可对生命造成严重的威胁。

一、体液的组成、分布和交换

体液由细胞膜划分为细胞内液和细胞外液。细胞内液（intracellular fluid，ICF）是细胞进行生命活动的基质，约占总体液的2/3、体重的40%。细胞外液（extracellular fluid，ECF）是细胞进行生命活动必须依赖的外环境或称机体的内环境，约占总体液的1/3、体重的20%。细胞外液可由毛细血管壁进一步划分为细胞间液和位于血管内的血浆，细胞间液约占体重的15%，血浆约占体重的5%。血浆是血液循环的基质。

另外，有一小部分细胞外液称为透细胞液（transcellular fluid），占体重1%～2%。透细胞液又称第三间隙液（third space fluid），是指由上皮细胞耗能分泌至体内某些腔隙（第三间隙）的液体，如消化液、脑脊液和胸腔、腹腔、滑膜腔和眼内的液体等（图1-4-1）。

体液中的电解质一般以离子形式存在，主要有Na^+、K^+、Ca^{2+}、Mg^{2+}、Cl^-、HCO_3^-、HPO_4^{2-}、SO_4^{2-}、有机酸根和蛋白质阴离子等。细胞内、外液电解质含量的差异显著，细胞外液的阳离子以Na^+为主，阴离子以Cl^-和HCO_3^-为主；细胞内液的阳离子以K^+为主，阴离子以HPO_4^{2-}和蛋白质为主。各种体液中电解质的含量见表1-4-1。

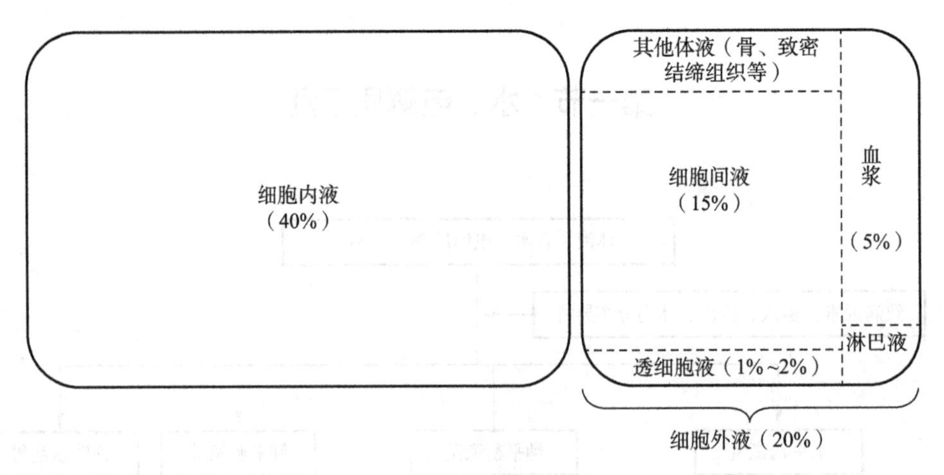

图 1-4-1 体液的含量与分布

表 1-4-1 体液中主要电解质的含量（mEq/L）

电解质		血浆	细胞间液	细胞内液
阳离子	Na^+	142	140	10
	K^+	5	5	150
	Ca^{2+}	5	5	极低
	Mg^{2+}	3	3	40
	总量	155	153	200
阴离子	Cl^-	103	112	3
	HCO_3^-	27	28	10
	HPO_4^{2-}	2	4	142
	SO_4^{2-}	1	2	5
	有机酸根	6	6	—
	蛋白质	16	1	40
	总量	155	153	200

体液的渗透压由胶体渗透压和晶体渗透压组成，前者由蛋白质等大分子胶体颗粒形成，后者由电解质无机离子和其他小分子有机物分子和离子所形成。细胞外液总渗透压的 90%～95% 来源于 Na^+、Cl^- 和 HCO_3^-，其余 5%～15% 由 Ca^{2+}、Mg^{2+}、葡萄糖、氨基酸及蛋白质等构成。正常血浆渗透压范围为 280～310 mmol/L，在此范围内为等渗，低于 280 mmol/L 为低渗，高于 310 mmol/L 为高渗。血浆胶体渗透压主要取决于血浆中白蛋白的数量，由于血浆晶体渗透压与细胞间液几乎相等，因此仅占血浆渗透压 1/200 的胶体渗透压对血管内外液体交换及血容量维持恒定具有重要意义。

血浆与细胞间液由毛细血管壁相隔，除大分子蛋白质外，水、小分子有机物和无机物可自由通过毛细血管壁进行交换。决定血浆与细胞间液间水分交换的动力为有效滤过压，包括毛细血管血压（毛细血管内流体静压）、细胞间液胶体渗透压、血浆胶体渗透压和细胞间液流体静压。前两者促使体液进入组织间隙（有利于血浆超滤液滤过使生成细胞间液）；后两者促使体液进入毛细血管内（有利于重吸收使细胞间液回流进入毛细血管静脉端）。

任何原因使有效滤过压过高致细胞间液生成过多且超过淋巴回流量，或淋巴回流受阻，可导致血液与细胞间液之间体液交换失平衡。这是局部和全身性水肿发生的基本机制。

细胞膜对水和葡萄糖、氨基酸、尿素、尿酸、肌酐、O_2、CO_2 等小分子物质能自由通过；对其他物质，包括 Na^+、K^+、Mg^{2+} 和 Ca^{2+} 等离子，需选择性地经某种转运方式在细胞内外进行交换。例如，细胞膜上有“钠泵”（sodium pump），即 Na^+-K^+-ATP 酶，在消耗 ATP 条件下，该酶把 Na^+ 泵出细胞外，同时把 K^+ 泵入细胞内，以维持细胞内外 Na^+、K^+ 的浓度差。细胞内外水的交换动力主要是晶体渗透压。Na^+ 对细胞外、K^+ 对细胞内晶体渗透压起主要作用。血浆 Na^+ 浓度过高或过低，可明显影响细胞外晶体渗透压，从而影响细胞内外水的流向。细胞膜功能异常如果使 Na^+ 在细胞内潴留，可引起细胞与细胞器肿胀和细胞损伤。

二、水、钠平衡紊乱

体内水和钠的平衡紊乱通常相伴发生，水、钠平衡紊乱根据细胞外液渗透压的不同变化可分为3种类型，分别为等渗性（正常血钠浓度）细胞外液减少或增多、低渗性（低钠血症）细胞外液改变以及高渗性（高钠血症）细胞外液改变。

体液显著减少临床上称为脱水，主要是由水摄入量不足和（或）体液丢失过多引起；体液过多则是由于水的入量超过机体的排水能力而引起的，包括水中毒和全身性水肿等。

血钠浓度正常的水、钠平衡紊乱，血清钠浓度为135～145 mmol/L，细胞外液通常为等渗性。血钠浓度正常伴细胞外液减少见于等渗性脱水，血钠浓度正常伴细胞外液增多见于水肿等情况。

（一）等渗性脱水

等渗性脱水（isotonic dehydration）的特征是水和钠以等渗比例丢失，或失液后经机体调节血浆渗透压仍在正常范围，血清钠浓度为135～145 mmol/L（或 mEq/L），血浆渗透压为280～310 mmol/L。

1. 病因和发生机制　等渗性脱水的常见病因是等渗性体液的大量丢失。

（1）肾外性原因：①消化液大量丢失（呕吐、腹泻或胃肠吸引术、瘘管）；②体液大量在体腔内积聚（大量胸、腹水形成）；③经皮肤大量失液，如大量出汗（丢失低渗性体液）或大面积烧伤使血浆大量渗出（丢失等渗性体液）。

（2）肾性原因：①水肿患者往往需限制钠盐摄入，在长期、大量使用排钠利尿药（如氯噻嗪、呋塞米、依他尼酸等）时，利尿的同时抑制了髓袢升支对氯化钠的重吸收，使钠随尿液排出过多；②肾脏疾病，如慢性间质性疾病，当髓质结构破坏和髓袢升支功能障碍，钠随尿丢失增多；急性肾衰竭多尿期，肾小球滤过率开始增加而肾小管功能未恢复，水、钠排出增多；失盐性肾炎（salt-losing nephritis），因肾小管上皮细胞病变，对醛固酮反应性降低，钠的重吸收减少，肾排钠过多；③肾上腺皮质功能不全，如 Addison 病，因醛固酮不足，使肾小管钠重吸收减少；④过度渗透性利尿，如严重糖尿病或大量使用高渗葡萄糖、甘露醇、山梨醇等，水、钠经肾丧失过多。

等渗性脱水也见于因缺少水源、渴感障碍、口腔创伤、吞咽功能受损等造成水的摄入严重不足。

2. 对机体的影响　大量丢失等渗性体液首先引起细胞外液和血容量减少，容易发生血压降低和外周循环衰竭、静脉塌陷和尿量减少，也可存在体重下降、体温升高和皮肤弹性降低、眼窝下陷等明显脱水外貌。血容量减少，肾素－血管紧张素－醛固酮系统（RAAS）激活，血管紧张素（Ang）Ⅱ水平增高；抗利尿激素（ADH）升高，尿比重升高。患者因不感蒸发或严重呕吐、不能饮水等情况使失水相对较多，故存在向高渗性脱水转变的倾向，都可使患者产生较明显的渴感。必须指出，如果等渗性脱水在处理上只补水而不注意补钠，也可使之转变为低渗性脱水。

（二）水肿

过多的等渗性体液在组织间隙或体腔中积聚，称为水肿（edema）。习惯上，将过多的体液在体腔中积聚称为积水（hydrops）或积液，如胸腔积液、腹水、心包积液等。

1. 病因和发生机制

（1）毛细血管流体静压增高：主要原因是静脉压增高。引起静脉压增高的因素有：①右心功能不全使上、下腔静脉回流受阻，体循环静脉压增高，是心性水肿的重要原因；左心功能不全使肺静脉回流受阻而压力增高是引起肺水肿的重要原因。②血栓形成或栓塞、肿瘤压迫可使局部静脉压增高，形成局部水肿。③血容量增加也可引起毛细血管流体静压增高，例如各种病因使肾脏排钠、水减少，导致钠、水的摄入总量大于排出量，则体内出现钠、水潴留。毛细血管流体静压增高将导致有效流体静压增高，平均实际滤过压增大，使组织间液生成增多，此类水肿液中蛋白质含量低（< 25 g/L），比重低，细胞数少，称为漏出液（transudate）。

（2）血浆胶体渗透压降低：是由于血浆蛋白减少所致。其中白蛋白是决定血浆胶体渗透压高低最重要的因素。引起白蛋白减少的原因：①合成减少：见于营养不良致合成原料缺乏或严重肝功能障碍致合成白蛋白的能力低下。②丢失过多：见于肾病综合征，由于肾小球基底膜严重破坏，使大量白蛋白从尿中丢失。③分解增加：恶性肿瘤、慢性感染等使白蛋白分解代谢增强。④血液稀释：见于体内钠、水潴留或输入过多的非胶体溶液使血浆白蛋白浓度降低。血浆胶体渗透压降低使有效胶体渗透压降低，平均实际滤过压增大而致组织间液生成增多。

（3）微血管壁通透性增高：常见于炎症、缺氧、酸中毒等。由于血浆蛋白浓度远远高于组织间液蛋白浓度，因而微血管壁通透性增高使血浆蛋白渗入组织间隙，造成血浆胶体渗透压降低和组织间液胶体渗透压增高，有效胶体渗透压降低，平均实际滤过压增大。此类水肿液中蛋白质含量较高（30 ~ 60 g/L），比重较高，细胞数多，称为渗出液（exudate）。

（4）淋巴回流受阻：见于丝虫病、肿瘤等。丝虫病时，大量成虫阻塞淋巴管；某些恶性肿瘤可侵入并堵塞淋巴管，肿瘤也可压迫淋巴管；乳腺癌根治术时，大量淋巴管被摘除，这些病理情况都可导致淋巴回流受阻。淋巴回流是对抗水肿的重要因素，因为淋巴回流的潜力大，当组织间液生成增加达临界值，出现明显的凹陷性水肿以前，淋巴回流可增加 10 ~ 50 倍。另外，淋巴回流也是组织间隙蛋白回流入血的唯一途径，该途径可降低组织间液胶体渗透压。

2. 水肿的表现特征

（1）凹陷性水肿（pitting edema）：当皮下组织间隙中有过多体液积聚时，皮肤苍白、肿胀、皱纹变浅，局部温度较低，弹性差，用手指按压局部（如内踝、胫前区或额、颧部位）皮肤，如果出现凹陷，回复缓慢，称为凹陷性水肿或显性水肿（frank edema）。这是由于凹陷性水肿时，皮下组织间隙中有较多的游离水（free water），因按压局部压力增高，使游离水移向压力较低处，故出现凹陷；手指松开后，游离水回到原处的时间即为凹陷平复的时间。

（2）隐性水肿（recessive edema）：在出现明显凹陷性水肿之前，组织间隙中的液体已经增多，但按压局部无凹陷，此种状态称为隐性水肿。这是因为液体被组织间隙中的凝胶网所吸附而成为凝胶态的结合水，只有当组织间隙液体增多使组织间液压由 −0.87 kPa（−6.5 mmHg）升高至 0 kPa（0 mmHg）以上时，组织间隙中的游离水才会明显增多。

右心功能不全所致心性水肿，最先出现于身体低垂部位；立位或坐位时，先出现足踝部位水肿；仰卧位时，则水肿先在骶部出现。肝硬化所致水肿主要表现为腹水。肾性水肿表现为晨起时眼睑水肿，也可波及颜面部。当病情加重时，可出现全身性水肿，并出现尿量减少和体重增加。

低钠血症（hyponatremia）指血清钠浓度低于 135 mmol/L，细胞外液一般为低渗性。如果血清钠浓度 < 120 mmol/L，且发展很快，可威胁患者的生命。低钠血症伴细胞外液减少见于低渗性脱水，低钠血症伴细胞外液增多见于水中毒等情况。

（三）低渗性脱水

低渗性脱水（hypotonic dehydration）也称为低容量性低钠血症（hypovolemic hyponatremia），特征是失钠多于失水，血清钠浓度 < 135 mmol/L（或 mEq/L），血浆渗透压 < 280 mmol/L。

1. 病因和发生机制　对于各种原因引起的体液丧失，在治疗上只补水（如只予以饮水或输入葡萄糖液）而未注意补钠，容易造成失钠比失水更多的状况，这是导致低渗性脱水的基本原因与机制。

2. 对机体的影响　低渗性脱水的基本变化是

细胞外液明显减少和渗透压降低。由于细胞内液渗透压相对较高，水由细胞外向细胞内转移，使细胞外液更加减少。

（1）易出现循环障碍甚至休克：其机制为①低渗性脱水在原发病因作用下，体液大量丢失；②体液向细胞内转移，使细胞外液进一步减少；③细胞外液低渗抑制 ADH 分泌，使尿量增加或不减少。

（2）脱水体征明显：低渗性脱水时体液减少最明显的部位是细胞间液，因此患者较早出现脱水外貌。在婴幼儿由于中毒性消化不良发生低渗性脱水时可有“三凹”体征，即囟门凹陷、眼窝凹陷和舟状腹。

（3）其他表现：低渗性脱水按失钠程度分成轻、中、重度三类。轻度低渗性脱水，血容量未明显减少，因细胞外液渗透压低，ADH 分泌减少，故尿量无明显降低；当血容量明显降低时，尽管细胞外液渗透压低，ADH 分泌以“血容量优先”原则可明显增加，使肾脏重吸收水增多，故出现明显少尿。低血容量所致 RAAS 激活和血钠降低都可使肾上腺皮质球状带分泌醛固酮增加，因而除了由肾性原因而失钠者（尿钠浓度 > 20 mmol/L）之外，一般地说，低渗性脱水时尿钠量很少（尿钠浓度 < 10 mmol/L）或无。低渗性脱水早期患者因细胞外液低渗可无口渴感；中、后期当 AGT Ⅱ 水平增高时，患者也会有口渴感。重症低渗性脱水患者有神志淡漠、嗜睡、昏迷等中枢神经系统症状，这与休克、酸中毒、脑细胞水肿引起的中枢机能障碍有关。

（四）水中毒

水中毒（water intoxication）也称为高容量性低钠血症（hypervolemic hyponatremia），是指水摄入过多，超过神经内分泌系统调节和肾脏的排水能力，导致大量水分在体内潴留，细胞内、外液容量扩大，从而出现稀释性低钠血症等病理生理改变。

1. 病因与发生机制

（1）摄入或输入过多不含电解质的液体：由于肾脏具有强大的调节水平衡的能力，因此正常人摄入较多水时，一般不会发生水潴留，更不会引起水中毒。然而，口渴中枢受刺激所致饮水过多或精神性饮水过多，超过肾脏排水能力的最大极限时（1 200 mL/h）也可能发生水中毒。尤其是婴幼儿，由于其水、电解质的调节功能尚未成熟，过多给予不含电解质的液体更易发生水中毒。

（2）肾功能不全：肾脏的排水能力降低，容易发生水中毒，特别是急性肾衰竭少尿期或慢性肾衰竭晚期对水的摄入未加控制者。在这种情况下，有功能的肾单位太少，不能排出每日的水负荷，因此即使摄入正常水量也可引起水中毒的发生。

（3）ADH 分泌过多

1）ADH 分泌异常增多综合征（SIADH）：常见于可引起丘脑下部 ADH 分泌增加的疾病，中枢神经系统疾病如脑炎、脑肿瘤、脑脓肿、脑血栓、脑出血等；急性精神病；药物因素如环磷酰胺、长春新碱等；肺部疾病如肺炎、肺结核、肺脓肿、肺不张等。ADH 异位分泌，见于肺燕麦细胞癌、胰腺癌等。

2）其他原因：疼痛、恶心和情绪应激；肾上腺皮质功能低下，糖皮质激素不足，对下丘脑分泌 ADH 的抑制功能减弱；某些药物如吗啡、氯磺丙脲等的作用；外源性 ADH，如应用加压素、催产素。

2. 对机体的影响　细胞内液容量增大或细胞水肿是水中毒的突出表现。这是由于水中毒时，细胞外液量明显增多，且细胞外液的低渗状态又促使大量的水分进入细胞内所致。

轻度水中毒时细胞内、外液量增加可不明显，轻度和慢性水中毒的症状也不明显，可有乏力、头晕、嗜睡、记忆力减退、恶心、呕吐和肌肉挛痛等症状，有时会出现唾液、泪液过多等。

急性重度水中毒（血钠浓度 < 120 mmol/L，血浆渗透压 < 250 mmol/L）主要引起脑细胞水肿和颅内压增高，可危及患者的生命。各种神经精神症状出现较早，如头痛、恶心、呕吐、昏睡、昏迷、惊厥等，症状与血钠下降速度有关。患者可突然发生

脑疝导致心搏、呼吸骤停。此外，水中毒尚能因循环血量增加使心血管系统负荷增大而引起肺水肿或心力衰竭。

高钠血症（hypernatremia）指血清钠浓度 >145 mmol/L，细胞外液一般为高渗性。高钠血症伴细胞外液减少见于高渗性脱水。

（五）高渗性脱水

高渗性脱水（hypertonic dehydration）也称为低容量性高钠血症（hypovolemic hypernatremia），特征是失水多于失钠，血清钠浓度 >145 mmol/L（或 mEq/L），血浆渗透压 >310 mmol/L。

1. 病因和发生机制　机体失水或丢失低渗体液是引起高渗性脱水的主要原因。通常情况下，细胞外液渗透压升高及容量减少可刺激渴感，机体饮水后可使渗透压和细胞外液量恢复正常，因此仅仅因水或低渗液的丢失不易引起高渗性脱水发生。然而在一些特定条件下，如水源断绝、患者不能/不会饮水或患者的渴感丧失，由于机体不能及时补充丢失的水分，才会形成失水多于失钠的状况，导致血浆渗透压升高。

高渗性脱水的病因如下。

（1）单纯失水：①经肺失水，见于各种原因引起的过度通气；②经皮肤失水，见于发热或甲状腺功能亢进时，皮肤不感蒸发水分增多；③经肾失水，见于中枢性尿崩症（ADH 产生和释放不足）及肾性尿崩症（肾远曲小管和集合管对 ADH 缺乏反应）。

（2）丧失低渗体液：①经胃肠道丧失低渗液，见于呕吐大量丢失胃液或婴幼儿慢性腹泻排出大量钠浓度低的水样便；②大量出汗；③反复使用甘露醇或高渗葡萄糖引起渗透性利尿，使水分丢失过多。

2. 对机体的影响

（1）机体的代偿性反应：①口渴求饮（渴感障碍者除外），渴感发生是由于血浆渗透压增高；血容量减少使 RAAS 系统激活，Ang Ⅱ刺激口渴中枢；脱水使唾液分泌减少，口腔咽喉部干燥产生口渴感。②尿少而比重高（尿崩症患者除外），由细胞外液渗透压增高使 ADH 分泌增多所致。③高渗性脱水时细胞内液渗透压相对较细胞外液低，细胞内水分向细胞外转移，使体液丢失以细胞内液更明显。这三个方面的反应使细胞外液渗透压有所回降，也使脱水早期血容量不容易降低到发生休克的程度。

（2）临床表现及其机制：高渗性脱水严重程度不同，其临床表现也有所不同。

在早期、轻度高渗性脱水时，细胞外液渗透压增高而血容量减少不明显，故醛固酮分泌无明显增加，ADH 则增多，导致肾小管重吸收水分大于钠，尿钠浓度偏高。当中、重度脱水时，血容量和肾血流量明显降低，醛固酮分泌增加则尿钠浓度降低。

当严重高渗性脱水使细胞内液明显减少时，因脑细胞脱水和脑压降低，可出现严重程度不同的中枢神经系统症状；严重的脑组织细胞脱水因牵拉作用，可引起脑静脉破裂出血及蛛网膜下腔出血，检查可有血性脑脊液。血容量降低使皮肤血管收缩，细胞内液减少也使汗腺分泌减少，机体散热功能降低。在小儿易引起体温调节中枢功能减弱，体温升高，导致“脱水热”。严重高渗性脱水使血容量明显降低则可引起循环功能障碍，血压降低，发生休克症状。在晚期发生肾功能严重障碍时，血中非蛋白氮（NPN）浓度升高。

三、钾代谢紊乱

（一）低钾血症

血清钾浓度 <3.5 mmol/L（或 mEq/L），称为低钾血症（hypokalemia）。血清钾浓度降低，除了由体内钾分布异常引起者外，往往伴有体钾总量的减少。

1. 原因和发生机制

（1）钾摄入不足：肉类、水果和许多蔬菜中含有丰富的钾，因此正常饮食不会发生低钾血症。在某些疾病情况下，如食管癌、胃幽门梗阻患者，由于不能进食或禁食，静脉输液时又未注意补钾，可引起血钾降低。

（2）失钾过多。

1）经消化道失钾：在严重呕吐、腹泻、肠瘘或作胃肠减压等情况下，由于大量消化液丢失，可引起失钾。同时，失液又可引起血容量降低和醛固酮分泌增加，故也可能使肾排钾增多。

2）经肾失钾：大量使用利尿药、肾功能不全、间质性肾疾患、醛固酮增多、肾小管性酸中毒、缺镁等可使肾排钾增强。

3）经皮肤失钾：高温环境下进行强体力劳动，引起大量出汗，如未补充适当的电解质，可引起低钾。

（3）钾向细胞内转移：见于碱中毒、使用胰岛素、低钾血症型周期性麻痹症和钡中毒等情况。

2. 低钾血症对机体的影响　低钾血症引起的功能代谢变化及其严重程度与血钾浓度降低的速度、幅度及持续时间有关。血钾浓度降低速度越快，浓度越低，对机体的影响越大。一般当血清钾浓度低于3.0 mmol/L或2.5 mmol/L时，才出现较为明显的临床表现。慢性失钾者，尽管血钾浓度较低，临床症状也不很明显。但这种影响在不同个体之间存在较大的差异。

（1）对神经肌肉的影响（表1-4-2）：急性低钾血症时，细胞外液钾浓度（$[K^+]_e$）降低，细胞内液钾浓度（$[K^+]_i$）不变，结果$[K^+]_i/[K^+]_e$的比值增大，细胞内钾外流增多，膜静息电位（*E*m）的绝对值增大，其与阈电位（*E*t）的距离（*E*m－*E*t）加大，使兴奋的刺激阈值也须增高，故引起神经肌肉细胞的兴奋性降低，严重时兴奋性甚至消失，这也称为超极化阻滞。同时由于*E*m–*E*t间距增大，动作电位变化比正常时小，因此0期除极曲线斜率变大，锋电位减小，所以神经肌肉的传导性亦降低。

低钾血症患者最突出的表现是肌无力、肌麻痹、腹胀和麻痹性肠梗阻，严重者可因呼吸肌麻痹而致死。低钾血症患者运动的骨骼肌释放钾减少，局部血管扩张和血流量增加不充分，故能引起肌肉挛缩和缺血性坏死、横纹肌溶解等病理变化。

值得注意的是，除$[K^+]_e$以外，细胞外液$[Ca^{2+}]$变化对神经肌肉兴奋性也有很大影响。细胞外液$[Ca^{2+}]$增高，能抑制0期Na^+内流，即影响了去极化过程，从而使*E*t增高（负值减小）。其结果则与低钾血症时相似，因*E*m－*E*t间距加大，引起肌肉兴奋性降低。血$[Ca^{2+}]$降低，使*E*t值压低（负值增大），较小刺激即可使肌细胞膜去极化达到*E*t，产生动作电位，故肌肉兴奋性增高，临床上有手足搐搦等症状。

（2）对心脏的影响：低钾血症对心脏的影响主要是引起心律失常，表现为发生期前收缩、房室传导阻滞，严重者发生心室颤动，导致心力衰竭。这与血钾明显降低引起心肌电生理异常改变有关。

1）低钾血症时心肌电生理的变化特点：①自律性。自律性取决于自律性细胞4期自动除极化的速度快慢。低钾血症时$[K^+]_e$降低，使心肌细胞膜对钾的通透性降低，自律性细胞4期自动除极过程中的K^+外流减少，Na^+或Ca^{2+}内流相对增加，

表1-4-2　血清钾和钙离子浓度对神经肌肉兴奋性的影响

	*E*m（mV）	*E*t（mV）	*E*m－*E*t（mV）	神经肌肉兴奋性
正常	−90	−65	−25	正常
低钾血症	负值增大	−65	加大（超极化阻滞）	降低
高钾血症	负值减小	−65	缩小（部分去极化→去极化阻滞）	升高→降低
低钙血症	−90	负值增大	缩小（部分去极化）	升高
高钙血症	−90	负值减小	加大（超极化）	降低

使除极化加快，引起自律性增高。②兴奋性。按照Nernst方程式，急性低钾血症时，$[K^+]_i/[K^+]_e$的比值增大，*E*m的绝对值应该增大。但是，由于$[K^+]_e$降低时，心肌细胞膜对钾的通透性降低，细胞内钾外流减少，使*E*m绝对值反而减小，*E*m–*E*t间距减小，因而心肌细胞的兴奋性增高。③传导性。心肌细胞*E*m绝对值和*E*m–*E*t间距减小，使0期除极化速度减慢、幅度减小，兴奋位点与周边的电位差缩小，兴奋的扩布减慢，导致传导性降低。④收缩性。心肌细胞的收缩性与动作电位2期Ca^{2+}内流的速度有关。低钾血症时$[K^+]_e$降低，其对复极化2期Ca^{2+}内流的抑制作用减弱，复极化2期Ca^{2+}内流加速，使$[Ca^{2+}]_i$升高较快，心肌的兴奋－收缩偶联过程加强，因此心肌的收缩性增高。但在严重或慢性低钾血症时，因细胞内缺钾，影响细胞代谢，使心肌结构破坏，所以心肌收缩性降低。

2）低钾血症时的心电图（ECG）变化：①传导性降低可引起心电图P–R间期延长，QRS复合波增宽，分别反映房室和室内传导阻滞；②2期Ca^{2+}内流加速，促进了一时性K^+外流，引起复极化2期加快，ECG上表现为S–T段压低；③3期钾外流减慢，复极化3期延长，心肌超常期延长，引起T波低平、增宽、倒置，U波明显，Q–T间期延长等ECG变化。

（3）其他：低钾血症可引起组织学上有明显肾小管损伤和间质纤维化表现的“缺钾性肾病”（nephropathy of potassium depletion）、碱中毒、细胞内合成代谢降低、中枢神经兴奋性降低等改变。

（二）高钾血症

血清K^+浓度＞5.5 mmol/L称为高钾血症（hyperkalemia）。

1. 原因和发生机制

（1）摄入过多：除了罕见地把KCl误当成其他药物进行静脉注射而发生的医疗事故，或KCl静脉滴注过快、浓度过高，或对肾功能不全患者补含钾溶液外，几乎没有其他使钾摄入过多的情况。口服含钾溶液，即使钾浓度较高，因肠道对钾吸收有限，过高浓度的钾又会引起呕吐、腹泻，故一般不会引起有严重后果的高钾血症。

（2）肾排钾减少：这是引起体内钾潴留和高钾血症的主要原因。肾排钾减少可见于：①急性肾衰竭的少尿期；慢性肾衰竭终末期（少尿）；休克、大失血等原因引起的肾小球滤过率（GFR）严重降低。临床上无尿患者每天血清钾浓度可增高0.7 mmol/L。②高钾型远曲小管性酸中毒，又称Ⅳ型肾小管性酸中毒。由于同时存在泌H^+和Na^+重吸收的障碍，Na^+重吸收障碍使肾小管腔内负电位减小，K^+的排出也就受限。③醛固酮分泌减少或肾小管对醛固酮反应性降低的有关疾病或病理变化，如Addison病、双侧肾上腺切除、糖尿病性肾病、肾小管－间质性肾病、醛固酮抵抗等。由于肾小管对钠的重吸收减少，使钾的分泌也减少，引起钾潴留。④长期使用能引起钾潴留的利尿剂，如氨苯蝶啶和螺内酯，能拮抗醛固酮的作用，促进高钾血症的发生。

（3）细胞内钾释出至细胞外：使K^+由细胞内释出增多能引起细胞外液$[K^+]$增高的因素包括以下6个方面。①酸中毒：引起细胞内、外K^+–H^+交换的同时，肾小管则以Na^+–H^+交换为主，Na^+–K^+交换减少，导致细胞外液$[K^+]$增高。②大量溶血或组织损伤、坏死，包括淋巴瘤和白血病放疗或化疗后，使组织细胞释出大量K^+。③各种原因引起的严重组织缺氧：细胞ATP生成不足，膜钠泵功能障碍，使细胞内$[Na^+]$增高，细胞外K^+增多。④肌肉过度运动，如破伤风、癫痫持续状态，肌细胞糖原、蛋白质分解加强，K^+释出增多。糖尿病酮症酸中毒时，除了因酸中毒引起血钾增高外，由于胰岛素不足，K^+进入细胞内减少；高血糖使血浆渗透压增高，引起细胞脱水和细胞内$[K^+]$增高，促进K^+的外移；同时又有细胞内糖原、蛋白质分解及肾功能障碍等因素，因而严重糖尿病患者可出现血钾增高。⑤高钾血症型家族性周期性麻痹：发作时细胞内K^+转移至细胞外，引起高钾血症。⑥某些药物的作用，如过量洋地黄能抑制钠泵活性，普萘洛尔可阻滞β受体，两者都影响细胞外 K^+ 进入细胞内，引起细胞外液［K^+］增高。

2. 对机体的影响

（1）对神经肌肉兴奋性的影响（表 1-4-2）：轻度高钾血症（5.5 ~ 7.0 mmol/L）常表现为神经肌肉兴奋性增加；重度高钾血症（7.0 ~ 9.0 mmol/L）常使肌细胞出现去极化阻滞状态，引起肌麻痹。

轻度细胞外液［K^+］增高时，$[K^+]_i/[K^+]_e$ 的比值减小，因细胞内外 K^+ 的浓度梯度缩小使钾外流减少，故 Em 绝对值变小，Em – Et 间距缩小，使兴奋性增加，临床上有手足感觉异常，震颤、肌痛或肠绞痛与腹泻。重度 $[K^+]_e$ 增高则使 Em – Et 间距过小，使快 Na^+ 通道失活，肌细胞失去兴奋性，临床上有肌肉软弱、弛缓性麻痹等症状。

（2）对心脏的影响：高钾血症对心脏的影响与低钾血症一样也能引起心律失常或发生心室颤动；但与低钾血症不同的是，严重高钾血症可引起心脏停搏。

1）高钾血症时心肌电生理特点：①自律性。高钾血症时，$[K^+]_e$ 增高，自律细胞复极化后膜对 K^+ 的通透性增高，4 期 K^+ 外流增加，使自动除极化减慢，因而自律性降低。②兴奋性：$[K^+]_e$ 增高，使心肌细胞 Em 负值减小，Em–Et 间距缩小，因此在轻度高钾时兴奋性增高，重度高钾时兴奋性降低。③传导性：Em–Et 间距缩小，使 0 期除极化速度减慢、幅度减低，所以传导性降低。④收缩性：$[K^+]_e$ 增高，可以抑制 2 期钙内流，影响心肌细胞内的兴奋 – 收缩偶联，使收缩性降低。

2）高钾血症时的心电图（ECG）特征：①心房肌细胞动作电位降低，使 P 波压低、增宽或消失。②传导性降低，使 P–R 间期延长，QRS 复合波增宽。③ 3 期钾外流加速，使心肌细胞有效不应期缩短，超常期变化不大；反映复极化 3 期的 T 波高耸，反映动作电位的 Q–T 间期缩短或正常。④自律性降低、传导性降低和心肌兴奋性降低，故有心率减慢（可伴有心律不齐）甚至停搏的 ECG 表现。

3）高钾血症时心律失常的表现：急性高钾血症时，传导性降低使传导缓慢和引起单向传导阻滞，且心肌细胞有效不应期缩短，因而容易引起兴奋折返，故常发生包括心室颤动在内的各种心律失常。严重高钾血症可因自律性降低、传导阻滞和兴奋性丧失而发生心搏骤停。

（3）对酸碱平衡的影响：高钾血症因细胞外液［K^+］增高，使 K^+ 向细胞内转移，为保持体液的电中性，H^+ 向细胞外转移；肾小管在重吸收 Na^+ 时，排 K^+ 增多、排 H^+ 减少，这两方面都使血浆［H^+］增高，故可发生代谢性酸中毒。由血钾增高作为主要原因引起的代谢性酸中毒，与一般代谢性酸中毒不同，其尿液偏中性或碱性，因此也称为“反常性碱性尿”。

（刘 玮）

第二节 酸碱平衡紊乱

思维导图

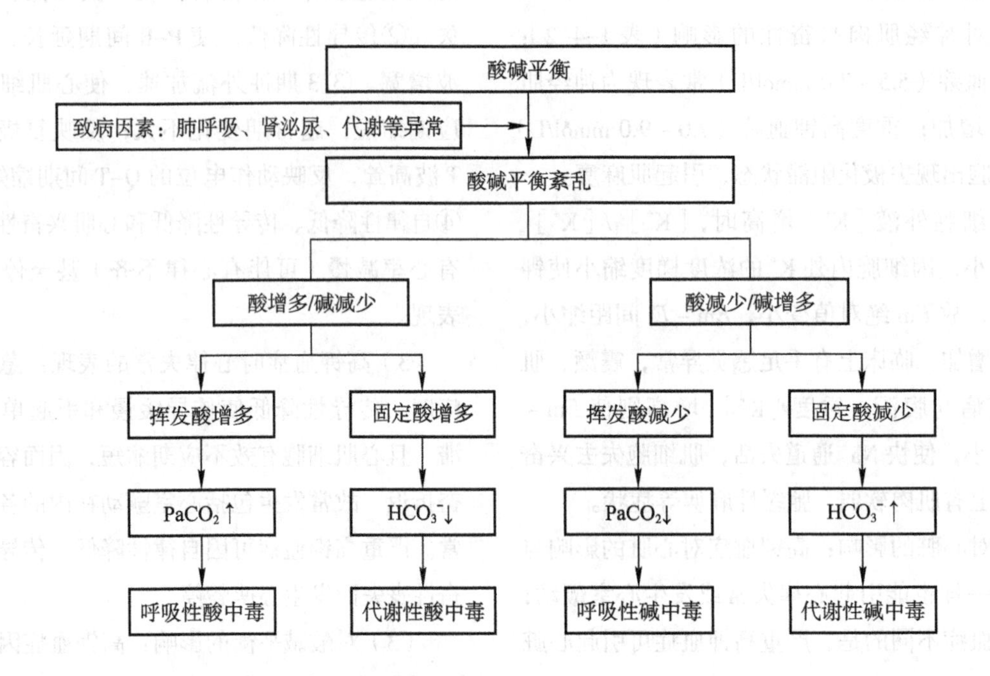

机体内环境必须具有适宜的酸碱度才能维持正常的代谢和生理功能。体液酸碱度的相对恒定是维持内环境稳定的重要组成部分之一。正常情况下，尽管机体经常摄入一些酸性或碱性食物，在代谢过程中也不断生成酸性或碱性物质，但体液的酸碱度依靠体内的缓冲和调节功能仍相对恒定，表现为动脉血 pH 为 7.35～7.45，平均值为 7.40，呈弱碱性，变动范围很窄。这种机体自动维持体内酸碱相对稳定的过程，称为酸碱平衡（acid-base balance）。

病理情况下可因酸碱超负荷、严重不足或调节机制障碍，导致体内酸碱稳态破坏，称为酸碱平衡紊乱（acid-base disturbance）或酸碱失衡（acid-base imbalance）。

酸碱平衡紊乱可分为单纯型酸碱平衡紊乱（simple acid-base disturbance）和混合型酸碱平衡紊乱（mixed acid-base disturbance）。单纯型酸碱平衡紊乱分为 4 种类型，即代谢性酸中毒、呼吸性酸中毒、代谢性碱中毒和呼吸性碱中毒。

一、代谢性酸中毒

代谢性酸中毒（metabolic acidosis）是指由于体内固定酸生成过多，或肾脏排酸减少，以及 HCO_3^- 大量丢失，导致血浆 HCO_3^- 浓度原发性降低。

阴离子间隙（anion gap，AG）指血浆中未测定的阴离子（undetermined anion，UA）量减去未测定的阳离子（undetermined cation，UC）量的差值，即 AG = UA − UC。UA 包括蛋白质阴离子 Pr^-（15 mEq/L）、HPO_4^{2-}（2 mEq/L）、SO_4^{2-}（1 mEq/L）和有机酸根阴离子（5 mEq/L），UC 包括 K^+（4.5 mEq/L）、Ca^{2+}（5 mEq/L）和 Mg^{2+}（1.5 mEq/L）。血浆中的阳离子总量 = Na^+ + UC，阴离子总量 = Cl^- + HCO_3^- + UA。由于血浆中的阳离子和阴离子的总当量数相等，所以 AG = Na^+ −（Cl^- + HCO_3^-），AG 的正常值为 10～14 mEq/L [（12 ± 2）mEq/L]。AG 对于区分不同类型的代谢性酸中毒具有重要意义，根据 AG 变化，代谢性酸中毒可分为 AG 增高型代谢

性酸中毒和 AG 正常型代谢性酸中毒两类。

（一）原因和机制

1. AG 增高型代谢性酸中毒

（1）乳酸酸中毒（lactic acidosis）：正常人血浆乳酸浓度为 0.5～1.5 mmol/L，当血浆乳酸浓度 >5 mmol/L 时，称为乳酸酸中毒。造成乳酸酸中毒的原因包括乳酸产生过多和乳酸利用障碍。乳酸产生过多主要是由于组织绝对或相对缺氧，导致细胞内糖无氧酵解增强使乳酸生成增加。休克、心力衰竭、呼吸衰竭、严重贫血、CO 中毒、急性肺水肿等造成组织供氧严重不足，或者癫痫发作、抽搐、剧烈运动等导致高代谢状态，使氧消耗过多而造成组织相对缺氧，这些情况均可引起糖无氧酵解过程增强而产生大量乳酸，导致乳酸酸中毒。乳酸利用障碍主要见于严重肝脏疾病，尤其是严重肝硬化。严重肝脏疾病时，由于肝功能障碍导致乳酸转变为丙酮酸减少，乳酸的利用发生障碍而引起血浆乳酸浓度过高，产生乳酸酸中毒。

（2）酮症酸中毒（ketoacidosis）：常见于糖尿病和饥饿时。糖尿病患者由于糖代谢严重紊乱，导致脂肪分解加速，结果产生大量酮体（乙酰乙酸、β-羟丁酸和丙酮）。由于血清酮体积聚而引起的代谢性酸中毒称酮症酸中毒。糖尿病酮症酸中毒是糖尿病的一种十分常见的严重急性并发症。饥饿性酮症是指由于各种原因不能进食或消化吸收不良，使糖类摄入严重不足而肝糖原又消耗殆尽，以至脂肪分解加速导致酮体生成增加，产生酮症酸中毒。

（3）肾衰竭：各种原因引起的肾衰竭，可因肾小球滤过率严重下降使硫酸、磷酸及其他固定酸等酸性代谢产物在体内蓄积，造成 AG 增高型代谢性酸中毒。

（4）可产生固定酸（盐酸除外）的物质进入体内过多：水杨酸制剂（如阿司匹林）在胃和小肠吸收过程中被吸收后，迅速被胃黏膜、血浆、红细胞及肝细胞中的酯酶水解为水杨酸。因此，大量服用水杨酸类药物，可引起 AG 增高的代谢性酸中毒。

2. AG 正常型代谢性酸中毒　HCO_3^- 经肠液以及经肾脏大量丢失，引起血浆 HCO_3^- 浓度原发性下降，通常血浆中不伴有其他酸根阴离子异常积聚，但血清 Cl^- 水平升高，这种酸中毒称为 AG 正常型高血氯性代谢性酸中毒。

（1）肾小管性酸中毒（renal tubular acidosis，RTA）：分为远端肾小管性酸中毒（renal tubular acidosis-Ⅰ，Ⅰ型 RTA）和近端肾小管性酸中毒（renal tubular acidosis-Ⅱ，Ⅱ型 RTA）。远端肾小管性酸中毒通常是由于远端肾小管排泌 H^+ 障碍所致，常常伴有低钾血症。近端肾小管性酸中毒通常是由于近曲小管病变，排泌 H^+ 及 HCO_3^- 重吸收发生障碍所致。

（2）从肠道丢失 HCO_3^- 过多：肠液中含有丰富的 HCO_3^-，严重腹泻、肠瘘以及肠引流等可造成 HCO_3^- 大量丢失而引起 AG 正常型高血氯性代谢性酸中毒。

（3）可产生盐酸的药物摄入过多：临床上大量使用氯化铵、盐酸精氨酸或盐酸赖氨酸等药物时，常引起体内 HCl 浓度升高，这是因为这些药物在体内代谢过程中可产生大量 HCl，导致 AG 正常型高血氯性代谢性酸中毒。

（4）高钾血症：血清 K^+ 浓度增加可通过 2 条途径使血浆中 H^+ 浓度升高，产生 AG 正常型代谢性酸中毒。一是细胞外液 K^+ 浓度增高促使 K^+ 进入细胞内，并以 H^+-K^+ 交换方式使细胞内的 H^+ 移出：细胞内 H^+ 减少，使细胞内液碱中毒；细胞外液中 H^+ 增加，使细胞外液酸中毒。二是肾小管上皮细胞泌 K^+ 功能增强，通过 K^+-Na^+ 交换的增强而抑制 H^+-Na^+ 交换，使远曲小管上皮细胞排泌 H^+ 减少，致使血液中 H^+ 浓度升高，而尿液呈碱性，引起反常性碱性尿。

（5）低醛固酮血症：醛固酮具有促进远端肾小管重吸收钠，排泌钾及排泌 H^+ 的作用。无论是原发性低醛固酮血症，还是继发性低醛固酮血症，均可导致远端肾小管分泌 H^+ 及排泌 K^+ 减少，从而使血浆中的 H^+ 及 K^+ 增加，引起 AG 正常型代谢性酸中毒和高钾血症。

在临床上往往可见到一些混合型代谢性酸中毒，例如严重腹泻合并休克，患者可出现AG增高型合并高血氯性代谢性酸中毒。

（二）代偿调节机制

1. 缓冲体系的缓冲调节　血浆缓冲体系中的各种缓冲碱迅速对固定酸进行缓冲，造成 HCO_3^- 和其他缓冲碱被不断消耗而减少。在缓冲过程中 H^+ 与 HCO_3^- 作用所形成的 H_2CO_3，可分解为 H_2O 和 CO_2，CO_2 可由肺呼出体外。

2. 肺的代偿调节　机体通过提高呼吸频率和幅度来增加肺泡通气量及 CO_2 的排出量，并以此调节血浆中 H_2CO_3 的浓度。经过肺的调节后，若［HCO_3^-］/［H_2CO_3］的比值接近于20∶1，则pH进入正常范围，此为代偿性代谢性酸中毒（compensated metabolic acidosis）；若［HCO_3^-］/［H_2CO_3］的比值仍明显低于20∶1，则pH仍低于正常，为失代偿性代谢性酸中毒（decompensated metabolic acidosis）。呼吸的代偿反应比较迅速，在代谢性酸中毒发生后几分钟内即可出现呼吸运动的明显增加，并能在数小时内达到代偿高峰。但是肺的代偿调节是有限度的，主要原因是 H^+ 浓度增加引起肺的呼吸运动加深加快，使 CO_2 排出增加的同时也降低了 $PaCO_2$，而 $PaCO_2$ 下降则会反射性引起肺的呼吸运动减慢变浅，这部分抵消掉因血液 H^+ 浓度增加对呼吸中枢的兴奋作用。

3. 肾脏的代偿调节　酸中毒发生数小时后肾脏便开始进行代偿调节，通常在3～5天内达到代偿高峰。肾脏的代偿机制如下：

（1）$NaHCO_3$ 的重吸收增加：酸中毒时，肾小管上皮细胞内碳酸酐酶（carbonic anhydrase，CA）活性增加，使肾小管上皮细胞内 H_2O 与 CO_2 结合生成 H_2CO_3 增加，H_2CO_3 分解为 H^+ 和 HCO_3^- 后，H^+ 由肾小管上皮细胞分泌进入小管液中，或经 H^+-Na^+ 运转交换机制将小管中的 Na^+ 换回，换回的 Na^+ 与留在肾小管上皮细胞内的 HCO_3^- 一起经基侧膜转运进入血液。代谢性酸中毒时肾脏以这种代偿方式使 $NaHCO_3$ 重吸收增加。

（2）NH_4^+ 排出增加：肾小管上皮细胞内有谷氨酰胺酶（glutaminase，GLS），酸中毒时该酶活性增加，促使谷氨酰胺释放 NH_3 增加。在近曲小管上皮细胞内 NH_3 与 H^+ 结合生成 NH_4^+，并以 NH_4^+-Na^+ 交换方式进入小管液中；在远曲小管上皮细胞内产生的 NH_3 则直接弥散进入小管液中与小管液中的 H^+ 结合生成 NH_4^+，接着小管液中的 NH_4^+ 与 Cl^- 结合形成 NH_4Cl 并从尿中排出。铵盐随尿排出增加，实际上增加了 H^+ 的排出。近曲小管 NH_4^+-Na^+ 交换所换回的 Na^+ 与肾小管上皮细胞内的 HCO_3^- 一起转运入血液，使血液 $NaHCO_3$ 有所增加。

（3）磷酸盐的酸化加强：酸中毒时，肾小管上皮细胞分泌到小管液中的 H^+ 增加，与肾小球滤过的 Na_2HPO_4 中的一个 Na^+ 进行交换，结果导致小管液中 NaH_2PO_4 生成增加，NaH_2PO_4 最终随尿排出从而加速了 H^+ 的清除。

总之，除了肾衰竭引起的代谢性酸中毒和肾小管性酸中毒外，其他各种原因引起的代谢性酸中毒肾脏都能充分发挥其排酸保碱的代偿调节作用。肾脏的这种代偿调节作用是强大而持久的，但也是有限度的。

（三）对机体的影响

代谢性酸中毒对机体的影响是多方面的，对机体影响的严重程度与代谢性酸中毒的严重程度密切相关，主要表现在如下几个方面。

1. 对心血管系统的影响

（1）心律失常：代谢性酸中毒时心率的变化为双向性，即轻度酸中毒时心率加快，严重酸中毒时心率减慢。心率加快可能是因为血浆 H^+ 增加，对外周化学感受器的刺激作用加强，反射性引起交感-肾上腺髓质系统兴奋，使儿茶酚胺分泌增加所致。另外，心率加快还可能与酸中毒引起的轻度高钾血症有关，因为轻度高钾血症使心肌兴奋性增加。心率减慢可能是由于严重酸中毒使乙酰胆碱酯酶活性降低，引起乙酰胆碱积聚所致。此外，心率减慢也可能与酸中毒导致的重度高钾血症有关，因为严重高钾血症时心肌兴奋性和自律性降低，可造成心率减慢甚至心搏停止。

（2）心肌收缩力减弱：酸中毒时心肌收缩力减弱的可能机制如下。①生物氧化酶受到抑制，ATP生成减少导致肌质网钙泵功能障碍，因而使肌质网对 Ca^{2+} 的摄取、储存和释放发生障碍，最终导致心肌兴奋－收缩偶联障碍而使心肌收缩力减弱。②血浆 H^+ 浓度增加，抑制细胞外 Ca^{2+} 内流，造成心肌细胞除极化时胞质中 Ca^{2+} 浓度降低，发生兴奋－收缩偶联障碍使心肌收缩力减弱。③心肌细胞内 H^+ 增加，H^+ 与 Ca^{2+} 竞争肌钙蛋白上的钙结合位点，从而阻碍 Ca^{2+} 与肌钙蛋白的结合，造成兴奋收缩偶联障碍也使心肌收缩力减弱。④生物氧化酶活性降低，ATP生成减少，可因能量生成障碍导致心肌收缩力减弱。

（3）小血管舒张：酸中毒时 H^+ 的显著增加可使血管平滑肌对儿茶酚胺的反应性下降而发生松弛，引起小血管舒张，这在毛细血管前括约肌最为明显。阻力血管舒张使外周阻力降低，动脉血压下降，严重者可导致休克。毛细血管前括约肌松弛引起真毛细血管网大量开放，使血管容量增加，造成微循环淤血，可导致或加重休克。

2. 对呼吸系统的影响　代谢性酸中毒时，由于 H^+ 对中枢化学感受器及外周化学感受器的刺激作用增强，从而引起呼吸中枢兴奋，导致呼吸运动加深加快。

3. 对中枢神经系统的影响　代谢性酸中毒时，中枢神经系统主要表现为中枢抑制，轻者意识障碍，重者嗜睡、昏迷，这可能与下列因素有关。①γ－氨基丁酸增加：代谢性酸中毒时脑组织中谷氨酸脱羧酶活性增强，使γ－氨基丁酸生成增加，γ－氨基丁酸为抑制性神经递质，对中枢神经系统具有抑制作用。②ATP生成减少：酸中毒时生物氧化酶的活性受抑制，使ATP生成减少，导致脑组织能量缺乏而出现抑制状态。

4. 对钾代谢的影响　一般来说，酸中毒与高钾血症互为因果关系，即酸中毒引起高钾血症，高钾血症引起酸中毒。酸中毒时细胞外液 H^+ 增加并向细胞内转移，为了维持电荷平衡细胞内的 K^+ 以 H^+-K^+ 交换方式向细胞外转移，引起血清钾增高；此外，酸中毒时肾排泌 H^+ 增加，排泌 K^+ 减少导致钾在体内潴留，也引起高钾血症。但也有酸中毒与低钾血症同时并存的情况存在，如肾小管性酸中毒因肾排泌 K^+ 较多，可出现低钾血症；又如严重腹泻导致酸中毒时，既有 HCO_3^- 随肠液的大量丢失，也有 K^+ 随肠液的大量丢失，故可出现低钾血症。

二、呼吸性酸中毒

呼吸性酸中毒（respiratory acidosis）是指因 CO_2 呼出减少或 CO_2 吸入过多，导致血浆 H_2CO_3 浓度原发性增高，$PaCO_2$ 升高。根据其发生速度的快慢可分为急性呼吸性酸中毒和慢性呼吸性酸中毒两大类。

（一）病因

呼吸性酸中毒病因主要包括呼吸中枢抑制、神经病变、呼吸肌活动障碍、胸廓异常、气道阻塞、肺部疾病、CO_2 吸入过多。

（二）代偿调节机制

呼吸性酸中毒主要由呼吸障碍引起，所以呼吸系统不能对其发挥代偿调节作用。又由于血浆碳酸氢盐缓冲对不能缓冲血浆中增加的 H_2CO_3，故当血浆碳酸浓度增加时，只能通过血浆非碳酸氢盐缓冲对进行缓冲调节，但是血浆非碳酸氢盐缓冲对的缓冲调节能力十分有限，故所起的代偿作用不大。

呼吸性酸中毒时，机体的主要代偿调节机制如下。

1. 细胞内外离子交换和细胞内缓冲　这是急性呼吸性酸中毒的主要代偿方式。急性呼吸性酸中毒时，CO_2 大量潴留使血浆 H_2CO_3 浓度升高，H_2CO_3 分解为 H^+ 和 HCO_3^-，导致血浆内的 H^+ 和 HCO_3^- 增加。然后 H^+ 迅速进入细胞并与细胞内的 K^+ 进行交换（这可导致高钾血症），H^+ 进入细胞后由细胞内的蛋白质缓冲对缓冲。留在血浆中的 HCO_3^- 使血浆 HCO_3^- 浓度有所增加，具有一定的代偿作用。此外，急性呼吸性酸中毒时，由于血浆 CO_2 潴留使 CO_2 迅速弥散进入红细胞，并在红细胞内的碳酸酐酶（carbonic anhydrase，CA）催化下生成 H_2CO_3，H_2CO_3 进而解离为 H^+ 和 HCO_3^-。红细胞内增加的 H^+ 不断被血红蛋白缓冲对缓冲；红细胞内增加的 HCO_3^- 则不断从红细胞进入血浆与血浆中的 Cl^- 进行交换，结果导致血浆 HCO_3^- 浓度有所增加，而血浆 Cl^- 浓度有所降低。急性呼吸性酸中毒时，经以上代偿方式可使血浆 HCO_3^- 浓度继发性增加，但增加的量非常有限，反映酸碱的代谢性指标增加不明显。

2. 肾脏代偿调节　这是慢性呼吸性酸中毒时的主要代偿方式。慢性呼吸性酸中毒时，肾脏的代偿调节与代谢性酸中毒时相似，肾小管上皮细胞内CA和GLS活性均增加，肾脏分泌 H^+、排 NH_4^+ 和重吸收 $NaHCO_3$ 的作用显著增强。通过肾脏等代偿后，血浆 HCO_3^- 升高。

（三）对机体的影响

1. 对心血管系统的影响　呼吸性酸中毒对心血管系统的影响与代谢性酸中毒时相似。

2. 对中枢神经系统功能的影响　急性呼吸性酸中毒通常有明显的神经系统症状。早期症状为头痛、视觉模糊、烦躁不安、疲乏无力等；进一步发展则出现震颤、精神错乱、神志模糊、谵妄、嗜睡，甚至昏迷。呼吸性酸中毒时，高浓度的 CO_2 引起脑血管扩张和脑血流增加，可导致颅内压和脑脊液压力明显升高。眼底检查可见视神经盘水肿。此外，CO_2 分子为脂溶性，能迅速透过血脑屏障并引起脑脊液中 H_2CO_3 增加；而 HCO_3^- 为水溶性很难透过血脑屏障进入脑脊液内，结果造成脑脊液内 $[HCO_3^-]/[H_2CO_3]$ 的比值显著降低，导致脑脊液pH比血浆pH更低，这可能是呼吸性酸中毒时神经系统功能紊乱比代谢性酸中毒时更为显著的原因之一。

3. 对呼吸系统的影响　临床表现主要是呼吸困难，包括呼吸急促或呼吸抑制。

4. 对电解质代谢的影响　呼吸性酸中毒往往伴有高钾血症和低氯血症。

三、代谢性碱中毒

代谢性碱中毒（metabolic alkalosis）指由于 H^+ 丢失过多，H^+ 转入细胞内过多，以及碱性物质输入过多等原因，导致血浆 HCO_3^- 浓度原发性增高。

按给予盐水治疗是否有效分为2种类型：盐水反应性碱中毒（saline-responsive alkalosis）和盐水抵抗性碱中毒（saline-resistant alkalosis）。前者主要见于频繁呕吐、胃液引流时，后者主要见于原发性醛固酮增多症及严重低钾血症等。

（一）病因和机制

1. H^+ 丢失过多

（1）H^+ 经胃液丢失过多：常见于剧烈频繁呕吐及胃管引流引起富含HCl的胃液大量丢失，使 H^+ 丢失过多。胃液中 H^+ 是由胃黏膜壁细胞主动分泌的，最高浓度可达150 mmol/L，比血液高三四百万倍。这是因为胃黏膜壁细胞含有足够的CA，能将 CO_2 和 H_2O 催化生成 H_2CO_3，H_2CO_3 解离为 H^+ 和 HCO_3^-，然后 H^+ 与来自血浆的 Cl^- 形成HCl，并以 H^+ 和 Cl^- 的形式被分泌入胃液；壁细胞内由 H_2CO_3 解离生成的 HCO_3^- 则进入血浆。正常情况下，含有HCl的胃液进入小肠后便被肠液中的 HCO_3^- 中和。当胃液大量丢失后，进入十二指肠的 H^+ 减少，刺激胰腺向肠腔分泌 HCO_3^- 的作用减弱，造成血浆 HCO_3^- 潴留；与此同时，肠液中的 $NaHCO_3$ 因得不到HCl的中和而被吸收入血，也使血浆 HCO_3^- 增加，导致代谢性碱中毒。此外，胃液丢失使 K^+ 丢失，可致低钾血症，引起低钾性碱中毒；而胃液中的 Cl^- 大量丢失又可致低氯血症，引起低氯性碱中毒。

（2）H^+ 经肾丢失过多：①见于醛固酮分泌异常增加。无论是原发性醛固酮增多症还是继发性醛固酮增多症，只要醛固酮分泌增加，就可加速远曲小管和集合管对 H^+ 和 K^+ 的排泌，并促进肾小管

对 $NaHCO_3$ 的重吸收。②排 H^+ 利尿药使用，例如髓袢利尿剂（呋塞米、依他尼酸）进行利尿时，肾小管髓袢升支对 Cl^-、Na^+ 和 H_2O 的重吸收受到抑制，使远端肾小管内液体的速度加快、Na^+ 含量增加，激活 H^+-Na^+ 交换机制，促进了肾小管对 Na^+、HCO_3^- 的重吸收与 H^+ 排泌。由于 H^+、Cl^- 和 H_2O 经肾大量排出和 $NaHCO_3$ 大量重吸收，导致细胞外液 Cl^- 浓度降低和 HCO_3^- 含量增加，引起浓缩性碱中毒。

2. 碱性物质输入过多 ① HCO_3^- 输入过多：主要发生在用 $NaHCO_3$ 纠正代谢性酸中毒时。若患者有明显的肾功能障碍，在骤然输入大剂量 $NaHCO_3$ 或较长期输入 $NaHCO_3$ 时，可发生代谢性碱中毒。胃、十二指肠溃疡患者在服用过量的 $NaHCO_3$ 时，偶尔也可发生代谢性碱中毒。②大量输入库存血：库存血液中含抗凝剂柠檬酸盐，后者输入体内后经代谢生成 HCO_3^-。若输入库存血液过多，则可使血浆 HCO_3^- 增加，发生代谢性碱中毒。

3. 低钾血症 是引起代谢性碱中毒的原因之一。因为低钾血症时，细胞内液的 K^+ 向细胞外液转移以部分补充细胞外液的 K^+ 不足，为了维持电荷平衡细胞外液中的 H^+ 则向细胞内转移，从而导致细胞外液中的 H^+ 减少引起代谢性碱中毒。此外，低钾血症时肾小管上皮细胞向肾小管腔分泌 K^+ 减少，而分泌 H^+ 增加，即 K^+-Na^+ 交换减少、H^+-Na^+ 交换增加，肾小管对 $NaHCO_3$ 的重吸收加强，导致血浆 HCO_3^- 浓度升高，由于肾脏泌 H^+ 增多，尿液呈酸性故称为反常性酸性尿。

4. 低氯血症 肾小球滤过的 Cl^- 减少，肾小管液中的 Cl^- 相应减少，髓袢升支粗段对 Na^+ 的主动重吸收因此减少，导致流经远曲小管的小管液中 Na^+ 浓度增加，使肾小管重吸收 $NaHCO_3$ 增加，引起低氯性碱中毒。

（二）代偿调节机制

1. 血液缓冲系统的缓冲和细胞内外的离子交换 代谢性碱中毒时，血浆［H^+］降低，［OH^-］升高，OH^- 可被血浆缓冲系统中的弱酸中和。

经过血浆缓冲系统的缓冲调节后，强碱变成弱碱，并使包括 HCO_3^- 在内的缓冲碱增加。此外，代谢性碱中毒时细胞外液 H^+ 浓度降低，细胞内液中的 H^+ 向细胞外转移，细胞外液中的 K^+ 进入细胞，使细胞外液中的 K^+ 减少，从而引起低钾血症。

2. 肺的代偿调节 代谢性碱中毒时，由于细胞外液中 H^+ 浓度下降，对延髓中枢化学感受器以及颈动脉体和主动脉体外周化学感受器的刺激减弱，反射性引起呼吸中枢抑制，使呼吸变浅变慢，肺泡通气量减少，导致 CO_2 排出减少，$PaCO_2$ 升高，血浆 H_2CO_3 浓度继发性升高。

3. 肾脏的代偿调节 代谢性碱中毒时，血浆 H^+ 浓度下降，pH 升高使肾小管上皮细胞内的 CA 和 GLS 活性减弱，肾小管上皮细胞产生 H^+ 和 NH_3 减少，因而肾小管泌 H^+ 和 NH_4^+ 减少，对 $NaHCO_3$ 的重吸收也相应减少，导致血浆 HCO_3^- 浓度有所降低。由于 HCO_3^- 从尿中排出增加，在代谢性碱中毒时尿液呈现碱性；但在低钾性碱中毒时，肾小管上皮细胞内酸中毒导致泌 H^+ 增多，尿液呈酸性。肾对 HCO_3^- 排出增多的最大代偿时限需要 3～5 天，所以急性代谢性碱中毒时肾代偿不起主要作用。

通过以上各种代偿调节，若能使［HCO_3^-］/［H_2CO_3］的比值维持于 20∶1，则血浆 pH 可维持在正常范围，这称为代偿性代谢性碱中毒。若［HCO_3^-］/［H_2CO_3］的比值仍高于 20∶1，则血浆 pH 仍高于正常，这称为失代偿性代谢性碱中毒。

（三）对机体的影响

1. 对神经肌肉的影响 急性代谢性碱中毒时，由于血浆 pH 迅速升高而使血浆游离钙（Ca^{2+}）迅速降低，常导致患者发生手足抽搐和神经肌肉的应急性增高。但如果代谢性碱中毒伴严重低钾血症时，则往往表现为肌肉无力或麻痹。

2. 对中枢神经系统的影响 严重代谢性碱中毒可引起烦躁不安、精神错乱，有时甚至发生谵妄等中枢神经系统兴奋症状。这与碱中毒时中枢神经系统抑制性神经递质 γ-氨基丁酸减少有关。因碱中毒时，谷氨酸脱羧酶活性降低使 γ-氨基丁酸生成减少，而碱中毒时 γ－氨基丁酸转氨酶活性增高又使 γ－氨基丁酸分解加强。γ－氨基丁酸减少导致对中枢神经系统的抑制作用减弱，因而使中枢神经系统兴奋作用加强。但同时，由于血浆 pH 增高使血红蛋白氧离曲线左移，氧合血红蛋白解离合释放氧的能力降低，而此时脑组织对缺氧十分敏感，故易引起精神症状，甚至昏迷。

3. 组织缺氧　碱中毒时因 pH 升高导致氧离曲线左移。此时，PaO_2、CaO_2、CO_2max、SaO_2 均在正常范围，但由于氧合血红蛋白结合的氧不易释放，因而可造成组织缺氧。缺氧导致 ATP 生成减少，如脑 ATP 减少既可使脑细胞 Na^+–K^+–ATP 酶活性下降而引起脑细胞水肿，也可引起其他脑功能障碍，严重时甚至发生昏迷。

4. 对呼吸系统的影响　代谢性碱中毒时细胞外液中的 H^+ 浓度下降，呼吸运动变浅变慢。

5. 低钾血症　代谢性碱中毒与低钾血症往往互为因果，即低钾血症常伴有代谢性碱中毒，而代谢性碱中毒则常伴有低钾血症。这是因为代谢性碱中毒时，细胞外液中的 H^+ 浓度下降，细胞内 H^+ 向细胞外转移，而细胞外 K^+ 向细胞内转移，引起低钾血症。另外，代谢性碱中毒时，肾小管上皮细胞内 CA 下降使泌 H^+ 减少，H^+–Na^+ 交换减少、K^+–Na^+ 交换增强，K^+ 从尿中排出增多而引起低钾血症。

四、呼吸性碱中毒

呼吸性碱中毒（respiratory alkalosis）指因通气过度使 CO_2 呼出过多，导致血浆 H_2CO_3 浓度原发性降低，$PaCO_2$ 下降。

呼吸性碱中毒可分为急性呼吸性碱中毒和慢性呼吸性碱中毒两类。

（一）病因

病因主要包括低张性缺氧、精神性过度通气、中枢神经系统疾病、代谢过盛、严重肝脏疾病、水杨酸中毒、肺部疾患、呼吸机使用不当。

（二）代偿调节机制

呼吸性碱中毒是由通气过度所致，故肺不能有效发挥其代偿作用。呼吸性碱中毒的主要代偿方式如下。

1. 细胞内外离子交换和细胞内缓冲　这是急性呼吸性碱中毒的主要代偿方式。急性呼吸性碱中毒是失代偿性的。

2. 肾脏代偿调节　这是慢性呼吸性碱中毒的主要代偿方式。

五、混合型酸碱平衡紊乱

混合型酸碱平衡紊乱是指 2 种或 2 种以上原发性酸碱平衡紊乱同时并存。2 种原发性酸碱平衡紊乱同时并存为双重性酸碱失衡，3 种原发性酸碱平衡紊乱同时并存为三重性酸碱失衡。

1. 代谢性酸中毒合并呼吸性酸中毒　①Ⅱ型呼吸衰竭：即低氧血症伴高碳酸血症型呼吸衰竭，因缺氧产生代谢性酸中毒，又因 CO_2 排出障碍产生呼吸性酸中毒；②心搏和呼吸骤停：因缺氧产生乳酸酸中毒，又因 CO_2 呼出受阻发生呼吸性酸中毒；③急性肺水肿；④一氧化碳中毒。

2. 代谢性碱中毒合并呼吸性碱中毒　①肝硬化患者因过度通气发生呼吸性碱中毒时，若发生呕吐，或接受利尿剂治疗引起低钾血症，可发生代谢性碱中毒；②颅脑外伤引起过度通气时又发生剧烈呕吐；③严重创伤因剧痛可致通气过度发生呼吸性碱中毒，若大量输入库存血则可因抗凝剂枸橼酸盐输入过多，经代谢后生成 HCO_3^- 过多而发生代谢性碱中毒。

六、酸碱平衡紊乱诊断的病理生理学基础

在酸碱平衡紊乱的诊断中，患者的病史和临床表现为判断提供重要线索，血气分析结果是判断酸碱平衡紊乱类型的决定性依据，血清电解质检查是有价值的参考资料，计算 AG 值有助于区别单纯型代谢性酸中毒的类型及诊断混合型酸碱平衡紊乱，而经代偿公式计算代偿的最大范围可判定是单纯型

还是混合型酸碱平衡紊乱。

单纯型酸碱平衡紊乱主要靠血气分析诊断，通过血气分析测得 Henderson–Hasselbalch 方程式中 3 个变量的值，依以下规律诊断。

1. 根据 pH 判断酸碱平衡紊乱的性质 pH < 7.35 为失代偿性酸中毒；pH > 7.45 为失代偿性碱中毒。

2. 根据病史和原发性改变判断酸碱平衡紊乱的类型 从 pH 的变化不能判定引起酸碱平衡紊乱的原发病因，亦不能确定酸碱平衡紊乱的类型。因此，密切结合病史、找出引起酸碱平衡紊乱的原发性改变是判断酸碱平衡紊乱类型的重要依据。主要由于通气功能改变而导致的酸碱平衡紊乱，$PaCO_2$ 为原发性改变。如果 $PaCO_2$ 原发性升高引起 pH 下降称为呼吸性酸中毒；如果 $PaCO_2$ 原发性降低引起 pH 升高称为呼吸性碱中毒。而主要由于肾脏疾患或休克等而导致的酸碱平衡紊乱，HCO_3^- 浓度为原发性改变；如果 HCO_3^- 浓度原发性降低引起 pH 下降称为代谢性酸中毒。如果 HCO_3^- 浓度原发性升高引起 pH 升高称为代谢性碱中毒。例如，患者有慢性阻塞性肺疾病，pH 偏低，血浆 $PaCO_2$ 和 HCO_3^- 浓度均升高，根据病史，肺通气量减少引起的 $PaCO_2$ 升高是酸碱平衡紊乱最可能的原发性变化，而 HCO_3^- 浓度升高是代偿性反应，患者的酸碱平衡紊乱为呼吸性酸中毒。

3. 根据代偿情况判断单纯型或混合型酸碱平衡紊乱 代谢性酸碱平衡紊乱主要靠肺代偿，而呼吸性酸碱平衡紊乱主要靠肾代偿。单纯型酸碱平衡紊乱时，继发性代偿变化与原发性变化方向一致，但继发性代偿变化一定小于原发性变化，其代偿公式见表 1–4–3。

4. 根据 AG 值判断代谢性酸中毒的类型 AG > 16 mEq/L 可诊断 AG 增高型代谢性酸中毒。

5. 根据 $PaCO_2$ 和 HCO_3^- 浓度判断单纯型或混合型酸碱平衡紊乱 混合型酸碱平衡紊乱时，pH 可能处于正常范围，此时，$PaCO_2$ 和 HCO_3^- 浓度的变化方向及其与预计值之间的比较则显得非常重要。因为酸碱平衡紊乱时，机体的代偿调节有一定的规律性，即有一定的方向性、代偿范围（代偿预计值）和代偿极限。符合规律者为单纯型酸碱平衡紊乱，不符合规律者为混合型酸碱平衡紊乱。

需要指出的是，无论是单纯型还是混合型酸碱平衡紊乱，都不是一成不变的。随着疾病的发展，

表 1–4–3 常用单纯型酸碱平衡紊乱的预计代偿公式

原发失衡	原发变化	代偿反应	预计代偿公式	代偿时限	代偿极限
代谢性酸中毒	$[HCO_3^-]\downarrow\downarrow$	$PaCO_2\downarrow$	$PaCO_2 = 1.5\times[HCO_3^-] + 8\pm2$ $\Delta PaCO_2 = 1.2\times\Delta[HCO_3^-]\pm2$	12 ~ 24 h	10 mmHg
代谢性碱中毒	$[HCO_3^-]\uparrow\uparrow$	$PaCO_2\uparrow$	$\Delta PaCO_2 = 0.7\times\Delta[HCO_3^-]\pm5$	12 ~ 24 h	55 mmHg
呼吸性酸中毒	$PaCO_2\uparrow\uparrow$	$[HCO_3^-]\uparrow$	急性： $\Delta[HCO_3^-] = 0.1\times\Delta PaCO_2\pm1.5$ 慢性： $\Delta[HCO_3^-] = 0.4\times\Delta PaCO_2\pm3$	几分钟 3 ~ 5 天	30 mmol/L 45 mmol/L
呼吸性碱中毒	$PaCO_2\downarrow\downarrow$	$[HCO_3^-]\downarrow$	急性： $\Delta[HCO_3^-] = 0.2\times\Delta PaCO_2\pm2.5$ 慢性： $\Delta[HCO_3^-] = 0.5\times\Delta PaCO_2\pm2.5$	几分钟 3 ~ 5 天	18 mmol/L 15 mmol/L

注：①有“△”者为变化值，无“△”者表示绝对值；②代偿时限指体内达到最大代偿反应所需的时间；③代偿极限指单纯型酸碱失衡代偿所能达到的最小值或最大值。

治疗措施的影响，原有的酸碱失衡可能被纠正，也可能转变或合并其他类型的酸碱平衡紊乱。因此，在诊断和治疗酸碱平衡紊乱时，一定要密切结合患者的病史，监测血 pH、$PaCO_2$ 及 [HCO_3^-] 的动态变化，综合分析病情，及时做出正确诊断和适当治疗。

（刘　玮）

第三节　肾功能不全

思维导图

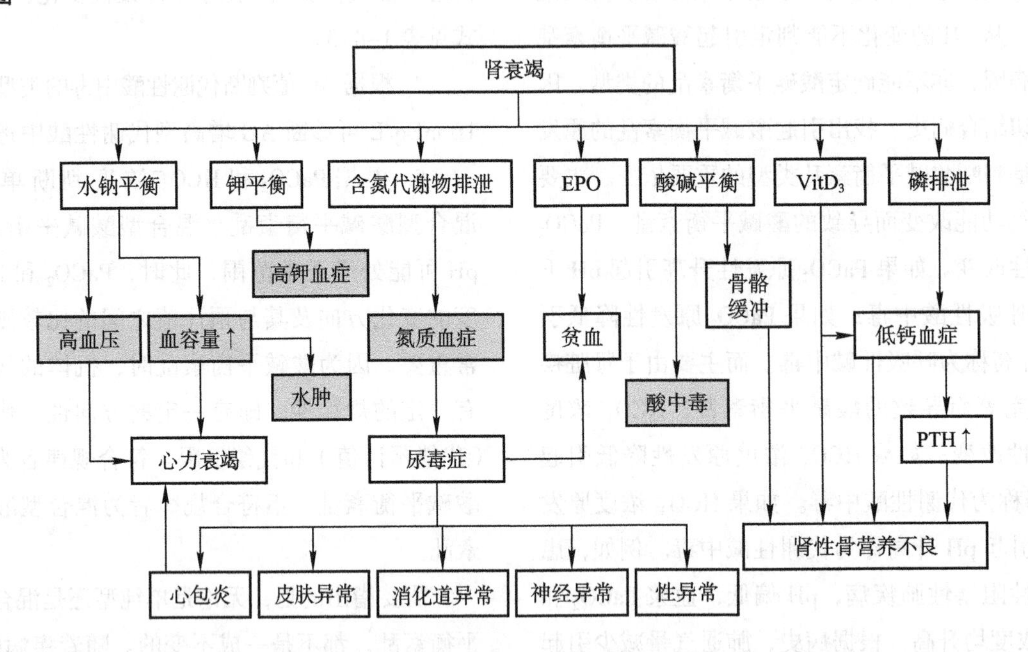

各种病因引起肾功能严重障碍，出现水、电解质和酸碱平衡紊乱，代谢产物在体内潴留，并伴有肾脏内分泌功能障碍，这一病理过程称为肾功能不全（renal insufficiency）。肾衰竭（renal failure）与肾功能不全没有本质的区别，后者包括肾功能障碍由轻到重的全过程，而前者指的是肾功能不全的晚期阶段，实际上两者往往通用。

根据肾功能不全发病的急缓和病程的长短，将肾功能不全分为急性肾功能不全和慢性肾功能不全，急、慢性肾功能不全发展到严重阶段，都可出现尿毒症（uremia），尿毒症是肾功能不全的终末阶段。

一、急性肾衰竭

急性肾衰竭（acute renal failure，ARF）也称急性肾损伤（acute kidney injury，AKI），是指各种原因在短时间内引起双侧肾脏泌尿功能急剧降低，使机体的生化内环境发生严重紊乱的病理过程。肾泌尿功能障碍主要表现为 GFR 下降和（或）肾小管重吸收与分泌异常，生化内环境紊乱则为氮质血症、高钾血症和代谢性酸中毒等。ARF 根据患者尿量是否明显减少，分为少尿型（成人每日尿量少于 400 mL）和非少尿型（成人每日尿量大于 400 mL）2 种类型。ARF 病情凶险，在重症监护室（ICU）的发生率高达 30%，病死率达 40%～90%，但若能及时诊治，预后也较好。

（一）病因与分类

1. 肾前性 ARF　亦称为功能性急性肾衰竭（functional ARF）。有效循环血量减少是引起肾前性

ARF的关键因素，各种原因如失血、失液、感染、急性心衰、严重过敏反应等引起的休克或发生肝肾综合征时，都可导致肾血流量急剧减少，GFR明显降低；有效循环血量减少也使ADH和醛固酮产生增加，肝功能障碍时又使ADH和醛固酮灭活减少，从而导致肾小管重吸收钠、水增加，发生钠、水潴留。GFR明显降低和钠、水潴留是使肾泌尿功能急剧降低的主要机制。当肾缺血时间较短，肾实质尚无明显器质性病变时，及时恢复肾血流，则肾功能可迅速恢复而无后遗症发生。如果肾血流持续降低而未及时纠正，将引起肾小管缺血、坏死，使肾前性（功能性）ARF发展为肾性（器质性）ARF。

2. 肾性ARF 由肾脏实质病变引起，故又称为器质性急性肾衰竭（parenchymal ARF）。根据引起肾脏实质病变的原因分以下4类。

（1）急性肾小管坏死（acute tubular necrosis，ATN）：是临床上最常见、最重要的一种肾性ARF类型，占ARF的75%~80%，其中大多数可被治愈。

引起ATN的原因如下。①急性持续性肾缺血：原因同肾前性ARF。同样是急性肾缺血，若时间较短，可引起功能性ARF；若持续时间较长，则导致ATN，引起器质性ARF。功能性和器质性ARF有本质上的差别，治疗原则也截然不同，故对两者的主要区别如表1-4-4所示。②急性肾中毒：由于肾脏血流量大，具有浓缩尿液的能力，因此，当各种毒物经血液进入肾脏时，常被滤过并被浓缩，使在肾组织（尤其是小管内及小管周围）的浓度大大增高。肾小管上皮细胞经常处于高代谢活动状态，当肾小管细胞接触毒物的浓度过高时，肾毒物对肾小管的损伤作用就特别严重。

（2）急性肾小球肾炎：由肾组织的免疫损伤引起。

（3）急性间质性肾炎：由过敏性（主要为药物）或感染性（细菌、病毒）原因等引起。

（4）急性肾血管疾病：见于血管炎、恶性小动脉性肾硬化症等。

3. 肾后性ARF 是指由于双侧性尿路梗阻引起的ARF。如尿路结石、肿瘤、前列腺疾患等。若及时做出诊断，解除梗阻，肾功能可迅速恢复正常。

表1-4-4 功能性ARF和器质性ARF（ATN）的鉴别

指标		功能性ARF	器质性ARF（ATN）
尿液	沉渣	透明管型	棕色颗粒管型
	比重	>1.020	<1.010
	渗透压[mOsm/（kg·H_2O）]	>500	<350
	钠浓度（mmol/L）	<20	>40
尿肌酐/血肌酐		>40	<20
肾衰指数		<1	>1
钠排泄分数（%）		<1	>1
治疗原则		应迅速补充血容量，使肾血流恢复，GFR升高	需严格控制补液量，量出而入
补液后反应		尿量迅速增多，病情明显好转	尿量仍持续减少，甚至使病情恶化

注：肾衰指数（RFI）=尿钠/（尿肌酐/血肌酐）=（尿钠 × 血肌酐）/尿肌酐

钠排泄分数（FENa）=[（尿钠 × 血肌酐）/（血钠 × 尿肌酐）] ×100%

（二）发病机制

不同病因引起的肾损伤，其始动机制和持续发展的因素不同。虽然有些肾损伤以肾小球功能障碍为主，如急性肾小球肾炎；有些则以肾小管功能障碍为主，如ATN等，但ARF发病机制的中心环节是GFR降低。本文以临床最常见的ATN型ARF为例分析发病机制。

1. 肾血流降低

（1）肾灌注压下降：如果ATN是由全身有效循环血量降低引起的，那么动脉血压一旦低于80 mmHg，则肾血流因失去自身调节作用而明显减少。

（2）肾血管收缩：休克、创伤或肾中毒可引起交感－肾上腺髓质系统兴奋，儿茶酚胺增多；肾缺血使肾素－血管紧张素系统激活，AngⅡ增多；肾损伤使前列腺素产生减少。以上均可引起肾血管收缩，肾血流减少。现在认为，肾血管收缩是一时性的，是ARF早期尿量迅速减少的主要机制。

（3）肾内弥散性血管内凝血（disseminated intravascular coagulation，DIC）：多见于败血症、休克、产后出血和严重烧伤等原因引起的ATN。

（4）肾缺血－再灌注损伤：肾缺血一定时间后，即使肾血流再通也可能出现肾缺血－再灌注损伤的病理过程，引起肾微循环发生无复流现象及组织细胞的直接受损，导致肾功能障碍进一步加重。

2. 肾小管阻塞　坏死脱落的肾小管上皮细胞、溶血性疾病产生的血红蛋白、横纹肌溶解症释放的肌红蛋白等阻塞肾小管，导致阻塞部位以上的肾小管内压升高，继而使肾小囊内压升高，肾小球有效滤过压降低，GFR降低。血红蛋白和肌红蛋白同时又有肾小管毒性作用。

3. 原尿反流　肾小管上皮细胞坏死脱落，基膜断裂，原尿经断裂的基膜反流到肾间质，导致发生间质水肿。间质水肿使肾单位受压迫，并加重肾缺血；肾小管受压时则阻塞加重，都能使GFR进一步降低。ARF患者即使肾血流恢复，仍存在持续少尿，其机制与肾小管阻塞、原尿反流和肾间质水肿有关。

（三）主要功能代谢变化和临床表现

1. 少尿型急性肾衰竭（oliguric ARF）　分为3期，即少尿期、多尿期和恢复期。各期的特点和对机体的影响如下。

（1）少尿期（oliguric phase）：在肾严重损害后于短期（1天）内出现少尿（oliguria），少尿期为1~2周。当有广泛肾皮质炎症、坏死时，少尿期可明显延长，或可发生尿毒症，或病程易于向亚急性或慢性发展。少尿期的特点和对机体的影响主要表现于尿量与尿质的变化和机体内环境的严重紊乱。

1）少尿、无尿：以少尿为多见，平均每天尿量约150 mL。

2）氮质血症：指肾衰竭时，由于GFR下降，含氮的代谢产物如尿素、肌酐、尿酸等在体内蓄积，引起血中非蛋白氮的含量增加（>28.6 mmol/L，即>40 mg/dL）。

3）水中毒：此期肾排水功能严重障碍，一旦水摄入稍多，就易造成稀释性低钠血症，大量水分进入细胞内，引起脑水肿、肺水肿和心力衰竭。因此，对少尿期ARF患者要注意控制摄水量。

4）高血钾：主要由GFR降低和肾小管泌钾障碍引起，机体代谢分解增强使钾释放增多及酸中毒引起细胞内钾向细胞外转移，都能促使血钾浓度进一步增高。严重高血钾可导致心室颤动和心搏骤停，伴低钙、低钠、酸中毒则更易引起心脏电生理异常和心肌收缩、舒张性的异常。因此，高钾血症是威胁ARF患者生命的严重并发症，常是ARF患者少尿期第1周内引起死亡的最常见原因。

5）代谢性酸中毒：主要由GFR降低、肾小管排酸保碱作用减退、体内分解代谢加强使固定酸产生过多等原因引起。在少尿期，如果诊治及时，患者的尿量逐渐增多，病情趋于好转，则进入多尿期；若患者出现持续少尿、无尿，则预后极差，甚至因发生尿毒症致死。

（2）多尿期（diuretic phase）：进行性尿量增多是肾功能开始恢复的一个标志。经过少尿期后，当

每天尿量 > 400 mL，说明患者已进入多尿期。开始几天，尿量迅速增多。在此期有的患者每天尿量可达 4 ~ 6 L 或更多。

多尿期的早期，GFR 仍较正常为低，但肾小管开始修复再通，修复的肾小管浓缩功能仍很差，前者使机体排出代谢产物的能力仍显不足，故仍可存在氮质血症，BUN 和血清肌酐（serum creatinine，Cr）增高，也可能存在高钾血症；后两方面因素使出现多尿。多尿期经过一定时间（1 周左右）可度过氮质血症期。尿量过多常使患者发生水、电解质紊乱，主要倾向是脱水、低血钾和低血钠，低血钾和低血钠的发生与溶质性利尿和肾小管内尿流加速有关。所以需要对这些患者控制好水的出入量，严密注意血液电解质含量，搞好“三防”，即防止脱水、防止低钾血症和防止低钠血症。此外，还需注意防止感染、心血管功能障碍和胃肠出血等并发症。

（3）恢复期（convalescence period）：多尿期后患者进入恢复期，此期需 3 ~ 6 个月，有时可达 1 年或更长时间。患者自我感觉好转，逐步能自理生活和进行劳动，尿量逐渐恢复正常，血尿素氮和肌酐也接近正常。肾功能恢复的快慢及程度与原来病损严重程度、患者的年龄和体质、恢复期中有无其他并发症如感染，尤其尿路感染等有关。多数 ARF 患者经过一定时间的恢复过程可达到痊愈，而并不转化为慢性肾衰竭。某些患者可存在高血压等后遗症；某些患者由于原发病呈慢性迁移过程，遂发生慢性肾功能不全，甚至引起功能衰竭。

2. 非少尿型急性肾衰竭（nonoliguric ARF） 近年来的发病有逐渐增多的趋势。这可能与人们医疗条件的改善和自我保护意识的加强、医疗诊治手段提高有关；同时也与肾毒性抗生素广泛应用有关。非少尿型 ARF 的发病机制和特点为：① 不同肾单位受损程度不一，少部分肾单位的肾血流量和肾小球滤过功能存在；② 肾小管重吸收功能障碍远较肾小球滤过功能降低为重；③ 肾髓质形成高渗状态的能力降低，使尿液浓缩功能下降。后两者使终尿量占原尿量的百分比增高，故发病后尿量与正常时相比，可无十分明显的降低，每天尿量为 400 ~ 1 000 mL。非少尿型 ARF 较少尿型 ARF 病情轻、预后好，但因症状轻而不太明显，也容易延误患者就诊或引起医生漏诊。非少尿型 ARF 不及时治疗，则会转化为少尿型 ARF。

（四）防治原则

（1）卧床休息。

（2）治疗原发疾病，例如尽快纠正血容量不足、抗休克、清除肾的毒性物质等。

（3）鉴别功能性肾衰竭和器质性肾衰竭，以采取不同的补液治疗措施。

（4）在保证一定热量的基础上应注意限制蛋白质饮食，可减轻氮质血症。

（5）使用甘露醇和利尿剂，减少原尿超滤液在肾小管的重吸收，有助于肾小管的再通。

（6）维持水、电解质、酸碱平衡，以量出而入为原则，控制高血钾，积极治疗代谢性酸中毒。

（7）透析治疗，包括血液透析和腹膜透析，可有效清除体内的代谢产物，维持水、电解质和酸碱平衡。透析治疗的开展使 ARF 的预后得到很大的改善。早做、多做透析能减少并发症，尽快恢复肾功能。

二、慢性肾衰竭

慢性肾衰竭（chronic renal failure，CRF）是指各种病因作用于肾脏，引起肾单位进行性破坏，造成残存肾单位不能充分排出代谢废物及维持内环境恒定，并以缓慢发展的肾功能降低为特点的病理过程。机体逐渐出现代谢产物和毒物的潴留，水、电解质与酸碱平衡紊乱，同时存在明显的肾内分泌功能障碍，并伴有全身器官系统功能受损的表现。

临床上，将各种原因引起的肾脏结构和功能异常超过 3 个月或不明原因的 GFR 下降［低于 60 mL/（min · 1.73 m^2）］超过 3 个月称为慢性肾脏病（chronic kidney disease，CKD）。国际上，一般把 CKD 分为 5 期（表 1-4-5），CRF 是 CKD 的晚期阶段，主

表1-4-5 CKD分期及特征

分期	肾损害程度	GFR [mL/(min·1.73 m^2)]	特征
1	肾损伤，GFR正常或升高	≥90	代偿阶段
2	肾损伤，GFR轻度下降	60～89	肾储备能力降低
3	GFR中度下降	30～59	氮质血症
4	GFR重度下降	15～29	肾衰竭
5	ESRD	<15或透析	可出现尿毒症

要为第4期和第5期，其中第5期GFR<15 mL/min，称为终末期肾病（ESRD）。

CKD临床各期的发展，明显与残留健存肾单位的数量有关，也即与GFR降低的程度有关。衡量GFR较客观的指标是内生肌酐清除率（clearance of creatinine，Ccr），Ccr=尿肌酐浓度 × 每分钟尿量/血肌酐，正常值为80～120 mL/（min·1.73 m^2）。

因为肾组织的破坏是逐渐发生的，而且肾脏又有较强的代偿能力，故CRF常常是缓慢发展，病程迁延数月、数年以至更长的时间，最后常进入ESRD阶段，部分患者因导致尿毒症而死亡。尿毒症（uremia）是ARF或CRF最严重和最后的阶段，此时患者体内大量代谢产物和毒性物质蓄积，水、电解质、酸碱平衡严重紊乱，并存在明显的肾脏内分泌功能障碍，进而造成全身多个脏器的损害和中毒表现。

（一）病因和发病机制

1. 病因 凡能引起肾实质进行性破坏的疾患，均可引起CKD/CRF。常见的原发病有以下5类。①肾脏疾病：慢性肾小球肾炎、慢性肾盂肾炎、肾结核、肾肿瘤、全身性红斑狼疮。②肾血管疾病：高血压肾小动脉硬化等。③尿路慢性梗阻：尿路结石、前列腺肥大等。④全身代谢性疾病：糖尿病肾病等。⑤其他：药物性肾损伤等。在我国，以慢性肾小球肾炎为最常见，占50%～60%。近年来，糖尿病肾病和高血压所致肾损害的发生率明显升高，在欧美国家已成为CKD或CRF的主要病因。

2. 发病机制 CRF进行性恶化的机制尚未完全明了，但对于其发病机制有以下几种学说：

（1）健存肾单位学说：慢性肾脏疾患导致相当数量的肾单位破坏，残余健存肾单位（intact nephron）（轻度受损或正常的肾单位）发生代偿性肥大，肾小球滤过功能和肾小管重吸收分泌功能增强，以进行代偿；但随着疾病的进展，健存肾单位越来越少，最终不能达到排出代谢废物和维持内环境恒定的最低要求时，就出现CRF的临床表现。

（2）矫枉失衡学说（trade-off hypothesis）：是指矫正过度而失去平衡，通常指机体对GFR降低进行代偿时，因代偿不全，引起包括内分泌功能紊乱在内的机体内环境新的紊乱状况，发生新的病理过程。典型的是引起甲状旁腺素分泌亢进、进一步的钙、磷代谢紊乱和肾性骨营养不良综合征（图1-4-2）。

（3）肾小球过度滤过学说：发生CRF时，除了原发疾病的损伤外，健存肾单位负荷过重、代偿性的过度滤过（肾小球高灌注、高压力、高滤过）引起肾小球硬化，也是肾单位进行性减少最终发展至尿毒症的重要原因。

（4）肾小管高代谢学说：是说明残余健存肾单位在代偿过程中持续地发生"肾小管－肾间质损害"，以至于引起肾衰竭的学说。近年来发现，CRF时残余肾单位的肾小管，尤其是近端肾小管的代谢亢进，细胞内钙增加，氧自由基产生增多，引起肾小管损害、肾间质炎症、增生和肾单位功能丧失。现在认为，CRF的进展与肾小管、肾间质损害的严重程度密切相关。

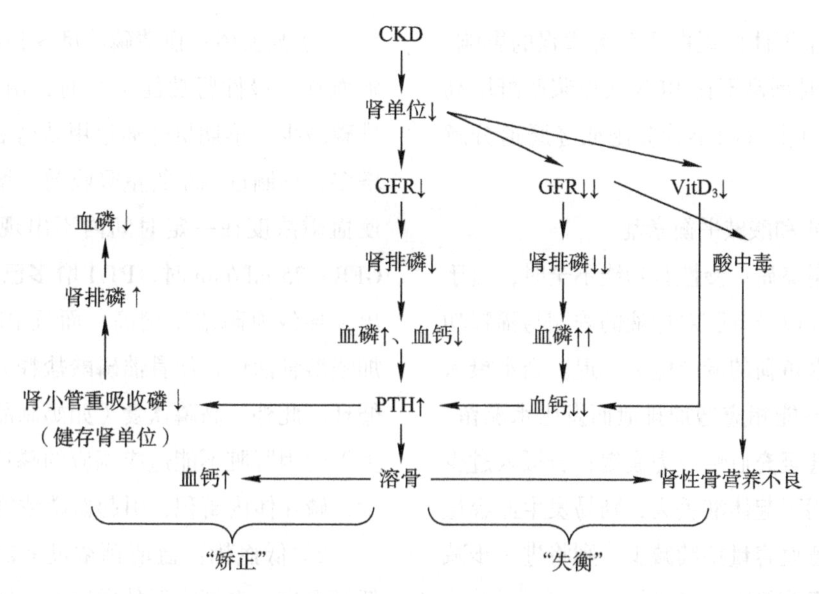

图 1-4-2　钙磷代谢的矫枉失衡

（5）尿毒症毒素学说：尿毒症患者血中发现有上百种代谢产物或毒性物质的浓度明显升高，其中部分可以引起尿毒症的某些症状。但迄今尚无一种毒素可以解释尿毒症的全部症状。目前认为尿毒症的发生除与毒性物质蓄积有关外，还与水、电解质和酸碱平衡紊乱及某些内分泌功能障碍有关。目前几种比较公认的尿毒症毒素（uremic toxin）包括甲状旁腺素（PTH）、胍类化合物（甲基胍和胍基琥珀酸）、尿素、多胺（精胺、尸胺和腐胺）、肌酐、尿酸、酚类等。

（二）机体的主要功能代谢变化

1. 泌尿功能障碍

（1）尿量的变化：CRF 时，患者排尿的变化特点是由夜尿（nocturia）、多尿（polyuria）发展为少尿。夜尿指夜间尿量增多，接近甚至超过白天的尿量（正常人每天尿量约为 1 500 mL，夜间尿量占 1/3 左右，并常少于 300 mL）。多尿指成人每天尿量超过 2 000 mL。夜尿和多尿是 CRF 早、中期的主要临床症状。CRF 晚期出现少尿，是由于大量肾单位破坏，残存能起代偿作用的肾单位过少，使 GFR 明显降低引起。

（2）尿渗透压的变化：CRF 早期因肾小管浓缩功能降低，尿液呈低渗尿、低比重尿（比重 < 1.020）；晚期肾小管浓缩和稀释功能均降低，尿液呈等渗尿（比重固定于 1.008 ~ 1.012）。

（3）尿质的变化：由于肾小球滤过膜和肾小管损伤，使得蛋白质滤过增多而重吸收减少，故可引起蛋白尿。肾小球损伤严重者，尿中还可出现红细胞、白细胞等，因而可出现血尿和脓尿。以上成分在肾小管中可形成各种管型，随尿排出。

2. 氮质血症（azotemia）是指肾衰竭时因 GFR 降低，引起代谢产物如尿素、尿酸、肌酐等在体内蓄积，使血液非蛋白氮（nonprotein nitrogen，NPN）增高（> 28.6 mmol/L，即 > 40 mg/dL），同时还包括其他对机体有毒的蛋白质分解产物如多肽类、胍类、氨基酸等的增多，导致机体各系统脏器功能障碍和出现不同中毒症状的临床综合征。

临床上以测定血浆与尿中肌酐含量，计算 Ccr（尿中肌酐浓度 / 血浆肌酐浓度 × 尿量 /min）、血浆尿素氮（BUN）浓度及血浆尿酸了解肾滤过功能和氮质血症发生的情况。Ccr 反映 GFR，也能代表仍具有功能的肾单位数目，是较有意义的指标。BUN 在 GFR 降低至一定程度（如正常的 40%），但未达到肾功能不全期时已有所增高，但与正常值区分不明显；在衰竭期，BUN 可显著增高。BUN 测定值可受到蛋白质摄入增多或因感染、皮质激素的使用、胃肠出血等体内蛋白质分解增强的影响。血浆尿酸在 CRF 时增高不比 BUN 或血浆肌酐增高明显，因为尿酸可由远曲小管分泌或经肠道分解清除。

3. 水、电解质和酸碱平衡紊乱

（1）水钠代谢障碍：慢性肾功能不全时，由于健存肾单位数量少以及肾脏对尿液的浓缩与稀释功能障碍，肾脏对水负荷的调节能力减退。当水摄入量增加时，可因不能相应增加排泄而发生水潴留、水肿、水中毒，甚至充血性心力衰竭；若摄入过少或伴有呕吐、腹泻引起体液丢失，则易发生血容量减少、脱水等。若血容量持续减少，则将进一步减少肾血流量，使肾功能进一步恶化。

水代谢异常可引起血钠过高或过低。此外，钠代谢异常也常合并水代谢障碍。

慢性肾功能不全早期，在 GFR 减少的同时，肾小管重吸收钠的功能亦下降，尿钠含量较高，患者血钠水平仍能在较长时间内保持在正常范围，但此时肾脏调节钠平衡的能力远较正常人低，平衡的上、下限度较小，当限制钠盐摄入或应用利尿剂，或因水负荷过度发生水中毒时，易出现低钠血症，引起软弱乏力、血压偏低等症状；当钠盐摄入过多则加重钠、水潴留，导致血容量过高、水肿、高血压及心力衰竭等后果。慢性肾功能不全时，肾小管重吸收钠减少可能与渗透性利尿、钠泵的极性分布改变、利钠因子分泌增多及毒物抑制肾小管对钠的重吸收等因素有关。

（2）钾代谢障碍：慢性肾功能不全时，虽有 GFR 降低，但由于多尿、健存肾单位远端小管排泌钾和肠道代偿性排钾增多等原因，可使血钾在相当长的时间内维持正常。如果厌食使钾摄入不足，呕吐、腹泻或长期应用利尿剂引起钾丢失过多，也可出现低钾血症；晚期，GFR < 10 mL/min 时，出现高钾血症。此外，组织分解代谢增强、酸中毒、溶血等使细胞内钾溢出，可促进高钾血症发生。

（3）钙、磷代谢障碍：慢性肾功能不全时常常出现血磷增高，血钙降低。

1）高血磷：血清磷浓度 > 1.6 mmol/L，称为高磷血症。慢性肾功能不全时，由于 GFR 降低，肾排磷减少，早期机体通过甲状旁腺素（PTH）分泌增多，抑制近端小管重吸收磷，增加磷的排出，可使血磷浓度在一定时间内不出现明显升高，但当 GFR < 25 mL/min 时，PTH 增多已不能使磷充分排出，导致血磷浓度增高，而且 PTH 的显著增多可加强溶骨活性，使骨骼磷酸盐释放增多，形成恶性循环。此外，高磷饮食（如奶制品和蛋黄等摄入较多）时因肾脏不能适应相应的磷负荷，尿磷增加很少，磷在体内蓄积，引起血磷浓度增高。

2）低血钙：血清钙浓度 < 2.25 mmol/L，即为低钙血症。血钙降低的原因有：①血磷增高。血磷与钙的乘积为一常数，磷增高则钙降低；血磷增高时肠道分泌磷酸根增多，在肠内与钙结合成难以吸收的磷酸钙，使肠吸收钙减少；此外，血磷增高可刺激甲状腺滤泡旁细胞分泌降钙素，抑制肠道吸收钙。② 1,25-（OH）$_2$D$_3$ 减少。肾实质的破坏使肾脏羟化维生素 D$_3$ 的功能障碍，1,25-（OH）$_2$D$_3$ 减少，减少肠吸收钙。③体内潴留的毒物损害肠黏膜，影响钙吸收。此外，由于厌食或低蛋白饮食等可使钙摄入不足。

（4）代谢性酸中毒：在慢性肾功能不全早期，肾小管上皮细胞泌 NH_3 障碍引起 H^+ 分泌减少，使 $NaHCO_3$ 重吸收减少，HCO_3^- 从尿液丢失，此时，血 Cl^- 增高，AG 正常，同时，尿中 NH_4^+ 排出减少，减少的幅度与肾单位数目减少相平行；当 GFR < 10 mL/（min · 1.73 m^2）时，磷酸、硫酸和有机酸难以经肾排出而在体内蓄积，血中固定酸增多，此时 AG 增高，血 Cl^- 正常。此外，机体分解代谢增强，使酸性代谢产物生成增多，可促进酸中毒发生。

4. 肾性高血压　肾功能不全时常伴有高血压，慢性肾小球肾炎引起的慢性肾功能不全 90% 有高血压，糖尿病肾病所致慢性肾功能不全者，高血压的发生率几乎为 100%。慢性肾功能不全引起高血压的机制包括钠、水潴留使血容量增多，引起心输出量增加；肾素 – 血管紧张素系统（RAS）活性增强使外周阻力提高；肾合成 PGE_2、PGA_2 减少引起血管收缩，进一步提高外周阻力。高血压能增加肾小球毛细血管张力，增加肾小球的滤过负荷，加速肾小球硬化。

5. 肾性贫血（renal anemia）　97% 的慢性肾功能不全患者有贫血，且出现较早，这可能是部分慢性肾功能不全患者早期就诊的唯一原因。肾性贫血的机制较为复杂，主要有如下几个方面。

（1）促红细胞生成素（APO）减少：肾实质的破坏使 EPO 生成减少，骨髓干细胞形成红细胞受到抑制。当 BUN > 35.7 mmol/L（100 mg/dL）时，肾脏几乎不再产生 EPO，也有部分慢性尿毒症患者 EPO 含量高于正常，但仍较同等程度贫血的非慢性肾功能不全者低，这类患者常存在 EPO 与 EPO 抑制因子的平衡失调。EPO 抑制因子含量增加，使骨髓对 EPO 不敏感。

（2）红细胞生存期缩短：将尿毒症患者的红细胞输注给正常人，其存活时间正常；反之，将正常人的红细胞输注给尿毒症患者，其半衰期仅为正常的 1/3 ~ 1/2，说明尿毒症患者血浆中有使红细胞生存期缩短的因素存在，可能与体内蓄积的毒素作用有关。

（3）骨髓造血功能受抑制：已知在尿毒症时，PTH、甲基胍、胺类、酚类等在体内蓄积，可以抑制骨髓的造血功能。

（4）出血：慢性肾功能不全患者常有出血（见下文），可促进和加重贫血。

6. 出血倾向（hemorrhagic tendency）　慢性肾功能不全患者常有鼻出血、牙龈出血、消化道出血等症状，主要原因是血小板功能障碍，慢性肾功能不全患者体内的毒性代谢产物可抑制血小板第三因子释放，使血小板黏附性和聚集性降低。此外，部分患者血小板数量减少，也可能是出血的原因之一。

7. 肾性骨营养不良（renal osteodystrophy）　当发生 CRF 时，由于钙磷代谢障碍、继发性甲状旁腺机能亢进、维生素 D_3 活化障碍和酸中毒引起的骨病，称为肾性骨营养不良。肾性骨营养不良包括儿童佝偻病和成人骨质软化、纤维性骨炎、骨质疏松和骨硬化等。其发生机制如下。

（1）高磷低钙血症和继发性甲状旁腺功能亢进症：见前“矫枉失衡学说”和“钙磷代谢”部分所述。

（2）维生素 D_3 活化障碍：$1,25-(OH)_2VitD_3$ 减少使肠钙吸收和骨质钙化发生障碍。

（3）酸中毒：CRF 常伴有代谢性酸中毒，由于机体动员骨盐缓冲 H^+，因而促进骨盐溶解、骨质脱钙。

（三）慢性肾衰竭的防治原则

1. 治疗原发病　防止肾实质的进一步损害。

2. 饮食治疗　限制蛋白质饮食，高热量的摄入，对水肿、高血压和少尿者限制食盐。

3. 对症治疗并发症　如纠正水、电解质、酸碱平衡紊乱，控制感染，治疗高血压、心力衰竭和贫血等。

4. 透析疗法　包括血液透析和腹膜透析。透析疗法的开展使患者的 5 年存活率大大提高。透析疗法可以替代肾的排泄功能，但不能替代肾的内分泌和代谢功能。

5. 肾移植　配型佳者（ABO 和 HLA 配型），肾移植效果较好，可以恢复肾功能和纠正尿毒症引起的代谢异常。

（刘　玮）

数字课程学习

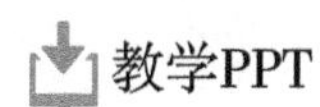

教学PPT　　自测题

第五章

泌尿系统诊断学

关键词：

少尿	无尿	尿频	尿急
尿痛	血尿	泡沫尿	水肿
蛋白尿	管型	尿渗透压	肾小球滤过率
肾活检	超声	计算机断层扫描	磁共振成像
腹部平片	造影	放射性核素	肾脏病理
光镜	免疫病理	电镜	

泌尿系统主要由肾脏、输尿管、膀胱、前列腺、尿道构成，还包括血管、神经等组织。泌尿系统主要功能是形成和排泄尿液，同时还具有内分泌功能。泌尿系统发生疾病所伴随的临床表现多种多样，可以涵盖全身多个系统，有些泌尿系统疾病的首发临床症状可能不表现在泌尿系统，而泌尿系统的临床病症可能由其他系统疾病所导致。所以，对泌尿系统疾病的诊断是对疾病根本性质的判断，同种疾病具有共同的临床特点，但在不同阶段表现不同，不同疾病可能具有相似的临床表现，这就构成了疾病诊断的复杂性。因此，需要全面收集临床资料并加以深入分析，这是临床医生必须掌握的基本功，是建立正确的临床疾病分析思路的基础。

第一节　症状和体征

思维导图

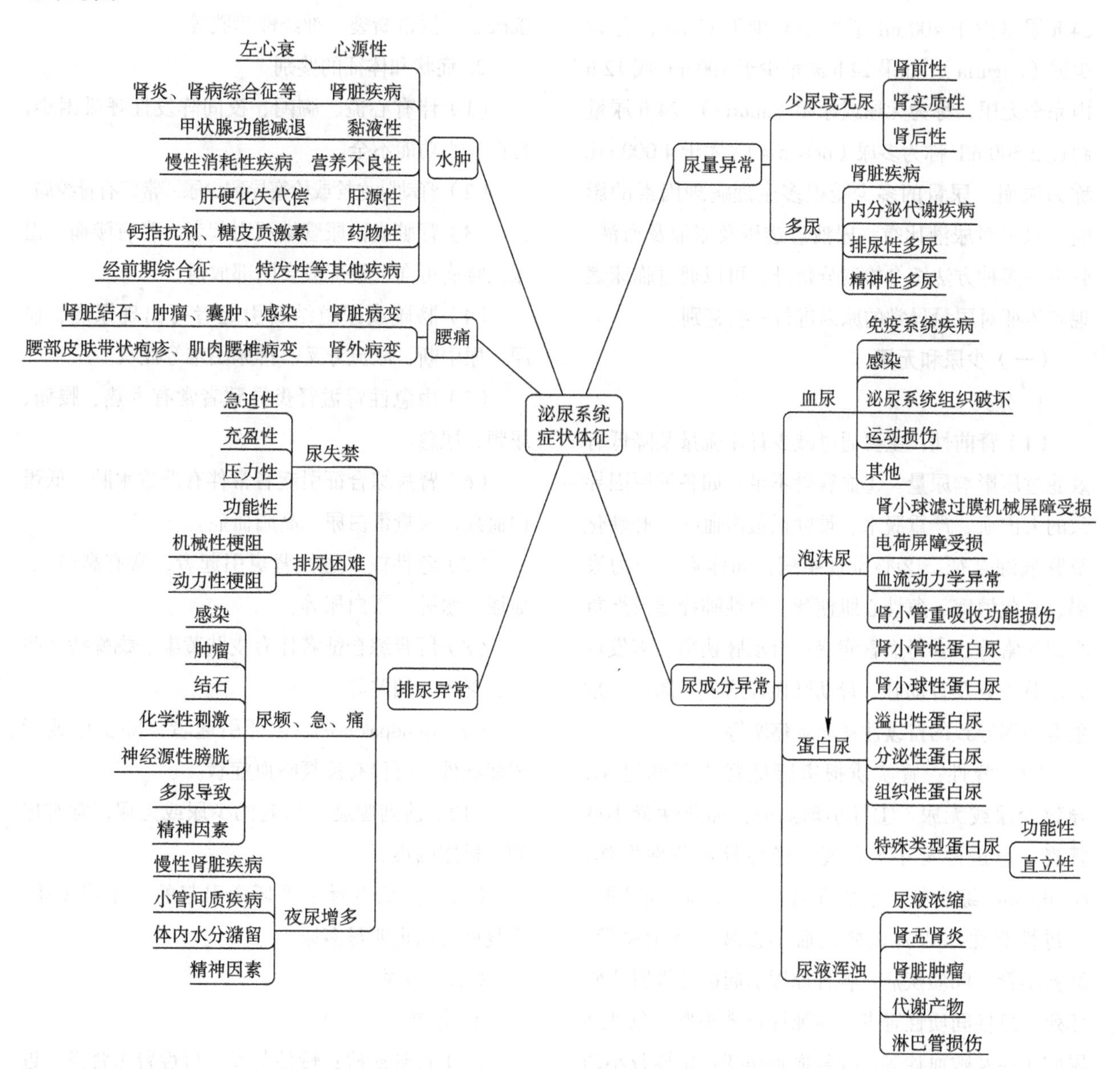

尽管泌尿系统疾病表现存在差异，但综合性的病史和体格检查在疾病诊断中仍然重要。泌尿系统疾病患者病史中需要注意症状的严重程度与肾脏功能损害的程度不一定相符，当采集泌尿系统疾病患者的病史时，重点应放在询问尿液的性状、尿量、夜尿情况、是否排尿困难、是否腰痛及腰痛的性质等，对泌尿系统常见的临床表现如水肿、泡沫尿、血尿、血压增高等应加以询问。

一、尿量异常

正常人24 h尿量为1 000～2 000 mL，如果24 h尿量少于400 mL或每小时少于17 mL，称为少尿（oliguria）。如果24 h尿量少于100 mL或12 h内完全无尿，称为无尿或尿闭（anuria）。24 h尿量超过2 500 mL称为多尿（polyuria），大于4 000 mL称为尿崩。尿量的多少受很多生理病理因素的影响。除了对尿液比重、尿液渗透压及尿液及血液、超声等多种方法综合检测分析外，可以通过临床表现和体征对尿量异常的原因进行一些鉴别。

（一）少尿和无尿

1. 分类

（1）肾前性：主要通过减少肾血流量及降低有效滤过压影响尿量。①血容量不足：如各种原因导致的大出血、严重脱水、重度低蛋白血症、肝硬化及肾病综合征。②心血管疾病：如休克、心力衰竭、心包填塞、急性心肌梗死、急性肺栓塞及严重心律失常等。③肾血管病变：肾动脉狭窄、多发性大动脉炎累及肾动脉、肾动脉血栓形成、高血压危象等原因导致的持续性肾动脉痉挛等。

（2）肾性：肾实质损害降低肾小球滤过率，导致少尿或无尿。①肾小球病变：如急性肾小球肾炎、急进性肾小球肾炎、慢性肾炎急性发作、Goodpature综合征、狼疮性肾炎、Wegner肉芽肿、急进性高血压以及血栓性血小板减少性紫癜等。②肾小管－间质疾病：各种原因引起的急性肾小管坏死、急性间质性肾炎、坏死性肾乳头炎、急性高尿酸血症及败血症等。③肾血管病变：恶性肾小动脉硬化及肾静脉血栓形成等。④其他：如肾移植后急性排斥反应等。

（3）肾后性：尿液生成正常，但经输尿管、膀胱或尿道排泄过程受阻。①输尿管梗阻：肾盂或输尿管内机械性梗阻（如结石、肿瘤、血凝块、脓块、乳糜块）或慢性感染（如结核）后粘连堵塞输尿管，肾下垂或游走肾所致肾扭转、输尿管损伤、水肿、瘢痕或输尿管外压迫、纤维增生引起输尿管受压、牵拉等，均可导致输尿管狭窄或阻塞。②尿道梗阻：膀胱、尿道结石堵塞、尿道狭窄、前列腺增生或肿瘤、膀胱尿道及其邻居组织肿瘤、膀胱破裂、尿道断裂、神经性膀胱等。

2. 症状和体征的鉴别

（1）伴有心慌、胸闷、夜间阵发性呼吸困难，常伴有心功能不全。

（2）肾动脉血栓或栓塞导致少尿，常伴有肾绞痛。

（3）肾脏或输尿管结石引起者，常有腰痛、血尿，腰痛可向下腰部或会阴部放射。

（4）膀胱或尿道结石引起者可出现尿痛、血尿、尿中断、尿流分叉、排尿困难等症状。

（5）由急性肾盂肾炎导致者常有发热、腰痛、尿频、尿急。

（6）肾病综合征引起者常伴有严重水肿、低蛋白血症、大量蛋白尿、高脂血症。

（7）急性或急进性肾炎引起者，常有高血压、血尿、水肿、蛋白尿等。

（8）肝肾综合征者伴有皮肤黄染、蜘蛛痣、腹水、乏力、纳差等。

（9）Goodpasture综合征引起者，除少尿或无尿症状外，可伴有反复咯血症状。

（10）前列腺肥大引起的少尿或无尿，常有尿频、排尿困难。

（11）由急性肾小管坏死引起的少尿或无尿，恢复期可出现明显多尿。

（二）多尿

1. 分类

（1）肾脏疾病：慢性肾炎、慢性肾盂肾炎、近端肾小管功能异常性疾病（如肾性糖尿、肾性氨基酸尿和Fanconi综合征等）、远端肾小管功能异常性疾病（如肾性尿崩症和Bartter、Gitelman综合征等）、近端及远端肾小管功能异常性疾病（如肾小管酸中毒、急性肾小管坏死多尿期等）；其他如失钾性肾病、高钙性肾病等。

（2）内分泌－代谢障碍疾病：特发性或继发性尿崩症、糖尿病、原发性甲状腺功能亢进症和原发性醛固酮增多症等。这些病因或抑制肾小管对水的重吸收，或导致尿液中溶质异常增多，产生渗透性利尿导致多尿。

（3）排尿性多尿：短时间内大量饮水或摄入液体过多、高钠饮食和高血糖等因素引起血浆高渗透压或干燥综合征等疾病导致多饮，因大量摄水导致血容量增高，抑制抗利尿激素分泌引起多尿。使用各种利尿剂或有利尿作用的药物等可引起排尿性多尿。

（4）精神性多尿症：受习惯、心理或精神因素支配，强迫性多饮而引起多尿。

2. 分析思路　如图1-5-1所示。

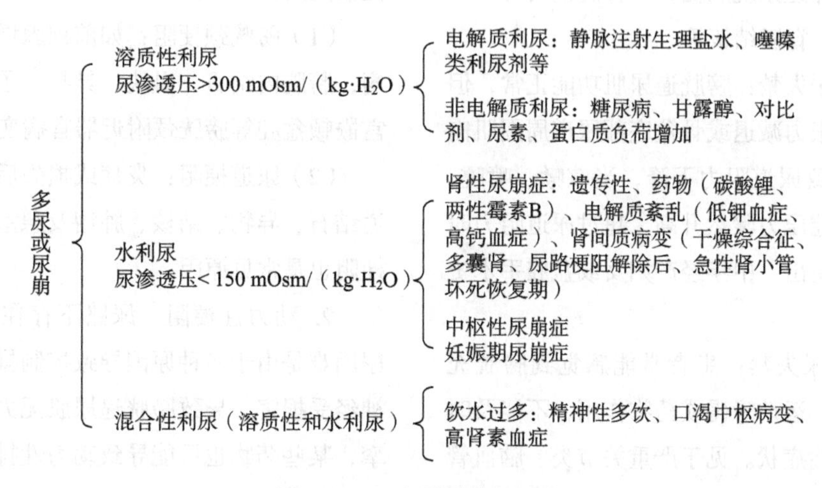

图1-5-1　多尿的分析思路

3. 症状和体征的鉴别

（1）糖尿病引起者可伴有多饮、多食和消瘦等症状。

（2）尿崩症者有烦渴、多饮、夜尿增多、低比重尿。

（3）原发性甲状旁腺功能亢进症常伴有高钙血症、肾结石、骨痛和病理性骨折。

（4）原发性醛固酮增多症导致的多尿可伴有高血压、高血钠、低血钾或低钾性麻痹，代谢性碱中毒等。

（5）肾小管酸中毒引起者，常伴有骨痛、低血钾甚至周期性麻痹、反常性酸性尿等。

（6）急性肾小管坏死者出现多尿前有明显的少尿或无尿期。

（7）大量饮水的多尿多为一过性，药物引起者利尿后可改善。精神性多饮常有其他精神症状，停止饮水后尿量恢复。

二、排尿异常

（一）尿失禁

1. 分类

当各种原因是逼尿肌异常收缩或膀胱过度充盈，导致膀胱内压升高超过正常尿道括约肌张力、或因尿道括约肌麻痹松弛导致尿道阻力降低，出现患者排尿自主能力丧失，尿液不受主观控制地从尿道口溢出称为尿失禁（urinary incontinence）。尿失禁可发生于各年龄段，但以老年人常见。尿失禁可以是暂时的也可以是持续性的。

（1）急迫性尿失禁：大脑皮质对脊髓排尿中枢的抑制减弱，引起膀胱逼尿肌不自主收缩或反射亢进。主要原因包括：①中枢神经系统疾病，如脑血管意外、脑瘤、多发性硬化和帕金森病等；②膀胱局部炎症或膀胱功能失调，如下尿路感染、局部压迫（前列腺增生、子宫脱垂等）。

（2）充溢性尿失禁：又称假性尿失禁，由于各种原因导致膀胱排尿出口梗阻或膀胱逼尿肌失去正常张力，引起膀胱过度充盈，造成尿液从尿道不断溢出。常见原因：①下尿路梗阻，如前列腺增生、尿道狭窄等；②神经系统病变，如脊髓损伤脊髓休克期、脊髓肿瘤、脊髓结核等。

（3）压力性尿失禁：膀胱逼尿肌功能正常，但由于尿道括约肌张力减退或骨盆底部尿道周围肌肉和韧带松弛，导致尿道阻力下降，当咳嗽、喷嚏、运动、举重等腹腔压力骤然升高，超过尿道阻力时少量尿液不自主溢出。中年经产妇女或盆腔手术史者较为常见。

（4）功能性尿失禁：患者常能感觉到膀胱充盈，但由于精神、运动障碍或药物作用，不能及时排尿引起的暂时性症状。见于严重关节炎、脑血管病变、痴呆、排尿环境或习惯的突然改变及服用利尿剂、抗胆碱能药物者等。

以上4种类型尿失禁有时可以并存，如急迫性尿失禁和压力性尿失禁可以同时存在。

2. 症状和体征的鉴别

（1）50岁以上男性，尿失禁伴进行性排尿困难，多见于前列腺增生症、前列腺癌等。中年以上女性可能伴有阴道松弛、膀胱尿道膨出、咳嗽时尿液溢出等。

（2）神经源性膀胱：尿失禁伴有神经系统疾病症状和体征。

（3）由急性膀胱炎引起的急迫性尿失禁，常伴有尿频、尿急、尿痛、血尿及脓尿等。

（二）排尿困难

排尿困难（dysuria）是指膀胱内尿液不易排出，表现为排尿开始迟缓、费力、尿时延长、射程缩短、射力减弱、尿线变细、中断和滴沥不尽等不同程度的症状。如导致尿液滞留在膀胱称为尿潴留。排尿困难者常有尿频、尿急或尿失禁，并有尿不尽感。

1. 机械性梗阻　是指参与排尿的神经及肌肉功能正常，但在膀胱颈至尿道外口的某一部位存在梗阻性病变。梗阻早期，膀胱逼尿肌通过代偿性收缩能克服阻力，排尿困难可不明显；但随着梗阻加重，膀胱内的残留尿液逐渐增多，出现尿频、尿急、尿潴留，严重时可以出现充溢性尿失禁。机械性梗阻的常见原因如下。

（1）膀胱颈梗阻：如前列腺增生、纤维化，肿瘤，膀胱内结石、血块、异物、子宫肌瘤、妊娠子宫嵌顿盆腔等膀胱颈附近器官病变。

（2）尿道梗阻：炎症或损失后的尿道狭窄、尿道结石、异物、结核、肿瘤及憩室等。先天性尿道梗阻也是常见原因。

2. 动力性梗阻　尿路不存在机械性梗阻，排尿困难是由于各种原因导致控制排尿的中枢或周围神经受损害，导致膀胱逼尿肌无力或尿道括约肌痉挛，某些药物也可能导致动力性排尿困难。常见原因如下。

（1）神经系统病变：先天畸形、脊髓炎、脊髓膨出、脊髓肿瘤、卒中、脑炎、糖尿病、多发性硬化和周围神经病变等。

（2）手术因素：如麻醉、中枢神经手术或骨盆手术导致控制排尿的骨盆神经损伤或功能障碍。

（3）药物作用：如抗胆碱药（阿托品、山莨菪碱等）、抗抑郁药、抗组胺药和阿片制剂等。

（4）精神因素等：如精神紧张、不习惯的排尿环境或排尿方式等。

（三）尿频、尿急和尿痛

正常人白天平均排尿3～5次，夜间排尿不超过2次，每次尿量200～400 mL，如果排尿次数超过正常，称为尿频（frequent micturition）。尿急（urgent micturition）是指患者已有尿意立即需要排尿，常常无法控制出现尿失禁。尿急的特点是每次尿量均较正常排尿减少，甚至仅有尿意而无尿液排出。尿痛（dysuria）是指排尿时由于病变部位受到刺激而产生的尿道、耻骨上区及会阴部不适，主要为刺痛或灼痛。尿频、尿急、尿痛常同时出现，又称为尿路刺激征。

1. 分类

（1）感染：感染性炎症刺激膀胱和尿道引起尿频、尿急和尿痛，例如膀胱炎或尿路直接感染及邻近器官感染。

1）尿路感染，如肾盂肾炎、肾结核、输尿管炎等可伴发下尿路感染，引起尿路刺激。

2）膀胱或尿道邻近部位感染，如子宫内膜炎、输卵管炎、阴道炎、前列腺炎、龟头炎、尖锐湿疣和生殖器单纯疱疹等。结肠、直肠、阑尾的炎症、脓肿等也可引起尿路刺激症状。

（2）肿瘤：膀胱或尿道邻近器官（如前列腺、子宫、输卵管、结肠、直肠等）的肿瘤，压迫膀胱致膀胱容量减少，或浸润刺激膀胱、尿道，或继发感染导致尿频、尿急和尿痛，常伴有排尿困难。

（3）结石或其他刺激：膀胱或者尿路结石刺激导致尿路刺激征，膀胱内巨大结石还可以导致尿频，慢性刺激可能导致尿道慢性纤维化、瘢痕收缩、间质性膀胱炎、尿道肉阜、膀胱憩室，尿道内异物刺激可引起尿频，常伴有排尿不畅、残余尿增加。

（4）化学性刺激：某些药物，例如环磷酰胺可刺激膀胱引起出血性膀胱炎，导致尿路刺激征。高酸性尿也可刺激膀胱和尿道。

（5）神经源性膀胱：是指由于神经系统疾病导致膀胱排空或储存功能紊乱，导致排尿异常。某些神经系统疾病，如大脑皮质或基底节部位病变、帕金森病、多发性硬化等可引起膀胱高反应性，导致尿频、尿急等症状。

（6）多尿导致的尿频：大量饮水或使用利尿剂、神经内分泌因素导致尿崩等，可出现尿频，但不伴有尿痛、尿急。

（7）精神因素：精神紧张、焦虑和恐惧时，或者受到流水声的刺激等可出现尿急症状。

2. 症状和体征的鉴别

（1）急性肾盂肾炎：常有高热、畏寒、肾区叩痛，可伴或不伴尿频、尿急和尿痛症状，而急性膀胱炎和尿道炎由于为黏膜表面感染并没有全身症状，但尿路刺激征明显。

（2）肾结核：早期由于含结核杆菌的脓尿对膀胱黏膜刺激可以出现尿频、尿急和尿痛，晚期由于合并膀胱结核，出现膀胱挛缩、膀胱容量减少，尿频症状更为严重，常伴有乏力、潮热、盗汗等结核感染的全身症状。少数患者由于输尿管结核，使输尿管闭塞，尿频、尿急和尿痛症状可突然减轻或好转。

（3）尿路感染：尿道口脓性分泌物及红肿，多见于淋球菌、沙眼衣原体等性传播性疾病。

（4）急性前列腺炎：起病急，可伴有感染中毒症状。直肠指检查可发现前列腺肿大，伴有明显触痛。

（5）前列腺增生：大多见于50岁以后，伴有进行性排尿困难，严重时出现尿潴留。体检或者超声检查有助于诊断。

（6）膀胱结石：伴有排尿困难、尿流中断或者尿流分叉。尿路结石时尿痛明显，伴有排尿困难、尿线变细，以及终末血尿或者尿潴留。

（四）夜尿增多

夜间多尿是大多数夜尿症患者的主要病因，其特征是夜间尿量过多（大于24 h尿量的20%～33%，取决于年龄）。夜尿症可由摄入、泌尿、肾脏、激素、睡眠和心血管因素引起。因此，准确诊断夜尿症的类型和潜在的相关疾病以确定合适的治疗方法是非常重要的。诊断工具除了全面的病史和体格检查外，还包括排尿/膀胱日记分析和诊断夜尿症类型和病因的询问。

1. 慢性进行性肾脏病　当健存肾单位数量减少，为排出体内潴留的氮质废物，残存肾单位需不停地超负荷工作，致使夜间尿量增加。

2. 小管间质受损害　由于肾脏浓缩功能下降，

早期可出现夜尿。

3. 体内水分潴留 当出现心功能不全、水肿等原因致使体内水分潴留时，由于卧床后肾脏血液循环改善，肾血流增加，可将体内潴留的水分排泄，导致夜尿。

4. 精神因素 如精神紧张或夜间烦闷、难以入睡等影响，可出现夜间排尿次数增加。

5. 某些尿量增多的疾病 如尿崩症、醛固酮增多症等患者亦常有夜尿现象。

三、尿色异常

正常尿的外观为淡黄透明，其颜色主要来自尿色素，大量饮水稀释后可呈无色透明，限水后颜色加深，尿色异常有些来自药物、食用色素，对身体无妨碍，有些是由于全身性疾病或泌尿系统疾病导致尿中出现异常成分而发生颜色改变，需查明原因。

（一）血尿

血尿（hematuria）是指离心沉淀尿中每高倍镜视野≥3个红细胞，或新鲜尿液直接计数红细胞超过8 000/mL，或3 h尿沉渣红细胞计数，男性每小时红细胞排出数＞30 000个，女性＞40 000个，或12 h尿沉渣计数＞5×10^6个，均提示尿液中红细胞异常增多。血尿，是常见的泌尿系统症状。

血尿轻者尿色正常，仅显微镜下红细胞增多，称为镜下血尿；出血量多者尿色呈洗肉水样、浓茶色或者红色，称为肉眼血尿。血尿首先要排除女性月经、阴道或直肠出血污染而导致的假性血尿。正常人在剧烈运动后，尿红细胞可一过性增至10 000～60 000/mL。

1. 分类 血尿的病因可以分为两大类：① 各种肾小球疾病引起的肾小球源性血尿；② 其他疾病引起的非肾小球源性血尿，包括全身性疾病导致的尿路出血。血尿发生的机制主要有以下几个方面。

（1）免疫异常：一些致病因素导致机体自身免疫反应异常，形成免疫复合物沉积在肾小球基膜，自身抗体以肾小球基膜为靶抗原直接发生免疫反应，破坏肾小球基膜功能，红细胞进入尿液形成血尿。有些肾炎还可以使肾小血管发生炎性反应，导致小血管坏死、扩张、狭窄、闭塞，从而造成血尿，例如结节性多动脉炎、显微镜下多血管炎和韦格纳氏肉芽肿等。

（2）感染引起的炎症反应：如泌尿道感染、尿道黏膜炎症反应、水肿、淤血、小血管破坏。

（3）泌尿系组织破坏：如泌尿系肿瘤、结石和外伤使泌尿系组织受到破坏侵蚀造成出血，形成血尿。

（4）运动损伤：如运动使肾脏过度移位、挤压、缺血、血管牵扯或扭曲等。

（5）其他：如中毒、过敏、和肾血管畸形等很多原因都可使肾实质缺血坏死出血。

2. 症状和体征的鉴别 根据血尿排出的先后，可以分为初血尿、终末血尿和全程血尿，尿三杯实验可以区分这3种情况。让患者在一次连续不断的排尿中，按前、中、后3段，把尿液分别留在3个杯中，然后显微镜检查，根据某个杯子出现的血液来判断出血的部位。主要观察第一和第三杯尿液，第一杯血尿病变部位在前尿道；第三杯血尿病变部位在膀胱底部、后尿道部或前列腺；3杯全部血尿病变在膀胱或膀胱以上部位。

（1）血尿伴疼痛：是泌尿系统结石的基本特征，一般肾结石多以腰部胀痛为主；输尿管结石则有绞痛，且向下腹部及会阴部放射；膀胱尿道结石有排尿困难及排尿中断现象，常伴有尿频、尿急等症状。泌尿系肿瘤、结核及急性肾盂肾炎等也可出现疼痛。

（2）血尿伴膀胱刺激征：表明病变在膀胱或后尿道，以急性膀胱炎最多见。也可见于急性肾盂肾炎、急性前列腺炎、膀胱结核、肿瘤等。

（3）血尿伴腹部肿块：肾肿瘤、多囊肾、肾下垂、异位肾等。

（4）血尿伴出血倾向：见于血液系统疾病，如白血病、血友病、血小板减少性紫癜等。

（5）血尿伴发热：急性肾盂肾炎、肾结核、流行性出血热、钩端螺旋体病等。

（6）血尿伴高血压、水肿、蛋白尿：肾病综合征，以及多种类型的肾小球肾炎。

（7）血尿伴乳糜尿：慢性肾盂肾炎、丝虫病。

（8）无症状血尿：除血尿外无其他不适，多见于一些肾小球肾炎如IgA肾病、薄基膜肾病、肾肿瘤等。

（9）血尿与年龄性别相关：儿童血尿以肾小球肾炎多见，肾母细胞瘤、先天性肾积水也可发生血尿。40岁以下成人发生血尿时，女性以泌尿系感染多见；男性以肾结石、前列腺炎、肾结核及尿道炎多见。40岁以上成人发生血尿则以肿瘤、前列腺增生及感染常见。

（二）泡沫尿

正常人尿液为淡黄色、透明样，当尿液中出现泡沫时可能提示疾病。但是泡沫尿不一定是病理性的。饮水不足导致尿液浓缩或尿急时，排尿压力加大、尿速增快，使尿液表面张力增大，尿液中气泡也可能增多，这种泡沫静置消失；便池中的消毒剂或去垢剂也可能使尿液形成泡沫。病理性的泡沫尿包括：①膀胱炎或其他泌尿系统感染：这种情况下尿液的成分容易发生改变而产生气泡。②糖尿病：尿液中尿糖或尿酮体含量升高，尿液的酸碱度发生改变，表面张力增大。③产气菌：泌尿道中有产气菌存在时，尿液中可产生气泡。④肝脏疾病：患者的尿液中胆红素含量增多，尿液表面张力增大，排尿时可产生气泡。⑤肾脏疾病：如尿液中蛋白含量增高，导致尿液表面张力增高，产生气泡，而且不易消失。

在正常情况下，相对分子质量 < 40 000的血浆蛋白可以自由通过肾小球滤过膜，其中大部分被肾小管重吸收，故正常人尿液中只有微量蛋白。健康成人24 h尿总蛋白上限为200 mg，白蛋白上限为30 mg。

1. 发病机制　蛋白尿发生的机制主要有肾小球滤过膜机械屏障受损、电荷屏障受损、血流动力学影响、肾小管重吸收功能障碍。

（1）肾小球滤过膜机械屏障受损：肾小球过滤膜从内到外有三层结构，内层为内皮细胞层（厚约40 nm），为附着在肾小球基膜内的扁平细胞，上有无数孔径大小不等的小孔，小孔有一层极薄的隔膜。中层为肾小球基膜（厚240～370 nm），电镜下从内到外分为3层，即内疏松层、致密层及外疏松层，为控制滤过分子大小的主要部分，是机械屏障的主要部分。外层为上皮细胞层（厚约40 nm），上皮细胞又称足细胞，其不规则突起称足突，其间有许多狭小间隙，血液经滤膜过滤后，滤液入肾小球囊。在正常情况下，血液中绝大部分蛋白质不能滤过而保留于血液中，仅小分子物质如尿素、葡萄糖、电解质及某些小分子蛋白能滤过。肾小球滤过膜机械屏障破坏，从而引起大量蛋白尿。

（2）电荷屏障受损：滤过膜各层含有许多带负电荷的物质，所以滤过膜的通透性还决定于被滤过物质所带的电荷。这些带负电荷的物质排斥带负电荷的血浆蛋白，限制它们的滤过。虽然血浆白蛋白有效半径为3.5 nm，但由于其带负电荷，因此难以通过滤过膜。当各种病理损伤（包括原发性与继发性损伤）作用于肾脏时，会导致受损肾脏局部微循环障碍，损伤了肾小球毛细血管内皮细胞。肾小球毛细血管内皮细胞一旦受损，就会吸引血液循环中的炎性细胞浸润，并释放出致病的炎性介质，此时的病理损伤会造成受损肾脏的炎症反应。肾脏处于病理状态，肾小球基膜（GBM）会发生一系列改变：其滤过孔增大或闭锁、GBM断裂，电荷屏障损伤，肾脏通透性增强，滤过膜上带负电荷的糖蛋白减少或消失，都会导致带负电荷的血浆蛋白滤过量比正常时明显增加。故此期在临床上形成蛋白尿。

（3）血流动力学影响：肾小球滤过膜的通透性与肾小球内压力和肾血流量相关，滤过膜两侧静水压增高、血浆蛋白经肾小球毛细血管壁的弥散增加，蛋白漏出增加。肾小球血流动力学改变能可逆性影响肾小球毛细血管通透性。剧烈运动、发热、压力等可以导致毛细血管内压一过性增加，引起蛋白尿。所以，通过收缩入球小动脉或扩张出球小动脉（血管紧张素转换酶抑制剂、血管紧张素Ⅱ受体拮抗剂）可以降低肾小球囊内压，降低蛋白尿。

（4）肾小管重吸收功能障碍：肾小球滤过的蛋白，主要由近端肾小管重吸收。肾小管主要通过胞饮作用来吸收原尿中的蛋白质，并通过溶酶体水解消化，进行重吸收。肾小管腔表面带有负电荷，主要吸收带正电荷物质，阳离子和小分子物质可以完全重吸收。肾小管重吸收功能与肾小管内溶质浓度、肾小管细胞功能状态、血液供应是否丰富有关。相对分子质量为10 000～45 000的小分子蛋白从肾小球滤过量可达到GFR的80%，溶菌酶、β_2-微球蛋白、轻链片段均在这一范围。正常人的这些蛋白和白蛋白几乎全部在肾小管重吸收。如果肾小管损害导致重吸收功能障碍，蛋白尿主要为小分子量的蛋白。

2. 分类

（1）根据蛋白尿形成机制分类

1）肾小球性蛋白尿（glomerular proteinuria）：由于肾小球滤过屏障因炎症、免疫代谢等各种因素损伤后，静电屏障作用减弱或滤过屏障孔径增大，甚至断裂，使血浆蛋白大量滤入原尿，超过肾小管重吸收能力所致的蛋白尿。肾小球性蛋白尿是指因肾小球的损伤而引起的蛋白尿，多因肾小球受到感染、毒素、免疫、代谢等因素的损害后，引起肾小球毛细血管壁破裂，滤过膜孔径加大，通透性增强或电荷屏障作用受损，使血液中相对分子质量较小的血浆蛋白（以清蛋白为主）滤出原尿中，若损害较重时，球蛋白及其他少量大分子质量蛋白滤出也增多，超过了肾小管重吸收能力而形成蛋白尿。

2）肾小管性蛋白尿：炎症或中毒等因素引起近曲小管对低分子量蛋白质的重吸收减弱所致，常见于肾盂肾炎、间质性肾炎、肾小管性酸中毒、重金属（如汞、镉、铋）中毒、药物（如庆大霉素、多黏菌素B）及肾移植术后。尿蛋白多为小分子蛋白，如溶菌酶、β_2微球蛋白、核糖核酸酶等，尿蛋白总量一般<1 g/d。

3）溢出性蛋白尿：肾小球滤过及肾小管重吸收均正常，但由于血中异常蛋白质增多，经肾小球滤出，超过肾小管重吸收能力，在尿中出现而产生的蛋白尿称为溢出性蛋白尿。如（溶血性贫血）血红蛋白尿、肌红蛋白尿、多发性骨髓瘤患者排出的轻链尿和浆细胞病等。

4）分泌性蛋白尿：尿中所含的蛋白质是由肾脏组织本身产生和分泌，如Tamm-Horsfall蛋白由髓袢升支粗段和近端集合管分泌，常与白蛋白和其他血浆蛋白如免疫球蛋白一起组成管型。每天有20～30 mg蛋白尿来源于肾小管和下尿路，多为相对分子质量200 000左右的多聚体糖蛋白。其他一些分泌的蛋白包括尿道上皮分泌的IgA。

5）组织性蛋白尿：肾脏或其他组织结构成分从尿中丢失引起蛋白尿。正常尿液中有一些可溶性的组织分解代谢产物，属于小分子蛋白或多肽，但总量很少。如肾小球基膜成分、肾小管刷状缘和溶酶体蛋白也可以少量出现在尿中，在疾病状态下这些蛋白成分可以明显增加。

6）特殊类型蛋白尿：①功能性蛋白尿：指正常人出现的暂时的、轻度良性蛋白尿，也称为一过性蛋白尿。一些健康人尿液检查时可发现蛋白尿，尿蛋白定性通常微量或（+），高温、高热、寒冷、剧烈运动、精神紧张、交感神经高度兴奋等刺激因素会导致正常的肾小球毛细血管通透性增加，从而导致蛋白尿，但这些诱因去除后蛋白尿很快消失。②直立性蛋白尿：指蛋白尿仅在直立位时出现，而卧位时消失，多见于青春发育期青少年，不合并高血压、水肿及血尿等表现，又称为体位性蛋白尿。直立性蛋白尿的发病机制并不清楚，可能与体位变化后肾小球内血流动力学改变有关。左侧肾静脉受压综合征（胡桃夹现象）可能是直立性蛋白尿的原因之一。体位性蛋白尿长期预后较好，而少量持续性蛋白尿（0.5～1.5 g/24 h）不伴有血尿、高血压和肾功能异常者预后也相对较好。

（2）根据24 h尿蛋白总量分类

1）肾病水平蛋白尿：尿蛋白≥3.5g/24 h。

2）非肾病水平蛋白尿：尿蛋白 < 3.5g/24 h。

（3）根据蛋白尿性质分类

1）生理性蛋白尿：在发热、剧烈运动后出现的一过性蛋白尿，患者的肾脏无器质性疾病。诊断生理性蛋白尿必须非常慎重，长期随访非常必要，以免因器质性疾病的早期而被忽视。

2）病理性蛋白尿：肾脏有器质性病变造成的蛋白尿，一般多为持续性蛋白尿。

（4）根据蛋白尿分子量分类

1）选择性蛋白尿：肾小球病变较轻时，只有中小分子量的蛋白质（以白蛋白为主，并有少量的小分子蛋白）从尿中排出，而大分子量蛋白质（如 IgA、IgG 等）排出较少，此种蛋白尿称为选择性蛋白尿，测定 IgG/ 转铁蛋白比值，< 0.1 称为选择性蛋白尿，> 0.2 称为非选择性蛋白尿。

2）非选择性蛋白尿：反映肾小球毛细管壁有严重破裂损伤。尿蛋白成分以大 / 中分子量蛋白质同时存在为主，尿蛋白中免疫球蛋白 / 清蛋白比值 > 0.5，半定量为 + ~ ++++，定量为 0.5 ~ 3.0 g/24 h，多见于原发性肾小球疾病，如急进性肾炎、慢性肾炎、膜性肾炎、膜增生性肾炎等，以及继发性肾小球疾病（如糖尿病肾病、狼疮性肾炎等）。出现非选择性蛋白尿提示预后较差。

（三）尿液浑浊

正常尿液是淡黄色透明的，出汗或饮酒后，尿液也会暂时性变浓。但当尿液呈现混浊状态时，有可能是一种病态表现。尿液浑浊（cloudy urine）常见原因是尿液碱性过高，引起尿中磷酸盐类结晶沉淀使尿液变浊。肾盂肾炎的患者可出现尿液混浊，罕见的乳糜尿则是由于淋巴管被寄生的丝虫阻塞导致。

1. 病因

（1）肾盂肾炎：由各种致病微生物直接侵袭所引起的肾盂肾盏黏膜和肾小管、肾间质感染性炎症。近年来发现，在一些肾盂肾炎患者的肾瘢痕组织中存在病菌抗原，表明肾盂肾炎的发病，免疫性肾组织损害也可能是炎症的原因之一。

（2）前列腺炎：患有慢性前列腺炎时，由于炎症刺激也容易出现尿液浑浊现象。

（3）其他：由于运动过量或过食肉类及蔬菜后导致草酸盐、磷酸盐类代谢过量，而产生盐类结晶尿，积存在膀胱内，待排尿时排出，从而出现尿液浑浊。

2. 临床表现及鉴别

（1）尿液中有稠厚胶样物：由于膀胱癌、前列腺癌、直肠癌及淋巴瘤等易侵及精囊，故临床上难以鉴别肿瘤是否原发于精囊。组织学上原发性精囊恶性肿瘤多为腺癌和肉瘤。临床症状表现为血精、间歇性血尿、尿频、尿液中有稠厚胶样物。肿块大时可引起排尿困难，甚至尿潴留。晚期出现里急后重和继发性附睾炎。大便带血提示肿瘤已侵及直肠。

（2）尿液呈黑色：是黑尿热的主要症状之一。患者的尿液呈黑色，故称黑尿热。黑尿热是一种急性血管溶血，并引起血红蛋白尿和溶血性黄疸，重者发生急性肾功能不全。

（3）酮尿：严重饥饿或未经治疗的糖尿病患者血糖浓度低导致糖异生加强，脂肪酸氧化加速产生大量乙酰辅酶 A，而葡萄糖异生使草酰乙酸耗尽，而后者又是乙酰辅酶 A 进入柠檬酸循环所必需的，由此乙酰辅酶 A 转向酮体方向，最终血液和尿液中出现大量的酮体。

（4）尿液臭味：如有泌尿系感染，尿液会变混浊、恶臭。

四、水肿

组织间隙过量的体液潴留称为水肿（edema），通常指皮肤及皮下组织液体潴留，体腔内体液增多则称积液。根据分布范围，水肿可表现为局部性或全身性，全身性水肿时往往同时有浆膜腔积液，如腹水、胸腔积液和心包腔积液。全身性水肿主要有心源性水肿、肾源性水肿、肝源性水肿、营养不良性水肿、黏液性水肿、特发性水肿、药源性水肿、老年性水肿等。当体内液体存储量达 4 kg 以上可出现肉眼可见的水肿。根据水肿的程度可分为轻、中、重度水肿，轻度水肿仅见于眼睑、眶下软组织，胫骨前、踝部的皮下组织，指压后可见组织轻度凹陷，体重可增加5%左右。中度：全身疏松组织均有可见性水肿，指压后可出现明显的或较深的组织凹陷，平复缓慢。重度：全身组织严重水肿，身体低垂部皮肤张紧发亮，甚至可有液体渗出，有时可伴有胸腔、腹腔、鞘膜腔积液。

（一）发生机制

组织液生成的有效滤过压=（毛细血管血压+组织液胶体渗透压）-（血浆胶体渗透压+组织液静水压），因此以上四大因素都可影响组织液的生成。当组织液的生成大于回吸收时，可产生水肿。产生水肿的几种主要因素是：水钠潴留（如继发性醛固酮增多症）、毛细血管滤过压升高（如右心衰）、毛细血管通透性增高（如急性肾炎）、血浆胶体渗透压降低（如肾病综合征）、淋巴回流受阻（如丝虫病）。当有效血容量减少时，肾脏灌注减少，肾皮质外层血流减少，GFR下降，肾小管钠重吸收增加；同时由于球旁细胞牵张刺激减少、致密斑钠浓度降低、交感神经兴奋、血儿茶酚胺浓度升高等均刺激球旁细胞肾素水平增加，通过肾素-血管紧张素-醛固酮系统（RAAS），导致水钠潴留。

（二）分类及临床鉴别

水肿根据病因不同，可分为以下几种。

1. 心源性水肿　主要是右心衰竭的表现。水肿出现于身体下垂部位，伴有体循环淤血的其他表现，如颈静脉怒张、肝脾大、静脉压升高、胸腹水等。

2. 肾源性水肿　各种肾炎和肾病。初期眼睑和颜面水肿，以后可发展至全身水肿。肾病综合征时出现中重度凹陷性水肿，可伴有胸腔积液、腹水。常伴有尿检异常、高血压、肾功能损害等。

3. 肝源性水肿　见于失代偿肝硬化。常有腹水，大量腹水增加腹内压，进一步阻碍下肢静脉回流，从而引起下肢水肿。患者同时伴有脾大、腹壁静脉怒张和食管-胃底静脉曲张等门静脉高压表现，或有黄疸、肝掌、蜘蛛痣和肝功能异常。

4. 营养不良性水肿　见于长期慢性消耗性疾病导致的营养缺乏、胃肠道疾病或重度烧伤等导致的白蛋白丢失，低蛋白血症会引起水肿。禁食者恢复饮食后，摄入过多盐分可能导致水肿加重。营养不良性水肿的特点是从足部开始，逐渐蔓延全身，伴有消瘦、体重减轻。

5. 黏液性水肿　见于甲状腺功能减退者，特点是非凹陷性水肿（组织液蛋白含量较高），好发于下肢胫前区域，也可见于眼眶周围。

6. 经前期紧张综合征　特点是月经前7~14天出现眼睑、踝部及手部轻度水肿，可伴有乳房胀痛、盆腔沉重感，月经后水肿消退。

7. 药物性水肿　肾上腺皮质激素、雄激素、雌激素、胰岛素、甘草制剂和扩血管药物，特别是钙离子拮抗剂可引起水肿。

8. 特发性水肿　几乎只发生在女性，原因未明，可能与内分泌功能失调导致毛细血管通透性增加以及直立体位反应异常有关。临床特点是周期性水肿，常见于身体下垂部位，体重昼夜变化大，天气炎热或月经前变化明显。

9. 局部性水肿　由于局部静脉、淋巴回流受阻或毛细血管通透性增加所致。例如过敏、肢体静脉血栓形成、血栓性静脉炎、上下腔静脉阻塞综合征以及丝虫病等。

10. 其他　可见于妊娠中毒症、硬皮病、皮肌炎和血清病等。

五、腰痛

腰痛是比较常见的临床症状，由于肾脏位于腰部，故而腰痛是肾脏科常见主诉。肾脏疾病往往不伴有腰痛等症状。严重的腰痛称为肾绞痛，一般为单侧，常见于肾结石阻塞，导致输尿管痉挛、肾盂扩张而引发剧烈疼痛，多伴有恶心、大汗、呕吐，也可伴有血尿，肾区有叩痛。

肾脏病变导致的腰痛主要表现为肾区胀痛、钝痛、双侧多见，疼痛与体位无关，肾区一般无压痛，肾盂肾炎可伴有肾区叩痛。肾周炎症、肾梗死、肾囊肿破裂、肾脏特殊感染如肾脏结核等也会伴有腰部疼痛。鉴别诊断见相关章节。

肾脏疾病引起的腰痛需要与腰椎间盘突出症、脊柱肿瘤、腰部皮肤带状疱疹、后腹膜肿瘤、胰腺疾病、主动脉夹层动脉瘤等疾病鉴别。

（王 玲）

第二节 体格检查

一、腹部与泌尿系统体格检查

泌尿系统位于腹部：肾脏及肾上腺位于上腹部的左右季肋区，输尿管位于中腹部，膀胱位于下腹部。进行腹部体检时应注意保暖，被检查者取仰卧位，充分暴露腹部，遮盖其他躯干部位。光线宜充足柔和。医师站在患者右侧，按照顺序检查。

（一）视诊

①外形；②呼吸运动；③腹壁静脉；④胃肠型及蠕动波；⑤皮肤，包括皮疹、色素、腹纹、瘢痕、体毛；⑥疝；⑦上腹部搏动。

（二）触诊

1. 准备　排空膀胱，低枕仰卧位，两腿屈曲稍分开，张口缓慢腹式呼吸。

2. 方法　先全手掌置于腹部上部，适应片刻，用掌指关节和腕关节协同以旋转或滑动触诊。

（1）腹壁紧张度（浅触）：左下腹开始；逆时针方向；或先健侧后患侧。腹壁下陷约 1 cm。

（2）腹壁肿块（深部触诊）：左下腹开始；逆时针方向；或先健侧后患侧。腹壁下陷 > 2 cm，共 4 ~ 5 cm。

（3）压痛及反跳痛：浅压或深压，以深压为主。压痛点：麦氏点、胆囊压痛点、上中输尿管点、季肋点、肋骨点、肋腰点。反跳痛：压痛点用 2 ~ 3 个手指并拢压于原处稍停片刻，迅速将手指抬起。

（4）脏器触诊：患者取仰卧位，两肘关节屈曲，较深腹式呼吸配合。

1）肝（单手）：检查者右手四指并拢，掌指关节伸直，与肋缘大致平行放在右上腹（或脐右缘），估计肝下缘下方，随患者呼气时手指压向腹壁深部，吸气时手指缓慢被动上台，朝肋缘向上迎触下移的肝缘，如此反复。应在右锁骨中线及前正中线分别触诊。

2）脾：患者取仰卧位，两腿稍微屈，检查者左手经患者腹前方置左胸下部第 9 ~ 11 肋处，将脾从后向前托起，限制胸廓活动，右手掌平放于脐，与肋弓大致垂直，自脐平面与呼吸配合（同肝脏触诊）。患者取右侧卧位时，双下肢屈曲。

3）胆囊：（钩指触诊）以左手掌平放于被检查者右胸下部，以拇指指腹勾压于右肋下胆囊点处，嘱患者缓慢深呼吸配合。

（三）叩诊

1. 腹部叩诊音　左下肢逆时针方向→右下腹→脐。

2. 肝脏叩诊　沿右锁骨中线、右腋中线、右肩胛线叩诊。自肺而下，清→浊为肝上界；自腹向上，鼓→浊为肝下界；肝胆叩击痛。

3. 胃泡鼓音区及脾叩诊　①胃泡鼓音区：半圆形，上为肺下缘，下为肋弓，左界为脾，右为肝左缘。②脾界：轻叩法，沿左腋中线进行。

4. 移动性浊音　自腹中部脐水平面向左侧叩诊，发现浊音，扳指不动，患者取右侧卧位，再度叩击呈鼓音，同法叩诊右侧。

（四）听诊

1. 肠鸣音　右下腹为听诊点。肠鸣音正常为 4 ~ 5 次 /min。

（1）频率、声响和音调变异较大。

（2）餐后频繁而明显，休息时稀疏而微弱。

（3）肠鸣音非正常：①肠蠕动增强，肠鸣音活跃、亢进；②肠蠕动减弱，肠鸣音减弱、消失；③肠鸣音活跃，>10 次 /min，音调不特别高亢，见于急性胃肠炎、服泻药后 、胃肠道大出血；④肠鸣音亢进，次数多且响亮、高亢，甚至呈叮当声或金属音，见于机械性肠梗阻；⑤肠鸣音减弱，为 1 次 /min，肠梗阻持续存在，肠壁蠕动减弱则肠鸣音亦减弱，多见于老年性便秘、腹膜炎、电解质紊乱（低血钾）和胃肠动力低下；⑥肠鸣音消失，持续 3～5 min 无肠鸣音、用手指轻扣或搔弹腹部无肠鸣音，常见于急性腹膜炎、麻痹性肠梗阻。

2. 血管杂音　腹主动脉处、肾动脉处、髂动脉处和股动脉处。

3. 搔弹音　肝下缘测定，患者取仰卧位，检查者以左手执听诊器模型体件置于剑突下肝左叶上，右手沿腹中线自脐向上轻弹或搔刮腹壁，当搔弹至肝脏表面时，声音明显增强而近耳。

4. 微量腹水测定　右手指在一侧腹壁稳定，快速轻弹，同时左手将体件向对侧腹部移动，如音声突然变得响亮，为腹水边缘。

二、泌尿外科查体

顺序：肾、输尿管、膀胱、尿道、外生殖器、精囊及前列腺，以免遗漏。

方法：视、触、叩、听。直肠指诊可看做一种特殊的触诊，透光试验可看做一种特殊的视诊。

（一）肾区的检查

1. 视诊　立位为佳，双侧上腹部及腰部是否膨隆，有无肿物。脊柱是否弯曲，有无腰大肌刺激现象。

2. 触诊　用双手触诊法，即一手平贴于患者脊肋角处并用力托起，另一手在同侧的肋腹部，随患者深呼吸而轻缓地触诊肾脏。正常肾脏不能触及，消瘦者偶可触及右肾下极。肾下垂者可触及，坐立位时范围增大，活动度较大。触及肾脏肿大时，应考虑肾积水或积脓、囊肿、肿瘤等。

3. 叩诊　左手掌平放于背部肾区，右手握拳轻叩，有叩击痛时提示该侧肾脏或肾周围有炎症。肾或输尿管结石在绞痛发作时，叩击痛阳性。

肾有 2 个压痛点：肾肋脊点，即背部第 12 肋骨与脊柱的夹角的顶点；肋腰点，即背部第 12 肋骨与腰肌外缘的夹角顶点。肾及尿路炎症或结石病变时，上述各点可有压痛。肋脊角叩痛：被检查者取坐位或侧卧位，检查者以左手掌平放在肋脊角处，右手握拳用轻至中度力量叩击左手背。

4. 听诊　肾动脉狭窄（40%～50%）、动脉瘤或动静脉瘘的患者在上腹部或腰部可听到血管杂音。

（二）输尿管的检查

正常输尿管位于腹后壁脊柱两侧，一般不能触及，当输尿管有肿瘤、结核或结石时，在腹壁薄的患者偶尔能触摸到条索状肿物及局部压痛点。输尿管有炎症时，沿其行径有压痛。3 个压痛点分别为：①上输尿管点，位于腹直肌外缘平脐处；②中输尿管点，位于髂前上棘水平腹直肌外缘，相当于输尿管第 2 狭窄处；③下输尿管点，可通过直肠或阴道进行检查。

（三）膀胱的检查

膀胱位于盆腔内，空虚时不易触及。一般当膀胱内贮有 300 mL 以上的尿液时，可于下腹部耻骨上发现膨胀的膀胱。

1. 视诊　下腹部有无局部膨隆，应注意其大小、形态、部位及与排尿的关系。

2. 触诊　一般采用单手滑行法。在患者取仰卧屈膝位时医师以右手自脐开始向耻骨方向触摸，触及包块后应详察其性质、耻骨上区有无压痛。如有膨隆或肿物，应注意其界限、大小、质地，压迫时有无排尿感或尿外溢，必要时（如膀胱内肿瘤等）于排尿或导尿后重新检查，或作双合诊检查。

3. 叩诊　在耻骨联合上方自上而下进行。充盈的膀胱有囊性感，叩之呈浊音。不能排尿或排尿后仍为浊音，则提示有尿潴留，常见于良性前列腺增生或神经源性膀胱。叩诊为实音可见于膀胱内巨大肿瘤或结石。

（四）肛门指诊及前列腺检查

1. 体位　常用的体位有直立弯腰位、膝胸位、侧卧位或截石位等。

2. 方法　检查前应排空尿液，必要时观察排尿过程。检查者戴手套，食指涂以润滑剂，轻轻插入肛门。

3. 检查要求　常规要求检查以下几个方面。

（1）会阴部感觉有无异常，肛门括约肌的张力：神经源性膀胱患者肛门括约肌松弛，可发生尿失禁。

（2）直肠壁有无硬块和触痛：直肠癌可触及肿物，膀胱癌肿浸润直肠可触及硬块，巨大的膀胱结石也可触及硬块，膀胱周围脓肿可触及肿块且伴有压痛。

（3）前列腺大小、形态、硬度、活动度及有无硬结或压痛：前列腺正常时，大小及形状像栗子，质韧而有弹性，左、右两叶之间可触及正中沟。前列腺肥大时正中沟消失，若肥大而表面光滑、质韧，无压痛及粘连，见于良性前列腺肥大；前列腺肿大且有明显压痛，多见于急性前列腺炎；前列腺肿大、质硬、表面有结节者，考虑前列腺癌。触诊可同时作前列腺按摩，留取前列腺液。

（4）精囊：位于前列腺外上方，正常时柔软、光滑，一般不易触及。精囊有炎症时，可触及条索状肿胀并有压痛。前列腺结核累及精囊则可触及精囊表面呈结节状；前列腺癌累及精囊时，可触及不规则的硬结。

泌尿系统体格检查主要是腹部检查，但泌尿系统疾病的体检应该包括全身各个系统，因为泌尿系统疾病，特别是肾脏病，可以全身多个系统受累，如肾病综合征可以合并全身水肿、胸腔积液、腹水、心包积液；尿毒症患者可能出现骨关节畸形、代谢性骨病，还可能合并贫血；血管炎可合并肺间质病变；狼疮性肾炎因系统性红斑狼疮，可出现皮肤、关节、呼吸系统、血液系统等全身多系统受累。因此，应该对泌尿系统疾病患者全身各个系统进行全面、仔细的体格检查。

（王　玲）

第三节　实验室检查

思维导图

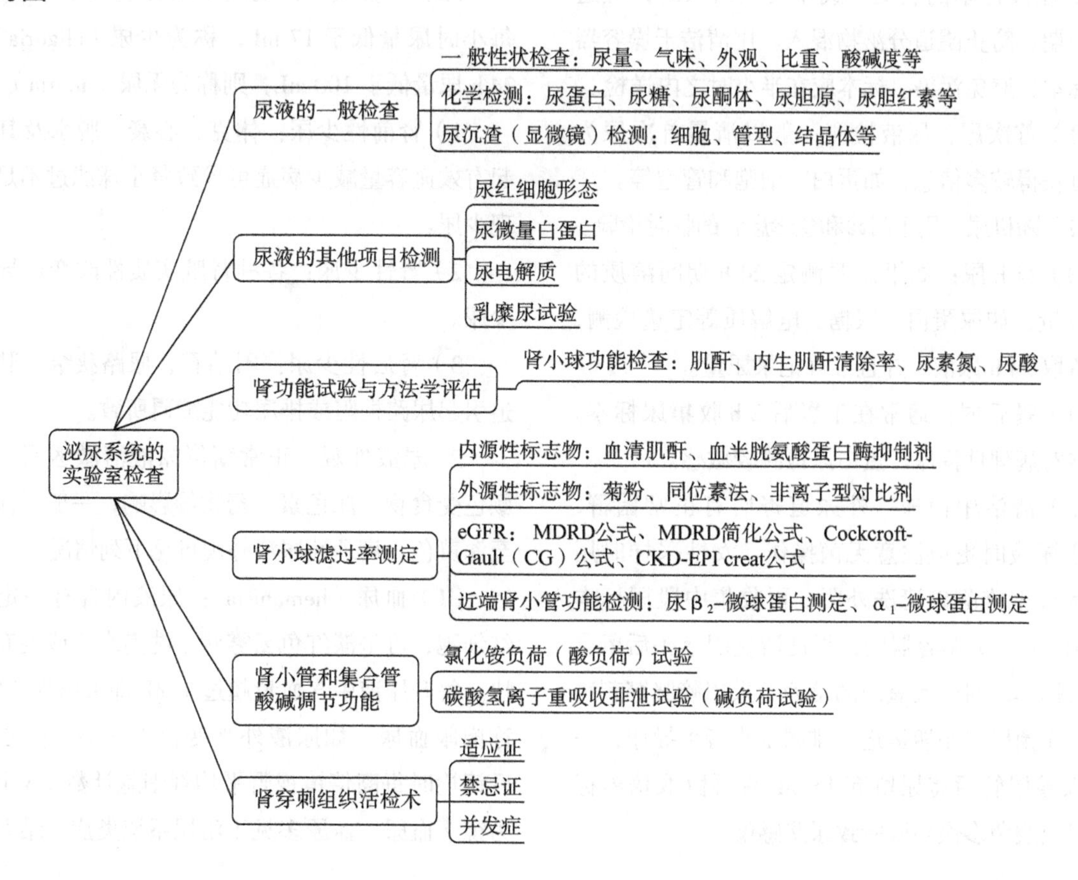

一、尿液的一般检查

尿液是血液经过肾小球滤过、肾小管和集合管重吸收和排泌所产生的终末代谢产物，尿液的组成和性状可反映机体的代谢状况，并受机体各系统功能状态的影响。因此尿液检测（urine examination）不仅对泌尿系统疾病的诊断、疗效观察，而且对其他系统疾病的诊断、预后判断有重要参考价值。

尿液一般检测包括：①一般性状检测，如尿量、气味、外观、比重、酸碱度等；②化学检测，如尿蛋白、尿糖、尿酮体、尿胆原、尿胆红素等；③尿沉渣（显微镜）检测，如细胞、管型、结晶体等。目前，尿液检查已经基本上被尿干化学方法和尿沉渣分析仪法所取代，可快速准确打印出数据结果，但不能缺少尿沉渣显微镜检。

（一）尿液标本的收集与保存

尿液标本的正确收集、留取、保存和尿量的准确记录，对保证检验结果可靠性十分重要。

1. 尿液标本的收集　成年女性留尿时，应避开月经期，防止阴道分泌物混入。用清洁干燥容器留取标本，避免污染。标本应在半小时之内送检。

（1）首次尿：尿液检测一般以清晨首次尿为好，可获得较多信息，如蛋白、细胞和管型等。

（2）随机尿：用于门诊和急诊患者的临时检验。

（3）24 h 尿：如果需要测定 24 h 期间溶质的排泄总量，如尿蛋白、尿糖、电解质等定量检测，需要留取 24 h 尿液，并且准确记录尿量。

（4）餐后尿：通常在午餐后 2 h 收集尿标本。此标本对病理性糖尿、蛋白尿检测较敏感。

（5）清洁中段尿：外尿道寄居有正常菌群，故采集尿液时更应注意无菌操作。女性采样时用肥皂水或聚维酮碘清洗外阴，再收集中段尿标本 10～20 mL 于灭菌容器内，男性清洗阴茎头后留取中段尿标本。对于厌氧菌的培养，采用膀胱穿刺法收集、无菌厌氧小瓶运送。排尿困难者可导尿，一般插入导尿管后将尿留弃 15 mL 后再留取培养标本，但应避免多次导尿所致尿路感染。

2. 尿液标本的保存　尿液常规检查的标本收集后应在 2 h 内检查完毕，如遇特殊情况或进行特殊检查，可采取冷藏（4 ℃冷藏不超过 48 h）和加入化学试剂保存与防腐。

（二）一般性状检查

1. 尿量　正常尿量为 1 000～2 000 mL/24 h（成人）。

（1）尿量增多：24 h 尿量超过 2 500 mL，称为多尿（polyuria）。

1）暂时性多尿：可见于水摄入过多、应用利尿剂和某些药物等。

2）内分泌疾病：如糖尿病，尿糖增多引起的溶质性利尿；尿崩症，由于垂体分泌的抗利尿激素（ADH）不足或肾小管对 ADH 反应性降低，影响尿液浓缩导致多尿。

3）肾脏疾病：慢性肾盂肾炎、慢性间质性肾炎、慢性肾衰竭早期、急性肾衰竭多尿期等，均可出现多尿。

（2）尿量减少：成人 24 h 尿量低于 400 mL 或每小时尿量低于 17 mL，称为少尿（oliguria）；而 24 h 尿量低于 100 mL，则称为无尿（anuria）。

1）肾前性少尿：休克、心衰、脱水及其他引起有效血容量减少病症可导致肾小球滤过不足而出现少尿。

2）肾性少尿：各种肾脏实质性改变而导致的少尿。

3）肾后性少尿：因结石、尿路狭窄、肿瘤压迫引起尿路梗阻或排尿功能障碍所致。

2. 尿液外观　正常新鲜尿液清澈透明。尿液颜色受食物、尿色素、药物等影响，一般呈淡黄色至深黄色。病理性尿液外观可见下列情况：

（1）血尿（hematuria）：尿液内含有一定量的红细胞，可呈淡红色云雾状、洗肉水样或混有血凝块。每升尿液中含血量超过 1 mL 即可出现淡红色，称肉眼血尿。如尿液外观变化不明显，离心沉淀后镜检时每高倍镜视野平均红细胞计数 > 3 个，称为镜下血尿。血尿多见于泌尿系统炎症、结石、肿瘤、结核、外伤等，也可见于血液系统疾病。

（2）血红蛋白尿（hemoglobinuria）及肌红蛋白尿（myoglobinuria）：正常尿液隐血试验为阴性，当血红蛋白和肌红蛋白出现于尿中，可使尿液呈浓茶色、红葡萄酒色或酱油色。血红蛋白尿主要见于严重的血管内溶血；肌红蛋白尿常见于挤压综合征、缺血性肌坏死等。

（3）胆红素尿（bilirubinuria）：尿内含有大量的结合胆红素，尿液呈豆油样改变，振荡后出现黄色泡沫且不易消失，常见于阻塞性黄疸和肝细胞性黄疸。

（4）脓尿（pyuria）和菌尿（bacteriuria）：当尿内含有大量的脓细胞、炎性渗出物或细菌时，新鲜尿液呈白色混浊（脓尿）或云雾状（菌尿）。加热或加酸均不能使混浊消失。脓尿和菌尿见于泌尿系统感染如肾盂肾炎、膀胱炎等。

（5）乳糜尿（chyluria）和脂肪尿（lipiduria）：尿中混有淋巴液而呈稀牛奶状称为乳糜尿；若同时混有血液，称为乳糜血尿（hematochyluria）；尿中出现脂肪小滴则称为脂肪尿。乳糜尿和乳糜血尿，可见于丝虫病及肾周围淋巴管梗阻。脂肪尿见于脂肪挤压损伤、骨折和肾病综合征等。

3. 气味　正常尿液的气味来自尿中挥发性酸性物质。尿液长时间放置后，尿素分解可出现氨臭味。若新鲜尿液即有氨味，见于慢性膀胱炎及尿潴留等。有机磷中毒者，尿有蒜臭味。糖尿病酮症酸中毒时尿呈烂苹果味，苯丙酮尿症者尿有鼠臭味。

4. 酸碱反应　正常尿液的pH约为6.5，波动在4.5～8.0之间。由于膳食结构的影响，肉食为主者尿液偏酸性，素食为主者尿液偏碱性。

（1）尿pH降低：见于酸中毒、高热、痛风、糖尿病及口服氯化铵、维生素C等酸性药物。

（2）尿pH增高：见于碱中毒、尿潴留、膀胱炎、应用利尿剂、肾小管性酸中毒等。

5. 尿比重　可粗略地判断肾小管浓缩和稀释功能。正常范围为1.015～1.025，晨尿最高，一般大于1.020，婴幼儿尿比重偏低。

（1）尿比重增高：血容量不足导致的肾前性少尿、糖尿病、急性肾小球肾炎、肾病综合征等。

（2）尿比重降低：大量饮水、慢性肾小球肾炎、慢性肾衰竭、肾小管间质疾病、尿崩症等。

（三）化学检查

1. 尿蛋白　正常尿蛋白定性试验阴性；24 h尿定量试验尿蛋白为0～150 mg。

（1）生理性蛋白尿：指泌尿系统无器质性病变，尿内暂时出现蛋白质，程度较轻、持续时间短，诱因解除后消失。如机体在剧烈运动、发热、寒冷、精神紧张、交感神经兴奋及血管活性剂等刺激下所致血流动力学改变等，一般每天蛋白尿不超过1 g。

（2）病理性蛋白尿（pathological proteinuria）：因各种肾脏及肾外疾病所致的蛋白尿，多为持续性蛋白尿。

1）肾小球性蛋白尿（glomerular proteinuria）：最常见的一种蛋白尿。各种原因导致肾小球滤过膜通透性及电荷屏障受损，血浆蛋白大量滤入原尿，超过肾小管重吸收能力所致。常见于各种原发性和继发性肾小球损害性疾病。肾小球性蛋白尿定量范围差异大，一般每天大于1 g，肾病综合征蛋白尿定量范围为每天大于3.5 g。

2）肾小管性蛋白尿（tubular proteinuria）：炎症或中毒等因素引起近曲小管对低分子量蛋白质的重吸收减弱所致，一般每天不超过1 g，很少每天大于3 g。

3）混合性蛋白尿（mixed proteinuria）：肾小球和肾小管同时受损所致的蛋白尿。

4）溢出性蛋白尿（overflow proteinuria）：因血浆中出现异常增多的低分子量蛋白质，超过肾小管重吸收能力所致的蛋白尿。血红蛋白尿、肌红蛋白尿即属此类；另一类较常见的是凝溶蛋白，见于多发性骨髓瘤、浆细胞病、轻链病等。该类型蛋白尿定量范围差异大，可能达到肾病性蛋白尿范围。

5）组织性蛋白尿（histic proteinuria）：由于肾组织被破坏或肾小管分泌蛋白增多所致的蛋白尿，

多为低分子量蛋白尿，以T-H糖蛋白为主要成分。

6）假性蛋白尿（false proteinuria）：由于尿中混有大量血、脓、黏液等成分而导致蛋白定性试验阳性。一般不伴有肾本身的损害，经治疗后很快恢复正常。

2. 尿糖 当血糖浓度超过肾糖阈（一般为8.88 mmol/L或160 mg/dL）时或血糖虽未升高但肾糖阈降低，将导致尿中出现大量的葡萄糖。正常尿糖定性试验阴性，24 h尿定量试验为0.56～5.0 mmol。

（1）血糖增高性糖尿：①糖尿病。②其他使血糖升高的内分泌疾病，如库欣综合征、甲状腺功能亢进症、嗜铬细胞瘤、肢端肥大症等均可出现糖尿。③其他：肝硬化、胰腺炎、胰腺癌等。

（2）血糖正常性糖尿：血糖浓度正常，由于肾小管病变导致葡萄糖的重吸收能力降低所致，即肾阈值下降产生的糖尿，又称肾性糖尿，常见于慢性肾炎、肾病综合征、间质性肾炎和家族性糖尿等。

（3）暂时性糖尿：①生理性糖尿：如大量进食碳水化合物或静脉注射大量的葡萄糖后可一时性血糖升高，尿糖阳性。②应激性糖尿：见于颅脑外伤、脑出血、急性心肌梗死时，肾上腺素或胰高血糖素分泌过多或延脑血糖中枢受到刺激。

（4）其他糖尿：乳糖、半乳糖、果糖、甘露糖及一些戊糖等，进食过多或体内代谢失调使血中浓度升高时，可出现相应的糖尿。

（5）假性糖尿：尿中很多物质具有还原性，如维生素C、尿酸、葡萄糖醛酸或一些随尿液排出的药物如异烟肼、链霉素、水杨酸、阿司匹林等，可使班氏定性试验出现假阳性反应。

3. 酮体 正常人尿液中的酮体为阴性。

（1）糖尿病性酮尿：常伴有酮症酸中毒，酮尿是糖尿病性昏迷的前期指标。

（2）非糖尿病性糖尿：高热、严重呕吐、腹泻、长期饥饿、禁食、过分节食、妊娠剧吐、酒精性肝炎、肝硬化等，因糖代谢障碍而出现酮尿。

4. 尿胆红素与尿胆原 正常人尿胆红素定性阴性，定量≤2 mg/L；尿胆原定性为阴性或弱阳性，定量≤10 mg/L。

（1）尿胆红素增高见于：①急性黄疸性肝炎、阻塞性黄疸；②门脉周围炎、纤维化及药物所致的胆汁淤积；③先天性高胆红素血症、Dubin-Johnson综合征和Rotor综合征。

（2）尿胆原增高见于肝细胞性黄疸和溶血性黄疸，尿胆原减少见于阻塞性黄疸。

5. 白细胞酯酶和亚硝酸盐 白细胞酯酶提示有脓尿，亚硝酸盐反应存在肠杆菌科细菌，这类细菌会将尿中的硝酸盐转化为亚硝酸盐。亚硝酸盐检测阳性是明显菌尿的可靠指标，但阴性结果并不能排除菌尿。

（四）显微镜检查

尿沉渣检测是对尿液离心沉淀物中有形成分的鉴定。标准方法为：①玻片法：低倍镜（10×10）下观察20个视野，管型以每低倍镜视野（LP）平均数报告；高倍镜（10×40）下鉴定管型类型，细胞以每高倍镜视野（HP）平均数报告。有时以+～++++分别表示细胞数5～10、10～15、15～20、>20个/HP。②尿沉渣定量分析板法。③尿沉渣定量分析工作站（如DiaSys corporation）法主要检测细胞、管型和结晶等。

1. 细胞尿内常见的各种细胞

（1）红细胞：正常玻片法红细胞数为0～3个/HP，定量检查红细胞数为0～5个/μL。

临床意义：尿沉渣镜检红细胞数>3个/HP，称为镜下血尿。多形性红细胞>80%时，称肾小球源性血尿，常见于急性肾小球肾炎、急进性肾炎、慢性肾炎、紫癜性肾炎、狼疮性肾炎等；多形性红细胞<50%时，称非肾小球源性血尿，见于肾结石、泌尿系统肿瘤、肾盂肾炎、多囊肾、急性膀胱炎、肾结核等。

（2）白细胞和脓细胞：正常玻片法红细胞数为0～5个/HP，定量检查红细胞数为0～10个/μL。

临床意义：尿沉渣镜检红细胞数>3个/HP，称为镜下血尿。多形性红细胞>80%时，称肾小球源性血尿，常见于急性肾小球肾炎、急进性肾炎、慢性肾炎、紫癜性肾炎、狼疮性肾炎等；多形性红细胞<50%时，称非肾小球源性血尿，见于肾结石、泌尿系统肿瘤、肾盂肾炎、多囊肾、急性膀胱炎、肾结核等。

（3）上皮细胞（epithelial cell）：尿液中上皮细胞来自肾至尿道的整个泌尿系统，包括肾小管上皮细胞（renal tubular epithelial cell，亦称肾细胞）、移行上皮细胞（transitional epithelial cell）和复层鳞状上皮细胞（stratified squamous epithelial cell）。

1）肾小管上皮细胞：如在尿液中出现，常提示肾小管病变。在某些慢性炎症时，可见肾小管上皮细胞发生脂肪变性，胞质中充满脂肪颗粒，称为脂肪颗粒细胞（fatty granular cell）。观察尿液中的肾小管上皮细胞，对肾移植术后有无排斥反应亦有一定意义。

2）移行上皮细胞：正常尿中无或偶见移行上皮细胞，在输尿管、膀胱、尿道炎症时可出现。大量出现时应警惕移行上皮细胞癌。

3）复层扁平上皮细胞：女性尿道有时混有来自阴道的复层扁平上皮细胞。尿液中出现大量或片状脱落且伴有白细胞、脓细胞，见于尿道炎。

2. 管型（cast）　是蛋白质、细胞或碎片在肾小管、集合管中凝固而成的圆柱形蛋白聚体。

（1）透明管型（hyaline cast）：由T-H糖蛋白、清蛋白和氯化物构成，为无色透明、内部结构均匀的圆柱状体，两端钝圆，偶尔含有少量颗粒。由于折光性低，需在暗视野下观察。正常人低倍镜下无或偶见，老年人清晨浓缩尿中也可见到。在运动、重体力劳动、麻醉、用利尿剂、发热时可出现一过性增多。在肾病综合征、慢性肾炎、恶性高血压和心力衰竭时可见增多。有时透明管型内含有少量红细胞、白细胞和上皮细胞，又称透明细胞管型。

（2）颗粒管型（granular cast）：为肾实质病变崩解的细胞碎片、血浆蛋白及其他有形物凝聚于T-H蛋白上而成，颗粒总量超过管型的1/3，可分为粗颗粒管型和细颗粒管型，开始时多为粗大颗粒，在肾脏停滞时间较长后粗颗粒碎化为细颗粒。①粗颗粒管型：在蛋白基质内含有较多粗大而致密的颗粒，外形较宽、易断裂，可吸收色素而呈黄褐色，见于慢性肾炎、肾盂肾炎或某些（药物中毒等）原因引起的肾小管损伤。②细颗粒管型：在蛋白基质内含有较多细小而稀疏的颗粒，见于慢性肾炎或急性肾小球肾炎后期。

（3）细胞管型（cellular cast）：细胞含量超过管型体积的1/3。按其所含细胞命名。①肾小管上皮细胞管型（renal tubular epithelium cast）：在各种原因所致的肾小管损伤时出现。②红细胞管型（red blood cast，erythrocyte cast）：常与肾小球性血尿同时存在，临床意义与血尿相似。③白细胞管型（leucocyte cast）：常见于肾盂肾炎、间质性肾炎等。④混合管型（mixed cast）：同时含有各种细胞和颗粒物质的管型，可见于各种肾小球疾病。

（4）蜡样管型（waxy cast）：由颗粒管型、细胞管型在肾小管中长期停留变性或直接由淀粉样变性的上皮细胞溶解后形成，呈质地厚、有切迹或扭曲、折光性强的浅灰或浅黄色蜡烛状。该类管型多提示有严重的肾小管变性坏死，预后不良。

（5）脂肪管型（fatty cast）：因管型中含有大小不一、折光性强的椭圆形脂肪小球而得名，常见于肾病综合征、慢性肾小球肾炎急性发作及其他肾小管损伤性疾病。

（6）宽幅管型（broad cast）：由蛋白质及坏死脱落的上皮细胞碎片构成，外形宽大、不规则，易折断。常见于慢性肾衰竭少尿期，提示预后不良，故又称肾功能不全管型。

（7）细菌管型（bacterial cast）：含有大量的细菌、真菌的管型，见于感染性疾病。

（8）结晶管型（crystal cast）：含盐类、药物等化学物质结晶的管型。

（9）其他类似管型的物质：类圆柱体、黏液丝等。

3. 结晶体　尿液经离心沉淀后，在显微镜下观察到形态各异的盐类结晶。

（1）易在碱性尿中出现的结晶体有磷酸钙、碳酸钙和尿酸钙晶体等。

（2）易在酸性尿中出现的结晶体有尿酸晶体、草酸钙、胆红素、酪氨酸、亮氨酸、半胱氨酸、胆固醇、磺胺结晶等。

二、尿液的其他检测

（一）尿红细胞形态

肾小球源性血尿是指由于红细胞通过病理改变的肾小球基膜时受到挤压损伤，其后在漫长的各段肾小管中受到不同 pH 和渗透压变化的影响，使红细胞出现 3 种类型的形态学改变：①大小变化；②形态异常；③血红蛋白含量变化。而非肾小球源性血尿主要指肾小球以下部位和泌尿通路上的出血，多因毛细血管破裂引起出血，不存在通过肾小球基膜裂孔，红细胞未受到上述过程的影响，因此形态可完全正常，呈均一性。红细胞形态多用相差显微镜观察，也可用普通光镜或染色油镜计算。正常人尿红细胞计数 < 10 000/mL；肾小球源性血尿多形性红细胞大于计数的 80%，血尿红细胞平均体积为（58.3 ± 16.35）fL（1 fL = 10^{-15} L），非肾小球源性血尿为（112.5 ± 14.45）fL。

（二）尿微量白蛋白

正常人 24 h 尿白蛋白排出率（UAE）为 5 ~ 30 mg，超过 30 mg 称微量白蛋白尿。

（三）尿电解质

1. 尿钠检查　正常人 24 h 尿钠含量为 130 ~ 260 mmol（3 ~ 5 g）。

（1）尿钠排出减少见于各种原因引起的低钠血症，如呕吐、腹泻、严重烧伤、糖尿病酸中毒等。

（2）一次性尿钠检测意义：①急性肾小管坏死时，一次性尿钠浓度 > 40 mmol/L；②肾前性少尿时，尿钠浓度 < 30 mmol/L。

2. 滤过钠排泄分数（FeNa）　代表肾清除钠的能力（%），计算公式为 $FeNa = U_{Na}V/P_{Na} \div UcrV/Pcr \times 100\%$ 或者 $FeNa = U_{Na}V/P_{Na} \div GFR \times 100$（GFR 为肾小球滤过率，$U_{Na}$、$P_{Na}$ 为尿及血浆 Na 浓度，Ucr、Pcr 为尿及血浆肌酐浓度，V 为尿量）。

临床意义：急性肾衰竭时，由于急性肾小管坏死（严重创伤、挤压综合征、严重出血、感染性休克、毒素等所致），滤过钠排泄分数 > 1，肾前性少尿者则 ≤ 1，本项检查对二者有鉴别诊断意义。

3. 尿钙检查　正常人 24 h 尿钙含量为 2.5 ~ 7.5 mmol（0.1 ~ 0.3 g）。

（1）尿钙减少：多见于甲状旁腺功能减退症、慢性肾衰竭、慢性腹泻和小儿手足搐搦症等。

（2）尿钙增加：多见于甲状旁腺功能亢进症、多发性骨髓瘤和用药监护等。

4. 尿钾检查　正常人 24 h 尿钾含量为 51 ~ 102 mmol。一般血钾浓度 < 3.5 mmol/L 时，24 h 尿钾含量 > 25 mmol 者，考虑有肾性失钾。

（1）尿钾排出增：多见于呕吐、腹泻、原发性醛固酮增多症、库欣综合征、肾小管间质疾病、肾小管酸中毒、糖尿病酸中毒、药物（如锂、乙酰唑胺）等。

（2）尿钾排出减少：多见于各种原因引起的钾摄入少、吸收不良或胃肠道丢失过多。

（四）乳糜尿试验

正常人尿液中乳糜为阴性。乳糜尿多见于丝虫病，也可由于结核、肿瘤、胸腹部创伤或某些原因引起的肾周淋巴循环受阻，淋巴管阻塞而致乳糜液进入尿液。

三、肾功能试验与方法学评估

（一）肾小球功能检查

肾小球的功能主要是滤过，评估滤过功能最重要的参数是肾小球滤过率（GFR）。单位时间内（分钟）经肾小球滤出的血浆液体量，称为肾小球滤过率。为测定 GFR，临床上设计了各种物质的肾血浆清除率（clearance）试验。肾清除率系指双肾于单位时间（min）内，能将若干毫升血浆中所含的某物质全部加以清除而言，结果以毫升 / 分（mL/min）或升 /24 小时（L/24 h）表示，计算式为：

肾清除率（C_x）=（$U_x \times V$）/P_x

C_x为某物质清除率（mL/min），U_x为尿中某物质的浓度，V为每分钟尿量（mL/min），P_x为血浆中某物质的浓度。利用清除率可分别测定GFR、肾血流量、肾小管对各种物质的重吸收和分泌作用。

各种物质经肾排出的方式大致分为以下4种。①全部由肾小球滤出，肾小管既不吸收也不分泌，如菊粉，可作为GFR测定的理想试剂，能完全反映GFR。②全部由肾小球滤过，不被肾小管重吸收，很少被肾小管排泌，如肌酐等，可基本代表GFR。③全部由肾小球滤过后又被肾小管全部吸收，如葡萄糖，可作为肾小管最大吸收率测定。④除肾小球滤出外，大部分通过肾小管周围毛细血管向肾小管分泌后排出，如对氨马尿酸可作为肾血流量测定试剂。

1. 血清肌酐（creatinine，Cr）测定　血Cr主要由肾小球滤过排出体外，肾小管基本不重吸收且排泌量也较少，测定血Cr浓度可作为GFR受损的指标。敏感性较血尿素氮（BUN）好，但并非早期诊断指标。

血清或血浆Cr，男性正常值为53～106 μmol/L，女性正常值为44～97 μmol/L。

（1）血Cr增高：见于各种原因引起的肾小球滤过功能减退。

（2）鉴别肾前性和肾实质性少尿：①器质性肾衰竭患者血Cr浓度>200 μmol/L；②肾前性少尿一般血Cr浓度≤200 μmol/L。

（3）BUN/Cr（单位为mg/dL）的意义：①器质性肾衰竭者，BUN与Cr同时增高，因此BUN/Cr≤10∶1。②肾前性少尿是肾外因素所致的氮质血症，BUN可较快上升，但血Cr不相应上升，一般此时BUN/Cr>10∶1。

（4）老年人和肌肉消瘦者的血Cr浓度可能偏低。

（5）当血Cr浓度明显升高时，肾小管Cr排泌增加，致Cr超过真正的GFR。

2. 内生肌酐清除率测定　肾在单位时间内把若干毫升血液中的内在肌酐全部清除出去，称为内生肌酐清除率（endogenous creatinine clearance rate，Ccr）。

标准24 h留尿计算法：①患者连续3天进低蛋白饮食（<40 g/d），并禁食肉类（无肌酐饮食），避免剧烈运动。②于第4天晨8:00将尿液排净，然后收集记录24 h尿量（次日晨8:00尿必须留下），并加入甲苯4～5 mL防腐。取血2～3 mL（抗凝或不抗凝均可），与24 h尿同时送检。③测定尿液及血液中的Cr浓度。

3. 血尿素氮（blood urea nitrogen，BUN）测定　主要经肾小球滤过随尿排出，正常情况下30%～40%的BUN被肾小管重吸收，肾小管有少量排泌，当肾实质受损害时，GFR降低，致使BUN浓度增加。因此，目前临床上多测定尿素氮，粗略观察肾小球的滤过功能。

成人的BUN正常值为3.2～7.1 mmol/L；婴儿和儿童的BUN正常值为1.8～6.5 mmol/L。

BUN增高见于：①器质性肾功能损害。②肾前性少尿，此时BUN升高，但Cr升高不明显，BUN/Cr（mg/dL）>10∶1，称为肾前性氮质血症。经扩容尿量多能增加，BUN可自行下降。③蛋白质分解或摄入过多。④BUN作为肾衰竭透析充分性指标。

4. 肾小球滤过率（GFR）测定　GFR指单位时间（分钟）内从双肾滤过的血浆毫升数。GFR不能直接测定，可通过测定某种滤过标志物的滤过率得到，例如外源性或内源性标志物。GFR是肾小球滤过功能的灵敏指标，也是肾功能分期的主要依据。

GFR评估的理想标志物须符合：①均匀、快速地分布在整个细胞外液，不与血浆蛋白结合；②自由滤过肾小球，不被肾小管分泌、重吸收、代谢，不经肾外途径排泄；③进入人体后不被分解，无生理活性作用；④循环水平稳定，不受其他病理状态影响。

（1）内源性标志物：包括血清肌酐（Scr）、血半胱氨酸蛋白酶抑制剂 C（cystatin C）。Scr 受多因素决定及影响，单纯的 Scr 指标不能用来评价肾功能。cystatin C 为小分子量非糖基化蛋白，生成速度及循环水平稳定，受外界因素干扰较 Scr 小，与 GFR 的相关性及诊断性能优于 Scr。

（2）外源性标志物：包括菊粉、同位素法、碘海醇（Iohexol）。①菊粉：传统的“金标准”，但操作繁琐，临床少用。②同位素法：目前是临床检测 GFR 的“金标准”，但放射性污染、价格、设备等因素限制了临床应用。其原理为：^{99m}Tc-二乙三胺五醋酸（^{99m}Tc-DTPA）几乎完全经肾小球滤过而清除，其最大清除率即为 GFR 测定。用 SPECT 测定弹丸式静脉注射后两肾放射性计数率降低，按公式自动计算 GFR，并可显示两肾的 GFR，敏感度高，可与菊粉清除率媲美。

（3）非离子型对比剂：碘海醇（Iohexol）是一种应用成熟、含 3 个碘分子的非离子型水溶性造影剂，相对分子质量为 821，碘含量为 46.4%，与传统造影剂比较具有低过敏性、低肾毒性的特点；完全分布于细胞外，蛋白结合率 $<1\%$，经肾小球自由滤过，不被肾小管分泌和吸收，静脉注射 24 h 后 100% 以原型从尿中排出，即使肾功能严重受累者，虽然排泄时间延长，但肾外途径排泄仍可忽略不计，血浆清除率 = GFR。

（4）估算 GFR（estimated glomerular filtration rate，eGFR）

1）MDRD 公式：考虑年龄、性别、种族等因素及部分血清指标，模型建立于肾病患者，不一定适用于所有人群，可能低估 eGFR，尤其老年人和健康人群。

2）MDRD 简化公式：$eGFR(mL/min)=186\times(Scr)^{-1.154}\times(年龄)^{-0.203}\times(0.742\ 女性)$。

3）Cockcroft-Gault（CG）方程：缺点是建立于肾功能正常者，高估 eGFR；年龄或身材大小极端情况。$GFR(mL/min)=[(140-年龄)\times 体重\times 0.85\ 女性]/(72\times Scr)$。

4）CKD-EPI creat 公式

$GFR = a\times(serum\ creatinine/b)^{c}\times(0.993)^{age}$

a 值根据性别与人种分别采用如下数值，黑人：女性 = 166，男性 = 163；白人及其他人种：女性 = 144，男性 = 141。

b 值根据性别不同分别采用如下数值：女性 = 0.7，男性 = 0.9。

c 值根据年龄与 Scr 的大小分别采用如下数值：

女性：$Scr\leq 0.7$ mg/dL = −0.329，$Scr>0.7$ mg/dL = −1.209

男性：血清肌酐 ≤ 0.9 mg/dL = −0.411，$Scr>0.9$ mg/dL = −1.209

（二）近端肾小管功能检测

1. 尿 β_2-微球蛋白（β_2-MG）测定　成人尿 β_2-MG 0.3 mg/L，或以尿肌酐校正为 0.2 mg/g Cr 以下。

根据 β_2-MG 的肾排泄过程，尿 β_2-MG 增多较敏感地反映近端肾小管重吸收功能受损，应同时检测血 β_2-MG；只有血 β_2-MG <5 mg/L 时，尿 β_2-MG 升高才反映肾小管的损伤情况。

2. 尿 α_1-微球蛋白（α_1-MG）测定　成人 24 h 尿 α_1-MG <15 mg，或 <10 mg/g Cr；血清游离 α_1-MG 为 10～30 mg/L。尿 α_1-MG 升高是反映各种原因包括肾移植后排斥反应所致早期近端肾小管功能损伤的特异性、敏感性指标。

在评估各种原因所致的肾小球和近端肾小管功能，特别是早期损伤时，β_2-MG 和 α_1-MG 均是较理想的指标，尤以 α_1-MG 为佳，有取代 β_2-MG 的趋势。

3. N-乙酰-β-氨基葡萄糖酶（N-acetyl-beta-glucosaminidase，NAG）测定　成人 NAG 正常值为 0.7～11.2 U/L。NAG 属于尿肾小管酶，在近端小管上皮细胞内含量丰富，当肾小管受损时排泄量异常增多，是反映肾小管损伤的敏感性指标，在肾损伤 12 h 内由近端小管上皮细胞释放，比可测出的 Scr 升高早。

4. 尿视黄醇结合蛋白测定　成人尿视黄醇结

合蛋白正常值 < 0.7 mg/L。尿视黄醇结合蛋白属于低分子量蛋白，经肾小球滤过，被近端小管重吸收而不被分泌。

5. 转铁蛋白测定 成人尿转铁蛋白正常值 < 0.23 mg/dL。尿转铁蛋白是一种带负电荷的小分子蛋白，相对分子质量为 7 700，主要由肝细胞合成，为中分子蛋白，不能通过肾小球滤过屏障。肾损伤时尿转铁蛋白容易滤过，导致尿中含量增加。

（三）远端肾小管功能检测

1. 昼夜尿比重试验 又称莫氏试验（Mosenthal's test），患者于受试日正常进食，但每餐含水量控制在 500 ~ 600 mL，并且除三餐外不再饮任何液体。晨 8:00 完全排空膀胱后至晚 20:00 止，每 2 h 收集尿 1 次共 6 次昼尿，分别测定每次尿量及比重。晚 8:00 至次晨 8:00 的夜尿收集在一个容器内为夜尿，同样测定尿量和比重。

正常成人尿量为 1 000 ~ 2 000 mL/24 h，其中夜尿量 < 750 mL，昼尿量（晨 8:00 至晚 20:00 的 6 次尿量之和）和夜尿量比值一般为（3 ~ 4）：1；夜尿或昼尿中至少 1 次尿比重 > 1.018，昼尿中最高与最低尿比重差值 > 0.009。用于诊断各种疾病对远端肾小管浓缩稀释功能的影响。

2. 尿渗透压测定 禁饮后尿透压为 600 ~ 1 000 mOsm/（kg · H_2O），平均 800 mOsm/（kg · H_2O）；血浆渗透压为 275 ~ 305 mOsm/（kg · H_2O），平均 300 mOsm/（kg · H_2O）。尿 / 血浆渗透压比值为（3 ~ 4.5）：1。

四、尿酸测定

成人酶法：血清（浆）尿酸浓度男性正常值为 150 ~ 416 μmol/L，女性正常值为 89 ~ 357 μmol/L。①血尿酸浓度升高多见于肾小球滤过功能损伤和体内尿酸生成异常增多；②血尿酸浓度降低多见于各种原因所致的肾小管重吸收尿酸功能损害、尿中大量丢失尿酸，以及肝功能严重损害导致尿酸生成减少。

五、肾小管和集合管酸碱调节功能

（一）氯化铵负荷（酸负荷）试验

氯化铵负荷试验是诊断不完全性Ⅰ型 RTA 的最常用方法。试验前 2 天应停服碱性药物，检查方法如下。①三日法：氯化铵 0.1 g/（kg · d），分 3 次口服，连续 3 天，第 3 天服完药后每隔 1 h 收集尿液 1 次，共 5 次，若血 pH 和二氧化碳结合力下降，而尿 pH > 5.5 为阳性，有助于 dRTA 的诊断。②一日法：氯化铵 0.1 g/（kg · d）在 3 ~ 5 h 内服完，之后每小时收集尿液 1 次，共 5 次，若血 pH 和二氧化碳结合力下降，而尿 pH > 5.5 为阳性，有助于 dRTA 的诊断。对肝病患者或不能耐受氯化铵（如出现恶心、呕吐）的患者，可改服氯化钙，试验方法与氯化铵相同。

（二）碳酸氢离子重吸收排泄试验（碱负荷试验）

对不完全性Ⅱ型 RTA 应做碳酸氢盐重吸收试验。①口服法：给酸中毒患者口服 $NaHCO_3$，从 1 mmol/（kg · d）开始，逐渐增加剂量，直至 10 mmol/（kg · d），当酸中毒被纠正后，同时测血和尿的 HCO_3^- 及肌酐，按公式计算尿 HCO_3^- 排泄分数。②静脉滴入法：给酸中毒患者静脉滴注 500 ~ 700 mmol/L 浓度的 $NaHCO_3$，速度为 4 mL/min，每隔 30 ~ 60 min 收集 1 次尿标本，间隔中间收集血标本，而后检测血和尿的 HCO_3^- 及 Cr，计算尿 HCO_3^- 排泄分数。正常者此排泄分数为 0；Ⅱ型 RTA > 15%。

六、肾穿刺组织活检术

肾穿刺活体组织检查（简称“肾活检”，renal biopsy）是诊断肾脏疾病尤其是肾小球疾病必不可少的重要方法，为临床医师提供病理学诊断依据，对确定诊断、指导治疗及评估预后均有重要意义。目前最常用的是经皮穿刺肾活检。

（一）适应证

1. 原发性肾小球疾病 ①急性肾炎综合征伴肾功能急剧下降，怀疑急进性肾炎或治疗后病情未见缓解；②肾病综合征；③无症状性肾性血尿；④无症状性蛋白尿，持续性尿蛋白 >1 g/d。

2. 继发性肾脏病 临床怀疑但不能确诊或为明确病理诊断、指导治疗、判断预后可以行肾活检，如狼疮肾炎、糖尿病肾病和肾淀粉样病变等。

3. 疑为遗传性家族性的肾小球疾病 如 Alport 综合征、薄基底膜病、Fabry's 病等。

4. 急性肾衰竭 病因不明或肾功能恢复迟缓时应及早行肾活检，以便于指导治疗。

5. 缓慢进展的肾小管、肾间质疾病。

6. 移植肾疾病 包括①原发病再次导致移植肾发病；②移植肾的肾功能下降；③移植肾排斥反应；④环孢素等抗排斥反应药物引起的肾毒性损害等。

（二）禁忌证

1. 绝对禁忌证 包括①精神病，不能配合者；②严重高血压无法控制者；③有明显出血倾向者；④固缩肾；⑤多囊肾、马蹄肾等；⑥肾脏恶性肿瘤或大动脉瘤无法造影明确。

2. 相对禁忌证 包括①泌尿系统感染：如肾盂肾炎、结核、肾盂积脓、肾周围脓肿等；②肾多发性囊肿；③肾位置不佳、游离肾、孤立肾；④慢性肾衰竭，如慢性肾衰竭时肾体积不小、基础肾功能尚可，以及肾功能损害存在可逆因素时可以穿刺。⑤过度肥胖、大量腹水、妊娠等不宜穿刺；⑥严重心衰、贫血、休克、低血容量及年迈者。

（三）穿刺方法

1. 穿刺针 有 Menghini 型穿刺针和 Tru-cut 型穿刺针等负压吸引穿刺针；也有手动、半自动和自动穿刺针等，一人操作。

2. 经皮肾穿刺 定位多用 B 超定位，测右肾下极至皮肤的距离及肾厚度。一般先选右肾下极，约相当于第 1 腰椎水平，第 12 肋缘下 0.5 ~ 2.0 cm，距脊柱中线 6 ~ 8 cm。近年多用 B 超穿刺探头实时定位，采用自动穿刺针，直视下可见穿刺针尖部位，准确定位于肾脏下极，1 s 内自动穿刺针套管针快速自动切割肾脏下极，组织长 1.6 ~ 2.0 cm，突出优点是定位更为准确、并发症少，几乎无肉眼血尿。

3. 体位 患者取俯卧位，腹部肾区相应位置垫以 10 ~ 16 cm 长布垫，使肾脏紧贴腹壁，避免穿刺时滑动移位。

4. 常规消毒局部皮肤 术者戴无菌手套，铺无菌洞巾，2%利多卡因作穿刺点局麻。

5. 根据 B 超测量的皮肾距离 于患者吸气末屏气时用腰穿针试探刺入，观察到针尾随呼吸摆动后，退出腰穿针，边退边注入 2%利多卡因，同时测皮肤至肾距离。

6. 穿刺 针刺入，到肾包膜脂肪囊时随呼吸摆动。令患者吸气末屏气（用负压吸引穿刺针时，此时助手抽吸造成负压），立即快速将穿刺针刺入肾实质 3 cm 左右取组织并迅速拔出，嘱患者正常呼吸。助手加压压迫穿刺点 5 min 以上。

7. 标本的分割与处理 肾脏病理应包括光镜、免疫荧光和电镜检查。

（四）注意事项

1. 术前准备 应做出凝血时间、血小板、血红蛋白及部分活化凝血活酶时间、凝血酶原时间检查；训练患者的呼吸屏气动作；尿常规、中段尿细菌培养排除上尿路感染。拍摄肾区平片，肾脏 B 超帮助定位，有严重高血压时应先控制血压。

2. 术后观察处理 卧床制动 24 h，密切观察血压、脉搏及尿液改变。有肉眼血尿时，延长卧床时间，饮水。一般在 24 ~ 72 h 内肉眼血尿可消失，持续严重肉眼血尿或尿中有大量血块时，注意患者有可能出现失血性休克，给予卧床，应用止血药、输血等处理方法；如仍出血不止，可用动脉造影发现出血部位，选择性栓塞治疗，或采用外科手术方法止血。

3. 并发症 包括①血尿；②肾周血肿；③感染；④损伤其他脏器（肝、脾）；⑤肾撕裂伤；⑥动静脉瘘形成；⑦肾绞痛；⑧大量出血导致休克等。

（任 红）

第四节　影像学检查

思维导图：

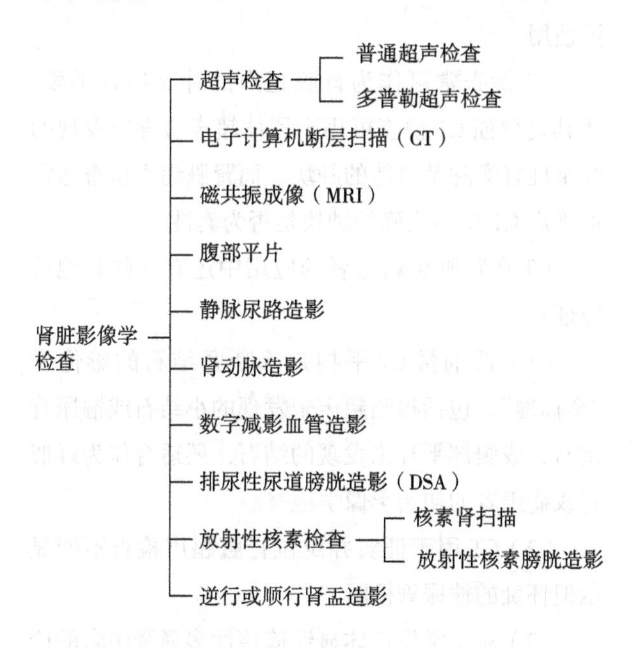

肾脏的影像检查方法很多，在肾脏疾病的诊断与处理中，不同的影像学检查有不同的临床价值。正确选择影像检查方法可协助医师及时做出正确诊断，缩短疾病的诊断时间并减少医疗费用。临床上常常单独或联合应用这些检查手段来检测、诊断和（或）评估多种疾病。这些检查手段最常用于评估尿路梗阻、肾结石、肾囊肿或肿块、肾脏大小、具有特征性影像学表现的疾病、肾血管疾病和膀胱输尿管反流（vesicoureteral reflux，VUR）。临床相对较常用的10种影像学检查方法为：①超声检查；②电子计算机断层扫描（CT）；③磁共振成像（MRI）；④腹部平片；⑤静脉尿路造影；⑥肾动脉造影；⑦数字减影血管造影（DSA）；⑧排尿性尿道膀胱造影；⑨放射性核素检查；⑩逆行或顺行肾盂造影。

一、超声检查

肾脏的解剖结构形成了很好的声学界面，肝脏和脾脏是观察肾脏结构较好的超声窗。充分利用肾周超声窗以及肾脏随呼吸的运动，避开肋骨及肠管和肺气体的影响，可使肾脏得到良好显示。上腹部横切面探查在肝、胃、胰腺背侧可较好地显示腹主动脉和下腔静脉及其分支——肾动脉、肾静脉。高性能彩超仪器甚至可清晰显示微细的弓状动脉。超声检查不仅无创、无痛苦，而且便捷、廉价，不受肾功能影响，也不影响肾功能，已成为诊断肾脏疾病的重要手段。

由于肾脏超声检查安全、操作简单和能够提供有用的信息，是最常用于肾脏疾病检查的影像学技术，能够避免放射性对比剂所致的潜在变态反应和毒性并发症。在大部分受累患者中，超声检查能诊断出肾积水并通常能明确其病因。由于尿路梗阻很容易诊断且早期治疗可使其逆转，故所有病因不明的肾衰竭患者均应接受超声检查。

尽管超声检查有助于检测输尿管近端梗阻，但对于发生在下腹部或盆腔的梗阻，特别是当输尿管被其上方的肠管遮蔽时，其显示出梗阻水平及病因的敏感性较差。一个例外情况就是输尿管膀胱连接部结石嵌顿，当怀疑此情况时，盆腔超声检查可能有用。应对所有肾积水病例进行膀胱检查，无论其近段输尿管是否扩张。

虽然超声对初始检测肾脏肿块的敏感性不如CT，但它可用于鉴别良性单纯性肾囊肿与更复杂的肾囊肿或实体瘤，超声检查还常用于筛查和诊断多囊肾。

对于反复发作的尿路感染患者、抗菌治疗持续不完全起效的肾盂肾炎患者，也应该考虑行超声或CT检查，可排除是否存在尿流不畅、尿路梗阻、尿路畸形或功能缺陷等易感因素，以及有无肾或肾周脓肿等其他并发症；必要时可能需要进行CT增强扫描以识别脓肿。

基于肾脏的大小和肾皮质厚度，超声检查常常被用于评估是否存在不可逆性肾脏疾病。对于许多弥漫性肾脏疾病，超声中发现的强回声是一种非特异性发现，并不一定表明疾病不可逆。相比之下，强回声联合肾脏长度 < 10 cm 几乎总是表明疾病不可逆。另外，肾皮质变薄、皮髓质分界不清也提示病变慢性化程度。尽管阻力指数可作为肾实质性病变的一个标志物，但此标志物是一个非特异性参数；然而仍有助于评估肾动脉狭窄。超声检查也有助于诊断肾钙质沉着症。肾钙质沉着症的病因多种多样，例如可能为髓质囊性病、肾小管酸中毒和甲状旁腺功能亢进症；然而超声不能用于可靠地排除存在较小的非梗阻性结石。

多普勒超声检查可用于评估多种疾病的肾血流情况，包括评估肾动脉狭窄、肾静脉血栓形成和肾梗死。然而，CT 和 MRI 对这些病变更敏感，通常需要这两种检查来证实。应用多普勒超声筛查肾动脉狭窄对技术的要求很高，只有在检查量较大的中心由经验丰富的医生操作并解读结果时才可靠。

多普勒超声也用于获得肾阻力指数，通过如下公式计算而来：阻力指数 =（收缩期峰值流速 – 舒张末期流速）÷ 收缩期峰值流速。

肾阻力指数正常值 < 0.7，较高的肾阻力指数见于多种疾病，且主要取决于肾外血流动力学而不是肾内因素。因此，肾阻力指数对肾实质性病变的诊断没有实用性。临床上通常会测定移植肾的肾阻力指数，但其预测排斥反应的敏感度和特异度都很低。尽管肾阻力指数具有预后价值，但这很可能与全身性因素而不是肾脏异常有关。

二、CT 检查

CT 是将 X 射线高压发生器、横断体层装置、电子倍增设备、影像储存器、电子计算机、扫描技术等协调地结合起来，准确地测量出体内某一平面的各种不同组织的 X 射线衰减特性的极微小差异，通过电子计算机处理用数字表示出来，再经数字模拟转换器转化成图像信号，在影像显示器上形成高分辨率的横断面影像。CT 扫描分为平扫和增强扫描，CT 增强扫描是指经静脉注入对比剂后再进行扫描。增强后血管和血供丰富的器官或病变组织密度增高，而血供少的组织则相对密度低，形成密度差，使病变显示更为清楚。对比剂具有肾损害，对比剂肾病已成为住院患者急性肾损伤的主要原因之一，因此临床应用需要特别注意预防。CT 检查前建议咨询放射科医师，可减少放射性对比剂的不必要使用。

CT 检查常可作为肾脏超声的补充检查手段，尤其是增强 CT 检查可用于评估超声检查所发现的复杂性肾囊肿及可能的肿块。而肾脏超声检查通常可确定 CT 中不明确的肿块是否为囊性。

CT 在肾脏疾病患者的应用中还有一些其他适应证：

（1）低剂量 CT 平扫是诊断肾结石的影像学“金标准”，包括检测超声未发现的小结石或输尿管结石，或腹部平片未发现的结石，还适合作为疑似肾绞痛患者的初始影像学检查。

（2）CT 用于证实并定位肾脏超声检查不能显示但怀疑的输尿管梗阻。

（3）对于常染色体显性遗传性多囊肾患者的诊断，尤其是较年轻的患者，CT 的敏感度高于肾脏超声检查。但首选的初始筛查方法通常是肾脏超声，极少需要进行 CT 检查。

（4）CT 检查可用于肾脏肿瘤的评估和分期，以及肾静脉血栓形成的诊断。

三、MRI 检查

MRI 是利用人体内氢原子核在强大的外磁场作用下，能够吸收射频脉冲信号，产生共振现象而形成的影像。它展现出人体组织的 T_1 值、T_2 值、氢质子密度及流动效应等组织学特征。MRI 与其他影像学相比，具有较高的软组织分辨率，可多平面成像，新序列多，能在分子代谢水平揭示病变的一些特性，因而在临床应用中越来越受到重视。

目前肾脏 MRI 检查的适应证如下。

（1）磁共振血管造影在评估疑似肾血管性高血压中起一定作用，患者可减少使用肾血管对比剂。然而，在 eGFR 降低的患者中，尤其是需要透析的患者，MRI 检查过程中使用的钆与肾源性系统性纤维化（nephrogenic systemic fibrosis，NSF）强烈相关。因此，美国FDA推荐，如果可能，对eGFR<30 mL/（min・1.73 m^2）的患者避免行钆影像学检查。然而，不同钆复合物相关的NSF风险差异很大，一些钆复合物相关的NSF风险可能很小，因此建议影像检查前咨询放射科医生。

（2）MRI联合肾静脉造影和CT扫描是诊断肾静脉血栓形成的“金标准”。

（3）MRI可用于评估肾脏肿块，包括疑似或确诊的肾细胞癌。MRI尤其有助于区别和描述复杂性实体和囊性肿块的特征。如果肾脏超声和CT无法确诊，和（或）因变态反应或肾功能减退（会增加对比剂所致肾病风险）不能使用放射对比剂，尤其是糖尿病患者，则MRI检查可作为辅助检查。

四、腹部摄片检查

肾脏影像学检查中最简单易行的是腹部摄片检查（即腹部平片）。由于肾脏病往往与整个泌尿系统有关，故这种检查应包括上腹部两侧肾区、中下腹部、盆腔，以及这些部位的骨骼及软组织。

腹部平片并不常用于疑似肾脏病患者。如果患者的症状提示肾结石，则腹部平片可检出含钙结石、鸟粪石和胱氨酸结石，但会漏诊射线可透的尿酸结石，以及可能漏诊较小的不透射线结石或重叠在骨结构上的结石。如上所述，当怀疑肾结石时，低剂量CT平扫是首选的诊断方法。腹膜透析患者在腹透置管手术后，可拍摄腹部平片来确定导管的位置。

五、静脉尿路造影

静脉尿路造影既往也称为静脉肾盂造影（intravenous pyelogram，IVP），是评估可能是肾脏疾病患者的主要放射学手段。IVP可提供肾盏解剖学以及肾脏大小和形状的详细信息，用于检测肾结石。然而，IVP需要给予对比剂、存在大量辐射暴露，其他技术（如超声检查和CT）常可提供类似或更详细的信息，因此IVP现已很少使用。IVP对检出肾结石具有较高的敏感度和特异度，以及能提供关于梗阻程度的数据。然而，低剂量CT平扫是诊断肾结石的影像学“金标准”。

六、肾动脉造影

由于可进行CT和磁共振血管造影等无创性检查，肾动脉造影现已很少使用。但在某些情况下其仍然有用，例如针对疑似结节性多动脉炎的患者；肾动脉造影通常可确诊结节性多动脉炎，其可显示较大血管中的多发性动脉瘤和不规则缩窄，以及较小穿通支动脉阻塞。

七、数字减影血管造影

数字减影血管造影（DSA）的基本原理是将注入造影剂前后拍摄的两帧X线图像经数字化输入计算机，通过减影、增强和再成像过程来获得清晰的纯血管影像，实时地显现血管影。DSA具有对比度分辨率高、检查时间短、造影剂用量少、患者X线吸收量明显降低以及节省胶片等优点，在肾动脉狭窄等血管疾病的临床诊断中具有十分重要的意义。

相对于传统的肾动脉造影来说，DSA使用的导管较小，故患者痛苦更少、更安全。另外，DSA能够清楚显示狭窄的部位、程度、形态和范围，并能帮助判断病因。动脉粥样硬化所致的狭窄常见于肾动脉开口处及近侧段，表现为偏心性不规则充盈缺损；大动脉炎导致的狭窄主要位于肾动脉近端，为一致性细管样狭窄、边缘光滑；纤维肌结构不良导致的狭窄，位于肾动脉中、远段，典型表现为串珠样改变。由于DSA是有创性检查，临床多数是在无创性检查不能确诊而需同时进行血管腔内成形术时才会进行。

八、排尿期尿道膀胱造影

排尿期尿道膀胱造影（voiding cystourethrography）主要用于确定是否存在膀胱输尿管反流及其严重程度。排尿期尿道膀胱造影还可用于诊断后尿道瓣膜症；对于膀胱功能障碍儿童，它还可提供膀胱形状和功能的信息。

九、放射性核素检查

放射性核素检查法是将具有放射性的核素标记在化合物引入体内，该化合物在体内的吸收、分泌、排泄、代谢和分布等动力学过程，因其具有放射性，极易被专门的仪器灵敏、精确地在体表或样品中测量到。根据所得信息及其特点，可以对各脏器的功能和形态做出判断，供诊断疾病时参考。目前，放射性核素检查在肾脏疾病诊断中的应用主要包括核素肾扫描和放射性核素膀胱造影。

（一）核素肾扫描

核素肾扫描可提供功能和解剖方面的信息；虽然 CT 可提供类似信息，但肾扫描的辐射暴露比 CT 少，所以它是婴幼儿的首选影像学检查方法。

应用放射性同位素锝 ^{99m}Tc 巯替肽（^{99m}Tc MAG3）肾扫描来评估肾脏的排泄功能。这是鉴别婴幼儿和儿童中梗阻性与非梗阻性肾积水的首选影像学方法，还可发现 2 个肾脏的功能差异。该检查也可用于成人，但极少使用。

与 ^{99m}Tc MAG3 扫描相比，应用放射性同位素 ^{99m}Tc 琥巯酸（DMSA）进行成像的静态核素肾扫描，对于显现局灶性肾实质异常和评估两肾之间肾功能差异的效果更好。DMSA 扫描还可检测发热性泌尿道感染儿童中的急性肾盂肾炎，或作为随访检查以检测局灶性肾脏瘢痕形成。

（二）放射性核素膀胱造影

放射性核素膀胱造影也可用于检测膀胱输尿管反流。尽管排尿性尿道膀胱造影提供了更多的解剖细节信息，但是其射线暴露比放射性核素膀胱造影的更多。因此，通常优选放射性核素膀胱造影作为膀胱输尿管反流患者的随访影像学检查。

十、逆行或顺行肾盂造影

逆行或顺行肾盂造影曾用于诊断尿路梗阻，但现已基本被超声和 CT 取代。然而，如果根据病史高度怀疑尿路梗阻（如已确诊盆腔恶性肿瘤患者出现无法解释的急性肾损伤，而尿沉渣无明显异常），但超声和 CT 并未发现肾积水（尿路被病变包裹可能会导致该结果），则可能需要进行肾盂造影。当肾功能不足以排泄静脉用造影剂时，逆行肾盂造影也可有助于定位梗阻。

综上所述，影像学检查对肾脏疾病的诊断具有非常高的价值，不同影像学方法各有其特点及作用，可以彼此相互补充，为临床正确诊断提供有益信息，必须根据病情需要选择应用。

肾脏超声是排除尿路梗阻的首选检查手段，从而能够避免放射性对比剂相关的潜在变态反应和毒性并发症。虽然超声初始检测肾脏肿块的敏感性不如 CT，但它可用于鉴别良性单纯性囊肿与更复杂的囊肿或实体瘤，以及对于反复发作的尿路感染患者排除易感因素、检测抗生素治疗效果不佳患者的肾盂肾炎并发症。此外，超声可发现肾皮质变薄和肾脏变小，这些病变提示不可逆性肾病。肾脏多普勒超声可用于评估多种疾病的肾血流情况，包括肾静脉血栓形成、肾梗死和肾动脉狭窄，但对专业技术能力要求较高。

低剂量 CT 平扫是诊断肾结石的影像学“金标准”，包括检测超声或平片未发现的结石。此外，CT 还可用于证实并定位输尿管梗阻，评估和分期肾脏肿瘤，以及诊断肾静脉血栓形成和多囊肾。

肾脏 MRI 检查可用于多种临床情况，包括疑似肾血管性高血压、肾静脉血栓形成，还可用于评估肾脏肿块，包括疑似或确诊的肾细胞癌。不过，对于 eGFR 降低的患者，尤其是需要透析的患者，使用钆对比剂进行 MRI 检查可引发肾源性系统性纤维化（NSF）。

腹部平片通常不是疑似肾脏病患者的首选检查方法，但该检查可发现较大的含钙结石、鸟粪石和胱氨酸肾结石。

由于 CT 和 MRI 等无创性检查的应用，肾动脉造影目前已相对较少使用。不过，它在某些情况下仍然有优势，如疑似结节性多动脉炎患者。DSA 能

够清楚地显示狭窄的部位、程度、形态和范围，并能帮助判断病因，对肾动脉狭窄等血管疾病的临床诊断非常有意义

放射性核素扫描能够提供功能方面的信息，可确定每侧肾脏的功能。应用放射性同位素 ^{99m}Tc 琥珀酸（DMSA）和排尿性尿道膀胱造影可能会早期检出膀胱输尿管反流和瘢痕形成。DMSA 扫描检测肾脏瘢痕的敏感度比静脉尿路造影高，并且是很多小儿肾病科医生和放射科医生的首选方法。

（张敏芳）

第五节 其他辅助检查

思维导图：

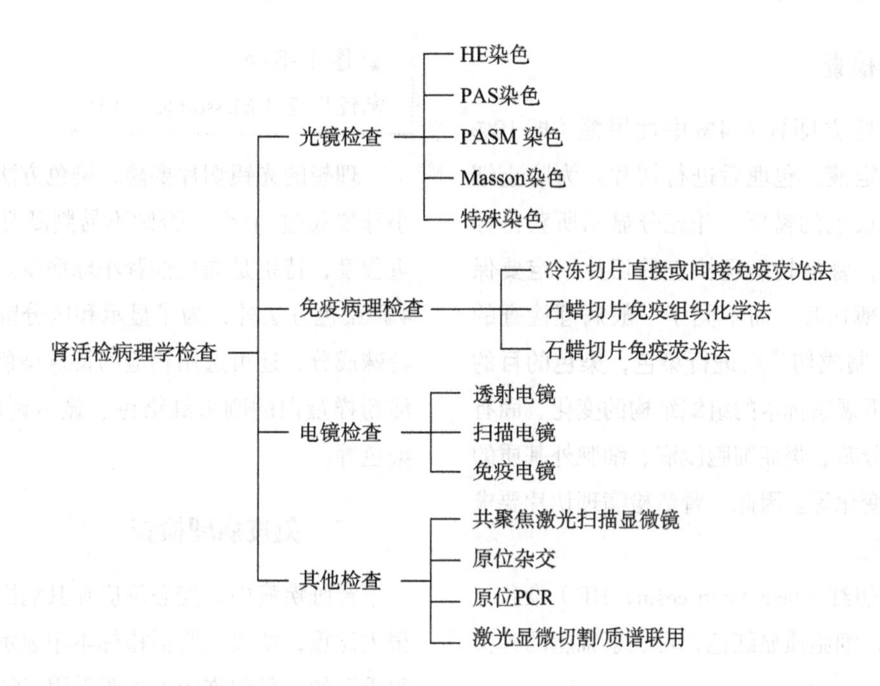

肾活检病理学的诞生、发展和完善，经过了60多年的历史，它的发展与金属材料的发展、穿刺针等器械的改进、医学影像学的进步、病理学的仪器和试剂以及技术的发展是分不开的。医学发展的历史证明，仅从临床症状和实验室检查进行疾病的诊断和治疗，毕竟存在一定的缺陷和局限性。将病变的器官或组织通过病理形态学方法，客观地展现于医生的视野，必能使其思维得以升华，进而为其诊断和治疗奠定坚实的基础。因此，肾活检的病理诊断在肾脏病学的发展历程中，起到了不可估量的作用。

肾活检病理检查在肾脏病学中的意义在于：①明确肾脏疾病的病理变化和病理类型，并结合临床表现和检验指标做出疾病的最终诊断；②根据病理变化、病理类型和病变的严重程度，制订治疗方案；③根据病理变化、病理类型和病变的严重程度，判断患者的预后；④通过重复肾活检病理检查，探索肾脏疾病的发展规律，判断治疗方案是否正确，为治疗的实施或修改提供依据；⑤通过肾活检病理检查，进行肾脏疾病的病因和发病机制的研究，发现新的肾脏疾病，丰富肾脏病学。

近年来，医学影像学、肾活检的器械发展和改进很快，保证了在B超引导下的经皮肾穿刺的准确性。经皮肾穿刺损伤小而且准确性高。标本应保证

光学显微镜（光镜）、免疫病理和电子显微镜（电镜）检查的需要；由于肾小球、肾小管、肾间质和肾血管在解剖和功能方面关系密切，相互影响，所以要求在同一标本中，都应包含上述组织成分。满意的肾穿刺标本应包括肾皮质和皮髓质交界处，因为很多肾小球疾病开始于皮质深层（如局灶节段性肾小球硬化症），术前怀疑肾髓质病变时（如肾盂肾炎、海绵肾等）应有意识地做深部穿刺。病理学是"眼见为实"的学科，因此高水平的肾活检标本制片是确保诊断正确的前提。

一、光镜检查

光镜标本应立即置入4%中性甲醛（即10%福尔马林）固定液，包埋后进行切片。为防止细胞重叠和特殊染色的需要，并充分显示所获得标本的病理变化，肾活检病理检查的切片一定要保证2～3 mm的薄切片，而不同于一般病理检查的7 mm的切片。制成切片后进行染色，染色的目的是便于在光镜下观察标本的组织结构的变化、固有细胞的多少和分布、炎症细胞浸润、细胞外基质的多寡、基膜的变化等。因此，肾活检病理切片要求多种必需的染色。

1. 苏木素伊红（hematoxin eosin，HE）染色　细胞核显紫色，细胞质显红色，可观察细胞的种类和数量。

图1-5-1
光镜检查（HE×400）

2. 过碘酸雪夫（periodic acid Schiff，PAS）染色　该法将糖原和糖蛋白染成红色，所以可显示肾小球和肾小管基膜以及增生的系膜基质等细胞外基质，并可根据基膜的轮廓判断固有细胞的种类：基膜外侧的细胞为足细胞，基膜包绕的毛细血管腔内为内皮细胞，毛细血管之间为系膜细胞。

图1-5-2
光镜检查（PAS×400）

3. 六胺银（periodic acid-silver methenamine，PASM）染色　该法在过碘酸氧化的基础上，加染银，使基底膜和系膜基质以及Ⅳ型胶原显黑色，较PAS法显示更精细。

图1-5-3
光镜检查（PASM×400）

4. 马松三色染色（Masson's trichromic staining）　基膜和Ⅲ型胶原显蓝色或绿色，免疫复合物或血浆、纤维蛋白显红色。

图1-5-4
光镜检查（Masson×400）

理想的光镜切片要薄，染色方法齐备，所含肾小球要超过10个，否则不易判断肾小球疾病的严重程度，特别是局灶性肾小球病变。除上述常规的4种染色方法外，为了显示和区分肾组织内的某些特殊成分，还可选用相应的特殊染色方法，如显示淀粉样蛋白的刚果红染色、显示钙盐的Von Kossa染色等。

二、免疫病理检查

肾脏疾病中，变态反应在其病因发病机制中占很大比重，所以在肾活检标本中显示抗原或抗体是很重要的，目前临床上主要采用三种方法。

1. 冷冻切片直接或间接免疫荧光法　做冷冻切片的标本应尽快以盐水纱布包裹，以免干涸，并尽快冷冻保存（0 ℃以下）。冷冻切片机切片后，采用标准化的荧光素标记的抗体与肾内的抗原或免疫球蛋白补体进行结合，进而证明标本中有无相应抗原或免疫复合物存在，根据标记抗体应用的次序，有直接法和间接法之分。根据显现的荧光强度来判断免疫复合物的多少，常用半定量法：阴性；高倍镜下似乎可见为±；低倍镜下似乎可见，高倍镜下明显可见为+；低倍镜下明显可见，高倍镜下清晰可见为++；低倍镜下清晰可见，高倍镜下耀眼为+++；低倍镜下耀眼，高倍镜下刺眼为

++++。根据导致肾脏疾病的常见免疫复合物种类，常规进行IgG、IgA、IgM等免疫球蛋白、旁路激活的补体C3和经典途径激活的补体C1q、C4以及纤维蛋白（FRA）等检测。移植肾活检必须进行C4d染色。根据荧光素的种类，可发出不同颜色的荧光，如异硫氰荧光素发绿色荧光、罗丹明发红色荧光。有时，根据需要还要进行抗原的检测，如乙型肝炎病毒抗原（HBsAg、HBcAg）的检测，κ和λ轻链蛋白的检测。观察时，还应注意荧光显现的图像和部位。

图1-5-5
免疫病理检查，IgG在肾小球毛细血管袢和系膜区沉积（荧光 ×400）

2. 石蜡切片免疫组织化学法 肾活检标本制成石蜡切片后，即使应用低温石蜡包埋，其中的抗原决定簇与甲醛结合而被覆盖，破坏严重，所以必须先经过酶消化法（胰蛋白酶、胃蛋白酶等）或物理解聚法（微波炉、高压锅等加热）将抗原修复，再经过放大系统和显色系统方可使抗原成分显示出来。基本原理是将抗体与酶结合，酶结合的抗体与肾组织内抗原结合后再催化显色剂，使之显色而进行观察。常用的方法如下。① PAP法：通过将过氧化物酶（常用辣根过氧化物酶）、抗过氧化物酶并连接桥抗体后，再催化显色剂，使检测物呈现。② ABC法：卵白素（avidin）和生物素（biotin）的亲和力很大，而生物素又与免疫球蛋白、抗原物质和过氧化物酶结合能力很强，所以生物素化的桥抗体可以与卵白素生物素复合物和过氧化物酶大量结合，使检测物呈现。③ SP、LSAB、SABC法：与ABC法相似，只是用链霉菌抗卵白素取代了ABC法中的卵白素。根据显色剂的种类，可呈现不同的颜色。④ Envision System二步法：将第二抗体与酶标分子结合于多聚物，与第一抗体反应，最后与底物显色剂显色。由于肾小管上皮细胞具有较多的内源性过氧化物酶和内源性生物素，容易出现较深的背景显色，影响阳性结果的判断。所以，免疫组织化学法在肾活检病理诊断中，不如免疫荧光灵敏，而且应首先消除内源性过氧化物酶和内源性生物素。

图1-5-6
免疫病理检查，IgA在肾小球系膜区沉积（荧光 ×400）

3. 石蜡切片免疫荧光法 与石蜡切片免疫组织化学法的基本原理相似，经抗原修复后，进行直接或间接荧光检查也有很好的效果。

免疫荧光法的优点是方法简单、快速、人为因素少、定量准确；缺点是设备复杂、荧光在短时间淬灭。免疫组织化学法的优点是设备简单、长时间保存；缺点是人为因素干扰大、不易定量。

三、电镜检查

电镜检查可观察到细胞的微细结构和各种特殊物质以及病原体。电镜标本应即刻固定于3%戊二醛或多聚甲醛，4℃条件下保存。免疫复合物在电镜下表现为电子致密物，由于免疫复合物的分子量、携带电荷、立体结构等因素不同，由大分子量到小分子量依次沉积于系膜区、内皮下、基膜内、上皮下。有的肾脏疾病必须通过电镜检查方可确诊，如Alport综合征、薄基底膜肾病、指甲－髌骨综合征、纤维样肾小球病、免疫触须样肾小球病等；有的肾脏疾病则应通过电镜检查证实，如Ⅰ期膜性肾病、微小病变肾小球病、Ⅲ型胶原肾病等；有的肾脏疾病可通过电镜检查得以核实，如IgA肾病的系膜区的高密度电子致密物、狼疮性肾炎的多部位的电子致密物沉积、链球菌感染后毛细血管内增生性肾小球肾炎的上皮下驼峰状电子致密物等。根据不同需要，可进行透射电镜、扫描电镜以及免疫电镜观察。

1. 透射电镜 是肾活检病理检查的常规方法。因电镜标本固定液的固定能力较弱，供检查的标本以米粒大小为宜。树脂包埋、超薄切片、枸橼酸铅和醋酸铀染色，根据电子密度的差异进行观察分析。

图 1-5-7
电镜检查，狼疮性肾炎Ⅱ型（透射电镜 ×4 500）

2. 扫描电镜 应用喷金法观察细胞和组织的表面结构，目前尚未应用于常规肾脏疾病的临床病理检查。

图 1-5-8
电镜检查，肾小球足细胞（扫描电镜 ×25 000）

3. 免疫电镜 是免疫组织化学与透射电镜相结合的方法。常用胶体金作为标志物。胶体金呈颗粒状，电子密度大，可与抗体相结合，因而在受检的抗原部位出现胶体金颗粒。

图 1-5-9
电镜检查，系膜区电子致密物中有 IgA 成分（免疫电镜 ×10 000）

四、共聚焦激光扫描显微镜检查

共聚焦激光扫描显微镜检查（confocal laser scanning microscope）是将光学显微镜技术、激光扫描技术和计算机图像处理技术结合的高技术设备。应用共聚焦激光扫描显微镜检测肾活检标本或免疫荧光标本具有分辨率高、图像清晰、对标本内较弱的荧光信号增强显示、可同时进行图像分析等优点。

五、原位杂交

根据核酸碱基互补的原理，以标记的特定的已知序列核酸为探针与肾活检组织切片中核酸进行杂交，以检测肾脏内有无与此种探针相匹配的序列存在。该法属于分子病理学的范畴，特异度高，定位精确。

六、原位 PCR

PCR 即聚合酶链反应，是用于体外扩增特异 DNA 或 RNA 片段的技术，即在模板 DNA 引物和 4 种脱氧核糖核苷酸存在的条件下，依赖 DNA 聚合酶的酶促合成反应。原位 PCR 是 PCR 技术与原位杂交技术的结合，在原位杂交前先在肾活检组织切片内进行 PCR 扩增，这样既发挥了 PCR 的高度敏感性和特异性，又具有了原位杂交的精确定位性。适用于低拷贝的特定 DNA 或 RNA 序列的检测。

七、激光显微切割 / 质谱联用（LMD/MS）

随着蛋白质组学技术的进展，特别是液质联用技术的改进，质谱仪灵敏度的不断提高，使得 LMD/MS 技术高通量分析肾活检组织甲醛固定石蜡包埋切片中的复杂蛋白成为可能。LMD/MS 可对肾脏不同功能解剖区域，如肾小球、肾小管及间质，进行蛋白质组学分析。对一些发病率低、发病机制不清的肾脏疾病，如肾淀粉样变性、膜增生性肾小球肾炎等，这项技术可发现病变部位的关键蛋白成分，从而提高诊断水平和对疾病发病机制的认识。

综上所述，病理学检查是肾脏疾病正确诊断的一个重要组成部分，光镜、免疫病理和透射电镜已经形成了肾脏疾病的常规检查方法。有时为了进一步诊断和研究，免疫电镜、分子病理学和质谱分析等技术可发挥重要作用。

（张敏芳）

数字课程学习

教学PPT　自测题

第六章

泌尿系统药理学

关键词：

泌尿系统用药　体内过程　药理作用　临床应用

不良反应　相互作用　利尿药　免疫抑制剂

抗肿瘤药物　抗感染药物

思维导图

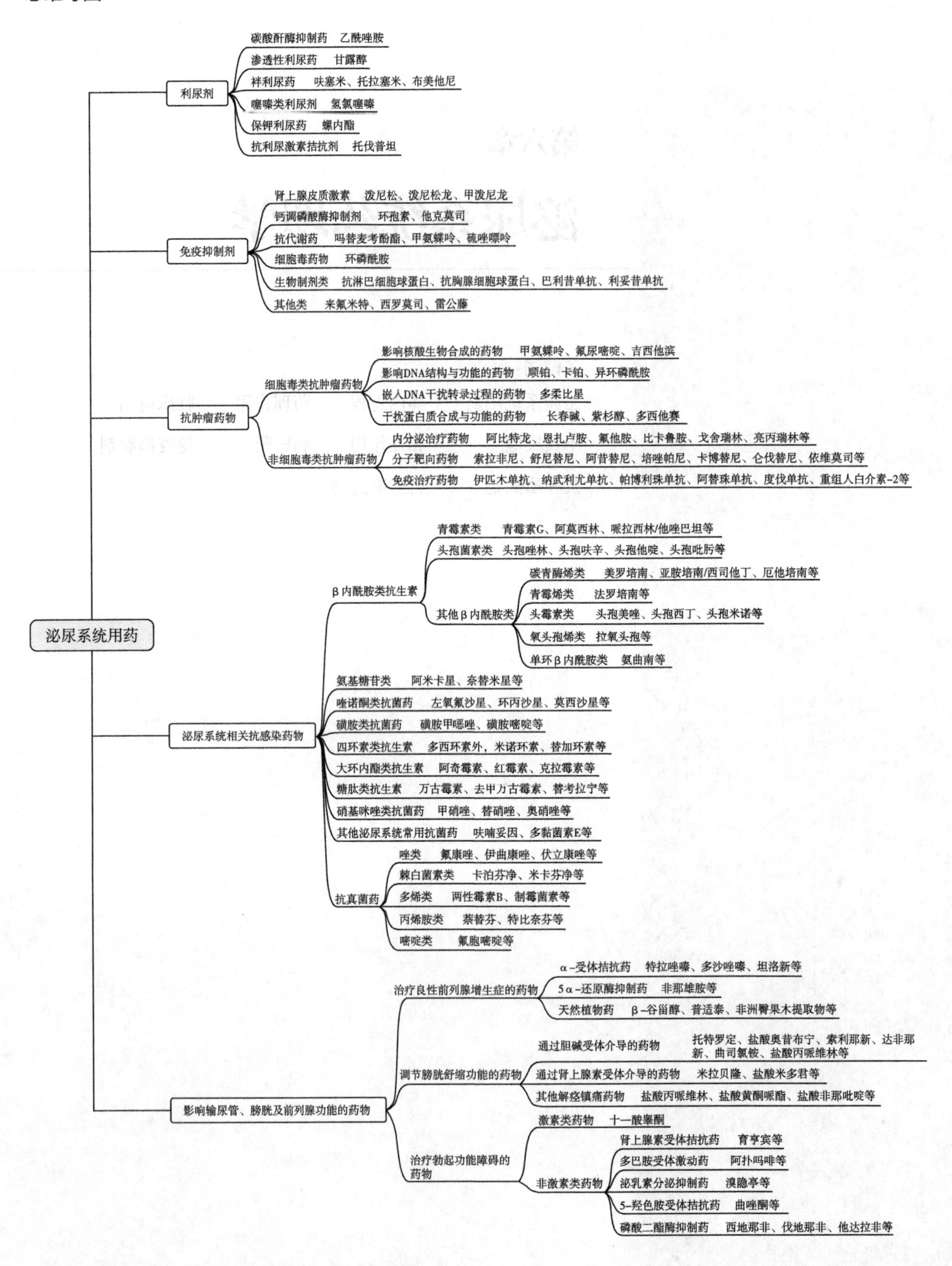

泌尿系统用药
利尿剂
碳酸酐酶抑制药　乙酰唑胺
渗透性利尿药　甘露醇
袢利尿药　呋塞米、托拉塞米、布美他尼
噻嗪类利尿剂　氢氯噻嗪
保钾利尿药　螺内酯
抗利尿激素拮抗剂　托伐普坦
免疫抑制剂
肾上腺皮质激素　泼尼松、泼尼松龙、甲泼尼龙
钙调磷酸酶抑制剂　环孢素、他克莫司
抗代谢药　吗替麦考酚酯、甲氨蝶呤、硫唑嘌呤
细胞毒药物　环磷酰胺
生物制剂类　抗淋巴细胞球蛋白、抗胸腺细胞球蛋白、巴利昔单抗、利妥昔单抗
其他类　来氟米特、西罗莫司、雷公藤
抗肿瘤药物
细胞毒类抗肿瘤药物
影响核酸生物合成的药物　甲氨蝶呤、氟尿嘧啶、吉西他滨
影响DNA结构与功能的药物　顺铂、卡铂、异环磷酰胺
嵌入DNA干扰转录过程的药物　多柔比星
干扰蛋白质合成与功能的药物　长春碱、紫杉醇、多西他赛
非细胞毒类抗肿瘤药物
内分泌治疗药物　阿比特龙、恩扎卢胺、氟他胺、比卡鲁胺、戈舍瑞林、亮丙瑞林等
分子靶向药物　索拉非尼、舒尼替尼、阿昔替尼、培唑帕尼、卡博替尼、仑伐替尼、依维莫司等
免疫治疗药物　伊匹木单抗、纳武利尤单抗、帕博利珠单抗、阿替珠单抗、度伐单抗、重组人白介素-2等
泌尿系统相关抗感染药物
β内酰胺类抗生素
青霉素类　青霉素G、阿莫西林、哌拉西林/他唑巴坦等
头孢菌素类　头孢唑林、头孢呋辛、头孢他啶、头孢吡肟等
其他β内酰胺类
碳青霉烯类　美罗培南、亚胺培南/西司他丁、厄他培南等
青霉烯类　法罗培南等
头霉素类　头孢美唑、头孢西丁、头孢米诺等
氧头孢烯类　拉氧头孢等
单环β内酰胺类　氨曲南等
氨基糖苷类　阿米卡星、奈替米星等
喹诺酮类抗菌药　左氧氟沙星、环丙沙星、莫西沙星等
磺胺类抗菌药　磺胺甲噁唑、磺胺嘧啶等
四环素类抗生素　多西环素外，米诺环素、替加环素等
大环内酯类抗生素　阿奇霉素、红霉素、克拉霉素等
糖肽类抗生素　万古霉素、去甲万古霉素、替考拉宁等
硝基咪唑类抗菌药　甲硝唑、替硝唑、奥硝唑等
其他泌尿系统常用抗菌药　呋喃妥因、多黏菌素E等
抗真菌药
唑类　氟康唑、伊曲康唑、伏立康唑等
棘白菌素类　卡泊芬净、米卡芬净等
多烯类　两性霉素B、制霉菌素等
丙烯胺类　萘替芬、特比萘芬等
嘧啶类　氟胞嘧啶等
影响输尿管、膀胱及前列腺功能的药物
治疗良性前列腺增生症的药物
α-受体拮抗药　特拉唑嗪、多沙唑嗪、坦洛新等
5α-还原酶抑制药　非那雄胺等
天然植物药　β-谷甾醇、普适泰、非洲臀果木提取物等
调节膀胱舒缩功能的药物
通过胆碱受体介导的药物　托特罗定、盐酸奥昔布宁、索利那新、达非那新、曲司氯铵、盐酸丙哌维林等
通过肾上腺素受体介导的药物　米拉贝隆、盐酸米多君等
其他解痉镇痛药物　盐酸丙哌维林、盐酸黄酮哌酯、盐酸非那吡啶等
治疗勃起功能障碍的药物
激素类药物　十一酸睾酮
非激素类药物
肾上腺素受体拮抗药　育亨宾等
多巴胺受体激动药　阿扑吗啡等
泌乳素分泌抑制药　溴隐亭等
5-羟色胺受体拮抗药　曲唑酮等
磷酸二酯酶抑制药　西地那非、伐地那非、他达拉非等

第一节　肾脏疾病对药物代谢动力学的影响

肾脏是药物清除的重要器官，大多数药物以原型或其代谢产物形式完全或部分经肾脏排泄。肾脏疾病不仅使体液中某些化学成分发生改变，同时可影响药物吸收、分布、代谢和排泄等体内过程，对药物的代谢动力学产生影响。

（一）对药物吸收的影响

吸收是指药物从给药部位进入血液循环的过程。药物只有吸收入血，达到一定的血药浓度才会出现药理效应，因此吸收是药物发挥作用的前提。

慢性肾脏病（CKD）患者可出现胃肠道蠕动、胃液pH、肝脏首过效应的改变以及胃肠道水肿，从而影响肾病患者的药物吸收。胃肠道症状，如恶心、呕吐、腹泻等，可减少药物在胃肠道内的滞留时间，从而影响药物的吸收；糖尿病肾病患者合并胃轻瘫、腹膜透析患者合并腹膜炎，可使胃肠蠕动减慢，从而影响药物的吸收；CKD患者血液和胃内的尿素水平均升高，尿素经胃内脲酶转化导致氨的含量增加，胃液pH升高，这种内部尿素－氨循环所致胃的碱化作用会改变某些药物（抗酸药、组胺H_2受体拮抗剂和质子泵抑制剂等）的溶解性和电离度，导致生物利用度改变；在透析患者中，因为普遍存在上消化道症状或因合并应用某些药物致胃酸降低，导致药物的吸收障碍进一步加重。

（二）对药物分布的影响

药物从给药部位吸收进入血液循环后，随血流分布到全身各个器官，这种药物在血液和组织之间的转运现象称为分布。与正常人相比，多种药物在肾脏病患者体内的表观分布容积发生了显著改变。表观分布容积的增加可归纳为蛋白结合率降低或组织结合增加、水钠潴留致细胞间液增加等。

许多药物会导致CKD患者体内血浆蛋白结合率发生显著变化。血浆蛋白结合率降低的主要原因如下：

1. 白蛋白含量减少　白蛋白摄入减少、合成减少、分解代谢增加以及尿蛋白丢失均可导致白蛋白含量减少。如肾衰竭患者常存在明显的摄入及合成减少，肾病综合征患者则表现为大量蛋白丢失。

2. 内源性抑制剂的蓄积　CKD患者的酸性代谢产物、芳香氨基酸及肽类在体内潴留，降低弱酸性药物与血浆蛋白的结合能力。如慢性肾衰竭患者体内大量蓄积的内源性物质可与苯妥英竞争白蛋白，导致苯妥英的蛋白结合率降低，继而影响苯妥英的疗效和毒性。

3. 白蛋白结构发生改变　尿毒症可诱导白蛋白分子的结构发生改变，导致药物与蛋白结合位点减少或亲和力下降。

值得注意的是，CKD患者药物血浆蛋白结合率下降使具有活性的游离型药物浓度增加，影响了游离型药物和药物总量在血浆中的比值，因而较低的总血药浓度即可达到一定的疗效。

此外，肾小球滤过率（GFR）降低造成水钠潴留出现的水肿、体腔积液，可增加药物的表观分布容积。机体酸碱平衡发生改变，可影响药物的解离型和非解离型的比例。当存在代谢性酸中毒时，血液pH降低，可致弱酸性药物的非解离型部分增加，形成细胞内药物蓄积；同时使细胞外液中碱性药物含量增加，从而间接影响药物的分布。

（三）对药物代谢的影响

药物在体内的代谢主要有两个步骤：第一步称为Ⅰ相反应，包括氧化、还原和水解反应；第二步称为Ⅱ相结合反应，包括以葡萄糖醛酸化、硫酸化、乙酰化和甲基化等。药物代谢主要在肝脏进行，但肾脏也含有多种药物代谢酶，包括细胞色素P_{450}和参与结合反应的药物代谢Ⅱ相酶。因此，肾脏在药物代谢过程中起着极其重要的作用。约50%的胰岛素在肾脏内代谢，其他药物如水杨酸、胆碱、儿茶酚胺、5-羟色胺、磺胺类药物、齐多夫定等均可在肾小管分解转化。

肾脏疾病不仅会影响肾脏对药物的代谢，还

会影响胃肠道及肝脏的代谢酶及转运体的活性，从而影响药物非肾消除。肾功能不全时各种药物的代谢过程、转化速率及途径都将受到不同程度的影响。与正常人相比，CKD 患者的酶活性可降低 26%~71%，且酶活性的改变和肾功能不全的程度呈线性相关。临床研究表明，CYP2C19 和 CYP2C9 的活性在 CKD 患者分别降低 25% 和 50%。CYP2B6 的特殊底物丁氨苯丙酮，在终末期肾病（ESRD）患者中清除率减少 63%。

肾功能不全时 N- 乙酰转移酶、葡萄糖醛酸转移酶的蛋白表达及活性受到明显抑制。因此，在 CKD 患者的肝脏Ⅱ相代谢反应中，硫酸化反应不变，而乙酰化和葡萄糖醛酸化则明显下降。与健康对照组相比，CKD 患者的普鲁卡因胺转化为乙酰普鲁卡因胺的非肾清除率显著下降；CKD 患者异烟肼的消除半衰期也显著延长，均证实了肾功能不全患者 N- 乙酰转移酶的活性受到抑制。另外，临床研究显示，吗啡、吗替麦考酚酯等多个主要经葡萄糖醛酸转移酶代谢的药物清除率在肾功能不全患者体内显著降低，提示其葡萄糖醛酸化受到显著抑制。

同时，CKD 患者的肠道处理药物能力也受到不同程度的影响。药物转运体可将药物摄入或将其从分布组织排出。肝脏对药物摄取减少、外排增多可能是药物代谢减慢的原因之一，而肠道摄取转运体表达增多、活性增强，外排转运受抑制，可能是某些口服药物在 CKD 患者体内生物利用度增加的主要原因。研究表明，CKD 患者服用普萘洛尔、妥拉洛尔、双氢可待因、右丙氧芬、氧烯洛尔、红霉素及他克莫司等药物的生物利用度增加，这提示 CKD 患者的首过效应或肠道代谢功能的降低。同时，CKD 对不经肠道和肝脏代谢的药物清除也有影响，如肠道 P- 糖蛋白可通过将药物从肠壁黏膜泵入肠腔，限制药物吸收，从而有助于药物的清除。CKD 患者肠道 P- 糖蛋白的活性受到影响，导致体内药物泵出减少。

（四）对药物排泄的影响

肾功能不全时，肾脏排泄为主的药物在体内蓄积，药物半衰期延长，药效提高甚至发生不良反应。肾功能不全不仅降低原型药的排泄速率，同时也减慢其代谢产物的排泄速率；若代谢产物有活性，也能产生一定的药理作用或不良反应。如普鲁卡因胺的代谢产物 N- 乙酰普鲁卡因胺蓄积可增强普鲁卡因胺治疗心律失常的作用；哌替啶活性代谢产物去甲哌替啶蓄积易导致肾衰竭患者发生激动、震颤、抽搐、惊厥等不良反应。

药物的肾脏排泄涉及肾小球滤过以及肾小管的分泌和重吸收，上述任何一个环节发生改变，都可能影响药物的排泄。药物经肾小球滤过的量取决于 GFR、血浆中的药物浓度、药物与血浆蛋白的结合程度。肾病综合征患者的血浆白蛋白含量低，使得血浆中结合型的药量减少，游离型药量增加；同时，肾小球滤过膜的完整性被破坏，结合型和游离型的药物都能从肾小球滤过，导致药物的排泄增加。而肾功能受损的患者由于 GFR 降低，显著延长一些主要经肾排泄的药物的半衰期。

此外，药物转运体可介导肾小管分泌，即药物自血流进入肾小管管腔。有机阴离子转运体（OATs）家族中，OAT1 和 OAT3 被认为是主要参与肾脏有机阴离子排泄过程的经典 OAT。它们都位于肾小管上皮细胞基侧膜，承担将各种有机阴离子从血液到上皮细胞的跨膜转运。OAT1 介导肾脏分泌的药物包括抗菌药（青霉素、头孢菌素、四环素）、非甾体抗炎药（水杨酸盐、乙酰水杨酸盐、吲哚美辛）、抗病毒药物（阿昔洛韦、西多福韦、叠氮胸苷）、利尿剂（乙酰唑胺、布美他尼、依他尼酸、呋塞米）、血管紧张素转换酶抑制剂、甲氨蝶呤、对氨基马尿酸等。OAT3 介导肾脏分泌的药物包括甲氨蝶呤、水杨酸盐、牛磺胆酸盐、叠氮胸苷、恩替卡韦、伐昔洛韦、H_2 受体拮抗剂、血管紧张素转换酶抑制剂、β- 内酰胺类抗生素等。肾损伤时，OAT1、OAT3 分子和功能改变将导致肾脏有机阴离子毒素和药物排泄功能障碍。

肾功能受损患者如存在有机酸蓄积，可竞争性抑制弱酸性药物经肾小管分泌，使药物经肾小管分泌减少。如青霉素类、头孢菌素类、磺胺类、甲氨蝶呤以及丙磺舒等药物由于分泌减少引起血药浓度升高。当尿液偏酸性时，弱酸性药物主要以非解离型存在，易于经肾小管重吸收回血液，故排泄减少；在偏碱性尿中则以解离型存在，难以重吸收。CKD患者体内酸性产物增加，尿液pH下降，因此弱酸性药物重吸收增加。

综上所述，应根据肾脏病患者的具体情况实行个体化给药方案，充分了解具体药物及其代谢产物的毒性大小及性质、患者肾功能损害的程度与用药目的等，既要慎重选药，又要根据肾功能变化适当调整给药方案。

第二节　药源性肾损伤

肾脏是机体重要的排泄器官，重量仅占机体的0.5%，血流却占机体总量的近25%。药物是导致肾损伤的常见原因。据统计，在社区及医院获得性急性肾衰竭患者中，约20%由药物引起，老年患者药物引起的肾损害更高达66%，药物的肾毒性不容忽视。

（一）肾脏药物毒性易感性原因

作为人体主要脏器之一，肾脏具有丰富的血流量，因而血流量的改变容易影响肾脏的结构和功能，且肾脏组织呈高代谢状态，需氧量大，如经Na^+-K^+-ATP酶转运的活性介质需要较高代谢，造成周围环境相对缺氧，使细胞过度负荷，增加肾损伤风险。从肾脏结构上讲，肾小球的毛细血管袢和小管周围丰富的毛细血管网，使得药物与组织接触面积极为广泛。肾小管间质区域血液供应相对不足。在功能上，作为人体最重要的排泄器官，肾脏也是多种药物或其代谢物的主要排出途径，所以药物的滤过、重吸收、排泌过程均可能累及肾脏，导致肾脏的结构或者功能改变进而导致肾脏损伤。肾小管的尿浓缩功能，使得某些药物在肾小管髓质和间质中的浓度提高，通过直接毒性诱导肾损伤及前列腺素合成减少或血栓素产生增加引起的缺血性损伤。此外，肾小球滤过屏障的结构特点导致大分子物质易于停滞于局部。并且肾脏具有酸化尿液的功能，其pH的改变可能影响药物的溶解性，导致管内沉积。

药物的溶解度、结构、电荷也可引起肾功能损伤。尿液中不溶解的药物和代谢物可在远端肾小管腔内沉淀而引起急性结晶性肾病。尿流率下降、尿液pH改变、药物过量和输注速率过快都可进一步增加肾损伤的风险。与晶体性肾病相关的药物包括甲氨蝶呤、阿昔洛韦、茚地那韦/阿扎那韦、磺胺嘧啶、维生素C、膦甲酸、口服磷酸钠和氨苯蝶啶等。许多用于扩容的药物，如葡聚糖、羟乙基淀粉则与渗透性肾病有关。这些药物积聚在近端肾小管细胞的吞噬溶酶体中，由于其特殊结构，这些分子不能被代谢并最终导致溶酶体功能障碍和细胞肿胀。

（二）药物引起肾损伤的主要机制

1. 直接肾毒性　药物可损伤细胞膜，破坏其保护屏障。如氨基苷类的肾毒性可能是活性大的有机基团缓慢地透过细胞膜的缘故。故其毒性主要取决于分子中阳离子基团的数目，呈正相关。临床上，药物导致的肾小管损伤的发生率远高于肾小球。由于近曲小管具有主动重吸收和分泌功能，该部位的药物浓度通常较高，常常成为毒性作用的部位。

2. 血流动力学改变　肾脏功能和病理变化与血流动力学改变有密切关系。某些药物用药剂量过大或时间过久，可导致肾血管的强烈收缩，肾血量严重减少，引起少尿、无尿的临床症状和肾实质损伤，严重时出现急性肾衰竭，例如去甲肾上腺素和肾上腺素。长期过量使用水杨酸盐类镇痛剂，可导致慢性间质性肾炎，可能是由于镇痛剂可以抑制PGE2的产生，使髓质血管收缩，间质细胞缺血所致。血管紧张素转换酶抑制剂（ACEI）及血管紧张素受体拮抗剂（ARB）可导致血管收缩和血容量不足，改变肾脏血流动力学和 GFR，从而损伤肾脏。

3. 免疫炎症作用 分为直接免疫作用和间接免疫作用。

（1）直接免疫作用：包括药物或其代谢物直接与肾脏内的特定抗原结合，激活 T 细胞和 B 细胞，损害肾脏。直接免疫介导的典型疾病包括抗肾小球基底膜病、膜性肾小球疾病等。

（2）间接免疫作用。

1）循环免疫复合物沉积：不溶性药物或代谢物形成复合物，因大小和电荷而被肾小球捕获，激活各种循环免疫细胞，如 B 细胞、T 细胞及树突状细胞，破坏肾小球内皮、上皮和系膜，导致晶体性肾病、肾纤维化等。

2）替代补体通路失调：由于调节补体的基因突变或疾病导致补体通路失调，药物可通过激活补体通路，可能导致补体 C3 自发分解成 C3a 和 C3b，激活下游炎症级联反应，并促进白细胞浸润。

3）单克隆免疫球蛋白沉积：肾小球在滤过高浓度的单克隆免疫球蛋白轻链时，远远超过了近曲小管的再吸收能力，从而使蛋白轻链沉积、闭塞管腔、损伤肾小管上皮细胞，导致炎症和纤维化。沉积的轻链也可与系膜细胞上受体结合，加重系膜基质沉积反应。

4. 机械性损伤 肾小管的机械性阻塞可导致肾小管细胞的变性、坏死。大部分原因是某些药物可引起结石或容易结晶析出，如噻嗪类利尿药、磺胺类等药物。个别药物可影响肾小管上皮细胞的功能，如右旋糖酐。

5. 微血管血栓形成 抗血小板药物氯吡格雷、环孢素、丝裂霉素 C 和奎宁等药物可诱导微血管血小板血栓的形成，通过对血管内皮的直接毒性或其介导的免疫反应损伤肾脏。

（三）药物性肾损伤的临床表现

药物所导致的肾损伤（drug-induced renal injury）在临床可以表现为：血尿、蛋白尿、尿量异常、肾小管功能障碍、肾小球肾炎、肾病综合征以及急、慢性肾衰竭等。肾损害的发生除了与肾脏的结构特点、患者的病理生理状况有一定的关系外，也与药物特性相关。药物性肾损伤的主要类型如下。

1. 急性肾小管坏死（acute tubular necrosis，ATN） 通常表现为近端小管和远端小管上皮细胞的变性、坏死，包括肾小管肿胀、刷状缘脱落、空泡形成、细胞核增大及多形核、细胞坏死和凋亡。药物肾毒性所致急性肾小管坏死多为非少尿型，临床表现为血清肌酐、尿素氮快速升高，肌酐清除率下降，尿比重及尿渗透压降低，可伴代谢性酸中毒及电解质紊乱。

2. 间质性肾炎 包括急性间质性肾炎（acute interstitial nephritis，AIN）和慢性间质性肾炎。AIN 的特征为肾间质炎性浸润。各种原因引起的 AIN 均可表现出急性肾功能不全的非特异性体征和症状，可能包括急性或亚急性恶心、呕吐、不适，一部分患者可能表现为少尿。药物性 AIN 患者会有变态反应的症状和（或）体征，包括皮疹、发热和嗜酸性粒细胞增多。慢性间质性肾炎通常表现为肾功能不全隐匿性进展，是一组以肾小管萎缩及间质纤维化、肾间质细胞浸润病变为突出表现的疾病，相应的肾小球及血管病变较轻微。临床以肾小管功能障碍为主，表现为尿浓缩功能减退、肾小管酸中毒或 Fanconi 综合征、低钾血症等，少有水肿、大量蛋白尿和高血压。

3. 肾小球肾炎或肾病综合征 是由肾小球炎症引起，可导致血尿、蛋白尿、水肿、高血压等；当肾小球滤过屏障通透性显著增加时，表现为肾病综合征，即为大量蛋白尿（24 h 尿蛋白定量 > 3.5 g）、低蛋白血症（血浆白蛋白 < 30 g/L）及不同程度的水肿、高脂血症为主要临床表现。

4. 慢性肾损伤 患者可出现由肾功能减退直接引起的症状和体征，例如水肿或高血压。但许多患者无临床症状，通常是在常规评估中偶然发现血清肌酐浓度升高、肌酐清除率下降或尿液分析结果异常而检出肾病。此外，还可在影像学检查中观察到相应表现，例如多发性双侧肾囊肿伴肾脏增大提示多囊肾病。

5. 梗阻性肾病 药物导致肾后性损害的主要原因是梗阻，如结晶尿和肾结石导致的梗阻，有些药物由于不溶于尿液而产生结晶，并沉淀于肾脏，特别是远端肾小管，最终阻塞尿道并导致肾间质损害。患者通常没有疼痛，急性尿路梗阻可能会引起疼痛症状（肾绞痛或耻骨上胀痛），但逐渐加重的严重梗阻可能会引起肾功能障碍而无明显症状。

6. 血栓性微血管病（thrombotic microangiopathy，TMA）是由小血管内血小板微血栓引起的具有潜在致命风险的疾病。药物诱导的血栓性微血管病（drug-induced thrombotic microangiopathy，DITMA）是一种获得性疾病，由接触药品引起，这些药品可诱导药物依赖性抗体形成或者直接造成组织毒性，导致较小的微动脉或毛细血管内形成富含血小板的血栓。DITMA的疾病严重程度范围很广，但患者均有微血管病性溶血性贫血和血小板减少症，大部分患者有肾脏受损。

（四）常见的肾损伤药物

许多药物都会导致肾脏损害，常见易导致肾损伤药物如下。

1. 抗微生物药

（1）青霉素类药物：一般通过肾小球滤过和肾小管分泌，随尿液排出体外，无直接肾毒性。而肾损害主要是由变态反应引起的急性过敏性间质性肾炎，临床症状严重程度与药物剂量无关。临床表现缺乏特异性，肾损伤出现在用药后1天至2个月，多出现在用药2~3周后，常表现为迅速发生的少尿型或非少尿型急性肾损伤，同时存在药物热、皮疹、嗜酸性粒细胞增高等全身表现。

（2）头孢菌素类药物：经肝脏内乙酰化，代谢后主要由肾排泄，对肾小管有直接毒性，其程度与剂量和用药时间有关，临床主要表现为血尿、蛋白尿、管型尿和肾功能不全。急性肾损伤可继发于过敏性间质性肾炎和急性肾小管坏死，往往呈非少尿型。以第一代的头孢噻啶肾毒性最大，现已少用；头孢噻吩、头孢氮苄、头孢唑啉、头孢拉定次之。第二代头孢菌素及其后的几代药物的肾毒性明显减少。

（3）氨基糖苷类药物：在体内不代谢，主要经肾小球滤过，滤过后10%~30%被肾小管重吸收，随后还可再被分泌和排泄，最终40%~90%以原型从肾脏排出。氨基糖苷类药物均具有肾毒性，以新霉素肾毒性最大，链霉素最小。肾毒性强度与用药剂量、疗程呈正相关。最早可出现轻度蛋白尿、尿渗透压下降，以后可有肾功能受损。在严重感染、老年人及原有肾脏疾病的患者，可能发生急性肾小管坏死，临床表现为急性肾衰竭。

（4）磺胺类药物：主要经肾小球滤过，部分游离药物可经肾小管重吸收。药物排泄与尿酸碱度有关。该类药物引起的肾损害主要是由于其在肾小管内形成结晶或结石，导致肾小管阻塞而引起，严重者可以发生急性肾衰竭。对磺胺类药物过敏者也可发生急性肾小管坏死和急性间质性肾炎。临床上引起无症状性结晶尿、血尿、肾绞痛、急性尿路梗阻和急性肾衰竭，补液和碱化尿液后一般可较快恢复。

（5）喹诺酮类药物：不同品种的该类药物肾脏排出比率差异较大，肾毒性也有明显区别。以环丙沙星引起的肾损害报道最多；莫西沙星肾脏排泄比例低，肾毒性也相应最小，肾功能不全患者无须调整给药剂量。喹诺酮类药物导致急性肾损伤的机制为其代谢产物在肾小管沉积，引起急性肾小管梗阻；也有可能为免疫炎症反应所致的肾间质损害。该类药物引发的急性肾损伤，以非少尿型为主，常伴有镜下血尿或结晶尿，血常规可见白细胞和血小板计数减少，甚至全血细胞减少，尿酸、肌酐浓度可升高。停药后肾功能多可恢复正常。

（6）多烯类抗真菌药物：是临床使用最早的抗真菌药物，包含制霉菌素、两性霉素B及其脂质体复合物。其中制霉菌素口服后胃肠道不吸收，几乎全部以原型从粪便排出，未见肾损害发生；两性霉素B脂质体由于制剂形式的改进，静脉给药后大部分分布于网状内皮组织，其中在肝、脾和肺组织中的浓度最高，在肾组织内浓度较低，故肾毒性也低于两性霉素B。两性霉素B对肾小管有直接毒性作用，还可引起肾入球及出球小动脉收缩，使肾血流量和GFR降低，导致急、慢性肾衰竭。两性霉素B的肾毒性具有剂量依赖性，临床最初表现为肾小管功能损害，表现为肾小管性酸中毒及肾性尿崩症，尿浓缩稀释功能降低，尿钾、镁排出增多，尿氨及有机酸排泄减少，血钾、镁浓度降低，尿素氮、肌酐浓度升高等。严重者发生非少尿型肾衰竭。

2. 利尿剂　会降低血容量，激活交感神经系统和肾素－血管紧张素－醛固酮系统（RAAS），从而导致肾脏灌注不足。利尿剂导致肾损害的最常见机制是水、电解质及酸碱平衡紊乱。另外，还有过敏性间质性肾炎，直接细胞毒性，由免疫介导引起的肾小球或肾小管间质损害以及利尿剂引起的高血糖症、高尿酸血症、高钙血症导致的肾损害。

3. 非甾体抗炎药（NSAIDs）　作为最常用的解热镇痛剂，肾损伤发生率较高，几乎所有的NSAIDs均可引起肾损害。NSAIDs引起的肾损伤类型主要包括急性肾小管坏死、急性肾小管－间质性肾炎、肾小球肾炎、慢性肾衰竭等。NSAIDs主要是通过抑制前列环素合成酶，导致前列腺素合成障碍，使肾脏血流灌注减少，从而发生肾损伤。

4. 抗肿瘤药物　常见引起肾损害的抗肿瘤药物有以下几类：①烷化剂，包括顺铂、卡铂、环磷酰胺等；②抗生素类，包括蒽环类、丝裂霉素等；③抗代谢类，包括甲氨蝶呤、阿糖胞苷等。药物的肾毒性多为剂量依赖，多药联用时肾毒性加重。不同化疗药物引起的肾损害临床表现的严重程度和持续时间各不相同，有些甚至可以在停药后延迟几年发生。

（1）顺铂：在常用的抗肿瘤药物中，顺铂是肾毒性较大的药物之一。肾小管细胞暴露于顺铂会激活复杂的信号通路，导致肾小管细胞损伤和细胞死亡，造成急性肾损伤。临床表现为肾小管性蛋白尿，尿酶增加，多尿，尿酸化功能障碍，肾性失盐，尿钾、钙、磷、镁排出增加及范可尼（Fanconi）综合征。肾损伤患者应慎用顺铂，注意监测肾功能，及时调整给药剂量及给药方案。

（2）蒽环类药物：如多柔比星、表柔比星、米托蒽醌、柔红霉素等，其代谢产物主要通过胆汁排泄，其次通过尿液排泄。柔红霉素和多柔比星等蒽环类药物可引起肾病综合征，其肾脏病变符合微小病变肾病、局灶性节段性硬化等肾小球病变。聚乙二醇化多柔比星脂质体与肾脏TMA、肾病综合征和急性肾损伤相关。

（3）甲氨蝶呤：约90%通过尿液以原型排泄。常规剂量一般不引起肾毒性，大剂量使用时，其代谢产物在酸性尿中可沉积于肾小管形成结晶，引起肾内梗阻。甲氨蝶呤引起的急性肾损伤通常为非少尿型，并且在绝大多数病例中可逆转。血浆肌酐水平通常会在第1周内达到峰值，并在1～3周内降至接近基线水平。建议治疗期间连续监测血清肌酐与血药浓度，一旦发生相关的肾毒性，及时停药并通过亚叶酸钙进行解救。

5. 免疫抑制剂　钙调神经磷酸酶抑制剂环孢素和他克莫司是临床上两种最常用的免疫抑制剂，但其肾毒性不容忽视。钙调神经磷酸酶抑制剂的急性肾毒性表现为急性肾损伤，但通常可逆，极少情况下表现为血栓性微血管病。钙调神经磷酸酶抑制剂的慢性肾毒性表现为慢性进展性肾功能恶化。此外，钙调神经磷酸酶抑制剂诱导的肾小管功能障碍还会导致多种电解质和酸碱异常。

6. 造影剂　随着静脉尿路造影、增强CT造影及各种血管造影的开展，造影剂肾病发生率逐渐增加。其发病机制为：①由肾血管收缩引起肾髓质缺氧所致；②造影剂对肾小管细胞的直接毒性作用；③过敏反应。造影剂肾损害临床出现急性肾衰竭者，常有某些诱发因素，如原有肾功能损害、糖尿病、有效血容量减少（充血性心力衰竭、脱水、肾病综合征、肝硬化等）。造影剂肾损伤主要临床表现为血清肌酐水平升高，通常在使用造影剂后24～48 h内出现，大多为轻度升高，一般在3～7天内开始下降，大多数患者是非少尿型的，也可能出现急性肾损伤的其他表现，包括高钾血症、酸中毒和高磷血症。

7. 中草药 目前报道中草药相关的急性肾损伤的发生率高达60%，如含马兜铃酸成分的中药，包括马兜铃、青木香、细辛、广防己、关木通、天仙藤、寻骨风、朱砂莲、杜衡、雷公藤、益母草、穿心莲等。中草药肾损伤的具体机制可能涉及氧化应激、细胞凋亡、炎症反应、线粒体损伤、纤维化、钠钾泵以及转运蛋白等多种途径。不同的中药配伍、不同的加工与炮制方法，导致中药的作用机制复杂，肾损伤的临床表现多样化。因此，使用中草药时应高度重视其不良反应，及时发现潜在的基础疾病，合理用药。

不同的药物可以分别通过直接肾毒性、免疫反应、肾缺血、直接或间接的肾小管梗阻等作用，或通过上述某些因素的共同作用导致肾脏损伤。各种损伤因素既可单独存在，也可相互并存。临床治疗过程中，了解药物的肾毒性作用机制并关注易引发肾损伤危险的因素，避免合用肾毒性药物；一旦发生肾损伤，应及时干预治疗，纠正危险因素，改善预后。

第三节 利 尿 药

利尿药（diuretics）是能增加尿液生成和钠排出的一类药物，其主要作用于肾脏，通过抑制肾小管对 Na^+ 等电解质的重吸收，增加 Na^+、Cl^- 等电解质和水的排出，减轻体内钠、水潴留。临床主要用于治疗各种原因引起的水肿性疾病，包括心力衰竭、肾衰竭、肾病综合征以及激素治疗引起的水钠潴留等，也常用于非水肿性疾病，如高血压、尿崩症、肾结石等的治疗。

利尿药通过作用于肾单位的不同部位而产生利尿作用（图 1-6-1）。肾小管的重吸收作用对 Na^+ 的转运和潴留极为重要。根据对 Na^+、Cl^- 等电解质和水的转运特点，一般将肾小管分为几个主要功能段：近曲小管、髓袢降支细段、髓袢升支粗段、远曲小管和集合管。不同类别利尿药作用于不同节段肾小管离子转运体，直接或间接影响不同节

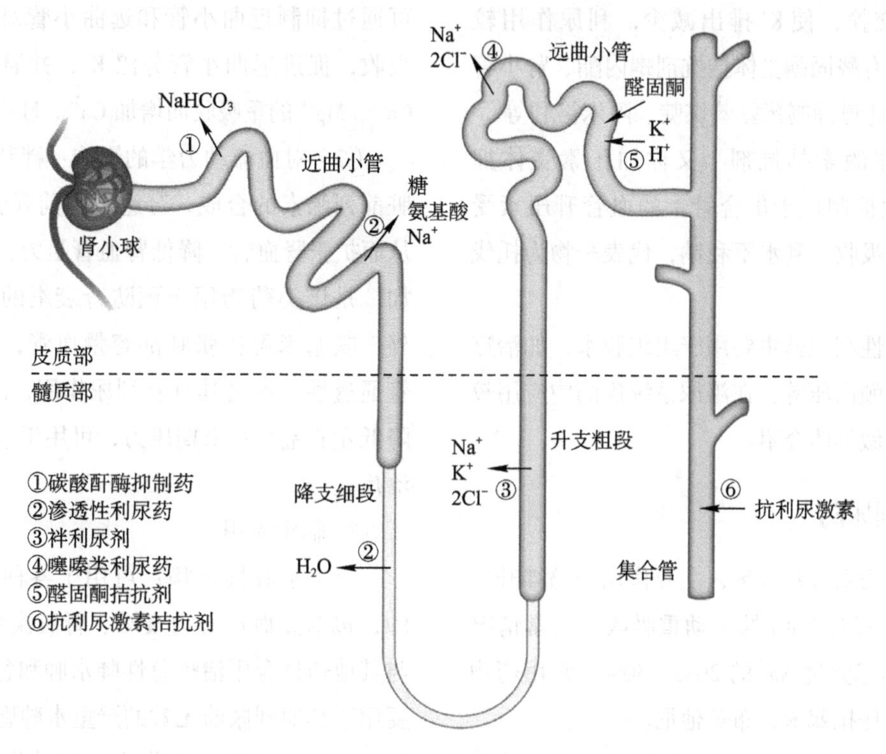

图 1-6-1 利尿药的作用部位及作用机制

段肾小管内皮细胞离子转运机制而发挥利电解质和利尿作用。

临床常用利尿药主要根据其作用部位分为六大类：

1. 碳酸酐酶抑制药　主要作用于近曲小管粗段，抑制碳酸酐酶活性，利尿作用较弱，代表药物为乙酰唑胺。

2. 渗透性利尿药　是一类非电解质物质，可自由从肾小球滤过，主要作用于髓袢升支及近曲小管，产生渗透性利尿作用，代表药物为甘露醇。

3. 袢利尿药　主要作用于髓袢升支粗段皮质部，Na^+-K^+-$2Cl^-$ 同向转运体，抑制对 NaCl 的主动重吸收，利尿作用强大，代表药物有呋塞米、托拉塞米、布美他尼等。

4. 噻嗪类利尿药　作用于远曲小管，阻断 Na^+-Cl^- 同向转运体，减少 Na^+ 和 Cl^- 重吸收，促进 Na^+、Cl^- 和水的排出。由于对尿液的浓缩过程没有影响，利尿作用中等。代表药物为氢氯噻嗪、吲达帕胺。

5. 保钾利尿药　作用于远曲小管和集合管，抑制 Na^+-K^+ 交换，使 K^+ 排出减少，利尿作用较弱，代表药物有醛固酮受体拮抗剂螺内酯、肾小管上皮细胞 Na^+ 通道抑制药氨苯蝶啶、阿米洛利等。

6. 抗利尿激素拮抗剂　又称加压素受体抑制剂，竞争性抑制位于集合管上的血管升压素受体，阻断水重吸收，利水不利钠，代表药物为托伐普坦。

由于渗透性利尿药主要用于组织脱水，如治疗脑水肿，降低颅内压等，在泌尿系统疾病中应用较少，故本节不做具体介绍。

一、袢利尿药

袢利尿药为高效利尿剂，主要作用于髓袢升支粗段，可抑制其对 NaCl 的主动重吸收，正常情况下可排出肾小球滤过 Na^+ 的 20%～30%。常用药物包括呋塞米、托拉塞米、布美他尼。

1. 体内过程　袢利尿剂可被迅速吸收。呋塞米口服半小时内，静脉注射 5 min 后生效，作用维持 2～3 h，生物利用度达 60%～70%，进食可减慢其吸收，但不影响吸收率及疗效。主要通过肾脏近曲小管有机酸分泌机制排泌或肾小球滤过进行消除，以原型从尿液排出。$t_{1/2}$ 的长短受肾功能影响，正常人为 30～60 min，肾功能不全者可延长至 10 h 以上。托拉塞米 t_{max} 约 1 h，生物利用度为 76%～92%，约 20% 以原型经尿排泄，余下 80% 在肝脏 CYP2C9 代谢。在慢性肾衰竭患者中，托拉塞米的肾脏清除率减小，但血浆总清除率不受影响。

2. 药理作用

（1）利尿作用：袢利尿药的分子作用机制是特异性抑制分布在髓袢升支粗段管腔膜侧的 Na^+-K^+-$2Cl^-$ 同向转运体，从而抑制 NaCl 的重吸收，使管腔液的 Na^+、Cl^- 浓度升高，而髓质间液 Na^+、Cl^- 浓度降低，从而渗透压梯度差降低，肾小管浓缩功能下降，导致水、Na^+、Cl^- 排泄增多。由于 Na^+ 重吸收减少，远端小管 Na^+ 浓度升高，促进 Na^+-K^+、Na^+-H^+ 交换增加，K^+、H^+ 排出增加。袢利尿剂还可通过抑制近曲小管和远曲小管对 Na^+、Cl^- 的重吸收，促进远曲小管分泌 K^+，并通过抑制髓袢对 Ca^{2+}、Mg^{2+} 的重吸收而增加 Ca^{2+}、Mg^{2+} 排泄。

（2）对血流动力学的影响：袢利尿剂可促进肾脏前列腺素的合成，肾组织内前列腺素含量升高，从而扩张肾血管，降低肾血管阻力，使肾血流量增加，是该类药物用于预防肾衰竭的理论基础。此外，呋塞米可扩张肺部容量血管，降低肺毛细血管通透性，加之其具有利尿作用，减少回心血量，降低左心室舒张末期压力，可用于急性左心衰竭的治疗。

3. 临床应用

（1）水肿性疾病：可用于各种原因引起的水肿，包括充血性心力衰竭、肾脏疾病、肝硬化等，与其他药物合用治疗急性肺水肿和急性脑水肿。主要用于其他利尿药无效的严重水肿患者。

（2）高血压：不作为原发性高血压的首选药

物；但当噻嗪类药物疗效不佳时，尤其伴肾功能不全或高血压危象时，本类药物尤为适用。

（3）高钾血症及高钙血症：抑制 K^+、Ca^{2+} 的重吸收，可降低血钾、血钙的浓度。

（4）急性药物中毒和毒物中毒：应用本类药物，同时结合输液可增加尿量，主要用于某些经肾脏排泄药物的中毒抢救，如长效巴比妥类、水杨酸类、氟化物、碘化物等。

4. 不良反应及注意事项

（1）水、电解质紊乱：为最常见的不良反应，单剂或长期用后可引起低钠血症、低钾血症、低镁血症和血容量过低，可出现电解质紊乱引起的相关症状，如口渴、乏力、食欲不振、心律失常等。

（2）代谢变化：如高尿酸血症、高血糖、高尿糖、升高 LDL 胆固醇和甘油三酯等。

（3）耳毒性：表现为耳鸣、听力减退或暂时性耳聋，呈剂量依赖性，多见于大剂量静脉快速注射时或与其他耳毒性药物同时使用时。多为暂时性，少数不可逆。

5. 药物相互作用

（1）糖皮质激素、盐皮质激素、促肾上腺皮质激素及雌激素可降低本类药物的利尿作用，并增加电解质紊乱尤其是低钾血症的发生率。

（2）非甾体抗炎药能降低本类药物的利尿作用，增加肾损害风险。

（3）托拉塞米与华法林合用时，可竞争性抑制 CYP2C9，抑制华法林的代谢，华法林清除下降，INR 升高。

二、噻嗪类利尿药

噻嗪类利尿药为中效利尿剂，主要作用于远曲小管近端，阻断 Na^+-Cl^- 同向转运体，减少 Na^+ 和 Cl^- 重吸收，促进 Na^+、Cl^- 和水的排出。常用药物包括氢氯噻嗪和吲达帕胺等。

1. 体内过程　噻嗪类利尿剂脂溶性较高，口服吸收迅速。氢氯噻嗪口服生物利用度 71%，血浆蛋白结合率 99%。一般口服后 1 h 发生利尿效应，高峰时间 3 ~ 4 h，作用持续 12 h。噻嗪类利尿剂均以有机酸的形式从肾小管分泌，因而与尿酸的分泌产生竞争，可使尿酸的分泌速率降低。一般 3 ~ 6 h 排出体外。吲达帕胺主要经过胆汁排泄，但仍有足够多的活性形式经过肾清除，需要发挥远曲小管的利尿作用。

2. 药理作用

（1）利尿作用：噻嗪类利尿剂作用于远曲小管只影响肾脏的稀释功能，不影响浓缩功能。本类药物通过增强 NaCl 和水的排出，产生温和持久的利尿作用。由于转运至远曲小管的 Na^+ 增加，促进了 K^+-Na^+ 交换，K^+ 的排泄也增多，长期服用可引起低血钾。本类药物对碳酸酐酶有一定的抑制作用，故略增加 HCO_3^- 的排泄。噻嗪类利尿药可促进远曲小管由甲状旁腺素调节的 Ca^{2+} 重吸收过程，从而减少尿 Ca^{2+} 含量，减少 Ca^{2+} 在管腔的沉积。

（2）抗利尿作用：噻嗪类利尿药通过排 Na^+ 使血浆渗透压降低，能明显减少尿崩症患者的尿量及口渴症状。

（3）降压作用：噻嗪类药物是常用的降压药，与减少血容量和降低外周阻力有关。早期通过利尿、血容量减少而降低，长期用药则通过扩张外周血管而产生降压作用。

（4）血流动力学作用：用药早期，噻嗪类药物可降低血容量，减少细胞外液，使心排出量下降、肾血流量减少。

3. 临床应用

（1）水肿性疾病：噻嗪类药物可用于各种原因引起的水肿，对轻、中度心源性水肿疗效较好，是慢性心功能不全的主要治疗措施之一。对肾性水肿的疗效与肾功能损害程度有关，受损轻者效果较好。

（2）高血压：噻嗪类药物是高血压的基础用药之一，多与其他降压药合用，可减少后者的剂量，减少不良反应。

（3）其他：噻嗪类药物可用于肾性尿崩症和加压素无效的垂体性尿崩症；也可用于高尿钙伴肾结

石者，抑制高尿钙引起的肾结石形成。

4. 不良反应及注意事项

（1）水、电解质紊乱：如低钠血症、低钾血症、低镁血症等，可合用保钾利尿药防治。

（2）高尿酸血症：痛风患者慎用。

（3）高血糖：本类药物可使糖耐量降低，血糖升高。

（4）血脂异常：低密度脂蛋白及甘油三酯升高，高密度脂蛋白降低。

（5）少见过敏反应：皮疹、荨麻疹、溶血性贫血、血小板减少、坏死性胰腺炎等。

5. 药物相互作用

（1）降压药、多巴胺可使氢氯噻嗪作用增强。

（2）肾上腺皮质激素、促皮质激素、雌激素、两性霉素 B、非甾体抗炎药可使本类药物的利尿作用降低。

（3）与洋地黄类药物、胺碘酮合用可导致严重的低钾血症。

（4）可降低降糖药的作用。

（5）与金刚烷胺合用可产生肾毒性。

（6）与维生素 D 合用可升高血钙浓度。

三、保钾利尿药

保钾利尿药为低效利尿剂，主要作用于皮质集合管及远端小管后段、集合管起始部，通过干扰细胞的 Na^+ 通道，减少钠的重吸收及钾的排泄。本类药物具有保钾作用，利尿效果较弱。常用药物有螺内酯、氨苯蝶啶、阿米洛利等。

1. 体内过程 螺内酯口服吸收好，生物利用度 > 90%，服药后 1 天起效，2 ~ 4 天达最大效应，主要由肝脏灭活。氨苯蝶啶口服吸收迅速，口服后 2 h 起效，生物利用度为 30% ~ 50%，6 h 血药浓度达峰，作用持续时间 12 ~ 16 h，半衰期为 1.5 ~ 2 h。氨苯蝶啶在肝脏代谢，主要从肾脏排泄。阿米洛利口服吸收差，口服后 2 h 起效，6 ~ 8 h 血药浓度达峰，持续时间 24 h，半衰期为 6 ~ 9 h，50% 经肾脏代谢，40% 随粪便排出。

2. 药理作用

（1）螺内酯：为醛固酮的竞争性拮抗药，通过结合胞质中的盐皮质激素受体，阻滞醛固酮受体复合物的核转位，产生拮抗醛固酮的作用；也能干扰细胞内醛固酮活性代谢产物的形成，影响醛固酮作用的充分发挥，表现出排 Na^+ 保 K^+ 的作用。

（2）氨苯蝶啶：主要作用于远曲小管末端和集合管，通过阻滞管腔膜钠离子通道而减少钠离子的重吸收，使管腔负电位降低，导致驱动钾离子分泌的动力减少，抑制钾离子分泌，因而产生排 Na^+ 保 K^+ 以及利尿的作用。

（3）阿米洛利：主要作用于远曲小管及集合管皮质段，抑制 Na^+–H^+ 和 Na^+–K^+ 交换，也可通过拮抗醛固酮而发挥作用。

3. 临床应用

（1）水肿性疾病：螺内酯可用于与醛固酮升高有关的顽固性水肿，对肝硬化和肾病综合征水肿较为有效；氨苯蝶啶常与排钾利尿药合用治疗顽固性水肿；阿米洛利常用于肝硬化腹水和肾病综合征等水肿性疾病以及肾上腺糖皮质激素治疗过程中发生的水钠潴留。

（2）充血性心力衰竭：螺内酯不仅通过排钠、利尿消除水肿，且通过多方面的作用改善患者状况。

（3）高血压：本类药物为治疗高血压的辅助药物。

（4）低钾血症的预防：与噻嗪类利尿剂合用，增强利尿效果的同时可预防低钾血症。

4. 不良反应及注意事项

（1）高钾血症最为常见。

（2）长期大量服用螺内酯可引起头痛、困倦与精神紊乱等；螺内酯有性激素样不良反应，可引起男性乳房女性化和性功能障碍、妇女多毛症、月经失调等。

（3）服用氨苯蝶啶后，偶见嗜睡、恶心、呕吐、腹泻等消化道症状。

（4）服用阿米洛利后，偶尔引起低钠血症、高钙血症，轻度代谢性酸中毒以及胃肠道反应。

5. 药物相互作用

（1）多巴胺可增加螺内酯、氨苯蝶啶的利尿作用。

（2）本类药物与其他保钾利尿药、含钾药物、血管紧张素转换酶抑制剂及环孢素合用时，可增加高钾血症的机会。

（3）雌激素、肾上腺皮质激素可减弱本类药的利尿作用。

（4）服用氨苯蝶啶可使血糖升高，与降糖药合用时需加大降糖药的剂量。

（5）氨苯蝶啶可减弱洋地黄的作用。

四、抗利尿激素拮抗剂

抗利尿激素拮抗剂可竞争性抑制位于集合管上的血管升压素受体，阻断水重吸收，利水不利钠，代表药物为托伐普坦。

1. 体内过程　托伐普坦口服给药的 AUC 与剂量成正比，当剂量超过 60 mg 时，血药浓度峰值的升高比例低于剂量增加比例。托伐普坦的绝对生物利用度尚不清楚，至少 40% 的服用量被吸收，用药后 2～4 h 血药浓度达峰值，饮食不影响托伐普坦的生物利用度。托伐普坦的血浆蛋白结合率较高（99%），表观分布容积约为 3 L/kg。多数通过非肾脏代谢途径消除，并主要通过 CYP3A4 代谢，体内以药物原型和代谢产物的形式存在，代谢产物对人体血管升压素 V_2 受体的拮抗作用很微弱或几乎无作用。口服后的清除率约为 4 mL/（min・kg），且末期消除半衰期约为 12 h。

2. 药理作用　托伐普坦是选择性血管升压素 V_2 受体拮抗剂，与血管升压素 V_2 受体的亲和力是天然精氨酸血管升压素（AVP，又称抗利尿激素 ADH）的 1.8 倍。口服给药时，15～60 mg 剂量的托伐普坦能够拮抗 AVP 的作用，提高自由水清除和尿液排泄，降低尿液渗透压，最终促使血清钠浓度提高，但通过尿液排泄钠和钾的量以及血浆钾浓度并没有显著改变。

3. 临床应用　适用于明显的高容量性或正常容量性低钠血症（血钠 < 125 mmol/L，低钠血症不明显但有临床症状，并且限液治疗效果不佳），包括伴充血性心力衰竭、肝硬化腹水及抗利尿激素分泌异常综合征（SIADH）的患者。

4. 不良反应及注意事项

（1）常见不良反应：口渴或口干，尿频或多尿。

（2）其他：无力、食欲缺乏、恶心、便秘、高血糖、发热、血钠升高、头晕等。

（3）严重不良反应：少见，主要包括心内附壁血栓、心室颤动、缺血性结肠炎、糖尿病酮症酸中毒、横纹肌溶解、脑血管意外、尿道出血、阴道出血、肺栓塞、呼吸衰竭、深静脉血栓、弥散性血管内凝血、凝血酶原时间延长及粒细胞缺乏症。

5. 药物相互作用

（1）强效 CYP3A4 抑制剂可使托伐普坦血药浓度增加约 5 倍，中效 CYP3A4 抑制剂也会增加本药的血药浓度，应避免合用。

（2）同时饮用西柚汁，托伐普坦血药浓度升高 1.8 倍。

（3）合用环孢素等 P– 糖蛋白抑制药时应根据疗效减少本药剂量。

（4）CYP3A4 诱导药与托伐普坦合用可降低血药浓度，因此应增加本药剂量。

（5）与地高辛合用，可导致地高辛浓度增加 1.3 倍。

五、碳酸酐酶抑制药

碳酸酐酶抑制药是磺胺类的衍生物，代表性药物是乙酰唑胺。

1. 体内过程　乙酰唑胺口服容易吸收，蛋白结合率很高。口服或静脉注射后，给药量的 90%～100% 均可在 24 h 内以原型由肾脏排泄。

2. 药理作用

（1）乙酰唑胺通过抑制碳酸酐酶的活性而抑制 HCO_3^- 的重吸收：Na^+ 在近曲小管可与 HCO_3^- 结合排出，集合管 Na^+ 重吸收大大增加，使 K^+ 的分泌相应增多。碳酸酐酶抑制剂主要造成 HCO_3^-、K^+ 和水的排出增多。

（2）乙酰唑胺还抑制肾脏以外部位碳酸酐酶依赖的 HCO_3^- 的重吸收：如眼睫状体、脉络丛等，改变液体生成量和 pH。

3. 临床应用

（1）治疗青光眼：减少房水生成，降低眼压，对多种类型的青光眼有效。

（2）急性高山病：可减少脑脊液的生成以及脑脊液和脑组织的 pH，减轻症状，改善机体功能。开始攀登前 24 h 服用可起到预防作用。

（3）碱化尿液。

（4）纠正代谢性碱中毒。

4. 不良反应及注意事项

（1）本药为磺胺类衍生物，可能会造成骨髓抑制、皮肤毒性、磺胺样肾损害，对磺胺过敏的患者易对本药产生过敏反应。

（2）代谢性酸中毒：长期用药可导致高氯性酸中毒。

（3）肾结石：长期用药易形成肾结石。

（4）失钾：同时给予 KCl 补充可以纠正。

（5）较大剂量常引起嗜睡和感觉异常。

5. 药物相互作用

（1）与甘露醇联合应用：在降低眼压的同时可增加尿量。

（2）与阿托品、奎尼丁合用：可使不良反应加重和延长。

（3）与苯巴比妥和卡马西平联合应用：可引起骨软化发病率上升。

（4）与糖皮质激素及促肾上腺皮质激素联合应用：可导致严重的低血钾。

以上各类利尿药的作用机制及特点如表 1-6-1 所示。

表 1-6-1 各类利尿药代表药物总结

药物类别	代表药物	作用部位	机制	特点
袢利尿药	呋塞米、托拉塞米	髓袢升支粗段皮质部	抑制 Na^+–K^+–$2Cl^-$ 同向转运体	起效迅速，剂量增大，利尿效果明显增强；利尿同时降低肾血管阻力，增加肾血流量
噻嗪类利尿药	氢氯噻嗪	远曲小管	阻断 Na^+–Cl^- 同向转运体，减少 Na^+ 和 Cl^- 重吸收，促进 Na^+、Cl^- 和水的排出	利尿作用较袢利尿剂弱，具有抗利尿作用与降压作用
保钾利尿药	螺内酯、氨苯蝶啶、阿米洛利	远曲小管和集合管	抑制 Na^+–K^+ 交换，使 K^+ 排出减少	利尿作用弱，起效慢，作用久，具有保钾作用
抗利尿激素拮抗剂	托伐普坦	集合管	竞争性抑制位于集合管上的血管升压素受体，阻断水重吸收，利水不利钠	利水不利钠，用于明显高容量性和正常容量性的低钠血症
碳酸酐酶抑制药	乙酰唑胺	近曲小管	抑制碳酸酐酶的活性而抑制 HCO_3^- 的重吸收	利尿作用较弱，临床一般用于眼科疾病，如青光眼的治疗

第四节　泌尿系统相关抗感染药物

第五节　免疫抑制剂

第六节　抗肿瘤药物

（林厚文）

数字课程学习

教学PPT　　自测题

第七章

原发性肾小球疾病

关键词：

原发性肾小球肾炎	血尿	蛋白尿
高血压	水肿	足细胞损伤
急性肾小球肾炎	链球菌感染	补体 C3
急进性肾小球肾炎	进行性少尿	肾功能恶化
贫血	新月体肾炎	抗肾小球基膜抗体
慢性肾小球肾炎	肾小球硬化	肾病综合征
终末期肾病	肾小管间质纤维化	

第一节　原发性肾小球疾病概述

肾小球疾病是指各种病因导致双侧肾脏肾小球损伤的疾病。肾小球疾病的临床表现差异较大，从无症状（高血压、水肿、血尿、蛋白尿等）到非常严重的疾病，例如急性肾损伤合并致命的肾外疾病。肾小球疾病可以分为起始于肾小球或病因不清的原发性肾小球疾病（primary glomerular disease）、全身性疾病累及肾小球的继发性肾小球疾病（secondary glomerular disease）和基因变异导致的遗传性肾小球疾病（hereditary glomerular disease）。在我国，原发性肾小球疾病是导致终末期肾病的首位病因。

（一）临床表现

原发性肾小球肾炎常见的临床表现包括肾小球性蛋白尿、肾小球源性血尿、水肿、高血压和肾小球滤过功能损害。

正常人终尿中24 h蛋白含量通常不超过150 mg。当24 h尿蛋白超过3 500 mg称为大量蛋白尿。肾小球性蛋白尿主要是由于肾小球蛋白滤过屏障损伤导致大量中、大分子蛋白漏出到原尿中，超出了肾小管重吸收的能力，从而终尿中出现以白蛋白为主的蛋白尿。肾小球滤过膜屏障包括内皮细胞、基膜和上皮细胞（足细胞）。三者携带的负电荷是蛋白滤过电荷屏障，而基膜外的足细胞足突间由大量关键蛋白（包括nephrin、podocin、CD2AP等）形成的裂孔隔膜构成分子屏障。动物实验发现，损伤电荷屏障或分子屏障都可以导致肾小球性蛋白尿。而临床上肾小球疾病出现的蛋白尿往往是由于足细胞损伤后导致分子滤过屏障改变所引起。足细胞损伤是蛋白尿，特别是大量蛋白尿发生的关键基础。

尿色加深、洗肉水色、咖啡色尿都提示可能存在血尿。随机尿离心后的沉渣镜检高倍视野下超过3个红细胞即可诊断为镜下血尿。泌尿系统疾病、邻近脏器疾病或血液系统疾病都可以导致血尿。部分血尿或尿色加深也可能是污染或摄入色素过多导致。肾小球源性血尿是由于红细胞经过受损伤的肾小球滤过屏障挤出，经过肾小管和集合管中不同渗透压（特别是低渗透压）的作用后红细胞破裂、血红蛋白溢出，从而在尿液中出现各种形态的红细胞。因此，其特点是在相差显微镜下为异形红细胞，而其他疾病（包括肿瘤、感染、结石、凝血障碍或污染）导致的血尿通常为正常形态的红细胞，而血红蛋白尿、肌红蛋白尿或摄入色素过多可以导致尿色变深，但显微镜下不能观察到红细胞。肾小球源性血尿的另一个特点是尿液红细胞容积分布曲线呈不对称性，峰值红细胞容积小于静脉血红细胞曲线峰值的细胞容积（图2-7-1）。

水潴留在组织间隙称为水肿。由于钠和水潴留密切相关，因此肾小球疾病导致的水肿通常伴有钠潴留。肾小球疾病时出现肾小球滤过率（GFR）降低，钠滤出减少而肾小管钠重吸收没有相应变化；或者肾内肾素－血管紧张素－醛固酮系统（RAAS）激活都可以导致水、钠潴留而产生水肿。大量蛋白

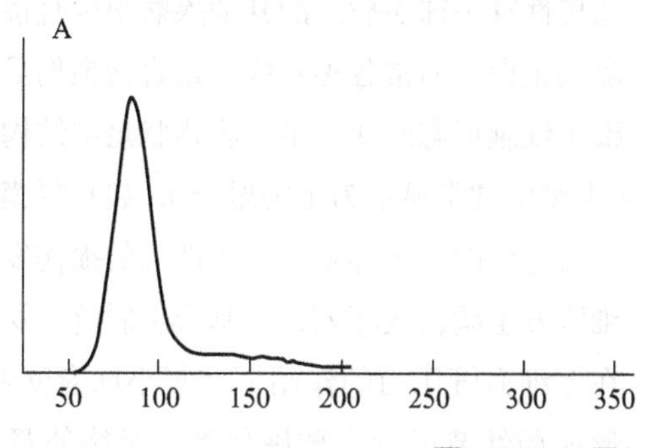

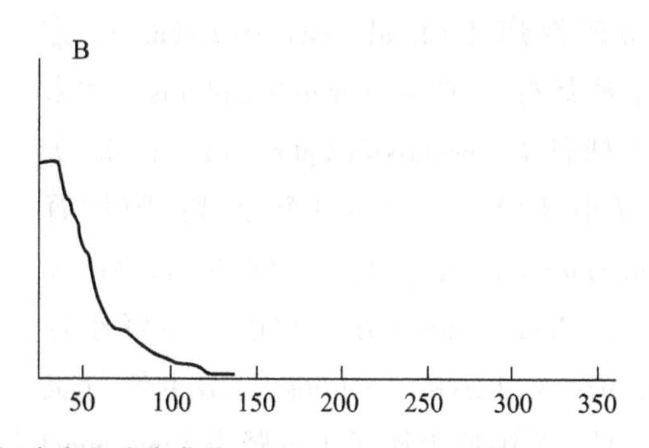

图2-7-1　尿红细胞容积分布曲线

A. 非肾小球源性血尿；B. 肾小球源性血尿

尿导致低白蛋白血症、血浆胶体渗透压下降，引起组织水肿，是肾病综合征水肿的发生机制。然而，当大量液体进入组织间隙，循环中容量减少，肾脏灌注减少，又通过前述钠潴留机制，最终导致水、钠潴留。

按WHO标准，收缩压或舒张压≥140/90 mmHg即认为是高血压。肾小球疾病导致的高血压往往可以分为水、钠潴留导致的容量增多性高血压以及肾素－血管紧张素增高性高血压，以前者更为常见。

GFR损害通常被称为肾功能损害，主要由于肾小球硬化毁损导致，这通常是一个缓慢的过程。急进性肾小球肾炎因为大量新月体堵塞包氏囊，进而出现快速肾功能减退。

（二）临床分型和病理分型

1. 临床分型　分为5型，包括急性肾小球肾炎（acute glomerulonephritis）、急进性肾小球肾炎（rapidly progressive glomerulonephritis）、慢性肾小球肾炎（chronic glomerulonephritis）、隐匿性肾小球肾炎（latent glomerulonephritis）和肾病综合征（nephrotic syndrome）。

2. 病理分类　临床上明确肾小球疾病的病理诊断非常重要，可以指导治疗和判断预后。经皮细针肾活检是最常见的获得肾组织进行病理诊断的方法。获得的肾组织需要经荧光显微镜（免疫荧光）、光学显微镜（光镜）和电子显微镜（电镜）观察才能进行完整的病理诊断。传统上分为4型：轻微肾小球病变（minor glomerular abnormalities）、局灶型节段性病变（focal segmental lesions）、弥漫性肾小球肾炎（diffuse glomerulonephritis）和未分类肾小球肾炎（unclassified glomerulonephritis）。弥漫性肾小球肾炎又分为3个亚型：膜性肾病（membranous nephropathy）、增生性肾炎（proliferative glomerulonephritis）和硬化性肾小球肾炎（sclerosing glomerulonephritis）。增生性肾炎再分为5型：系膜增生性肾小球肾炎（mesangial proliferative glomerulonephritis）、毛细血管内增生性肾小球肾炎（endocapillary proliferative glomerulonephritis）、系膜毛细血管性肾小球肾炎[mesangiocapillary glomerulonephritis，又称膜增生性肾小球肾炎（membranoproliferative glomerulonephritis）]、致密沉积物性肾小球肾炎（dense deposit glomerulonephritis）和新月体肾小球肾炎（crescentic glomerulonephritis）。这种病理分类是目前临床上常用的方法，仅从形态学上对肾小球疾病进行分类，与疾病的发病机制关联非常小。近年来，国际肾脏病学界越来越强调应结合疾病发生机制对肾脏病理诊断重新进行分类。表2-7-1中病因分类提示了导致肾小球肾炎的发病机制，特定疾病显示具体是哪一种肾小球肾炎，而损伤类型和积分或分类都显示了肾小球疾病的损伤程度。

肾小球疾病的临床分型便于临床工作，但并不能和病理，更不能和发病机制一一对应。实际上，新的病理诊断分类也补充了疾病的发病机制。因此，临床肾脏病工作者在诊断肾小球疾病时，不能仅停留在临床分型诊断上，更应该寻求进行肾脏活检从而获得病理诊断，同时需要结合临床实验室检查进行功能诊断。

（三）肾小球损伤的机制

1. 足细胞损伤　肾小球血管上皮细胞因具有大量相互嵌合的指状足突，又称为足细胞。足细胞的主要生理作用是调节肾小球毛细血管张力，防止血管和肾小球粘连，足突间的裂孔隔膜构成了关键的分子滤过屏障。之前已经提到肾小球疾病中的蛋白尿主要由于分子屏障受损伤导致。事实上，除了遗传性肾小球疾病外的其他疾病很少直接损伤裂孔隔膜蛋白，通常各种发病因素直接损伤足细胞，导致足细胞形态改变，足细胞指状足突结构发生融合（电镜中常常显示为足突融合），裂孔隔膜蛋白无法构成完整的分子屏障。当更严重的损伤发生时，足细胞发生凋亡或坏死，从基膜上脱落。裸露的基膜在毛细血管压力的作用下和肾小球囊壁发生粘连，形成局灶节段肾小球硬化灶，最终使肾小球出现毁损。而通过损伤的肾小球滤过屏障进入原尿的白

表 2-7-1　肾小球肾炎的病理分类

病因类型	特定疾病	损伤类型：局灶或弥漫	积分或分类
免疫复合物介导的肾小球肾炎	IgA 肾病、IgA 血管炎、狼疮性肾炎、感染相关肾小球肾炎、伴多克隆免疫球蛋白沉积的纤维样肾小球病	系膜、毛细血管内、渗出性、膜增生性、坏死性、新月体、硬化或多重性	IgA 肾病、牛津 /MEST 积分、狼疮性肾炎使用 ISN/RPS 分类
寡免疫复合物性肾小球肾炎	MPO-ANCA 肾小球肾炎、PR3-ANCA 肾小球肾炎、ANCA 阴性肾小球肾炎	坏死性、新月体、硬化性或多重性	局灶、新月体、混合型或硬化积分（Berden/EUVAS 分类）
抗肾小球基膜肾炎	抗肾小球基膜肾炎	坏死性、新月体、硬化性或混合性	
单克隆免疫球蛋白肾小球肾炎	单克隆免疫球蛋白沉积病（MIDD）、增生性肾小球肾炎伴单克隆免疫球蛋白沉积（PGNMID）、免疫触须样肾小球病、伴单克隆免疫球蛋白沉积的纤维样肾小球病	系膜、毛细血管内、渗出性、膜增生性、坏死性、新月体、硬化或多重性	
C3 肾小球病	C3 肾小球肾炎、致密物沉积病	系膜、毛细血管内、渗出性、膜增生性、坏死性、新月体、硬化或多重性	

蛋白，经肾小管上皮细胞上的 megalin、cubilin 和 amnionless 受体内吞进入细胞体，可能直接诱导肾小管细胞分泌细胞因子、促炎症因子和致纤维化蛋白，加速间质纤维化。

2. 抗体和抗原　很多肾小球疾病的肾小球中都发现免疫球蛋白染色阳性，通常还伴有补体系统的成分，电镜下可以观察到电子致密物沉积。这些病理上的发现都提示存在免疫复合物。动物实验显示，两种机制使免疫复合物沉积在肾小球。系膜增生性肾炎、膜增生性肾小球肾炎、狼疮性肾炎的模型中，循环中已存在免疫复合物，这些免疫复合物随着循环进入肾小球，被动地沉积在系膜区和内皮细胞下区域。因为电荷和分子大小的关系，这些免疫复合物无法通过基膜，所以无法出现在上皮细胞下——循环免疫复合物沉积。而膜性肾病中，大量的上皮细胞下免疫复合物的出现可能是足细胞产生了原位抗原，而循环中的免疫球蛋白进入肾小球后通过内皮细胞和基膜，结合原位抗原形成了原位免疫复合物。而补体的激活可以不依赖抗原存在（例如致密物沉积病）或由抗原激活替代途径导致（例如链球菌感染后肾小球肾炎）。

循环中的免疫复合物通常与红细胞上 C3b 受体结合，当红细胞经过肝脏或脾脏时被清除和降解。如果机体清除免疫复合物的能力降低（如慢性肝病），或者免疫复合物持续产生超过了清除的能力，那么免疫复合物可能通过其 Fc 段沉积在肾小球系膜或内皮细胞下的区域。不同的免疫复合物的物理特性，包括亲和力、电荷、分子大小都可以改变其沉积的能力。研究发现，测定循环中免疫复合物的水平并不与肾脏疾病事件相关，因而临床上并不常规开展检测。

表 2-7-2 列出了已经明确了的一些原发性肾小球肾炎抗原。这些抗原一些产自体内，而另一些是细菌产生的超抗原诱导机体 B 细胞多克隆激活，释放大量抗体从而产生的抗原抗体复合物。

3. 补体　肾小球疾病中经常发现补体系统激活，补体活化的三条途径都可以存在。经典补体激活依靠 C1q 结合到免疫复合体 IgG 或 IgM 的 Fc 段，继而激活 C3，导致血清 C3 和 C4 水平降低，这主要发生于狼疮性肾炎和部分膜增生性肾小球肾炎。

表 2-7-2 已知的部分原发性肾小球肾炎的致病抗原

疾病	抗原
链球菌感染后肾小球肾炎	链球菌致热源外毒素 B，纤溶酶受体
抗肾小球基膜肾炎	Ⅳ型胶原 α3 链
IgA 肾病	多聚体半乳糖缺乏的 IgA1
膜性肾病	磷脂酶 A2 受体（PLA2R）、1 型血小板反应蛋白 7A 域（THSD7A）、足细胞中性肽内切酶（NEP）
金黄色葡萄球菌相关性肾小球肾炎	葡萄球菌超抗原

替代途径激活补体不依靠免疫复合物，多糖抗原、多聚 IgA、损伤的细胞以及内毒素都可以通过替代途径激活补体。IgA 肾病、致密物沉积病、一些链球菌感染后肾小球肾炎以及膜性肾病中都存在替代途径活化补体；链球菌感染后肾炎、致密物沉积病则会出现 C3 降低、C4 正常；而 IgA 肾病和膜性肾病患者的血清补体通常没有变化。部分 IgA 肾病中也可能存在甘露糖结合凝集素途径激活补体。补体活化也受到很多调节蛋白（如 H 因子等）调节，这些调节蛋白基因缺陷出现功能障碍，与遗传性膜增生性肾小球肾炎或溶血尿毒症综合征相关。补体途径激活可以引起白细胞移行到免疫复合物区域，产生局部炎症应答。而 C5b-9 攻膜复合物可以直接插入细胞膜，从而破坏固有细胞或诱导细胞产生细胞因子，氧化应激或分泌细胞外基质，导致肾小球固有细胞损伤，肾小球硬化。

4. 免疫性肾小球损伤机制 除了外来抗原持续存在，导致机体产生免疫复合物沉积在肾小球中外，自身免疫也可能发挥了致病作用。正常情况下，机体对外来抗原产生免疫与免疫耐受处于平衡状态。胎儿时，免疫器官中自身反应性 T 细胞和 B 细胞没有产生克隆形成了免疫耐受。然而，极少量存在于免疫器官外的自身反应性 T 细胞或 B 细胞在适当刺激下可以对自身抗原产生细胞或体液免疫应答。感染或毒素可以改变宿主蛋白，增强免疫原性，从而激活这些自身反应性细胞。或者当异体蛋白结构与自身蛋白结构相似，机体产生的抗体发生交叉反应，也是引起自身免疫的一个原因。激活的 T 细胞受到细胞因子或淋巴因子的作用放大了免疫效应，通过上调或再表达 HLA-Ⅱ类分子使得原先无免疫原性的肾小球固有细胞转变为抗原递呈细胞。

调节性 T 细胞（$CD4^{+}$ $CD25^{+}$）是调节 T 细胞激活的重要细胞，可以防止自身免疫的发生和发展。在抗肾小球基膜肾炎中，调节性 T 细胞数量显著减少，削弱了免疫耐受能力。动物实验中输入调节性 T 细胞可以显著减轻肾小球损伤。

科学家在 50 多年前就开始描述人类白细胞抗原（HLA）与肾脏疾病的关系。大量的证据显示 *HLA* 基因与多种肾小球疾病相关。例如 *HLA-DR2* 基因是 Goodpasture 病（一种合并有肺出血的特殊类型新月体肾炎）的强烈危险因子。HLA 相关的疾病往往是免疫介导的肾小球疾病。但还缺乏确切的证据指向 HLA 特异性地导致某些肾小球疾病，因此目前尚未用于临床诊断或指导治疗。

5. 炎症 局部免疫复合物，特别是位于内皮细胞下和基膜部位的复合物诱导炎细胞浸润聚集。而上皮细胞下的免疫复合物一般无法直接诱导炎细胞浸润。膜增生性肾小球肾炎和狼疮性肾炎由于有大量内皮细胞下和系膜区免疫复合物存在，炎细胞浸润非常常见。这些炎细胞主要是中性粒细胞、血小板和单核细胞，往往造成急性损伤。而浸润的细胞若以单核细胞和 T 细胞为主，往往会引起慢性肾小球损伤。吸引单核细胞和 T 细胞聚集主要依靠白细胞、内皮细胞和系膜细胞释放的单核细胞趋化因子及补体 C5a 的作用。而 T 细胞浸润则更倾向于启动细胞介导的免疫损伤，通过募集巨噬细胞，从而产生延迟型超敏反应损伤肾小球。

6. 增生、凋亡和纤维化 壁层上皮细胞与肾小球内固有细胞、血管上皮细胞（足细胞）、系膜细胞和内皮细胞在各种肾小球疾病中被激活。系膜细胞被激活时可以转化为成纤维细胞样的细胞，出现细胞增殖，分泌细胞外基质蛋白。内皮细胞富含一氧化氮（NO）和其他抗炎症因子，一旦受到损伤，内皮细胞可以表达白细胞黏附分子，激活凝血系统。血管上皮细胞作为终末分化细胞，受损伤后直接导致蛋白尿，而且当细胞凋亡或坏死发生时直接诱导肾小球硬化。壁层上皮细胞在肾小球疾病中的作用越来越受到重视，它可能是肾小球内的干细胞，可以部分修复足细胞和肾小管上皮细胞丢失。一旦损伤激活壁层上皮细胞，直接进入增殖状态，与浸润的炎细胞共同形成细胞新月体，其分泌的基质蛋白可能直接参与了肾小球局灶硬化灶的形成。

（四）诊断

建议从临床、病理和功能三个层面对原发性肾小球疾病进行诊断。临床分型诊断以临床表现为界定，更多反映的是一组相同表现的疾病，并不能很好地反映疾病的病理和发病机制，因此存在着相当的局限性。病理诊断是肾小球疾病诊断的主要依据，也是目前诊断的“金标准”。经皮细针穿刺活检是获得肾组织进行病理诊断的最常用方法。国际肾脏病理学家目前推荐病理报告中应包括肾小球肾炎的病因、损伤严重程度、是否合并其他损伤，以及该肾小球疾病的慢性程度。通过估算 GFR，判断患者的肾功能状态。

（五）治疗原则

肾小球肾炎的治疗按照疾病状况差异非常大。一些轻度的损伤甚至无须特殊治疗，而大部分肾小球肾炎需要进行干预治疗。除了一般支持治疗，例如饮食治疗、避免感染和其他肾脏损伤因素外，更多需要依据病理检查、临床表现以及治疗带来的不良反应进行综合决定。这些治疗措施包括：去除诱发因素，如感染；抑制免疫，包括使用糖皮质激素、免疫抑制剂或免疫调节剂，以及生物靶向治疗；对症处理，包括降压、利尿、纠正代谢紊乱，降低肾小球内滤过压，抑制肾小球硬化和肾间质纤维化（包括使用血管紧张素转换酶抑制剂或血管紧张素受体拮抗剂等）。祖国医学对于肾小球肾炎的治疗也有一定的经验，应进一步开展规范的临床研究进行总结。

（顾乐怡）

第二节　急性肾小球肾炎

诊疗路径

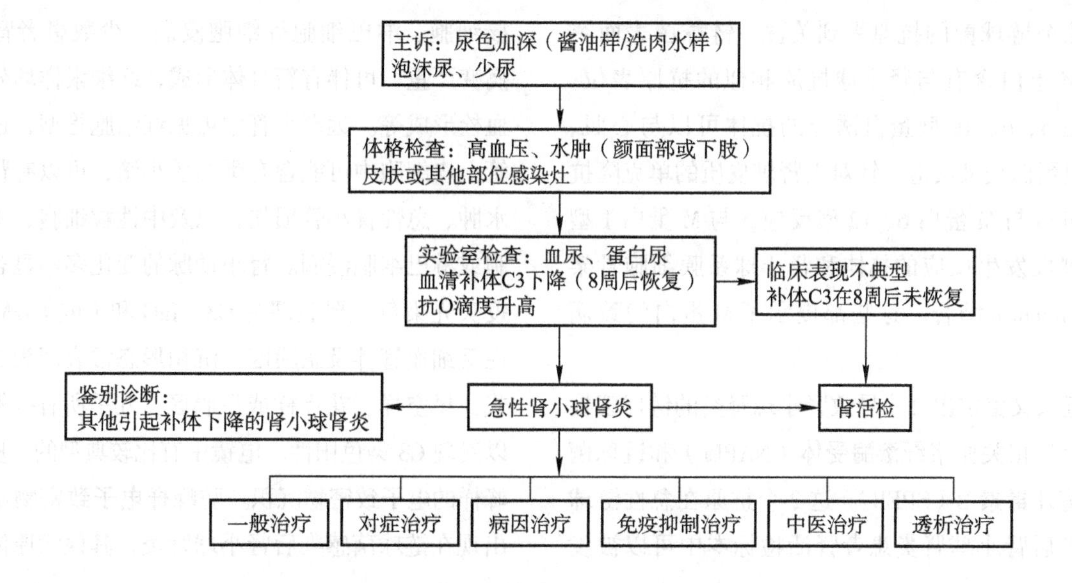

急性肾小球肾炎（acute glomerulonephritis）是一组以急性起病为特点，主要表现为血尿、蛋白尿、水肿和高血压，并可有一过性肾小球滤过率（GFR）降低的疾病。急性肾小球肾炎多见于链球菌感染后，但是其他细菌、病毒及寄生虫感染也可能引起，本节将分别进行描述。

（一）流行病学特征

急性链球菌感染后肾小球肾炎（acute poststreptococcal glomerulonephritis）通常影响2～14岁的儿童，男性多见，传统认为常发生于导致上呼吸道感染的β溶血性链球菌A组12型等致肾炎菌株感染后，导致脓疱疮的血清型M型2、49、55、57和60链球菌株也可以致病。近来也有报道，饮用C型链球菌污染的牛奶引起本病暴发。链球菌感染后肾小球肾炎的发生率变化范围比较大，上呼吸道链球菌感染后的发病率为5%，而M型49链球菌引起皮肤感染后的发病率为25%。也有研究认为，疾病发病可能与HLA-DR4和DR1相关。

在发展中国家，链球菌感染后肾小球肾炎比较常见，发病率为（9.3～9.8）/10万。在发达国家，链球菌感染后肾小球肾炎的发病率已逐渐降低。疾病发病率下降和积极使用抗生素有关。在发达国家中，该病已从影响儿童为主转变为老年人，特别是合并酗酒、糖尿病和静脉使用药物者为主。

（二）病因

几个链球菌的抗原受到关注。链球菌表面突起的M蛋白含有与肾小球抗原相似的抗原表位。M蛋白5、6、19型蛋白诱导的抗体可以与心肌、骨骼肌蛋白交叉反应。针对人肾脏皮质的单克隆抗体也可以与M蛋白6、12型反应，与M蛋白1型分子N段发生反应的抗体和肾小球系膜细胞骨架蛋白vimentin结合。这些都提示了M蛋白的致病作用。

近来又鉴定出2个导致肾小球肾炎的链球菌抗原：肾炎相关血浆纤溶酶受体（NAPLr）和链球菌蛋白酶外毒素B（SPEB）。这2个抗原在急性链球菌感染后肾小球肾炎患者肾活检标本中可以被发现，而且相关抗体的血清滴度也在疾病康复期升高。NAPLr主要沉积在肾小球的区域，和补体及免疫球蛋白没有共同定位。具有类似于血浆纤溶酶样的活性，可直接导致肾小球炎症损害。而SPEB抗原主要与补体成分和免疫球蛋白存在共定位，提示其参与了免疫介导的肾小球损害。而且在肾小球血管上皮细胞下，驼峰样电子致密物中也已找到了SPEB。欧洲的病例研究发现，链球菌感染后肾炎组织中主要可以找到SPEB抗原，日本的病例中则主要发现NAPLr抗原。这些结果提示，不同的链球菌抗原可能在不同的种族之间导致急性链球菌感染后肾小球肾炎。

现在大多数学者认为，链球菌感染后肾小球肾炎主要由于持续存在链球菌感染，长期存在抗原血症，形成了循环免疫复合物。后者沉积在肾小球内皮细胞下和系膜区，从而启动了炎症应答以及补体活化，继而中性粒细胞以及单核巨噬细胞浸润。由于存在阳性的抗原（如SPEB），形成了上皮下驼峰样的免疫复合物沉积。因为肾小球中发现存在$CD4^+$ T细胞，因此支持细胞免疫参与发病的假说，细胞因子也参与了局部的炎症反应和损伤。

（三）病理学特征

急性链球菌感染后肾小球肾炎的典型病理表现为弥漫毛细血管内增生性肾炎。光镜下表现为内皮细胞和系膜细胞明显增生，以及中性粒细胞、单核细胞、淋巴细胞等细胞浸润。少数患者肾小球病变严重，可伴有新月体形成，纤维素样坏死、小血栓形成等。远端小管中可见红细胞管型，近端小管上皮细胞中可能含有蛋白质小滴，可以有肾间质水肿、急性肾小管损伤，以及中性粒细胞、单核细胞或淋巴细胞浸润。肾小动脉的变化多不显著。免疫荧光染色主要表现为C3、IgG和（或）IgM沉积在毛细血管袢及系膜区，沉积形态常表现为3种形式：星空样、花环样或系膜区。几乎所有病例都可以发现C3染色阳性。电镜中有比较典型的上皮下驼峰样的电子致密物沉积。驼峰样电子致密物不仅仅出现在链球菌感染后肾小球肾炎，其他病原体感染后肾小球肾炎、冷球蛋白血症、C3肾病、紫癜性肾炎、增生性肾小球肾炎伴单克隆免疫球蛋白沉积和狼疮性肾炎中也会有类似发现。

图2-7-1
链球菌感染后肾小球肾炎（PAS染色 ×400）

图2-7-2
链球菌感染后肾小球肾炎（电镜 ×15 000）

（四）临床表现和实验室检查

大多数患者有前驱链球菌感染病史，发生肾脏病的时候往往感染已经治愈。上呼吸道前驱的感染潜伏期大约2周，皮肤感染潜伏期比上呼吸道感染潜伏期更长。

典型的链球菌感染后肾小球肾炎表现为急性肾炎综合征。因为水、钠潴留，60%的患者都是以水肿作为主诉就诊，事实上80%~90%的患者有高血压和水肿。水肿的典型表现是晨起眼睑水肿，之后出现下肢可凹性水肿。伴随水肿的发生，初期患者尿量减少，2~3周后尿量逐渐增加。患者的肾素、血管紧张素活性降低，容量增多是导致血压增高的主要因素，部分患者可能出现高血压脑病。

尿液检查常见镜下血尿，30%的患者可以出现肉眼血尿。一般也会有蛋白尿，2%的儿童和20%的成人患者发生肾病综合征范围的蛋白尿（大量蛋白尿）。由于新月体形成可以导致1%的患者出现进行性肾衰竭。25%~40%的儿童，83%的成人患者可以出现肾功能不全。

10%~70%的患者链球菌培养阳性，超过2/3的病例抗O滴度增加。90%的患者血清C3水平明显下降，持续到第8周，但C4的水平正常。另外一些症状比较轻微的亚临床患者，可能仅表现为显微镜下血尿以及血清补体水平轻度下降，4~5周后自行缓解。

（五）合并症

1. 心力衰竭　由于水、钠潴留导致的水肿，半数以上的患者临床可以出现不同程度的心力衰竭。尤其是成年人和老年人，以及原来有基础心脏疾病的患者更为多见。心力衰竭出现的原因主要是循环血容量的急剧增加，并不是心肌自身病变以及高血压。

2. 脑病　儿童患者多见表现为剧烈头痛、呕吐、嗜睡、神志不清，严重者有阵发性的惊厥及昏迷。对于一些血压高且没有控制的患者来说，高血压和急性的脑水肿可能是导致脑病最主要的原因。

（六）诊断和鉴别诊断

有前驱的链球菌感染病史，短期内出现血尿、蛋白尿、少尿、水肿和高血压，血清学检查可以发现补体C3水平降低（发病8周后恢复）即可临床诊断急性链球菌感染后肾小球肾炎。肾脏病理学检查并非常规诊断依据。临床表现不典型或者发病8周后疾病没有全面好转，应进行肾活检确诊。临床上应与其他合并补体降低的肾小球肾炎进行鉴别（表2-7-3）。

（七）治疗

本病为自限性疾病，通常两个月内病情自发缓解。因此基本上以对症治疗为主，主要为预防和治疗水钠潴留，控制循环容量，减轻症状，减少并发症。

1. 一般治疗　急性起病时卧床休息，至症状减轻、血尿消失、水肿消退、血压正常、肾功能改善后即可增加活动。应给予充分热卡摄入的低盐饮食，特别是水肿、高血压患者，应严格控制每天盐和水的摄入量。蛋白摄入量应保持在1 g/(kg·d)。出现GFR下降应避免高蛋白饮食。

2. 对症治疗　通常经过控制水和盐的摄入后，水肿改善不明显的患者应加用利尿剂。GFR > 50 mL/(min·1.73 m^2)，可以使用噻嗪类利尿剂，必要的时候可使用袢利尿剂。袢利尿剂的剂量效应曲线呈S形，在一定范围内利尿效果随着剂量增加而增加，达到最高剂量后，即使剂量增加，利尿效果也不再增加。使用大剂量利尿剂时应注意存在听力和肾脏损害。必要时，袢利尿剂联合噻嗪类利尿剂可以增加利尿的效果。

表 2-7-3 与常见的低补体血症的肾小球肾炎鉴别

诊 断	病 史	临床症状和体格检查	实验室检查
ANCA 相关血管炎	韦格纳肉芽肿，女性：男性 = 4：1，可能有流感样症状	发热、体重减轻、皮疹，存在多发性硬化症，慢性鼻窦炎、鼻出血，呼吸困难、咳嗽，鞍状鼻	影像学可见肺部间质性病变，ANCA 检测阳性
Goodpasture 综合征	主要见于 20~30 岁的年轻男性	咯血、胸痛	抗肾小球基膜抗体阳性
遗传性肾炎（Alport 综合征）	具有家族史，男性更常见，有听力降低和肾脏疾病	高频的听力损失，眼睛有前锥形晶状体炎	
紫癜性肾炎		肢体可见明显的紫癜，有腹痛、关节肿痛	
溶血尿毒症综合征	饮食受大肠埃希菌污染	血便腹泻，呕吐，脸色苍白	溶血性贫血（LDH 升高、血红蛋白降低），血小板减少，粪便培养可发现 O157：H7 大肠埃希菌
系统性红斑狼疮	女性：男性 = 4：1，有狼疮或自身免疫病的家族史	盘状红斑，颧部皮疹，光敏感，关节炎，口腔溃疡	血常规异常（贫血、白细胞或血小板减少），抗核抗体阳性，抗双链 DNA 抗体阳性

积极控制血压有利于增加肾血流量，改善肾功能，防治心脑合并症。由于本病高血压是由于水钠潴留引起，所以改善容量最重要。钙通道阻滞剂可以有效降低血压，而肾素 - 血管紧张素 - 醛固酮阻断剂可能导致血清肌酐和血钾水平升高，为避免混淆疾病本身的进展，不建议使用。其他降压药物，如 α 和 β 受体阻滞剂都可以选用。

患者如果出现少尿、肾功能不全易导致高钾血症。首先应注意限制饮食中钾的摄入，避免使用保钾的利尿剂和含钾的药物。可以使用离子交换树脂、葡萄糖胰岛素静脉滴注、碳酸氢钠纠正酸中毒、呋塞米利尿排钾等措施改善高钾血症，必要时可以进行透析治疗。

容量负荷急剧增加且高血压未能得到有效控制的患者，容易出现心力衰竭。减轻容量负荷最为重要，必要时可以使用酚妥拉明静脉滴注减轻心脏负荷。洋地黄类药物容易引起药物中毒，不应常规使用。透析改善容量负荷后，往往能快速改善心力衰竭。

3. 免疫抑制治疗 本病为自限性疾病，一般不需要使用免疫抑制治疗。然而对于肾脏病理显示肾小球内存在较多的细胞性新月体，临床上又呈现进行性肾功能减退的病例，有少量报道显示，静脉使用甲泼尼龙冲击治疗可能有帮助，但还缺乏高质量的证据。链球菌感染后肾小球肾炎合并新月体的预后较其他新月体肾炎预后好。

4. 感染病灶的治疗 针对链球菌使用抗生素控制感染，消除残存的病灶，其作用至今并不肯定。大部分的研究并没有发现抗感染治疗后对肾炎有帮助。但如果培养仍然阳性，为了减少抗原产生，可以使用抗生素治疗感染。扁桃体切除术对疾病的预后没有改善。

5. 中医中药治疗 祖国医学的观点，本病常因外感风寒、风热或寒湿引起。可以根据辨证，针对表邪、水湿、清热三个环节，分别予以宣肺利尿、凉血解毒等疗法。有人建议在疾病恢复期继续给予补法治疗。

6. 透析治疗 少数病例发生急性肾损伤存在

透析指征时应及时给予透析治疗，血液透析和腹膜透析都可以选择。由于本病有自愈倾向，肾功能常常可以恢复，一般不需长期维持透析。

（八）预后

大多数患有链球菌感染后肾小球肾炎的儿童能够恢复。老年患者通常有较高的并发症发生率，60%～70%出现肾功能不全，40%出现充血性心力衰竭，20%出现肾病综合征，病死率约为25%。

疾病恢复后，轻度蛋白尿（＜500 mg/d）或者显微镜下血尿可能持续存在超过1年，这对长期的预后并没有不良影响。约1%持续出现肾功能不全、蛋白尿和高血压的患者，在10年后可能出现终末期肾病。发生慢性肾脏病的危险因素包括发病时出现肾病范围的蛋白尿、高龄、合并糖尿病肾病。

（顾乐怡）

第三节 急进性肾小球肾炎

诊疗路径

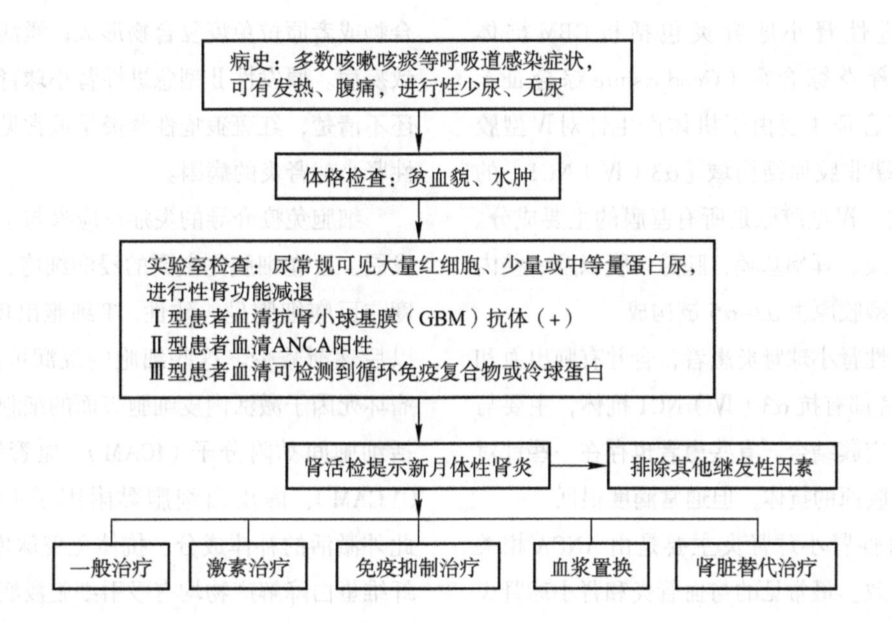

急进性肾小球肾炎（rapidly progressive glomerulonephritis）是一组病情发展急骤，以急性肾炎综合征迅速发展为少尿和无尿急性肾损伤为特征，预后很差的一组疾病。肾脏病理呈现肾小球包氏囊中细胞增生、纤维蛋白沉积，形成新月体，又称为新月体肾炎。临床上包括：原发性急进性肾炎、继发于全身系统疾病的急进性肾炎，以及由原发性肾小球疾病其他类型转化而来的新月体肾炎。

（一）流行病学特征

不同国家报道新月体肾炎发病率为肾活检数的2%～38%。我国一项大样本的调查发现，在9 828例肾活检病例中有172例符合新月体肾炎的临床特点和病理改变。另一项528例新月体肾炎的回顾性分析显示，5年总体肾脏生存率为55.0%。新月体肾炎发病没有显著的性别差异，平均发病年龄一般为30～65岁。

（二）病因和发病机制

根据是否存在抗肾小球基膜（GBM）抗体和免疫复合物，原发性急进性肾炎传统上分为Ⅰ～Ⅲ型。随着抗中性粒细胞胞质抗体（ANCA）的发现，有学者在原来三种类型基础上增加了Ⅳ型和Ⅴ型。目前大部分文献还是沿用传统的3种分型方法，各

表 2-7-4 急进性肾炎分型

分型	名称	特点
Ⅰ型	抗 GBM 抗体型	IgG 和补体 C3 呈线条状沉积于肾小球毛细血管壁，抗 GBM 抗体阳性，ANCA 阴性
Ⅱ型	循环免疫复合物型	IgG 及补体 C3 呈颗粒状沉积于系膜及毛细血管壁，抗 GBM 抗体阴性，循环中免疫复合物阳性
Ⅲ型	寡免疫复合物型	肾小球内基本无免疫沉淀物，抗 GBM 抗体阴性，ANCA 阳性
Ⅳ型	ANCA 阳性合并抗 GBM 抗体阳性	IgG 和补体 C3 呈线条状沉积于肾小球毛细血管壁，抗 GBM 抗体阳性，ANCA 阳性
Ⅴ型	ANCA 阴性的寡免疫复合物型	肾小球内基本无免疫沉淀物，抗 GBM 抗体阴性，ANCA 阴性

型的特点和名称见表 2-7-4。

Ⅰ型急进性肾小球肾炎包括抗 GBM 抗体型和肺出血肾炎综合征（Goodpasture 综合征）。Goodpasture 综合征主要由于机体产生针对Ⅳ型胶原 α3 链羧基端非胶原结构域［α3（Ⅳ）NC1］的自身抗体所致。Ⅳ型胶原是所有基膜的主要成分。GBM、肺泡基膜、耳蜗基膜，脑脉络膜以及一些内分泌器官中Ⅳ型胶原由 α3-α5 链构成。

所有急进性肾小球肾炎患者，合并有肺出血和抗 GBM 抗体者都有抗 α3（Ⅳ）NC1 抗体，主要与特定的抗原决定簇结合。有些患者也存在一些针对其他基膜Ⅳ型胶原的抗体，但通常滴度很低。

Ⅲ型急进性肾小球肾炎主要是由 ANCA 相关性小血管炎所致。最常见的与血管炎和肾小球肾炎相关的 ANCA 特异性抗原包括蛋白酶 3（PR3）和髓过氧化物酶（MPO）抗中性粒细胞抗体。ANCA 滴度和疾病的活动性相关，提示 ANCA 参与疾病的发生。而且一些药物，例如丙硫氧嘧啶可以诱导 ANCA 产生，从而引起Ⅲ型急进性肾炎。体外研究发现，ANCA 可直接引起血管损伤。当病毒感染时，细胞因子诱导中性粒细胞活化，诱导细胞表面 ANCA 抗原的表达，当与抗体结合后，中性粒细胞释放嗜天青颗粒，毒性氧代谢物从而损伤血管内皮细胞。另外，ANCA 抗原可以被内皮细胞所吸附，形成原位免疫复合物，补体替代途径激活放大了 ANCA 诱导的血管炎症反应。

Ⅱ型急进性肾小球肾炎主要由于循环中免疫复合物或者原位免疫复合物形成，激活补体，从而导致疾病。原发性Ⅱ型急进性肾小球肾炎的致病抗原还不清楚，红斑狼疮性肾炎是最常见的继发性急进性肾小球肾炎的病因。

细胞免疫介导的炎症反应参与了本病的发生和发展。巨噬细胞是主要的浸润细胞，T 细胞浸润程度与巨噬细胞呈一致性。T 细胞出现于疾病初期，以后逐渐减少。这些细胞的浸润可能与 IL-1、肿瘤坏死因子激活内皮细胞表面的细胞黏附分子，包括细胞间黏附分子（ICAM）、血管细胞黏附分子（VCAM）、内皮白细胞黏附因子（ELAM）有关。此外激活的补体成分、抗体免疫球蛋白的 FC 段及纤维蛋白降解产物均有吸引细胞浸润的作用。浸润的巨噬细胞和 T 细胞，主要通过产生细胞因子发挥致病作用。中性粒细胞在早期炎症发生过程中的作用，除了吞噬外，产生的蛋白酶及活性氧分子均对肾脏造成严重损伤。

（三）病理学特征

急性期肾脏肿大，表面光滑呈苍白色，可有点状或片状的出血点，切面可见肾皮质增厚，髓质淤血。

1. 光镜下　典型的形态学改变是大量充塞于肾小囊的新月体，通常受累肾小球占 50% 以上，甚至可达 100%，因此也称为新月体肾炎。受累肾小囊的病变程度不同，轻者少量肾小囊壁细胞增生至2～3层，严重者充填整个肾小囊，并使之闭塞。一般来说，新月体超过肾小囊面积的50%，受累肾小球的数量超过50%，才可诊断为新月体肾炎。低于此标准者，不列入本病。发病初期，新月体主要由细胞成分所组成。细胞成分多样，大部分是巨噬细胞，少量T细胞，一定量的壁层上皮细胞和极少量足细胞，称为细胞性新月体。通常发病第2天起，新月体中就可以出现胶原成分沉积，之后新月体变为以胶原纤维沉着为主，称为纤维性新月体。因此，本病肾小球硬化发展较快。肾小球毛细血管袢受新月体挤压，可以导致节段性纤维素样坏死，缺血甚至血管袢节段性硬化。抗GBM抗体肾炎患者的肾小球毛细血管基膜出现断裂，肾小球毛细血管内细胞增生不明显。肾小球系膜基质常常出现增生，有时呈假小叶分隔肾小球，但Ⅰ型和Ⅲ型的肾小球系膜细胞数量无明显增加。肾小管病变与小球和间质病变的严重程度有相应关系。部分患者可以存在抗GBM抗体，小管细胞大量脱落，呈现坏死变化。肾间质病变广泛，初期间质中有中性粒细胞、嗜酸性细胞浸润，进展期则有弥漫的巨噬细胞、淋巴细胞和浆细胞浸润。间质水肿和纤维化在病变的肾小球周围特别明显，肾脏纤维化发展很快。

图2-7-3
新月体肾炎肾小球中存在细胞纤维性新月体（PAS染色 ×400）

图2-7-4
新月体压迫肾小球基膜断裂和毛细血管袢坏死（PASM染色 ×400）

2. 免疫荧光检查 按照类型不同有显著的差异。Ⅰ型急进性肾小球肾炎，占10%～30%。GBM上有弥漫性细线状的免疫复合物沉积，主要成分为IgG和补体C3。我国以Ⅱ型急进性肾小球肾炎为主。免疫荧光显示GBM及系膜区免疫复合物呈弥漫性颗粒状沉积，主要是IgG、IGM以及补体C3。Ⅲ型急进性肾小球肾炎是寡免疫型，因此免疫荧光检查阴性或仅存在微量的免疫复合物沉积。

图2-7-5
急进性肾炎免疫荧光IgG染色（×400）

3. 电镜下 可以发现细胞性新月体由两种细胞组成。一种含有较多溶酶体，粗面内质网和线粒体的暗细胞，另一种为细胞器较少的明细胞，细胞间可见纤维素沉积。肾小球毛细血管被挤压，毛细血管基膜呈卷曲压缩状。抗基膜抗体直接与基膜结合，故仅见基膜密度不均而不能发现沉积物，可以观察到基膜断裂。Ⅱ型急进性肾小球肾炎则可以发现，系膜、基膜的上皮侧和内皮侧，以及基膜内出现电子致密物。基膜断裂、纤维素性沉积、系膜基质溶解或增生是本病特征。

（四）临床表现和实验室检查

两项比较大样本的研究显示，我国急进性肾小球肾炎的发病占所有肾活检的比例不到2%。Ⅰ型好发于中青年，Ⅱ型及Ⅲ型多发于中老年；男性较多；我国以Ⅱ型为主。

多数患者有前驱呼吸道感染病史，起病较急。全身症状较重，乏力、精神萎靡、体重下降，可伴有发热、腹痛，但以严重的少尿、无尿，迅速发展为肾衰竭为其突出表现。Ⅱ型患者常伴有肾病综合征。

尿常规检查可见大量红细胞或呈肉眼血尿，常见红细胞管型，少量或中等量的蛋白尿。尿中白细胞也经常增多，以中性粒细胞、单核细胞、T细胞为主。患者常有中到重度贫血，有时存在微血管病性溶血性贫血。白细胞和血小板计数增高，往往伴有C反应蛋白升高，提示存在急性炎症反应。肾功能检测可以发现血清肌酐水平进行性升高。Ⅰ型患者血中可以查见抗GBM抗体，而Ⅲ型患者则可以发现ANCA阳性。Ⅱ型患者可以检测到循环免疫复合物及冷球蛋白血症。如果是由全身性疾病，例如红斑狼疮引起，血清中可查见相关抗体。

在疾病早期，腹部平片及肾脏超声可以发现肾脏增大，短期内肾脏皮质出现回声增强，提示肾脏出现纤维化。

（五）诊断与鉴别诊断

以急性肾炎综合征发病的患者，临床上表现为进行性少尿或无尿、肾功能恶化，无论是否出现肾衰竭，均应考虑此病。应尽早肾脏活检进行病理诊断，病理证实为新月体肾炎，且排除继发性因素即可诊断。

应注意与以下疾病进行鉴别：

1. 引起少尿性急性肾损伤的非肾小球疾病

（1）急性肾小管坏死：通常有明确的发病原因，例如中毒、休克、挤压、异型输血等。临床上肾小管功能损害表现突出（低比重及低渗透压尿，尿钠排泄增多），而肾炎综合征表现不显著。

（2）急性间质性肾炎：可以表现为蛋白尿、血尿、白细胞尿及少尿性急性肾损伤，往往有明确的用药史和药物过敏表现，例如发热、皮疹。血液学检查可以发现嗜酸性粒细胞增多有助于鉴别。

（3）梗阻性肾病：常见双侧输尿管结石或前列腺增生肥大。患者常没有急性肾炎综合征表现，突然出现无尿；可以有肾绞痛和腰痛病史，超声检查可以发现肾盂输尿管积水以及结石。

（4）血栓性微血管病：包括溶血性尿毒症综合征、血栓性血小板减少性紫癜、恶性高血压等。这类疾病的特点是微血管病性溶血，外周血涂片可见破碎的红细胞及血小板计数减少，病理检查有助于确诊。

2. 引起新月体肾炎的其他肾小球疾病　原发性肾炎中膜性肾病、IgA 肾病、重型急性肾小球肾炎以及重症膜增生性肾小球肾炎都可以出现急进性肾炎的表现。依靠临床表现很难鉴别，必须通过病理检查。此外，全身性疾病，包括狼疮性肾炎、过敏性紫癜性肾炎、肺出血 – 肾炎综合征是引起急进性肾小球肾炎的常见病因。

（六）治疗

本病发展快、迅速恶化，近年来强化治疗的应用使其预后已大有改观，但必须尽早开始治疗。因此，及时进行肾活检，作出正确的诊断及分型非常重要。

1. 血浆置换　应用体外循环，离心或者大孔径纤维膜超滤，将其中的血浆和细胞分离，去除血浆，代之以正常人的血浆或血浆成分。每日或隔日 1 次，每次置换 2 ~ 4 L。直至血中抗体或免疫复合物阴性，病情好转，一般需治疗 10 次以上。该疗法通常配合应用糖皮质激素（每日 1 mg/kg 体重）及细胞毒药物（环磷酰胺每日 2 ~ 3 mg/kg 体重）治疗，以防止免疫、炎症过程的“反弹”，本方法疗效更为确切。指南推荐对于发病时就已经透析依赖的，肾活检显示 100% 新月体或者没有肺出血的Ⅰ型急进性肾小球肾炎患者都应该使用包括血浆置换治疗、激素及细胞毒药物的联合治疗。对于存在肾功能急剧减退，特别是合并肺出血的 ANCA 相关血管炎患者，指南也推荐使用血浆置换。然而最近一项大型的临床研究观察发现，在使用基本免疫抑制治疗的患者中，血浆置换并没有显示出优势。

2. 双滤器技术和免疫吸附技术　已经在临床上广泛应用，同样可以降低致病的抗体或抗原抗体复合物，但无须使用正常人的血浆输注，已开展得越来越多。

3. 药物治疗

（1）糖皮质激素：推荐使用甲泼尼龙 0.5 ~ 1.0 g，静脉滴注治疗，每日 1 次或隔日 1 次，3 次为 1 个疗程。间隔 3 ~ 5 天开始下个疗程。然后改为口服泼尼松，每天 1 mg/kg 体重。对于Ⅰ型患者，2 周后减为每天 0.6 mg/kg 体重，8 周时减为每天 30 mg，之后逐渐减量，6 个月时停用糖皮质激素。该治疗方法对于Ⅱ型和Ⅲ型急进性肾小球肾炎疗效较好，足量皮质激素使用的时间，以及维持治疗的时间可以比Ⅰ型患者更长。

（2）环磷酰胺：推荐每天 3 mg/kg 体重口服或者每月 1 g 静脉滴注冲击治疗，累积剂量达 6 ~ 8 g 后停药。治疗期间应注意感染、肝功能损害、骨髓抑制、血尿等不良反应。

原先曾经推荐过使用糖皮质激素、细胞毒药

物、抗凝药及血小板解聚药的四联治疗，疗效并不确切，现在已不再为指南推荐。有文献推荐，患者存在肺出血、有尿量、肌酐 < 500 μmol/L、疾病在短期里迅速发展、ANCA 阳性、肾小球损害相对较轻或非纤维性新月体的，更倾向于积极的免疫抑制治疗。

（3）利妥昔单抗：目前还没有随机对照研究观察利妥昔单抗治疗抗 GBM 肾炎的作用。现有的一些小样本的观察研究及病例报道结果显示，大部分利妥昔单抗和糖皮质激素、细胞毒药物及血浆置换联合使用，可以使抗 GBM 抗体降低甚至转阴，改善肺部症状，但对于肾功能改善的效果并不确定。对于 ANCA 相关血管炎肾损伤的患者，利妥昔单抗（375 $mg/m^2 \times 4$ 次）联合糖皮质激素治疗已被证实和环磷酰胺 + 糖皮质激素疗效相似，能很好地诱导疾病缓解，病理检查显示小管萎缩可能是重要的利妥昔单抗疗效预测因素，对维持期治疗也同样有效。有些病例报道了利妥昔单抗治疗 IgA 肾病 / 紫癜性肾炎取得良好的疗效。一项纳入 22 例紫癜性肾炎患者随访 24 周的观察性研究表明，利妥昔单抗使患者的蛋白尿减少，糖皮质激素用量减少，GFR 稳定。然而另一项纳入 34 例经肾活检证实 IgA 肾病患者的随机、对照研究发现，随访 12 个月时患者的肾功能、蛋白尿、血清糖基缺陷的 IgA 及其抗体水平与标准治疗组比较差异并无统计学意义。然而，这些研究中纳入的 IgA/ 紫癜性肾炎病例并不符合急进性肾炎的诊断标准。

4. 支持治疗　由于疾病进展迅速，容易合并有感染、肺出血等并发症。应特别注意容量负荷不应过多。积极观察患者的肺功能，尤其针对有肺出血或者肺部感染的患者，应给予氧疗。注意凝血功能，血浆置换可能丢失凝血因子而需要补充。肺出血的患者应注意避免过量使用肝素以加重出血。免疫治疗有可能引起感染，应予以积极治疗，并尽量减少留置导管。严重感染时应暂停免疫抑制治疗。

5. 维持期治疗　维持期治疗应根据肾功能的情况决定，肾功能完全缓解的患者，应使用糖皮质激素和细胞毒药物维持。对于肾功能严重减退的患者，应避免长期大剂量使用免疫抑制治疗，此时针对降低肾小球滤过压，给予保护残余肾功能的治疗为主。

6. 透析与肾移植　符合透析指征者，应予及时透析。疾病后期，达到终末期肾病时，应给予长期透析治疗或进行肾移植。通常肾移植应在病情静止 6 ~ 12 个月后进行。Ⅰ型患者等待血中抗 GBM 抗体转阴后实施；Ⅲ型患者应监测血 ANCA 水平后决定移植时机。

（七）预后

诊断技术的提高，强化治疗的应用，特别是血浆置换治疗法的使用，已显著改善了急进性肾小球肾炎的预后。部分患者的疾病可以缓解，但更多的患者即使控制了活动性病变，仍不能阻止病变向慢性化发展。通常病理的变化严重而广泛，肾小球硬化、小管萎缩、间质纤维化预后较差。起病时临床上出现少尿和无尿，GFR < 5 mL/min 提示预后比较差。Ⅰ型患者的预后相对较差。

（顾乐怡）

第四节 慢性肾小球肾炎

诊疗路径

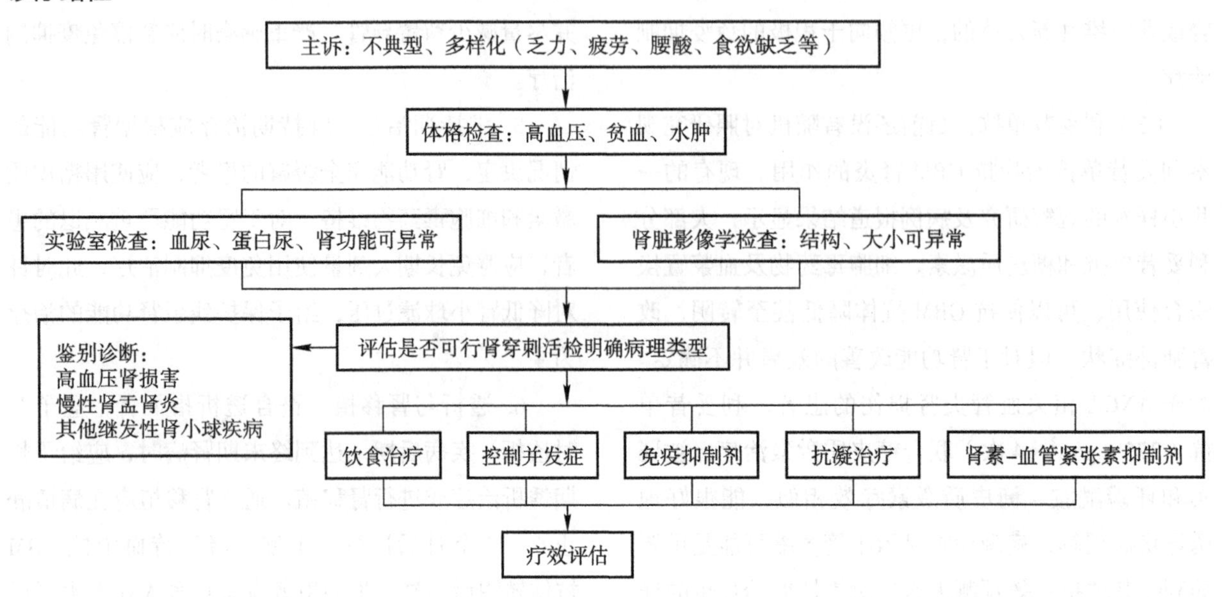

慢性肾小球肾炎（chronic glomerulonephritis）简称为慢性肾炎，是指由多种原因、多种病理类型组成的原发于肾小球的一组慢性疾病。临床以水肿、高血压、蛋白尿、血尿及肾功能损害为基本表现，通常病情迁延、病变缓慢进展，最终将发展成终末期肾病。本病治疗相对困难，预后较差。

（一）病因和发病机制

大多数慢性肾炎的病因并不明确。急性链球菌感染后肾小球肾炎部分患者迁延不愈，可以转入慢性，但绝大部分慢性肾炎并非由急性肾炎转变而来，通常起病即属于慢性肾炎。

慢性肾炎并非一个独立的疾病，发病机制各不相同。大部分属于免疫复合物疾病，由循环内免疫复合物沉积于肾小球，或者原位形成免疫复合物，激活补体引起肾小球损伤。在疾病进展过程中，除了免疫因素外，非免疫、非炎症因素也有一定的作用。特别是肾内小动脉硬化加重了肾实质的缺血性损害；肾血流动力学改变导致的肾小球内高灌注、高压，残存肾单位代偿导致肾小球高滤过；长期高血压对肾小球结构和功能的影响，均可以促进肾小球硬化。

（二）病理学特征

慢性肾炎病变在两个肾脏中弥漫发生。疾病长期的反复发作导致肾小球硬化，并使肾小管和肾间质出现萎缩、纤维化，肾皮质变薄，肾脏体积缩小。

由于慢性肾炎是一组疾病，因此其病理类型并不相同。肾活检病理检查对诊断具有重要意义。常见的病理变化有：系膜增生性病变（包括IgA肾病及非IgA肾病）、膜增生性病变、膜性病变、局灶性节段性肾小球硬化、硬化性肾小球肾炎等。极少数系膜增生性肾小球肾炎可由毛细血管内增生性肾炎转化来，即从急性肾炎发展为慢性肾炎。

慢性肾小球病变持续发展，使肾小球毛细血管逐渐破坏，系膜基质纤维组织增生，导致整个肾小球硬化。由于肾小球血流减少，相应肾小管萎缩、间质炎症细胞浸润、纤维组织增生，使肾组织严重破坏。不同肾单位纤维化程度不同，严重者出现萎缩，使肾脏体积缩小的同时表面呈细颗粒状，称为颗粒性固缩肾。

图 2-7-6
硬化性肾炎显示肾小球硬化（PAS 染色　×400）

（三）临床表现和实验室检查

不同病理的慢性肾炎呈现不同的临床表现。疾病可以发生于任何年龄，以中青年为主。多数患者起病缓慢、隐匿，早期可以表现为乏力、疲劳、腰酸、食欲缺乏，有些患者可以没有明显症状。

慢性肾炎患者通常可以表现为蛋白尿，每天蛋白尿量一般为 1～3 g。血尿往往是肾小球源性血尿，镜下血尿多见，在感染后还能经常出现肉眼血尿。患者多出现眼睑或者下肢轻到中度水肿。疾病加重时或者肾功能减退时容易出现高血压。随着肾小球滤过率（GFR）的下降，高血压的患病比例也持续增加。大部分慢性肾炎患者会出现进行性肾功能减退，减退的速度和病理类型、是否有并发症，感染、高血压是否得到控制相关。慢性肾炎患者常在诱因下急性发作，短期内有肾功能恶化的倾向。清除诱因后部分患者的病情缓解，可恢复到原来水平，但也可能导致疾病进展，进入终末期肾病。

（四）诊断与鉴别诊断

尿检异常、水肿及高血压，无论有无肾功能损害，都应该考虑慢性肾炎，进一步排除继发性因素以及遗传性肾炎后可确诊。需要注意的鉴别诊断如下。

1. 高血压继发肾损害　病史对鉴别非常重要，通常高血压引起的肾损害，高血压发生在先，高血压病史较长，常伴有高血压病心脑并发症。这些患者的尿蛋白量较少，一般小于每天 1.5 g，罕见有血尿和红细胞管型。肾小管功能损害（如尿浓缩功能减退，夜尿增多）早于肾小球，肾活检有助于鉴别。

2. 慢性肾盂肾炎　晚期也可以出现较大量的蛋白尿和高血压。该病通常多见于女性患者，有反复尿路感染病史，多次尿沉渣镜检白细胞增多和尿细菌培养阳性。肾功能损害都以肾小管损害为主，可以有高氯性酸中毒，肾功能减退进展比较慢。影像学检查可以发现两侧肾脏大小不对称的表现，也有助于鉴别。

3. 其他继发性肾小球疾病　包括狼疮性肾炎和过敏性紫癜性肾炎。这些继发性肾脏病，有相应的全身系统表现和阳性的实验室检查结果。通常肾活检结果有助于鉴别。

（五）治疗

在慢性肾炎疾病早期，如果明确病理类型，应按照病情使用包括免疫抑制剂在内的积极措施控制蛋白尿、防止肾功能减退。随着疾病进展，特别是 GFR 低于 30～60 mL/（min·1.73 m^2），治疗应以防止或延缓肾功能进行性减退、改善或缓解临床症状、防止合并症为目的，一般不主张给予激素和细胞毒药物，建议采取综合性措施。

1. 饮食治疗　有高血压或者水肿的患者，要控制饮食钠盐的摄入，每天盐的摄入量不超过 3～5 g。肾功能减退的患者，为避免高钾血症，不建议使用低钠盐。每天的热量应该维持每天 35 kcal/kg 体重。应根据 GFR 控制蛋白质的摄入量，高蛋白摄入会加重肾小球高灌注、高滤过状态。通常在慢性肾脏病 3b 期，应该给予低蛋白饮食，蛋白摄入量为每天 0.6～0.8 g/kg 体重，蛋白摄入应考虑含必需氨基酸较多的动物蛋白为主。可以辅助 α 酮酸治疗。如果有大量蛋白尿存在，应适当增加蛋白摄入量，但不宜超过每天 1 g/kg 体重。减少饮食蛋白摄入也有助于降低蛋白尿。

2. 积极控制高血压　系统高血压可以传导入肾小球内，使肾小球内产生高压，导致高滤过，加速肾小球硬化。因此，应积极控制高血压，延缓肾功能恶化。此外，降低血压也能减少慢性肾脏病患者的心血管事件。降压不宜过快、过猛，防止出现肾脏低灌注。控制血压的目标是（130～140）/（70～80）mmHg。首先应该限制盐的摄入，每天不超过 3～6 g。降压药物中，血管紧张素转换酶抑制剂和血管紧张素受体拮抗剂已作为一线治疗药。此外，如果是水肿患者，存在明显的水钠潴留，应使用利尿剂。首选氢氯噻嗪 25 mg，每日 3 次。如 GFR < 50 mL/（min・1.73 m^2），应改用袢利尿剂。钙通道阻滞剂例如硝苯地平 10 mg，每日 3 次，氨氯地平 5 mg，每日 1～2 次，都有较好的降压效果，而且不良反应少。β 受体阻滞剂，例如倍他乐克 12.5～25 mg，每日 2 次，对肾素依赖性高血压有一定疗效。其他药物，如扩血管药物或者 α 受体阻滞剂，都可以用于降低血压。肾性高血压通常需要几种不同类别的药物联合使用，不主张同一类别的不同药物联合使用。

3. 肾素－血管紧张素－醛固酮抑制剂　血管紧张素转换酶抑制剂（ACEI）和血管紧张素受体拮抗剂（ARB）扩张出球小动脉强于扩张入球小动脉，减轻肾小球高灌注，抑制肾脏固有细胞分泌细胞因子和细胞外基质，从而降低尿蛋白延缓肾脏病进展，但不推荐 ACEI 和 ARB 联合使用。ACEI 药物可以引起缓激肽增加，可能有刺激性咳嗽的不良反应，停药即可好转。无论 ACEI 或 ARB 药物，在容量不足或者双侧肾动脉狭窄的情况下禁止使用。临床用药 2 周需复查血清肌酐，较基线值升高 30% 建议停药。肾功能不全患者使用这两类药物可能出现高钾血症。选择性盐皮质激素受体拮抗剂、钠葡萄糖共转运子 2 抑制剂能够减轻蛋白尿，临床上正在尝试使用。

4. 免疫抑制和生物治疗　慢性肾炎早期应按照病理类型和临床表现（包括肾功能和蛋白尿）选择免疫抑制治疗方案。各种疾病的方案不尽相同，大多可以有效控制蛋白尿，延缓 GFR 降低。常用的免疫抑制剂包括糖皮质激素（包括泼尼松、甲基泼尼松龙）、细胞毒药物（环磷酰胺、硫唑嘌呤、苯丁酸氮芥）、钙调磷酸酶抑制剂（环孢霉素、他克莫司）、霉酚酸酯、西罗莫司、来氟米特等。应注意免疫抑制剂的不良反应，大多数学者认为 eGFR < 30 mL/（min・1.73 m^2）应停用免疫抑制剂。随着针对免疫细胞、补体系统及细胞因子单克隆抗体的快速发展，在部分病理类型的慢性肾炎中显示出良好的效果，但是尚缺乏大样本随机对照研究的结果，目前还不能作为一线治疗方案。

5. 抗凝和抗血小板聚集治疗　一些研究显示，抗凝和血小板解聚药对部分慢性肾炎可能有效。然而可提供高质量证据的研究并不多，建议在高凝状态时可以使用。

6. 其他治疗　在一些慢性肾炎，特别是膜性肾病中有报道使用促肾上腺皮质激素（ACTH）或免疫球蛋白能减少蛋白尿，但是更为客观的随机对照研究结果不多。

7. 避免肾损害的其他因素　包括上呼吸道感染的各种感染是导致慢性肾炎急性加重的主要因素，应予以避免。而一些药物，例如氨基糖苷类抗生素、非甾体抗炎药、对比剂等，可能通过不同的机制加速肾损害，也应避免使用。其他肾损害因素，例如高血糖、高血钙、高脂血症和高尿酸血症，应及时予以适当治疗。

（六）预后

慢性肾炎的病情迁延，临床表现反复，大部分患者病情缓慢进展，最终将进展至终末期肾病。病变进展速度主要取决于病理类型、治疗的效果以及是否存在其他加速肾损害的因素。

（顾乐怡）

第五节　无症状蛋白尿或血尿

第六节　肾病综合征

Christian 在 1932 年提出肾病综合征（nephrotic syndrome），概括为因多种肾脏病理损伤所致的严重蛋白尿及引起的一组临床表现。定义为：① 大量蛋白尿，即 24 h 尿蛋白排泄量≥3.5 g；② 低白蛋白血症，即血清白蛋白≤30 g/L；③水肿；④高脂血症。上述前 2 条为必要条件。肾病综合征作为一组临床综合征，具有相似的临床表现、病理生理、代谢变化和治疗原则。由于病因不同，其部分临床表现、发病机制和治疗又各不相同。

（一）病因

肾病综合征按病因分为原发性和继发性。前者病理类型中微小病变占5%～10%，肾小球局灶性节段性硬化症占20%～25%，膜性肾病占25%～30%，膜增生性肾小球肾炎占5%，其他类型占15%～30%。有资料显示，近5年来肾病综合征以膜性肾病、微小病变、肾小球局灶性节段性硬化症、膜增生性肾小球肾炎为最常见的病理类型。其中儿童以微小病变较多见，老年人以膜性肾病多见。IgA肾病并非肾病综合征常见的病理类型，但由于我国IgA肾病患者基数高，表现为肾病综合征的IgA肾病患者入院行肾穿刺例数相对较多。继发性肾病综合征病因很多，常见的有糖尿病肾病、狼疮性肾炎、坏死性小血管炎、乙肝病毒相关性肾炎、肾脏淀粉样变、肿瘤、药物及感染等。儿童应排除遗传性疾病、感染性疾病及过敏性紫癜等引起的继发性肾病综合征；成人应排除免疫系统疾病、感染、药物引起的继发性肾病综合征；老年人应排除肿瘤和代谢性疾病。

继发性肾病综合征的病因可总结如下。

1. 感染

（1）细菌感染：链球菌感染后肾炎、细菌性心内膜炎等。

（2）病毒感染：乙型或丙型肝炎病毒感染、传染性单核细胞增多症、巨细胞病毒感染、带状疱疹病毒感染、人类免疫缺陷病毒（Ⅰ型）感染等。

（3）寄生虫感染：疟原虫、弓形虫、血吸虫感染等。

2. 药物或毒物

（1）重金属：汞、金、铋、锂、银等。

（2）药物：青霉胺、海洛因、非甾体抗炎药、干扰素等。

3. 超敏反应　蜂蜇、蛇毒、花粉、抗毒素、疫苗过敏等。

4. 肿瘤

（1）实体肿瘤：肺、胃肠道、乳腺、甲状腺、肾及肾上腺、卵巢肿瘤等。

（2）淋巴瘤及白血病：霍奇金病、非霍奇金淋巴瘤、慢性淋巴细胞白血病、多发性骨髓瘤等。

（3）骨髓移植后宿主－移植物反应。

5. 免疫性疾病　系统性红斑狼疮、混合性结缔组织病、干燥综合征、类风湿关节炎、皮肌炎、过敏性紫癜、系统性小血管炎、结节性多动脉炎、冷球蛋白血症、淀粉样变、重链或轻链沉积病、溃疡性结肠炎、类肉瘤病等。

6. 代谢性疾病　糖尿病、黏液性水肿、Graves病等。

7. 遗传性疾病　Alport综合征、法布里病（Fabry病）、指甲－髌骨综合征、脂蛋白肾病、先天性肾病综合征。

8. 其他　妊娠高血压综合征、肾移植慢性排斥、恶性肾硬化、肾动脉狭窄等。

（二）病理学特征

1. 蛋白尿　肾病综合征丢失的蛋白是肾小球性蛋白尿，其特征为大分子通过肾小球毛细血管壁的滤过增加。跨肾小球滤过膜的液体流动所产生的电位差可能调节大分子穿过肾小球毛细血管壁的滤过量，但肾小球性蛋白尿也存在其他理论机制。

在导致成人和儿童出现特发性肾病综合征的疾病（膜性肾病、微小病变肾病和FSGS）中，足细胞似乎是主要的损伤目标，以下观察结果阐明了这一点：

（1）这些疾病的共同超微结构表型为足细胞足突融合消失、裂孔隔膜破坏以及足细胞相对或绝对减少。

（2）遗传性足细胞损伤（如先天性肾病综合征）由以下因素引起：对维持裂孔隔膜很重要的足细胞蛋白（如nephrin和podocin）发生突变，或影响足细胞骨架完整性的蛋白（如α-辅肌动蛋白-4）突变。

（3）成人期发作的原发性膜性肾病和FSGS可能由抗足细胞抗原的自身抗体引起，或者由可影响足细胞的循环因子引起。这些足细胞蛋白质的参与和激活改变了裂孔隔膜或足细胞骨架的排列。

肾病综合征患者的主要尿蛋白为白蛋白，但其他血浆蛋白也可能丢失，包括抗凝分子、转铁蛋白、免疫球蛋白及激素转运蛋白（如维生素D结合蛋白）。

2. 低白蛋白血症　肾病患者发生低白蛋白血症的机制尚未完全知晓。大部分白蛋白丢失由尿液排泄所致。然而，在白蛋白同等丢失的水平下，肾病综合征患者的血浆白蛋白浓度较接受持续不卧床腹膜透析治疗的患者（透析液中有显著的白蛋白丢失）大约低10 g/L。有人提出了一种解释：在肾病综合征患者中，相当一部分滤过的白蛋白被近端肾小管细胞吸收并在其中分解代谢，导致白蛋白丢失的程度远远大于根据白蛋白排泄量所得的估算值，但这一假说仍存在争议。

作为对白蛋白丢失的反应，肝脏白蛋白合成增加。这一作用由肝脏白蛋白基因表达增加介导，这种基因表达增加某种程度上由低胶体渗透压所刺激产生。低白蛋白血症也可能导致一种会促进肝脏合成白蛋白增加的循环因子（尚未被识别）的释放。胶体渗透压较低在临床上还有另一个重要作用：可增加肝脏脂蛋白合成，而这在高脂血症的发生中发挥了重要作用。

对于每日排泄4～6 g蛋白质的患者，目前尚不清楚肝不能充分增加白蛋白合成以维持正常的血浆白蛋白浓度的原因。肾病范围蛋白尿患者中部分仅有轻微或没有低白蛋白血症；这些患者更可能存在某种继发性因素（如反流性肾病），而非原发性肾病（如膜性肾病或微小病变肾病）。促成这种区别的因素可能是在原发性肾病情况下的细胞因子释放。例如，肿瘤坏死因子和白细胞介素-1（interleukin-1，IL-1）直接抑制了肝脏合成白蛋白。

3. 水肿　目前已提出两种机制来解释肾病综合征患者水肿的发生。在某些患者中，明显的低白蛋白血症通过使血浆胶体渗透压下降导致液体流出进入组织间隙。然而，大多数患者的间隙蛋白质浓度平行下降，跨毛细血管胶体渗透压梯度的变化很小。在这部分患者中，水肿可能是集合小管中原发性肾钠潴留的结果（由上皮细胞钠通道和基底侧Na^+-K^+-ATP酶介导）。

4. 高脂血症和脂质尿　肾病综合征中最常见的两种脂质异常是高胆固醇血症和高甘油三酯血症。血浆胶体渗透压下降似乎能刺激肝脏合成脂蛋白，进而导致高胆固醇血症。脂质清除的减少可能也在高胆固醇血症的发生中发挥作用。脂质代谢受损是肾病性高甘油三酯血症的主要原因。

肾病综合征患者常出现脂质尿。尿脂质可能存在于沉渣中、包埋于管型中（脂肪管型）、被变性的上皮细胞的质膜所包裹（卵圆脂肪小体）或者游离于尿液中。在偏振光下，脂肪滴可呈马耳他“十”字形。

（三）诊断与鉴别诊断

1. 诊断要点　24 h尿蛋白定量≥3.5 g，血清白蛋白≤30 g/L，伴或不伴水肿和高脂血症。

2. 鉴别诊断

（1）肾病综合征的诊断：包括详细的病史采集和实验室检查，以明确患者为原发性肾病综合征还是全身性疾病、毒物药物或其他原因引起的继发性肾病综合征。常规的实验室检查应该包括空腹血糖、餐后2 h血糖、糖化血红蛋白测定；血清免疫球蛋白、补体、抗双链DNA、抗核抗体、抗ENA、抗中性粒细胞胞质抗体（ANCA）、抗肾小球基膜（GBM）抗体及抗磷脂酶A2受体抗体检测；乙肝和丙肝血清学检测；根据患者病史必要时还应进行冷球蛋白、血尿免疫固定电泳、梅毒、人类免疫缺陷病毒（HIV）、肿瘤标志物等检测。

（2）肾活检：肾病综合征是肾活检的适应证，应常规进行肾活检，明确病理诊断。但有凝血功能障碍、不能控制的高血压、先天性肾脏发育异常如多囊肾、马蹄肾等则属相对禁忌证。

（3）其他：中老年人（年龄>50岁）如病理

诊断为微小病变性肾病和膜性肾病，必须常规筛查肿瘤；育龄期妇女常规筛查自身免疫指标；糖尿病肾病患者需评估眼底血管病变。

（四）病理类型、临床特征及治疗

不同病理类型的肾病综合征的诊治细则详见《改善全球肾脏病预后组织（Kidney Disease：Improving Global Outcomes，KDIGO）肾小球疾病临床实践指南（2020更新）》。

1. 微小病变性肾病　在10岁以下的儿童中，90%的肾病综合征病例由微小病变性肾病（minimal change disease，MCD）引起，而在年龄较大的儿童中该比例超过50%。成人MCD可能是一种特发性疾病，或者与非甾体抗炎药（NSAIDs）使用或恶性肿瘤（最常为霍奇金淋巴瘤）的副肿瘤作用相关。

光学显微镜检查结果正常或仅有轻度系膜细胞增殖。免疫荧光法和光学显微镜通常未显示出有免疫复合物沉积的证据。MCD的特征性组织学发现为电子显微镜下可见上皮细胞足突弥漫性融合消失。

（1）流行病学特征：MCD是引起儿童肾病综合征的最常见原因，发病率因年龄而异。在10岁以下的特发性肾病综合征儿童中，约90%的基础疾病都是MCD。在10岁以上的儿童中，MCD引发的肾病综合征仅占50%，而FSGS患者的比例有所增加。成人肾病综合征患者中的MCD比例更低。除年龄外，种族也是在肾病综合征患者中预测MCD发生率的重要因素。亚裔及白种人肾病综合征患者中的MCD发生率最高，而非洲裔肾病综合征患者中的FSGS发生率最高。

（2）病理学特征：MCD患者的肾小球在光镜下外观正常，免疫荧光显微镜显示无补体或免疫球蛋白沉积。光镜下通过标准方法测量的肾小球大小通常正常，但有时也可发现增大的肾小球。

MCD的特征性组织学病变为电镜下上皮细胞足突弥漫性消失（也称为“融合”）。具体而言，是指足突回缩、增宽及变短。扁平的足细胞足突间隙减少，而它们要承担血浆滤过负荷，因此，这可能是过量白蛋白进入肾小囊腔的原因之一。足突消失的程度与蛋白尿的程度无关。足突可随蛋白尿的缓解而恢复正常形态。

（3）发病机制：MCD的病因尚不明确。越来越多的证据提示，系统性T细胞功能障碍会导致机体产生肾小球通透因子。这种循环因子可直接作用于肾小球毛细血管壁，造成明显的蛋白尿及足突融合。

1）T细胞功能障碍：下列研究结果支持细胞介导免疫是MCD主要致病因素的假说。麻疹可诱导MCD病情缓解，这种感染可改变细胞介导免疫；在糖皮质激素敏感型肾病综合征儿童中，复发与调节性T细胞减少有关；霍奇金淋巴瘤患者比一般人群更常发生MCD；研究证实，糖皮质激素和环磷酰胺对MCD有效，它们都是可以改变细胞介导反应的药物。

MCD的发病机制可能涉及未成熟及分化程度较低的T细胞（$CD34^+$），而非成熟T细胞（$CD34^-$）。例如，一项动物研究发现，将来自糖皮质激素敏感型MCD或FSGS患者的$CD34^+$（而非$CD34^-$）细胞植入*NOD/SCID*小鼠后，小鼠会发生蛋白尿及足突消失。

2）B细胞功能障碍：多年以来，研究者都认为B细胞在MCD病理生理中的作用极微。但从多项发现利妥昔单抗（消耗$CD20^+$ B细胞的嵌合单克隆抗体）对MCD有效的研究中可以看出，B细胞或T细胞可能会通过B细胞调节或刺激的通路产生肾小球通透因子。这些关于利妥昔单抗治疗MCD的初步结果提示，除T细胞外，部分MCD的发病机制中还涉及B细胞。利妥昔单抗似乎只对糖皮质激素敏感型MCD有效，而对糖皮质激素耐药型MCD无效，可见糖皮质激素敏感型疾病和耐药型疾病的致病途径可能不同。

3）肾小球通透因子：多项研究结果都支持免疫源性循环因子改变了MCD患者的肾小球通透性导致蛋白尿。尚未发现是哪种因子在人类中充当

MCD的肾小球通透因子。但是越来越多的数据提示其为T辅助细胞2（T helper type 2，Th2）来源的细胞因子，特别是IL-13。例如，IL-13的系统性过表达可在大鼠中导致白蛋白尿、低白蛋白血症、电镜显示多达80%的足细胞足突融合而光镜下无显著组织学改变（与MCD的病理表现相似）。

4）肾小球基膜（GBM）的作用：尚不能完全清楚地推定循环因子是如何损伤肾小球毛细血管壁的。肾小球毛细血管壁分隔开了毛细血管腔和肾小囊腔，其中包含3个结构：有窗孔的内皮、GBM及具有足细胞足突间裂孔隔膜的上皮。内皮及GBM富含阴离子，其负电荷来自唾液酸糖蛋白及硫酸肝素。在正常情况下，白蛋白在中性pH环境中带负电荷，因此GBM的负电荷会排斥循环白蛋白分子。有人认为，MCD患者产生蛋白尿的主要原因是肾小球通透因子降低了GBM的阴离子性质。

5）裂孔隔膜的作用：足细胞足突间的裂孔隔膜在肾小球通透性中具有关键作用。电镜下MCD患者的肾足突融合导致裂孔隔膜消失。

（4）临床表现：大多数MCD患者一般是在数日至1周或2周内突然出现肾病综合征的症状和体征，通常是在上呼吸道或全身性感染后发生。肾病综合征的表现包括大量蛋白尿（主要是白蛋白尿，通常每日大于3.5 g，有时大于15 g）；体重增加而后水肿；实验室检查可见低白蛋白血症（血清白蛋白可能小于2.0 g/dL），大多数病例有高脂血症。与需要肾活检的成人不同，幼儿满足一定标准时可不行肾活检而推定诊断为MCD，并开始适当治疗。MCD患者可能存在的其他的肾脏表现，具体如下。

1）成人MCD患者常见镜下血尿，其在MCD儿童中的发生率为20%～25%，但是镜下血尿与临床病程差异无关。

2）成人及儿童MCD患者就诊时血清肌酐浓度都有可能轻度升高（30%～40%）。急性肾损伤（AKI）不太常见，主要发生于成人MCD患者。

除上述表现外，肾病综合征患者还可发生血栓栓塞、感染等并发症。

（5）诊断：儿童推定诊断为MCD的依据通常包括就诊时的临床表现，以及肾病综合征的病因常为MCD，尤其是10岁以下儿童。短疗程糖皮质激素治疗对几乎所有MCD患儿有效。若儿童肾病在足量糖皮质激素治疗约2个月后仍未缓解，则属于糖皮质激素耐药型。儿科医生通常仅对糖皮质激素耐药型肾病综合征患儿行肾活检。

而成人MCD患者的临床表现与其他肾小球疾病一致，并且短疗程糖皮质激素治疗可能无效。开始使用糖皮质激素后，部分成人在8周内缓解，也有人需要长达16周的治疗，且会出现糖皮质激素毒性不良反应。MCD不能通过临床表现推断，因此有肾病综合征表现的成人几乎都需要肾活检来确诊MCD并指导治疗。

（6）鉴别诊断：MCD的病理特点为：光镜下肾小球外观正常，且免疫荧光显微镜显示无补体或免疫球蛋白沉积。MCD的特征性组织学病变是电镜下可见上皮细胞足突弥漫性消失。尽管其他原因引起的肾病综合征也可引起足突消失[如局灶节段性肾小球硬化（包括HIV相关性局灶节段性肾小球硬化）、膜性肾病（包括膜性狼疮性肾炎）、糖尿病肾病及淀粉样变性]，但它们在光镜和免疫荧光显微镜下都有其他特征性表现，一些疾病还有MCD中不存在的血液检查异常。

除MCD外，还有3种疾病也常表现为肾病综合征，而且可能在光镜下仅有轻微病变：特发性系膜增生性肾小球肾炎、IgM肾病及C1q肾病。它们可能是MCD或局灶节段性肾小球硬化的变异型，但也有学者认为其通常是独立疾病。

（7）治疗：糖皮质激素是MCD的首选治疗药物，可使85%以上的患者蛋白尿完全缓解。儿童患者往往可以迅速缓解，50%的患儿在治疗2周内缓解，几乎所有患儿在8周内缓解。成人患者的病情缓解更慢，超过25%的治疗应答者至少需要3～4个月才能完全缓解。因此，16岁以下患者与17岁以上患者类固醇抵抗的定义不同。

经过治疗的MCD结局较好，绝大部分患者最终都达到完全缓解。最重要的预后因素似乎是患者对皮质类固醇治疗的初始反应。

治疗反应可依据蛋白尿的相对减少量来分类。下列为常用定义：①完全缓解是指蛋白尿减少至＜300 mg/d（或者尿蛋白肌酐比＜200 mg/g）。②部分缓解是指蛋白尿减少50%，且绝对值在0.3～3.5 g/d。也有研究将部分缓解定义为蛋白尿少于3.5 g/d且血清白蛋白浓度正常。③复发是指曾达到完全或部分缓解的患者蛋白尿回升至3.5 g/d或更高。如果患者每年复发3次或以上，则认为是频繁复发。④糖皮质激素依赖是指在治疗期间复发或需持续使用类固醇激素以维持缓解。⑤糖皮质激素抵抗是指使用足量泼尼松治疗16周后尿蛋白几乎未减少，或个别患者在更长期的治疗后蛋白尿下降但未达到部分缓解的标准。

1）一般治疗：成人MCD患者存在水肿且常有高血压。一线治疗是低钠膳食和谨慎使用利尿剂，以促进液体排出。如果仍需要降压治疗，血管紧张素转换酶抑制剂（angiotensin-converting enzyme inhibitor，ACEI）或血管紧张素受体阻滞剂（angiotensin receptor blocker，ARB）可供选择，两者还可能减少尿蛋白排泄。MCD患者血液常呈高凝状态，对于严重低蛋白血症患者（一般＜20 g/L）可考虑加用抗凝药物。

2）糖皮质激素：MCD的初始治疗主要为泼尼松或泼尼松龙。激素使用的原则是起始剂量足，减撤药物慢，维持用药久。一般建议成人起始剂量1 mg/kg体重晨起顿服（体重超过80 kg的患者按80 mg/d使用，剂量不再累加），如达到完全缓解，则初始大剂量激素继续维持至少4周；如不能完全缓解，初始大剂量使用不应超过16周。对于儿童患者建议初始剂量为每天60 mg/m^2体表面积或2 mg/kg体重晨起顿服，最大剂量不超过60 mg/d。有效者逐渐减量，一般每2～3周减少原剂量的5%～10%，减至每天10～15 mg后，可改为隔天顿服；继续减量至停药。MCD激素治疗总疗程一般为6～12个月。

注意长期使用激素可引起感染、骨质疏松、高血糖、消化道出血等不良反应，可给予维生素D_3和（或）钙剂预防骨质疏松，给予制酸剂预防消化道溃疡。

3）免疫抑制剂：对于激素依赖或频复发，以及激素抵抗的患者应加用免疫抑制剂，可选用的药物包括环磷酰胺、钙调磷酸酶抑制剂和吗替麦考酚酯等。利妥昔单抗可能对频繁复发或糖皮质激素依赖型MCD成人患者有效。

（8）预后：必须结合疾病的自然病程考虑治疗的潜在效力。在过去，未治疗的特发性MCD因感染和血栓栓塞，死亡风险较高。存活患者可缓慢自发缓解。有限的数据提示，成人患者的早期（如数月内）自发缓解率为5%～10%。

尽管很多MCD患者在肾病阶段存在轻度GFR下降，但这可能只是“功能性肾功能不全”，因为肾病综合征消退后肾功能可恢复正常。特发性MCD患者可发生急性肾衰竭，GFR有时不能完全恢复到基线水平。

MCD患者很少发生ESRD，仅在类固醇抵抗型病例中有报道。然而，在糖皮质激素抵抗型患者和所有发生进行性肾衰竭患者中，晚期肾活检通常可见局灶节段性肾小球硬化。尚不确定这是由局灶节段性肾小球硬化呈局灶性而导致初始肾活检取样误差，还是真正从MCD进展到局灶节段性肾小球硬化。

2. 局灶节段性肾小球硬化（focal segmental glomerulosclerosis，FSGS）是作为成人特发性肾病综合征病因最常见的病变之一。在美国，FSGS占所有相关病例的35%；在黑种人中占50%以上。FSGS不是一种独立的疾病而是肾脏损伤的特异性组织学表现，其特征为光学显微镜下有部分肾小球（故名局灶性）出现节段系膜塌陷和硬化。FSGS病变可分为原发性、继发性以及遗传性。原发性FSGS，与微小病变肾病相似，是多种途径导致足细胞受损的结果。继发性FSGS往往作为一种适应性现象发生，其原因包括：肾单位实质减少、炎症性病变的瘢痕愈合，或者病毒感染或药物的直接毒性作用。FSGS还可由一些基因突变引起，这些基因编码在足细胞或裂孔隔膜表达的蛋白。FSGS病变还必须与局灶性全球性肾小球硬化症（focal global glomerulosclerosis，FGGS）病变相鉴别，后者常是正常老化的表现，可与FSGS病变叠加出现，尤其是在老年患者中。

关于FSGS存在3个重要关注点。①抽样误差：容易将FSGS患者错误归类为微小病变性肾病。FSGS更常见的临床特征为血尿、高血压和肾功能减退，但这些特征存在着大量重叠。除了仔细审查肾活检结果，如果被认为具有MCD的患者出现糖皮质激素抵抗，则应怀疑为FSGS。②区分原发性与继发性FSGS。原发性FSGS是一种上皮细胞疾病，在病因上可能与MCD相关；该病也存在先天性形式。此外，如上所述，FSGS可以是对肾单位丢失（如反流性肾病）或既往肾小球损伤的继发性反应。区分原发性和继发性FSGS对治疗有重要影响。免疫抑制剂（如糖皮质激素）有时可有效治疗原发性FSGS，而继发性FSGS则以降低肾小球内压的方式治疗最佳，如ACEI。有时可根据患者的病史（如是否存在与继发性疾病相关的某种疾病）以及蛋白尿的发生速度和程度鉴别原发性与继发性FSGS。原发性FSGS患者通常表现为急性起病的肾病综合征，而继发性FSGS的特征为蛋白尿和肾功能不全随着时间缓慢进展。继发性FSGS中的蛋白尿通常在非肾病范围；即使蛋白排泄超过3~4 g/d，低白蛋白血症和水肿也不常见。③识别伴有塌陷性肾小球病的FSGS。塌陷型FSGS是一种组织学变异型，常常但并非总是与HIV感染、双膦酸盐治疗或SLE相关。塌陷性FSGS具有2个可与原发性FSGS相区别的主要特征：有整个肾小球丛塌陷和硬化的趋势而非节段性损伤；通常出现严重肾小管损伤，有增生性小囊形成和肾小管变性。这些患者通常存在快速进展性肾衰竭，尚不明确其最佳疗法。

（1）分类：依据FSGS这一组织学类型的已知和（或）推测的病因，其可归入以下病因学。

1）原发性或特发性FSGS：最常表现为肾病综合征。本节重点介绍原发性FSGS。

2）继发性FSGS：最常表现为非肾病水平的蛋白尿，并且通常存在一定程度的肾功能不全。这一分类最常指代一类作为肾小球肥大或肾小球高滤过适应性反应而发生的FSGS。包括与肾实质减少和（或）肾血管扩张相关的病症，如单侧肾缺如。此外，既往损伤（因多种疾病，包括活动性IgA肾病、血管炎和狼疮性肾炎）产生瘢痕可导致非特异性类型继发性FSGS。其他继发性FSGS的病因包括药物和毒品（包括海洛因、干扰素和帕米膦酸盐），此外还包括病毒感染（尤其是HIV）。

3）FSGS的遗传性病因：可能在儿童期早期表现为大量蛋白尿和肾病综合征，也可在青春期或成年期表现为相对较轻的蛋白尿。

（2）发病机制：脏层上皮细胞（足细胞）通过分开的足突附着于GBM，似乎可以用这些细胞的损伤解释原发性/特发性FSGS的发病机制。然而，也有研究报道了与足细胞受累无关的壁层上皮细胞受累。对于大多数原发性FSGS患者，肾小球细胞损伤可能是因为一种或多种循环渗透性因子，但其尚未得到明确鉴定。

（3）临床特征：原发性FSGS最常表现为急性或亚急性肾病综合征发作，并伴有相关特征，即外周性水肿、低白蛋白血症，并且通常为高水平的蛋白尿（>3.5 g/d）。部分原发性FSGS，如塌陷型FSGS，可能表现为更为严重的蛋白尿（例如大于10 g/d）。评估原发性FSGS患者临床特征的研究发现，70%~95%的患者都存在肾病综合征。血尿常见（约见于50%的患者），约有20%的患者存在高血压。血清肌酐升高可见于25%~50%的就诊患者，但这并不一定意味着慢性肾损伤，因为重度蛋白尿患者可发生急性肾小管坏死。

（4）病理学特征：原发性FSGS会引起弥漫性足突融合。相比之下，继发性FSGS往往表现为节段性足突融合。哥伦比亚分型根据光镜检查结果将FSGS病变分为5种形态学变异型：①FSGS非特异型（not otherwise specified，NOS），以前称为经典型FSGS，是最常见的类型；②塌陷型，尚存在一些争议：有学者认为这应为一种单独的疾病而不是FSGS的一种变异型；③顶部型；④门周型；⑤细胞型：虽然根据定义，光镜下这些分型的肾小球外观各不相同，但超微结构检查发现它们都存在足细胞改变。尚不明确导致这些不同组织学变异型的因素。

（5）诊断要点：FSGS的诊断要注意以下几项。

1）FSGS大多起病隐匿，表现为程度不一的蛋白尿，大部分伴有镜下血尿，伴或不伴肾功能受损。仅凭临床表现常常难以鉴别FSGS和其他原发性肾小球疾病，应结合患者的发病年龄、性别、临床表现、对激素治疗的反应，以及有无原发病等综合分析。病理学诊断是确诊FSGS的唯一手段。

2）根据光镜结合免疫荧光检查所见，即呈局灶性（<50%的肾小球受累）、节段性（非累及整个肾小球）分部的肾小球硬化性病变，与相应肾小管间质和局灶性损害，以及IgM和C3在肾小球病变部位的团块状沉积，即可做出诊断。对早期、可疑的病例应行电镜检查。电镜下可见足突不完全消失，但不能根据足突消失的程度与MCD鉴别。如无足突消失，则FSGS诊断存疑。

3）即使只发现一个肾小球有一个节段硬化也足以诊断FSGS，所以足够数量的肾活检取材至关重要。仅有10个肾小球的标本中，如局灶病变仅累及10%的肾小球，漏诊率高达35%；有20个肾小球的标本漏诊率减少至12%。此外，良好的切片、制片技术以及读片人的肾脏病理学知识和经验，也是保证诊断准确的重要条件。

4）即使组织标本肾小球数目不少且未见节段性肾小球硬化，FSGS也不能完全排除。以下情况需考虑存在漏诊的FSGS：肾病综合征患者，无免疫复合物沉积，足突不完全消失，特别对活检肾小球数<25个时；或伴有其他FSGS的形态学改变，如肾小球增大或年轻患者的肾间质纤维化。

（6）治疗：已经发生节段硬化的肾小球其病理学改变不可逆转，FSGS的治疗目标为控制蛋白尿，以延缓肾功能减损的速度。目前的循证医学证据仅支持对呈肾病综合征的FSGS患者使用激素及免疫抑制剂。虽然与MCD相比，原发性FSGS的治疗反应更小，但常对糖皮质激素及其他药物敏感，但往往也需更长时间糖皮质激素治疗才可诱导缓解。

1）一般治疗和对症治疗：可使用ACEI或ARB为基础的降压药物控制血压，特别是对于已有肾功能不全的患者注意监测高血钾等不良反应。鱼油、维生素E、抗凝、他汀类降脂药物可能对FSGS预后有改善，但尚缺乏有力的循证医学证据。水肿严重及容量负荷过重的患者可给予利尿剂，多选用袢利尿剂。

2）糖皮质激素：FSGS所致的肾病综合征对激素的敏感性明显低于MCD，特别是对肾小球硬化比例高或伴有小管间质损害者，疗效更差。相较于成人，儿童患者的疗效稍好。对大多数呈肾病综合征的FSGS患者仍应给予足量泼尼松或泼尼松龙治疗，疗程应足够长，8～12周甚至16周，因为观察到较多成人FSGS患者直到治疗开始3～4个月后才出现缓解。足疗程治疗仍无效者考虑为激素抵抗，可加用免疫抑制剂，也可起始治疗即联合激素和免疫抑制剂。

部分患者表现为激素依赖，即激素减至一定量时蛋白尿重现或加重。如控制蛋白尿所需的激素剂量较高或反复复发，应考虑加用免疫抑制剂治疗。

3）免疫抑制剂：近年来有循证医学证据推荐使用钙调磷酸酶抑制剂（CNI），包括环孢素A和他克莫司治疗FSGS，特别对大剂量激素治疗存在禁忌证或不能耐受的患者，钙调磷酸酶抑制剂可作为FSGS的一线治疗方案。对于激素抵抗的患者，推荐使用环孢素A3 5 mg/（kg·d）治疗，至少4～6个月。对于获得部分缓解或完全缓解的FSGS患者，继续应用环孢素A治疗至少1年后缓慢建立。他克莫司起始剂量为0.05～0.1 mg/（kg·d），使用原则同环孢素A。使用CNI时应注意监测血药浓度，观察其肾毒性以及高血压和高血钾等不良反应。

其他可考虑的免疫抑制剂包括环磷酰胺、苯丁酸氮芥、吗替麦考酚酯、来氟米特、雷公藤多甙、硫唑嘌呤等，但缺乏强有力的循证医学证据。

目前已有病例报道发现，使用利妥昔单抗可成功治疗成人激素依赖型FSGS患者，但仍缺乏高质量的循证医学证据支持。

（7）预后：在评估治疗的潜在效果时，必须结合该病的自然病程。若不治疗，原发性FSGS往往逐渐进展为ESRD。肾病综合征患者中，自发性完全缓解率不明，但很可能低于10%。自发性缓解更可能发生于肾功能正常和非肾病范围蛋白尿的患者。

过去认为治疗不能明显改善FSGS患者的预后差。然而，目前较长疗程的治疗已使缓解率高达70%，并改善了总体预后。对于表现为肾功能显著下降的患者，尚不清楚治疗可否改变其结局。可能影响治疗效果和（或）预后的因素主要包括蛋白尿和肾功能不全的严重程度及组织学表现。最可靠的预后因素仍是患者的治疗效果。

3. 膜性肾病 是成人原发性肾病综合征最常见的原因之一。其特点为基膜增厚，很少或没有细胞增殖或浸润，以及GBM上出现电子致密沉积物。

成人膜性肾病最常为一种原发性/特发性疾病，而儿童膜性肾病则常为一种继发性疾病。许多特发性膜性肾病病例可能是由针对磷脂酶A2受体（可见于足细胞表面）的自身抗体所导致。继发性病因包括乙型肝炎抗原血症、自身免疫病、甲状腺炎、癌症以及使用某些药物（如NSAIDs、青霉胺、金制剂等）。在推测为肿瘤诱导性膜性肾病患者中，通常已确诊其恶性肿瘤，但也可能在发现蛋白尿时尚无明显临床表现。

（1）流行病学特征：成年白种人的肾病综合征有20%～30%都是由膜性肾病引起，我国报道的发病率正在升高，可能与环境污染有关。

各民族和种族中均可发现膜性肾病，且不分男性和女性，但特发性膜性肾病在40岁以上的白种人男性中更常见。年轻女性出现膜性肾病时应怀疑狼疮。儿童较少发生膜性肾病，发生时通常伴有乙肝，偶尔与自身免疫病或甲状腺疾病有关。

（2）发病机制：膜性肾病的实验模型表明，循环IgG抗体穿过GBM攻击表达于足细胞足突上或附近的内源性抗原，或攻击穿过GBM阴电荷屏障的阳离子或低分子量抗原，从而导致GBM免疫沉积物原位形成。人类膜性肾病涉及的抗原如下。①M型磷脂酶A2受体（PLA2R）：有研究显示，也可通过肾活检标本PLA2R染色（免疫荧光或免疫组化）来识别PLA2R相关原发性膜性肾病。②1型血小板反应蛋白7A域（THSD7A）：与PLA2R一样，THSD7A也是在足细胞上表达的跨膜蛋白。它可能引起了大约3%的原发性膜性肾病，以及10%的抗PLA2R抗体阴性原发性膜性肾病。③1型神经表皮生长因子样蛋白（NELL-1）：可能是约16%的PLA2R阴性原发性膜性肾病患者的致病抗原。④细胞内抗原：除了PLA2R、THSD7A、NELL-1和NEP以外，针对其他足细胞抗原的抗体也可能与膜性肾病的发生相关。

（3）临床表现：大多数（约80%）膜性肾病患者表现为肾病综合征，其余则在针对无症状性蛋白尿的评估后被诊断出。该病患者中几乎不会出现不伴低白蛋白血症的大量蛋白尿，这一点与FSGS不同。

由于其基础病变为免疫复合物在上皮下逐渐沉积并导致足细胞损伤，故肾病综合征特征（尤其是体重增加和下肢水肿）的发展速度比MCD或原发性FSGS慢。因此，患者或医生不太可能注意到确切的发病时间。

膜性肾病患者的蛋白尿量存在差异，范围从非肾病水平蛋白尿至超过20 g/d。在通过肾活检诊断膜性肾病前，蛋白尿通常已持续存在数月，突显了本病缓慢发展的特点。其他常见的尿液分析和尿显微镜检查异常包括卵圆形脂肪体、脂滴和脂肪管型。镜下血尿的发生率可高达50%，但红细胞管型罕见。肾病综合征患者在血糖水平正常时出现尿糖的情况较常见，这可能是由严重白蛋白尿导致的肾小管功能障碍所致。

肾病综合征患者在诊断时几乎都有严重的高脂血症，但非肾病水平蛋白尿患者通常没有。

膜性肾病患者就诊时约70%的患者血压和GFR正常，急性肾损伤（AKI）不常见。如果发生AKI，其原因可能是积极利尿导致的低血容量、利尿剂或其他药物导致的急性间质性肾炎、合并的新月体性肾小球肾炎（伴有活动性尿沉渣），罕见情况下可能是因为急性肾静脉血栓导致的肾梗死。

膜性肾病的病程通常是自行或经治疗后完全缓解或部分缓解，或者发生持续性肾病综合征伴或不伴向ESRD的缓慢进展。

（4）病理学特征：膜性肾病在光镜下的特征性组织学病变是所有肾小球出现GBM弥漫性增厚，但没有显著的细胞过多。然而在膜性肾病早期，肾小球在光镜下可能看上去完全正常，而在较后期的膜性肾病中，通过适当染色可见在沉积的免疫复合物之间伸出的GBM“钉突（spikes）”。随着疾病进展，可出现慢性硬化性肾小球和肾小管间质改变。

免疫荧光显微镜检查可见沿GBM的弥漫性颗粒状IgG和补体C3染色。电子显微镜下的特征性病变为：上皮下电子致密物沉积在GBM外表面，上覆的足细胞足突消失，以及电子致密物之间出现新的细胞外基质沉积（特殊染色下呈“钉突”状）而导致GBM扩张。原发性膜性肾病中不会出现系膜和（或）内皮下免疫球蛋白沉积。

随着时间推移可出现GBM扩张，即沉积的免疫复合物与足细胞基底面分离，加上由受损足细胞产生的新的细胞外基质沉积，前者逐渐融合到扩张的GBM中。因此，可根据上皮下免疫复合物沉积被GBM包绕的程度对疾病进行分期。但这种分期与蛋白尿的严重程度或对治疗的反应没有关系。根据病变轻重分为Ⅰ～Ⅳ期。

Ⅰ期：光镜下，GBM上皮细胞下难以见到“钉突”，光镜下容易漏诊，需免疫荧光或电镜帮助诊断。

Ⅱ期：光镜下，GBM上可见“钉突”；免疫荧光可见沿GBM上广泛的颗粒状沉积；电镜下上皮侧电子致密物更加明显，其间可见“钉突”。

Ⅲ期：光镜下，肾小球毛细血管腔阻塞，GBM上“钉突”连成片；免疫荧光可见大量免疫复合物沿GBM粗颗粒状沉积；电镜下致密物界限不清，破坏了GBM致密层的完整性。

Ⅳ期：光镜下，GBM呈“链条状”或“串珠状”，出现FSGS、肾小管萎缩及间质纤维化等；免疫荧光示GBM上免疫沉积物呈不规则分布，其荧光强度减弱；电镜下GBM显著增厚，致密物包含在基膜中难以识别，并被逐渐吸收，出现电子透亮区。

（5）诊断：如果成人患者出现肾病综合征的表现，例如不明原因的蛋白尿、低白蛋白血症、水肿或体重增加，则应考虑到膜性肾病的可能性。在过去，需要通过肾活检才能确诊膜性肾病，但由于靶抗原的识别，并出现了特异性的抗PLA2R抗体血清学分析，很多医生会首先选择采用基于血清分析的诊断方法，特别是存在肾活检相对禁忌证时。目前通常倾向于使用血清学诊断方法，因此抗PLA2R血清学阳性、肾功能正常且没有膜性肾病继发性病因证据的患者可能不用接受肾活检。然而，针对抗PLA2R或抗THSD7A的血清学检测为阴性时并不能排除原发性膜性肾病，因为高达20%的患者在因肾病综合征就诊时血清学检测结果为阴性。还有一点需要注意，血清抗PLA2R抗体阳性也可以与其他继发性膜性肾病的标志物［如乙型肝炎抗原、抗核抗体（antinuclear antibody，ANA）］同时存在，这种情况下需要行肾活检，以寻找有助于区分原发性与继发性膜性肾病的其他组织学特征。此外，如果患者有其他不典型特征，如尿沉渣检查有红细胞或白细胞管型，或者是肾功能迅速恶化，即使抗PLA2R血清学检测阳性，仍应进行肾活检，以排除合并的新月体性肾小球肾炎和评估慢性肾损害的程度。

膜性肾病诊断时要注意以下几个方面。

1）膜性肾病好发于成人，尤其是中老年男性，70%～80的膜性肾病患者表现为肾病综合征，10%～20%的患者24 h尿蛋白<2 g。

2）部分膜性肾病患者可有镜下血尿、高血压；少于10%的患者伴有肾功能受损。膜性肾病具有高凝倾向，血栓及栓塞并发症远高于其他肾小球疾病，常见下肢深静脉血栓、肾静脉血栓及肺栓塞，发病率高达30%～60%。当临床出现双下肢水肿不对称、胸闷、咯血、气促、腰痛、肉眼血尿、不明原因急性肾衰竭等表现时，应考虑血栓栓塞性并发症并积极检查及治疗。

3）肾活检是膜性肾病诊断的"金标准"。

4）肾功能急进恶化建议重复肾活检，肾功能急进恶化定义为非大量蛋白尿（<15 g/d）情况下1～2个月内血清肌酐含量翻倍。

（6）鉴别诊断：病理诊断膜性肾病后，常需要鉴别的疾病包括① 免疫性疾病：系统性红斑狼疮、干燥综合征、1型糖尿病等。② 感染或寄生虫病：乙型肝炎病毒、丙型肝炎病毒感染等。③ 药物和毒素：金制剂、汞、青霉胺、非甾体抗炎药等。④ 其他：肿瘤（消化道、甲状腺、纵隔肿瘤等）、肾移植、Castleman病等。

（7）治疗：考虑到膜性肾病疾病通常为良性临床病程，应仅对疾病进展风险最大或有严重症状性肾病综合征的特发性膜性肾病患者才考虑使用免疫抑制剂。组织学和临床表现在风险评估中可能都很重要。根据5年期间进展至更晚期肾功能不全［定义为肌酐清除率≤60 mL/（min·1.73 m^2）］的不同风险程度，将患者划分为低风险、中等风险和高风险3个亚类。①低风险：6个月的随访期间，蛋白尿持续低于4 g/d且肌酐清除率维持正常。这类患者在5年期间发展为慢性肾功能不全的风险低于8%。②中等风险：蛋白尿为4～8 g/d并持续6个月以上。在6个月的观察期间肌酐清除率正常或接近正常且维持稳定。在这些患者中约50%会在5年期间进展为慢性肾功能不全。③高风险：蛋白尿>8 g/d并持续3个月和（或）肾功能低于正常（考虑为膜性肾病所致）或在观察期内有所下降。约75%的此类患者具有5年期间进展至慢性肾功能不全的风险。

1）疾病进展低风险：无症状的患者若肾功正常，且在6个月观察期间24 h尿液检测结果显示蛋白排泄量持续低于4.0 g/d，则疾病进展风险较低。只要此类患者为非肾病水平蛋白尿，就不应进行免疫抑制治疗，因其远期预后极佳且通常会自发性部分或完全缓解。一般治疗包括使用ACEI/ARB控制血压、控制尿蛋白、保护肾功能、低盐低脂饮食、调节血脂、抗凝等治疗，并长期随访监测肾功能变化。

2）疾病进展中等风险：除一般治疗外，应有肾脏专科医师对其密切观察6个月，无好转者应接受免疫抑制剂治疗。对于肾病综合征患者，多年来大量的循证医学研究已得出结论，单独使用糖皮质激素治疗无效，激素联合细胞毒类药物有一定的疗效。利妥昔单抗已被用于先前其他免疫抑制方案治疗失败的特发性膜性肾病患者。

3）疾病进展高风险：治疗决策必须个体化考虑。这类患者大多数都对治疗有反应，尤其是肾功能正常或接近正常的患者。对于更晚期疾病的获益可能性很可能会下降，但是不可能事先预测哪些患者将会出现有临床意义的反应。

因肾功恶化而考虑为高风险的患者应针对可能叠加于膜性肾病或独立于膜性肾病的其他病因进行仔细评估。例如，年龄较大的患者或长期高血压的患者可能出现与膜性肾病无关的GFR下降。对于无其他肾功能下降明显病因或在观察期间肾功能进行性恶化的患者，应立即接受免疫抑制治疗。首选激素联合环磷酰胺，或激素联合钙调磷酸酶抑制剂。

（8）预后：膜性肾病进展为ESRD风险较高的临床因素包括：发病时年龄较大（特别是年龄大于50岁）、男性、蛋白尿达到肾病程度（尤其是蛋白

排泄 > 8 g/d 时）及就诊时血清肌酐水平升高。

4. 系膜增生性肾小球肾炎（mesangial proliferative glomerulonephritis，MsPGN） 是一组以弥漫性肾小球系膜细胞增生及不同程度系膜基质增多为主要特征的肾小球疾病。根据其免疫病理学特征，又将其分为 IgA 肾病（以 IgA 沉积为主）及非 IgA 肾病两大类。其中 IgA 肾病已成为独立的肾小球疾病类型，本节仅讨论非 IgA 的 MsPGN。MsPGN 是我国原发性肾病综合征中常见的病理类型，约占 30%，显著高于欧美国家（约占 10%）。本病好发于青少年男性，约半数患者起病前有上呼吸道感染等前驱感染症状，部分患者起病隐匿。临床表现主要为蛋白尿和（或）血尿，约 50% 表现为肾病综合征，约 70% 患者伴有血尿。随肾脏病变程度由轻至重，肾功能不全及高血压的发生率逐渐增加。

（1）诊断：① 好发于青少年，常有前驱感染，隐匿起病或是急性发作。② 临床可呈无症状血尿和（或）蛋白尿、肾炎综合征及肾病综合征等表现，血尿发生率高。③ 肾活检病理是诊断的重要依据，光镜下可见系膜细胞和系膜外基质弥漫增生，可分为轻、中、重度。根据免疫荧光结果可分为 IgA 肾病（单纯 IgA 或以 IgA 沉积为主）和非 IgA MsPGN（以 IgG 或 IgM 沉积为主），常伴有 C3 沉积，在肾小球系膜区或沿毛细血管壁呈颗粒状沉积。电镜下可见系膜区有电子致密物沉积。

（2）鉴别诊断：某些以弥漫性系膜细胞增生和（或）系膜基质增多为主要病理表现的继发性肾小球疾病需要与本病鉴别，如狼疮性肾炎Ⅱ型常伴多系统侵犯，相关自身免疫抗体阳性，肾活检免疫荧光呈“满堂亮”；过敏性紫癜肾炎临床上有过敏性紫癜的表现，可伴有血清 IgA 的升高，肾活检免疫荧光可见 IgA 伴 C3 在系膜区沉积；糖尿病弥漫性肾小球硬化症常有较长的糖尿病史，常合并糖尿病眼底病变，肾活检示系膜基质增多，毛细血管增厚，而系膜细胞不增生。

本病还须与原发性肾小球疾病相鉴别。与 IgA 肾病的鉴别关键在于免疫病理检查；急性感染后肾小球肾炎消散期的免疫病理与本病相似，且可持续 2～3 年，鉴别主要依靠病史，有典型的急性肾炎（感染后 1～3 周急性发病，呈典型急性肾炎综合征起病，发病初期 8 周内血清补体 C3 下降）；与微小病变的鉴别要点主要在免疫病理检查，微小病变的免疫学为阴性；重度 MsPGN 常继发 FSGS，均可出现重度蛋白尿、镜下或肉眼血尿、高血压及肾功能减退，且治疗反应性差，但病理形态学上鉴别不难。

（3）治疗原则

1）无症状血尿和（或）蛋白尿：以综合治疗为主，避免感冒、过度劳累及应用肾毒性药物，监测病情变化。24 h 尿蛋白定量 > 1 g 者，可给予 ACEI 或 ARB 治疗。

2）慢性肾炎综合征：积极控制高血压、减少蛋白尿，延缓肾损害。控制血压首选 ACEI（或 ARB），血压不能达标时加用钙离子拮抗剂，仍不能达标再加其他降压药。对已出现肾功能不全的患者按肾功能不全的原则处理。

3）肾病综合征：除利尿消肿、ACEI 或 ARB 等治疗外，应根据病理学改变采用不同的治疗方案。表现为轻度 MsPGN 者治疗方案与微小病变相似，初次治疗可单用糖皮质激素，反复发作时联用免疫抑制剂；表现为中度或重度 MsPGN 者，初次治疗就应联合使用糖皮质激素及免疫抑制剂；继发 FSGS 者参考原发性 FSGS 处理原则。

5. 膜增生性肾小球肾炎（membranoproliferative glomerulonephritis，MPGN） 也称系膜毛细血管增生性肾小球肾炎，好发于青少年，发病年龄为 8～30 岁，男女无明显差异。主要临床表现为肾炎综合征、肾病综合征，可有血尿、高血压和肾损害，持续低补体血症是其重要的血清学特征。病理学特征包括系膜细胞和基质弥漫重度增生，向内皮和基膜之间插入，肾小球毛细血管壁增厚。MPGN 按病因可分为原发性和继发性，可继发于多种疾病。MPGN 的发病机制尚未完全阐明，一般认为与免疫复合物介导、补体代谢障碍及补体旁路途径异常活化有关。MPGN经典分型是基于电镜下电子致密物的沉积部位等超微结构的不同分为Ⅰ～Ⅲ型，其中Ⅰ型最常见。新分型主要是基于免疫荧光染色，将MPGN分为：免疫复合物相关的MPGN、补体相关的MPGN即C3肾病、补体和免疫复合物不相关的MPGN。原发性MPGN为进展性疾病，预后较差，目前尚无有效的治疗方法，继发性MPGN以治疗原发病为主。

（1）诊断要点：① 患者表现为肾炎或肾病综合征，可见血尿、蛋白尿、低蛋白血症、水肿、高脂血症。② 几乎所有患者存在血尿，多为镜下血尿，可见于起病时或疾病全程，少数表现为肉眼血尿；蛋白尿多为非选择性。③ 高血压为本病较为常见的临床表现，通常程度较轻，部分患者特别是Ⅱ型患者易合并严重高血压。④ 血清补体异常（C3、CH50、C1q、C4等）是MPGN最具特异性的临床表现。⑤ 临床上诊断为肾炎综合征或肾病综合征，同时合并低补体血症，应考虑MPGN可能。

（2）鉴别诊断：鉴于MPGN的突出血清学特点是低补体血症，故在临床上主要与以下几种常见的可引起血清补体降低的肾小球疾病进行鉴别。

1）急性链球菌感染后肾小球肾炎：部分MPGN患者有前驱呼吸道感染史，且以急性肾炎综合征为主要表现，应与急性链球菌感染后肾小球肾炎鉴别。后者多在呼吸道感染后1～3周起病，血清补体多在起病6～8周内恢复，病理学检查光镜下以内皮及系膜增生病变为主，电镜下可见上皮下电子致密物呈驼峰样沉积。

2）狼疮性肾炎：临床上多有原发病的多系统受累表现，血清中不仅补体降低，多种自身抗体阳性，肾脏病理呈“满堂亮”改变。

3）乙肝相关性肾炎：也可有明显的低补体血症，肾脏病理多为不典型膜性肾病，免疫荧光中乙肝抗原染色阳性可以鉴别。

4）丙肝相关性肾炎：是最常见的继发性MPGN，典型病理表现为Ⅰ型MPGN，也可有C3、C4补体的降低，且易合并混合型冷球蛋白血症。既往有丙肝感染史，血清丙肝病原学检查阳性，免疫病理可见IgG、IgM、C3及HCV抗原在系膜区和毛细血管壁沉积，电镜下有时可见病毒样颗粒和冷球蛋白结晶物质。

（3）治疗原则：本病治疗首选取决于是否存在继发因素，继发性MPGN以治疗原发病为主。原发性MPGN为进展性疾病，预后较差，目前为止尚无有效治疗方法。原发性MPGN一般可使用糖皮质激素、免疫抑制剂（如环磷酰胺、吗替麦考酚酯、环孢素A、他克莫司、雷公藤多甙等）、血浆置换、抗血小板药物、ACEI/ARB等治疗。

（五）并发症

肾病综合征的主要临床表现为蛋白尿和水肿。间质液体常积聚于重力依赖区（dependent areas），导致此处组织弹性降低。因此，患者晨间醒后眶周水肿和足部水肿常见。当进展为广泛性、大量水肿（全身性水肿）时，水肿常伴有浆液性积液。

肾病综合征其他表现包括蛋白质营养不良、低血容量、急性肾损伤、高脂血症和加速动脉粥样硬化的可能、静脉或动脉血栓形成的倾向，以及感染风险增加。

1. 蛋白质营养不良　有显著蛋白尿的患者常常出现去脂体重下降伴负氮平衡，但上述变化可能因同时增加的水肿所致体重增加而被掩盖。继发于胃肠道水肿的胃肠道症状（厌食和呕吐）可能加重蛋白质营养不良。

2. 低血容量　肾病患者可出现症状性低血容量，通常由对血清白蛋白低于1.5 g/dL的患者过度利尿所致。未经治疗的儿童偶尔会表现出容量不足的征象，这被认为由严重低白蛋白血症导致液体进入组织间隙引起。

3. 急性肾损伤　部分肾病综合征患者（尤其是有严重蛋白尿和低白蛋白血症者）可发生急性肾损伤。尚不清楚其作用机制；现已提出若干因素与此相关，包括低血容量、间质性水肿、缺血性肾小管损伤和使用NSAIDs。

4. 血栓栓塞　肾病综合征患者中动脉和静脉

血栓形成（尤其是深静脉和肾静脉血栓形成）和肺栓塞的发生率升高（10%～40%的患者出现）。脑静脉血栓形成少有报道。尚未完全了解血液高凝状态的机制。

膜性肾病患者中肾静脉血栓形成发生率更高，特别是在蛋白排泄＞10 g/d的患者中。肾静脉血栓可急性发作，或者慢性起病（更常见）。急性发作的表现包括腰痛、肉眼血尿和肾功能下降。大多数患者无症状，只有在发生肺血栓栓塞时才会怀疑肾静脉血栓形成的诊断。

5. 感染　肾病综合征患者易发生感染，在抗生素可用之前，这是儿童肾病综合征患者死亡的主要原因。肺炎球菌感染尤为常见，所有患者应接种肺炎球菌疫苗。

6. 其他各种并发症　在某些肾病综合征患者中已观察到近端肾小管功能障碍，这往往与晚期疾病同时出现。近端肾小管功能障碍可导致糖尿、氨基酸尿、高磷酸盐尿、高碳酸氢盐尿及维生素D缺乏（都为近端肾小管性酸中毒的特征）。尽管患者的甲状腺功能在临床上是正常的，但甲状腺素结合球蛋白降低可引起各种甲状腺功能检测结果的显著改变。报道称少数患者还存在贫血，可能由促红细胞生成素经尿液丢失或合成受损引起。

（倪兆慧）

第七节　IgA肾病

IgA肾病（IgA nephropathy）又称Berger's病，于1968年由法国病理学家Berger和Hinglais最先报道。IgA肾病是一种基于免疫病理诊断的原发性肾小球疾病，主要特征为IgA或以IgA为主的免疫球蛋白呈颗粒状沉积于肾小球系膜区。

IgA肾病是临床最常见的原发性肾小球肾炎，可发展为肾衰竭。患者可以呈现一系列的症状和体征，从无症状的镜下血尿到肉眼血尿，其临床进展也各不相同，30%～40%的患者在首次临床表现出现20～30年后发展为ESRD。

IgA肾病的确切发病机制尚不清楚，但可确定异常糖基化IgA_1的过量产生及多糖特异性IgA和IgG自身抗体与之密切相关。含有半乳糖基化IgA_1的免疫复合物在肾小球系膜区沉积，激活系膜细胞，导致细胞因子、趋化因子和补体的局部过量产生。根据肾脏活检不同的病理表现可将其特异性分型，指导治疗和预后。

近年来，在IgA肾病发病机制方面的相关研究取得了令人振奋的进展，这些进展可能会对IgA肾病的诊断和治疗产生影响，包括提高对IgA_1分子翻译后修饰的理解，以及免疫复合物在引发肾脏炎症和损伤中的作用。此外，其他新型生物学标志物如甘氨酸特异性IgG抗体水平、甘露糖结合凝集素（mannose-binding lectin，MBL）水平和基因多态性、尿蛋白组学分析而得的特异性排泄肽对IgA肾病的诊断价值和病情评估作用值得深入研究。目前，IgA肾病尚无针对性治疗方法，患者的治疗目的是控制血压和维持肾功能。然而，随着人们对疾病发病机制的认识不断提高，新的治疗方法有待进一步探索。

（一）流行病学特征和遗传因素

1. 流行病学特征　由于IgA肾病的诊断需要肾活检，因此其患病率往往是通过活检比例推断而得。但是IgA肾病的真正患病率仍然未知，相较于其他肾小球疾病，临床上无症状IgA肾病的患病率可能远高于目前所统计的结果。在日本的一项研究中，16%的肾移植供肾有肾小球IgA沉积，近2%的肾脏有系膜血管增生性改变，具有IgA肾病特征的补体C3沉积。由此可以推断，IgA肾病的患病率仍处于被低估的状态。

尽管通过活检获得的IgA肾病在总人口中的患病率数据可能低于实际水平，但目前的统计数据仍具有参考意义。在全球范围内，亚太地区（中国、日本、新加坡和澳大利亚）IgA肾病最为常见，可占原发性肾小球疾病的30%～40%。在美国，IgA肾病是成年人最常诊断的原发性肾小球疾病，也是导致年轻白种人ESRD的主要原发性肾小球疾病。基于美国人群的研究数据表明，活检确诊的IgA肾病的年发病率约为1/100 000，儿童的年发病率约为0.5/100 000。约75%的儿童和年轻IgA肾病患者在上呼吸道或胃肠道疾病期间出现肉眼血尿，超过50%的30岁以上成年人在诊断时有慢性肾脏疾病。在日本，IgA肾病的发病率是美国的10倍。IgA肾病可发生于任何年龄，但以20~30岁男性多见。亚洲人群中，儿童和成人IgA肾病患者的男女比例约为1：1，而北美比例约为2：1。因此，加强对无症状肉眼血尿，尤其是儿童及青少年的筛查，明确肾脏活检的必要性至关重要。

2. 遗传因素 目前研究普遍认为，遗传因素与IgA肾病的发病机制密切相关。血清中半乳糖缺乏型IgA_1的水平在不同种族或民族中各不相同。对确诊IgA肾病患者的一级亲属进行检测，可发现30%~40%的人群血清中有高水平的半乳糖缺乏型IgA_1。然而，大多数血清半乳糖缺乏型IgA_1水平升高的亲属从未有肾脏疾病的临床表现。因此，IgA肾病的发病机制必然有其他因素参与。目前已发现的遗传相关的基因位点变化包括主要组织相容性复合物（major histocompatibility complex，MHC）及补体因子H（complement factor H，CFH）等。

因此，常见的遗传变异会影响不同种族人群IgA肾病的风险，并将适应性免疫与发病机制相联系。这些变异位点包含许多基因，需要进一步深入地研究来揭示在全基因组关联研究中发现的因果遗传变异。同时，人群中疾病流行率的变化也可能是由环境因素（如卫生或感染）调节基因表达的结果。

（二）发病机制和病理学特征

1. 发病机制 IgA肾病的发病机制目前尚不完全清楚。研究认为IgA肾病更倾向于一种全身性疾病，肾脏作为靶器官受到损伤，因为IgA肾病常在肾移植后复发，而将亚临床IgA肾病供体的肾脏移植至患有其他肾病的患者体内时，IgA在肾小球系膜区的沉积可以在几周内清除。

由于IgA肾病免疫荧光检查以IgA和补体C3在系膜区的沉积为主，提示本病可能是由于循环中的免疫复合物在肾脏内沉积，激活补体而致肾损害。近年来的临床和基础研究提示，IgA肾病的发病机制与IgA_1的糖基化模式密切相关。在循环中，IgA以多种形式存在，包括单体、双体、三体、大型多聚体以及分泌型IgA。在IgA单体中共有2条重链，每条重链的固定区域$C\alpha_1$和$C\alpha_2$间含有铰链区。IgA_1的铰链区较IgA_2更长，且富含脯氨酸、苏氨酸和丝氨酸残基。在IgA_1分子链中，3~6个多糖通过O-连接与丝氨酸或苏氨酸残基相连。IgA_1二聚体中含有4条铰链，每条铰链连接5个O-聚糖。在人的IgA_1分子中，O-聚糖的组成和数量各不相同，构成了铰链区结构的微观异质性。与健康人群相比，IgA肾病患者体内铰链区O-糖基半乳糖缺陷的异常糖基化IgA_1分子增多，且主要分布于血清、扁桃体淋巴组织以及肾小球系膜区。

O-连接聚糖的合成是逐步完成的。首先，将N-乙酰半乳糖胺连接到铰链区的丝氨酸或苏氨酸上，随后，多糖通常通过半乳糖的附着而延伸。唾液酸可以与N-乙酰半乳糖胺、半乳糖或两者结合，然而如果唾液酸在半乳糖附着之前附着在N-乙酰半乳糖胺上，则随后无法附着半乳糖。这种糖基化模式主要影响黏膜组织中产生的聚合IgA_1。对于IgA肾病患者而言，IgA_1分泌细胞中特异性糖基转移酶的表达或活性失衡，导致IgA_1铰链区半乳糖缺陷的O-连接聚糖产生增加，唾液酸残基增多。该种分泌细胞在黏膜和系统间的归巢可能发生异常，使黏膜细胞到达系统部位并向循环中分泌低半乳糖基化的黏膜型IgA_1，其针对黏膜病原合成缺陷IgA_1的过程可能受到先天免疫系统通过Toll样受体产生的影响。虽然微生物或食物来源的抗原偶尔沉积在系膜中，但没有证据表明这些环境内抗原直接参与到IgA肾病的发病机制中。

由于半乳糖缺乏，铰链区的聚糖长度被截短，导致N-乙酰半乳糖胺暴露。自然产生的IgG或IgA1抗体识别IgA_1铰链区新表位，从而在循环中形成免疫复合物。除此之外，半乳糖缺乏 IgA_1 在肾小球系膜区沉积，形成原位免疫复合物。由于发病机制中存在自身抗体与自身抗原的结合，故而认为 IgA 肾病是一种自身免疫病。

循环中半乳糖缺陷的 IgA1 几乎都与聚糖特异性抗体结合，以免疫复合物的形式存在。该抗体可能阻断肝细胞内脱唾液酸糖蛋白受体与 IgA_1 的接触。从而使这种半乳糖缺陷的 IgA_1 避开了肝脏中正常的 IgA_1 分解代谢途径，到达肾小球毛细血管网。IgA_1 免疫复合物的体积较大，但能顺利地通过肾小球毛细血管内皮窗，继而沉积于肾小球系膜区，刺激系膜细胞增殖、分泌系膜基质、细胞因子等而致肾小球炎症反应。聚糖特异性的 IgG 抗体有一种独特的结构特征，其重链可变区的抗原结合部位上第 3 个氨基酸通常是丝氨酸而不是丙氨酸，从而增加了它们与 O- 糖基半乳糖缺陷的 IgA_1 结合的亲和力。这种变化是由主动免疫反应中的体细胞突变引起的。抗聚糖抗体的来源尚未完全确定。一些病毒和细菌在其细胞表面表达 N- 乙酰半乳糖胺，感染这些微生物可能有助于合成与半乳糖缺陷 IgA_1 交叉反应的抗聚糖抗体。

免疫复合物的形成对半乳糖缺乏型 IgA_1 诱导的肾脏增生至关重要。研究发现，向人系膜细胞培养基中添加游离的半乳糖缺陷型 IgA_1 不会刺激其增生或代谢活性。相反，从 IgA 肾病患者血液中分离的含有半乳糖缺陷型 IgA_1 的免疫复合物可诱导这种活性。含有 IgA_1 的免疫复合物的生物学特性可能受到多种成分的调节，如 C3b 或巨噬细胞和中性粒细胞上的 IgA 受体——CD89 的可溶性形式。在系膜中，半乳糖缺陷型 IgA_1 的免疫复合体可能与细胞外基质中的纤维连接蛋白或Ⅳ型胶原，系膜细胞上的 CD71 转铁蛋白受体或整合素结合。活化的系膜细胞分泌细胞外基质成分，增强诱导型一氧化氮合酶的表达，并释放非 IgA 肾病特异的肾损伤介质，包括血管紧张素Ⅱ、醛固酮、促炎和促纤维化因子、生长因子等。随着时间的延长，将导致系膜细胞增生、凋亡、氧化应激、补体激活、系膜基质扩张、足细胞和近端小管上皮细胞损伤、肾小球通透性增加以及肾小球和间质成分瘢痕化。这种肾损伤会导致高血压、蛋白尿、血尿和肾清除率降低。

过敏性紫癜性肾炎患者和 IgA 肾病患者有许多相同的实验室异常指标和肾活检病理特征。这些相似性代表了一个单一疾病过程在临床谱中的两端。目前尚不清楚疾病的临床表现是否能够反映半乳糖缺乏型 IgA_1 的波动水平、IgA_1 铰链区糖形式的组成或位点变化、抗聚糖抗体结合的不同亲和力，以及影响半乳糖缺乏 IgA_1 免疫复合物形成的其他因素，也尚未证明临床表现是否能够反映补体或细胞因子介导的肾小球损伤程度的变化。

2. 病理学特征 IgA 肾病的主要病理学特征之一是肾小球系膜区单纯 IgA 或以 IgA 为主的免疫球蛋白沉积。同时，研究显示往往伴有补体 C3 和 P 因子的沉积，且常能检测到补体 C4 或 C4d、甘露糖结合凝集素和末端补体复合物（C5b–C9），但 C1q 通常不存在。这些发现表明补体激活的替代途径和凝集素途径参与了病理过程。系膜 IgA 属于 IgA_1 亚类，缺乏半乳糖，是 IgA 肾病发病机制中的一个重要生化特征。部分患者有 IgM、IgG 的沉积，但强度较弱。在免疫荧光检测下，电子显微镜通常显示与免疫沉积相对应的电子致密物质，IgA 为主的颗粒样或团块样沉积，通常见于系膜和旁膜区，但偶尔见于肾小球基底膜的上皮下和内皮下部分，病变较重者可伴 IgA 沿血管壁分布。

IgA 肾病的另一大病理特征是肾小球系膜细胞增生和系膜外基质增多，病变轻重不一，可表现为其他肾小球病变，包括局灶性肾小球增生（影响少数肾小球）、节段性瘢痕（仅影响一部分肾小球）和包曼氏囊新月形。部分患者肾活检时已发展至肾小球硬化。IgA 肾病可伴新月体形成，甚至发生新月体性肾炎，晚期表现为广泛的肾小球硬化、肾小管萎缩和间质纤维化。IgA 肾病在光镜下的特征在不同患者之间和单个活检样本内可能有很大的差异。由此，肾病学家和肾病病理学家共同制定了IgA肾病的牛津分类法，以规范光镜下特征的分级。

过敏性紫癜性肾炎的肾组织学特征与IgA肾病非常相似。过敏性紫癜性肾炎的诊断依赖于皮肤毛细血管壁中存在由白细胞增生性血管炎引起的可触性紫癜，同时在血管壁中存在IgA的沉积。

（三）临床表现和实验室检查

1. 临床表现　IgA肾病好发于儿童和青少年，其中又以男性多见。多数患者起病前数小时或数日内有上呼吸道或消化道感染等前驱症状，主要表现为发作性的肉眼血尿或镜下血尿，可持续数小时或数日。肉眼血尿常为无痛性，可伴少量蛋白尿。老年人则通常单独或合并有蛋白尿、镜下血尿或高血压。部分患者起病隐匿，表现为无症状性血尿和（或）蛋白尿，往往体检时才发现。

部分患者表现为肾病综合征（尿蛋白>3.5 g/24 h）、严重高血压及肾功能损害。以肾病综合征为表现的患者不常见，在肾活检中有微小病变性肾病（MCD）特征的患者往往容易发生，可能伴有广泛的增生性病变。重症IgA肾病可导致肾功能损害或肾衰竭。部分患者在首次就诊时，肾功能就已达终末期肾衰竭。

全身症状轻重不一，可表现为全身不适、乏力和肌肉疼痛等。IgA肾病早期高血压并不常见，随着病情进展而增多，少数患者可发生恶性高血压。女性IgA肾病患者通常可耐受妊娠，但若合并持续的重度高血压、GFR < 70 mL/（min · 1.73 m^2）或病理结果显示合并严重的肾血管或间质病变者，则不宜妊娠。

2. 实验室检查　尿液检查可表现为镜下血尿或肉眼血尿，血尿多为肾小球源性，以畸形红细胞为主；约60%的患者伴有少量蛋白尿（尿蛋白常 < 1.0 g/24 h），部分患者可表现为肾病综合征。

30% ~ 50%的患者伴有血IgA增高，以多聚体IgA为主，但这并非IgA肾病的特异性表现。有学者提出可检查血液中IgA-纤维连接素和多聚IgA，但其临床意义还有待于进一步确定。约50%的患者皮肤活检毛细血管内有IgA、补体C3、裂解素和纤维蛋白原沉积。

除此之外，研究还发现，超声造影（contrast-enhanced ultrasound，CEUS）参数可反映IgA肾病早期肾功能损害，无创评估病理改变程度，对临床具有潜在的应用价值。

（四）诊断、分型和鉴别诊断

1. 诊断　年轻患者出现镜下血尿和（或）蛋白尿，尤其是与上呼吸道或消化道感染有关的血尿，临床上应考虑IgA肾病的可能。本病的确诊有赖于肾活检免疫病理学检查。

2. 分型　IgA肾病的主要病理特征为肾小球系膜细胞增生和系膜外基质增多，肾小球系膜区单纯IgA或以IgA为主的免疫球蛋白沉积。根据病情症状，肾小球及肾小管、肾间质改变程度，以及肾小球病变数量和类型，可对其进行不同的分型。

（1）Lee分级系统：1982年，Lee等改良Meadow等（1972年）的组织分类系统，针对IgA肾病的病理特征进行分级（表2-7-5）。

（2）Hass分级系统：1997年，Hass等改良Lee分级系统，建立另一种分级标准（表2-7-6），对肾脏病改变进行评估。

（3）牛津分型系统：为明确定义并界定特异性的肾脏病理改变，找到重复性良好临床相关性组织病理学指标，以进一步依据肾脏特异性病理学指标预测IgA肾病的进展。2009年，国际IgA肾病协作组开展大型多中心临床研究，根据IgA肾病中的特征性肾小球病理指标建立牛津分型，帮助指导疾病治疗及预后。研究结果提出系膜细胞增生程度（M）、内皮细胞是否增生（E）、是否存在节段性硬化或粘连（S）、肾小管萎缩或肾间质纤维化（T）评分，即MEST，可作为影响IgA肾病预后的独立危险因素。其中M、S、T病变与疾病预后相关，在未使用免疫抑制剂治疗时，E病变具有预后预测价值，具体评分见表2-7-7。

2017年，基于新型研究结果，工作组建议在IgA肾病牛津病理分型MEST的基础上增加细胞

表 2-7-5 IgA 肾病的 Lee 分级

分级	肾小球改变	肾小管、肾间质改变
Ⅰ级	肾小球绝大多数正常，偶有轻度系膜增厚（节段性），伴或不伴细胞增生	无
Ⅱ级	<50% 的肾小球示局灶性系膜增生或硬化，罕见小新月体	无
Ⅲ级	肾小球弥漫性系膜增生和基质增宽（局灶或节段性），偶见小新月体和粘连	局灶性肾间质水肿，偶见细胞浸润，罕见肾小管萎缩
Ⅳ级	重度弥漫性系膜增生和硬化，部分或全部肾小球硬化，<45% 的肾小球可见新月体形成	肾小管萎缩，肾间质炎症浸润，偶见肾间质泡沫细胞
Ⅴ级	病变性质似Ⅳ级，但更严重，>45% 的肾小球有新月体形成	类似Ⅳ级病变，但更严重

表 2-7-6 IgA 肾病的 Hass 分级

亚型	病理学改变
Ⅰ型：轻微病变型	仅见肾小球系膜区轻度系膜细胞增生；无节段性或球性硬化，无新月体
Ⅱ型：局灶节段性肾小球硬化样改变	与原发性局灶节段性肾小球硬化症相似，伴肾小球系膜细胞轻度增加，无新月体
Ⅲ型：局灶增生性肾小球肾炎	不足 50% 的肾小球出现细胞增生，增生的细胞可以只限于系膜细胞，或由于毛细血管内细胞增生致肾小球毛细血管袢阻塞；可见少量新月体；绝大多数Ⅲ型病变示肾小球节段细胞增生
Ⅳ型：弥漫增生性肾小球肾炎	>50% 肾小球细胞增殖，与Ⅲ型病变类似，细胞增生可以是节段性的；可见新月体
Ⅴ型：晚期慢性肾小球肾炎	≥40% 的肾小球出现球性硬化，≥40% 的肾皮质小管萎缩或消失；其余可表现为上述各种肾小球病变

表 2-7-7 IgA 肾病的牛津病理分型、病理指标定义及评分（MEST-C）

病理指标	定　义	评分方法
肾小球系膜细胞增生（M）	依据每个系膜区系膜细胞数目分为： <4 个：无增生，0 分 4～5 个：轻度增生，1 分 6～7 个：中度增生，2 分 ≥8 个：重度增生，3 分 系膜细胞增殖积分取所有肾小球的平均值	M_0：≤0.5 M_1：>0.5 （PAS 染色：≥50% 的肾小球系膜区内可见 >3 个系膜细胞，则定义为 M1）
肾小球内皮细胞增生（E）	毛细血管内细胞增殖致袢腔狭小	E_0：无 E_1：任何肾小球有该病变
节段性硬化或粘连（S）	任何不同程度的袢受累，包括肾小球节段硬化 / 粘连	S_0：无 S_1：任何肾小球有该病变（同时补充说明是否存在足细胞增生肥大或顶部病变）
肾小管萎缩或间质纤维化（T）	肾皮质小管萎缩或间质纤维化 根据受累面积百分比，取较高者评分	T_0：0～25% T_1：26%～50% T_2：>50%

续表

病理指标	定 义	评分方法
细胞 / 纤维细胞性新月体（C）	细胞或纤维细胞性新月体百分比	C_0：无 C_1：0～25% C_2：≥25%

注：①活检标本取材标准要求肾小球数≥8 个；② MEST 评分系统不适用于过敏性紫癜性肾炎（hypersensitive purpura nephritis，HSPN）患者。

性 / 纤维细胞性新月体（C）评分，并建议 S_1 定义不变，但增加对 S_1 病变的描述（存在 / 不存在足细胞增生肥大或顶部病变），其目的是描述足细胞的损伤情况，并指导免疫抑制剂的使用。牛津病理分型被认为是迄今为止最严谨、科学的分型方法，可用于疾病预后评估和治疗指导。

3. IgA 肾病的鉴别诊断 IgA 肾病主要应与下列疾病相鉴别。

（1）急性链球菌感染后肾炎：潜伏期较长（7～21 天），有自愈倾向。IgA 肾病潜伏期短，反复发作，结合实验室检查（如血 IgA 水平增高、血补体 C3 水平的动态变化、ASO 阳性），尤其是肾活检可资鉴别。

（2）过敏性紫癜性肾炎：与 IgA 肾病可有相似的实验室检查结果及病理表现，结合发病情况，临床表现及病理特点可资鉴别，详见表 2-7-8。

（3）泌尿系感染：伴有发热、腰痛以及尿中红、白细胞增多的 IgA 肾病患者，易误诊为尿路感染，但反复中段尿细菌培养阴性，抗生素治疗无效。

（五）治疗

尽管对 IgA 肾病的发病机制已有了更深入的了解，但目前尚无针对 IgA 肾病的靶向治疗方法。由于不同个体预后差异较大，治疗需根据病理改变和临床表现制定个体化方案。以血尿为主要表现的 IgA 疾病，目前尚无有效的治疗方法。

1. 非药物治疗 对于轻度患者（血压正常、GFR 正常、尿蛋白与肌酐比值始终＜0.20），无须药物治疗。建议保持随访，定期监测血压、蛋白尿和血尿以及评估肾功能，防止疾病进行性发展。对于 BMI＞25 kg/m^2 的患者推荐减体重，吸烟患者推荐戒烟，同时应避免过度劳累、感染和使用肾毒性药物等。

2. 药物治疗

（1）ACEI 或 ARB 类药物：2012 年 KDIGO 指南充分肯定了 RAAS 阻断剂在 IgA 肾病治疗中的作用，建议将血管紧张素转换酶抑制剂（ACEI）和血管紧张素受体阻滞剂（ARB）类药物作为首选药物来控制蛋白尿和血压。对于 24 h 蛋白尿＞1 g 的患者，推荐长期使用 ACEI 或 ARB 类药物，

表 2-7-8 IgA 肾病和过敏性紫癜性肾炎（HSPN）的鉴别诊断

特 征	IgA 肾病	过敏性紫癜性肾炎
发病率	儿童（5～50）/10 万，成人（10～40）/10 万	儿童（15～70）/10 万，成人（4～13）/10 万
肉眼血尿	更为常见，多伴随黏膜感染性疾病	较 IgA 肾病少见，有时发生在过敏性紫癜治疗后
病理表现	新月体少见；罕有毛细血管袢免疫复合物沉积；免疫荧光染色可见 λ 链多于 κ 链	新月体多见，可见毛细血管袢坏死；多见内皮下免疫复合物沉积；免疫荧光染色 λ 链与 κ 链数量相当
肾外表现	罕有累及皮肤或胃肠道血管炎；偶有关节痛表现	皮肤常可见紫癜；胃肠道血管炎及关节痛多见

根据血压情况逐步调整至最大剂量，维持蛋白尿≤1 g/d。若 24 h 蛋白尿在 0.5～1 g 之间时［儿童为 0.5～1 g/（d·1.73 m^2）］，建议使用 ACEI 或 ARB。同时，建议尽量增加 ACEI 或 ARB 剂量以保证蛋白尿≤1 g/d。对于高血压患者，若蛋白尿≤1 g/d，建议维持血压在 130/80 mmHg 以下；若蛋白尿＞1 g/d，则建议血压控制在 125/75 mmHg 以下。研究证明，对于 GFR＜30 mL/（min·1.73 m^2）的患者，有相当大的风险进展为终末期肾病，但使用 ACEI 或 ARB 类药物结合支持治疗可以减缓疾病进展。

（2）糖皮质激素：对于经过 3～6 个月的支持治疗，包括 ACEI 和（或）ARB 类药物以及其他血压控制方法，24 h 尿蛋白排出量仍持续超过 1 g，且 GFR＞50 mL/（min·1.73 m^2）的患者，KDIGO 指南建议开展 6 个月的糖皮质激素治疗。根据中华医学会肾脏病临床诊疗指南，建议给予泼尼松每日 0.6～1.0 mg/kg，4～8 周后酌情减量，总疗程 6～12 个月。有证据显示，短期大剂量激素治疗（泼尼松＞30 mg/d 或甲泼尼龙大剂量冲击治疗，疗程＜1 年）比长期低剂量激素治疗效果更显著，且对肾脏有保护作用。对于呈肾病综合征同时病理表现为微小病变并有 IgA 沉积的患者，建议按 MCD 处理，予泼尼松每日 1 mg/kg（不超过 1 mg/kg）或 2 mg/kg 隔日口服（不超过 120 mg），连续使用 4 周以上直至缓解（最长不超过 16 周），之后在 6 个月内缓慢减量。对于新月体性 IgA 肾病，建议激素联合免疫抑制剂治疗，方案类似于 ANCA 相关性血管炎的治疗。在无禁忌证的前提下，可给予甲泼尼龙冲击治疗，即甲泼尼龙 0.5～1.0 g 静脉滴注，连续 3 天；随后给予常规剂量的激素（泼尼松 1 mg/kg）联合免疫抑制剂治疗。

（3）免疫抑制剂：由于尚未有研究证明免疫抑制剂对于 IgA 肾病的确切疗效以及其本身存在的不良反应和远期不良事件的影响，KDIGO 指南提出若患者 GFR＜30 mL/（min·1.73 m^2），则不建议使用免疫抑制剂疗法。对于存在肾功能迅速恶化的新月体性 IgA 肾病患者，可以使用皮质类固醇联合环磷酰胺或硫唑嘌呤进行治疗。常用环磷酰胺为每日 1.5～2 mg/kg，3 个月诱导治疗，后接硫唑嘌呤为每日 1.5～2 mg/kg，总疗程 1～2 年。我国指南建议若患者 24 h 尿蛋白持续≥1 g，在激素反应不佳、不良反应不能耐受或有禁忌证时，可联合或单独应用免疫抑制剂。若临床表现为大量蛋白尿，病理表现为肾小球系膜细胞增殖、球囊粘连、间质炎细胞浸润明显的重症 IgA 肾病患者，建议糖皮质激素联合免疫抑制剂。不建议使用霉酚酸酯（mycophenolate mofetil，MMF）治疗 IgA 肾病，但有研究证明其在亚洲人群中有一定治疗效果。因此，对于亚洲人群而言，若糖皮质激素治疗无效，可以尝试使用 MMF 作为替代疗法。此外，研究发现来氟米特可作为进展性肾病的有效治疗方案。应用来氟米特联合小剂量皮质类固醇治疗进展性 IgA 肾病与单用皮质类固醇同样有效，并且长期随访显示前者的蛋白尿明显减少，严重不良事件较少。

（4）其他

1）鱼油：对于经过 3～6 个月的支持治疗，包括 ACEI 和（或）ARB 类药物以及其他血压控制手段，24 h 尿蛋白排出量仍持续超过 1 g 的患者，可以添加鱼油联合糖皮质激素治疗。

2）抗血小板药物：有研究证明抗血小板药物联合免疫抑制剂有一定的治疗作用，但总体效果较弱，目前 KDIGO 指南尚不支持使用抗血小板药物。

3）扁桃体切除术：一些研究推荐采取扁桃体切除术治疗 IgA 肾病，但是由于缺乏随机对照试验的数据，目前不推荐扁桃体切除术作为 IgA 肾病的常规治疗。

3. 肾脏替代治疗　对于需要肾脏替代治疗的患者，移植是首选的治疗方法。尽管对于移植后患者而言，肾小球 IgA 沉积常在移植后几周再次出现，但仍有部分患者从未复发。移植肾的 IgA 肾病复发在儿童比成人中更常见，并且与新月体产生和移植前肾功能迅速下降有关。目前尚不清楚半乳糖缺乏型 IgA_1 或抗甘氨酸抗体的循环水平是否影响肾移植后的进程。

KDIGO指南尚未提及复发性IgA肾病的治疗，但仍可根据指南采取相同的治疗策略。至少50%的IgA肾病患者会在移植后复发，5%会出现移植物功能丧失。抗胸腺细胞球蛋白的诱导免疫抑制治疗和泼尼松维持治疗可能减少IgA肾病的复发频率。未来，随着对IgA肾病发病机制的不断了解，新的治疗方法可能被进一步发现。

（六）预后

既往认为IgA肾病的预后良好，对于诊断时肾功能正常的儿童或成人患者，其10年生存率为90%。但随后的研究发现，每年有1%～2%的患者进入终末期肾衰竭。IgA肾病初次诊断和随访期间应观察蛋白尿、血压和eGFR以评估肾脏疾病进展的风险；建议观察肾脏病理特征评估预后。

肾活检时大量蛋白尿、高血压、GFR受损是预后差的独立危险因素；蛋白尿持续＞1.0 g/d提示预后不佳。系膜和毛细血管内增生、局灶节段性肾小球硬化、肾小管萎缩或肾间质纤维化、广泛新月体形成均被认为是提示预后不良的病理指标。此外，研究发现血清IL-18或可作为评价IgA肾病预后的独立预测因子，治疗前IL-18水平可能成为IgA肾病发病预测、疗效预判的一个无创指标；肌酐浓度＞120 μmol/L和白蛋白水平＜38 g/L的进展性IgA肾病患者则较难恢复，其预后也相对更差。

（牟　姗）

数字课程学习

教学PPT　　自测题

第八章

继发性肾小球肾炎

关键词：

狼疮性肾炎　系统性红斑狼疮　糖尿病肾病

ANCA 相关性血管炎肾损害　过敏性紫癜性肾炎

肝炎病毒相关性肾炎　肾淀粉样变性　多发性骨髓瘤肾损害

高尿酸性肾病　痛风　肥胖相关肾小球病

第一节 狼疮性肾炎

诊疗路径

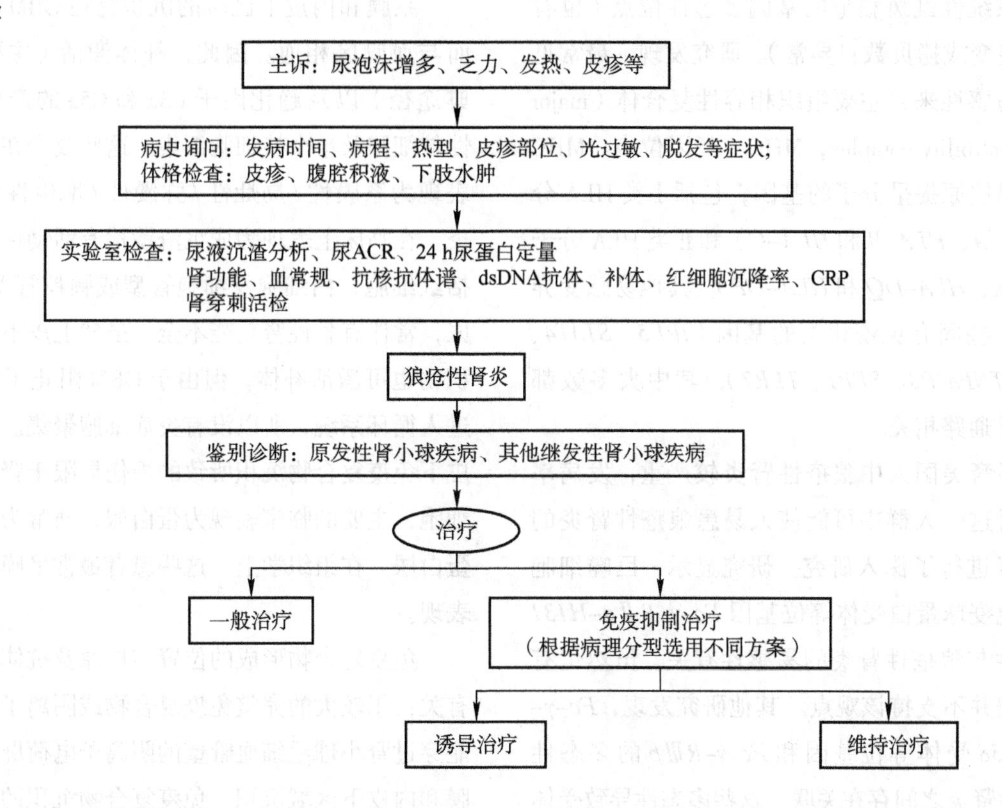

系统性红斑狼疮（systemic lupus erythematosus，SLE）是一种累及全身多系统、多脏器的慢性自身免疫性疾病，其免疫学异常的发生机制十分复杂，至今尚未完全阐明。系统性红斑狼疮多发生于育龄期女性，总体性别女性和男性比例为（7～9.5）：1，育龄期比例可达11：1。虽然80%的系统性红斑狼疮发生于育龄期女性，但儿童、青少年、老年及男性也可发病。系统性红斑狼疮在不同种族中发病率不同，高加索人系统性红斑狼疮患病率为（14.6～50.8）/10万，非裔美国女性的发病率为高加索人的3～4倍，而东亚人群中系统性红斑狼疮的发病率是高加索人的近2倍。

狼疮性肾炎（lupus nephritis，LN）是系统性红斑狼疮累及肾脏所引起的一种免疫复合物介导的肾脏损伤，是系统性红斑狼疮最主要的并发症和死亡原因之一。人群中狼疮性肾炎的发病率为（30.13～70.41）/10万，是我国最常见的继发性肾小球疾病。东部战区总医院解放军肾脏病研究所的统计资料显示，狼疮性肾炎在肾活检患者中约占肾脏疾病的13.5%，占继发性肾小球肾炎的54.3%。与系统性红斑狼疮相似，狼疮性肾炎的成因复杂，受遗传背景、自身免疫状态等先天性因素影响，后天的环境因素、内分泌异常等也在疾病的发生和发展中起到重要作用。狼疮性肾炎的临床表现、病理表现及治疗亦较为复杂，有如一个临床综合征。

（一）发病机制

1. 遗传因素　在系统性红斑狼疮的发病机制中有重要作用，多种遗传因素使系统性红斑狼疮的易感性升高。研究显示，单卵双胎者系统性红斑狼疮的同病率较高（14%～57%），系统性红斑狼疮患者同胞兄弟姐妹发生系统性红斑狼疮的风险是一般人群的29倍。全基因组关联研究（genome-wide association study，GWAS）发现了约50个使机体易感系统性红斑狼疮的基因多态性位点（也有少数是突变或拷贝数目异常）。研究发现，最常见的遗传易感性来自主要组织相容性复合体（major histocompatibility complex，MHC）基因位点。MHC包含编码抗原提呈分子的基因，包括Ⅰ类HLA分子（*HLA-A*、*HLA-B*和*HLA-C*）和Ⅱ类HLA分子（*HLA-DR*、*HLA-DQ*和*HLA-DP*）。其他易感变异型包括一些固有免疫相关的基因（*IRF5*、*STAT4*、*IRAK1*、*TNFAIP3*、*SPP1*、*TLR7*），其中大多数都与IFN-α通路相关。

非洲裔美国人中狼疮性肾炎较严重，发病率较高，对这一人群中可能使人易患狼疮性肾炎的遗传因素进行了深入研究。研究显示，巨噬细胞表达的免疫球蛋白受体等位基因*Fc-γ-RⅡa-H131*的多态性与狼疮性肾炎的易感性有关，虽然也有一些数据并不支持该观点。其他研究发现，*Fc-γ-RⅢa-F158*受体等位基因和*Fc-γ-RⅢb*的多态性与狼疮性肾炎之间存在关联。这些多态性导致受体与其特异性IgG亚类结合的亲和力发生改变。有人推测，这种改变使得肝脏或脾脏巨噬细胞对循环免疫复合物的清除不足，从而导致循环免疫复合物不适当地沉积于肾脏及其他部位。2种几乎仅见于非洲裔美国人的*APOL1*基因变异与肾小球硬化和包括狼疮性肾炎在内的多种疾病的病程进展有关。

2. 免疫系统紊乱　系统性红斑狼疮患者肾脏损伤主要与免疫复合物的沉积位置有关，免疫复合物主要由抗双链DNA抗体（即抗dsDNA或抗DNA抗体）引起。这些抗体与各种DNA结合形成免疫复合物，如以核小体形式（核小体由dsDNA环绕核心组蛋白八聚体形成）存在的DNA。

虽然免疫复合物主要由DNA及其抗体组成，但其组成可能还包括染色质、C1q、层粘连蛋白、Sm、La（SS-B）、Ro（SS-A）、泛素及核糖体。除了与DNA形成免疫复合物外，一些抗DNA抗体可能直接与肾小球基膜（GBM）和系膜的成分相结合。狼疮性肾炎中的免疫复合物可沉积于肾小球系膜、肾小球内皮下和（或）肾小球上皮下区域。

系膜和内皮下区域的沉积物在GBM近端，因而与血管区相通。因此，补体激活（主要通过经典途径）以及趋化因子C3a和C5a的产生引起中性粒细胞及单个核细胞汇集。这些改变在组织学上表现为系膜性/局灶性/弥漫性/增生性肾小球肾炎，在临床上表现为尿沉渣镜检有活动性发现（包括红细胞、白细胞及细胞管型或颗粒管型）、蛋白尿，常伴有急性肾功能不全。虽然上皮下区域的沉积物也可激活补体，但由于GBM阻止了趋化因子进入循环系统，所以没有炎症细胞聚集。因此，上皮下免疫复合物沉积所致的损伤局限于肾小球上皮细胞，主要的临床表现为蛋白尿，通常为肾病范围蛋白尿。在组织学上，这些患者最常呈膜性病变的表现。

免疫复合物形成的位置与抗原及抗体的特点均有关：①较大的完整免疫复合物或阴离子抗原（不能穿过肾小球毛细血管壁的阴离子电荷屏障）在系膜和内皮下区域沉积。免疫复合物沉积的严重程度决定了患者是发生局限于系膜的轻度疾病，还是发生更为严重的局灶性或弥漫性增生性肾小球肾炎。实验研究提示，上皮下沉积物可能通过以下2种主要机制形成：可跨过GBM的阳离子抗原，以及针对上皮细胞抗原的自身抗体。②免疫复合物形成位置的另一重要决定因素可能与抗体的电荷及其抗原结合域均有关。抗体可能与肾小球毛细血管壁不同位置的抗原结合，从而导致不同的组织学和临床表现。一些数据提示，抗dsDNA自身抗体会攻击肾小球内膜相关核小体。

3. 炎症反应　在系统性红斑狼疮患者中，并非所有循环抗DNA抗体都必然导致肾炎发生。例如，一项研究对比了14例抗DNA抗体阳性且有活动性肾炎的患者与14例抗DNA抗体阳性但无肾炎的患者。在这两个临床表现不同的患者组中，根据同种型、电荷或与组蛋白的交叉反应性均无法区分这两组的血浆抗 DNA 抗体。虽然没有在该研究的患者中进行检测，但其他研究显示能够固定补体的抗 DNA 抗体有更强的致肾炎作用。

此外，抗 DNA 抗体可能不需要形成免疫复合物即可产生肾毒性。抗 DNA 抗体似乎可在体外与人肾小球系膜细胞相结合，并诱发促炎症物质产生。例如，在体外系统中，从活动性狼疮性肾炎患者血液中分离的抗 DNA 抗体可诱导系膜细胞产生 IL-1 及其他促炎症物质，继而增加透明质酸（一种细胞外基质成分，可在组织损伤期间聚集，并募集淋巴细胞）的合成。可分泌这些自身抗体的浆细胞不仅分布于脾及骨髓，在肾脏中也有分布。因此，在狼疮性肾炎中，肾脏可能是自身反应性浆细胞的主要分布部位。

一些研究数据提示，抗 C1q（一种补体成分）的自身抗体可能与狼疮性肾炎有关。这些抗体的作用机制可能由免疫复合物广泛沉积于 GBM 开始，而 C1q 被固定在这些免疫复合物上。随后抗 C1q 抗体与 C1q 结合，激活补体，从而导致炎症细胞汇集。也有研究提示，IgG 亚类可能是一项免疫复合物沉积诱导的炎症反应的决定因素。IgG1 和 IgG3 能固定补体，IgG2 固定补体的能力较弱，而 IgG4 不能固定补体。因此，后两种 IgG 诱发炎症反应的可能性较小。与弥漫性增生性肾小球肾炎相关的抗 DNA 抗体往往是 IgG1 和 IgG3，而膜性肾病中的免疫沉积物更可能为 IgG2 和 IgG4，这些观察结果与此假设相符。然而，如上文所述，GBM 将免疫沉积物与循环中的炎症细胞隔离开来，可能是膜性肾病中缺乏炎症改变的一个更重要的原因。

免疫复合物沉积也可上调及激活内皮细胞表面的黏附分子，能够募集促炎性白细胞并引发自身免疫损伤。活化的肾小球细胞、浸润的巨噬细胞和 T 细胞会产生炎症细胞因子，包括 TNF-α、IL-6、肿瘤生长因子 -β、干扰素 - γ、趋化因子和血小板衍生生长因子，这些炎症介质都可能进一步损害肾脏。活化的血小板也可能促进系膜细胞增殖，导致肾脏损伤。

（二）临床表现及实验室检查

狼疮性肾炎可以是系统性红斑狼疮诸多的临床表现之一，也可在起病时是唯一有受累表现的脏器。系统性红斑狼疮患者若存在尿液分析异常和（或）血清肌酐升高应怀疑并发肾炎，肾脏活检发现组织病理学异常即可确诊。如前所述，一些患者在诊断为系统性红斑狼疮时已有肾脏受累的证据。系统性红斑狼疮是系统性疾病，累及肾脏时，狼疮性肾炎患者临床表现也具有多样性。

1. 肾脏表现　蛋白尿和（或）肾病综合征是狼疮性肾炎常见的临床表现，约 1/4 的系统性红斑狼疮患者表现为肾病综合征范围的蛋白尿，肾脏受累的患者中约一半存在大量蛋白尿。患者可存在白细胞尿和管型尿，也可有镜下或肉眼血尿。血尿、白细胞尿和管型尿的多少某种程度上可反映肾脏病变的活动性。少数患者也可出现明显的远端和近端肾小管功能异常，如尿液浓缩功能障碍、电解质紊乱、肾小管酸中毒等表现。

部分患者可出现高血压，伴或不伴有肾功能损伤，严重者可表现为急性肾损伤，短期内血肌酐水平明显升高。部分患者疾病未得到有效控制，反复发作使肾组织逐渐破坏最终进展为终末期肾病（ESRD）。

少部分患者合并抗磷脂抗体综合征，表现为肾内微血管血栓形成，血小板减少，网状青斑及流产，抗磷脂抗体阳性。

2. 肾外表现　狼疮性肾炎患者肾外表现呈多样性，包括发热、乏力和消瘦等全身症状；常见皮肤黏膜损害（蝶形红斑、盘状红斑等）、关节肌肉、血液系统、中枢神经系统和心血管系统等不同系统或脏器受累的临床症状，也可存在多发性浆膜炎（胸腔积液、心包炎、腹水）等表现。

3. 实验室检查

（1）血常规检查：可有白细胞、血红蛋白、血小板计数减少。

（2）尿常规、尿白蛋白 / 肌酐比值、24 h 尿蛋白定量检测：可见蛋白尿、尿白细胞、红细胞含量升高，管型尿。

（3）肾功能检查：患者急性起病或病程慢性进展后，可见血肌酐、尿素氮浓度升高。

（4）血生化检测：部分患者可有肝酶或血脂水平升高，当患者疾病进展时可出现钙磷代谢紊乱、酸碱平衡紊乱等相关表现。

（5）补体检测：狼疮性肾炎患者应连续监测补体C3、C4和CH50水平。补体C3下降往往提示疾病处于活动期。

（6）抗核抗体谱检测：抗核抗体、抗dsDNA抗体、抗核小体抗体、抗ENA抗体（包括抗Sm抗体、抗SSA抗体、抗SSB抗体、抗rRNP抗体、抗核糖体抗体等）均可见异常。其中抗dsDNA抗体与疾病活动密切相关。抗Sm抗体为标记抗体，其特异性度99%，但敏感度稍低。

（三）病理分型

大部分出现肾脏受累证据的系统性红斑狼疮患者应接受肾脏穿刺活检以明确诊断，并明确狼疮性肾炎的病理分型。病理分型有助于明确疾病的活动性、慢性程度及并发损害（如间质性肾炎和血栓性微血管病），同时指导治疗，因此明确狼疮性肾炎患者的病理分型十分重要。

狼疮性肾炎的组织病理学表现可能存在相当大的差异，有时狼疮性肾炎可能与其他免疫复合物介导的肾小球肾炎混淆。然而，狼疮性肾炎具有一些高度特征性的组织病理学特点。包括肾小球沉积物染色以IgG为主，并包含IgA、IgM、C3和C1q共同沉积，即所谓的“满堂亮”免疫荧光现象。系膜、内皮下和上皮下区域可同时观察到肾小球免疫复合物沉积。肾小球外免疫复合物可沉积于肾小管基膜、肾间质和血管。

大多数狼疮性肾炎患者存在免疫复合物介导的肾小球疾病。在过去的30余年中，不同的学术机构已多次尝试对不同的系统性红斑狼疮相关性肾小球病变进行分型。目前常采用2003年修订的国际肾脏病学会（International Society of Nephrology，ISN）/肾脏病理学会（Renal Pathology Society，RPS）分类系统，该分类系统与1982年WHO分类系统相比，可重复性似乎更好。ISN/RPS分类系统根据肾脏活检的组织病理学表现，将系统性红斑狼疮相关性肾小球疾病分为6型（表2-8-1）。

2017年ISN/RPS对2003版狼疮性肾炎的病理分型、活动及慢性化指数积分进行了修订。修订内容包括对各种病变的定义予以明确和修正，并将一些临床意义有争议的评判标准予以取消，如球性/节段病变（G/S）、急性/慢性病变（A/C）；同时引入更为准确的评估指标，如活动性及慢性化指数（AI/CI）积分，其中活动性指数评分最高分为24分，慢性化指数最高分为12分（表2-8-2）。

除了肾小球病变，还有3种其他狼疮性肾脏病变：即肾小管间质性肾炎（间质浸润、肾小管损伤）、血管病变（血栓性微血管病等）以及狼疮足细胞病。负责研发肾小球疾病最新分类系统的研究者强调，对活检标本都应关注是否存在肾小管间质性肾炎和血管受累及其严重程度。虽然不同类型往往具有独特的组织学、临床和预后特征，但由于取样差异，各型之间存在大量重叠。理想情况下，活检标本应至少包括25个肾小球。此外，相当大比例的狼疮性肾炎患者会从一种类型进展为另一类型，有时在治疗后，有时是自发的。

（四）诊断

系统性红斑狼疮是一种全身性的自身免疫病，必须先明确系统性红斑狼疮诊断，方能结合肾脏病变情况确诊狼疮性肾炎，仅凭肾活检无法确诊狼疮性肾炎。目前，临床诊断最常用的仍是美国风湿病学会（American College of Rheumatology，ACR）于1997年修订的系统性红斑狼疮诊断标准，患者需满足11条诊断标准中的4条方能确诊（表2-8-3）。但在临床上医师们常会遇见明确诊断困难的患者，这些患者在11条标准中仅符合3条，在很多情况下患者发病后数年，会出现符合第4条诊断标准的症状，才能被诊断为系统性红斑狼疮。那么是否能更早期合理诊断系统性红斑狼疮呢，因此新的诊断标准还在探讨中。

表 2-8-1　ISN/RPS 狼疮性肾炎病理学分型标准（2003 年）

病理分型	病理表现
Ⅰ型	轻微系膜性病变：在光镜下肾小球正常，在免疫荧光下系膜区可见免疫复合物沉积
Ⅱ型	系膜增生性病变：在光镜下见单纯系膜细胞增生或系膜区增宽，在免疫荧光或电镜下可见系膜区免疫复合物，可能伴有少量上皮下或内皮下复合物沉积
Ⅲ型	局灶性病变：活动或非活动性的局灶节段（或球性）毛细血管或毛细血管外肾小球肾炎，累及少于 50% 的肾小球。一般可见局灶内皮下免疫复合物沉积伴或不伴系膜区改变
	Ⅲ（A）：活动性病变，局灶增生性狼疮性肾炎
	Ⅲ（A/C）：活动性和慢性病变，局灶增生和硬化性狼疮性肾炎
	Ⅲ（C）：慢性非活动性病变伴肾小球硬化，局灶硬化性狼疮性肾炎
Ⅳ型	弥漫性病变：活动或非活动性的弥漫性节段（或球性）毛细血管内或毛细血管外肾小球肾炎，累及超过 50% 肾小球。一般可见弥漫内皮下免疫复合物沉积伴或不伴系膜区改变。此型包括弥漫性 wire-loop 沉积
	Ⅳ-S（A）：活动性病变，如弥漫性节段增生性狼疮性肾炎
	Ⅳ-G（A）：活动性病变，如弥漫性球性增生性狼疮性肾炎
	Ⅳ-S（A/C）：活动性和慢性病变，如弥漫性节段增生和硬化性狼疮性肾炎
	Ⅳ-G（A/C）：活动性和慢性病变，如弥漫性球性增生和硬化性狼疮性肾炎
	Ⅳ-S（C）：慢性非活动性病变伴肾小球硬化，如弥漫性节段硬化性狼疮性肾炎
	Ⅳ-G（C）：慢性非活动性病变伴肾小球硬化，如弥漫性球性硬化性狼疮性肾炎
Ⅴ型	膜性病变：在光镜、免疫荧光和电镜下可见球性或节段性上皮下免疫复合物伴或不伴系膜区改变；Ⅴ型狼疮性肾炎可能与Ⅲ型或Ⅳ型同时出现，在这种情况下，两种类型都需诊断
Ⅵ型	晚期硬化性病变：超过 90% 的肾小球球性硬化，且残余肾小球无活动性病变

表 2-8-2　狼疮性肾炎肾活检活动性和慢性化评分（NIH 评分）

指数	病理表现	评分
活动性指数（AI）	毛细血管内细胞增多［<25%（+），25%~50%（++），>50%（+++）］	0~3
	中性粒细胞浸润 / 核碎裂［<25%（+），25%~50%（++），>50%（+++）］	0~3
	纤维素样坏死［<25%（+），25%~50%（++），>50%（+++）］	（0~3）×2
	内皮下沉积：白金耳 / 透明血栓［<25%（+），25%~50%（++），>50%（+++）］	0~3
	细胞（细胞纤维）性新月体［<25%（+），25%~50%（++），>50%（+++）］	（0~3）×2
	间质炎细胞浸润［<25%（+），25%~50%（++），>50%（+++）］	0~3
慢性化指数（CI）	肾小球硬化［<25%（+），25%~50%（++），>50%（+++）］	0~3
	纤维性新月体［<25%（+），25%~50%（++），>50%（+++）］	0~3
	肾小管萎缩［<25%（+），25%~50%（++），>50%（+++）］	0~3
	间质纤维化［<25%（+），25%~50%（++），>50%（+++）］	0~3

表 2-8-3 系统性红斑狼疮诊断标准（1997 年 ACR 标准）

诊断标准	临床表现或检测结果
1. 颊部红斑	遍及颊部扁平或高出皮肤的固定性红斑，常不累及鼻唇沟部位
2. 盘状红斑	隆起的红斑上覆有角质性鳞屑和毛囊栓塞，旧病灶可有萎缩性斑
3. 光过敏	日光照射引起皮肤过敏
4. 口腔溃疡	口腔或鼻咽部无痛性溃疡
5. 关节炎	非侵蚀性关节炎，累及 2 个或 2 个以上周围关节，特征为关节肿、痛或渗液
6. 浆膜炎	① 胸膜炎：胸痛、胸膜摩擦音或胸膜渗液，或 ② 心包炎：心电图异常，心包摩擦音或心包渗液
7. 肾脏病变	① 24 h 蛋白尿 > 0.5 g 或 + + + ② 细胞管型：可为红细胞、血红蛋白、颗粒管型或混合性管型
8. 神经系统异常	① 抽搐 ② 精神病 ③ 非药物或代谢紊乱，如尿毒症、酮症酸中毒或电解质紊乱所致
9. 血液学异常	① 溶血性贫血伴网织红细胞增多或 ② 白细胞计数减少，< 4×10^9/L，至少 2 次，或 ③ 淋巴细胞计数 < 1.5×10^9/L，至少 2 次，或 ④ 血小板计数减少，< 100×10^9/L（除外药物影响）
10. 免疫学异常	① 抗 dsDNA 抗体 +，或 ② 抗 Sm 抗体 +，或 ③ 抗心磷脂抗体 +（包括心磷脂抗体，或狼疮抗凝物，或持续至少 6 个月梅毒血清假阳性反应，三者中具备 1 项）
11. 抗核抗体阳性	免疫荧光抗核滴度异常，或相当于该法的其他实验滴度异常，排除了药物诱导的“狼疮综合征”

系统性红斑狼疮国际合作组织（Systemic Lupus International Collaborating Clinics，SLICC）于 2009 年提出了新的系统性红斑狼疮分类标准，于 2012 年整理成文。此标准更加清晰，将临床诊断标准和肾活检标准分开，同时也将临床标准和免疫学标准分开，评价标准非常简练。在新的诊断标准中，仍需满足 4 项标准，其中至少须满足 1 项临床标准和 1 项免疫学标准即可诊断（表 2-8-4）。若患者肾活检证实狼疮性肾炎，且同时有抗 dsDNA 阳性或 ANA 阳性，也可以诊断为系统性红斑狼疮。研究发现，与 1997 年 ACR 修订版标准相比，SLICC 诊断标准的敏感度较高，但特异度较低，误诊率较低，其诊断效能高于 1997 年 ACR 诊断标准。

2017 年 6 月在西班牙马德里举行的欧洲抗风湿病联盟（The European League Against Rheumatism，EULAR）年会上，由 EULAR 和 ACR 共同推出了系统性红斑狼疮诊断的新分类标准（表 2-8-5）。该诊断标准在 ANA 阳性（Hep2 免疫荧光法 ≥1∶80）的基础上，根据标准评分≥10 分即可诊断为系统性红斑狼疮。该诊断标准旨在更好地提高狼疮的早期诊断率，但由于是新分类标准，其诊断的敏感度及特异度如何，仍需更多临床实践数据验证。

（五）治疗

狼疮性肾炎的治疗需根据患者的临床表现及病理分型进行个体化治疗。治疗应包括免疫抑制治疗和针对相关表现和并发症的支持治疗，主要分为两个阶段，分别是诱导缓解期及维持期治疗。治疗目

表 2-8-4　系统性红斑狼疮诊断标准（2009 年 SLICC 标准）

临床标准	免疫学标准
1. 急性或亚急性皮肤型狼疮	1. ANA 阳性
2. 慢性皮肤型狼疮	2. 抗 dsDNA 抗体阳性（ELISA 方法需 2 次阳性）
3. 口鼻部溃疡	3. 抗 Sm 抗体阳性
4. 脱发 5. 关节炎 6. 浆膜炎：胸膜炎和心包炎	4. 抗磷脂抗体阳性：狼疮抗凝物阳性，或梅毒血清学实验假阳性，或中高水平阳性的抗心磷脂抗体，或 β_2-GPI 阳性
7. 肾脏病变：24 h 尿蛋白 > 0.5 g 或有红细胞管型	5. 补体降低：C3、C4 或 CH50
8. 神经病变：癫痫、精神病、多发性单神经炎、脊髓炎、外周或脑神经病变、急性精神错乱状态	6. 直接抗球蛋白（Coombs）试验阳性（无溶血性贫血）
9. 溶血性贫血	
10. 至少 1 次白细胞计数减少（$< 4 \times 10^9/L$）或淋巴细胞计数减少（$< 1 \times 10^9/L$）	
11. 至少 1 次血小板计数减少（$< 100 \times 10^9/L$）	

表 2-8-5　系统性红斑狼疮分类诊断标准（2017 年 EULAR/ACR 标准）

进入标准：ANA 阳性（Hep2 免疫荧光法≥1：80）

临床领域	标准	权重
全身状况	发热 > 38.3℃	2
皮肤病变	口腔溃疡	2
	非瘢痕性脱发	2
	亚急性皮肤狼疮	4
	急性皮肤狼疮	6
关节病变	≥2 个关节滑膜炎或≥2 个关节压痛 + ≥30 min 的晨僵	6
神经系统病变	谵妄	2
	精神症状	3
	癫痫	5
浆膜炎	胸腔积液或心包积液	5
	急性心包炎	6
血液系统损害	白细胞计数减少（$< 4 \times 10^9/L$）	3
	血小板计数减少（$< 100 \times 10^9/L$）	4
	免疫性溶血	4
肾脏病变	蛋白尿 > 0.5/24 h	4
	肾脏穿刺病理符合Ⅱ或Ⅴ型狼疮肾炎	8
	肾脏穿刺病理符合Ⅲ或Ⅳ型狼疮肾炎	10

续表

免疫学领域	标准	权重
抗磷脂抗体	抗心磷脂抗体 IgG > 40GPL 单位或抗 β_2-GP1 IgG > 40GPL 单位或狼疮抗凝物阳性	2
补体	低 C3 或低 C4	3
	低 C3 和低 C4	4
高度特异抗体	抗 dsDNA 抗体阳性	6
	抗 Sm 抗体阳性	6

标为早期诱导缓解、控制狼疮活动、减少蛋白尿；维持期降低复发率、维持长期缓解、降低病死率和ESRD发生率。诱导治疗时需注重尽快地控制体内炎症状态和诱导疾病缓解，这对患者的远期预后非常重要；而晚期则应尽量维持疾病缓解状态、减少复发率、长期保护肾功能，不同时期治疗时的侧重点不同。当然，在整个治疗过程中，也要注意尽量减少药物不良反应。

1. 一般治疗　对诊断为狼疮性肾炎的患者，临床上均建议给予一般治疗，并建议加用羟氯喹治疗，除非患者有该药物的禁忌证。羟氯喹每日最大剂量为6.0～6.5 mg/kg，常用剂量每日0.2～0.4 g，分1～2次。长期应用羟氯喹可致视网膜黄斑病变，但发生率低。长期服用者每年应做眼底及视野筛查，特别是连续服用5年以上的患者。

对伴随持续性蛋白尿和（或）高血压的狼疮性肾炎患者应给予肾脏保护治疗，包括低盐饮食，降血压和降蛋白尿治疗。推荐使用血管紧张素转换酶抑制剂（ACEI）或血管紧张素受体拮抗剂（ARB）类药物治疗合并蛋白尿或高血压的患者。合并高脂血症的患者推荐使用他汀类药物［低密度脂蛋白胆固醇（LDL-C）目标水平＜2.6 mmol/L］。抗磷脂抗体阳性的患者建议使用阿司匹林抗凝。肾功能不全的患者则可根据病情采用低蛋白饮食和酮酸治疗。

2. 免疫抑制治疗

（1）Ⅰ型和Ⅱ型狼疮性肾炎的治疗：新近发表的KDIGO指南对Ⅰ型和Ⅱ型狼疮性肾炎的治疗推荐提出：非肾病范围蛋白尿的患者激素和免疫抑制剂的使用取决于肾外狼疮的临床表现。医师需要从整体整合评估患者全身各器官受累情况，评估患者的全身疾病活动状态，选择治疗方案。

对于存在狼疮足细胞病的患者治疗方案同微小病变，维持期治疗可选用小剂量激素联合另一种免疫抑制剂治疗。

（2）Ⅲ型和Ⅳ型狼疮性肾炎的治疗：诱导治疗的目的是短期内快速抑制活跃的免疫反应。主要针对急性严重的活动病变，迅速控制免疫炎症和临床症状。推荐联合糖皮质激素［0.8～1.0 mg/（kg·d）］和免疫抑制剂治疗，一般治疗时间为6（3～9）个月。推荐诱导治疗使用环磷酰胺（cyclophosphamide，CTX）或霉酚酸酯（mycophenolate mofetil，MMF），若无法耐受以上2种药物，可选用多靶点治疗方案（糖皮质激素联合小剂量MMF及他克莫司）。如疾病活动度高，可用糖皮质激素静脉冲击治疗3天。如患者在治疗前3个月内有病情恶化的倾向（如Scr升高，尿蛋白增多等），建议应考虑改用其他治疗方案或进行重复肾活检以指导下一步治疗。诱导治疗中，CTX推荐剂量为每月1次静脉使用，每次0.5～1.0 g/m^2，（NIH方案）；或每2周1次静脉使用，每次0.5 g，共6次（Euro-Lupus方案）；或每日1次口服，每日剂量1.0～1.5 mg/kg。MMF推荐剂量为每日2～3 g口服，至少6个月。

完成初始治疗后即进入维持治疗阶段。维持治疗的目的是避免肾功能恶化和病理活跃，长时间的维持治疗是避免患者出现肾功能恶化的保证。维持治疗应选用毒性较小的药物，剂量相对小、尽量减少药物不良反应。KDIGO 指南推荐小剂量激素（每日 5 ~ 7.5 mg）联合免疫抑制剂治疗。免疫抑制剂首选 MMF 作为维持期用药，每日剂量 1 ~ 2 g 口服。无法耐受 MMF、考虑妊娠的患者可选用硫唑嘌呤（azathioprine，AZA），剂量为每日 1.5 ~ 2.0 mg/kg。无法使用 MMF、AZA 作为维持治疗药物的患者，可考虑选用钙调磷酸酶抑制剂（他克莫司浓度维持于 4 ~ 6 ng/mL，环孢素浓度维持于 60 ~ 100 ng/mL）或咪唑立宾（每天 3 mg/kg）。若经过 12 个月的维持缓解治疗，病情仍未达到完全缓解，应考虑重复肾活检，以决定是否改变治疗方案。当维持缓解减量时，如果肾功能恶化和（或）尿蛋白加重，为了控制病情，免疫抑制剂的剂量应增加至能控制的狼疮性肾炎活动的原有剂量。免疫抑制治疗的总疗程不应少于 36 个月。

（3）Ⅴ型狼疮性肾炎的治疗：因临床和病理表现不同，应给予个体化治疗。单纯性Ⅴ型狼疮性肾炎表现为正常肾功能和非肾病综合征水平蛋白尿，建议使用降蛋白尿和降压治疗，如 ACEI/ARB 药物；需要依据狼疮性肾炎的肾外表现来决定是否接受糖皮质激素和免疫抑制剂的治疗。单纯性Ⅴ型狼疮性肾炎并表现为肾病综合征的患者推荐联合使用糖皮质激素及免疫抑制剂（MMF、CTX、钙调磷酸酶抑制剂、利妥昔单抗或 AZA）。

Ⅳ +Ⅴ型和Ⅲ +Ⅴ型患者一般可按Ⅳ型和Ⅲ型狼疮性肾炎处理，应用糖皮质激素联合 CTX 或 MMF 治疗，按诱导和维持治疗处理。部分难治性Ⅲ+Ⅴ型或Ⅳ+Ⅴ型 LN 患者也可考虑采用多靶点方案（糖皮质激素 + 小剂量钙调磷酸酶抑制剂 + MMF）甚至利妥昔单抗进行治疗。

（4）Ⅵ型狼疮性肾炎的治疗：根据系统性红斑狼疮的肾外表现来考虑是否应用糖皮质激素和免疫抑制剂。Ⅵ型狼疮性肾炎患者 90% 的肾小球发生硬化，通常伴小管萎缩和间质纤维化。患者一般存在严重肾功能损伤及蛋白尿，偶有血尿。因不存在免疫学活跃表现，一般患者不使用免疫抑制剂。仅需服用小剂量激素以避免或治疗肾外狼疮活跃表现。这些患者同时可接受 ACEI 或 ARB 治疗控制尿蛋白，延缓肾功能恶化。

近年来，随着生物靶向药物的研发上市，发现其与传统免疫抑制剂相比，相对安全、低毒，可能对改善狼疮性肾炎患者的长期预后有帮助。靶向药物的研发主要是基于狼疮性肾炎的发病机制。T、B 细胞的活化，细胞因子均在狼疮性肾炎的整个发生和发展过程中起重要作用。目前，生物制剂有针对 B 细胞或某些分子的靶向治疗，也有针对刺激因子抑制剂的靶向治疗，还有细胞因子的导向治疗。利妥昔单抗是第一代 CD20 单克隆抗体，是针对 B 细胞的靶向治疗药物。利妥昔单抗通过与 B 细胞表面标志物 CD20 结合，引发补体依赖和抗体依赖的细胞毒作用，导致 B 细胞凋亡，从而清除自身免疫性 B 细胞，减少自身抗体的产生；通过清除 B 细胞，能进一步减少 T 细胞的活化，抑制炎症因子、趋化因子的产生，从而减轻组织损伤。目前，临床研究已证实利妥昔单抗在狼疮性肾炎治疗中具有诱导缓解的作用。2020 年 KDIGO 指南将利妥昔单抗作为一种替代治疗药物纳入指南，指出可在其他药物如环磷酰胺、MMF 治疗无效时选择用利妥昔单抗。贝利尤单抗特异性 B 细胞激活因子（BAFF）抑制剂，主要是通过阻断 BAFF 受体与可溶性 BAFF 的结合，抑制 B 细胞的活化发挥生物学作用。目前，贝利尤单抗治疗狼疮性肾炎的全球多中心临床研究 BLISS-LN 结果提示，生物靶向制剂贝利尤单抗的治疗达到了减少复发、减少感染和减少激素用量的目的。

靶向治疗药物逐渐运用于狼疮性肾炎患者的治疗中，其用药剂量、疗效及安全性仍有待大样本多中心临床研究明确，以期将来应用于临床，改善狼疮性肾炎患者的疗效、提高生存率及改善生活质量。

（六）预后

过去几十年来狼疮性肾炎患者的预后已得到显

著改善。近年的大数据报告显示，狼疮性肾炎患者的10年生存率超过90%。随着患者生存率的提高，长期并发症、生活质量及康复变得十分重要。20世纪80年代以来，免疫抑制剂有了长足的发展，新型药物疗效与经典用药环磷酰胺疗效相当且不良反应更小。早期诊断及合适的治疗对获得良好的长期预后十分重要。但目前仍有尚未解决的问题，如诱导缓解治疗及维持治疗中免疫抑制剂的选用、剂量和用药时间，以及种族的差异等，仍需要国际多中心研究来给予合适的答案。

（倪兆慧）

第二节 糖尿病肾病

糖尿病是严重威胁人类健康的慢性非传染性疾病。目前全球糖尿病患者人数为4.25亿人。在我国，随着人们生活水平的提高、生活习惯的改变以及人均寿命的增加，糖尿病患病率也逐年升高，数据显示我国糖尿病患者人数已超过1.14亿。

糖尿病可导致各类急慢性并发症。Kimmelestiel和Wilson于1936年首次报道了糖尿病进展会造成肾脏损伤，导致糖尿病肾脏疾病（diabetic kidney disease，DKD）。DKD是糖尿病主要的微血管慢性并发症之一，15%~25%的1型糖尿病、30%~40%的2型糖尿病患者会发展为DKD。2014年，美国糖尿病协会（ADA）与NKF达成共识，认为DKD是指由糖尿病引起的慢性肾损伤，主要指标包括肾小球滤过率（GFR）<60 mL/(min·1.73 m^2)或持续超过3个月尿白蛋白肌酐比值高于30 mg/g。糖尿病是发达国家慢性肾脏病（CKD）的首要病因。我国全国性流行病调查结果显示，DKD已超过肾小球肾炎成为住院患者CKD的首要病因。

（一）术语变迁

糖尿病引起的肾脏疾病存在多个相关术语，常用的有糖尿病肾小球病（diabetic glomerulopathy，DG）、糖尿病肾病（diabetic nephropathy，DN）和糖尿病肾脏疾病（diabetic kidney disease，DKD）。

DG专指经肾脏活检证实的由糖尿病引起的肾小球病变，属于病理术语。以往常以DN表示糖尿病肾病，但DN侧重于病理诊断。2007 NKF/KDOQI将糖尿病导致的肾脏疾病命名为DKD，并建议用DKD代替传统专业术语DN，DKD更强调糖尿病所导致的肾脏损害，不仅包括肾小球病变，还包括肾小管、间质及血管的损伤。

（二）发病机制

DKD的发病机制十分复杂。总体来讲，是在一定遗传背景下，由长期高血糖导致的糖脂代谢异常、血流动力学改变、血管活性物质代谢异常等多种因素参与造成的肾脏损害。

1. 遗传因素 荟萃分析发现，有多个基因变异与DKD显著相关，如*ACE*、*AKR1B1*（含2个变异）、*APOC1*、*APOE*、*EPO*、*NOS3*（含2个变异）、*HSPG2*、*VEGFA*、*FRMD3*（含2个变异）、*CARS*（含2个变异）、*UNC13B*、*CPVL/CHN2*和*GREM1*；另外，在亚洲人群的亚组分析中还发现*ELMO1*和*CCR5*两基因中的变异与DKD相关。这些变异基因中，受到广泛关注、与DKD发病关系密切的是*ACE*（血管紧张素转换酶）基因多态性。*ACE*基因第16内含子中插入（I）或缺失（D）一个长度为287 bp的碱基片段，形成I/D多态性，可形成DD、ID、Ⅱ 3种基因型，DD型的个体体内ACE活性明显增加，参与2型DKD的发生和发展。

2. 肾脏糖代谢紊乱 高血糖可以诱导形成晚期糖基化终末产物（advanced glycation end-products，AGEs），并激活多元醇通路、二酰甘油-蛋白激酶C途径等多种代谢紊乱，进而导致细胞结构和功能改变，最终形成糖尿病特征性的多种肾脏病变。

AGEs可以直接活化细胞内多种第二信使，启动细胞核内与炎症基质增生相关的基因，从而导致病变。AGEs也可以通过与细胞受体结合发挥致病作用，比如AGE受体（RAGE）。RAGE在血管内皮细胞、肾小球系膜细胞、肾小管上皮细胞以及循环中单核巨噬细胞均有表达，在血管、心脏、肾脏及中枢神经中表达较多。RAGE被激活后，一方面使AGEs降解；另一方面可以诱导细胞因子、化学趋化因子、生长因子等生成，从而引发一系列生物效应。

长期高血糖状态可激活肾小球系膜细胞、近端肾小管上皮细胞及内髓质集合管细胞醛糖还原酶（AR）基因中的葡萄糖反应元件及渗透压反应元件，从而激活AR。葡萄糖在AR的作用下转化为山梨醇，而后在山梨醇脱氢酶作用下转化为果糖。由于山梨醇不易透过细胞膜且果糖很少进一步代谢，导致细胞内山梨醇和果糖堆积，进而引起细胞内高渗状态，导致细胞肿胀破坏。同时，AR还能引起细胞内肌醇减少，磷酸肌醇合成减少，进而导致Na^+-K^+ATP酶活性下降及具有扩血管功能的前列腺素类物质产生增加，最终引起血流动力学异常。另外，醛糖增多可使ECM中胶原成分非酶糖基化作用增强，进而致基膜增厚。多元醇通路的激活可以产生大量NADH，后者可促进葡萄糖从头（de novo）合成二酰甘油（DAG）途径中二羟丙酮磷酸（DHAP）向Sn-葡萄糖-3-磷酸（Sn-GSP）转变，促进DAG产生，参与蛋白激酶C（PKC）途径激活。

PKC激活主要是由于其从细胞内可溶性部分向细胞膜转位，同时高糖环境可以增加*PKC*基因的表达。

3. 肾脏血流动力学改变　在DKD早期即可观察到肾脏血流动力学改变，主要表现为“三高”，即肾小球高灌注、高压力、高滤过。血流动力学的改变使肾小球内皮及上皮细胞损伤，破坏正常滤过屏障，还可致肾小球局灶性硬化、系膜扩张及基膜增厚。

肾脏血流动力学改变则导致肾小球血流量及毛细血管压力升高、肾小球毛细血管应力改变等，从而影响毛细血管的结构和功能；同时还引发球内肾素-血管紧张素系统（RAS）兴奋，特别是血管紧张素Ⅱ（AngⅡ）通过自分泌、旁分泌等方式，以压力依赖性及非压力依赖性作用导致细胞增生、肥大、凋亡以及促趋化因子形成等。

4. 血管活性物质及生长因子　DKD早期高滤过状态和晚期肾脏肥大到进入肾纤维化过程中都有一系列血管活性物质参与，即包括AngⅡ、内皮素类缩血管物质，还包括NO、前列腺素、心钠素等扩血管物质，它们共同促进DKD的发生和发展。

（1）AngⅡ：是肾素-血管紧张素系统（RAS）主要的活性物质，后者由肾素、血管紧张原、血管紧张转换酶（ACE）、血管紧张素（Ang）及血管紧张素受体（ATR）等成分组成。糖尿病状态下肾脏局部RAS呈异常活跃状态。AngⅡ选择性收缩出球小动脉导致肾内跨膜压增高；通过增加硫酸肝素糖蛋白转运，降低基膜滤过屏障负电荷；通过分泌血管通透性因子，使内皮细胞通透性增加；AngⅡ还作为促生长因子与高血糖协同作用，刺激TGF-β等产生；抑制细胞内蛋白酶，降低纤维蛋白降解；抑制NO合成酶，cGMP产生减少，增加胞内PKC活性，促进近端肾小管钠转运。

（2）内皮素（endothelin，ET）：是一种具有强烈缩血管作用和促细胞生长增殖的多肽，包括ET-1、ET-2、ET-3三种亚型，其中ET-1在DKD中已被证实其基因和蛋白表达均显著增加。在DKD早期，研究发现ET-1表达增加主要是对抗NO的扩血管作用，是机体的一种代偿现象。但随着病程进展，ET-1又是DKD一种重要的损伤介质。

（3）一氧化氮（NO）：是精氨酸代谢过程中由NO合成酶（NOS）产生的一种扩血管物质，NOS有3种亚型，即神经元型NOS（nNOS）、内皮型NOS（eNOS）及诱导型NO（iNOS）。NO在DKD早期参与肾小球高滤过形成，在糖尿病肾脏后期则主要起保护作用。

（4）激肽：是激肽原在激肽释放酶作用下裂解产生的一类活性多肽，通过磷脂酶C和磷脂酶A2分别产生肌醇三磷酸（IP3）、二酰甘油（DAG）、花生四烯酸及前列腺素衍生物等发挥作用。激肽系统在DKD早期即可参与影响肾小球血流动力学。此外，激肽尚与RAS有密切关系。注射激肽可促进肾素的释放，另外AngⅡ亦能刺激组织释放激肽释放酶，促使激肽生成，共同维持血管张力的平衡。

（5）前列腺素：是花生四烯酸的代谢产物，糖尿病状态下肾组织可通过包括PKC激活、激肽系统等多条途径增加花生四烯酸释放量并生成多种代谢产物，如前列环素（PGI2）、前列腺素E2（PGE-2）、血栓素A2（TXA-2）等。其中PGI2和PGE-2可明显降低肾血管阻力，尤其是肾小球入球小动脉阻力，导致肾脏血浆流量增加。同时，TXA-2相对收缩肾小球出球小动脉，两者相互作用协同参与肾小球高滤过的形成。

（6）心房钠尿肽（atrial natriuretic peptide，ANP）：是具有强大利钠、利尿和扩血管活性的肽类激素，可以使肾小球入球小动脉明显扩张，从而导致高肾血浆流量与高滤过。在糖尿病时，由于血糖升高，致使组织液被重吸收入循环而致血管内容量过多，后者刺激心房产生过多心房钠尿肽，从而致肾小球入球小动脉扩张。应用抗心房钠尿肽抗体可以使实验性DKD高灌注状况好转。但是糖尿病高灌注状况虽然在血糖更高者更明显，在血糖被控制后它仍然存在，因此心房钠尿肽分泌过多可能仅是机制之一。

5. 生长因子代谢异常　高糖状态下，诱导生长因子表达的机制是多方面的。体外研究早已证实，高糖可刺激生长因子如TGF-β、FGF、PDGF及VEGF表达。高糖通过激活PKC及形成AGEs诱导生长因子生成并可调节其活性；肾小球高压及多种血管活性物质如AngⅠ、ET亦可调节PDGF和TGF-β的表达；一些其他代谢异常的氧化脂蛋白亦可诱导生长因子的表达。

TGF-β在肾脏中主要具有抑制细胞增生、促使细胞肥大及ECM积聚的作用。TGF-β促使细胞肥大主要是通过调节细胞周期相关蛋白酶，致使细胞周期停留在G_1期不能进入S期。高糖状态下，多种机制参与TGF-β合成，主要有高糖代谢异常的渗透压刺激、血管紧张素水平过高、蛋白AGEs与其受体结合后作用，以及PKC激活等等。

肿瘤坏死因子-α（TNF-α）主要由单核巨噬细胞产生，血管内皮细胞和肾小球系膜细胞也能产生。在肾脏疾病中TNF-α主要刺激系膜细胞收缩、增生，并诱导分泌炎症因子，还能刺激肾小球上皮细胞生成纤维酶原激活剂抑制剂（PAI-1），从而促进凝血。TNF-α与糖尿病胰岛素抵抗具有一定关系，并介导DKD过程中肾小管上皮细胞凋亡。

单核细胞化学趋化蛋白-1（MCP-1）主要分布于肾小球系膜细胞、内皮细胞及肾小管上皮细胞。既往研究报道，糖尿病肾活检标本中发现MCP-1主要分布在巨噬细胞浸润较多的部位，提示其参与糖尿病肾组织巨噬细胞浸润。

研究证实，血管内皮细胞生长因子（VEGF）与肾小球高滤过及微量白蛋白尿形成相关。动物实验中阻断VEGF可以改善DKD小鼠的尿白蛋白水平；促血管生成素之间的不平衡导致肾小球滤过屏障功能障碍，在DKD中导致渗透性改变。新近研究发现，一种促血管生成因子LRG1与糖尿病发病密切相关。LRG1在DKD患者的肾小球内皮细胞上表达增多，并且其高血浆水平与DKD患者的肾脏不良预后相关。

6. 脂代谢紊乱及高血压　糖尿病患者常伴有脂代谢紊乱和高血压。糖尿病动物模型中发现肾小球脂质沉积与肾小球损害程度一致，而特异性的降脂治疗能够逆转DKD的进展；伴有高血压的糖尿病患者肾脏病变发生率更高且发展速度更快，而严格控制血压可明显延缓DKD进展。

脂代谢紊乱促进肾小球硬化，抑制纤溶酶活性，导致肾小球毛细血管凝血和血栓形成。

高血压促进DKD的发生和发展，主要是影响肾小球血流动力学。长期高糖状态下，肾血管自身调节障碍，肾血管阻力下降，肾小球入球小动脉相对扩张，系统性高血压传递至肾小球囊内，形成肾小球内高压，加速肾小球硬化。另外，Na^+-Li^+逆转运子活性增高引发肾小球入球小动脉对AngⅡ的缩血管反应缺陷，从而致使肾小球高滤过；血管平滑肌细胞 *GLU-4* 基因与蛋白转位异常致使平滑肌细胞张力下降、促进系统性高血压向肾小球传递，引发肾小球压力性损伤，这也是糖尿病患者即使血压轻度升高也会发生严重肾小球高滤过的原因之一。

7. 炎症机制 目前认为，慢性炎症反应和固有免疫反应的激活在促进DKD发生发展中具有重要作用。前述多条DKD发病机制涉及通路的下游均是生成多种多样的炎症介质，如TNF-α、MCP-1、IL-1、NF-κB等。

补体系统的激活是固有免疫反应的重要组成部分，越来越多的证据显示补体系统参与DKD的发生，MBL、补体C3和膜攻击复合物等都可能导致糖尿病患者肾损伤。研究还发现，DKD患者的肾小球内皮细胞补体C3a及C5a的受体表达明显升高。动物实验证实，阻断补体C3a及C5a的受体能显著减少内皮细胞向成纤维细胞转分化以减轻DKD大鼠的肾脏纤维化。

8. MicroRNAs（miRNA）是一种长度为19～25个核苷酸的内源性非编码单链RNA，在细胞基因表达转录后调控中起关键作用，参与调控细胞增殖、分化和凋亡。近年研究发现，在糖尿病肾脏中多种miRNA过表达，如miR-21、miR-124、miR-135a、miR-192、miR-195、miR-200、miR-215、miR-216a、miR-217、miR-377、miR-1207-5p等，这些miRNA主要通过与肾脏保护相关基因的3′端非编码区（non-coding region，UCR）结合从而抑制其表达，最终上调涉及DKD的致病信号通路相关分子的表达；同时研究发现，Let-7、miR-25、miR-29、miR-93、miR-141、miR-200、miR-451等多种对诱导DKD发生因子（如TGF-β、COL、NOX、Akt等）其抑制作用的miRNA表达下调。

9. 肠道菌群 近些年，越来越多的研究显示肠道菌群与糖尿病的发生和发展密切相关，肠道菌群的改变可以影响血糖和胰岛素抵抗。新近研究发现，微量白蛋白尿患者肠道菌群代谢物硫酸苯酯（PS）水平与基础蛋白尿水平及两年预测尿蛋白进展水平显著相关。在DKD动物模型中发现，抑制硫酸苯酯生成能够减轻蛋白尿。

（三）临床表现、诊断与鉴别诊断

1. 临床表现及临床分期 1987年，Mogensen根据DKD的病理生理特点和演变过程，将DKD分为5期，主要针对1型糖尿病，2型糖尿病患者的DKD亦可参考该标准分期。

Ⅰ期：急性肾小球高滤过期，病理示肾小球体积增大，呈现肾小球高滤过、高灌注、高压力，此期无肾脏病理组织学损伤，血糖控制后可得到部分缓解。

Ⅱ期：正常白蛋白尿期，主要特征表现为24 h尿白蛋白<30 mg。GFR可偏高或在正常范围内。肾脏病理表现为肾小球及肾小管基膜增厚，系膜基质增生。

Ⅲ期：早期糖尿病肾病期（24 h尿白蛋白为30～300 mg），以持续性微量白蛋白尿为标志，病理检查GBM增厚及系膜进一步增宽，可见弥漫性糖尿病肾小球硬化。

Ⅳ期：临床（显性）糖尿病肾病期，进展性显性白蛋白尿，部分可进展为肾病综合征，病理检查肾小球病变更重，如肾小球硬化、灶性肾小管萎缩及间质纤维化。

Ⅴ期：肾衰竭期，临床出现慢性肾衰竭，病理可见结节性糖尿病肾小球硬化，出现多数肾小球荒废现象。

2. 诊断 KDOQI指南建议在大部分糖尿病患者中出现以下任何一条者考虑其肾脏损伤是由糖尿病引起的：①大量白蛋白尿；②糖尿病视网膜病变伴微量白蛋白尿；③10年以上糖尿病病程的1型糖尿病患者出现微量白蛋白尿。

我国的专家共识推荐以下诊断标准，符合任何一项者可考虑为糖尿病肾脏病变（适用于1型及2型糖尿病）：①大量白蛋白尿；②糖尿病视网膜病变伴任何一期慢性肾脏病；③10年以上糖尿病病程的1型糖尿病患者出现微量白蛋白尿。

单次尿蛋白结果阳性后，须在排除尿路感染、剧烈运动、妊娠、血糖控制不佳等复杂因素后3~6个月内复查，3次中至少2次尿蛋白排泄异常即可考虑诊断。白蛋白尿分类及分期如表2-8-6。

表2-8-6 白蛋白尿的分类及分期

尿白蛋白排泄	单次样本	24 h样本	分期
	ACR（mg/g）	24 h AER（mg）	
正常白蛋白尿	<30	<30	A1
微量白蛋白尿	30~300	30~300	A2
大量白蛋白尿	>300	>300	A3

也有部分DKD患者临床上并无蛋白尿，仅表现为GFR下降。因此，在排除其他原因导致的慢性肾脏病的前提下，1型糖尿病和2型糖尿病患者出现微量白蛋白尿或者大量白蛋白尿，或者eGFR <60 mL/（min·1.73 m^2），尤其合并有糖尿病视网膜病变，可以临床诊断DKD。

确诊DKD后，根据eGFR进一步判断肾功能受损的严重程度。KDIGO指南工作组推荐联合CKD分期（G1~G5期）和白蛋白尿分期（A1~A3期）综合描述DKD的严重程度。

3. 鉴别诊断 出现以下情况之一的应考虑其CKD是由其他原因引起的：①无糖尿病视网膜病变；②GFR较低或迅速下降；③蛋白尿急剧增多或突发肾病综合征；④顽固性高血压；⑤尿沉渣活动表现；⑥其他系统性疾病的症状或体征；⑦ACEI或ARB类药物开始治疗后2~3个月内eGFR下降超过30%。

病理活检被认为是DKD诊断的“金标准”，不能依据临床病史排除其他肾脏疾病时，需考虑进行肾活检以确诊。以下情况建议进行经皮肾活检：尿沉渣显示明显血尿、突发水肿和大量蛋白尿、短期内eGFR迅速下降，尤其不伴视网膜病变时。

（四）治疗

DKD的治疗目前尚无特效措施，主要强调积极预防、早期筛查、综合干预。预防DKD的发生主要包括改变生活方式、控制血糖血压以及早期筛查等；出现白蛋白尿或eGFR下降的DKD患者应开始早期综合治疗，减少或减缓ESRD的发生；进入肾衰竭期的DKD患者开始肾脏替代治疗、减少心血管事件及死亡风险的综合治疗，以改善生活质量、延长生命。

1. 生活方式自我管理 在医务人员的正规治疗前提下，糖尿病患者生活方式的自我管理对于病情的发生和发展显得尤为重要。有研究证据表明，DKD患者的依从性较差，有效的自我管理很难长期维持，医务人员应给予有效的患者教育，提高患者自身对疾病的重视程度。患者自我管理主要包括血糖血压监测与控制、营养摄入、生活方式改善等方面。

DKD患者每日摄入的总热量应使患者维持接近理想体重，肥胖者可适当减少热量，消瘦者可适当增加热量。

高蛋白饮食可加重肾小球高灌注、高压力，适宜的营养治疗可能延缓肾脏损伤的进展。因此，DKD患者应避免高蛋白饮食，严格控制蛋白质每日摄入量，主张以高生物效价的动物蛋白（如家禽、鱼等）为主，不超过总热量的15%。对于微量白蛋白尿患者，蛋白质摄入量控制在0.8~1.0 g/（kg·d），大量蛋白尿者及肾功能损害者应控制在0.6~0.8 g/（kg·d）。

研究证实，限制钠盐摄入能够改善血压和尿蛋白、增强RAS抑制剂的疗效。目前尚无指南建议具体的限盐标准，结合既往研究推荐DKD患者NaCl摄入量少于6 g/d，但不低于3 g/d。

规律运动可通过提高胰岛素敏感性、改善糖耐量、改善脂质代谢、改善血管功能等减缓DKD的发生和发展。推荐每周5次，每次30 min的中等强度运动。

吸烟是DKD患者蛋白尿及肾功能进展的危险因素，戒烟或减少吸烟是DKD防控肾损伤进展的重要措施。

2. 控制血糖　合理的血糖控制可以延缓糖尿病患者蛋白尿、肾功能减退的发生和进展。DKD患者的血糖控制应遵循个体化原则。血糖控制目标：糖化血红蛋白（HbAlc）不超过7%；对于存在低血糖风险、合并多种并发症或者预期寿命有限的患者，HbAlc控制目标可放宽至8.5%以下。另外，由于CKD患者的红细胞寿命缩短，HbAlc可能被低估，因此，在CKD 4～5期的患者中用果糖胺或糖化血清白蛋白反映血糖控制水平更可靠。

目前，临床降糖药物包括经典口服药物、新型降糖药物以及胰岛素。经典药物如双胍类、胰岛素促分泌剂、α- 糖苷酶抑制剂、噻唑烷二酮类；新型药物包括胰高血糖素样肽 -1 受体激动剂（GLP-1RA）、二肽基肽酶4（DPP-4）抑制剂、钠 - 葡萄糖协同转运蛋白2（SGLT2）抑制剂。

二甲双胍主要以原形经肾小管排泄。作为2型糖尿病控制血糖的首选药物，二甲双胍本身不会对肾功能有影响。但在肾功能不全时，二甲双胍可能在体内蓄积，甚至引起乳酸性酸中毒。临床上需根据患者的eGFR水平决定二甲双胍是否使用以及用药剂量。目前美国/欧洲糖尿病学会联合建议放宽二甲双胍用于中度肾功能不全2型糖尿病患者的限制，仅在eGFR < 30 mL/（min·1.73 m^2）患者中禁用，eGFR在30～45 mL/（min·1.73 m^2）的患者中依然安全，但应减少药物剂量。

胰岛素促分泌剂可增加eGFR下降患者的低血糖发生风险，使用时需加强血糖监测。胰岛素促分泌剂包括磺脲类药物（如格列美脲、格列齐特、格列吡嗪等）和格列奈类。前者中多数在肝脏代谢，经肾脏排泄，因此在肾功能不全的患者中可能蓄积，一般情况下多数磺脲类药物在CKD 1～2期无需调整剂量，3期减量，4～5期禁用。后者如瑞格列奈主要经肝脏代谢，通过胆汁排泄，少部分经肾脏排泄，因此瑞格列奈可应用于肾功能不全患者；但CKD 4、5期或肾脏移植、透析者，建议减少剂量，以降低低血糖的风险。

α- 糖苷酶抑制剂（如阿卡波糖、米格列醇、伏格列波糖等）口服后被胃肠道吸收不到1%，故一般认为对肾功能无影响。但随着肾功能降低，α- 糖苷酶抑制剂及其代谢产物的血药浓度显著增加，因此用药需根据eGFR相应调整。

噻唑烷二酮类药物（如吡格列酮和罗格列酮）主要经过肝脏代谢，大部分吡格列酮经胆汁由粪便清除。罗格列酮可被完全代谢，无原型药物从尿中排出，其代谢产物从尿液（64%）、粪便（23%）排出，肾功能下降的患者无须调整剂量。但需注意该药存在液体潴留及增加骨折的风险。

GLP-1RA主要起促进胰岛素、减少胰高血糖素分泌的作用，目前常用药物包括利拉鲁肽、艾塞那肽、利司那肽等。利拉鲁肽代谢产物可通过尿液或粪便排泄；艾塞那肽、利司那肽主要通过肾小球滤过清除。这类药物可应用于CKD 1～3期患者，重度肾功能不全的患者不建议使用。有临床研究显示，GLP-1RA具有一定降低新发蛋白尿风险、延缓已有蛋白尿进展的作用，但对肾脏终点事件的影响仍待证实。

DDP-4是GLP-1降解酶。DDP-4抑制剂通过减少GLP-1在体内的降解，增加体内GLP-1的水平，主要包括利格列汀、西格列汀、沙格列汀、维格列汀以等。利格列汀主要以原型通过肠肝系统排泄，肾排泄低于给药剂量的5%，因此使用不受肾功能降低的影响，用于CKD 1～5期的患者均无须调整剂量。西格列汀主要以原型从尿中排泄，eGFR > 50 mL/（min·1.73 m^2）不需要调整剂量，eGFR≤50 mL/（min·1.73 m^2）时须减量。沙格列汀和维格列汀可用于CKD 1～2期患者，用于中、重度肾功能不全患者的临床试验数据有限，不推荐用于CKD 3～5期患者。有研究显示，DDP-4除降糖作用外，还具有一定改善蛋白尿的作用。

SGLT2抑制剂主要通过减少肾小管葡萄糖重吸收，并促进葡萄糖从尿液中排出，从而起到降低血糖的作用。该类药包括达格列净、恩格列净和卡格列净等。达格列净主要经肾脏清除，一般eGFR < 60 mL/（min·1.73 m^2）时不推荐使用。恩

格列净、卡格列净部分经尿液排泄，eGFR < 45 mL/（min · 1.73 m^2）患者不建议使用。SGLT2 抑制剂的降糖作用随肾功能减退而下降，直至无明显疗效。此外，SGLT2 抑制剂还有减轻体重、降压等作用。临床研究显示，SGLT2 抑制剂具有延缓或减少蛋白尿、明显降低肌酐翻倍风险等肾脏保护作用。已有大型临床研究结果显示，卡格列净能够显著降低糖尿病合并 CKD 患者的肾脏终点事件发生风险，同时还能够降低心血管事件发生风险，并且具有良好安全性。

胰岛素是糖尿病的基础用药，其治疗目的是改善血糖控制。不良反应主要有低血糖发作、体重增加、治疗初期的外周组织水肿、过敏反应等。肾功能受损者胰岛素的排泄减少，故 CKD 3b ~ 5 期的患者胰岛素用量需减少，以避免低血糖。

3. 控制血压　理想的血压控制能够减缓 CKD 的进展。国内外相关指南对 DKD 患者血压控制目标值尚不统一。目前认为 DKD 患者血压应控制在 140/90 mmHg 以下，新近指南更为严格地推荐 CKD 或糖尿病合并高血压患者的舒张压控制在 70 ~ 79 mmHg；对于合并白蛋白尿的 DKD 患者血压应控制于 130/80 mmHg 以下。

ACEI 或 ARB 在 DKD 中有控制血压、减少蛋白尿、延缓肾功能进展的作用，是目前治疗 DKD 的药物中临床证据最多的，被推荐作为治疗 DKD 的一线药物。ACEI/ARB 治疗期间应定期随访 UACR、血清肌酐、血钾水平。ACEI/ARB 禁用于伴有双侧肾动脉狭窄的患者。建议用药初期 2 个月，每 1 ~ 2 周应监测血肌酐和血钾，如无异常变化，可以酌情延长监测时间；如果出现高钾血症、用药 2 个月内血清肌酐升高幅度 > 30%，应停用该类药物。

CCB 类药物是一类无绝对肾脏禁忌证的降压药物。在肾功能受损时，长效钙通道阻滞剂无须减小剂量，尤其适用于合并冠状动脉和肾动脉狭窄、重度肾功能不全、存在 ACEI 或 ARB 使用禁忌的患者。β 受体阻滞剂常用药包括美托洛尔和比索洛尔等，肾功能异常对美托洛尔的清除率无明显影响，DKD 患者无须调整剂量，但比索洛尔从肾脏和肝脏清除的比例相同，eGFR < 20 mL/（min · 1.73 m^2）时每日剂量不得超过 10 mg。利尿剂常选择呋塞米，该药在中重度肾功能不全时仍可使用。α 受体阻滞剂多在肝脏代谢，由粪便排出，少部分经尿液排泄，故肾功能损伤患者大多无须改变剂量。盐皮质激素受体拮抗剂（mineralocorticoid receptor antagonist，MRA）是目前关注的热点药物，如螺内酯和伊普利酮。有临床研究显示，它与 RAS 抑制剂联合使用可有效控制难治性高血压，降低尿蛋白，但存在高钾血症的风险。低高钾血症风险的新型 MRA Finerenone 仍在临床研究中。DKD 患者血压控制不佳时，可联用不同作用机制的降压药物。

4. 调节脂代谢异常　脂代谢异常可直接参与糖尿病胰岛素抵抗和心血管并发症的发生，糖尿病患者出现肾病综合征和肾功能不全又进一步加重了高脂血症。血脂属于可控性危险因素，良好的血脂管理对肾脏具有重要保护作用。

LDL-C 作为主要目标，未合并心血管疾病的糖尿病患者 LDL-C 目标值应 < 2.6 mmol/L，合并心血管疾病的糖尿病患者 LDL-C 目标值应 < 1.8 mmol/L。

研究显示，他汀对肾功能无不良影响，在患者可耐受的前提下，推荐 DKD 患者接受他汀治疗。常用的他汀类药物包括阿托伐他汀、辛伐他汀、氟伐他汀、瑞舒伐他汀和普伐他汀等。当 DKD 患者处于 CKD 1 ~ 3 期，他汀类药物的使用无须减量；处于 CKD 4 ~ 5 期，阿托伐他汀无须减量，其他药物慎用或减量。不推荐未使用他汀的透析患者开始他汀治疗，但已开始他汀治疗的透析患者可继续使用，除非出现不良反应。糖尿病 CKD 3b ~ 5 期患者不能耐受他汀类药物时可以贝特类代替治疗。中等强度他汀治疗 LDL-C 不能达标时可联合应用依折麦布。

5. 肾脏替代治疗　包括血液透析、腹膜透析和肾移植。当糖尿病患者进入终末期肾衰竭［GFR

＜15 mL/（min · 1.73 m²）]，处理原则与非糖尿病肾脏疾病患者类似。经肾脏病医师的评估后，开始制订合适的透析计划，目前尚无证据表明 DKD 患者应首选腹膜透析还是血液透析，提倡在充分患者教育的基础上，尊重患者透析方式选择的意愿。ESRD 合并糖尿病的患者开始透析的时机与不合并糖尿病的患者一致，仍须结合患者的症状综合评估。对于合并容量依赖性高血压，或保守治疗难以控制的高钾血症，或尿毒症并胃轻瘫导致厌食、营养不良或难治性呕吐的 DKD 患者，可早期开始透析治疗。目前尚有学者讨论终末期 DKD 患者肾移植是否应该积极开展。国外数据显示，终末期 DKD 患者肾移植后生存率明显低于肾小球肾炎患者，且移植手段常受到器官来源的限制。

6. 其他防治措施

（1）预防感染：糖尿病患者抵抗力低下，易发生感染，常可合并细菌、真菌、病毒感染，应积极防治。

（2）避免肾毒性药物的使用：对于肾功能不全的患者，应根据 eGFR 水平慎用或避免使用非甾体抗炎药物（NSAID），使用 RAS 抑制剂时谨慎与 NSAID 联用。避免服用具有潜在肾毒性的中药，如马兜铃酸等。另外，DKD 是造影剂肾病的高危人群，因此建议糖尿病患者在经专业医师评估后再明确是否行造影检查。造影前推荐充分水化、使用低剂量低渗非离子型造影剂，造影后密切检测肾功能变化。

（陈玉强　汪年松）

第三节　ANCA 相关性血管炎肾损害

系统性血管炎是以血管壁的炎症、坏死为特征的一组系统性疾病，根据累及血管的级别及其他病变特征被区分为不同类型（表 2-8-7）。抗中性粒细胞胞质抗体（anti-neutrophil cytoplasmic antibody，ANCA）相关性血管炎（ANCA associated vasculitis，AAV）是以血清 ANCA 阳性为特征的寡免疫复合物性坏死性血管炎，又被细分为显微镜下多血管炎（microscopic polyangiitis，MPA）、肉芽肿性多血管炎（granulomatosis with polyangiitis，GPA）及嗜酸性肉芽肿性多血管炎（eosinophilic granulomatosis with polyangiitis，EGPA）。肾脏是 AAV 重要的受累器官。临床上可表现为以血尿、蛋白尿、肾功能迅速恶化为特征的急进性肾小球肾炎；也可以相对隐匿，肾脏损伤逐渐持续进展，未经治疗者预后不佳。但对发病机制的不断探索及免疫抑制药物的使用已很大程度上降低了患者的病死率及终末期肾病（ESRD）的发生率。本节将着重讨论 AAV 的肾脏损害及诊治。

表 2-8-7　2012 年 Chapel Hill 会议关于系统血管炎命名系统

分　类	特　点
大血管炎	主要累及大动脉，包括主动脉及其主要分支
巨细胞动脉炎	主动脉及其主要分支的肉芽肿性血管炎，好发于颈动脉、椎动脉分支，常累及颞动脉；发病年龄多 50 岁以上，可伴风湿性多肌痛
Takayasu（高安）大动脉炎	主动脉及其主要分支的肉芽肿性炎症，发病年龄 50 岁以下
中血管炎	主要累及中等动脉，即脏器供血动脉主干及主要分支；炎性动脉瘤及动脉狭窄常见
结节性多动脉炎	中小血管坏死性炎症，不伴肾小球肾炎及微动脉、毛细血管、微静脉炎
Kawasaki（川崎）病	中小血管炎伴皮肤黏膜淋巴结综合征相关，常累及冠脉，也可累及主动脉；多见于婴儿及儿童
小血管炎	主要累及小动脉、微动脉、毛细血管、小静脉等小血管

续表

分类	特点
ANCA 相关性血管炎	寡免疫复合物性小血管炎，常有血清 ANCA 阳性；根据 ANCA 类型分为 MPO-ANCA 和 PR3-ANCA，ANCA 阴性
显微镜下多血管炎	寡免疫复合物性坏死性血管炎，坏死性肾小球肾炎非常常见，肺毛细血管炎常见
肉芽肿性多血管炎	常累及上下呼吸道的坏死性肉芽肿性炎症，坏死性肾小球肾炎常见
变应性肉芽肿性血管炎	常累及呼吸道的嗜酸性肉芽肿性炎症，伴哮喘和嗜酸性细胞增多症；存在肾小球肾炎者更易 ANCA 阳性
免疫复合物性血管炎	主要累及小血管，血管壁中大量免疫复合物和（或）补体沉积，肾小球肾炎常见
抗肾小球基底膜病	累及肾小球、肺毛细血管，抗肾小球基膜抗体沉积，导致肺咯血、新月体肾炎
IgA 血管炎（过敏性紫癜）	伴 IgA1 免疫复合物沉积的小血管炎，可累及皮肤、肠道、肾小球、关节，肾脏表现无法与 IgA 肾病区分
原发性冷球蛋白血症性血管炎	小血管炎伴冷球蛋白沉积，血冷球蛋白阳性，皮肤、肾小球、周围神经多受累
低补体血症性荨麻疹性血管炎（抗 C1q 性血管炎）	小血管炎伴荨麻疹、低补体血症，与抗 C1q 抗体相关；肾小球肾炎、关节炎、阻塞性肺疾病和眼部炎症常见
变异性血管炎	可累及各种级别（大、中、小）、类型血管（动脉、静脉、毛细血管）
白塞综合征	白塞综合征易反复口腔 / 生殖器溃疡，伴有皮肤、眼、关节、胃肠道、中枢神经系统炎性病变；可表现为小血管炎、血栓性脉管炎、血栓形成、动脉炎、动脉瘤
Cogan（科根）综合征	易累及眼、听觉 - 前庭系统，可有动脉瘤、主动脉瓣、二尖瓣炎
单器官血管炎	仅累及单一器官且无证据表明为系统性血管炎的局限性表现；以累及的器官及血管类型命名（如皮肤小血管炎、睾丸动脉炎、中枢神经系统血管炎）；病变在同一器官内可单灶性或多灶性
与系统性疾病相关的血管炎	血管炎可能继发于系统性疾病；以系统性疾病作为前缀来命名（如类风湿血管炎，狼疮血管炎等）
与可能病因相关的血管炎	与某一可能的特异性病因相关的血管炎，以病因作为前缀来命名（如肼屈嗪相关显微镜下多血管炎、乙肝相关性血管炎、丙肝相关性冷球蛋白血症血管炎等）

（一）ANCA 的定义

ANCA 是一组抗中性粒细胞胞质颗粒内抗原的自身抗体，抗原成分在单核细胞溶酶体中亦有表达，故 ANCA 亦可作用于单核细胞。抗原成分包括溶菌酶、髓过氧化物酶（myeloperoxidase，MPO）、蛋白酶 3（proteinase，PR3）、弹性蛋白酶、组织蛋白酶 G 等。多数实验室采用间接免疫荧光法检测 ANCA。经乙醇固定后胞内颗粒溶解，正电荷的 MPO 结合于负电荷的核膜周围，产生核周型模式（pANCA），而 PR3 仍位于胞质内形成胞质模式（cANCA）。抗原特异性酶联免疫吸附法可用于确定 ANCA 的抗原类型。

目前认为的致病性抗体主要是抗 MPO 及抗 PR3 抗体。在活动期，IgG 为主要的抗体类别。一般认为，MPA、EGPA 以 MPO-ANCA 为主，GPA 以 PR3-ANCA 为主。除 AAV，系统性结缔组织病（如系统性红斑狼疮、干燥综合征、类风湿关节炎）ANCA 阳性率为 10%～20%，慢性感染、炎症性肠病等亦可有存在血清 ANCA 阳性。

（二）流行病学特征

AAV 在人群中的发病率相对较低，为（10～20）/百万，白人及亚洲人群的发病率高于黑人。AAV

的具体类型有明显地区差异。GPA在北欧、澳洲更常见，而MPA在南欧、亚洲更多。国内的具体发病率不详，MPA占所有AAV的70%～80%。目前尚不清楚人群中的差异是否与基因、日照、维生素D等因素相关。EGPA相对罕见，发病率为（0.5～2）/百万。AAV可在任何年龄段发病，但以50～60岁人群居多，男性略多于女性。老年患者较年轻患者诊断MPA的比例更高。

（三）病因

1. 遗传因素　家族性AAV虽有报道但非常罕见。已有证据显示AAV有一定的遗传因素。国内的研究显示，MPA与HLA-DRB1*1454、DRB1*1101相关，而DRB1*1202则与GPA相关。欧洲与北美的全基因组研究发现，GPA与HLA-DP、PRTN3（编码PR3）、SERPINA1（编码α1抗胰蛋白酶，PR3的主要抑制物）的核苷酸多态性相关，而HLA-DQ多态性与MPA相关。鉴于以上基因与HLA的抗原呈递（呈递MPO或PR3），或直接与PR3相关，故核苷酸多态性与PR3-ANCA/MPO-ANCA的相关性要明显强于GPA/MPA。有学者认为，AAV应根据ANCA分类，即PR3-AAV、MPO-AAV，而非现用的分类体系，但尚未得到广泛认可。

2. 感染因素　GPA在寒冷季节易活动，可能与鼻腔携带金黄色葡萄球菌有关，磺胺类药物清除金黄色葡萄球确能降低GPA的复发。有假说认为，多种微生物（如金黄色葡萄球菌、罗斯河病毒）中存在与PR3抗原的DNA互补链表达的肽段（PR3反义肽）结构相近的肽段。微生物进入人体后诱发了抗“反义肽类似物”抗体，继而产生的抗独特型抗体可识别PR3，导致ANCA的产生。在PR3-ANCA患者体内已发现抗反义肽抗体及抗PR3反义肽特异性T细胞。另一个假说认为，微生物模拟自身抗原诱发自身免疫反应。人类LMAP-2表位与细菌粘连蛋白FimH有极高的同源性，人类LAMP-2-ANCA与该微生物蛋白交叉反应。有学者报道，经FimH免疫的大鼠可产生抗LAMP-2抗体及类似于人类AAV的寡免疫复合物坏死性肾小球肾炎；但另一组研究者重复实验未能获得类似结果。

3. 药物因素　肼屈嗪、丙硫氧嘧啶、米诺环素、抗TNF拮抗剂等多种药物可诱发AAV。肼屈嗪是一种DNA甲基化抑制剂，可能通过逆转PR3及MPO表观遗传沉默而增加自身抗原的表达。增加的自身抗原可能打破免疫耐受和（或）放大ANCA介导的中性粒细胞损伤导致疾病。丙硫氧嘧啶易诱发ANCA阳性，可能与多种机制有关，包括可能与MPO相互作用改变其抗原表位。丙硫氧嘧啶与ANCA的产生密切相关，但并非ANCA阳性者都进展至血管炎，可能尚有其他因素参与其中。

（四）发病机制

AAV的发病机制并未完全阐明，ANCA、中性粒细胞、补体系统活化在疾病的发生和发展中起重要作用，调节性淋巴细胞功能异常可能也参与疾病。

图2-8-1
ANCA相关性血管炎发病机制

1. ANCA　循环ANCA的存在不仅是AAV典型的表现，更被证实直接参与疾病。一例婴儿通过胎盘从母体处获得MPO-ANCA，出生后48 h发展成肾炎、肺泡出血，直接提示了MPO-ANCA的致病性。体外实验证实，MPO-ANCA及PR3-ANCA均可激活促炎症刺激物质（如TNF、补体因子C5a、细菌脂多糖等）预处理过的中性粒细胞，导致中性粒细胞释放MPO、PR3至细胞表面及外周微环境。形成的免疫复合物通过与中性粒细胞表面的Fcγ受体结合，又进一步促使中性粒细胞产生呼吸爆发，释放氧自由基及含酶颗粒，造成组织损伤。多项动物实验亦证实了MPO-ANCA的致病性。将小鼠抗MPO-IgG注射到野生型或免疫缺陷的小鼠，或将抗MPO的B细胞注射到免疫缺陷的小鼠均可诱发小鼠类似于人类的坏死性新月体肾炎。

某些无症状个体中也存在少量的MPO-ANCA、

PR3-ANCA，且部分AAV患者疾病缓解期时循环抗体也并不转阴，这可能与ANCA对应的抗原表位不同有关。有学者鉴定出超过20种能被MPO-ANCA识别的MPO表位。从疾病活动期的患者提取的ANCA-IgG可识别大多数表位，而缓解期患者或健康人群中ANCA仅识别其中少数抗原表位。某些患者的临床病理皆符合AAV的典型表现，但常规方法检测循环抗体阴性，部分可能与体内铜蓝蛋白（MPO天然的抑制剂）竞争性结合MPO某些表位相关。在不同因素作用下，抗原表位的特异性也可能发生改变，导致ANCA由非致病性转变成致病性。

2. 中性粒细胞及单核细胞　ANCA的抗原存在于中性粒细胞和单核细胞内。如上所述，单核细胞亦可在体外被循环ANCA激活，后释放前炎症因子，进一步吸引和激活中性粒细胞、单核细胞、巨噬细胞等，损伤内皮细胞。AAV的组织病理早期可见富含中性粒细胞的坏死病灶，免疫复合物虽存在但远少于经典的免疫复合物介导的血管炎，也提示了中性粒细胞和单核细胞所介导的直接损伤是AAV的主要发病机制。激活的中性粒细胞可发生一种特殊的细胞死亡NETosis。在这一过程中，胞质内的酶移至核内，作用于组蛋白导致染色质解聚、核包膜破裂。DNA呈丝状结构，MPO、PR3及其他酶体等释放至胞外形成网状结构，即中性粒细胞胞外网状陷阱（neutrophil extracellular traps，NETs）。NETs可黏附于血管内皮细胞造成直接损伤，激活补体。NETs中的MPO/PR3可转移至血管内皮及树突状细胞进行抗原呈递。ANCA激活的中性粒细胞还可释放B细胞激活因子（B cell activation factor，BAF）配基，刺激B细胞增殖、抑制凋亡，而这可能进一步促进ANCA的产生，放大疾病反应。

3. 补体旁路途径过度激活　近年来，补体旁路途径在AAV中的作用被逐渐认识，并已有针对该途径的药物进入临床试验。研究发现，补体C5缺陷小鼠或提前用抗C5抗体预处理后的小鼠不能诱发出AAV，补体B因子缺陷亦可保护小鼠免于发病，而补体C4缺陷的小鼠与野生小鼠表现类似。这提示补体旁路途径（而非经典途径或凝集素活化途径）在AAV的发病中起到重要作用。虽然AAV的组织病理免疫复合物及补体沉积量少，但C3c、C3d、Bb等成分可在病理组织中发现，且与疾病严重程度相关。同样的发现见于血液、尿液中的补体旁路途径激活产物。进一步研究发现，补体C6缺陷的小鼠仍可产生血管炎表现，但过敏毒素C5a受体拮抗剂可缓解小鼠体内抗MPO抗体诱发的坏死性新月体肾炎。可见是C5a，而非膜攻击复合物C5b-9起到关键的致病作用。体外研究证实，C5a可促进ANCA介导的中性粒细胞呼吸爆发。激活的补体系统与凝血、血小板相互作用，可能进一步放大了补体激活。

（五）临床表现

AAV患者的全身症状，如乏力、低热、体重下降、关节肌肉疼痛等常较突出，可提前于其他症状数月。AAV可累及各脏器，尤以在肾脏、上下呼吸道、皮肤、关节、周围神经常见。

1. 肾脏表现　肾脏受累时半数以上表现为急进性肾小球肾炎，即肾功能数天至数月内明显下降，伴镜下血尿、少至中量蛋白尿、高血压、水肿。也有部分患者的病情相对隐匿，较长时间内逐渐进展，诊断时往往以不可逆的慢性病变为主。肾脏受累是MPA最常见的表现，极少数者可无肾脏病变。GPA常以上下呼吸道症状起病，表现为口腔溃疡、脓血性鼻分泌物、肺部结节和（或）空洞，在整个病程中肾脏受累约占80%。EGPA发病率低，表现过敏性鼻炎、哮喘、外周血嗜酸性粒细胞比例增高及嗜酸性粒细胞浸润性疾病，数年后可出现系统性血管炎表现。肾脏累及相对较少，常仅有轻度蛋白尿及镜下血尿，肾功能不全少见。但EGPA的另一特点是影响下尿道及前列腺，可出现下尿道梗阻。

三种类型的AAV肾脏病理基本一致，为寡免疫复合物坏死性新月体肾炎。即免疫荧光下免疫球蛋白缺乏或定量≤2+，光镜以纤维素样坏死及新月体形成为特征，可有肾小囊破裂，肾小球周围炎症细胞浸润。伴随肾小管间质大量炎症细胞浸润，不同程度纤维化。同一组织切片上可呈现不同时期的病变，即从细胞性新月体、纤维性新月体至肾小球球性硬化。电镜下常见基膜断裂，无或少量电子致密物沉积。少于10%的患者可伴有坏死性动脉炎（尤其是小叶间动脉或髓质直小血管），表现为节段性纤维素样坏死，血管周围早期中性粒细胞浸润，数日后以单核淋巴细胞迁入为主。GPA的组织病理以肉芽肿炎症伴坏死性血管炎为特征，其肉芽肿病变以上下呼吸道最为常见，肾脏、皮肤等组织偶可见。EGPA的组织病理以嗜酸性粒细胞富集的肉芽肿炎症为特征，但也以呼吸道为主，肾间质肉芽肿病变偶见。

肾脏病理与预后的研究显示正常肾小球的比例较好地预测肾功能，加之其便于观察和统计，有研究认为正常肾小球比例可能是肾脏短期和长期预后最好的病理预测指标。肾脏慢性病变，如肾小球硬化比例、小管萎缩、间质纤维化也是肾脏预后不佳的指标。肾脏活动性病变如细胞性新月体、纤维素样坏死与疾病的可逆性相关。2010年提出的一项病理分型综合了单一病理指标，将肾脏病理分为局灶型（正常肾小球比例≥50%）、新月体型（细胞性新月体比例≥50%）、硬化型（球性硬化肾小球比例≥50%）及混合型（不符合以上3种类型者），并认为肾脏预后按局灶型、新月体型、混合型、硬化型顺序变差。而国内的验证研究结果有所不同。北京大学第一医院的结论认为我国患者按照局灶型、混合型、新月体型及硬化型的顺序进入ESRD风险逐渐升高。而作者所在中心的研究则以局灶型预后最佳，硬化型最差，新月体和混合型居中相近。混合型中囊括的患者异质性较大，纳入的人群不同可能是结论不同的原因。

2. 特殊类型AAV

（1）药物诱导的AAV：多表现为高滴度的MPO-ANCA，往往伴有针对其他靶抗原如人白细胞弹性蛋白酶、组织蛋白酶G、乳铁蛋白的ANCA，以及抗核抗体、抗磷脂抗体等其他抗体。故若有患者同时出现多种ANCA阳性，必须排查药物使用史。药物相关的AAV皮肤表现常见，临床可有关节痛、肌痛，但较少进展成明显的关节炎、肌炎。严重的肾、肺受累亦有报道。

（2）ANCA及抗肾小球基膜（GBM）抗体双阳性：部分患者存在血清ANCA及抗GBM抗体双阳性，且几乎均为MPO-ANCA。有假说认为ANCA引发肾小球损伤，从而暴露了隐藏抗原，诱发抗GBM抗体产生。此类患者起病时临床表现较重，类似于抗GBM病表现，而长期复发率类似于AAV。

（3）ANCA阴性的寡免疫复合物血管炎：约10%的患者存在AAV的临床病特征但血清ANCA阴性，部分可能因为ANCA不能被传统方法检出。类似于血清阴性的系统性红斑狼疮，这组患者被称为ANCA阴性的AAV。ANCA阴性的患者更倾向于仅肾脏受累，或全身表现较轻。

（六）治疗

几十年来对AAV的治疗取得一定进展。AAV治疗采用不同组合的糖皮质激素联合免疫抑制剂和（或）生物制剂，分为诱导缓解期、维持缓解期的治疗（图2-8-1）。

1. 诱导缓解期治疗

（1）糖皮质激素联合环磷酰胺（CTX）：是经典的诱导缓解方案，对超过90%的患者有效。糖皮质激素可短期内控制免疫反应，在治疗早期起关键作用，是目前各种诱导方案的基础。常用的方案是等价的泼尼松（龙）1 mg/（kg·d），最大剂量为60～80 mg/d，持续4～6周，病情控制后逐渐减量，但减量方案及维持时间并无统一共识，在6个月内将泼尼松减量至5～10 mg/d较为常见。对表现为急进性肾小球肾炎或伴有肺泡出血等严重脏器损伤者，常采用静脉甲泼尼龙500～1 000 mg/d持续3天的冲击治疗，再序贯足量激素，以期迅速控制炎症反应。PEXIVAS研究评估了减量的糖皮质激素对比传统激素方案在诱导缓解中的作用。该

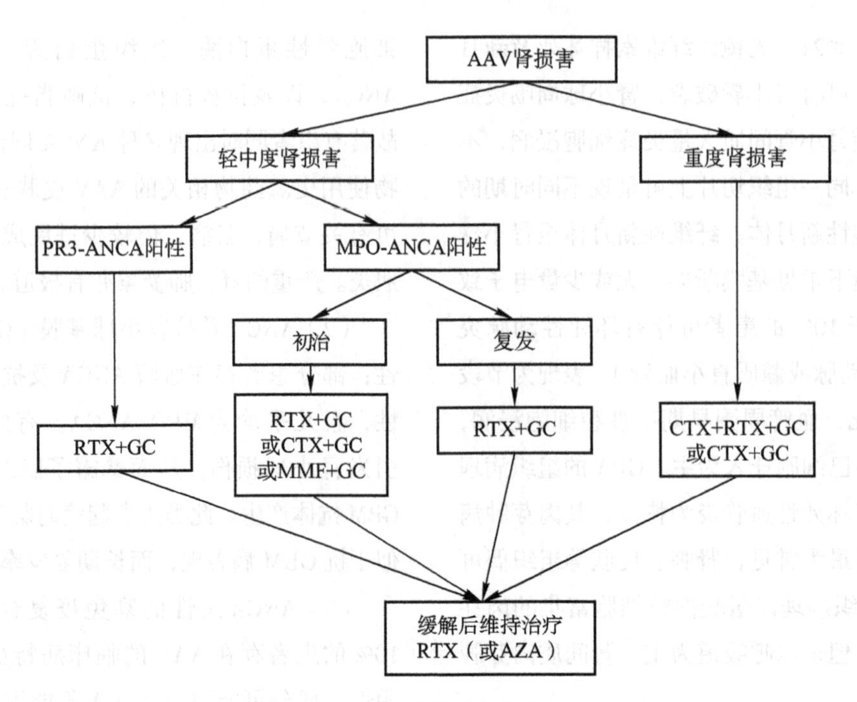

图 2-8-1　AAV 肾损害的治疗流程

研究是迄今为止最大的 AAV 研究，纳入 704 名患者［eGFR < 50 mL/（min・1.73 m^2）或肺部受累］，中位随访 2.9 年。两组患者均接受糖皮质激素静脉冲击序贯口服足量激素，但糖皮质激素减量组在治疗第 2 周即减量至传统方案组的约半量。激素减量组的全因死亡及 ESRD 发生率与传统治疗组相近（27.9% *vs* 25.5%），而 1 年时严重感染率风险降低（*HR* = 0.69，0.52 ~ 0.93）。该研究为减少糖皮质激素暴露的治疗策略提供了可行性依据。

CTX 一般口服 2 mg/（kg・d），持续 3 ~ 6 月。间断静脉注射与每日口服 CTX 相比较的安全性及有效性一直受到关注。CYCLOPS 研究纳入了 149 名 GPA 或 MPA 患者，随机分为 CTX 口服组［2 mg/（kg・d），最大剂量 200 mg］与静脉注射组［15 mg/kg，单次最大剂量为 1.2 g，每 2 周 1 次 ×3 次，每 3 周 1 次 ×（3 ~ 6）次］。两组缓解率及到达缓解的时间差异无统计学意义，静脉注射 CTX 组发生白细胞减少的概率更低，可能与该组累积剂量更低相关（8 g *vs* 16 g）。CYCLOPS 的长期随访（中位数 4.5 年）研究显示，口服 CTX 组有更低的复发率，但两组随访终点时的肾功能比较差异无统计学意义。CTX 的累积剂量而非使用途径可能是更重要的参数。

（2）糖皮质激素联合利妥昔单抗：鉴于 ANCA 的致病性，选择性地抑制体液免疫而尽量减少对细胞免疫和固有免疫的影响一直是探索的治疗方向。针对 B 细胞的抗 CD20 单克隆抗体（利妥昔单抗）联合糖皮质激素治疗在 AAV 中已有较多应用。RAVE 及 RITUXVAS 研究评估了利妥昔单抗在诱导缓解中的作用。RAVE 研究纳入新发或复发的 AAV 患者（血肌酐 < 4 mg/dL），发现利妥昔单抗（每周 375 mg/m^2，共 4 周）诱导缓解不劣于口服 CTX（2 mg/kg，3 ~ 6 月），且在复发组优于 CTX。RITUXIVAS 研究纳入了严重肾功能受损甚至需要透析的患者，按照 3∶1 随机分配至糖皮质激素联合利妥昔单抗组（利妥昔单抗每周 375 mg/m^2，共 4 周，且静脉 CTX 15 mg/kg，共 2 次）或联合 CTX 组（静脉环磷酰胺 3 ~ 6 月），两组缓解率及严重不良事件发生率相近。有研究显示，利妥昔单抗 1 000 mg，隔周 1 次（共 2 次）亦

能有效清除B细胞，从而减少药物使用量。其他改良方案，如以B细胞计数驱动的治疗方案（若单次利妥昔单抗1 000 mg即实现B细胞清零，则2周后不再使用第二剂）也在尝试中。

（3）糖皮质激素联合吗替麦考酚酯（mycophenolate mofetil，MMF）：2016年MMF被EULAR推荐用于无重要脏器受损的AAV，与CTX有相似的缓解率。2019年发布的MYCYC研究是迄今最大的评估MMF诱导疗效的RCT研究。其纳入eGFR >15 mL/（min · 1.73 m^2）的AAV患者，比较了MMF（2～3 g/d）与静脉CTX诱导治疗6个月时的缓解率。MMF组（67%）并不劣于CTX组（61%），但MMF组的复发率更高（33% *vs* 19%），主要为PR3-ANCA阳性的患者（48% *vs* 24%）。该研究提示糖皮质激素联合MMF可作为轻中度肾功能受损的MPO-ANCA患者的治疗方法。

（4）血浆置换：可直接清除循环中的ANCA，常应用于合并抗GBM抗体、急进性肾炎或肺泡出血的患者。MEPEX研究评估了血浆置换作为糖皮质激素联合CTX基础上的辅助治疗，用于严重肾功能受损患者（血肌酐>500 μmol/L）的疗效。12个月时血浆置换组的ESRD风险下降24%，但是长期随访（中位随访4年）未发现两组病死率或ESRD发生率有明显差异。2016年的EULAR指南将血浆置换作为血肌酐>500 μmol/L的急进性肾炎患者的B类推荐（ⅠB级证据）。以上曾提及的PEXIVAS研究亦评估了血浆置换作为辅助治疗在严重AAV患者中的作用。其主要终点（全因死亡及ESRD）在血浆置换及对照组差异无统计学意义（28.4% *vs* 31.0%），肺泡出血患者亦未从血浆置换中获益。该研究或将影响血浆置换在AAV重症患者中的推荐级别。

（5）C5a受体拮抗剂：随着补体旁路途径在AAV发病机制中作用的揭示，该途径的特异性抑制药物亦在研究中。Avacopan（CCX168）为选择性C5a受体拮抗剂，在一项2期临床研究（CLEAR）中显示可减少糖皮质激素用量。该研究纳入67名新发或复发患者，所有受试者采用CTX或利妥昔单抗，并分为对照组（泼尼松60 mg/d）、avacopan（30 mg，每日2次）联合减量泼尼松组（20 mg/d）、单用avacopan组（30 mg，每日2次）。12周时3组的临床响应率相似。随后的3期临床研究（ADVOCATE）也显示单用avacopan组较糖皮质激素组在缓解率方面的非劣效性，随访至52周时的持续缓解率甚至表现出优效性，两组的不良反应接近。Avacopan或可部分替代糖皮质激素，以减少糖皮质激素的不良反应。

（6）其他：有学者探索多药联合的策略，以期获得更好的疗效而减少每种药物的使用量及相应的不良反应。两项观察性研究评估了糖皮质激素、CTX、利妥昔单抗三药联合方案。McAdoo等治疗了66例AAV患者，基础中位eGFR为25 mL/（min · 1.73 m^2），6个月内累积糖皮质激素4.2 g，CTX 3 g，利妥昔单抗2 g。6个月时缓解率达94%，5年内严重复发率15%，严重感染率为0.124/患者年。该研究同时提取EUVAS研究中的198名患者做倾向性匹配分析，联合治疗组死亡、ESRD及复发风险均更低（*HR*分别为0.29、0.20、0.49）。

随着利妥昔单抗在AAV中取得极大成功，围绕B细胞的其他治疗药物如阿巴西普（abatacept）、贝利尤单抗（belimumab）亦有相关研究，但证据尚较少，仍需更多研究。

2. 维持缓解期治疗 诱导治疗的进展已明显降低了AAV的致死率，但过去的研究显示停药后仍有30%～50%的患者会在5年内复发。复发的危险因素包括PR3-ANCA、GPA、耳鼻喉受累、较少的CTX累积量等。因此，需在诱导缓解结束后采用不良反应较小的方案长期维持以避免复发。维持治疗的时长尚无定论。总体而言，更长的维持缓解疗程有利于减少复发，但也意味着更大的感染风险。REMAIN研究显示，小剂量糖皮质激素及AZA维持48个月相较于24个月有明显更低的复发率，但不良事件差异无统计学意义。因此，对药物耐受良好的患者可采用较长的维持治疗以期减少复发，尤其是对于高复发风险者。但有回顾性研究显示，进入ESRD的患者复发风险下降60%，而持续使用免疫抑制剂将使感染风险提升2倍。故KDIGO推荐对仅肾脏受累的ESRD患者无须维持治疗。维持治疗的时长应结合患者个体情况而定。

（1）硫唑嘌呤（azathioprine，AZA）：是最常用维持期药物。CYCAZAREM研究显示，AZA可有效替代CTX维持缓解，18个月时复发率未增加。AZA的常用剂量为1～2 mg/（kg·d）。

（2）利妥昔单抗：用于维持缓解有较好的证据支持。MAINRITSAN研究将需要维持治疗的患者分为利妥昔单抗组（单次500 mg，18个月内共5次）及AZA组［2 mg/（kg·d），逐渐减量］。利妥昔单抗组具有更低的复发风险（5% *vs* 29%），这一优势在随访至60个月时依然存在。后续的MAINRITSAN 2研究尝试回答更经济的利妥昔单抗个体化方案是否同样有效。患者采用固定剂量（500 mg）分别于即日、第14天和第6、12、18个月，或个体化方案（500 mg）即日，每3月复查，若CD19计数>0或ANCA滴度转阳或倍增时重复给药。个体化组美罗华输注次数低于固定剂量组（3次 *vs* 5次），但复发率差异无统计学意义。MAINRITSAN3研究则显示进一步延长利妥昔单抗维持治疗的时间（常规治疗后再予以每半年1次，共4次利妥昔单抗）可进一步降低复发风险。RITAZAREM研究则在利妥昔单抗进行诱导缓解的AAV复发患者中比较继续采用利妥昔单抗与AZA的疗效，显示利妥昔单抗组的复发风险更低。鉴于以上研究，利妥昔单抗已成为一线维持药物，对于复发风险高的患者可作为首选。具体的方案及疗程可待更多的研究来回答。

（3）MMF：也被用于维持治疗，但IMPROVE研究提示MMF相较于AZA复发率更高，提示对于PR3、GPA等易复发的患者应谨慎选择。目前MMF可作为不能耐受AZA患者的替代方案。

（4）其他：甲氨蝶呤（每周20～25 mg/kg）可用于维持期治疗，疗效或与AZA相当，但不良事件的严重性更高，故EULAR仅推荐在肌酐<130 μmol/L者。KDIGO指南亦推荐在eGFR≥30 mL/（min·1.73 m^2）的患者中使用，且对eGFR<60 mL/（min·1.73 m^2）者应调整剂量。来氟米特（20～30 mg/d）可能比甲氨蝶呤更为有效，但不良事件发生风险更高，且在中、重度肾脏受累患者中的证据更少，仅作为二线治疗方案。

感染可促使AAV复发。证据表明，复方磺胺甲噁唑（甲氧苄啶/磺胺甲噁唑）可减少GPA的复发。鼻腔局部存在金黄色葡萄球菌患者可局部使用莫匹罗星。

（七）预后

1. 生存情况　免疫抑制治疗大大提升了AAV患者的生存率，将一种高致死性疾病转变成需要长期治疗的慢性病，5年生存率可达80%～90%。原发病及感染是AAV患者早期死亡的主要原因；而疾病和药物的并发症是导致患者晚期死亡的主要原因，包括感染、恶性肿瘤、心血管事件。故在控制原发病的同时亦应注意其他因素的监测与防控。

（1）感染的筛查与预防：开始治疗前应筛查慢性乙型肝炎、丙型肝炎、人类免疫缺陷病毒及潜伏结核等。灭活疫苗在免疫抑制人群中的使用整体上是安全的，减毒活疫苗则应避免。肺炎球菌疫苗和流感疫苗被普遍推荐，乙肝病毒、人乳头瘤病毒疫苗可根据人群具体推荐。疫苗可以在使用糖皮质激素及免疫抑制剂期间使用，虽然某些药物可能部分影响疫苗的免疫应答。利妥昔单抗对体液免疫影响明显，疫苗应在利妥昔单抗使用前4周，或至少半年后使用。

所有接受诱导缓解的患者都推荐预防耶氏肺孢子虫肺炎，可采用每日或隔日甲氧苄啶/磺胺甲噁唑（800 mg/160 mg）。不耐受磺胺者可选氨苯砜、戊烷脒等。

在使用以上免疫抑制剂期间均应监测淋巴细胞计数。经利妥昔单抗治疗的AAV患者约50%出现低丙种球蛋白血症，但多数为轻度下降。约5%的中、重度减低患者反复感染，需使用静脉免疫球蛋白。

（2）心血管事件：炎症、糖皮质激素的使用及肾功能不全促使糖尿病、高血压、高脂血症等心血管事件危险因素的进展。欧洲的数据显示，14% 的 AAV 患者诊断 5 年内曾出现心血管事件。该研究中，老龄、舒张压升高、PR3-ANCA 阳性为事件的独立危险因素。因此，心血管高危因素的防控亦是日常治疗的重要目标。

（3）恶性肿瘤：有研究显示，AAV 患者 10 年内的癌症风险为普通人群约 1.7 倍，10 年以上的风险约为 2.7 倍。非黑色素瘤、皮肤癌、白血病及膀胱癌的相对风险最高。有研究提示，环磷酰胺累积量≤36 g 时，除非黑色素瘤、皮肤癌外的癌症风险并未增加，故推荐将环磷酰胺用量限制在 36 g 以内。糖皮质激素、其他免疫抑制剂、慢性肾脏病本身可增加恶性肿瘤的风险，但目前尚未发现利妥昔单抗会增高恶性肿瘤的发生率。

2. ESRD　MPA/GPA 患者 5 年内的 ESRD 风险为 20%～30%，MPA、MPO-ANCA、基线肾功能水平差、肾功能下降速度快、肾脏病理为硬化型、正常肾小球比例低等均为 ESRD 的危险因素。接受肾脏移植的患者复发率为 0.01～0.02 次 / 患者年，10 年移植物存活率为 50%～70%，与其他原发性肾小球肾炎比无明显差别。AAV 肾移植患者的 10 年生存率为 65%～80%，而文献报道透析患者的生存率约 30%。对预期生存寿命较长的患者，完全缓解至少 12 个月以后可予以肾脏移植，ANCA 转阴并不是肾移植前的必需条件。

过去几十年对 AAV 发病机制的理解及治疗方法的探索取得一定的进展。未来仍需加深对关键机制的研究，挖掘与疾病活动、治疗反应、预后等相关的无创生物标志物，研发有针对性的靶向治疗药物，以期在更好地控制病情的同时减少治疗带来的损伤。此外，亦不能忽视对患者长期的慢病管理，减少感染、心血管事件及肿瘤事件的发生，提高患者的生存质量。

第四节　过敏性紫癜性肾炎

第五节　肝炎病毒相关性肾炎

第六节　肾脏淀粉样变性

第七节　多发性骨髓瘤肾损害

第八节　高尿酸性肾病

第九节　肥胖相关肾小球病

（李雪梅　吴海婷）

数字课程学习

教学PPT　　自测题

第三篇 肾血管、肾小管、肾间质疾病

第九章

肾血管疾病

关键词：
肾动脉狭窄 肾血管 高血压
高血压肾损害 良性高血压肾硬化症 恶性高血压肾硬化症

第一节 肾动脉狭窄

诊疗路径

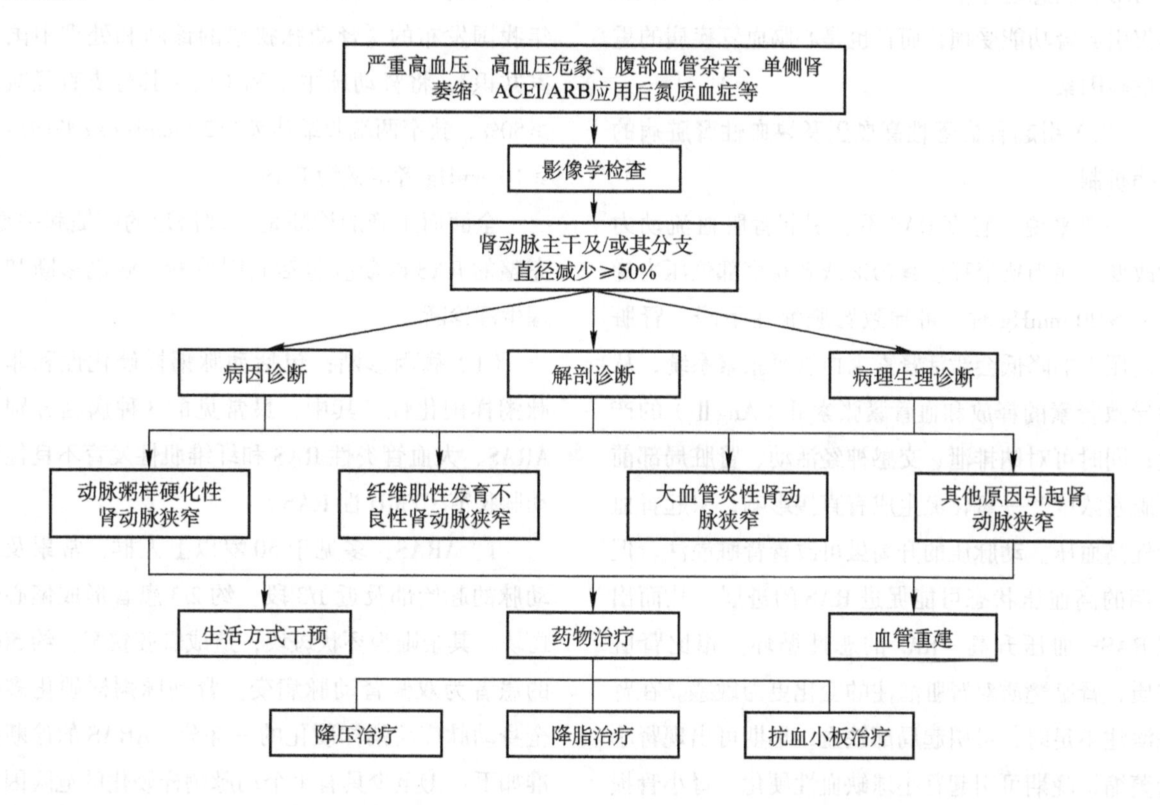

肾动脉狭窄（renal artery stenosis，RAS）是指各种病因引起的肾动脉管腔狭窄，可累及肾动脉入口、主干或其主要分支。RAS可以孤立存在，也可引起高血压及肾功能减退。由RAS引起的继发性高血压称为肾血管性高血压（renovascular hypertension，RVH）。缺血性肾病（ischemic renal disease，IRD）是由于RAS或闭塞导致肾脏缺血，引起肾小球缺血性硬化及继发肾间质纤维化、肾功能减退的一种疾病。广义上的缺血性肾病还包括原发性高血压等导致肾小动脉广泛硬化、肾组织缺血而引起的肾小球缺血性硬化及肾功能减退。肾血管性高血压和缺血性肾脏病可以并存或独立存在，其共同的病理生理学基础是RAS或闭塞导致的肾脏缺血、缺氧。

（一）病因和流行病学特征

动脉粥样硬化是引起RAS的首要病因，多见于有多种心血管危险因素的老年人。非动脉粥样硬化性RAS包括：大动脉炎、纤维肌发育不良（fibromuscular dysplasia，FMD）、血栓、栓塞、主动脉夹层累及肾动脉、外伤、先天性肾动脉发育异常、结节性多动脉炎、白塞综合征、放射治疗后瘢痕、周围组织肿瘤以及束带压迫等，其中以大动脉炎和FMD最为常见。

据估计，RAS的患病率在高血压人群占1%～3%，而在继发性高血压人群中可达20%。在老年人群中，RAS更加常见。在65岁以上高血压患者中约6.8%合并RAS。但由于RAS的主要临床表现是高血压，部分患者可伴有肾功能损害和高血压并发症，并无特异性，因此可能导致大量的RAS

患者被漏诊或误诊。动脉粥样硬化性肾动脉狭窄（atherosclerotic renal artery stenosis，ARAS）占RAS的60%～90%。研究显示，50岁以上的终末期肾（ESRD）病患者中有5%～14%来自ARAS。ARAS不仅引起肾功能受损，而且也是心脑血管疾病的重要危险因素。

（二）引起肾血管性高血压及缺血性肾脏病的发病机制

一般来说，轻度RAS不会引起肾脏血流动力学改变。而当狭窄程度≥70%或者狭窄部位压力梯度差>20 mmHg时，可导致肾脏灌注下降。肾脏灌注压力的降低会激活肾素－血管紧张素系统，从而导致肾素的释放和血管紧张素Ⅱ（AngⅡ）的产生；同时可对钠排泄、交感神经活动、肾脏局部前列腺素浓度和一氧化氮生成有直接影响，引起肾血管性高血压。动脉压的升高虽可改善肾脏灌注，但长期的高血压状态可能促进RAS的进展，从而出现RAS—血压升高—RAS的恶性循环。相比肾脏皮质，肾脏髓质对肾脏灌注的变化更为敏感。在肾脏灌注不足时，可引起局部缺血，早期可出现肾小管萎缩，晚期可引起肾小球缺血性硬化、肾小管损伤、上皮细胞破坏和间质炎细胞浸润及纤维化，最终导致肾脏功能逐渐丧失。

（三）临床表现和诊断

1. 临床表现 当患者出现以下症状时，须考虑是否存在RAS，包括：①30岁前发生的高血压；②55岁后出现的重度高血压且合并慢性肾脏病（CKD）或者心力衰竭；③高血压合并腹部血管杂音；④既往控制良好的血压出现快速且持续性的恶化；⑤难治性高血压；⑥高血压危象，包括急性肾衰竭、急性心力衰竭、高血压脑病、高血压3～4级眼底病变；⑦应用肾素－血管紧张素－醛固酮系统（RAAS）拮抗剂治疗引起的氮质血症或者肾功能恶化；⑧难以解释的单侧肾萎缩、肾脏不等大（双肾长径差异>1.5 cm）或肾衰竭；⑨一过性肺水肿。

2. 诊断 根据2017年欧洲心脏病协会（European Society of Cardiology，ESC）和欧洲血管外科学会（European Society for Vascular Surgery，ESVS）制定的《外周动脉疾病诊断和治疗指南》，不论是否合并血流动力学改变和肾脏功能变化，当肾动脉狭窄程度≥60%时，即可考虑为RAS。根据2017年我国发布的《肾动脉狭窄的诊断和处理中国专家共识》，将肾动脉主干和（或）其分支直径减少≥50%，狭窄两端收缩压差≥20 mmHg或平均压差≥10 mmHg者定义为RAS。

全面而正确的诊断是合理治疗的前提和关键。完整的RAS诊断应包括病因诊断、解剖诊断和病理生理诊断。

（1）病因诊断：包括动脉粥样硬化性和非动脉粥样硬化性。其中，最常见的3种病因分别为ARAS、大血管炎性RAS和纤维肌性发育不良性肾动脉狭窄（FMD性RAS）。

1）ARAS：多见于50岁以上人群，常累及肾动脉的起始部及近1/3段。约2/3患者形成偏心性斑块，其余则为环状斑块，造成管腔狭窄。约50%的患者为双侧肾动脉病变。肾动脉粥样硬化多是全身动脉广泛粥样硬化的一部分。ARAS的诊断标准如下：①至少具有1个动脉粥样硬化的危险因素（肥胖、糖尿病、高脂血症、年龄>40岁、长期吸烟）；②至少具有2项动脉粥样硬化的影像学表现（肾动脉锥形狭窄或闭塞、偏心性狭窄、不规则斑块、钙化、主要累及肾动脉近段及开口，以及腹部其他血管动脉粥样硬化的表现）。

2）大血管炎性RAS：大动脉炎是一种原因不明的自身免疫病，主要见于亚洲人种的育龄期妇女，也可见于男性及其他年龄段人群；主要累及主动脉及其主要分支，肺动脉也可受累。此种病变的炎性改变累及动脉壁全层，中层受累最为严重。动脉壁呈弥漫性不规则增厚及纤维化改变。血管造影以多发性狭窄为主，少数可伴节段性扩张或动脉瘤，亦能有血栓形成。大动脉炎性RAS诊断标准如下：①发病年龄<40岁，女性多见；②具有血管受累部位的症状和（或）体征（受累器官供血不足、病变血管狭窄相关体征、急性期可出现

受累血管疼痛和炎症指标明显升高）；③双功能超声（duplex ultrasonography，DUS）、计算机断层血管成像（computed tomography angiography，CTA）、磁共振血管成像（magnetic resonance angiography，MRA）或者肾动脉造影发现特征性的病变影像，并排除动脉粥样硬化、FMD、先天性动脉血管畸形、结缔组织病或其他血管炎等。该标准需要满足以上3项，每项须符合其中至少1条。如果大动脉炎诊断成立，RAS程度超过50%，可诊断为大动脉炎性RAS。

3）FMD性RAS：FMD为原发性、节段性、非动脉粥样硬化性、非炎症性的动脉壁肌性病变所导致的体循环中动脉狭窄，好发于肾动脉，也可累及颈内动脉、椎动脉、锁骨下动脉、肠系膜动脉、髂动脉等，一般青少年开始出现症状，多见于育龄女性。肾动脉FMD病理上按动脉壁受累的范围分为中膜型、内膜型和全层型。影像上分为多灶型（串珠样）、单灶型（长度<1 cm）和管型（长度>1 cm）。病变大多位于肾动脉主干中远段，可累及一级分支，单侧者以右侧多见。严重狭窄远端往往可见侧支血管来自肾动脉主干近端或邻近的腰动脉。单灶型往往可见远端连接单发的动脉瘤或瘤样扩张。单纯的肾动脉瘤不属FMD范畴。青少年患者（多数<40岁）发现上述肾动脉受累的影像学改变，排除动脉粥样硬化、肾动脉痉挛、大动脉炎或者其他血管炎等，可诊断为肾动脉FMD。纤维肌性发育不良一般仅导致RVH，当出现严重的内膜纤维增生才可能诱发缺血性肾病。

（2）解剖诊断：RAS的解剖诊断在于阐明狭窄的解剖特征，有助于血管重建方法的选择。RAS解剖诊断的常用方法主要有DUS、CTA、MRA和肾动脉数字减影血管成像（digital subtraction angiography，DSA）。CTA、MRA和DSA可以相对直观地看到肾动脉狭窄的部位和程度，而DUS则主要借助以下标准间接判断是否存在肾动脉狭窄：狭窄处收缩期峰值流速>180 cm/s，肾动脉与肾动脉水平处腹主动脉收缩期峰值流速比值≥3.5；狭窄后加速时间>0.07 s和收缩早期加速度<300 cm/s，肾动脉主干与段动脉阻力指数之差>0.15。DUS、CTA、MRA、DSA在RAS的诊断中各有优缺点（表3-9-1）。

肾动脉狭窄的严重程度分为轻度、中度和重度。轻度狭窄指影像学管腔狭窄比例<50%，中度狭窄介于50%~70%，重度狭窄≥70%。若影像学上狭窄程度介于50%~70%，但造影中测定的收缩期压力梯度>20 mmHg或静息平均压力梯度>10 mmHg或肾动脉和肾后压力比值≤0.8，仍应判定为具有血流动力学改变的重度狭窄。

（3）病理生理学诊断：是决定能否进行血管重建的主要依据（表3-9-2）。通常情况下，重度RAS才可能引起显著的肾血流量下降，并影响肾灌注压和GFR，激活病理生理进程，临床上主要

表3-9-1 肾动脉狭窄的解剖评估

方法	原理	优点	不足
双功能超声检查（DUS）	显示肾动脉，测量血流速度及波形	无创，无放射性，便宜，普遍开展，无肾毒性	操作者依赖，影响因素多
计算机断层血管成像（CTA）	显示肾动脉及腹主动脉	无创，图像质量好，可看清分支	有放射性，可能引起造影剂肾病，钙化影响图像
磁共振血管成像（MRA）	显示肾动脉及腹主动脉	无创，无放射性，图像质量好，非增强可不使用钆对比剂	严重钙化和金属支架影响图像，高估狭窄程度
肾动脉造影	显示肾动脉及腹主动脉	图像质量好，可看清分支，钙化和支架不影响图像	有创，放射性剂量较大，可能引起造影剂肾病

表3-9-2 肾动脉狭窄（RAS）的功能评估

方法	原理	作用/优点	不足
RAAS 激活评估			
外周血浆肾素活性测定	反映循环 RAAS 激活情况	测定体循环 RAAS 激活情况	预测肾血管性高血压的准确性低，影响因素多
分肾静脉肾素活性测定	比较双侧肾素释放	判断患肾肾素释放水平，预测血管重建疗效	有创，预测疗效准确性中等
卡托普利继发同位素肾显像	卡托普利诱发患肾 GFR 下降	判断患肾 RAAS 激活，预测血管重建疗效	已发生肾功能不全者不可靠
肾功能评估			
血肌酐测定	测定整体肾功能	随时可查，价格便宜	非特异性，无法测定分肾功能
尿液分析	检测尿液成分	随时可查，价格便宜，反映肾小管和肾小球的损伤程度	非特异性，影响因素多，无法判断分肾情况
eGFR	估算整体肾功能	推算，近似 GFR	无法估测分肾功能
分肾 GFR 测定	测定分肾 GFR	测定狭窄对 GFR 的影响，能较好预测血管重建疗效	直观，无法判断患肾肾小球存活情况
双功能超声检查（DUS）	观察肾脏大小、形状、皮质厚度、缺血区，测量血流量	随时可查，价格便宜，无需对比剂，可大致推测肾动脉血流量、肾脏灌注	无法测量患肾 GFR 值
CTA/MRA	观察肾脏大小、形状、皮质厚度、缺血区，估测灌注程度	可大致推测肾脏灌注情况	无法测量患肾 GFR 值，需要造影剂/对比剂
血流动力学评估			
血流储备分数	压力导丝同时测量跨狭窄收缩压比值	反映患肾血流储备和狭窄程度，可较好地预测血管重建疗效	有创，影响因素多，有较好的预测准确性
肾动脉阻力指数	肾内段动脉舒张末血流速/收缩期峰期血流速	无创，反映肾小球血管阻力，可预测血管重建疗效	非特异性，预测准确性有限

表现为 RVH 和缺血性肾病。双侧 RAS 常伴有肾功能恶化，单侧 RAS 仅导致患侧缺血性肾病，由于健侧代偿，往往不伴有血肌酐异常升高。但如果肾功能下降程度与狭窄程度不匹配，则应寻找出 RAS 以外导致肾功能恶化的其他病理生理改变。

（四）治疗

针对 RVH 和缺血性肾病的不同病因，有不同的防治策略，核心目标为改善/控制血压，维持肾功能。对于 ARAS 防治除了后期肾动脉的血管重建，更重要的是前期通过生活方式干预控制动脉粥样硬化发生和发展的危险因素；通过药物治疗，合理管理血压和血脂，以延缓 ARAS 的进展。对于大动脉炎和 FMD 性 RAS 则主要采用病因治疗、对症治疗和后期的血管重建。

1. 生活方式的干预　由于 RAS 患者中，ARAS 为首要病因，血压和血脂的严格管理可以显著延缓 RAS 的进程。因此，RAS 一经诊断，在进行药物治疗和血管重建的同时，生活方式的调整也极为重要，包括戒烟、限酒、健康饮食、适当运动、控制体重等。

2. 药物治疗

（1）降压治疗：在单侧 RAS 患者中，RAAS 拮抗剂是首选药物。在动物实验和临床研究中，血管紧张素转换酶抑制剂（ACEI）和血管紧张素受体拮抗剂（ARB）都被证实具有降低血压、改善肾脏预后的作用。但这类药物有可能使单功能肾或双侧RAS患者的肾功能恶化，在这类患者中需慎用并在使用后需密切监测尿量和肾功能。若发生急性肾损伤，应立刻减量或停药，同时查找并纠正可能导致肾功能恶化的潜在因素，并密切观察肾功能的恢复情况。当RAAS拮抗剂使用禁忌时，钙离子通道阻滞剂（calcium channel blockers，CCB）、β受体阻滞剂、利尿剂均可用于治疗RVH。2017年ESC/ESVS发布的《外周动脉疾病的诊断与治疗指南》对RAS的降压治疗进行了循证推荐（表3-9-3）。目前并没有指南给出肾动脉狭窄患者的降压目标，可参考CKD高血压患者的降压目标值来进行治疗。

表3-9-3　RAS的降压治疗方案

推荐	分类	分级
推荐应用ACEIs/ARBs用于单侧肾动脉狭窄的治疗	Ⅰ	B
推荐应用CCB、β受体阻滞剂和利尿剂治疗肾动脉狭窄相关的高血压	Ⅰ	C
如果耐受性良好，ACEIs/ARBs可用于双侧肾动脉狭窄和单功能肾脏肾动脉狭窄的治疗	Ⅱb	B

（2）降脂治疗：目前没有针对肾动脉粥样硬化患者降脂治疗的随机对照研究，但有一些观察性研究显示降脂治疗可显著降低老年肾动脉粥样硬化患者心血管事件发生。2016年欧洲心脏病协会（European Society of Cardiology，ESC）/欧洲粥样硬化协会（European Atherosclerosis Society，EAS）发布的《血脂异常管理指南》中，将CKD 4～5期、维持透析和合并肾动脉粥样硬化的患者列为系统性冠脉评估的极高危人群，将CKD 3期患者列为高危人群，要求将患者的低密度脂蛋白-胆固醇（LDL-C）降至1.8 mmol/L（极高危）或2.6 mmol/L（高危）以下，且降幅至少为50%。

（3）抗血小板治疗：是ARAS治疗中的重要组成部分，但目前没有ARAS患者应用抗血小板治疗的相关推荐。因此，抗血小板治疗的方案还需综合评价利弊，个体化用药。支架置入血管重建后患者抗血小板治疗方案可参照下肢动脉狭窄的患者执行。

3. 血管重建　RAS患者血管重建的主要目标是改善高血压，预防高血压所致并发症，改善肾功能及治疗RAS严重的病理生理效应，包括慢性心力衰竭、反复发作的急性肺水肿和心绞痛，延缓肾功能的进展。次要目标是减少降压药的应用，使慢性心力衰竭或心肌病患者可更安全地使用RAAS拮抗剂。

目前尚无一致意见RAS到何种程度必须进行血管重建。一般认为肾动脉直径狭窄50%是血管重建的最低阈值，>70%是比较有力的解剖学指征。对于肾动脉狭窄介于50%～70%的患者，如果存在明确的血流动力学改变依据，如跨病变收缩压差>20 mmHg或平均压差>10 mmHg，也可考虑行血管重建。高血压持续Ⅱ～Ⅲ级（未服降压药）系必须具备的临床基本指征，除非患者合并严重左心功能不全。若能获得进一步证据表明狭窄与高血压和肾功能损害有因果关系，同时患侧具备：①患肾GFR或血流量较健侧下降≥25%；②患侧肾静脉肾素较健侧升高≥2倍；③卡托普利激发的同位素肾显像阳性；④肾萎缩等其中1个或以上证据，则适应证更明确。血管重建临床指征包括：严重高血压（持续Ⅱ～Ⅲ级）、恶性高血压、难治性高血压、高血压恶化或药物治疗不耐受、单功能肾或双侧RAS合并肾功能不全、单功能肾或双侧RAS肾功能快速恶化、一过性肺水肿、不稳定性心绞痛。2017年ESC/ESVS发布的《外周动脉疾病的诊断与治疗指南》对RAS血管重建术的应用做出了推荐（表3-9-4）。

肾动脉血管重建策略的制订应基于患者的个体特征，系统评估病因、解剖和病理生理，包括预期寿命、合并症、血压控制难易及患肾功能是否

表 3-9-4 血管重建的循证推荐

推荐	分类	分级
不推荐 ARAS 患者常规接受血管重建	Ⅲ	A
FMD 性 RAS 出现高血压和（或）肾功能受损的表现，应考虑球囊血管成形后补救性支架置入	Ⅱa	B
RAS 患者出现不能解释的充血性心力衰竭复发和突然出现的肺水肿，应考虑球囊成形术，伴或不伴支架置入	Ⅱb	C
如果患者符合血管重建的适应证，经腔内血管重建失败且肾动脉解剖结构复杂或开放性主动脉手术期间者，应考虑外科手术进行血管重建	Ⅱa	B

可逆等，预估风险/获益，从而选择相应的治疗策略。如果 RAS 程度较轻，或者 RVH 能够被降压药物有效控制，都可暂不做此治疗；而缺血性肾病病期过晚，估计血管重建已不能改善肾功能，则更不应做此治疗。出现以下情况时往往提示肾功能严重受损，肾动脉血管重建很可能难以改善患肾功能，应视为相对禁忌证：①患肾长径≤7 cm；②血肌酐≥3.0 mg/dL；③患肾 GFR≤10 mL/min；④肾内动脉阻力指数≥0.8；⑤超声、CTA 或 MRA 显示肾实质有大片无灌注区。

目前血管重建一般选择经皮介入治疗，主要包括经皮球囊血管成形术（percutaneous transluminal angioplasty，PTA）和支架置入术（percutaneous transluminal angioplasty with stent placement，PTAS）。血管外科手术仅适用于某些特殊情况：病变不适合行介入治疗，病变肾动脉附近腹主动脉需要外科重建，介入治疗失败的补救措施，对比剂严重过敏，服用抗血小板药物有禁忌等。

RAS 患肾切除术目前已很少实施，其指征一般要满足以下 4 点：①患肾动脉病变广泛而严重，尤其远段分支受累，无法实施血管重建；②对侧肾无明显病变，肾功能良好或基本可代偿；③患肾无滤过功能（GFR≤10 mL/min），但分泌大量肾素，导致严重高血压；④患者无法耐受降压药物、降压疗效不佳或准备妊娠不宜服用降压药。

对于 ARAS 患者，尽管观察性研究显示肾动脉腔内介入治疗对降低血压、改善肾功能有益，但目前发表的随机对照研究中介入治疗相比药物治疗未显示出更多的临床优势。目前对于肾动脉介入治疗能否在 ARAS 患者中保护肾功能、有效降低血压和减少心血管事件等方面仍存较大争议，介入治疗可能对肾血流动力学严重改变且导致一过性肺水肿、难治性高血压和肾功能进行性减退的高危 ARAS 患者更具价值。

对于 FMD 性 RAS 患者，若肾动脉狭窄≥50%，伴有持续高血压Ⅱ级或以上，依赖降压药，则单纯 RVH 的诊断基本确立，应该接受肾动脉血管重建术，一般首选 PTA，成功率超过 90%。PTA 后如果发生严重夹层或二次再狭窄，建议支架置入；PTA 如不能充分扩张病变，不提倡用切割球囊，以免血管破裂或假性动脉瘤形成，推荐外科手术处理。

对于大动脉炎性 RAS 患者，在疾病活动期不宜实施介入手术，一般红细胞沉降率降至正常范围后 2 个月方可考虑行 PTA。非活动病变或炎症已控制后，推荐首选 PTA 治疗，成功率为 70%～90%，高血压也可随之改善。PTA 未成功患者可考虑行支架置入术或加用切割球囊扩张。最近有较大样本的研究比较了选择性支架置入术与单纯球囊扩张术的中远期临床结果，二者在血压控制、肾功能改善方面差异无统计学意义，但选择性支架置入术组两年初次通畅率更低，闭塞率及再次介入率更高。因此，大动脉炎性 RAS 选择性支架置入应谨慎实施，严格把握手术指征。

对于肾血管重建后的疗效可从以下方面判断。①解剖成功：PTA 后病变肾动脉直径残余狭窄<50%，或支架术后残余狭窄<30%；②血流动力学成功：狭窄前后跨病变压差收缩压<20 mmHg，平均压<10 mmHg；③临床成功（疗效至少维持 6 个月后才能作出临床评估）：血压治愈（不用降压药），血压<140/90 mmHg 或改善（保持手术前的降压药，或减少降压药种类和剂量后，血压较

术前下降 > 10%）；GFR 提高、稳定或下降速度明显减慢以及其他参考指标包括血清肌酐、胱抑素、24 h 尿蛋白定量下降；心脑血管事件风险下降。

肾血管重建后可根据患者的病情，通常 1 ~ 2 个月随访 1 次，观测血压、肾功能的变化。每 6 ~ 12 个月行肾脏与肾动脉 B 超检查 1 次，了解肾脏的大小及血流通畅情况，同时可行同位素检查评估分肾功能。若怀疑再狭窄，通常须再行血管造影复查。

（陈晓农）

第二节　高血压肾损害

诊疗路径

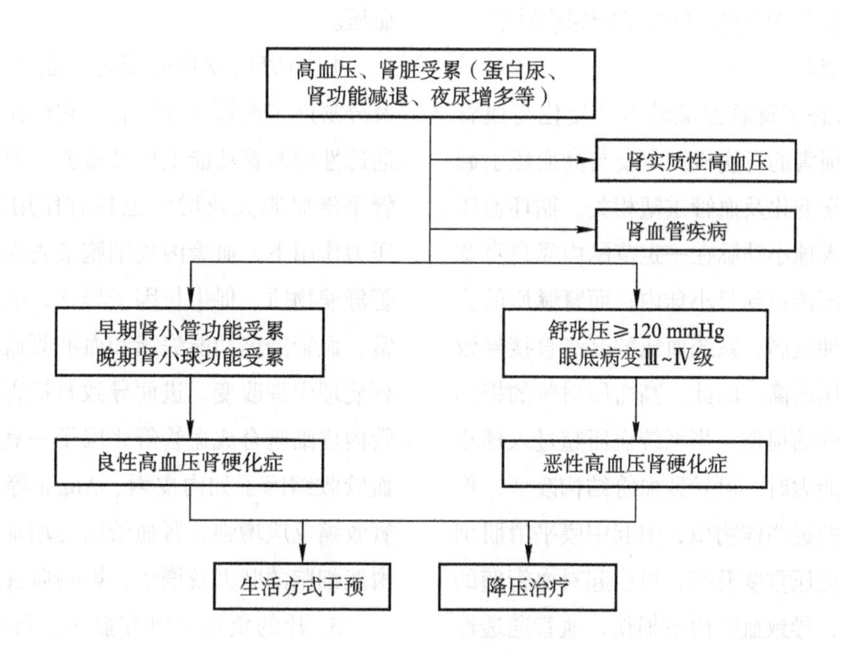

高血压和肾脏之间的联系非常紧密。一方面，肾脏是高血压的靶器官之一，高血压可以导致肾小动脉硬化和肾功能损害。另一方面，高血压一旦对肾脏造成损害，又可以因肾脏对体液平衡调节以及血管活性物质等代谢障碍，加剧高血压的严重程度。因此，高血压和肾脏损害互为因果，互相促进，存在恶性循环，并可进一步导致心脑血管病。临床上将高血压造成的肾脏结构和功能的改变，称为高血压肾损害，主要为小动脉性肾硬化。高血压持续 5 ~ 10 年，即可引起肾脏小动脉硬化，如弓状动脉及小叶间动脉肌内膜增厚、入球小动脉玻璃样变等、管壁增厚、管腔变窄，进而继发肾实质缺血性损害，包括肾小球缺血性皱缩、硬化，肾小管萎缩，肾间质炎细胞浸润及纤维化。根据病理变化，临床表现以及病程演进的不同，小动脉性肾硬化症可分为良性高血压肾硬化症（benign hypertensive nephrosclerosis）和恶性高血压肾硬化症（malignant hypertensive nephrosclerosis）。

（一）流行病学特征及危险因素

高血压是最常见的心血管病，是全球范围内的重大公共卫生问题。成人中有 30% ~ 45% 患有高血压。2017 年我国流行病学调查显示，高血压在 35 ~ 75 岁人群中患病率达 37.2%，控制率仅 5.7%。

肾脏是高血压的靶器官，长期血压控制不良易使肾脏向 ESRD 发展。高血压肾损害的危险因素包括长期严重的高血压、有高血压肾损害家族史、微量蛋白尿、糖尿病及左心室肥厚。在我国，高血压是导致 ESRD 的第三位原因，仅次于原发性肾小球肾炎及糖尿病肾病，且其所占比例一直在逐步增长。1999年中华医学会肾脏病学分会的调查资料显示，在透析患者中，高血压者占比为9.6%；而2008年中国医院协会血液净化中心管理分会组织的调查显示，其所占比例已升高至13%。2017年，上海透析登记报告中显示高血压肾硬化占新增ESRD患者的14.19%，占年末ESRD患者的14.33%。在欧美国家的透析患者中，高血压肾损害是导致ESRD的第二位疾病，仅次于糖尿病肾病。

（二）发病机制

1. 高血压状态下肾脏血流动力学变化与血管重塑　高血压肾损害的发病机制主要与高血压引起的肾脏血流动力学变化及血管重塑相关。循环血压传递到肾脏时，入球小动脉在一定范围内靠自身调节机制，避免高压传递到肾小球内；而肾髓质的直小动脉却没有这种机制，系统血压的升高直接导致肾髓质毛细血管压增高。因此，高血压对肾的损伤最早表现为肾小管的损伤。当系统血压超过入球小动脉的自身调节能力时，可导致血管结构改变，形成入球小动脉壁的透明样物质，引起中膜平滑肌细胞肥大增生。若血压重度升高，可引起对血管壁的严重机械性损伤，导致血管内皮损伤，血管通透性增加，血浆蛋白和纤维蛋白原漏出进入血管壁，形成纤维素样坏死。肾小动脉病变可引起肾小球缺血性改变，形成低灌注性肾单位，而健存的肾单位在高血压的作用下出现代偿性高灌注、高滤过的改变，形成高灌注性肾单位，其供血的肾小球也会从肥大逐渐转变成局灶节段性硬化。

2. 肾素-血管紧张素系统　循环及肾脏局部的肾素-血管紧张素-醛固酮系统（RAAS）参与高血压引起的肾脏血流动力学变化及血管重塑。血管紧张素Ⅱ（AngⅡ）不仅与肾脏小动脉壁上AT1受体（AT1R）结合发挥缩血管作用，还能激活交感神经而促进血管平滑肌收缩，致肾血管阻力增加。另外，AngⅡ可作用于血管平滑肌细胞，促进细胞肥大及增生，参与小动脉重塑。AngⅡ还能与近端、远端肾小管及集合管上AT1R结合，增加钠重吸收，从而增加血容量，加重高血压。

3. 交感神经系统　交感神经系统活化在高血压引起的缩血管反应上也具有重要作用。高血压患者从中枢到外周动脉壁上的交感肾上腺素功能都亢进，其神经递质儿茶酚胺的合成及释放增加。激活的交感神经系统释放去甲肾上腺素等介质，刺激血管收缩，增加肾血管阻力，引起血管重塑；并可直接增加肾小管对钠重吸收，增加血容量，加重高血压。

4. 血管内皮功能损害　血管内皮细胞能合成及分泌许多血管活性物质，它们在维持血管张力及通透性等血管功能上极其重要，而且它们对调控血管平滑肌肥大及增生也具有作用。在高血压负荷压力作用下，血管内皮细胞最先受到影响，出现血管舒缩物质、促生长因子异常，引起血管反应性异常、血管舒缩功能失衡和血液凝血功能障碍等一系列病理生理改变，进而导致肾损害。高血压患者血管内皮细胞合成血管舒张因子一氧化氮减少，合成血管收缩因子如内皮素、AngⅡ等将增加，引起血管收缩反应增强，肾血管阻力增加，并刺激血管平滑肌细胞的肥大及增生，影响血管重塑。

5. 盐的负荷　研究显示，许多高血压患者均为钠敏感，且钠敏感高血压患者的肾损害出现得早，程度较重。肾脏是调节机体水盐代谢的重要器官，当肾小球出现高灌注和压力增高时损害肾脏排泌盐的能力，因此压力-尿钠排泌曲线发生改变，容易出现盐的潴留。盐的负荷能增加高血压患者交感神经活性，并刺激血管平滑肌收缩，增加肾血管阻力。

6. 遗传因素　研究显示，与高加索人相比，非裔美国人更易发生高血压，同时在同等血压水平下更易出现肾损害。另外，有高血压肾硬化症家族史的高血压患者比无家族史者更易出现肾损害。这提示遗传因素参与致病。

（三）临床病理表现和诊断

1. 良性高血压肾硬化症　良性肾小动脉硬化是高血压引起的肾脏病理改变之一，以肾小球入球小动脉透明样变与小叶间动脉肌内膜增厚为初始病变，继而发生肾单位缺血性改变。良性肾小动脉硬化与高血压程度及持续时间相关，平均持续15年高血压才会出现肾损害。临床症状比病理改变出现晚。早期的临床表现为远端肾小管功能受损表现，包括夜尿增多，禁水后尿渗透压降低等。随着病程的进展，可出现肾小球功能受损，会出现轻度蛋白尿，很少有重度蛋白尿。尿沉渣有形成分很少。随着肾功能恶化，血压也越来越难以控制。与此同时，高血压的其他靶器官损害（左心室肥厚、心力衰竭、脑卒中）也常同时发生。

在肾脏病理上，良性肾小动脉硬化呈现出两种特征性的小动脉病变：①入球小动脉玻璃样变：入球小动脉管壁增厚，充以均匀一致的嗜伊红玻璃样物质，平滑肌细胞萎缩，管腔可狭窄。玻璃样物质由大量糖蛋白和胶原物质组成，故PAS染色阳性。免疫荧光可发现玻璃样变区域内有IgM、C1和C3沉积。电镜检查显示均质的电子致密物先沉积于内皮下，然后扩展至血管壁全层，其中偶含脂质。②小叶间动脉肌内膜肥厚：小叶间动脉及弓状动脉中膜平滑肌细胞肥大、增生，并伴不同程度的内膜纤维化，导致内膜增厚、管腔狭窄。

肾实质的病变为早期肾小球形态正常，部分肾小管上皮细胞混浊肿胀，部分肾小管萎缩，间质纤维化。随后，肾小球毛细血管袢皱缩性塌陷，毛细血管壁增厚，系膜基质增加，肾小球囊壁增厚，其后肾小球萎缩变小，直至整个硬化。健存的肾单位表现为代偿性肥大。肾小管及肾间质也将出现缺血性病变，包括肾小管萎缩及基膜增厚皱缩，肾间质纤维化及少量单个核细胞浸润。肾小球硬化和间质纤维组织的收缩使肾表面出现凹陷，健存的肾单位发生代偿性肥大使肾脏表面凸起，呈现出颗粒萎缩肾的外观。

长期高血压的患者先出现夜尿增多、高尿酸血症等肾小管损伤表现；而后出现轻度蛋白尿、肾功能减退；伴有高血压眼底病变、高血压心脑血管病变；影像学检查显示双肾对称性萎缩可考虑良性高血压肾硬化症。良性高血压肾硬化症目前尚无统一的诊断标准，临床诊断主要基于病史、临床表现及实验室检查而做出：①中年以上多见，有明确和持续的高血压病史，并排除了继发性高血压，病程常在10年以上；②病情进展缓慢，肾小管功能损害早于肾小球功能损害，患者常先出现夜尿增多、尿浓缩功能减退，而后才出现肾小球滤过率下降及血清肌酐增高；③尿改变轻微，患者仅出现轻至中度蛋白尿，少量红细胞及管型尿；④常伴有高血压的其他脏器损害，如高血压视网膜病变，及心、脑血管并发症等。有上述临床及实验室表现特点，并能排除其他各种原发性、继发性肾脏病时，即能下临床诊断。临床诊断困难时可行肾穿刺病理检查鉴别。

2. 恶性高血压肾硬化症　恶性高血压肾硬化症与良性高血压肾硬化症不同，病情发展迅速，若不及时治疗，通常可在1~2年内死亡。恶性高血压的诊断标准：①短期内血压急剧增高，通常舒张压超过120 mmHg；②眼底检查见双侧视网膜出血，棉絮样渗出，可伴或不伴视盘水肿（KW分级Ⅲ和Ⅳ级）。恶性高血压患者常见的首发症状通常为头痛和视物模糊，且更易合并其他脏器损害，病变广泛累及全身小动脉。

恶性高血压肾硬化症临床表现主要包括蛋白尿和肾功能损害。多数患者24 h蛋白尿小于4 g，肾病综合征少见。20%的患者可出现肉眼血尿，可出现红细胞管型。

本病患者的肾脏一般正常大小或轻度缩小。小动脉的增生性动脉内膜炎和入球小动脉壁纤维素样坏死是恶性高血压的特征性病理表现。肾脏病理检查可见入球小动脉发生纤维素样坏死，内皮下透明血栓形成：小叶间动脉和弓状动脉肌内膜高度增生，基质与肌内膜细胞呈同心圆排列，形成典型的“洋葱皮”样外观，致使动脉管壁高度狭窄乃至闭塞；肾小球缺血皱缩，部分患者表现为节段性纤维素样坏死，肾间质可表现为水肿，炎性细胞浸润和肾间质纤维化；肾小管上皮细胞脱落和不同程度的肾小管萎缩。

（四）鉴别诊断

1. 肾实质性高血压 原发性高血压引起的肾损害须与慢性肾脏病引起的高血压进行鉴别。对于肾小球肾炎病史不清的患者鉴别有时会有一定困难。鉴别困难时应行肾穿刺病理检查。高血压肾损害的特点是小动脉病变明显，肾小球为继发性缺血皱缩及硬化，而肾实质性高血压则主要表现为各种慢性肾脏病病理改变，合并或不合并高血压小动脉病变。

2. 肾血管性疾病 主要须鉴别肾动脉粥样硬化和肾小动脉胆固醇栓塞。肾动脉粥样硬化可通过肾动脉狭窄引起缺血性肾病，与良性肾小动脉硬化的临床表现有类似。以下特点可助鉴别：①由肾动脉粥样硬化引起者，多发生于老年人及绝经期后妇女，常伴其他部位粥样硬化表现；②血压较高，若不使用ACEI/ARB，血压常难控制，而ACEI/ARB用量稍大又易造成血压剧降，出现急性肾损害；③出现缺血性肾脏损害时，其表现与高血压肾硬化症相似；④由于两侧肾动脉病变常轻重不一，影像学检查双肾大小及核素检查双肾肾功能常不一致；⑤上腹部及（或）腰背部有时可闻及血管杂音。根据临床表现以及肾动脉血管超声初筛怀疑有RAS，可行肾动脉CTA、MRA进一步筛查，高度疑诊时可行选择性肾动脉造影确诊。肾小动脉胆固醇栓塞可源于动脉斑块自然脱落，也可以是动脉介入手术并发症；常有腰痛、炎症表现、急性肾衰竭；伴有皮肤和其他脏器梗死的表现；既往有动脉粥样硬化病史与脂质代谢紊乱病史。

（五）治疗

1. 治疗原则 对于高血压肾损害的治疗总体原则是：保护残留肾单位，延缓肾损害进展；保护心脑血管，预防心脑血管意外。一体化的治疗不仅包括生活方式的干预，更要注重降压药物的选择、联用，以期达到降压靶目标。

2. 降压目标 根据1997年美国肾脏病膳食改良研究（Modification of Diet in Renal Disease，MDRD）获得的结果，推荐24 h尿蛋白＞1 g的患者，宜将血压控制在125/75 mmHg以下；而24 h尿蛋白≤1 g的患者，宜将血压控制在130/80 mmHg以下。根据2012年国际KDIGO指南建议，对于24 h尿白蛋白排泄率＜30 mg的患者，降压目标值为140/90 mmHg以下；而对于24 h尿白蛋白排泄率≥30 mg的患者，降压目标值为130/80 mmHg以下。2017年《AHA高血压指南》建议CKD患者高血压应降至130/80 mmHg以下。2018年中国高血压防治指南建议，合并慢性肾脏病的高血压患者无白蛋白尿时血压可控制在140/90 mmHg以下，有白蛋白尿者需将血压控制在130/80 mmHg以下。2018年《ESH/ESC高血压指南》推荐在所有CKD患者中首先将血压降在140/90 mmHg以下，若治疗可耐受则在大多数患者中血压需降在130/80 mmHg以下。上述各家指南的建议都可供临床实践参考，但是2012年KDIGO在《慢性肾脏病高血压指南》中提出的降压目标值可能对临床实践的参考意义更大。

3. 降压药物选择

（1）第一线降压药物：1999年以前的高血压治疗指南均推荐ACEI、ARB、钙通道阻滞剂（CCB）、β受体阻滞剂、α受体阻滞剂及利尿剂等6种药物作为降压治疗的第一线用药。2003年后《ESH/ESC高血压治疗指南》及美国JNC7只推荐ACEI、ARB、CCB、β受体阻滞剂及利尿剂5种药物作为第一线用药；而2006年英国国家卫生与临床优化研究院（NICE）制定的高血压指南及2014年美国的JNC8却只推荐ACEI、ARB、CCB及利尿剂4种药物作为第一线用药。但是，要强调的是未被推荐作为第一线降压药的药物临床仍然可使用，在第一线药物联合治疗效果不佳时，可配合第一线降压药应用。

ACEI、ARB、CCB、β受体阻滞剂、α受体阻滞剂均能减少肾血管阻力。利尿药对肾血管可能具有双向作用。应用初期时循环容量下降，肾灌注减少，可致肾血管收缩，肾血管阻力增加；而长期应用时，其排钠作用能通过Na^{+}-Ca^{2+}交换，致使血

管平滑肌胞内 Ca^{2+} 减少，从而降低肾血管收缩反应性，降低肾血管阻力。因此，上述各种降压药临床均可选用。考虑到药物是否具有非血压依赖性肾脏保护作用，以ACEI/ARB与CCB作为首选，α、β受体阻滞剂与利尿剂为配伍用药。

ACEI能从血管阻力及血容量两方面有效地降低系统高血压，同时扩张出球小动脉作用强于扩张入球小动脉，均可降低肾小球内“三高”。ARB比ACEI存在如下优点：①作用不受ACE基因多态性影响；②能抑制非ACE催化产生的AngⅡ致病作用；③促进AngⅡ与AT2R结合发挥“有益”效应；④不影响激肽酶，无咳嗽不良反应。对肾脏保护效应而言，ACEI和ARB均具有降压依赖性及非降压依赖性两方面保护作用，能减少尿蛋白排泄，延缓肾损害进展，因此是高血压肾损害治疗的首选药物。

二氢吡啶类CCB在将系统血压降到目标值后，可使肾小球内的“三高”症状获得改善。一些同时具有L、N钙离子通道阻断作用的CCB能同时扩张入球、出球动脉，并不增加肾小球滤过压。与ACEI/ARB相比，CCB降压作用强，降压作用不受钠摄入量影响，肾衰竭患者仍能应用，没有引起高血钾的风险。

（2）降压药物的联合应用：高血压肾损害的药物联合原则是：首选ACEI/ARB以保护靶器官，疗效不佳时再加用其他降压药物。ACEI或ARB应首先与利尿剂和（或）CCB联合治疗。如疗效仍差，心率快者加β受体阻滞剂或α及β受体阻滞剂。但是，利尿剂与β受体阻滞剂联合应用有增加新发糖尿病的可能，必须警惕。另外，2013年《ESH/ESC高血压指南》及2014年美国JNC8都已明确提出不主张ACEI与ARB联合应用，如此联用虽可能增强降低尿蛋白的效果，但会引起急性肾损伤、高钾血症等严重不良反应。高血压肾损害的其他治疗措施同CKD。

（陈晓农）

数字课程学习

教学PPT　　自测题

第十章

肾小管、肾间质疾病

关键词：

急性间质性肾炎　　慢性间质性肾炎

肾小管酸中毒

第一节　急性间质性肾炎

诊疗路径

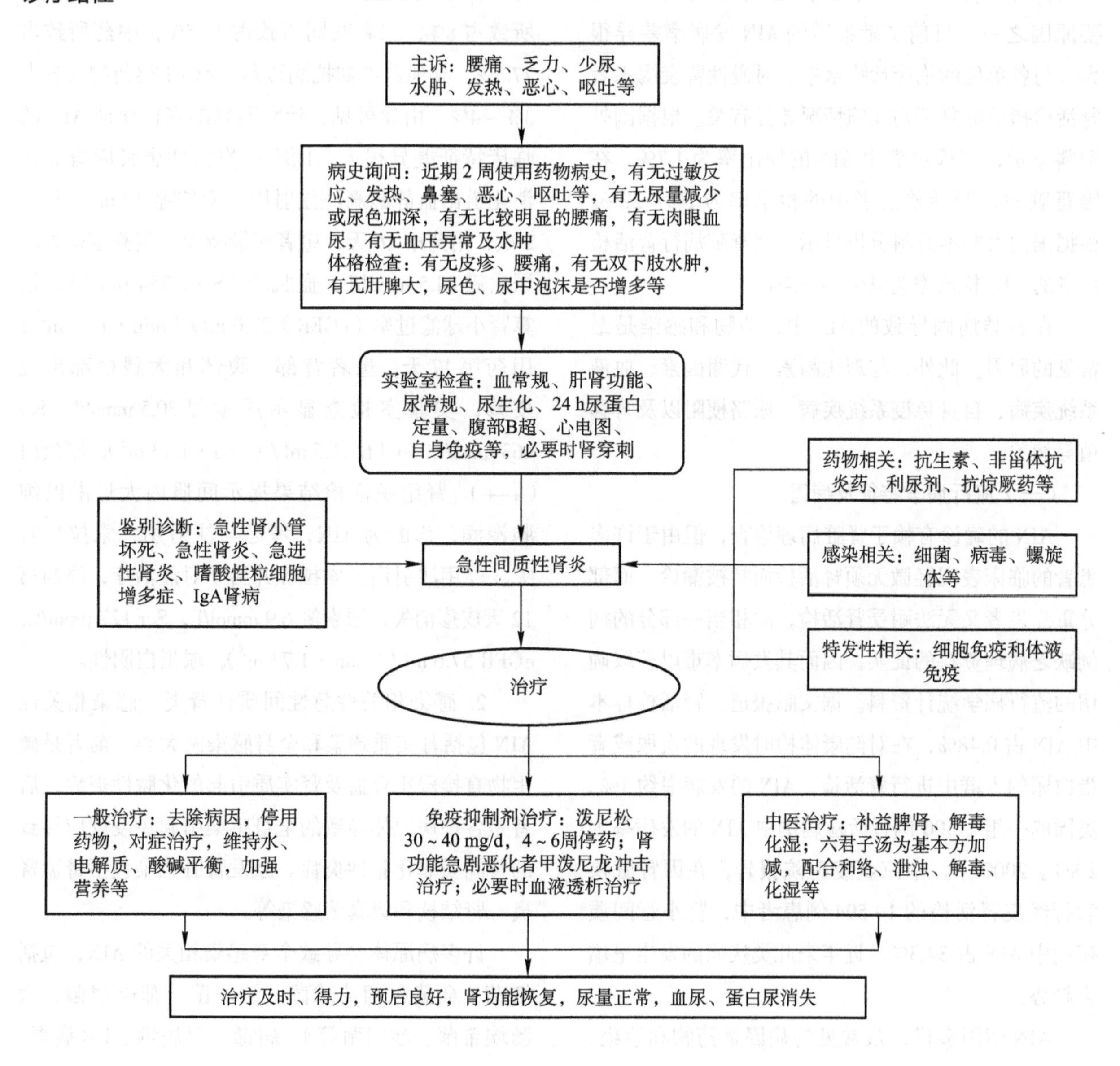

急性肾小管间质性肾炎（ATIN）简称急性间质性肾炎（acute interstitial nephritis，AIN），是由多种病因引起，临床表现为急性肾衰竭，病理以肾间质的炎症细胞浸润、肾小管呈不同程度变形为基本特征的一组临床病理综合征，通常表现为肾小球、肾血管不受累或者受累轻微。

AIN于1898年被首次提出，后经过100多年大量的临床和实验研究发现，间质性肾炎并非单纯影响肾间质，由于肾间质分布在肾小球和肾小管之间，所以当肾间质发生病变时，无论其损伤的严重程度如何，总会对肾小管产生显著影响，肾间质损伤不仅使肾组织结构大面积受损，其累及的肾小管与肾小球的密切关系使其功能异常又不可避免地影响肾小球滤过率（GFR）。肾间质病变时活化和受损的肾小管可释放许多细胞因子，对病变的进展及其可逆程度具有重要影响。

AIN是急性肾衰竭的常见病因，也是许多患者在慢性肾脏病（CKD）基础上发生急性肾衰竭的主要原因之一。目前文献报道的AIN发病率差异很大，与各单位的临床诊疗水平、对慢性肾衰竭患者肾活检指证的判断与实施情况差异有关。根据国外资料显示，尸检患者中AIN的检出率为1.7%，在因肾脏病行肾活检患者中的检出率为1%～22%。根据国内大样本资料分析显示，因肾脏病行肾活检患者的AIN检出率为0.6%～3.4%。

在各类病因导致的AIN中，药物和感染是最常见的原因。此外，与理化因素、代谢因素、血液系统疾病、自身免疫系统疾病、尿路梗阻以及肾移植等相关。

（一）流行病学特征及病因

AIN的确诊有赖于肾脏病理检查，但由于许多患者的临床表现轻微无须肾活检而常被漏诊，而部分重症患者又无法耐受肾活检，故相当一部分的病例缺乏病理资料的证实，因而其发病率难以获取确切的流行病学统计资料。据文献报道，肾活检标本中AIN占0.48%，在对健康体检时发现的血尿或者蛋白尿的人群中进行肾活检，AIN的发病率约1%。美国的一组1 500例肾活检病例中AIN的发病率为2.8%。2000年，南京金陵医院报告，在因肾脏疾病行经皮肾活检的10 594例患者中，肾小管间质疾病中AIN占34.3%。近年来此类疾病的发生呈增多趋势。

AIN病因多样，最常见的病因是药物和感染，不同致病因素导致的AIN各有特点。

1. 药物相关性急性间质性肾炎　导致AIN的药物种类繁多，可以是单一的药物或药物混合应用致病。主要包括抗生素、非甾体抗炎药（NSAIDs）、抗惊厥药、利尿剂、治疗溃疡药物及其他一些常见药物。在20世纪60—70年代，由抗生素引起的AIN约占2/3。随后的许多年报道了更多类型药物导致的AIN，其中以抗生素最常见，其次是NSAIDs和环氧化酶-2抑制剂。根据对北京大学第一医院的362例急性肾衰竭患者的病因分析显示，在80例各类药物所致的急性肾衰竭患者中，单纯抗生素所致者占35.5%，单纯NSAIDs所致占8%，二者共同所致占12.5%，中药所致占27.5%，其他药物如抗病毒药、ACEI类药物等各占3%～4%。由此可见，治病药物的多样化使AIN的临床特征差异很大。1例74岁男性患者因胃癌伴消化道出血静脉滴注注射用兰索拉唑30 mg，每日2次，用药第16天，患者尿量减少，实验室检查示尿素氮24.5 mmol/L，血肌酐（Scr）254 μmol/L，估算肾小球滤过率（eGFR）23.0 mL/（min・1.73 m^2）；用药第17天，患者背部、腹部和大腿根部出现皮疹，实验室检查显示尿素氮30.5 mmol/L，Scr 463 μmol/L，eGFR 11.5 mL/（min・1.73 m^2），尿蛋白（+++）。肾组织活检结果提示间质内大量淋巴细胞浸润，诊断为AIN，考虑与注射用兰索拉唑有关。停用注射用兰索拉唑并给予对症治疗，停药第12天皮疹消失，尿素氮6.9 mmol/L，Scr 127 μmol/L，eGFR 57.6 mL/（min・1.73 m^2），尿蛋白阴性。

2. 感染相关性急性间质性肾炎　感染相关性AIN包括肾实质感染和全身感染两大类，前者是微生物直接侵犯肾盂及肾实质引起的化脓性炎症，后者是各种病原体导致的全身感染引起免疫反应导致的肾间质非化脓性炎症。原发肾脏感染包括肾盂肾炎、肾结核和肾真菌感染等。

许多病原体会导致全身感染相关的AIN，包括细菌（金黄色葡萄球菌、链球菌、肺炎球菌、大肠埃希菌、沙门菌等）、病毒（腺病毒、EB病毒、巨细胞病毒、单纯疱疹病毒等）、螺旋体（钩端螺旋体、梅毒螺旋体）、寄生虫（弓形虫、血吸虫等）及其他（肺炎支原体、衣原体、立克次体等）。

3. 特发性间质性肾炎　免疫机制在启动和维持肾小管间质病的损害中起到重要作用，细胞免疫和体液免疫均参与其中，诱发免疫介导损伤的抗原可以是内源性的（Tamm-Horsfall蛋白、Megaline和肾小管基膜成分）或外源性的（如药物和化学品），其可为半抗原与肾小管抗原结合，或模拟正常的肾小管或间质抗原。继而诱导内源和外源的抗体，经抗原呈递淋巴细胞诱导T细胞活化、分化和增殖，导致延迟性超敏反应和细胞毒性损伤。在免疫荧光检查中可见部分病例的间质和肾小管基膜上有免疫球蛋白和补体沉积，在电镜下则为电子致密物，提示存在免疫复合物。

（二）发病机制

1. 感染　细菌、病毒等病原体微生物或者其病毒可通过直接侵袭肾脏引起肾间质化脓性炎症，进而导致肾间质组织结构破坏，引起肾盂肾炎或肾实质脓肿。此外，部分病原体微生物或其毒素还可作为外源性抗原或半抗原，通过系统感染循环途径与肾小管间质的相互作用引起免疫反应，进而导致肾间质炎症。

2. 免疫反应　免疫反应异常及后续生物学事件是AIN发病的重要机制之一。抗原的存在是发生免疫反应的先决条件。肾小管间质的固有抗原成分包括肾小管基膜、近端肾小管刷状缘和Tamm-Horsfall蛋白（如Fx1A、gp330等），正常情况下处于非暴露状态，只有当受到致病因子的作用损伤后才处于表达状态，抗原决定簇暴露并与循环中的免疫细胞接触后激发免疫反应。有研究发现，近端肾小管细胞还可以合成并分泌一类3M-1糖蛋白，可被抗TGM抗体和3M-1特异性T淋巴细胞所识别，可能是抗TBM病的靶抗原。近年来有研究发现，在TBM上可能还存在一些相对分子质量为48 000～58 000的不同类型糖蛋白，他们或被特异T细胞识别，或可与细胞外基质成分相互作用并作为整合素的受体促进细胞黏附。

AIN免疫反应可分为三个期。①免疫识别期：即抗原表达、加工、和呈递过程；②整合调节期：即免疫反应启动后，由内源性和外源性调节物质抑制或强化相应的免疫反应；效应作用期：即通过抗原特异性T细胞介导的巨噬细胞活化和NK细胞引起肾小管间质损伤。

3. 中毒性损伤　肾毒性物质通过直接或者间接途径，或通过二者共同的作用导致肾小管间质损伤。不同物质可通过不同的机制导致细胞损伤，可能包括以下5个方面。①细胞膜损伤：毒物直接破坏膜结构，或与膜蛋白结合，影响物质转运及细胞代谢；②亚细胞器损伤：毒物可通过不同途径进入细胞内，作用于不同的亚细胞器，引起线粒体功能异常而诱导细胞死亡；③氧化应激损伤：肾毒性物质可通过增加自由基与活性氧的生成或使其代谢障碍引起细胞膜结构的氧化性损伤；④细胞内钙稳态失调：毒物通过对线粒体和内质网作用导致细胞内钙超载，引起血流动力学障碍并加速炎症反应；⑤细胞功能或代谢损伤：某些特定毒物可与细胞的结构蛋白结合或生物活性物质竞争配体或受体，从而影响相关的细胞功能。间接性中毒性损伤通常与毒物的暴露剂量不相关，是指某些毒物本身并无上述直接毒性，但其本身具有抗原性或半抗原性，后者进入体内与载体蛋白结合而成全抗原。在某些情况下，毒物还可以造成全身循环障碍、溶血、横纹肌溶解、结晶阻塞等造成肾小管损伤。

4. 其他发病机制　在一些特定病因所致的AIN中，还可因其他特定损害机制而致病。如：在血液系统中与肿瘤性疾病相关的AIN，可由于肿瘤细胞转移直接侵袭肾脏，或由于异常蛋白在肾间质沉积引起间质性病变；也可因肿瘤细胞增生而压迫输尿管、前列腺等肾以下尿路导致梗阻性肾病。在放射相关的AIN中，放射性辐射对肾小管及间质直接损伤并导致微循环障碍，可激活局部凝血系统，引起血管内凝血及微血管栓塞，导致放射性肾炎。

（三）临床表现、诊断与鉴别诊断

1. 临床表现　药物相关性AIN肾脏损伤一般出现在用药2～3周后出现，常表现为迅速发生的少尿型或非少尿型急性肾衰竭，20%～30%的患者呈少尿型，老年患者更多见。患者常诉双侧或者单侧腰痛，但通常其血压正常且无水肿。尿中常出现血尿、蛋白尿、白细胞尿，多数患者可有镜下血尿，罕见红细胞管型，1/3的患者可出现肉眼血尿。

少数因NSAIDs或者干扰素所致的AIN患者可表现为水肿或肾病综合征。

另外，AIN可以引起不同程度的肾小球功能异常（GFR下降、血肌酐及尿素氮浓度升高），约1/3的患者可达到需要透析的水平。AIN患者的肾小管功能损伤十分突出，常出现肾性糖尿及低渗透压尿，可见小分子蛋白尿、NAG排出增多等。并偶见Fanconi综合征（糖尿、氨基酸尿、磷酸盐尿、尿酸尿或者近端肾小管酸中毒）或者远端肾小管酸中毒。药物相关性AIN患者的全身表现与药物过敏有关，包括药物性发热（用药后3～5天出现）、药物性皮疹（红色斑丘样痒疹或脱皮样皮疹）、外周嗜酸细胞增多症。

感染相关的AIN表现取决于病原体。一般来说AIN患者均有全身感染的表现包括发热、寒战、头痛、恶心、呕吐等表现，不同病原体感染还可伴有其特征性多脏器衰竭，如呼吸系统、消化系统、血液系统或神经系统，可主诉腰痛、尿量异常，突出表现为少尿或者非少尿急性肾衰竭。实验室检查可见白细胞计数增高，核左移。尿液检查可见轻度的血尿、蛋白尿、肾性糖尿及白细胞尿，肾小管损伤十分严重，B超检查可见肾脏体积增大。

2. 病理学改变 本病的确诊依赖于肾活检病理检查。光镜检查典型病变为肾间质水肿，弥漫性淋巴细胞及单核细胞浸润，可伴有数量不等的嗜酸性粒细胞浸润，有时可见散在的上皮细胞性肉芽肿形成。肾小管上皮细胞呈退行性变，而肾小球及肾血管正常。免疫荧光检查一般均为阴性，但由甲氧苯青霉素引起者有时可见IgG及C3沿肾小球基膜（GBM）线样沉积。电镜检查在部分NSAIDs引起者可见肾小球脏层上皮细胞足突融合表现。

3. 诊断 AIN的临床诊断至今尚无统一标准，凡患者临床表现为急性肾功能不全伴有发热，皮疹或有嗜酸细胞增高三联征时均怀疑本病。20世纪80年代，北京大学第一医院根据实践与文献报道在国内首次提出药物过敏性间质性肾炎的临床诊断依据。①有过敏药物使用史。②全身过敏反应。③尿检异常：无菌性白细胞尿，可伴有白细胞管型，镜下血尿或肉眼血尿，轻度至重度蛋白尿。④短期内出现进行性肾衰竭，近端或者远端肾小管部分功能损伤及肾小球功能损害，B超检查显示双肾大小正常或偏大。凡具备以上①、②及③和（或）④者，临床即可诊断。

感染性间质性肾炎诊断基本相同，但须尽快进行病原体的检查，可以通过体液微生物培养、相应的抗原或抗体检测、病原微生物的抗原DNA检测等方法进行检查。

4. 鉴别诊断 AIN与急性肾衰竭其他病因的鉴别如下。临床上，AIN与不典型的非少尿型急性肾小管坏死或肾小球及肾血管病因所致的急性肾衰竭不易鉴别，常需依赖肾活检确诊。临床上需特别注意寻找原发病的特殊表现。若患者出现免疫指标升高，尿中嗜酸细胞显著增高或抗TBM抗体阳性等表现，均是有助于AIN诊断的临床线索。

与急性或者急进性肾小球肾炎的鉴别中，急性肾小球肾炎常有不同程度的水肿及高血压，蛋白尿、血尿突出，常伴红细胞管型，但通常不出现肾性糖尿及肾小管酸中毒。

药物和感染相关的AIN中，全身感染相关的AIN患者无全身过敏表现，外周血及尿中的嗜酸性粒细胞一般不高、病理检查肾间质中较少见嗜酸性粒细胞浸润有助于鉴别。因此，一方面要进行病原体检测、创造条件进行肾活检；另一方面，在尽量避免应用可疑药物的情况下积极抗感染治疗，密切监测停药及抗感染治疗后病情的动态变化，综合各方面的信息做出病因诊断。

（四）治疗和预后

治疗原则为去除病因、支持治疗并发症及促进肾功能恢复。

1. 一般治疗 首先去除病因，停用相关药物或可疑药物，避免再使用类似药物。停药后观察反应，临床上许多AIN患者停药数日后肾功能可以有所改善，无须特殊治疗。支持治疗主要在于对急性肾衰竭及其并发症进行非透析治疗或者透析治疗，主要目标是改善症状并减少并发症；同时，应给予支持及对症治疗，维持水、电解质及酸碱平衡，加强营养支持，合理给予蛋白质、热量、维生素等。82例肾小球肾炎合并AIN的患者，给予肾康注射液结合用药治疗，发现24 h蛋白尿减少，血肌酐明显下降，住院时间缩短。故在肾小球肾炎合并AIN患者中采用肾康注射液结合用药治疗，能够取得良好的疗效，且安全性较高，有利于患者病情康复，值得在临床上推广与应用。

2. 免疫抑制剂　如果停用致病药物数日后患者的肾功能未得到改善、肾衰竭程度过重且病理学检查提示肾间质弥漫性炎症细胞浸润，或肾脏病理显示肉芽肿性肾炎者，建议早期采用糖皮质激素干预，常可获得利尿、加速肾功能改善的疗效。对于无感染征象的患者可以给予泼尼松30～40 mg/d，若患者的肾功能在治疗后1～2周获得改善，则可用药4～6周即停药，用药时间不宜过长。在肾间质病变严重、伴有肉芽肿且肾功能急剧恶化的情况下，可考虑静脉给予甲泼尼龙进行冲击治疗。特发性AIN也是应用糖皮质激素治疗的指征，激素治疗不仅促进肾功能恢复、预防或减少肾间质纤维化，并可改善葡萄膜炎。河南省洛阳市第一中医院收治的600例AIN患者采用常规治疗及常规治疗基础上加用泼尼松，比较两组患者的临床疗效及安全性。结果显示，研究组治疗总有效率显著高于对照组（$P<0.05$）。提示AIN患者采用泼尼松治疗效果显著，可有效改善肾功能，促进病情快速稳定，为预后提供保障。一项共纳入3项随机对照试验（RCT）的荟萃分析（$N=162$）结果显示，糖皮质激素治疗AIN的疗效肯定。

一些国外专家研究提出，AIN患者在应用糖皮质激素2周后仍无缓解迹象或肾衰竭进行性恶化，且肾活检显示并无或有轻度间质纤维化，则可考虑加用细胞毒性药物。在无禁忌的情况下可以使用环磷酰胺，如肾功能改善可继续用药1～2个月，并逐渐减少糖皮质激素的用量，随后环磷酰胺可以减量。如患者用药6周后肾功能仍无改善，提示病变慢性化，继续免疫抑制治疗效果不佳，按CKD的治疗方案治疗。苏州大学附属常熟医院收治的AIN患者153例，分别给予常规血液透和营养支持，常规血液透析、营养支持与泼尼松免疫透析综合治疗，以及常规血液透析、营养支持与环孢素免疫透析综合治疗。对比三组患者治疗的总有效率，免疫抑制剂辅助治疗AIN可有效提高其临床疗效，且用药安全性较高，值得临床推广。

近期有小样本的病例报告显示，霉酚酸酯（MMF）通过抑制经典途径的鸟嘌呤合成，可选择性地抑制T细胞或B细胞的DNA合成与增殖，从而抑制肾间质炎症细胞浸润。

感染相关的AIN最为重要的治疗方案为抗感染及支持治疗。

对严重急性肾衰竭（尤其是少尿型）具有透析治疗指征时，应尽快给予血液净化治疗，一般采用血液透析，个别特殊情况下可考虑连续肾替代治疗（CRRT），帮助患者度过危险期。

3. 中医治疗　孙伟教授认为AIN的病位在肾，病机为毒邪伤肾，气化功能失司。治疗以补益脾肾，解毒化湿和络为基本原则；以六君子汤为基本方加减，配合和络、泄浊解毒、化湿等。临证要重视早期诊断，尽快去除诱因，适当配合激素治疗，并注意复查，生活调护。

4. 预后　AIN的预后不良因素可能包括：①未能及时停药；②血肌酐水平>3 mg/d或急性肾衰竭持续时间长；③肾间质炎性细胞浸润的范围弥漫及程度重；④肉芽肿形成；⑤肾间质病变累及肾小球或者小血管；⑥肾小管萎缩或肾间质纤维化重。如AIN治疗及时、得力，大多数病例预后良好。肾小球滤过功能常先恢复正常，在数个月内肾小管功能可逐渐恢复正常。但少数重症患者肾小球滤过功能常难以完全恢复，而转变为慢性肾衰竭。多数感染相关的急性间质性肾炎患者经过及时、积极的支持治疗后，肾功能可得到完全恢复或者部分缓解，通常远期预后良好。

（郭志勇）

第二节　慢性间质性肾炎

慢性间质性肾炎（chronic interstitial nephritis，CIN）是慢性肾小管间质性肾炎（chronic tubulointerstitial nephritis，CTIN）的简称，又称为慢性肾小管间质性肾病，是一组由多种病因引起，临床表现为肾小管功能异常及进展性慢性肾衰竭，病理表现为不同程度肾小管萎缩、肾间质炎性细胞浸润及纤维化病变为基本特征的一组临床病理综合征。CIN的早期病变通常表现为肾小管功能障碍，如尿浓缩功能障碍、肾小管酸中毒、低钾血症、肾性糖尿或Fanconi综合征等，而肾小球和肾血管不受累或受累较轻；晚期病变表现为肾小球硬化及小血管壁增厚或管腔闭塞。

CIN的病因众多，其临床表现各异。本节主要介绍药物相关、代谢异常相关和免疫相关的CIN。

一、药物相关的慢性间质性肾炎

（一）镇痛药肾病（analgesic nephropathy，AN）

1. 流行病学特征　流行病学调查显示，长期服用镇痛药可导致CIN，常伴有肾乳头坏死。不同国家、不同地区报道的镇痛药肾病发生率差异很大，目前国内缺乏对镇痛药肾病发生率的统计。

2. 镇痛药种类　广义的解热镇痛药包括酸类和非酸类两大类，均具有解热、镇痛作用。酸类药物包括水杨酸类、邻氨基苯甲酸类、乙酸类和丙酸类等，常用药物有阿司匹林、吲哚美辛、布洛芬等。非酸类药物包括吡唑酮类、昔康类、昔布类（此三类又被称为NSAIDs）和苯胺类，前者常用药物有保泰松、西乐葆，苯胺类包括含有对乙酰氨基酚成分药物（如对乙酰氨基酚、日夜百服咛、泰诺等）（表3-10-1）。

3. 发病机制及易感因素　镇痛药肾病的具体发病机制尚不完全清楚。目前认为可能包括以下几个方面。①肾毒性损伤：药物肾毒性代谢产物在肾髓质浓聚所致，如非那西汀在体内转化为对乙酰氨基酚，经肾脏排泄过程中易从尿液中扩散至髓质和肾乳头间隙，直接造成组织损伤。②缺血性损伤：不同类型的解热镇痛药可抑制花生四烯酸－前列腺素类物质代谢途径中的不同类型环氧化酶，导致扩血管性前列腺素类物质产生减少，致使肾髓质缺血。③免疫性损伤：在镇痛药肾病中免疫机制可能不起主要作用，但某些解热镇痛药可通过免疫机制导致以细胞免疫为主的AIN，最终转变为CIN。

导致镇痛性肾病的易感因素包括：肾脏血流灌注不足（高热、腹泻、脱水、心功能不全等）、合并使用同类药或利尿剂、ACEI或ARB类药物、高

表3-10-1　解热镇痛药的种类及常用药物

分　类	特　性	代表药物	商品药名
酸类	水杨酸	阿司匹林	巴米尔、APC等
	邻氨基苯甲酸	甲芬那酸	甲灭酸、扑湿痛等
	乙酸	双氯芬酸	吲哚美辛、感冒通等
	丙酸	异丁苯丙酸	布洛芬等
	吡喃羧酸	依托度酸	
非酸类	吡唑酮类	安乃近，保泰松	安乃近、保泰松
	萘丁美酮类	萘普生	希普生
	苯胺类	对乙酰氨基酚	日夜百服咛、泰诺等
	昔康类	吡罗（美洛）西康	吡罗西康、莫比可等
	昔布类	磺酰苯胺	尼美舒利、西乐葆

龄或不同程度的动脉硬化性肾脏病变、已有肾功能不全或肾功能受损、酗酒等。

4. 病理学变化 双肾体积缩小，肾皮质明显萎缩，肾脏轮廓凹凸不平。光镜下可见典型的CIN的病理表现，即弥漫性肾小管萎缩及间质纤维化，伴有弥漫或多灶状淋巴细胞和单核细胞浸润；肾小球缺血性萎缩，肾小动脉内膜增厚，管腔狭窄；肾髓质损伤是镇痛药肾病的典型病理改变，由于肾活检深度有限，故在一般肾活检标本中不易见到，其特点是肾小管细胞内可见黄褐色脂褐素样色素，穿过萎缩皮质部的髓放线呈颗粒状肥大，髓质的间质细胞核异常、细胞减少、细胞外基质聚集；肾乳头坏死，早期表现为肾小管周围微血管硬化及片状肾小管坏死，晚期易见灰黄色坏死灶，部分坏死部位萎缩并形成钙化灶。免疫荧光检测常为阴性。电镜下可见病变肾小管和毛细血管基膜增厚，可有大量新增薄层基膜。

5. 临床表现 镇痛药肾病多见于女性，男女比例为1∶(5~7)。与用药相关的肾外疾病病史对于了解用药史具有提示意义。本病起病隐匿，早期常无症状或仅有乏力、消瘦、食欲缺乏等肾外的非特异症状。本病的肾脏表现包括：①早期出现的症状是与尿浓缩功能受损相关的夜尿增多，尿比重及尿渗透压降低，可出现肾小管酸中毒、肾性糖尿、氨基酸尿等；②肾小管源性蛋白尿（常低于1 g/d）；③无菌性白细胞尿，发生率可达50%~100%；④慢性肾衰竭表现；⑤60%~90%的患者存在不同程度的贫血，多与肾功能损害程度不平行；⑥25%~40%患者伴有肾乳头坏死，表现为突发性肉眼血尿及肾绞痛，重症者出现急性肾衰竭，由于坏死的肾乳头组织从尿路中排出，有时会出现尿路梗阻表现。

6. 影像学检查 是镇痛药肾病的重要诊断方法。静脉肾盂造影早期表现为肾盂增宽、肾盏杯口变钝或呈杵状，晚期因肾乳头坏死而表现为肾盂、肾盏充盈缺损，造影剂包围肾乳头形成环形影。由于此方法有造影剂肾损害的风险，故目前多被无造影剂的CT平扫替代。其特征是可见肾盏体积缩小、形状凹凸不平以及肾乳头钙化影。

7. 诊断 临床表现为CIN、长期滥用或间断性反复服用解热镇痛药用药史的患者，均应考虑镇痛药肾病的可能。影像学检查发现肾脏皱缩、肾脏轮廓凹凸不平、肾乳头钙化对于诊断具有重要意义。三者相结合，诊断的敏感度为85%，特异度为93%。如有突发血尿、肾绞痛或尿中发现脱落的坏死组织，提示伴有肾乳头坏死，有助于临床诊断。

8. 治疗与预防 关键在于早期确诊、立即停药，尤其对患有慢性疼痛需要长期或反复使用镇痛药的易感人群应加强监测，定期检查肾功能、尿常规。同时应予以纠正水、电解质及酸碱平衡紊乱、控制感染、高血压及贫血等对症治疗及保护肾功能的措施，进入肾衰竭者需进行透析或肾移植。

（二）钙调素抑制剂相关肾病

环孢素（cyclosporine）和他克莫司（tacrolimus）均为钙调素抑制剂（calcineurin inhibitor），常用于器官移植的抗排异治疗和自身免疫疾病的治疗。此类药物具有急性和慢性肾毒性，其慢性毒性作用与药物剂量相关。

1. 发病机制 钙调素抑制剂可通过使循环及肾脏局部的肾素－血管紧张素系统明显激活而使血管强烈收缩，导致肾血流量持续减少，进而发生急性及慢性缺血性肾损伤，诱发血管增生硬化性病变。此类药物还可以刺激肾小管上皮细胞活化并发生向肌成纤维细胞的转分化，使肾脏局部组织产生促纤维化因子TGF-β增多，导致肾间质纤维化的发生。

2. 临床表现 肾功能损害伴高血压、高尿酸血症及高钾血症，部分还可出现血栓栓塞性微血管病的表现。

3. 病理表现 灶状或片状分布的肾小管萎缩和肾间质纤维化，同时伴有条带状分布的肾小球缺血性硬化，小动脉壁的玻璃样变及增厚、管腔闭塞。

4. 防治及预后 通常认为应注重预防，即在使用此类药物时必须密切监测血药浓度。目前倾向于在尽量减少钙调素抑制剂的用量和血中目标浓度的情况下制订患者的个体化治疗方案。

（三）马兜铃酸肾病（aristolochic acid nephropathy，AAN）

1. 流行病学特征 由于此类药物种类繁多，用药人群较广，人群患病率尚缺乏确切统计。服用含马兜铃酸类成分的中草药或植物可导致肾小管间质疾病。根据文献分析，目前我国报告的AAN病例主要分布在长江以北地区，长江以南地区呈散发，而在西南和西北地区少见，可能与毒性药物的产销区、人群用药习惯等因素有关。

2. 发病机制 尚未完全明确，可能是通过直接毒性损伤作用、抑制细胞损伤修复、诱导肾小管上皮细胞转分化、致组织缺血及微血管损伤作用、致肾间质纤维化作用等几方面导致肾脏损伤。

3. 临床及病理表现 急性AAN仅见于极少数患者，急性或亚急性起病，首发表现为急性肾衰竭；慢性AAN占本病的大多数，患者常有长期或间断反复服用含马兜铃酸中成药的历史，临床表现隐匿，其特征符合CIN的一般特点，多数表现为慢性进展性肾衰竭；有30%~40%的AAN患者可伴发尿路移行上皮细胞癌，肿瘤发病可出现在肾病前后甚至透析后，肿瘤部位可位于肾盂、输尿管或膀胱，且复发率较高。肾组织活检的免疫病理检查通常为阴性。光镜下可见程度不等的肾小管变性、细胞脱落呈裸露基膜的损伤现象，通常可见明显的肾小管萎缩，肾间质纤维化表现突出，较少见到炎性细胞浸润；部分可见到类似急性肾小管坏死的严重肾小管上皮细胞损伤表现。

4. 防治及预后 关键在于加强中草药规范管理、预防发病。由于国家药物监督管理局已经采取措施禁止了主要的含马兜铃酸类成分中药的市场流通，此类药物肾损害的发生率明显减少。对于AAN目前尚无有效的治疗方法，仅限于按CIN的治疗原则处理。本病预后较差，大多数患者的病变和肾功能不可逆，对病变已进展至终末肾衰竭的患者，应适时予以透析治疗或肾移植。

（四）锂相关肾病（lithium nephropathy）

锂制剂是一类治疗精神抑郁躁狂疾病的常用药物，此类药物既可导致急性肾损伤，又可导致肾性尿崩症及慢性肾毒性损伤，由于慢性肾毒性作用导致的CIN被称为锂相关肾病。常见临床表现为肾性尿崩症，可见于约20%长期应用锂制剂治疗的患者。临床特征为多尿及烦渴，对抗利尿激素试验缺乏反应，常伴有不同程度的高钙血症，症状如恶心、呕吐、头痛等；部分患者可出现蛋白尿>1 g/d；约一半的患者尿浓缩功能受损，用药时间越长，损伤越严重，并逐渐出现不可逆的肾功能下降。

病理特征为局灶性肾小管萎缩或管腔扩张、灶状或片状分布的肾间质纤维化，肾间质炎性细胞浸润通常不明显。与其他原因所致的CIN在病理上唯一特征性表现是锂制剂所致者有时在远端肾小管或集合管部位可见囊样结构形成。

预防锂相关肾病的主要措施是对长期用药者进行监测，定期检测药物血浓度及肾功能。对于肾性尿崩症患者应避免应用噻嗪类利尿剂，给予排钾利尿剂可抑制集合管钠通道对锂的摄取，可显著减轻患者的多尿症状。一旦发现患者的血肌酐浓度升高，则应尽量减少锂制剂的剂量或换用其他抗精神药物。多数轻度肾功能不全者在停药后病情可恢复、肾功能完全或部分逆转，部分用药10年以上者可呈不可逆的慢性肾衰竭。

二、代谢异常相关的慢性间质性肾炎

（一）慢性尿酸肾病

慢性尿酸肾病是由于慢性高尿酸血症所致，又称为痛风性肾病。慢性高尿酸血症所致的高尿酸尿可在肾小管内形成尿酸盐结晶，堵塞肾小管，还可破坏肾小管壁进入肾间质，沉积在局部引起肉芽肿样反应性变化并导致纤维化。尿酸在组织的沉积与否与其本身的浓度及溶液的酸碱度密切相关。在酸性环境中，尿酸呈双折射石棱镜样结构的结晶而沉积。CIN的发生可能还涉及肾脏局部组织肾素-血管紧张素系统的环氧化酶-2的活化以及一氧化氮合成抑制等。

慢性尿酸肾病的患者多为隐匿起病，临床表现大多不典型，有夜尿增多或多尿，高血压同时伴有轻度蛋白尿，尿沉渣改变不明显，多数患者伴有不同程度的肾小管功能异常，尤其尿浓缩功能最为突出，可见低比重尿或尿渗透压降低。对怀疑慢性尿酸肾病的患者可进行尿尿酸与尿肌酐比值（UA/Cr）的测定：当UA/Cr≥1时提示尿酸合成过多，可能存在原发高尿酸血症；若UA/Cr<1则可能为肾脏排泄尿酸障碍，提示是高尿酸血症可能由肾功能不全所致。此外，还须与遗传性高尿酸血症及慢性铅中毒所致的CIN相鉴别。本症的病理学表现通常为典型的慢性肾小管间质纤维化，同时可伴有肾小动脉硬化和肾小球硬化。其特征是在经乙醇固定或冷冻的病理标本中可在偏振光显微镜下观察到肾小管或肾间质内的尿酸盐结晶。

预防的关键在于限制高嘌呤饮食，应用碳酸氢钠碱化尿液有助于减少尿酸沉积。对于高尿酸血症患者血尿酸水平过高常用黄嘌呤氧化酶抑制剂别嘌醇抑制尿酸合成，用药的维持剂量根据患者肾功能、合并用药等综合考虑。

（二）低钾性肾病

低钾性肾病是由不同病因导致的长期低钾血症所致，低血钾平均持续3.5～9年可出现低钾性肾病，临床上并不常见。患者可出现尿浓缩功能异常，并伴有肾囊肿形成及进行性肾功能减退。防治关键在于及时纠正低钾血症。当本病发现不及时而延误治疗，即使低钾血症纠正后仍会遗留部分肾小管空泡样变病变，少数病变持续时间过长者可遗留肾功能不全。

（三）高钙性肾病

因不同病因导致的高钙血症所致，病因包括原发性或继发性甲状旁腺功能亢进、恶性肿瘤、维生素D中毒、内分泌疾病、药物性或家族遗传性高血钙等。高血钙的水平与肾功能的损伤程度相关：当血钙浓度<3.0 mmol/L时，通常GFR不受影响；若血钙浓度>3.25 mmol/L时，血管收缩显著影响肾血流量，肾功能出现异常。

高钙性肾病临床表现包括：高血钙导致的肾外表现，如神经肌肉系统异常（记忆力减退、抑郁、肌无力）、消化系统紊乱（恶心、呕吐、腹痛、便秘、消化性溃疡）、心血管系统异常（心律失常、高血压）及血栓形成等；肾脏受累表现，早期出现多尿、烦渴、多饮及尿浓缩功能障碍，继发低血钾、低血钠、低血磷等电解质紊乱和肾小管酸中毒；甚至可出现肾小球滤过功能不全，影像学检查可见肾结石或肾钙化现象。防治的关键在于及时纠正高钙血症。高钙血症造成的肾功能异常是可逆的，很少遗留慢性肾功能不全，部分患者常因就诊过晚而遗留轻、中度慢性肾功能不全。

三、免疫相关的慢性间质性肾炎

免疫相关的CIN的病因包括：各类自身免疫病、肾移植慢性排异及抗TBM病，部分TINU综合征患者的AIN病情慢性化也可进展为CIN。临床上引起CIN的常见自身免疫病为干燥综合征、系统性红斑狼疮、血管炎、Wegner肉芽肿和结节病等。

（一）干燥综合征

干燥综合征是以侵犯唾液腺、泪腺等外分泌腺体为主要表现的慢性系统性自身免疫病，累及多种内脏器官，肾脏受累的主要表现为慢性肾小管间质病。病因尚不清楚，可能与遗传因素、病毒感染、细胞及体液免疫反应异常等因素相关。

干燥综合征患者多见于女性，其主要临床特征如下。①肾外症状：各种外分泌腺体的分泌减少后的黏膜干燥症及继发的组织损伤或感染，系统性损害如紫癜样皮疹、呼吸系统（肺间质纤维化）、消化系统（萎缩性胃炎、小肠吸收不良、肝胆管炎）或神经系统受累等症状。②肾脏受累的表现：比较隐匿，患者可出现不同程度的肾小管功能异常，伴轻度的肾小球功能减退，部分患者可表现为范可尼综合征、Ⅰ型肾小管酸中毒、低钾血症或肾性尿崩症。干燥综合征患者的CIN病理表现通常以淋巴细胞及浆细胞在肾间质的弥漫浸润为特点，偶可见肉芽肿形成，常伴有肾小管损伤。随着病变进展，可出现不同程度的肾小管萎缩和肾间质纤维化。免疫荧光检查可见IgG和补体C3沿肾小管基膜呈颗粒状沉积。

治疗主要包括口服碳酸盐对症及小剂量激素保护肾功能等治疗。干燥综合征患者的肾功能不全通常呈缓慢进展，进展至终末期肾衰竭者较罕见。

（二）系统性红斑狼疮（SLE）

狼疮性肾炎（LN）是SLE常见的并发症，可见于约半数以上的SLE患者。既可与其他临床表现同时出现，也可首先累及肾脏。SLE导致的肾间质损害多表现为狼疮性肾炎伴发的肾小管间质病变，仅有极少数患者表现为单纯CIN。

（三）结节病

结节病（sarcoidosis）是一种原因不明、以非干酪样坏死性上皮细胞肉芽肿为病理特征的全身性肉芽肿病，主要累及肺和淋巴系统。其临床表现多样化，既可能无任何症状，又有少数病例呈进行性进展并累及多个脏器，甚至导致脏器的功能衰竭。结节病在我国相对较少见，临床易忽视。

1. 病因及发病机制　结节病的病因尚未明确，认为可能与微生物感染、某些职业或环境因素等有关。发病机制主要与体液免疫及细胞免疫有关。结节病导致慢性肾间质病变的发生机制主要涉及两类因素。①与钙调节紊乱相关：在此类患者中，其肾脏的1,25(OH)$_2$D$_3$的水平常过度增高，导致肠道和骨吸收钙增加，可出现高钙血症及尿钙增加，致使钙质在肾脏的局部刺激及沉积。②部分患者可发生肉芽肿性间质性肾炎，此类患者大多同时伴有结节病的其他脏器损害。

2. 临床及病理表现　患者常可有非特异的发热、乏力和体重下降，肾外受累包括多个不同器官或部位，轻重程度不等（表3-10-2）。结节病伴有肉芽肿性间质性肾炎者临床表现不典型，且常常缺乏皮肤、眼及肺脏受累的表现。肾脏结节病的典型病理表现为肾间质内散在或弥漫分布的非干酪样坏死上皮细胞肉芽肿，主要由单核巨噬细胞和淋巴细胞组成，偶可见肉芽肿部位出现灶状凝固性坏死。此外，常可见局灶性淋巴细胞浸润、肾小管结构异常及肾小球周的纤维化。免疫荧光和电镜检查通常

表3-10-2　结节病累及的主要器官及表现特点

受累部位	发生率	表现特点
肺部	30%~50%	干咳，影像学检查异常（肺部结节、支气管狭窄或肺不张、胸腔积液或肺门淋巴结肿大）
周围淋巴结	约30%	常累及颈前、颈后、锁骨上、腹股沟等部位，肿大程度不等
皮肤	11%~25%	多样化：结节性红斑、斑丘疹、冻疮样皮疹等
心脏	20%~30%	心律失常、心功能不全等
眼部	20%	虹膜睫状体炎、急性结膜炎、干燥性角膜炎等
神经系统	5%~16%	受累部位常为脑神经、周围神经或脑实质等
肾脏	7%~20%	肾小管功能异常、高钙血症、肾结石、肾功能不全
消化系统	40%	肝大、肝功能异常、肝结节多见
外分泌腺	不详	常累及腮腺肿大，也可累及泪腺或颌下腺
内分泌系统	2%~10%	高钙血症或高钙尿症，隐匿性糖尿病
骨骼及关节	2%~26%	单发或多发性关节炎（关节红肿、疼痛、畸形等）
生殖系统	较少见	子宫或乳腺无症状肉芽肿

无免疫复合物沉积。结节病的诊断应参考风湿病学的诊断标准，其要点是应注意排除结核病、淋巴瘤及其他肉芽肿性疾病。

3. 治疗及预后 部分轻症结节病患者可自行缓解，应密切观察病情变化并予以对症及并发症的治疗。对于具有多个脏器受累或病情呈进展状态者应予以特殊治疗，首先应用糖皮质激素，通常应用中等剂量治疗 3 个月，随后应用小剂量维持并逐渐减量，总疗程 1 ~ 1.5 年。多数患者对激素治疗反应良好，肾活检显示治疗后肉芽肿可消失，淋巴细胞浸润减轻，高钙血症以及肾功能不全可得到改善。对激素治疗反应不佳的患者可考虑应用甲氨蝶呤、氯喹、环磷酰胺、硫唑嘌呤、雷公藤等。结节病的病死率为 1% ~ 4%，主要与肺、心脏和中枢神经系统受累有关。部分肾脏结节病的患者可因治疗不及时或疗效不佳逐渐进展为慢性肾衰竭。

第三节 肾小管酸中毒

（郭志勇）

数字课程学习

教学 PPT 自测题

第十一章

泌尿系统损伤

关键词：

肾损伤	输尿管损伤	膀胱损伤	尿道损伤
闭合性损伤	开放性损伤	膀胱破裂	骑跨伤
肾挫伤	尿外渗		

第一节 肾 损 伤

诊疗路径

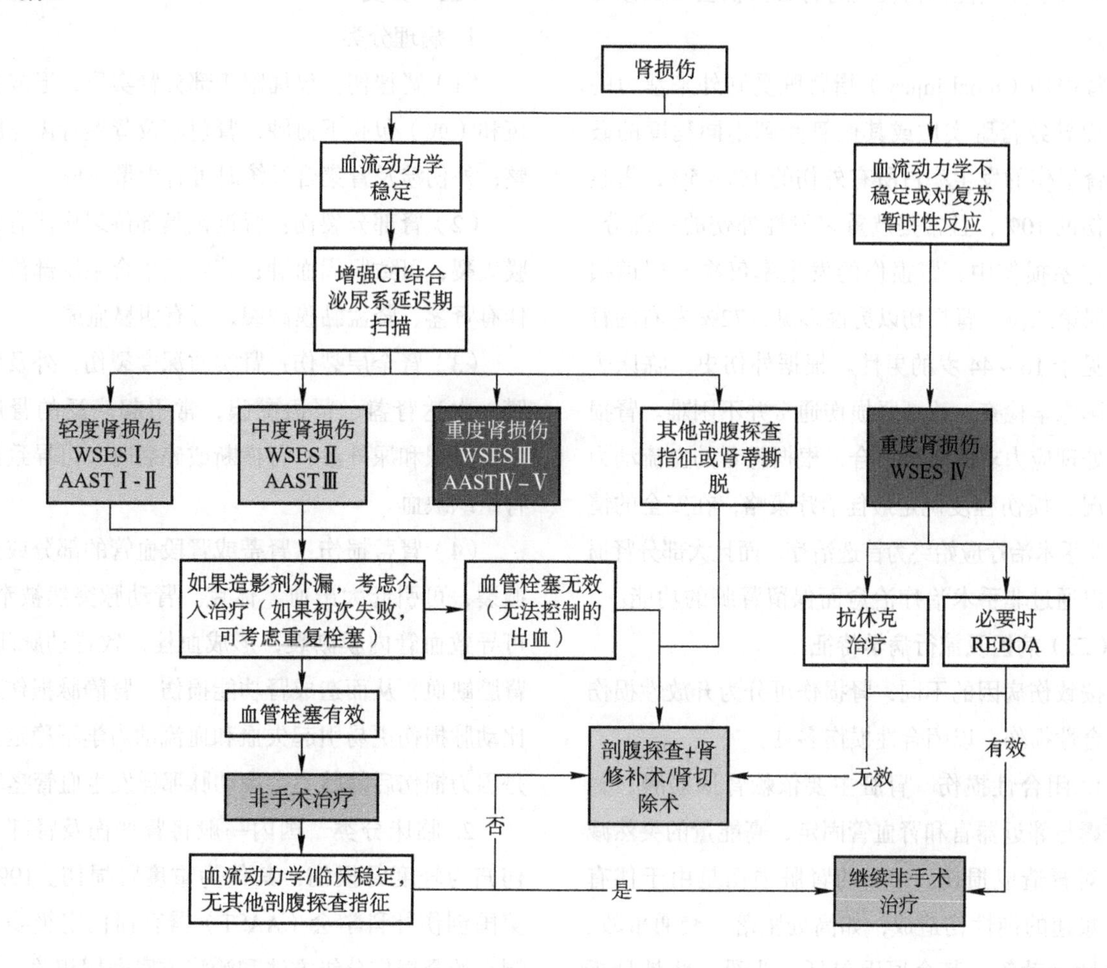

（一）概述

肾脏是实质性器官，外形似蚕豆，分为上下两端，内外两侧缘和前后两面。上端宽而薄，下端窄而厚。肾的前面较凸，朝向前外侧；肾的后面较平，紧贴腹后壁。外侧缘凸隆；内侧缘中部凹陷，是肾血管、输尿管、神经及淋巴管出入之处，称为肾门，其排列顺序为：肾静脉在前、肾动脉居中、输尿管在后，该处合称为肾蒂。肾门向肾内延续为由肾实质围成的肾窦，肾窦内含有肾动脉、肾静脉的主要分支和属支、肾小盏、肾大盏、肾盂和脂肪组织等。肾脏位于腰部脊柱两侧，左右各一，肾贴腹后壁的上部，位于腹膜后间隙内。左肾上极平第11胸椎，其后方由第11、12肋斜行跨过，下端与第2腰椎齐平。右肾上方与肝相邻，位置比左肾低半个到一个椎体，右肾上极平第12胸椎，下极平第3腰椎，第12肋斜行跨过其后方。在竖脊肌的外侧缘与第12肋之间的部位称为肾区（脊肋角），有些肾疾病患者，叩击或触压此处还可引起疼痛。肾脏的基本功能为排泄体内的代谢废物，因此，其功能的急剧恶化对健康的影响极为严重，有时甚至是致命性的。肾脏深藏于肾窝且肾脏周围有肾周脂肪包裹，受到周围结构较好的保护：在肾脏的后方有肋骨、脊柱和背部的肌肉群，前面有腹壁和腹腔内容物，而其上方则被膈肌所覆盖。正常的肾脏有 1～2 cm 的活动度，因此肾脏损伤并不常见，但这也造成了多发性损伤发生时肾脏损伤会被漏诊的原因。

肾损伤（renal injury）指肾脏受到外来暴力的打击而导致肾脏实质或其血管受到不同程度的破坏。肾损伤的发生率占所有外伤的 1%～5%，占腹部损伤的 10%，且常是严重多发性外伤的一部分。在泌尿系损伤中，肾损伤的发生率仅次于尿道损伤，居第二位。肾损伤以男性多见，72% 左右的肾损伤见于 16～44 岁的男性。根据外伤史、临床表现及影像学检查，诊断肾损伤通常并不困难。肾损伤的处理应力求多学科结合，根据患者的血流动力学情况、损伤程度确定最佳治疗策略，在安全的情况下非手术治疗应始终为首选治疗，而且大部分肾损伤可以通过非手术治疗治愈而保留肾脏的功能。

（二）病因及流行病学特征

按致伤病因的不同，肾损伤可分为开放性损伤和闭合性损伤，以闭合性损伤多见。

1. 闭合性损伤　肾脏主要依赖肾周筋膜、肾脂肪囊与邻近器官和肾血管固定，高能量的突然减速易对肾造成损伤。90% 的肾脏损伤是由于伴有突然减速的钝性伤造成，如高处坠落、交通事故、对抗性运动等。其余原因包括，斗殴、肋骨骨折等，一般没有创口与外界相通。肾脏是腰腹部闭合性损伤中第二位容易受伤的器官，大部分损伤程度较轻，美国创伤外科协会（American Association for the Surgery of Trauma，AAST）Ⅲ级或Ⅲ级以上肾损伤的发生率仅占 4% 左右。

2. 开放性损伤　较少见，占 1.4%～3.3%，常因枪弹、刀刃等锐器所致，有创口与外界相通。单独的肾损伤较少见，常伴有胸、腹部等其他组织器官的损伤，损伤通常较重（约 67% 为 AAST Ⅲ级或Ⅲ级以上的损伤）。

此外，当肾脏存在积水、结石、囊肿、肿瘤等病理改变时，更易发生损伤，有时极轻微的外力也可造成严重的“自发性”肾破裂。经皮肾穿刺活检、肾造瘘、经皮肾镜碎石术、体外冲击波碎石等医疗操作也有可能造成不同程度的医源性肾损伤。

（三）分类

1. 病理分类

（1）肾挫伤：仅局限于部分肾实质，形成肾瘀斑和（或）包膜下血肿，肾包膜及肾盏肾盂黏膜完整；外伤涉及肾集合系统时可有少量血尿。

（2）肾部分裂伤：肾近包膜部位裂伤伴有肾包膜破裂，可致肾周血肿；若肾近集合系统部位裂伤伴有肾盏、肾盂黏膜破裂，可有明显血尿。

（3）肾全层裂伤：肾实质深度裂伤，外及肾包膜，内达肾盏、肾盂黏膜，常引起广泛的肾周血肿、血尿和尿外渗；肾横断或碎裂时，可导致部分肾组织缺血。

（4）肾蒂损伤：肾蒂或肾段血管的部分或全部撕裂，可引起大出血、休克。肾动脉突然被牵拉，可导致血管内膜撕裂，形成血栓，致肾动脉闭塞、肾脏缺血，从而造成肾功能损伤。肾静脉损伤通常比动脉损伤更易引起失血和血流动力学不稳定，这是因为损伤后静脉不会像动脉那样发生血管痉挛。

2. 临床分类　国内一般将肾挫伤及肾部分裂伤归为轻度肾损伤，其他为重度肾损伤。1996 年美国创伤外科学会（AAST）器官损伤定级委员会制定的肾损伤分级方法和治疗方案密切相关，目前已为大多数医疗机构所采用（表 4-11-1），是目前最常用的肾损伤分级系统，AAST 1～4 级肾损伤大部分可以通过非手术治疗而保留肾脏器官，但是目前更为关注的是对于 AAST 高级别的肾损伤患者如何进一步分层，也就是说如何发现哪些高级别肾损伤的患者需要早期进行肾血管栓塞术、肾修补术或者需要早期肾切除术。世界急诊外科学会（World Society of Emergency Surgery，WSES）的分级系统可能会对于这部分高级别肾损伤患者做出更好的甄别。WSES 分级系统根据 AAST 分级和患者血流动力学情况，进一步将肾损伤分为 4 级（表 4-11-2），其中Ⅰ级为轻度肾损伤，Ⅱ级为中度肾损伤，

表 4-11-1 AAST 肾损伤分级

分级	类型	表现
Ⅰ	挫伤	镜下或肉眼血尿，泌尿系统检查正常
	血肿	包膜下血肿，无实质损伤
Ⅱ	血肿	局限于腹膜后肾区的肾周血肿
	裂伤	肾实质裂伤深度≤1.0 cm，无尿外渗
Ⅲ	裂伤	肾实质裂伤深度>1.0 cm，无集合系统破裂或尿外渗
Ⅳ	裂伤	肾损伤贯穿肾皮质、髓质和集合系统
	血管损伤	肾动脉、静脉主要分支损伤伴出血
Ⅴ	裂伤	肾脏破裂
	血管损伤	肾门血管撕裂、离断伴肾脏无血供

注：对于Ⅲ级损伤，如双侧肾损伤应评为Ⅳ级

表 4-11-2 WSES 肾损伤分级

肾损伤程度	WSES 分级	AAST 肾损伤分级	血流动力学
轻度	Ⅰ级	Ⅰ~Ⅱ级	稳定
中度	Ⅱ级	Ⅲ级或肾段血管损伤	稳定
重度	Ⅲ级	Ⅳ~Ⅴ级或任意级别肾损伤伴肾主要血管离断或闭塞	稳定
	Ⅳ级	任意级别肾损伤	不稳定

Ⅲ~Ⅳ级为重度肾损伤。

（四）临床表现

肾损伤的临床表现与外伤类型和损伤程度密切相关。但在合并其他器官损伤时，肾损伤的症状有时不易被察觉。临床上需要考虑肾损伤可能的情况，包括外力直接作用于腰部或者高速坠落伤，特别是当有肾脏基础疾病时肾损伤更易发生，如肾积水患者外伤后发生肾损伤的机会明显增加。其主要症状如下。

1. 血尿　是肾损伤最常见、最重要的症状，多数为肉眼血尿，少数为镜下血尿。但在某些情况下，如肾血管断裂、输尿管完全离断、肾盂输尿管连接处撕裂和刀刺伤等，可无血尿。血尿的严重程度并不完全与肾损伤程度一致。当血尿程度与外伤病史不符合时，通常提示损伤的肾脏存在基础性疾病。

2. 疼痛　往往是患者外伤后的首发症状。腰部软组织挫伤、肾包膜张力增高或尿液渗入肾周围组织刺激腹膜后神经等可导致肾区或上腹部钝痛，疼痛可放射至同侧肩部、背部或下腹部。输尿管内存在血凝块时可导致肾绞痛；腹膜后血肿、尿液刺激腹膜、腹膜破裂或并发腹腔脏器损伤时，可出现腹部胀气、疼痛及腹膜刺激症状。

3. 腰部肿块　出血和（或）尿液溢出积存于肾周形成腰部肿块。肿块的大小视出血量和（或）尿外渗的量而异。

4. 休克　可分为创伤性休克和（或）失血性休克。轻度肾损伤很少发生休克，开放性肾损伤的休克发生率明显高于闭合性肾损伤。

5. 发热　肾外伤所致肾周血肿、尿外渗易继发感染，甚至造成肾周脓肿或化脓性腹膜炎，严重时可伴全身中毒症状。

6. 多脏器损伤　当肾损伤症状与临床症状不相符时，应考虑存在其他脏器损伤的可能。合并胸腔脏器损伤者多表现为呼吸循环系统症状；合并肝脏、脾脏及大血管损伤时以出血为主要表现；合并胃肠道损伤时则以腹膜炎症状为主要表现。

（五）体格检查

密切监测患者各项生命体征的同时，进行全面的体格检查，以确定有无合并伤及肾损伤程度。肾损伤的常见体征包括：伤侧肾区疼痛或压痛，腰部伤口或瘀斑，腰部出现不规则增大的肿块、肋骨骨折、腹肌及腰肌强直等。

（六）实验室检查

1. 血常规　包括白细胞计数、血红蛋白、红细胞计数、红细胞比容等的测定。血红蛋白、红细胞比容持续降低提示有活动性出血；白细胞计数升高提示存在合并感染。

2. 尿常规　表现为镜下或肉眼血尿。伤后不能自行排尿者应行导尿检查。严重休克无尿者，往

往要在抗休克、血压恢复正常后方能见到血尿。肾动脉栓塞或输尿管完全离断时可无血尿。

3. 肾功能 可表现为血肌酐、尿素氮水平升高；伤后 1 h 内的肌酐测定结果主要反映受伤前的肾功能情况；如果尿液持续漏入腹膜腔被吸收后可出现氮质血症。

（七）影像学检查

1. 影像学检查指征 中至重度外伤患者通常需要 CT 检查以帮助诊断，但是轻度外伤患者当有下列情况发生时需要考虑肾脏影像学检查：①肉眼血尿；②镜下血尿伴有短暂低血压发作；③高速坠落伤伴或不伴明显外伤；④穿透伤；⑤临床表现提示肾损伤可能，如腰部疼痛、擦伤、肋骨骨折、腹部肿胀和（或）肿块。

2. 影像学检查项目

（1）超声：对肾损伤程度的判断，以及血、尿外渗范围和病情评估有重要帮助，但在肾损伤临床分类评估中的作用尚有争议，因为超声检查常常会低估损伤程度，而且对于损伤程度的判断与检查者的主观性有很大关系。可用于对伤情做初步评估或连续监测腹膜后血肿及尿外渗情况。急诊床旁扩大创伤重点超声评估法（extended focused assessment with sonography for trauma，E-FAST）是一种快速、有效的腹腔内游离液体检测方法，但是对于肾损伤检测的灵敏度及特异度不高。超声检查在肾损伤的后续随访中有一定的作用。

（2）CT：CT 增强扫描结合延迟期成像是血流动力学稳定的肾损伤患者影像学检查的“金标准”，是肾损伤临床分级的重要依据。CT 能迅速准确地了解肾实质损伤情况，以及尿外渗和肾周血肿范围；动脉和静脉期扫描可显示血管损伤情况；注射造影剂 10 min 后延迟期扫描可显示集合系统损伤的情况，同时还可了解对侧肾功能、腹腔其他脏器损伤情况。非手术治疗过程中，当患者出现发热、无法解释的血流动力学变化或者腰部疼痛加重时，需要进行 CT 复查。对于高级别损伤患者或者穿透伤后 2~4 天的患者，也应考虑 CT 复查以发现遗漏的外伤并发症。AAST Ⅰ~Ⅲ级的患者如果外伤后生命体征稳定的一般不需要行 CT 复查。

（3）腹部平片（KUB）及静脉尿路造影（IVU）：IVU 检查只有当 CT 检查无法进行时才考虑进行。轻度肾损伤行腹部平片检查多无重要发现，重度肾损伤可见肾影和腰大肌影模糊不清楚，脊柱凸向健侧等，有时可见合并肋骨或腰椎骨折。IVU 主要用于血流动力学不稳定的需急诊手术探查的患者，在手术室中进行检查。

（4）MRI：对于育龄妇女、孕妇、儿童、造影剂过敏的患者以及当 CT 图像不明确时，可选用 MRI 检查，但一般不作为常规检查。

（5）肾动脉造影：能显示肾血管及分支的损伤情况。因该检查费时且为有创检查，因此仅在疑有肾动脉分支损伤导致持续或继发出血，并有条件行选择性肾动脉栓塞时进行该检查。

（6）同位素核素扫描：对严重碘过敏患者判断肾血流状况有较多帮助，可用于肾损伤的早期诊断及随访检查，但一般不需要进行该项检查。

（八）诊断

1. 外伤史与体格检查提示任何腹部、背部、下胸部外伤或受对冲力外伤的患者，无论是否有典型的腰腹部疼痛、肿块、血尿等表现，均要注意有无肾外伤。有时症状与肾外伤的严重程度并不一致。

2. 对于腰部症状明显的患者常规进行导尿，以便在第一时间发现是否有血尿以及进行尿量监测。严重的胸、腹部外伤时，往往容易忽视肾外伤的临床表现，应尽早做尿常规及影像学检查，以免贻误正确诊断。

3. 根据外伤史及临床表现，诊断肾损伤并不困难。早期积极的影像学检查可以发现肾损伤的部位、程度、有无尿外渗以及对侧肾情况。

（九）病情评估及诊治流程

EAU、AUA 及 SIU 各大泌尿外科指南均推荐，肾损伤明确诊断或高度怀疑肾损伤时，首先需进行病情评估，最重要的即评估患者的血流动力学是否稳定。

1. 血流动力学不稳定或对复苏短暂性反应 当患者收缩压≤90 mmHg并伴有皮肤血管收缩、意识状态改变，和（或）呼吸急促；或收缩压>90 mmHg但需扩容治疗，和（或）使用升压药，和（或）BE>-5 mmol/L，和（或）休克指数>1，和（或）24 h内输注红细胞4～6 U，则提示患者血流动力学不稳定，存在休克状态。对复苏短暂性反应患者指在充分液体复苏后有好转，但随后出现持续失血和灌注不足的迹象，这些患者对治疗有初步反应，但没有达到足够的稳定来接受介入治疗或非手术治疗。对于血流动力学不稳定的患者，应立即进行抗休克治疗，必要时可使用复苏性主动脉球囊阻断术（resuscitative endovascular balloon occlusion of the aorta，REBOA）控制出血，以进一步治疗争取时间。若治疗效果不佳，应及时剖腹探查。

2. 血流动力学稳定 当患者血流动力学稳定时，应行CT增强扫描结合延迟期成像对肾脏损伤进行临床分级。无其他剖腹探查指征时，大多数患者可行非手术治疗。若出现造影剂血管外漏，可行介入血管栓塞治疗。当血管栓塞治疗无效，出现无法控制的出血时才考虑手术治疗。

（十）治疗

肾损伤的治疗目的是保存肾功能和降低病死率。肾损伤的处理应由包括泌尿科、放射介入科、创伤外科、急诊以及ICU医师共同参与。肾损伤的处理与损伤程度密切相关。轻微肾损伤经保守治疗多可康复，大多数患者属于此类外伤；仅少数严重肾损伤患者需手术治疗。保持血流动力学稳定是所有肾损伤患者的首要治疗目标。

1. 急救及合并伤的处理 急诊处理有大出血、休克的患者需迅速给予抢救措施，观察生命体征，进行输血、补液等抗休克治疗，同时明确有无合并其他器官外伤，做好手术探查的准备。

2. 非手术治疗 是绝大多数肾损伤患者的首选治疗。与手术治疗相比，非手术治疗可以有效减少肾切除率、住院时间更短，且近期和远期并发症发生率没有明显升高。在血流动力学稳定的前提下，无其他腹部探查指征时，大多数情况可进行非手术治疗。AAST Ⅰ～Ⅲ级肾损伤患者通常可以通过非手术治疗治愈，AAST Ⅳ级患者大部分也可以采用非手术治疗方式，但是需要手术干预的机会明显增加。持续尿液外渗时需要行输尿管支架引流术或者经皮肾穿刺引流术。AAST Ⅴ级的肾损伤患者通常出现血流动力学不稳定而且伴发其他器官的合并伤，很大程度上需要早期手术探查和肾切除术。

（1）保守治疗：方法如下。①绝对卧床休息2周以上，建议留置导尿（低级别且生命体征稳定的肾损伤患者可以不留置导尿），以便观察尿液颜色。待病情稳定、肉眼血尿消失后才可允许患者离床活动且拔除导尿管。②补充血容量，保持充足尿量，维持水电解质平衡。③密切观察生命体征变化。④使用广谱抗生素预防感染。⑤使用止血药物，必要时应用镇痛、镇静药物。⑥定期检测血、尿常规及行B超检查，必要时重复CT检查。⑦有肿块者准确测量并记录大小，以便比较。

（2）介入治疗：肾动脉栓塞止血适用于肾损伤合并出血但血流动力学稳定、无开腹指征或延迟性再出血患者。对于经过抗休克治疗后有复苏短暂反应的患者，在特定环境下（立即有手术室、外科医生、能立即获得充分复苏、重症监护环境）也可尝试肾动脉栓塞。目前对于哪些患者可以进行肾动脉栓塞治疗还没有统一的选择标准，临床上可以通过CT影像学上的表现进行判断，如造影剂外溢、动静脉瘘和假性动脉瘤发生时可以行介入治疗。

肾动脉栓塞治疗术可以作为各级肾损伤的非手术治疗手段，但是通常来说，对于AAST>Ⅲ级的肾损伤患者获益最大。

对于没有其他外科干预指征的患者，如果初次血管栓塞失败，应考虑重复血管栓塞。重复血管栓塞可以使67%的患者保留肾脏。但是如果介入治疗失败而需要行开放手术探查时，通常会进行患肾切除术。如是对侧肾缺如、对侧肾功能不全的肾损伤患者，可选择超选择性肾动脉栓塞术（selective renal artery embolization）进行止血。

3. 手术治疗　伤情是决定是否行肾探查术的主要因素。开放手术有较高的肾切除率，后腹膜打开后常出现出血加重、操作困难、病情迅速加重等情况，在确保患者生命的前提下不得不行肾切除术，故应严格掌握手术探查指征。肾脏探查的指征如下。

（1）严重的血流动力学不稳定，危及伤者生命或肾蒂撕脱，为绝对手术探查指征。

（2）AAST Ⅴ级肾损伤推荐行肾探查术。但越来越多证据证明，若患者血流动力学稳定，也可以考虑非手术治疗。

（3）当肾脏以外的腹部脏器需手术治疗而行剖腹探查时，有下列情况应行肾脏探查：①肾周血肿进行性增大或肾周血肿具有波动性时；②术前或术中造影发现肾不显影，或伴有其他异常时。对于血肿无明显变化患者应行非手术治疗，切忌盲目探查。

（4）非手术治疗期间出现以下情况需行肾探查：①积极抗休克后生命体征仍未改善；②血尿逐渐加重，血红蛋白和红细胞比容继续降低；③腰腹部肿块明显增大。

（5）开放性肾损伤通常损伤程度更高，多需行肾探查术，并探查腹部其他脏器有无损伤。

（6）肾脏有其他异常，如肾显影不良或怀疑有肾肿瘤时，则肾外伤即使较轻也推荐行肾探查术。

手术方法：经腹或经腰部切口施行手术，怀疑腹腔脏器外伤时，先探查并处理腹腔其他外伤脏器，再切开后腹膜，显露并阻断肾蒂血管，而后切开肾周筋膜和脂肪囊，探查伤侧肾脏，快速清除血肿，依具体情况选择做肾修补术、肾部分切除术或肾切除术。必须注意，在未控制肾动脉之前切开肾周筋膜，往往难以控制出血。对于濒死患者，不应过度追求保肾，应以拯救生命为第一。其余情况下应尽可能修复肾脏，只有在严重肾全层裂伤或肾蒂血管外伤无法修复，而对侧肾功能良好时，才可施行伤侧肾切除。

（十一）并发症及处理

肾损伤并发症的发生率为3%～33%，常见并发症如下。

1. 尿外渗及尿性囊肿　尿外渗是肾损伤最常见的并发症，应早期给予有效抗生素。多数情况下尿外渗会自然消退。如尿外渗持续存在，可放置输尿管内支架引流。尿性囊肿多为伤后近期发生，可发生于伤后3周到数年。大部分尿性囊肿可自行吸收，无须处理。需要处理的相对指征包括：巨大的尿性囊肿、持续存在的尿性囊肿、出现发热或者败血症、尿性囊肿伴有肾脏碎片。处理措施包括行经皮囊肿穿刺引流术、肾脏坏死组织清除术和（或）输尿管内支架引流。

2. 迟发性出血　发生在创伤数周内，但通常不会超过3周。最常见继发于动静脉瘘或假性肾动脉瘤。最基本的治疗方法为绝对卧床和补液。血管造影可以明确出血部位，选择性血管栓塞术是首选治疗。

3. 肾周脓肿　常发生在伤后5～7天内。选用有效抗生素控制感染；首选经皮穿刺引流术，必要时行脓肿切开引流或者肾脏切除。

4. 其他　血肿、尿外渗引起肾脏周围组织纤维化，压迫肾盂输尿管交界处可导致肾积水，需行成形术或肾切除术；部分肾实质缺血或肾蒂周围纤维化压迫肾动脉、肾动脉栓塞、节段性动脉栓塞、肾动脉狭窄可引起肾性高血压，此时可能需要肾动脉造影帮助诊断，可以初步尝试药物治疗、切除缺血肾实质节段以及肾血管重建，难以治疗时需行肾切除术。穿透性损伤可以导致动静脉瘘，表现为迟发性明显的肉眼血尿，可以行经皮栓塞术，如果瘘管较大时则需要手术治疗。

（十二）医源性肾损伤

医源性肾损伤需要及时诊断治疗，以减少致死率。医源性肾损伤最常见的原因包括经皮肾穿刺、结石手术、肾癌行保留肾单位手术（腹腔镜和开放手术均可发生）以及肾移植。诊断治疗流程与非医源性相同。

（十三）观察及随访

1. 经保守治疗的轻度肾损伤（AAST Ⅰ～Ⅱ级），不需要影像学随访。

2. 中度肾损伤（AAST Ⅲ级），是否需要影像学随访由患者的临床情况决定。

3. 对于重度肾损伤（AAST Ⅳ～Ⅴ级），在损伤的48 h内及后续的随访中，推荐增强CT、超声或超声造影检查；对于怀疑有输尿管损伤的患者，推荐增强CT延迟相扫描。

4. 待病情稳定、肉眼血尿消失后才可允许患者离床活动。当镜下血尿为阴性时才可逐步恢复体育锻炼。

（钱苏波　齐　隽）

第二节　输尿管损伤

诊疗路径

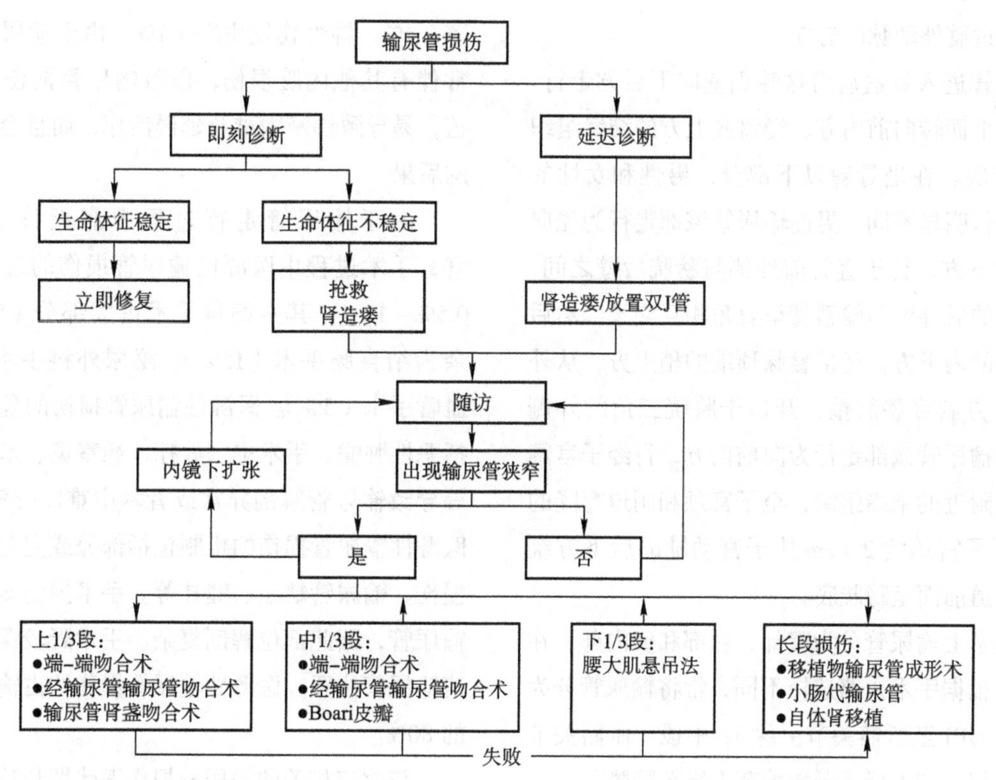

输尿管是连通肾盂和膀胱的肌性管道，将尿液从肾盂输送到膀胱。因其特殊的解剖位置且靠近其他盆腔、腹部器官，外界暴力造成的输尿管损伤（ureteral injury）较为少见，大多数输尿管损伤由医源性引起。若没有得到及时有效治疗，可能会导致严重的短期和长期并发症（如尿外渗、脓毒症、尿瘘、肾功能损伤），甚至肾衰竭。输尿管损伤的治疗取决于诊断的时间、损伤的程度和位置，早期治疗预后良好，延迟治疗时并发症发生率高。故对临床医生来说，重要的是要意识到可能发生的输尿管损伤，及时发现、及时处理。

（一）输尿管的解剖、组织及生理学

了解输尿管的解剖毗邻、组织学及生理学对于理解输尿管损伤十分重要。输尿管为腹膜外位器官，左右各一，起于肾盂末端，终于膀胱，长20～30 cm。输尿管在向下走行过程中靠近许多腹部和盆腔结构，使其在手术过程中容易受到损伤。

左侧肾盂输尿管连接处（UPJ）位于十二指肠空肠曲的后方，右侧UPJ位于十二指肠后方，下腔静脉外侧。

自肾盂末端起始后，输尿管沿腰大肌的前面向下内侧斜行，越过紧贴腰大肌的生殖股神经，在腰大肌中点偏下有睾丸（卵巢）血管跨越其前方。

在骨盆上口附近，左侧输尿管经过乙状结肠及其系膜后方于乙状结肠间隙隐窝的后壁内下降，进入骨盆腔时经过左髂总血管的下端前方，右侧输尿管经过肠系膜根部的下方和回肠末端的后方，进入骨盆时经过髂外动脉的前方。

输尿管进入骨盆后沿盆腔侧壁向下后方走行，在坐骨棘平面转向前内方，经盆底上方的结缔组织直达膀胱底。在坐骨棘以下部分，男性和女性的输尿管走行明显不同。男性输尿管该部走行为先向前、内和下方，行于直肠前外侧与膀胱后壁之间，经输精管的后外侧与输精管呈直角相互交叉，然后至输精管的内下方，经精囊腺顶端的稍上方，从外上向内下方斜穿膀胱壁，开口于膀胱三角的外侧角。女性输尿管该部走行为向前内方，行经子宫阔韧带基底附近的结缔组织，至子宫颈和阴道穹隆的两侧，距子宫颈约2.5 cm从子宫动脉的后下方绕过，经阴道前面至膀胱底。

解剖学上输尿管分为腹部、盆部和壁内部。在临床上，根据手术入路选择不同，常将输尿管分为上段（从UPJ至骶髂关节上缘）、中段（骶髂关节上下缘之间）和下段（骶髂关节下缘至膀胱）。

输尿管的管壁分为3层，由内向外依次为黏膜、肌层和外膜。黏膜上皮为变移上皮，有4～5层细胞。黏膜常形成许多纵行皱襞，故管腔呈星形。近膀胱开口处的黏膜折叠成瓣，当膀胱充盈时，瓣膜受压封闭输尿管开口，以防止尿液倒流。

正常人输尿管组织的自主神经网主要分两层，分别位于黏膜下层和平滑肌层。在这两层间又存在着丰富的神经联络。电生理试验研究证明，在正常输尿管组织中，自主神经支配对输尿管蠕动起重要作用。输尿管的蠕动波起源于近端肾盂的电起步点，当近端肾盂被尿液充盈受到牵张时，起步点产生动作电位，细胞之间的电活动以2～6 cm/s的速度传播，引起输尿管平滑肌规律性蠕动。当输尿管平滑肌蠕动时，可推送尿液通过输尿管末端的生理性阀门进入膀胱内。

（二）病因及流行病学特征

输尿管位于腹膜后间隙，周围受到脊柱、肌肉及腹腔器官等保护，而且有一定的活动度，所以外伤性损伤较为少见，偶可见于枪伤、刀伤、交通事故等，占泌尿系统损伤的1%～2.5%。贯通伤发生率<4%，钝性伤发生率<1%。由于输尿管损伤时常伴有其他内脏损伤，以致输尿管损伤征象被掩盖，易导致诊断困难及延误治疗，而且会造成严重的后果。

由于输尿管走行过程中靠近许多重要器官，手术过程中医源性输尿管损伤的总发生率为0.5%～10%，其中妇科手术占大部分（55%），其余为结直肠手术（15%）、泌尿外科手术（25%）、血管手术（5%）。医源性输尿管损伤的危险因素包括恶性肿瘤、手术史、放疗、憩室炎、术中大出血等导致输尿管解剖异常或者术中难以分辨输尿管。医源性输尿管损伤的机制包括部分或完全切割、热损伤、输尿管缺血、缝扎等。手术损伤多见于下段输尿管，因此部位解剖复杂、手术野较深，不易辨清输尿管位置。医源性输尿管损伤约占输尿管损伤的80%。

与放疗相关的输尿管损伤潜伏期长达数年。一项对放疗患者10年随访的研究发现，前列腺癌患者输尿管损伤发病率为1.8%～2.7%，宫颈癌患者约为1.2%。

（三）输尿管损伤的分类

1. 根据损伤诊断时间　可分为：即刻诊断、延迟诊断。

2. 根据损伤部位　可分为：UPJ损伤、输尿管腹部损伤、输尿管盆部损伤。

3. 根据损伤程度　AAST分级为：Ⅰ级，血肿、不伴有血流阻断的挫伤或血肿；Ⅱ级，撕裂伤，小于输尿管周径 50%；Ⅲ级，撕裂伤，大于输尿管周径 50%；Ⅳ级，完全性撕裂伤，致 < 2 cm 输尿管壁失去血运；Ⅴ级，完全性撕裂伤，致 > 2 cm 输尿管壁失去血运。

（四）病理及病理生理

依损伤类型、处理时间不同而异，可有挫伤、穿孔、结扎、钳断或切开、断裂、扭曲、外膜剥离后缺血、坏死等。输尿管轻微的挫伤均能自愈，若损伤较重致瘢痕形成以及后期瘢痕挛缩，可造成输尿管狭窄，致机械性输尿管梗阻。若瘢痕增生段输尿管自主神经网络受到破坏，虽然输尿管无明显狭窄，但可造成动力性输尿管梗阻。输尿管被切断或管壁裂伤后可出现腹膜后尿外渗或腹膜炎，感染后有脓毒症的危险。输尿管被结扎可致该侧肾积水，若不及早解除梗阻，会造成肾实质萎缩，肾功能损伤甚至肾衰竭；若双侧均被结扎则无尿。输尿管被钳夹、外膜广泛剥离或被缝在阴道残端时，损伤处输尿管可发生缺血性坏死，一般在 1 ~ 2 周内形成尿外渗或尿瘘，伴输尿管狭窄者可致患侧肾积水。

（五）临床表现

1. 即刻诊断　若术中输尿管破损，可见手术野渗尿，静脉注射靛胭脂可见蓝色尿液从损伤处流出。

2. 延迟诊断　根据损伤的严重程度、位置、时间，可有不同的临床表现。

（1）尿外渗：可发生于损伤时或数日后，尿液由输尿管损伤处渗入腹膜后间隙，引起腰痛、腹痛、腹胀、局部肿胀、肿块及触痛，长时间后可继发腹膜后纤维化。如腹膜破裂，尿液漏入腹腔，则会产生腹膜刺激症状、术后肠梗阻时间延长、长时间腹腔高引流量等。如并发感染，可出现脓毒症。

（2）尿瘘：如尿液与腹壁创口或与阴道、肠道创口相通，形成尿瘘，常经久不愈。

（3）梗阻症状：输尿管被缝扎、结扎后可引起完全性梗阻，致患侧腰部胀痛、腰肌紧张、肾区扣痛及发热等。输尿管损伤可致不完全性梗阻，也会产生腰部胀痛及发热等症状。

（4）血尿：常见于器械损伤输尿管黏膜。完全性输尿管断离者不一定有血尿出现，血尿有无或轻重并不与输尿管损伤程度一致。

（六）诊断

输尿管损伤的早期诊断十分重要。

在术中怀疑有输尿管损伤时，应注意检查输尿管行径、术野有无渗尿。术中可静脉注射靛胭脂，如有裂口则可见蓝色尿液从损伤处流出。术中或术后可使用膀胱镜检查，如输尿管被结扎或裂口较大甚至断裂，则伤侧输尿管口无蓝色尿液喷出。

约 65% 的输尿管损伤无法即刻诊断。外伤后或术后、放疗后若出现腹痛伴腹膜炎、白细胞计数增多、发热、腰痛等，应怀疑输尿管损伤。影像学检查是最重要的诊断工具，常用检查方法如下。

1. 超声　可发现尿液排泄连续性中断，判断尿外渗的程度和范围以及发现梗阻所致的肾积水。

2. 逆行肾盂造影（RPG）　输尿管插管至损伤部位有受阻感，注射造影剂可显示梗阻或造影剂外溢，是评估输尿管损伤位置和程度最准确的影像学检查。

3. 静脉尿路造影（IVU）　可显示输尿管损伤处的尿外渗、尿漏或有无梗阻。

4. CT 及 CTU　CT 虽不能直接显示输尿管有无损伤，但可显示损伤区域的变化，如尿液囊肿、输尿管周围脓肿、肾积水、尿瘘等。CTU 可见损伤部位是否通畅或有无造影剂外渗。

5. 放射性核素肾显像　可显示伤侧上尿路有无梗阻及肾功能情况。

（七）鉴别诊断

1. 膀胱损伤　外伤或手术后出现无尿和急性腹膜炎时，尤其是尿液自伤口流出时，两者易混淆。但膀胱损伤常合并骨盆骨折，虽有尿意感，但无尿液排出或仅有少许血尿。导尿时发现膀胱空虚或仅有极少血尿。可行导尿试验或膀胱造影以鉴别。

2. 肾损伤 可出现尿外渗、肾周积液和肾功能损害，与输尿管损伤有相似之处。但肾损伤常有外伤史，出血明显，局部可形成血肿，休克多见。检查肾区多可见瘀斑、肿胀，触痛明显。IVU可见造影剂从肾实质外溢，严重者肾盂、肾盏及输尿管显示不清。超声可发现有无肾包膜下和肾周血肿等，CT可清晰显示肾实质裂伤程度。

3. 结扎双侧输尿管引起的无尿 应与急性肾小管坏死鉴别，需要做膀胱镜检查及双侧输尿管插管，以明确有无梗阻存在。

4. 输尿管损伤引起的输尿管阴道瘘 应与膀胱阴道瘘鉴别，膀胱阴道瘘患者可有外伤、产伤等病史。经导尿管注入亚甲蓝溶液至膀胱，膀胱阴道瘘时阴道内有蓝色液体流出，输尿管阴道瘘时阴道内流出液仍为澄清。

（八）治疗

输尿管损伤的治疗取决于诊断的时间和损伤的位置、范围。

1. 根据诊断时间选择治疗方式

（1）即刻诊断：应立即进行手术治疗，恢复输尿管的连续性。如果患者生命体征不稳定，无法接受正式的修复手术，可在损伤上方结扎输尿管，放置经皮肾造瘘管，待患者情况稳定后手术。

（2）延迟诊断：治疗方式仍有争议。对于局部炎症较轻，无明显尿液漏出的患者可以考虑积极手术治疗。对于已经形成尿瘘、尿液漏出伴有全身感染症状的患者，可行患侧肾盂造瘘术，预防继发性腹膜后纤维化、脓毒症和肾衰竭等并发症，待3~6个月后受损输尿管局部炎症、水肿消退，周围解剖结构更清晰时行二期手术重建输尿管。若输尿管损伤致肾功能重度损害或丧失，对侧肾正常时可行患侧肾切除术。

2. 手术方式的选择

（1）损伤程度为Ⅰ~Ⅲ级：考虑内镜下在患侧输尿管内留置双J管1~2周，让输尿管自行修复，并监测患者的症状、体征变化，若出现腰痛、发热等症状，患侧出现腹膜炎体征，则考虑局部漏尿，应行输尿管重建手术。

（2）损伤程度为Ⅳ或Ⅴ级：应根据损伤的部位及程度积极行输尿管重建手术。手术原则为清除所有失活的组织，保留输尿管外膜和血管，用可吸收缝线进行无张力、水密的黏膜-黏膜吻合术，并留置双J管。

1）输尿管盆部损伤：最常见。若为术中切断输尿管或输尿管短小狭窄（2~3 cm），可行输尿管端-端吻合术（ureteroureterostomy，UU），保留膀胱的自然抗反流机制，但是有较高的并发症发生率，如瘘管形成、坏死和（再）狭窄。若损伤远端的输尿管粘连严重、难以游离，或游离后缺血坏死可能性大，可清除失活组织，充分游离损伤近端的输尿管，在无张力情况下行输尿管膀胱再植术（ureteral reimplantation），并以无反流技术吻合。当输尿管远端有较长的缺损时，进行简单的输尿管膀胱再植术会导致吻合口有张力，可辅以腰大肌悬吊法（psoas hitch），将膀胱逼尿肌缝合至同侧的腰肌腱上，弥补膀胱和输尿管近端残端之间的长度，再行输尿管再植。

2）输尿管腹部损伤：可以建立无张力吻合时首选输尿管端-端吻合术。如果损伤较大，输尿管下段不适合吻合时可行输尿管膀胱再植术，辅以Boari皮瓣（Boari flap），即将膀胱前部切开，然后将膀胱皮瓣管状化，输尿管以非反流的方式植入皮瓣。

3）UPJ损伤：可行输尿管肾盂吻合术或输尿管肾盏吻合术。

4）其他手术方式：在少数情况下如近端输尿管广泛损伤、膀胱过小，无法实施输尿管膀胱再植术时，可采用经输尿管行输尿管吻合术（transureteroureterostomy，TUU），以端-端的方式将受伤的输尿管与对侧输尿管吻合。若输尿管有一长段损伤，可采用输尿管替代治疗，最常用的为回肠代输尿管术（ileal ureteric replacement）。但由于肠道组织固有的吸收、分泌功能，替代输尿管可导致水电解质紊乱、结石、感染、肿瘤等并发症；另外，在获取肠道组织的过程中，会对机体造成新的创伤并可能导致肠粘连、肠瘘等并发症。在肾功能不全或者已知的肠道疾病时，不建议采用肠道替代输尿管。如果损伤导致无法重建，可考虑自体肾移植术（renal autotransplantation），但应注意可能发生肾功能减退等严重并发症。颊黏膜输尿管成形术也可以在长段输尿管损伤缺损时采用，尤其是对于之前输尿管重建手术失败或者作为自体肾移植的替代手术方式，总体成功率约90%，但是临床报告比较少，需要谨慎。

（九）预防

1. 术前 在进行可能损伤输尿管的高风险手术前，可以预防性放置输尿管支架或导管以助于术中正确识别输尿管。

2. 术中 盆腔手术时应注意可能发生的输尿管损伤，术中清晰解剖十分重要，术野不清的情况下盲目操作是造成输尿管损伤的重要原因。腔内手术时，应在导丝引导下轻柔操作，尽量减少对输尿管的损伤。

（十）预后

输尿管损伤的预后和诊断与治疗时机和手术方式选择有着密切的关系，及时发现输尿管损伤并采取合理的治疗方式，通常预后良好，无输尿管狭窄、肾积水、肾功能损害等并发症发生。若诊断不及时，手术方式选择欠妥当，可造成尿瘘、永久的肾功能损害等严重并发症。

（十一）随访

输尿管损伤的随访分为两个阶段。

1. 第一阶段 双J管留置阶段。在该期间，患者每月复查泌尿系彩超，明确双J管位置是否良好，双J管引流是否通畅，有无肾积水等情况，并检查损伤局部有无漏尿、尿囊肿形成。若双J管引流不畅，位置不佳，需在膀胱镜下重新留置双J管。

2. 第二阶段 拔除双J管之后的随诊期。患者在双J管拔除后3、6、12个月复查泌尿系彩超、静脉肾盂造影，明确有无肾积水、输尿管狭窄及肾功能损害。若存在上述异常，需进一步手术治疗。

（十二）新进展

1. 输尿管移植物和组织工程 除了回肠，许多其他移植物也被用来作为输尿管的替代，如自体游离移植物（口腔黏膜和静脉）、带蒂移植物（胃、阑尾、结肠等），但均未达到理想的效果。组织工程学输尿管是输尿管替代物发展的一个方向。组织工程输尿管的构建有体内构建和体外构建两种方式。体内构建组织工程输尿管指将单纯支架材料植入缺损部位，移植物周围正常组织细胞长入并分泌细胞外基质，逐步替代降解吸收的支架材料完成组织再生。有学者利用同种异体脱细胞输尿管细胞外基质作为输尿管替代材料进行动物实验，取得满意效果。也有学者利用自体动脉或静脉制成无细胞基质替代输尿管进行动物实验，在较短段的输尿管缺损中达到了理想的效果。体外构建指将经过体外扩增培养的种子细胞种植于支架材料上，经过体外复合培养一段时间后再植入输尿管缺损处，种子细胞和宿主细胞共同分泌细胞外基质，参与组织再生，常用的种子细胞有自体尿路移行上皮细胞、平滑肌细胞以及干细胞等，常用的支架有聚羟基乙酸（polyglycolic acid，PGA）、小肠黏膜下层（small intestinal submucosa，SIS）等。随着技术的发展，将组织工程技术与基因工程技术、纳米技术结合，组织工程学输尿管替代物将在输尿管重建中得到更多的应用。

2. 机器人辅助手术 开放手术仍然是复杂输尿管重建术的主流。然而，腹腔镜和机器人辅助的方法在不断改进，并扩展到不同的适应证。虽然微创方法有局限性，并且手术时间较长，但已经证明它们可以减少失血和患者疼痛、缩短住院时间。骨盆区不仅紧密包裹敏感器官，而且高度血管密集，易被刺破动脉和静脉。机器人辅助手术可实现三维可视化，操作现场的放大，增强亮度和分辨率，并改进腕关节转动方向。与传统的腹腔镜方法相比，这些功能可以实现更高的精度和更小的切口。

（沈海波 齐隽）

第三节 膀胱损伤

膀胱为腹膜外器官，空虚时位于骨盆深处，受骨盆、盆底筋膜和肌肉保护，一般不容易发生膀胱损伤，所以膀胱损伤在泌尿系统损伤中相对发生率不高。但也因为如此，膀胱损伤的发生往往伴随骨盆损伤或其他腹部器官的损伤，从而使得膀胱损伤较易被忽略，导致不良预后的发生。因此，膀胱损伤的早期发现和早期处理至关重要。

（一）膀胱的解剖、组织及生理学

1. 膀胱解剖 膀胱位于盆腔前部，耻骨联合及左、右耻骨的后方，其上界约与骨盆上口相当。膀胱位置可因年龄和充盈程度而不同。膀胱充盈时呈卵圆形，膀胱尖上升至耻骨联合以上，这时腹前壁反折向膀胱的腹膜也随之上移，膀胱的下外侧面直接与腹前壁相贴。临床上常利用这种解剖关系，在耻骨联合上缘之上进行膀胱穿刺或做手术切口，避免损伤腹膜。膀胱空虚时呈三棱锥体状，膀胱尖朝向前上，与腹壁内的脐正中韧带相连。膀胱底为三角形，朝向后下。膀胱尖与膀胱底之间的部分为膀胱体，其上面有腹膜覆盖，下外侧面紧贴耻骨后隙内的疏松结缔组织，以及肛提肌和闭孔内肌。在男性，膀胱底上部借直肠膀胱陷凹与直肠相毗邻，下通过膀胱颈与前列腺相邻；而在女性，膀胱底与子宫颈和阴道前壁直接相贴，膀胱颈与尿生殖膈相邻。

膀胱是由耻骨保护的腹膜外器官。膀胱的上后方是腹膜，而膀胱前上方无腹膜覆盖，故常根据有无腹膜损伤把膀胱损伤分为腹膜内型和腹膜外型。

2. 膀胱的组织学 膀胱是一个中空脏器，由内向外可分为黏膜层、肌层和浆膜层。黏膜层可分为上皮层和固有层。黏膜上皮主要为移行上皮，固有层内有较多胶原纤维和弹性纤维。当膀胱空虚时，上皮有8～10层细胞，表层细胞大，呈立方形；膀胱充盈时，上皮变薄，仅有3～4层细胞，表层细胞变薄。电镜下，表层细胞游离面有内褶和囊泡，膀胱充盈时内褶展平。细胞之间存在着广泛的紧密连接和桥粒，可防止尿液渗漏。肌层由内纵行、中环形、外纵行三层平滑肌组成，中层环形平滑肌在尿道内口处增厚为内括约肌。外膜大部分为纤维膜，由疏松结缔组织构成，仅在膀胱顶部为浆膜。

3. 膀胱生理学 膀胱的黏膜为移行上皮，有许多的皱褶（膀胱三角区光滑），当膀胱逐渐充盈时，膀胱黏膜随着膀胱腔的扩大而扩展，在膀胱充盈到一定程度以前，膀胱内压不会明显升高。膀胱壁的平滑肌称为逼尿肌，呈螺旋形、纵行、环形等多种方式排列，最后向膀胱颈部汇聚，构成尿道内括约肌。由于内括约肌的紧张性收缩，在一般情况下膀胱颈和后尿道内没有尿液；直到膀胱体部足够充盈，使膀胱内压达到某一临界水平时，尿液才进入膀胱颈和后尿道，然后开始排尿。

膀胱的平滑肌属于内脏平滑肌，整个膀胱的平滑肌成为功能合胞体，当膀胱某一部位的平滑肌发生动作电位后时，平滑肌兴奋可以迅速传播至全部逼尿肌，导致整个膀胱收缩。

膀胱逼尿肌和尿道括约肌受副交感神经及交感神经双重支配。副交感节后神经元释放乙酰胆碱，激动逼尿肌的毒蕈碱型胆碱能受体，使逼尿肌收缩，但尿道内括约肌则舒张，故能促进排尿。交感神经末梢则释放去甲肾上腺素，其一方面通过β肾上腺素受体使膀胱逼尿肌松弛，另一方面通过α_1肾上腺素受体使尿道内括约肌收缩，从而抑制膀胱内尿液的排放。

（二）病因

1. 钝性损伤 是膀胱损伤最常见的病因。在钝性损伤中，最常见的原因是交通事故。交通事故引起的膀胱损伤往往还伴有骨盆骨折和其他腹部损伤。钝性膀胱损伤的几种机制已被提出。作用于腹部的直接暴力会导致膀胱最脆弱的部分——膀胱穹隆的破裂。间接暴力常发生于骨盆骨折时，60%～90%的钝性膀胱损伤合并有骨盆骨折。骨盆的破坏可能会产生一种剪切力，导致与骨盆骨折部位相反的爆裂性损伤。另外，骨盆骨折产生的骨折断端或游离骨片也可能对膀胱造成损伤。

2. 穿透性损伤　也是膀胱损伤较常见的病因，多由锐器或高速运动的碎片、子弹引起。穿透性损伤患者往往合并其他相邻脏器损伤，如直肠、子宫、阴道等，可引起腹膜炎、脓毒血症等并发症，从而影响预后。

3. 医源性损伤（iatrogenic bladder trauma，IBT）　孤立性的膀胱损伤较为罕见，大多为继发性的医源性损伤。医源性膀胱损伤常见于妇科和泌尿外科手术，也可见于普外科和骨科手术。膀胱损伤发生率最高的手术包括经阴道子宫切除术、压力性尿失禁的尿道悬吊术、经尿道膀胱肿瘤切除术。经闭孔尿道悬吊术与经耻骨后的方式相比，发生膀胱损伤的危险性更低。膀胱镜检查、前列腺电切术、膀胱碎石术、盆腔手术、疝修补术、尿道手术也都可造成膀胱损伤。

4. 自发性膀胱破裂　可见于病理性膀胱，如膀胱结核、晚期肿瘤、长期接受放疗的膀胱等，当膀胱过度充盈时可发生破裂，称为自发性破裂。

（三）病理分级

美国创伤外科学会（AAST）开发了器官损伤量表，为临床分类提供了一种通用标准。它是基于解剖学破坏程度进行的分类，从轻到重分为Ⅰ~Ⅴ级。

1. 膀胱挫伤（Ⅰ级）　Ⅰ级损伤是最常见的膀胱损伤，占所有膀胱损伤病例的1/3，往往仅伤及膀胱黏膜或肌层，膀胱壁未穿破。膀胱挫伤可导致自限性壁间血肿形成，一般无尿外渗，但可发生血尿。

2. 膀胱切割伤（部分撕裂伤，Ⅰ级）　经尿道膀胱肿瘤电切或激光治疗不当或膀胱镜碎石钳戳伤膀胱，虽未引起膀胱穿孔，但可引起膀胱内大出血，如不及时止血可引起出血性休克，还可在膀胱内形成巨大血块引起排尿困难，甚至压迫输尿管口引起输尿管梗阻和肾功能损伤。

3. 膀胱破裂（Ⅱ~Ⅴ级）　膀胱严重损伤时可发生破裂，分为腹膜外型、腹膜内型和混合型。

（1）腹膜外型（Ⅱ、Ⅲ、Ⅴ级）：腹膜外膀胱破裂较为多见，常发生于骨盆骨折时。尿液与血液混合聚集于盆腔内，渗尿多局限于盆腔内膀胱周围及耻骨后间隙，如发生感染可形成严重的盆腔炎及脓肿。

（2）腹膜内型（Ⅲ~Ⅴ级）：腹膜内膀胱破裂多发生于膀胱充盈时，其破裂部位多在有腹膜覆盖的膀胱顶部。尿液流入腹腔，可引起腹膜炎。

（3）混合型：即同时有腹膜内及腹膜外膀胱破裂，多由火器伤、利刃穿刺伤所致，常合并其他器官损伤。

（四）临床表现

血尿在67%~95%的病例中出现，是与膀胱损伤相关最典型的症状。镜下血尿可在5%的病例中看到。其他体征如相关的骨盆骨折、耻骨上压痛、少尿、排尿困难、肌酐升高、腹部血肿、会阴和大腿上部水肿、休克等均应考虑膀胱损伤可能。

如有穿透性损伤，可观察下腹、会阴、臀部的损伤，并仔细观察穿透伤痕迹。

如有医源性膀胱损伤，出现以下情况均应考虑膀胱损伤可能：①在手术过程中出现明显的液体或能在手术区域直接观察到导尿管；②在引流袋中出现较多血液或气体；③肠膀胱造影术可见脂肪组织或肠道；④膀胱灌注液回流少；⑤无法膨胀的膀胱或出现相反的腹胀症状。

如出现孤立性膀胱损伤，其危险因素包括年轻、男性、酒精中毒和外伤。酒精会导致膀胱膨胀，增加机动车事故造成的钝性创伤的风险。孤立性膀胱损伤有时症状出现较晚，早期不易诊断，有时5天后才出现血液尿素氮和肌酐增加。因此，对于有上述危险因素的患者，急诊时需警惕膀胱损伤。

综上，可以发现膀胱损伤往往伴随其他腹部脏器的损伤，临床表现多种多样。可以将膀胱损伤分为两类：一类为泌尿系统表现，一类为其他系统表现。

1. 泌尿系统表现　血尿、少尿、排尿困难、尿瘘、尿外渗、高氮质血症、肌酐水平升高。

2. 其他系统表现 休克、疼痛、局部血肿、会阴和大腿上部水肿、皮肤瘀斑等。

（五）诊断

1. 病史与体检 耻骨上区域的物理穿透、局部肿胀、瘀斑和压痛可能是膀胱损伤的信号。膀胱损伤常伴有盆腔骨折、骨盆骨折引起的膀胱及尿道损伤，常兼有后尿道损伤的症状和体征。如果患者有骨盆骨折，并且只有显微镜下血尿，根据美国泌尿协会（AUA）核心创伤指南，膀胱受伤的概率不到1%。

膀胱破裂典型表现为肉眼血尿、下腹痛、排尿频率增加或排尿困难。如直肠指检触到直肠前壁有饱满感或液体肿胀感，则提示腹膜外膀胱破裂。

2. 导尿检查 导尿管插入膀胱后，如引流出300 mL以上的清亮尿液，基本上排除膀胱破裂；如顺利插入但不能导出尿液或仅导出少量血尿，则膀胱破裂的可能性较大。此时可经导尿管注入灭菌生理盐水200～300 mL，片刻后再吸出。液体外漏时吸出量会减少，腹腔液体回流时吸出量会增加。若液体进出量差异大，提示膀胱破裂。

3. 影像学检查 虽然X线膀胱造影术是评估膀胱损伤的一种经典手段，但现在大多数中心正在向CT膀胱造影术的应用发展。当其他腹部器官需要成像时，CT膀胱造影术尤其有用，因为它可以检测多种损伤，包括血尿的来源。欧洲泌尿外科协会（EAU）建议在其他可能的腹部创伤时使用CT膀胱造影，而美国泌尿外科协会（AUA）的指导方针并没有明确指出CT与X线检查的区别。对于CT和X线膀胱造影术，造影剂通过导尿管的重力充填以逆行方式注入膀胱，膀胱通常用至少300 mL的造影剂膨胀。X线膀胱造影术需要简单平片、完整的填充片和后引流片。后引流片用于鉴别膀胱后部损伤，因为该损伤可能被充满对比剂的膀胱所掩盖。斜位X线片图像也可用于描绘膀胱损伤的位置。相比之下，CT膀胱造影则不需要重复引流前后摄片，因为三维重建考虑了膀胱的立体评估和裂伤的定位。

CT膀胱造影术与逆行膀胱造影术对膀胱破裂的诊断具有相似的特异度和敏感度。另外，一项研究显示，CT膀胱造影的结果与手术探查膀胱损伤后的结果一致。在82%的病例中，检测膀胱破裂的敏感度和特异度分别为95%和100%。与X线膀胱造影术相比，CT检查的价格更昂贵，且具有更强的辐射。然而，CT花费更少的时间，包括更多的细节周围的盆腔结构，而且外伤患者通常需要CT检查以发现多部位器官损伤的情况，使得膀胱损伤行CT膀胱造影的必要性就更显现出来了。虽然这两种方法在检测膀胱破裂方面同样有效，但CT膀胱造影可能在临床上应用更广。

膀胱外的造影剂是膀胱损伤的标志。腹膜内膀胱破裂时，造影剂可能渗进结肠旁沟和肠外环。腹膜外膀胱破裂时，造影剂可见于耻骨后间隙、腹膜前间隙和大腿表面软组织层之间。而在膀胱挫伤或膀胱间质损伤时，膀胱外无造影剂外渗。在术中膀胱损伤的情况下，EAU指南推荐使用膀胱镜检查来评估可疑的膀胱损伤。

（六）鉴别诊断

膀胱损伤并没有标志性症状，血尿也可见于泌尿系统其他部位损伤、感染、肿瘤以及一些内科疾病中。另外，膀胱损伤常合并骨盆骨折和其他腹部损伤，可合并有多种症状，因此通过临床表现诊断鉴别膀胱损伤常常较难。故此处仅讨论和其他泌尿系统损伤鉴别诊断。

1. 肾损伤 可出现尿外渗、肾周积液和肾功能损害。但肾损伤常有外伤史，出血明显，局部可形成血肿，休克多见。检查肾区多可见瘀斑、肿胀，触痛明显。IVU可见造影剂从肾实质外溢，严重者肾盂、肾盏及输尿管显示不清。超声可发现有无肾包膜下和肾周血肿等，CT可清晰显示肾实质裂伤程度。

2. 输尿管损伤 外伤或手术后出现无尿和急性腹膜炎时，尤其是尿液自伤口流出时，两者易混淆。术中可静脉注射靛胭脂，如有裂口则可见蓝色尿液从损伤处流出。术中或术后可使用膀胱镜检查，如输尿管被结扎或裂口较大甚至断裂，则伤侧输尿管口无蓝色尿液喷出。可行尿路造影以鉴别。

3. 尿道损伤 常发生在骨盆骨折或骑跨伤患者，可有休克、排尿困难、尿道出血等表现。导尿不成功时两者鉴别有时困难。尿道损伤往往出血量稍大，可见大量鲜红色血液。后尿道损伤时可行阴道或直肠双合诊检查，可触及前列腺向上移位，可与单纯膀胱损伤相鉴别。但尿道损伤同时合并膀胱损伤，有时需手术探查方能确诊。

（七）治疗

1. 紧急处理 如患者有生命体征不稳定的表现，需积极抗休克治疗，如输液、输血、镇静及止痛。尽早应用广谱抗生素预防感染。

2. 膀胱挫伤 在钝性创伤的背景下，未发现明确原因的血尿患者可诊断为膀胱挫伤。除非出现明显出血，必要时可使用大口径导管进行引流和冲洗，否则不需要治疗。

3. 腹膜内型膀胱破裂 膀胱损伤的外科处理对腹膜内型膀胱损伤是必要的，因为这种损伤往往较大，有发生败血症的风险，相较于腹膜外型膀胱破裂有较高的发病率和病死率。因此，腹膜内型膀胱破裂往往需要手术探查，腹腔镜下膀胱缝合术也已经在临床上开展。手术通常通过下中线或Pfannenstiel切口进行。撕裂伤应该用1层或2层可吸收的活动缝线缝合。膀胱损伤修复后，可以通过导尿管逆行填充膀胱来测试膀胱闭合度。此外，使用一种有颜色的试剂，如亚甲蓝，可能有助于识别膀胱充盈过程中的渗漏。腹腔引流也可用于评估术后尿漏。目前还没有关于膀胱修复术后导管放置时间的最佳长度的指导方针，但已有7～10天的报道，且常被使用。AUA指南建议在膀胱修复后不需要使用耻骨上导尿管，大多数情况下普通导尿管就足够了。事实上，与经耻骨上导尿管和尿道导尿管联合引流相比，经尿道导尿管引流可缩短住院时间、降低发病率。

没有并发症的医源性腹膜内膀胱破裂，如经尿道膀胱肿瘤电切术中发生时，如果没有腹膜炎体征的话，可以尝试保守治疗，保持导尿管引流通畅，同时腹腔内留置引流管。

4. 腹膜外型膀胱破裂 腹膜外型膀胱破裂通常保守处理，膀胱置管引流，通过膀胱造影观察损伤是否愈合。大多数的破裂在3周内愈合，如果4周时伤口还没有愈合，AUA指南建议进行手术修复。指南还建议对持续性血尿、伴随其他盆腔器官损伤、膀胱内存在异物或骨、持续尿漏和穿透性创伤的腹膜外型膀胱破裂进行手术。其他适应证还包括：阴道或直肠撕裂、导尿管引流不畅、膀胱颈损伤和骨盆骨折的内固定。EAU指南还推荐，在开腹手术中同时进行膀胱修补术以减少感染并发症。

5. 并发症的处理 盆腔积液和脓肿可在超声引导下穿刺抽吸，必要时腔内注入广谱抗生素治疗。腹腔内脓肿和腹膜炎应尽早探查引流，同时用足量抗生素控制感染。

（八）预后

膀胱损伤患者的平均病死率为8%，影响膀胱损伤预后的因素与患者就诊时的状态有关。相关危险因素包括骨盆骨折、收缩压＜90 mmHg、创伤严重度评分（ISS）＜25分、修正的创伤评分（RTS）＜7.84分。相反，血流动力学稳定的患者，格拉斯哥昏迷评分（GCS）越高，呼吸频率越正常，病死率越低。与男性相比，女性遭受膀胱损伤的可能性更小，但发生未确诊的膀胱损伤的风险更高。被忽视、未及时处理的膀胱损伤可能导致尿液渗漏到腹部，从而引起感染，使病死率增加。目前，AAST膀胱损伤分级与病死率之间的相关性还未见报道。

（九）随访

保守治疗的膀胱损伤在拔除导尿管之前（一般在损伤后10天左右）应行膀胱造影，以确定膀胱已经愈合。如果膀胱造影提示仍有尿液外渗，需考虑行膀胱镜检查除外膀胱有骨碎片损伤；如果膀胱开骨碎片损伤，可以在1周后再次膀胱造影以确定是否可以拔除导尿管。

如果行膀胱修补术，一般在术后7～10天拔除导尿管且不须行膀胱造影。如果损伤部位在膀胱三角区，或者有影响膀胱愈合的因素如营养不良、皮质激素应用等情况时，拔除导尿管之前须行膀胱造影。对于保守治疗的腹膜内型医源性膀胱损伤患者，导尿管留置时间至少为7天，腹膜外型的至少5天。

（沈海波　齐　隽）

第四节　尿道损伤

尿道损伤（urethral injury）是泌尿系统最常见的外伤，多见于男性。以尿生殖膈为界，男性尿道可分为前尿道和后尿道。由于解剖位置和组织结构的差异，不同部位的尿道损伤有着不同的临床表现和不同的治疗方法，预后也完全不同。女性因为尿道短、活动度大，与耻骨连接不紧密，尿道损伤较男性少见，只有严重的骨盆骨折导致膀胱颈部或阴道损伤才有可能影响尿道。尿道外伤也是泌尿外科常见的急症，需要及时诊断、评估与治疗。泌尿科和其他科室的多学科合作是提高总体成功率的关键。早期处理不当，会产生尿道狭窄、尿瘘、性功能障碍和（或）继发心理社会应激等并发症。

（一）解剖学

1. 男性

（1）尿道的形态和结构：男性尿道为纤维弹性结构，长16～22 cm，从膀胱颈部的尿道内口到阴茎头部的尿道外口。成人正常尿道各部位的直径稍有不同，平均为5～6 mm。

1）尿道前列腺部：正常成人前列腺部尿道长为3～4 cm，自尿道内口（膀胱颈）穿过前列腺达尿生殖膈上层，止于尿道外括约肌，由前列腺包围。正常情况下，尿道前后壁呈相对关闭状态。尿道后壁中线的纵行隆起称之为尿道嵴，沿着尿道的后板，从膀胱三角区开始延伸到它的分叉处。尿道嵴的中部突起，称为精阜。前列腺小囊开口在它的中央表面。射精管开口则一般位于前列腺小囊的两侧。

2）尿道膜部：膜部的尿道最短，长度约为1.5 cm，位于尿生殖膈上下筋膜之间，穿过尿生殖膈。这部分尿道外周是尿道外括约肌，受阴部内神经的会阴支所控制，能有意识地控制排尿。此处尿道既固定又较薄弱，在尿道内操作或暴力导致骨盆骨折时，常易引起尿道损伤。

3）尿道球部：从尿生殖膈下层，即膜部尿道远端至阴茎悬韧带水平，是前尿道中管腔最大的一段，且近端管腔较远端大。尿道球腺（Cowper腺）的导管开口于其后壁两侧。球部尿道全长由尿道海绵体包绕，呈偏心性分布。尿道海绵体肌在此增厚形成球海绵体肌，越靠近近端增厚越明显，使近端的收缩功能增强，可以帮助精液和尿液排出。球部尿道从耻骨下经过，位置较为固定，因而会阴部如受到暴力（如骑跨伤）时，常易导致球部尿道损伤。

4）尿道悬垂部：从阴茎悬韧带起至阴茎头部尿道外口的阴茎部尿道。此段尿道活动性较好，不易受伤。本段尿道周围仍有尿道海绵体包绕，并附着于2个阴茎海绵体之间腹侧的浅沟中，呈同心形分布。在阴茎头部约冠状沟水平至尿道外口，尿道腔扩大称为舟状窝。

5）男性尿道在解剖上还存在三个狭窄、三个膨大和两个生理弯曲：三个狭窄部分别为尿道内口、膜部和尿道外口（呈纵行裂隙状）。膜部最为狭窄，其次是尿道外口和尿道内口。三个膨大部分别为前列腺部、球部和舟状窝。舟状窝最大，球部次之，前列腺部最小。在阴茎非勃起状态下，尿道的两个生理弯曲：第1个弯曲为耻骨下弯，位于耻骨联合下方，从尿道内口至耻骨前列腺韧带附着处，包括尿道前列腺部、膜部及球部的起始部。该段尿道的位置较为固定，最低点大约在耻骨联合下缘2 cm处。第2个弯曲为耻骨前弯，位于阴茎体部与阴茎根部的移行处，包括尿道悬垂部的起始部和球部的终末部。当阴茎向前提向腹壁时，耻骨前弯即消失，但耻骨下弯仍然存在。因此，进行尿道内操作时应了解尿道的正常弯曲，尽量将阴茎拉向腹壁，使耻骨前弯消失，顺耻骨前弯轻轻插入，切不可使用暴力，以免损伤此处尿道。

6）男性尿道的动脉：来自膀胱下动脉、直肠下动脉和阴部内动脉的分支及之间广泛的交通支。静脉回流则是经背深静脉和旋静脉到阴部和膀胱周围丛，最后注入髂内静脉。

7）尿道的淋巴管：起源于尿道黏膜下淋巴网，分布于尿道全程。淋巴液经小管向近端回流，汇总至阴茎和球膜部尿道淋巴干。后尿道淋巴引流至髂外淋巴结、闭孔淋巴结及盆腔淋巴结。前尿道引流至腹股沟浅淋巴结，进而至腹股沟深淋巴结，并沿髂外淋巴结向上引流。

8）尿道的神经支配：主要为阴部神经，其中包括会阴神经、交感神经及副交感神经的分支。尿道的感觉来自尿道黏膜下的结缔组织中的神经末梢，通过阴茎背神经传入中枢。

（2）尿道的组织结构：尿道壁由黏膜层、黏膜下层及肌肉层组成。在前尿道外面还包绕由弹力纤维和平滑肌纤维组成的尿道海绵体。尿道黏膜在不同的尿道部位，其上皮成分各不相同。前列腺部尿道为移行上皮；膜部、球部及舟状窝近端在内的悬垂部尿道为柱状上皮；舟状窝远端至尿道外口为鳞状上皮。黏膜下层血供丰富，主要为结缔组织。肌肉层为内纵行肌和外环形肌，膜部除以上两层肌肉外，还有一层环形骨骼肌，即尿道外括约肌。

（3）阴茎和阴囊的筋膜：阴茎由左右背侧的阴茎海绵体和正中腹侧的尿道海绵体组成。每条海绵体被一层致密的弹性结缔组织包绕，称为白膜。三条海绵体又被一薄层的阴茎筋膜（Buck 筋膜）包绕。阴茎筋膜包绕从阴茎头的底面到阴茎根部的所有海绵体，与阴茎悬韧带和尿生殖膈的下方融合。阴茎浅筋膜（Colles 筋膜）位于阴茎皮肤和阴茎筋膜之间，由疏松结缔组织构成。此筋膜向周围分别移行于阴囊肉膜（Dartos 筋膜）及会阴浅筋膜，并向头侧延续至腹壁浅筋膜（Scarpa 筋膜）浅层。

阴囊皮肤薄而富有弹性。阴囊皮肤的内层是 Dartos 筋膜，肉膜的前方与腹壁的浅筋膜 Scarpa 筋膜相连续，侧方附着于耻骨坐骨支，向后与会阴浅筋膜（Colles 筋膜）相延续。肉膜和深层之间有一层疏松结缔组织，会阴部的尿外渗和血肿可集聚在这一层中，并向上弥散到 Scarpa 筋膜和腹壁浅筋膜之下。

2. 女性

（1）尿道的形态和结构：女性尿道全长 3～5 cm，直径明显较男性宽，约为 8 mm。自膀胱颈部尿道内口开始，在耻骨联合后方，向下向前稍呈弯曲走行，经阴道前方，止于阴道前庭顶部的尿道外口。尿道前方在尿生殖膈以上，和耻骨联合之间有阴部静脉丛；在尿生殖膈以下，与两侧阴蒂脚的融合处相邻。尿道后方为疏松结缔组织并与阴道前壁紧贴。

女性尿道的动脉主要来自膀胱下动脉、子宫动脉和阴部内动脉的分支和之间广泛的交通支。静脉则汇入阴部静脉丛和膀胱静脉丛，最终流入髂内静脉。女性尿道的淋巴经汇合后注入髂内淋巴结或腹股沟浅淋巴结。女性尿道的神经支配则来自会阴神经、交感神经和副交感神经。

（2）女性尿道的组织结构：尿道黏膜上皮在近端为移行上皮，中段为柱状上皮，远端为鳞状上皮。黏膜下层为疏松结缔组织，含有大量的腺体，如尿道旁腺，开口于尿道外口的黏膜上。肌层由内纵、外环两层平滑肌组成，在尿道中部像男性一样另有一层横纹肌环绕，即尿道外括约肌。

（二）流行病学特征和病因

大约 10% 的创伤患者伴泌尿生殖道损伤，其中大多（约 80%）是钝挫伤，约 15% 是贯穿伤。常见的损伤机制包括：直接打击、骑跨伤、器械操作等易导致前尿道损伤；机动车事故、高处坠落、挤压伤等易造成骨盆骨折导致后尿道损伤。骨盆骨折伴尿道损伤的比例在男性中高达 25%，其风险因骨折程度而异。其他少见的原因还包括：枪击或者刺伤、阴茎折断、性侵犯等。

1. 骑跨伤　前尿道损伤最常见的原因。会阴部受到直接打击使尿道球部受到耻骨挤压，导致部分或完全性损伤，可立即造成血尿、局部血肿、排尿困难等临床表现，也可在发生尿道狭窄后延迟出现尿路梗阻的表现。

2. 骨盆骨折 后尿道损伤最常见的原因。容易伴发尿道损伤的骨盆骨折包括：耻骨下支骨折、耻骨联合分离和骶髂关节分离。尿道损伤的程度同样因骨盆骨折的类型而异。暴力造成严重骨盆骨折时，膀胱和前列腺向上移位、耻骨前列腺韧带断裂、尿道球膜部受到剪切力、局部伸展导致尿道球部和膜部交界处这一解剖学薄弱点部分或完全断裂，少数情况下甚至伴有膀胱或直肠损伤，而造成血尿、休克等临床表现。

3. 枪击/刺伤 阴茎穿透性损伤常会造成11%～29%的尿道损伤，因而均应行尿道诊断性评估。此类损伤表现为阴茎皮肤、阴茎海绵体和（或）尿道受损，与直肠、阴囊/睾丸、周围软组织等相关损伤的关联性极高，因而要注意全面检查伤口，以免遗漏。

4. 咬伤 包括人类和动物咬伤，除尿道可能受损外，还可涉及多种病原微生物，增加感染风险。最常见是狗咬伤儿童，可见巴斯德氏菌感染。人类咬伤后，则要考虑血源性病毒传播，如HIV、丙肝病毒和乙肝病毒等。

5. 阴茎折断 少见，约20%的阴茎折断患者同时伴有前尿道损伤。在手淫或性交过程中，阴茎勃起后尝试插入时、阴茎滑出阴道撞到伴侣的耻骨或会阴时，或为快速消除阴茎勃起状态、强行向下弯曲勃起的阴茎时，可使阴茎海绵体白膜破裂（常在白膜腹侧最薄弱处，即尿道海绵体与阴茎海绵体紧邻处），发生阴茎折断。常能听见断裂声响，随后立即出现阴茎疲软、肿胀、瘀斑和疼痛。

6. 性知识缺乏或性癖好 在某些具有特殊性癖好的人群，为追求或提高性能力和性快感，有意使用可造成阴茎紧缩的物品，或直接塞入尿道，导致尿道损伤。而对于某些缺乏正确性知识的患者，无意中用异物损伤或误入尿道，也可以造成尿道不同程度的受损。

7. 阴茎截断 罕见，主要发生在具有偏执精神疾病患者的自残。截断的阴茎残端应使用生理盐水清洁，再用生理盐水纱布包裹后放入内层塑料袋，最后放入装满冰屑的外层袋以备救治。同时还应该排查并处理相关精神障碍和（或）物质（烟、酒、药物、毒品等）滥用问题。

8. 烧伤 火烧伤、液体烫伤和化学烧伤是最常见的烧伤类型，但是单纯尿道烧伤极其罕见，多伴有会阴和（或）生殖器烧伤，甚至全身烧伤。

（三）临床分类

1. 按伤口类型 可分为闭合性和开放性。闭合性损伤占到尿道外伤的绝大多数，如骑跨伤、尿道内操作、骨盆骨折致后尿道损伤等。开放性尿道外伤少见，如刀刺伤、枪伤等。

2. 按损伤程度 可分为挫伤、裂伤和断裂。尿道挫伤仅为尿道黏膜损伤；尿道裂伤即尿道部分断裂，还有部分尿道壁完整；尿道断裂为完全离断，尿道连续性被破坏。

3. 按损伤部位 可分为前尿道损伤和后尿道损伤。以尿生殖膈为界，男性尿道可分为前尿道和后尿道。前尿道损伤常见于骑跨伤，后尿道损伤常见于骨盆骨折。

（四）临床表现

1. 尿道口滴血或血迹、血尿 尿道的挫伤、裂伤、断裂均可造成不同程度的尿道出血或血尿，但需要注意的是血尿的程度与损伤的严重程度不相关。

2. 排尿困难 受伤后可因疼痛、血凝块堵塞尿道或尿道完全断裂造成尿路梗阻而无法排尿。

3. 直肠指检发现前列腺无法触及或位置异常 对于骨盆骨折疑似后尿道损伤的患者，常通过直肠检查评估是否存在前列腺缺失或位置异常。若存在，则可能提示后尿道损伤，需立即检查尿道的完整性。然而，多项研究发现，当对肥胖患者或因体位无法变化而处于仰卧位的患者进行检查时，直肠指检对于检出尿道损伤的作用有限，前列腺无法被触及的原因可能是由检查本身的局限性造成，而不是尿道。但为了避免遗漏隐匿的、可引起严重潜在威胁生命的出血和感染的外伤，仍建议进行直肠指检。

4. 阴茎、阴囊、会阴瘀斑或血肿　尿道球部裂伤或断裂时，血液及尿液渗入会阴浅筋膜包绕的会阴浅袋，使会阴、阴囊、阴茎肿胀，有时向上扩展至腹壁。因为会阴浅筋膜的远侧附着于腹股沟部，近侧与腹壁浅筋膜相连续，后方附着于尿生殖膈，尿液不会外渗到两侧股部。尿道悬垂部外伤时，如阴茎筋膜完整，血液及尿液渗入局限于阴茎筋膜内，表现为阴茎肿胀；如阴茎筋膜亦破裂，尿外渗范围扩大，与尿道球部外伤相同。尿道膜部裂伤或撕裂时，盆腔血管丛外伤造成大量出血，在前列腺和膀胱周围形成大的血肿。当尿道膜部断裂后，尿液沿前列腺尖处可外渗到耻骨后间隙和膀胱周围。

5. 休克　尿道损伤常是全身多系统复合伤的一部分，临床上可有血压下降、心率加快、四肢湿冷等循环不稳定的表现。

但需要注意的是，在多达57%的尿道损伤中可能没有这些典型发现。

（五）诊断性评估

尿道损伤的诊断性评估主要是基于临床体征、体检以及损伤机制。但是对于复合损伤或生命体征不稳定的患者，不应该单纯为评估或明确尿道损伤，而延误其他潜在威胁生命的损伤处理。

1. 病史　尽量获取详细的外伤病史，比如受伤方式、受伤的部位、受伤后的生命体征及排尿情况等，还需要了解既往疾病病史、药物史、过敏史等。

2. 体检　通常创伤病史不完整或采集病史困难，因此，为避免遗漏隐匿的损伤，细致的体格检查至关重要。仔细行腹部、骨盆和外生殖器的体格检查，密切注意会阴、臀部、背部和腰部，特别在刀刺伤等穿透伤的患者，因为伤口可能很小，容易被皮肤皱褶掩盖。注意所有伤口的大小、位置及走向。

3. 直肠指诊　首先，戴上手套后充分润滑，并确保插入前手套无血迹，插入时注意肛门张力。其次，触诊区分前列腺的中线及两叶。除非证实为其他情况，前列腺缺失或“浮动”前列腺可能提示后尿道断裂。接着，用手指环绕整个直肠穹窿，感觉有无撕裂伤或骨碎片。最后，退出手指并查看手套上有无肉眼可见的血迹。

4. 阴道检查　为了避免遗漏隐匿的、可引起严重的、潜在威胁生命的出血和感染的外伤，所有骨盆周围贯穿伤女性都需行仔细的阴道检查以评估有无撕裂伤和骨碎片。

5. 尿液分析　血尿是泌尿生殖道损伤的一个重要标志。若条件允许，应检查首次排尿，以避免遗漏一过性血尿。但肉眼血尿的程度与损伤的严重程度并不相关，相对轻微的尿道损伤也可能导致明显出血。

6. 逆行尿道造影（retrograde urethrography，RUG）　既往认为，如怀疑尿道损伤，在尝试留置导尿管之前，必须先通过RUG评估尿道的完整性，以避免加重尿道的部分断裂。一项回顾性研究发现，没有证据表明盲法尝试尿道插管会加重原有的损伤。因此，在只有肉眼血尿而没有其他尿道损伤体征时，可由经验丰富的泌尿外科医生单次、轻柔地尝试置入导尿管。如果遇到阻力，则停止尝试，拔出导尿管并进行RUG，评估尿道的完整性。或者使用尿道镜辅助置入导尿管。如果在成功插入导尿管后怀疑有尿道损伤，不要拨出导尿管。在导尿管旁边插入细管注入造影剂再行逆行造影，即导管周围逆行尿道造影。由于女性尿道解剖的不同，逆行尿道造影技术上有困难，因此不推荐进行。

正确操作RUG是准确诊断尿道损伤的关键，对评估损伤程度和计划手术修复至关重要。造影时，先使患者保持仰卧位且固定不动，以避免可能破坏稳定的盆腔血肿，拍摄初始腹部平片（plain film of the kidneys，ureters and bladder，KUB），确保整个尿道和膀胱均在拍摄范围以内。然后让患者轻轻地旋转30°~45°角，呈斜卧位，上侧腿伸直，下侧腿弯曲。如患者无法改变体位，则可以将阴茎朝一侧大腿斜向拉伸，将尿道充分展开，以便尿道完整显影。接下来，在60 mL的注射器中装满用无菌盐水稀释的10%水溶性造影剂，将注射器连接转接器紧密插入尿道外口，或者插入气囊导尿管至尿道中数厘米，扩张球囊以确保导尿管与尿道舟状窝紧贴，再将注射器连接尿管引流通道。最后，注入50～60 mL造影剂。如果尿道周围无造影剂外渗，造影剂进入膀胱，表明尿道完整；尿道周围有造影剂外渗，同时造影剂进入膀胱，表明尿道部分断裂；尿道周围有造影剂外渗而造影剂未进入膀胱，表明尿道完全断裂。造影剂通过时，尿道球膜部交界处的外括约肌会反射性收缩。因此，RUG仅能评估前尿道，无法可靠地评估后尿道，但它能够发现大多数尿道球膜部损伤。

7. CT检查　通常用于评估创伤患者。对于血流动力学稳定的患者，静脉增强CT扫描是发现上尿路创伤并对其进行分期的首选检查方式。但对于尿道损伤，CT检查没有优势，不建议用于诊断尿道损伤。

8. 超声检查　B超一般不用于尿道损伤的评估。但在疑似阴茎折断的患者，特别在可能合并尿道损伤的情况下，如有勃起功能不明确或部分丧失伴有阴茎瘀斑和（或）水肿，超声较其他影像检查更易发现白膜破裂造成的阴茎海绵体损伤。

9. 损伤分级量表　目前有多个尿道损伤分级系统用于评估和指导治疗。常用的为AAST尿道损伤分级量表（表4-11-3），但是需要有逆行尿道造影检查辅助判断。另一个常用的分类为国际泌尿外科学会分级系统。它将尿道损伤按部位分为前尿道和后尿道损伤，按程度分为部分或完全性损伤，后尿道损伤伴有膀胱颈受累或相关直肠和（或）阴道损伤则为复合性损伤。

表4-11-3　AAST尿道损伤分级量表

级别	损伤类型	损伤描述
Ⅰ	挫伤	尿道外口出血；逆行尿道造影正常
Ⅱ	局部拉伤	尿道伸长，没有造影剂外渗
Ⅲ	部分断裂	受伤处造影剂外渗，膀胱内可见造影剂
Ⅳ	完全断裂	受伤处造影剂外渗，膀胱内无造影剂，尿道分离＜2 cm
Ⅴ	完全断裂	尿道分离＞2 cm，或累及前列腺/阴道

（六）处理

不同的尿道损伤病情往往有很大的不同，因此治疗策略应该根据是否存在其他系统合并伤、全身情况、尿道损伤的部位（前尿道或后尿道）、尿道损伤的严重程度（部分或完全）综合考虑。无论以何种方式，最终目的都是维持生命体征稳定，恢复尿道的连续性，防治并发症。

1. 标准的创伤处理　清洁敷料覆盖开放性伤口，对任何继续出血的部位通过直接压迫止血。对于任何可能造成循环不稳定的潜在不稳定性骨盆骨折，行必要的固定。

2. 根据需要处理　如予以静脉输液、输血、抗生素使用、给予镇痛剂以及接种破伤风疫苗等。在排除手术干预前，患者需禁食禁饮。

3. 根据尿道损伤情况处理　根据尿道损伤的部位、损伤的严重程度，选择不同的治疗，如单纯留置尿管、耻骨上膀胱造瘘、尿道会师（在尿道内留置导尿管进入膀胱，而无须进行任何正式的修复，通过瘢痕使其愈合）、尿道修复（通过缝合直接闭合损伤或缺损）。其中，尿道修复和会师均可在开放或内镜下进行。

（1）急性尿道损伤：需要及时导尿，以避免感染、尿道皮肤瘘、坏死性软组织感染等。大多数的前尿道挫伤、撕裂伤、部分裂伤，如能置入尿管，建议保留导尿管2～3周；若无法放置导尿管，可使用膀胱镜辅助。

（2）前尿道完全断裂：需耻骨上膀胱造瘘。不建议立即手术修复，因为损伤边界模糊不清，有可能造成过度清创，以及准确修复可能有难度，可以在3个月后再考虑二期修复尿道。但如果有以下情况，则需行手术探查：①持续性阴囊/会阴部疼痛、持续性血肿。②阴茎/阴囊/会阴穿透性损伤（包括咬伤），以评估/修复可能伴发的前尿道损伤。③阴茎折断，临床或影像学检查发现白膜破裂。④阴茎截断罕见，需要限期手术再植，以尽量改善结局。

（3）单纯性穿透性损伤：推荐立即手术闭合前尿道损伤，早期修复单纯性穿透伤的结局通常优于延迟重建。

1）部分性穿透性尿道损伤修复时，应使用间断缝合法（5—0可吸收缝线）重新对合尿道黏膜。

2）完全性穿透性尿道损伤修复时，应清创和松解尿道末端，以便无张力修复（5—0可吸收缝线间断缝合）。

3）广泛穿透性尿道损伤，组织严重缺损，则耻骨上膀胱造瘘，二期尿道重建。

4）如为咬伤，则应充分冲洗和清创并立即一期闭合，而无须分期手术。

（4）后尿道损伤：是否立即手术修复尿道，目前仍存在不同的意见。但无论选择立即修复还是延迟修复，在骨盆骨折相关性尿道损伤患者中应迅速进行尿液引流。一种观点是早期仅行耻骨上膀胱造瘘引流，这样可以使盆腔血肿吸收、前列腺下降、尿道缺损缩短。3～6个月后在可控的情况下再进行延期尿道修复，从而降低手术并发症的风险。一项评估尿道损伤不同治疗方式的综述发现，延期尿道成形术相对结局良好，而复发率（14.4%）、勃起功能障碍发生率（12.7%）和尿失禁发生率（6.8%）较低。另外一种观点倾向于一期内镜下或开放会师术，认为可以使部分患者避免需要再次尿道重建手术的可能性。然而长期随访数据表明，大多数患者在初次手术后尿道狭窄的复发率较高，仍需要进一步手术（如经会阴尿道吻合术和经尿道狭窄切开术），从而使实际的治疗进程延长。但如果后尿道损伤可能同时伴有膀胱颈损伤、直肠损伤或其他剖腹探查手术指征时，则需要立即开放修复。

4. 不同尿道损伤管理的比较

（1）即刻开放尿道修复：既往这种方法很流行，即在受伤后不久对腹部或会阴部进行探查并缝合修复尿道缺损。但术后尿道狭窄复发、尿失禁、阴茎勃起功能障碍发生率高。有学者分析认为，急性期出血明显，局部组织结构解剖不清晰，手术过程中容易对尿道周围结构（如神经血管束）造成新的损伤。因此，除非同时伴有膀胱颈损伤、直肠/阴道损伤，或其他开腹手术指征，目前已不再广泛使用。

（2）即刻内镜下尿道会师：在受伤后24～72 h，通过各种内镜方式将导尿管通过尿道缺损。目前针对该术式评价不一，有研究表明接受该操作的患者多达50%可避免进一步手术，也减少了对尿道周围结构的影响。但也有长期随访的研究表明，绝大多数的患者仍会发生尿道狭窄，从而需要再次内镜检查或手术重建。目前美国泌尿外科协会在尿道损伤指南中表示，在生命体征稳定的患者中，可以尝试单次较短时间的内镜操作，但尽量避免过度使用润滑剂，以免加重尿道损害和恢复期延长。

（3）即刻开放尿道会师：该方法可潜在地减少尿道牵引缺损的长度，从而降低尿道狭窄形成的发生率和严重性。但是，尿道损伤伴有盆腔血肿的患者，有可能因为耻骨后血肿的填塞作用，已控制出血，生命体征稳定。如一旦开放手术，将面临再次大量出血的风险。

（4）延迟内镜下尿道会师：患者在度过危险期，生命体征稳定后，在受伤后5～10天可以考虑延迟内镜下尿道会师，使2个分离的尿道断端尽可能靠近，减少缺损的严重程度和长度，以促进早期愈合。通过耻骨上的膀胱造瘘管引入膀胱软镜，尿道内的电切镜配合，留置导丝及尿管。

（5）延迟内镜下尿道修复：既往曾使用该方法在受伤后3～6个月修复骨盆骨折的尿道缺损。通过耻骨上软镜和尿道内硬镜的配合，切除或扩张狭窄部位，并放置尿管。但术后尿道再次狭窄复发率很高，并且对直肠等周围器官有潜在的伤害。目前已不推荐采用。

（6）延迟开放尿道修复：一期耻骨上膀胱造瘘尿路改道，二期（3～6个月后）延迟开放尿道修复已成为最广泛接受的治疗方法。此时创伤已经稳定，局部血肿、渗出已逐步吸收，根据造影检查结果再次准确地评估尿道损伤的程度，可以和经验丰富的医生制订有针对性的修复方案。

（七）常见手术方式

1. 耻骨上膀胱造瘘术

（1）头低脚高仰卧位，尽量减少腹腔内肠管的影响。

（2）行下腹部触诊、叩诊或在超声引导下了解膀胱位置。一般取腹中线耻骨联合上方2～3指宽度进行穿刺切口。

（3）局部麻醉后，可先用探针估计到达膀胱顶壁并可抽出尿液所需的深度。

（4）将套管针或膀胱穿刺套件以45°角，尖端朝向脚端穿入膀胱。见到尿液后，再将导管推进1～2 cm，以确保导管充分位于膀胱内。然后，将膀胱造瘘管通过套管针送入膀胱，再将导管轻微向外牵引，以确保膀胱顶壁与前腹壁完全贴合。

（5）缝线将造瘘管固定在皮肤上。

2. 尿道会师牵引术

（1）平卧位，取下腹部正中切口，清除耻骨后间隙血肿，切开膀胱，吸净尿液。

（2）经尿道内外口分别各插入一金属尿道探，使其尖端在尿道断端会师，此时有探子碰击感。也可用示指插入膀胱后尿道与金属探子会师。

（3）在尿道探或手指引导下，将由尿道外口插入的探子导入膀胱，在其尖端套上普通导尿管，并固定牢靠，将导尿管引入尿道。

（4）在普通导尿管引导下，将合适粗细的气囊导尿管带入膀胱。

（5）充盈气囊，牵引导尿管，使尿道断端靠拢对合。

（6）膀胱内留置造瘘管，缝合膀胱切口，耻骨后放多孔引流管，逐层关闭切口。

3. 球部尿道吻合术

（1）截石位，取会阴部正中倒U形弧形切口。

（2）切开皮肤以及浅、深筋膜，显露球海绵体肌和坐骨海绵体肌。

（3）沿中线纵行切开球海绵体肌，向两侧分离清除血肿，即可见尿道断端。如有困难，可经尿道外口插入导尿管或金属尿道探显露远侧断端，或打开膀胱经尿道内口插入金属探子显露近侧断端。

（4）提起断端尿道海绵体，分别向远、近侧游离，切除严重受损的软组织，并将尿道两端修剪整齐。

（5）在两断端对合无张力情况下，用3-0可吸收线间断全层缝合尿道，尿道内留置气囊导尿管进入膀胱。外层加固缝合尿道海绵体白膜。

（6）尿道吻合口两侧放置橡皮引流条，关闭球海绵体肌，然后逐层缝合切口。

（7）如果局部尿外渗明显，可做多个小切口引流。

4. 后尿道狭窄段切除吻合术

（1）截石位，取会阴部正中倒U形弧形切口。

（2）纵行切开球海绵体肌，将尿道海绵体与阴茎海绵体分离并提起，向近端游离到狭窄处。

（3）自尿道外口插入金属尿道探，受阻处即为狭窄部的远端，于该处切断尿道并修剪整齐。

（4）下腹正中切口打开膀胱，将尿道探插入后尿道，至狭窄部位。围绕探子尖部剪开尿生殖膈，彻底清除局部瘢痕，露出前列腺尖部尿道，并适当游离少许。

（5）用3-0可吸收线将两侧断端做间断全层缝合，尿道内留置气囊导尿管并插入膀胱。

（6）膀胱内留置造瘘管后关闭膀胱，耻骨后放橡皮引流条，缝合腹壁切口。

（7）尿道吻合口两侧放置引流条，间断缝合球海绵体肌和会阴切口。

（八）并发症

早期发现尿道损伤并采取适当的治疗措施，可以有效减少并发症的发生。早期并发症包括出血、感染、尿外渗、瘘以及尿囊肿形成。晚期并发症包括尿道狭窄、尿失禁和性功能障碍等。

（邬　喻　齐　隽）

数字课程学习

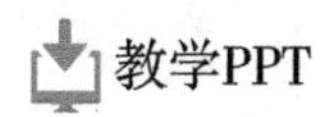

自测题

第十二章

泌尿系统梗阻

关键词：

肾积水 泌尿系感染 肾功能不全

肾盂输尿管连接部梗阻 尿潴留 前列腺增生

第一节 概 述

思维导图

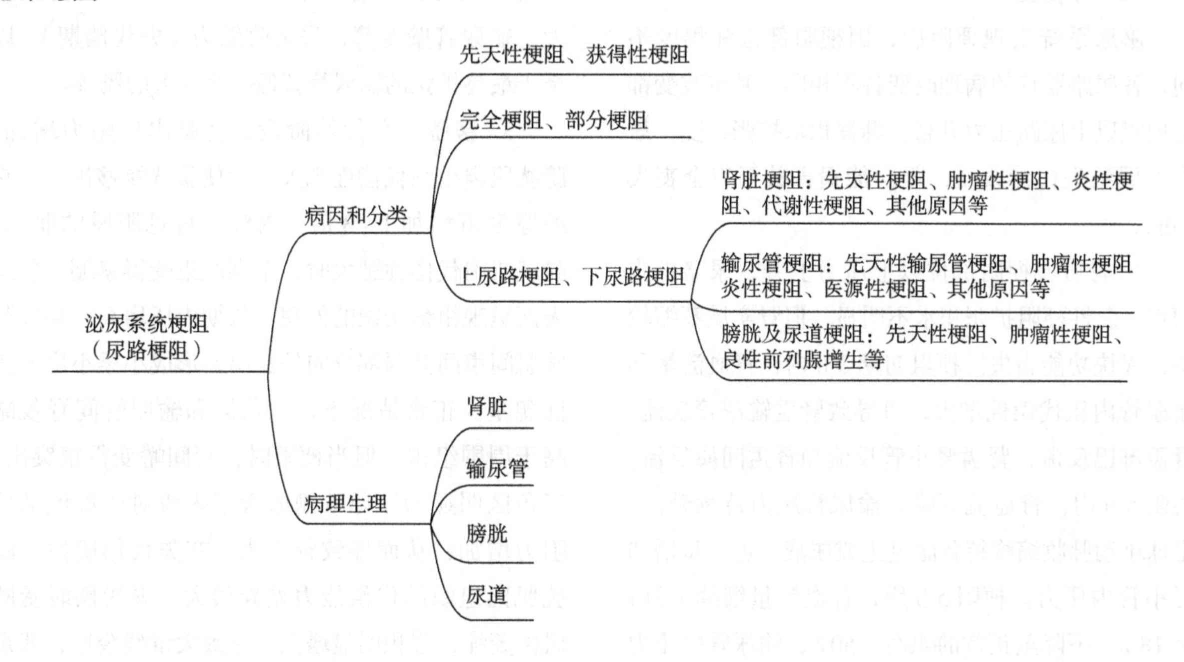

泌尿系统梗阻是较常见的泌尿系统疾病，又称尿路梗阻。尿液在肾脏内产生，需要经过肾盏、肾盂、输尿管、膀胱、尿道排出体外。在这个过程中，由于泌尿系本身的疾病或其周围组织器官发生的疾病累及泌尿系，导致尿液排出受阻，引起梗阻近段尿路扩张积水。若梗阻不能及时解除，继续进展导致肾功损害，甚至肾功衰竭。

（一）病因和分类

泌尿系统梗阻按照病因可以分为先天性梗阻和获得性梗阻；根据病程可以分为急性梗阻和慢性梗阻；根据梗阻程度分为部分梗阻和完全梗阻；根据部位可以分为上尿路梗阻和下尿路梗阻。

引起尿路梗阻的病因很多，不同年龄和性别的患者主要病因也不同。儿童以先天性疾病为主，如后尿道瓣膜、肾盂输尿管交界处狭窄、输尿管膀胱反流等。青壮年以结石、损伤、炎性疾病为主。老年男性以良性前列腺增生和肿瘤为主，女性患者则多与盆腔疾病有关。

1. 肾脏梗阻　先天性梗阻最常见的是肾盂输尿管交界处狭窄，还有多囊肾、肾囊肿、肾盂旁囊肿等；肿瘤性梗阻如肾盂癌、肾细胞癌、肾髓样瘤、Wilms 瘤等；炎症性梗阻如肾结核、棘球蚴病等；代谢性梗阻如肾结石等；其他原因如肾乳头坏死、肾损伤、肾动脉瘤、肾下垂等。

2. 输尿管梗阻　先天性输尿管梗阻以肾盂输尿管交界处狭窄和输尿管膀胱连接处狭窄为主，还包括下腔静脉后输尿管、先天性巨输尿管、梨状腹综合征、输尿管末端囊肿等；肿瘤性梗阻包括输尿管癌，转移癌或周围其他脏器肿瘤如腹膜后肿瘤或妇科肿瘤累及输尿管；炎症性疾病则以结石嵌顿、结核为主；医源性梗阻多见于盆腔及输尿管相关的手术、盆腔放疗、输尿管镜检查等；其他原因还包括腹膜后纤维化、子宫内膜异位症、妊娠、盆腔脓肿、特发性狭窄等。

3. 膀胱及尿道梗阻　先天性梗阻最常见的是后尿道瓣膜、尿道狭窄、包茎等；肿瘤性因素包括膀胱癌、前列腺癌、尿道癌、阴茎癌等；最常见的梗阻原因为良性前列腺增生，还有神经源性膀胱、膀胱及尿道结石、尿道损伤断裂、前列腺脓肿等。

（二）病理生理

泌尿系统出现梗阻后，因梗阻部位和程度不同，各尿路器官的病理改变各不相同，基本改变都是梗阻以上尿路压力升高，继发积水扩张改变，最终发展致失代偿改变，肾功能损害甚至完全丧失功能。

1. 肾脏　梗阻部位以上压力上升，尿路扩张积水。急性梗阻扩张积水不明显，但肾实质萎缩较快，很快功能丧失。梗阻初期 3 h 内，肾血流量和输尿管内压代偿性增大，可导致肾盂输尿管反流，肾盂淋巴反流，肾盂肾小管反流和肾盂间质反流。梗阻 5 h 内，肾血流下降，输尿管压力持续升高，出球小动脉收缩维持肾滤过生成尿液，进一步增加肾小管内压力。梗阻 5 h 后，肾血流量继续下降；至 18 h，下降至正常的 40%～50%，输尿管内压力降至正常水平。此后肾血流量及输尿管压力持续下降，至 8 周时，降至正常的 12%。如梗阻不解除，肾积水增加，4～6 周肾实质开始逐渐萎缩，肾脏重量继续增加。梗阻 3 个月以上，肾脏的重量和肾积水呈下降趋势，至 230 天左右梗阻侧肾脏重量和大小降至对侧肾脏水平，肾实质菲薄，正常肾单位消失。

2. 输尿管　压力增高导致输尿管收缩力增强、蠕动增强，管壁平滑肌增生，管壁代偿性增厚，输尿管试图通过增加蠕动活动将尿液向下推，导致输尿管伸长和扭曲。当这种变化变得很明显时，就会引起继发性输尿管梗阻。最后，由于压力持续增大，输尿管壁变薄，失去收缩力（失代偿期）。以至于最终扩张的输尿管就像一个巨大的肠袢。

3. 膀胱　在代偿阶段，膀胱出口阻力增加，膀胱肌肉组织代偿性肥大。为使膀胱能够排空，它的厚度可增加 1～3 倍，内镜下可见肥厚的肌肉。膀胱肌肉代偿性肥大时，个别肌束变得紧绷，黏膜表面呈现粗糙交织的外观。长期内压增高，导致膀胱肌间束间薄弱部分向外膨出，形成小梁小房或假性憩室。正常情况下，三角区和输尿管间脊仅略高于周围组织；但当梗阻时，管间嵴变得很突出。三角区明显增厚导致输尿管壁内段对尿液流动的阻力增加，从而导致肾积水。在失代偿阶段，膀胱肌肉组织的代偿能力差异很大，失代偿时膀胱肌肉萎缩，容积明显增大，导致大量残余尿，残余尿量可达 500 mL 或更多，输尿管口括约肌功能被破坏，尿液发生反流，肾积水进一步加重，从而导致肾功能损害。

4. 尿道　梗阻近端压力引起尿道扩张。尿道壁可能变薄，形成憩室。如果尿液被感染，可能会发生尿外渗，并导致尿道周围脓肿。前列腺导管可广泛扩张。

第二节 肾 积 水

诊疗路径

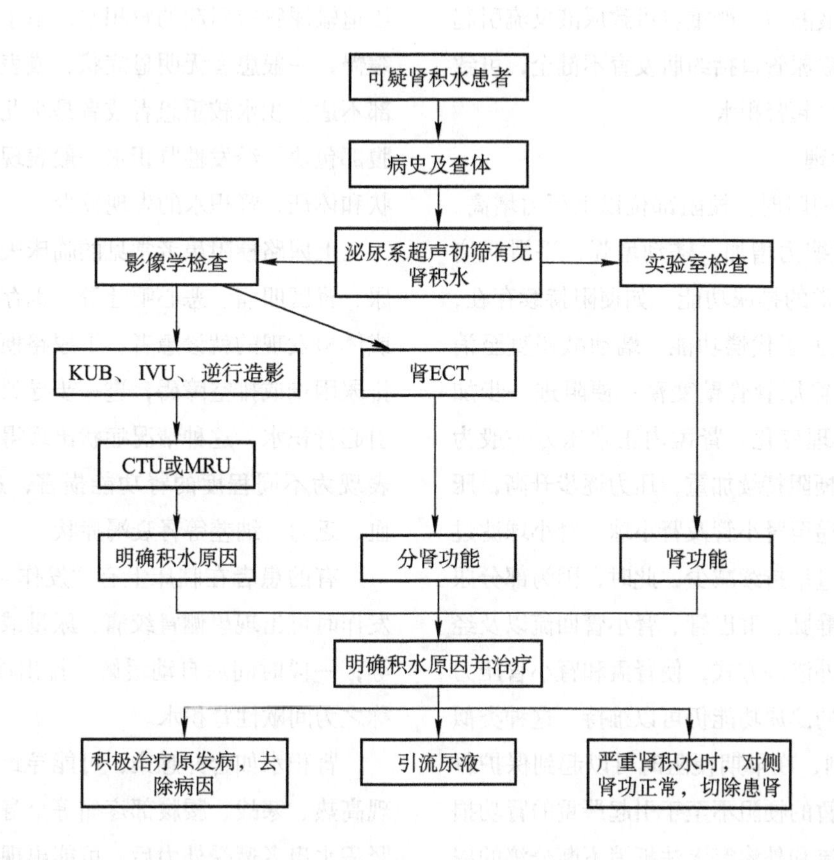

肾内的尿液淤滞，造成肾盂肾盏扩张，蓄积的尿液超过正常容量，称为肾积水（hydronephrosis）。成人肾积水超过1 000 mL，小儿肾积水超过24 h尿量，则称为巨大肾积水。泌尿系统是一个管道系统，由肾小管、集合管、肾盏、肾盂、输尿管、膀胱以及尿道组成。尿路管腔的通畅与否，决定尿液是否能够正常排出。泌尿系统本身或者周围脏器发生病变，可以引起泌尿系统梗阻，导致尿液无法正常排出，出现梗阻近端尿液蓄积，进一步引起近端尿路扩张积水。梗阻无法及时解除，最终将引起肾积水和肾功能受损，严重时可能导致肾衰竭。肾积水后可能引起泌尿系感染或泌尿系统结石，反过来，泌尿系感染和结石也是积水加重的始动因素，三者互为因果，这是诊治过程中需要特别注意的。

（一）病因

引起肾积水的病因有很多，一般分为机械性梗阻和动力性梗阻。

1. 机械性梗阻　指的是管腔阻塞，主要包括先天性梗阻、后天性梗阻和医源性梗阻。其他一些少见情况，如肾下垂位移过大、妊娠、盆腔脓肿等也可能引起肾积水。

（1）先天性梗阻：是泌尿系统先天性病变引起的梗阻，小儿较常见，如肾盂输尿管连接处狭窄、下腔静脉后输尿管、输尿管膨出症、输尿管异位开口、输尿管口囊肿等。

（2）后天性梗阻：由于肿瘤、结石、结核、外伤、炎性狭窄、腹膜后纤维化、前列腺增生症、周围脏器病变压迫等引起。

（3）医源性梗阻：多见于盆腔手术损伤、泌尿外科腔内诊疗损伤、腹盆腔术后放疗损伤等。

2. 动力性梗阻 指的是因中枢神经或外周神经功能障碍影响尿路的尿液排出，如神经源性膀胱功能障碍导致尿液潴留，严重者可致尿液反流引起肾积水。儿童期输尿管口括约肌发育不健全，可致尿液排出障碍，引起肾积水。

（二）病理生理

输尿管发生梗阻时，梗阻部位以上压力增高，输尿管平滑肌收缩力增加，蠕动增强，平滑肌增生，尽力维持正常的排尿功能。如梗阻持续存在，输尿管平滑肌失去了代偿功能，蠕动减弱直至消失，逐渐萎缩，输尿管管壁变薄，梗阻进一步加重，肾脏出现病理变化。肾盂内正常压力一般为10 cmH_2O，随着梗阻持续加重，压力逐步升高，压力经过集合管传递至肾小管及肾小球，肾小球滤过压持续降低，滤过率持续减少，此时，因为部分尿液仍可通过肾盂静脉、淋巴管、肾小管回流以及经肾窦向肾盂周围外渗等方式，使肾盂和肾小管压力有所下降，肾脏的泌尿功能仍可以维持。这种类似“安全阀”的机制，在早期梗阻时可以起到保护肾脏的作用，使短暂的梗阻不至于引起严重的肾功损害。当尿液的回流和外渗等无法抵消不断分泌的尿液时，压力持续增加，压迫肾小管、肾小球及其附近的血管，引起肾组织缺血、缺氧，肾实质逐渐萎缩变薄，肾盂、肾盏积水增多，最终导致肾脏成为一个无功能的巨大水囊。因此，肾积水时的肾实质萎缩，一方面是肾盂压力过大压迫导致，另一方面是肾实质缺血、缺氧导致。慢性的不完全梗阻或间歇性梗阻的病理生理过程基本如上。而急性的完全梗阻，肾脏快速萎缩、丧失功能，一般不出现明显积水。

肾积水形成后，由于尿液失去流动性，细菌容易侵袭繁殖引起感染，细菌甚至可以通过尿路上皮层进入血液系统，产生菌血症。这种感染往往较难纠正。尿液的淤滞和感染的存在，也是结石形成的诱发因素。

（三）临床表现

肾积水的临床表现差异较大，这是由于积水的发病原因、梗阻部位、梗阻程度及时间长短不同造成的。

先天性肾盂、输尿管连接处狭窄，或异位血管压迫输尿管等引起的肾积水，由于病程较长，发展缓慢，一般患者无明显症状，或表现为轻度的腰腹部不适。积水较重患者或者是小儿病患，可能出现腹部包块。继发性肾积水一般表现为原发疾病的症状和体征，肾积水的表现较少。

上尿路梗阻患者常见的临床表现有肾绞痛、血尿、肾区叩痛、恶心呕吐等，也存在以腰腹部包块或体检发现的就诊患者。下尿路梗阻患者一般出现排尿困难或排空障碍，进一步导致的尿潴留，从而引起肾积水，这种情况症状出现得一般较晚，主要表现为不同程度的肾功能损害，进一步表现为贫血、乏力、纳差等肾衰竭症状。

有的患者在临床上有“发作 – 缓解”的表现，发作时可出现患侧肾绞痛、尿量减少、恶心、呕吐等，一段时间后自动缓解，排出尿液，疼痛消失，称之为间歇性肾积水。

肾积水如合并感染，可能导致尿脓毒血症，出现高热、寒战、腰腹部疼痛等全身中毒症状。巨大肾积水患者遭受外力后，可能出现破裂出血，尿液外渗至腹腔或腹膜后间隙，出现腹膜刺激征、局部压痛等症状。肾积水逐步加重，肾脏实质持续变薄，最终导致肾功能不全、肾萎缩，如双侧肾脏受累，或孤立肾，可能出现尿毒症的临床表现。

（四）诊断

肾积水的诊断临床上并不困难，但在临床上，除了了解肾积水存在与否之外，还需要了解积水的程度、原因、梗阻的部位等。另外，还需要评估积水的肾脏功能受损情况。

1. 超声检查 作为无创检查，可以直接判断肾积水的有无、积水的程度、肾皮质萎缩情况等，临床上常作为首选检查方法。

2. X 线片检查 尿路平片（KUB）可以诊断由结石引起的肾积水，判断上尿路结石的位置，可见扩大的肾脏轮廓。

静脉尿路造影（intravenous urography，IVU）通过肾脏对造影剂的排泌，可以观察到肾盂和肾盏的扩张、肾盏杯口消失或呈囊状改变、梗阻部位近端输尿管扩张等，也可以反映肾脏功能。如果肾脏积水较重，肾脏功能严重受损，造影时肾脏显影延迟甚至不显影，可以通过增加造影剂剂量、延迟造影时间等方法得到较好的显影效果。

当肾功能严重受损，IVU无法显影，可以行逆行尿路造影。通过向输尿管内插入输尿管导管，造影时通过输尿管导管逆行向肾盂内注入造影剂，可以更好地观察到肾积水的形态。需要注意，逆行肾盂造影作为一个有创检查，操作时需注意无菌原则，一般不作为常规检查手段。

逆行肾盂造影插管失败的患者，还可选择经皮肾穿刺造影检查，但临床较少使用。

3. CT检查　随着成像技术的不断发展和进步，CT在临床的使用也越来越多。CT可以清楚地显示肾脏形态、积水程度、肾脏萎缩程度。CT泌尿系统三维重建（CTU）可以明确引起肾积水的病因、病变部位和梗阻程度等，对于输尿管的显示具有较明显的优势。此外，使用造影剂增强的CTU检查，如果增加对排泄期的影像图片，也可以反映肾脏的功能改变。当然，对于肾功损害患者，也需要适当增加延迟时间。临床上超声明确有肾积水的患者，一般首选CTU检查。

4. MRI水成像　可以应用于IVU或逆行肾盂造影检查失败患者，或者对于CT造影剂过敏、肾功能不全等患者。

5. 内镜检查　可以从腔内直视下了解尿路的梗阻情况，是否存在结石、肿瘤或狭窄等，也可进行钳夹取病理组织等，进一步明确诊断。膀胱镜检查可以了解尿道、前列腺及膀胱内情况，输尿管镜可以了解输尿管及肾盂内情况。内镜操作在诊断的同时也可以进行治疗性操作，如腔内碎石、腔内置管、狭窄环切开、狭窄段球囊扩张或肿瘤电切电灼等。

6. 肾功能检查　血肌酐、尿素氮及肌酐清除率可以反映总体肾功能情况，此外，前面提到的IVU及CTU增强检查的排泄期图像，也可以对肾脏功能做出定性评价。而放射性核素肾显像可以对肾脏损害程度及分肾功能进行定量评价，临床应用更为常见。肾图检查及利尿肾图检查，临床上对于判断梗阻的存在和梗阻的程度也有一定作用。

（五）鉴别诊断

1. 肾盂旁囊肿　通常为单发囊肿，与肾盂不相通。肾盂旁囊肿可出现腰部酸胀痛、肉眼或镜下血尿、肾性高血压等，较大的囊肿可能引起继发性肾积水，出现腹部包块，合并感染可出现发热、肾区叩痛等。超声可见肾门处液性暗区，与肾盂、肾盏不相通。IVU可见囊腔内无造影剂填充，CT可以明确囊肿的大小、数量及与肾盂的关系等，增强后扫描肾盂旁囊肿在排泄期无造影剂强化。

2. 多囊肾病　超声检查可见肾脏增大，伴有多个液性暗区。IVU可显示双侧肾影增大，肾盂受压呈蟹爪状，肾盏扁平变宽，盏颈拉长，弯曲变细，肾实质出现空泡。CT可见双肾体积增大，可见多发大小不同的薄壁囊肿，囊液无强化。

3. 囊性肾癌　CT平扫多见均匀的低密度或液性密度为主的混杂密度影，增强后可见囊壁强化，囊内多有分隔，囊壁及分隔可见钙化，囊液可见絮状物或凝血块等。

4. 肾外肾盂　一般通过IVU及CT可鉴别。

（六）治疗

肾积水的治疗，需要因病、因人施治，根据不同的病因、梗阻程度、起病急缓及肾功情况，选择不同的治疗方案。梗阻是肾积水的始动因素，因此治疗原则是重点治疗原发病，尽早引流尿液，尽力保护肾功能。

1. 原发病治疗　早期的肾积水，通过积极治疗原发病，去除病因，可以避免肾脏出现不可逆的损害，保护肾功。先天性梗阻要尽早进行成形手术；后天性梗阻如结石等，要行体外碎石或腔内碎石手术。对于医源性损伤，术中发现损伤且无污染者，行一期修复；损伤超过24 h者，先暂由其他途径引流尿液，待3个月后再择期手术修复。

2. 引流尿液 如患者不适合即刻手术祛除病因，如合并重症感染、心肺功能差等情况下，可以尽早引流尿液，控制病情进展。如肾积水合并感染，可行超声引导下经皮肾造瘘术，直接引流尿液，有利于控制感染，恢复肾功能，二次手术祛除病因。如果无法解除病因，可以长期引流。膀胱镜下或输尿管镜下双J管内置引流术，可以在引流尿液的同时，最大限度改善患者的生活质量，适合难以修复的炎性狭窄或晚期肿瘤压迫、侵袭引起的肾积水，可作为首选。前列腺增生症或神经源性膀胱功能障碍，长期尿潴留引起的双肾积水、肾功能不全，可以通过留置导尿或膀胱造瘘，恢复肾功能。

3. 手术治疗 当肾积水严重，出现肾实质严重破坏，肾功能丧失，或出现肾性高血压或其他严重并发症时，如对侧肾功能正常，可行患肾切除术。肾脏切除的选择一定要慎重。

第三节 肾盂输尿管连接部梗阻

诊疗路径

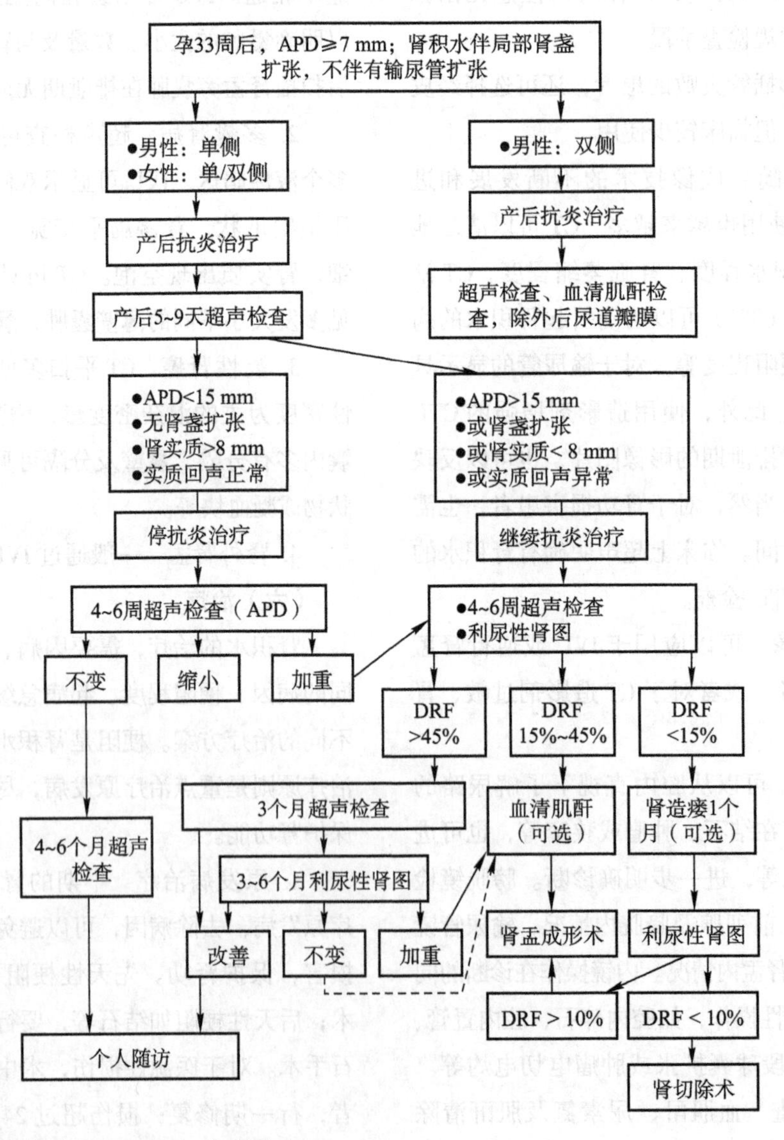

注：APD：肾盂前后径；DFR：分肾功能

肾盂输尿管连接部梗阻（ureteropelvic junction obstruction，UPJO）是引起肾积水的一种常见的上尿路梗阻性疾病，定义为由于各种先天性因素导致肾盂内尿液向输尿管排泄过程中受解剖性或功能性阻塞，进一步发展导致肾集合系统扩张并继发肾损害的一类疾病。需要注意的是肾集合系统的扩张并不等于存在梗阻，一般认为梗阻是指尿液排泄受到影响，如果不加以处理将出现肾损害的状况。

（一）流行病学特征

UPJO是导致小儿肾积水最常见的原因，可见于各个年龄段。约1/4的小儿肾积水在1岁前被发现，1/2的小儿肾积水在5岁前被诊断。随着围手术期超声检查的普及，目前UPJO总体发病率约为1%，新生儿发病率为1∶1 000～1∶1 500，男女比例为2∶1；单侧多于双侧，好发于左侧，双侧病变占全部病例10%～40%。

（二）发病机制

UPJO的确切发病机制尚不十分明确，大致可分为以下几种情况。

1. 肾盂输尿管连接部狭窄　UPJO是最常见的病因，占85%以上。主要表现为肾盂输尿管连接部（UPJ）或输尿管起始段肌层肥厚、纤维组织增生。狭窄段横断面直径为1～2 mm，可由连接部狭窄延伸至一段输尿管狭窄，并往往伴有高位输尿管开口。随着胚胎学、解剖学等方面的深入研究，输尿管在胎儿时期存在实质化和再腔化的过程，若出现不完全再腔化，则可能造成UPJ的内源性梗阻。

2. 高位输尿管　正常输尿管起始于肾盂最低位，呈漏斗状，有利于尿液引流。各种胎生畸形或者继发病变会引起输尿管起始部位在肾盂高位接入，形成UPJ折角或活瓣样作用，导致尿液引流障碍。高位输尿管多伴有肾旋转不良。

3. 管腔外血管压迫　最常见原因来自肾动脉主干、腹主动脉供应肾下极的迷走血管或副肾血管，骑跨UPJ导致输尿管壁发育障碍形成梗阻，尿液正常流动受到抑制。

4. 肾盂输尿管瓣膜或息肉　肾盂输尿管瓣膜为一先天性皱襞，可含有肌肉。在UPJ内部形成活瓣结构而导致尿液从肾内排出受阻。息肉则多发生于年龄稍大的儿童，可存在于一段或全程输尿管，术后易复发。

5. 动力性梗阻　其特点是UPJ不存在管腔受压或狭窄，梗阻的原因是UPJ肌层排列失常或胶原纤维过多，妨碍正常蠕动波传导。逆行造影时输尿管导管可顺利通过UPJ，但肾积水明显。神经分布异常引起的神经源性梗阻及平滑肌发育障碍的肌源性梗阻也属于动力性梗阻范畴。

6. 其他　肾脏异位或肾脏过度活动的肾脏异常旋转畸形可引起间歇性阻塞；结石病会引起继发性UPJO；外部纤维索带压迫或泌尿系手术病史造成的粘连会导致UPJ扭曲，继而造成梗阻。

（三）临床表现

由于梗阻程度、病程长短等因素不同，UPJO的临床表现也不相同。其病程相对比较隐匿，梗阻引起的肾积水也往往是渐进性的。UPJO为慢性、不完全梗阻时，早期多无明显症状，甚至可以无症状，常常很难发现。当表现出持续性症状如腰腹肿块、疼痛和不适时，往往伴随肾功能不全甚至肾衰竭。该病常见的临床表现如下。

1. 腰腹部肿块　新生儿及婴儿中多数以腰腹部肿块就诊，有时仅表现为全腹膨隆。触诊肿块多呈囊性感、表面光滑、有波动感，压痛不明显或者无压痛，无反跳痛，部分患者病史中有肿块大小的变化。患者偶尔突发肾绞痛或上腹部剧痛，随后排尿量增加，疼痛症状缓解，肿块明显缩小甚至消失。

2. 腰腹部疼痛　除婴幼儿外，绝大多数患者均能陈述上腹部痛和脐周疼痛，为持续性钝痛或者胀痛，急性发作时可表现为典型的间断性绞痛。大量饮水后疼痛症状加重是本病的一大特点，这是由于饮水后利尿致使肾盂急性扩张而引起的疼痛，或者合并活动性结石或血块堵塞而引起绞痛。疼痛常放散至腹股沟区或大腿内侧，并伴有恶心、呕吐、寒战和发热。

3. 血尿　由于集合系统扩张，肾盂内压力增高，导致黏膜血管破裂所致，也可由感染或结石引起，其发生率在10%～30%。血尿往往发生在腰腹部轻度暴力撞击之后，多表现为镜下血尿。

4. 泌尿系统感染 是慢性尿路梗阻性疾病最常见的并发症。UPJO继发感染时，腰腹部肿块、疼痛及血尿的症状均会加重，由于患者多为小儿，一旦出现急性肾盂肾炎可伴有突发性全身中毒症状，如高热、寒战、腰痛、膀胱刺激症状及败血症等。本病具有病情重、不易控制、易复发的特点。如梗阻不解除，最终可发展成为脓肾。因此，临床上对顽固性或复发性泌尿系感染的患者应做到进一步检查，排除尿路梗阻的可能性。

5. 高血压 无论小儿或成人均有少数患者可出现高血压，血压呈轻度或中度升高。可能是因扩张的集合系统压迫肾实质，肾内血管受压引起功能性缺血，导致肾素分泌增多所致的高血压。

6. 肾破裂 巨大肾积水患者腰腹部受暴力外伤时可发生肾破裂，常导致急性腹膜炎的表现。

7. 少尿、无尿、多尿和尿毒症 在梗阻长时间得不到解除的情况下，梗阻侧肾脏功能会逐渐减退甚至丧失。若同时伴有对侧肾功能不全时，患者可出现少尿；双侧UPJO或合并其他泌尿系畸形导致双侧尿路完全梗阻时，患者可出现无尿、肾衰竭。功能性梗阻可无症状，但有的患者肾积水可呈间歇性发作，出现多尿和少尿交替的现象。若梗阻使肾脏浓缩尿液的功能受损，则会出现多尿；部分性梗阻的患者也可表现为多尿；UPJO合并肾结石的患者，当结石间歇性阻塞UPJ时，可出现间歇性多尿，在多尿时腹部肿块消失或腹胀缓解有助于诊断。隐性尿路梗阻的第一个临床表现可能为晚期尿毒症。对不明原因的严重肾功能不全患者，首先需排除尿路梗阻的可能性。

8. 消化道症状 当巨大肾积水压迫消化道或病情进展至肾功能不全表现时，可伴有腹痛、腹胀、厌食、恶心、呕吐等消化系统紊乱症状。病情进展至晚期时，还可出现贫血、生长发育迟缓、消瘦等全身症状。

（四）辅助检查

UPJO的临床表现缺乏特异性，多数患者是在体检时偶然发现的，部分患者在出现腰腹部肿块或血尿后才被发现的。UPJO的诊断主要依赖于影像学检查，包括泌尿系统超声检查、尿路平片检查、尿路X线造影检查、泌尿系统MRU及CT检查等。

1. 泌尿系超声检查 简单易行无创，又具有良好的诊断准确性，因此作为检查的首选方法，可以确定肾积水的程度、肾皮质萎缩情况以及梗阻部位，还可以初步鉴别病变性质为肾实性肿物还是肾积水。但肾盂旁囊肿、多发肾囊肿及肾外壶腹型肾盂等疾病，不易与UPJO导致的肾积水相鉴别。泌尿系超声检查对估计患肾功能的可复性具有很重要的意义。多普勒超声通过对肾内动静脉血流频谱还可以用来反映患肾血流变化。对阻力系数进行测定，可帮助鉴别梗阻性和非梗阻性肾积水。

超声检查分为产前超声检查及产后超声检查。产前超声检查对胎儿尿路梗阻的检查更具优越性，可对先天性肾积水做出早期诊断。在怀孕的第16～18周时，几乎所有羊水都由尿液组成，此后应定期对肾脏进行产前超声检查。胎儿尿路评估最敏感的时间是第28周。如果检测到集合系统扩张，应对下列检查内容加以关注：肾脏的侧别、集合系统扩张程度和回声性；区分肾积水或输尿管肾积水；膀胱容量和膀胱排空情况；胎儿的性别；羊水量。由于新生儿在出生后48 h内存在短暂性脱水，应在此后进行产后超声检查。但是在严重情况下（双侧集合系统扩张、孤立肾、羊水过少等），建议立即进行产后超声检查。超声应评估肾盂的前后直径；集合系统扩张程度；肾脏大小、肾皮质厚度、皮质回声性；输尿管、膀胱壁和残留尿液。即使患儿出生后超声检查未发现肾积水，也应该于4周后复查超声。

超声检查中最主要的指标是肾盂前后径（anterior-posterior diameter，APD），产前、产后APD值可作为预测肾盂成形术的重要指标，但是目前关于APD阈值国内外尚无明确定论。目前应用最多的评估孕早期与孕晚期胎儿是否为先天性肾积水的阈值为：孕33周前，APD≥4 mm；孕33周后，APD≥7 mm。

对肾积水的诊断分级，目前临床上常用的是APD分级系统（表4-12-1）与胎儿欧洲外科学会（the Society for Fetal Urology，SFU）分级系统（表4-12-2）。

表4-12-1　肾盂前后径（APD）分级系统

级别	APD（mm）	肾盏扩张情况
1级	<10	无肾盏扩张
2级	10～15	无肾盏扩张
3级	>15	轻度肾盏扩张
4级	>15	中度肾盏扩张
5级	>15	肾盏严重扩张，肾实质变薄

表4-12-2　SFU分级系统（排除膀胱输尿管反流后）

级别	扩张情况
0级	无肾盂扩张
Ⅰ级	肾盂轻度分离
Ⅱ级	肾盂轻度扩张，一个或几个肾盏扩张
Ⅲ级	所有肾盏均扩张
Ⅳ级	肾盂肾盏严重扩张，肾实质变薄

2014年美国胎儿泌尿外科协会联合儿科肾脏、儿科放射及超声协会达成共识，形成新的泌尿系统扩张分级系统（urinary tract dilation，UTD）（表4-12-3）。

表4-12-3　产前肾盂前后径UTD分级系统

级别	肾盂前后径（mm）	
	孕中期（16～27周）	孕晚期（≥28周）
轻度	4～7	7～9
中度	7～10	9～15
重度	>10	>15

2. 尿路X线片检查　X线片检查对诊断UPJO导致的肾积水有重要价值，可了解因肾积水而增大的肾轮廓大小，同时伴有X线阳性结石的患者可见结石影。

排泄性尿路造影检查（IVU）作为主要的诊断方法之一，不但能显示出梗阻部位和积水程度，对分肾功能的评判也有重要的作用。另外，还可以判断肾积水是否因膀胱输尿管反流引起，以及了解UPJO是否合并膀胱输尿管反流。IVU特征性表现是肾盂肾盏扩张，肾盏杯口消失或呈囊状显影，纤细的上段输尿管和连接部不显影。当肾功能减退时，肾实质显影时间延长，显影不清晰，此时需采用大剂量延迟造影才能显影。

对IVU显影不清晰、不显影或者不适合做IVU者时，可行逆行尿路造影，其优点是显影清晰，不受肾脏分泌功能的影响。先行膀胱镜检查，然后向输尿管内插入输尿管导管，拍摄一张尿路平片观察输尿管导管的位置是否合适；明确位置合适后，向输尿管导管内注入造影剂可清晰地显示输尿管及肾盂、肾盏的影像。此方法的缺点是易发生泌尿系感染，逆行插管时必须严格无菌操作并应用抗生素。如因逆行插管失败而无法进行逆行肾盂造影检查者，可行超声引导下经皮肾穿刺顺行造影检查。

3. 动态影像学检查　利尿性肾图是最常用的诊断工具之一，对明确早期病变、评估梗阻严重程度、判断轻度肾积水是否需要手术治疗很有帮助，尤其双侧肾积水时一侧轻、一侧重，对肾积水较轻侧是否手术治疗起到决定性作用。^{99m}Tc-巯基乙酰基三甘氨酸（^{99m}Tc-MAG3）、^{99m}Tc-巯替肽（^{99m}Tc-DTPA）是肾动态显像的首选放射性示踪剂。对于IVU显影效果极差的患者，大剂量延迟造影后仍不能显影，可改用肾动态显像。最佳的检查时间为胎儿出生第4及第6周后，根据小儿的体表面积，以70～120 mBq的剂量用^{99m}Tc-DTPA。在检查前鼓励患者大量饮水。在注射放射性核素之前15 min，患者采取仰卧姿势，在30 min内以15 mL/kg的速率进行生理盐水静脉输注以达到静脉水化，随后在整个检查期间的维持率为4 mL/（kg·h）。在给予放射性示踪剂后立即开始图像采集。在初期，持续1 min，每2 s获得一次图像。在第1和第3 min之间，每5 s拍摄一张图像，之后动态序列由每分钟一张图像组成，直到检查结束。根据初始阶段的相对药物摄取计算分肾功能（differential renal function，DRF），表示为每个肾功能相对于整体肾功能的百分比。在初次给予^{99m}Tc-DTPA后20 min注射呋塞米（1岁以内的婴儿出生推荐剂量为1 mg/kg，1～16岁的小儿推荐剂量为0.5 mg/kg，最大剂量为40 mg），$t_{1/2}$被认为是在呋塞米注射时测量排泄一半肾盂放射性示踪剂所需的时间（以分钟计）。$t_{1/2} < 15$ min提示正常，$t_{1/2}$为15～20 min提示可疑，$t_{1/2} > 20$ min提示有梗阻。

4. MRI检查　MRI已被广泛应用于尿路梗阻性疾病的诊断，是评估小儿肾积水的有力工具。在评价肾血流、解剖和尿液分泌等方面优势明显，尤其是MR尿路成像（MRU）可以提供详细的解剖信息并评估肾功能和肾脏引流情况，对梗阻的定位及定性诊断很有帮助。MRU采用时间分辨、数据共享的三维对比增强技术，可以显示输尿管蠕动，并可以量化输尿管蠕动频率。其影像与IVU相似，可清晰地显示肾积水情况，更适用于对肾积水的长期监测随访，但其成本和婴儿对镇静的需求使MRU仍未广泛使用。

5. CT检查　CT平扫和增强对UPJO的诊断具有较高的敏感度，特别是对于肾功能受损的患者。CT平扫可显示结石及肾的形态，增强CT能清晰地显示肾积水程度和肾实质萎缩情况，有助于初步确定肾功能，早期病变可能只见肾盂扩张和肾实质正常。随着疾病的进展，梗阻的继发征象逐渐明显，肾盂进一步扩张，肾皮质变薄并伴有肾周及输尿管周围渗出。CT三维成像可以发现梗阻的部位。CTU或MRU适用于IVU检查不显影者，并逐渐取代IVU。

6. 肾盂测压试验　又称Whitaker试验，由于肾盂压力与膀胱内压有一定关系，故需在透视或超声指引下经皮作肾盂穿刺并置入一测压导管。同时经尿道插管记录膀胱压，肾盂插管后先作一次测压，为肾盂静止压力与导管阻力。然后，通过经皮肾造瘘管以10 mL/s的速度注入造影剂，在荧光屏下记录灌注造影剂时肾盂内压力变化。至平衡状态或压力陡增时为止，记录此时的肾盂灌注压，用此值减去肾盂静止压及膀胱压即为肾盂灌注时的相对压力。如肾盂压力 > 1.37 kPa（14 cmH_2O），说明有梗阻存在；此压力越高，说明上尿路梗阻越重。此方法可为上尿路机械性梗阻提供尿动力学依据，对评估可疑的肾盂输尿管或UPJO和输尿管肌肉组织原发性缺陷的患者有一定帮助，也可用于确定术后患者何时可安全停用经皮肾造瘘管。但因操作复杂且属于有创性检查，而利尿性肾图能明确鉴别功能性和机械性梗阻，目前临床上应用较少。

7. 输尿管镜检查　既是一种检查方法，又是一种治疗手段。它可以直视下观察，可快速明确梗阻部位及性质，尤其对于鉴别是腔内因素还是腔外因素引起的梗阻很有意义。同时，可以对可疑病变进行活检或镜下治疗，输尿管逆行插管可立即解除梗阻，输尿管镜下可行碎石、肿瘤切除等，发现输尿管狭窄时可行扩张术或行冷刀内切开等。

8. 实验室检查　尿常规检查可有镜下血尿或肉眼血尿、蛋白尿、结晶尿。合并感染时有脓细胞，尿培养有致病菌。慢性梗阻时，尿液检查中呈现的指标与急性肾小管坏死相似，如尿钠浓度升高、尿渗透压降低、尿/血浆肌酐比值降低等。若存在肾功能不全时血尿素氮、血肌酐水平增高，出现高钾血症和酸中毒。

（五）治疗

1. 产前治疗　肾积水在产前阶段确诊后，最重要的是为患儿父母提供照顾和咨询，使其充分理解病情。肾脏积水即使很严重，其预后也是有希望的，与严重发育不良及发育异常的肾脏不同，积水的肾脏其肾功能仍然存在。在产前咨询中应当告知患儿父母目前肾积水的假设诊断以及明确诊断的时机。但有些严重病例应当予以忠告，包括大量的双侧肾盂扩张、双侧肾脏发育不全或发育异常、进行性双侧扩张伴羊水过少和肺发育不良。不推荐进行包括胎儿外科手术在内的宫内干预，这类手术只能在经验丰富的中心进行。

2. 外科手术治疗　UPJO的主要治疗目标是解除梗阻或有效缓解梗阻，充分排尿，更有效地保护患侧肾脏功能。对于能通过手术治疗解除的梗阻性病变，尤其合并结石、肾积水持续加重、患肾功能持续恶化等情况时，只要患者情况许可，均应及早行肾盂输尿管成形术。目前主要手术方式包括开放性肾盂成形术、内镜手术和腹腔镜及机器人辅助腹腔镜肾盂成形术这三类。

（1）开放性肾盂成形术

1）肾盂成形术的手术适应证：①超声检查提示肾盂扩张前后径 > 3 cm，肾盏扩张，且肾皮质明显变薄。②产后超声检查较产前增加明显，且多次复查呈进行性增加。③ UPJO伴反复泌尿系感染病史。④肾积水致分肾功能低于正常40%。⑤肾积水引起反复腹痛症状。⑥肾动态显像提示肾小球滤过率（GFR）< 15 mL/mim，可先行肾穿刺造瘘，并留置肾造瘘管1～3月；若复查肾功能提示较前有明显改善，则可行肾盂成形术。

2）肾盂成形术的手术禁忌证：①心肺肝等脏器功能异常；②患儿营养状况差、不能耐受手术。

3）手术方式：开放性肾盂成形术可分为两大类，即离断式和非离断式。①开放性离断式肾盂成形术（Anderson-Hynes术）：被认为是治疗UPJO的“金标准”。其主要设计思路为切除狭窄的UPJ部位及多余的肾盂壁后，将离断的输尿管外侧修剪并与肾盂最下部重新做斜形缝合，重建漏斗状肾盂和输尿管连接，恢复肌源性蠕动，这种技术是解除狭窄区域的唯一办法。该手术方式疗效显著，操作较简单，切口较小，术后瘢痕小，住院时间短；但手术空间较小，视野暴露困难，若患者患侧肾脏有手术病史，输尿管及肾周结缔组织粘连严重，增加了手术难度。②肾盂输尿管Y-V成形术（Foley术）：主要应用于UPJ高位狭窄的部分患者，其设计思路为在UPJ狭窄处上方扩张的肾盂后壁切取V形壁瓣，将切口下角向输尿管外侧壁纵行延长，至切开发育正常输尿管壁1～1.5 cm处，将Y形切口尖端向下牵引，在张力较小的情况下与输尿管切口的最低点作V形缝合后形成新的漏斗状肾盂。③螺旋肾盂瓣肾盂成形术（Culp-DeWeerd术）：适用于UPJ狭窄段较长，内侧肾盂不足以裁取足够长度的V形瓣的UPJO，术中于肾盂后壁裁取基底向下的U形瓣做肾盂成形。④垂直肾盂瓣肾盂成形术（Scardino-Prince术）：适用于UPJ狭窄段较长，明显的肾外型肾盂积水，UPJ位于肾盂最底部的中央位置。⑤ Fenger成形术：适用于输尿管梗阻段较短的UPJO。其设计思路是狭窄段前壁纵行全层切开，至接近发育正常的输尿管壁。术中经切口顺行放置双J管1根，然后横形对拢并间断缝合切口。⑥ Hellström术：主要适用于由异位血管引起的PUJO，术中明确异位血管位置和走行，充分游离异位血管及被压迫的上段输尿管，在张力较小情况下将异位血管向肾盂方向牵引并包埋固定在宽大的肾盂外侧壁内。但若游离部分血管及输尿管后，仍提示肾盂输尿管引流不畅，则需要更改术式离断输尿管。虽然离断式肾盂成形术的成功率为90%～95%，但也应根据术中探查情况不同选择合适的术式。

（2）内镜手术

1）内镜肾盂切口成形术：包括顺行经皮肾镜肾盂内切开术、逆行输尿管镜肾盂切开术。主要适应证为狭窄段≤1 cm或术后吻合口瘢痕性狭窄等。逆行肾盂切开术的绝对禁忌证为活动性感染和出血的患者。相对禁忌证为异位血管骑跨、狭窄段长度超过2 cm、肾盂扩张严重和肾功能极差的患者。主要通过经皮肾镜、输尿管镜或纤维输尿管镜，窥视下找到肾盂输尿管狭窄处，插入金属导丝通过狭窄处，使用冷刀、电刀或钬激光进行狭窄部纵行内切，切开管壁全层，留置双J导管扩张。多项研究表明，内镜肾盂切开成形术在成人患者中有一定的疗效，然而在小儿的临床应用中仍存在争议。若首次肾盂成形术失败，内镜肾盂切开成形术可作为二次肾盂成形术的替代方案。

2）球囊扩张术：经皮肾造瘘口或经尿道路入，沿导丝置入球囊扩张装置，加压气囊使狭窄段完全扩张并持续3～5 min，必要时可重复扩张多次，术后留置双J管。有研究显示，球囊扩张同时结合内切开术可提高手术成功率。与开放性手术相比，该术式成功率相对较低，远期效果不佳。但具有创伤小、恢复快、并发症少等优势，使其受众患者更为广泛，尤其适用于不能耐受开放手术的老年人或心肺功能较差的患者。

（3）腹腔镜及机器人辅助腹腔镜肾盂成形术

1）腹腔镜肾盂成形术：1993年，Schuessler等人首次报道了腹腔镜肾盂成形术。近年来，随着腹腔镜技术的发展，腹腔镜肾盂成形术的疗效与开放性手术已无明显区别，并具有创伤小、住院时间短，以及术后疼痛轻、恢复快、并发症少、美容效果好等优点，成为新的治疗UPJO的"金标准"。尤其适用于异位血管骑跨、肾盂严重扩张及内镜肾盂切开成形术治疗失败的患者。根据手术路径不同分为经后腹腔镜途径和经腹腔途径。经后腹腔镜途径手术能较快暴露肾盂部位，对肠道刺激小，术后肠蠕动功能恢复快。手术瘢痕小。但手术空间局限于后腹腔，手术操作难度较大。经腹腔途径手术空间大，术中视野清晰，解剖结构区分良好，便于肾盂输尿管缝合，适用于狭窄、异位血管、肾周输尿管外粘连及压迫，以及长段输尿管息肉等引起的肾盂输尿管梗阻。腹腔镜手术方式与开放性手术基本相同，但需要注意的是镜下吻合肾盂及输尿管应避免输尿管旋转扭曲，所以裁剪肾盂输尿管时尽量不离断，先纵行向下劈开输尿管，将肾盂瓣下角与输尿管切开处下角吻合固定后再行肾盂输尿管后壁及前壁裁剪吻合。多项研究显示，无论成人还是小儿UPJO患者，腹腔镜手术与开放性肾盂成形术在可行性、疗效及安全性等方面无显著差异。

2）机器人辅助腹腔镜肾盂成形术：近年来，随着达芬奇手术系统的开发与应用，腹腔镜肾盂成形术又进入了一个新的时期。与传统腹腔镜肾盂成形术相比，机器人辅助腹腔镜肾盂成形术借助于手术系统的多关节内腕器械装置、复合人体工程学的手术操作台及三维立体视野，克服传统腹腔镜的多种不足之处，使缝合操作更加灵活，取得了与腹腔镜手术相同的手术成功率。

（4）肾脏切除术：当UPJO引起分肾功能（differential renal function，DRF）＜10％的重度肾积水时，传统观点倾向于行患侧肾脏切除术。近年来越来越多的研究认为这不能作为肾切除的指征，为患肾行肾盂成形术不仅能解除梗阻改善排泄状况，还能提高分肾功能甚至恢复正常水平。但当DRF＜5％时，解除梗阻后肾功能不能得到提高，保留患肾反而存在并发症的风险，此时应该考虑予以行患侧肾脏切除术。

（六）随访

1. 随访内容　UPJO术后随访主要依靠患者的主观症状和超声检查来了解有无复发。但即使患者再次出现梗阻，疾病早期仍可能没有任何症状，术后短期恢复较好的患者，在长期随访中仍可能再次出现梗阻。因此，通过超声检查等客观临床指标定期进行随访显得尤为重要。

超声检查可以初步了解手术前后肾积水的改善情况，主要观察指标包括：肾盂的前后直径、集合系统扩张程度、肾脏大小、肾皮质厚度等。若肾积水加重，则提示梗阻复发，对UPJO的随访有一定价值；但B超不能了解DRF及排空情况，对肾积水的判断也因人而异，带有一定的主观性。

利尿性肾图具有简便、无创伤、灵敏度高及可重复的特点，是目前评价肾功能尤其是DRF最理想的监测方法，也是UPJO诊断、随访及术后评估的重要手段，更重要的是通过利尿后肾图时间－活性曲线下降的情况去鉴别肾盂张力性下降导致的假性梗阻以及是否真正存在机械性梗阻。

2. 随访时间　从UPJO术后拔除双J管开始计算，至随访期间发现治疗失败终止。拔除双J管后0.5～1个月行超声或利尿性肾图检查，此后间隔3、6、12个月各做1次，此后每年做1次。治疗成功的标准为症状消失、肾积水减轻、肾功能好转或稳定在一定的水平，超声、利尿性肾图或IVU显示排空正常。

第四节 尿 潴 留

诊疗路径

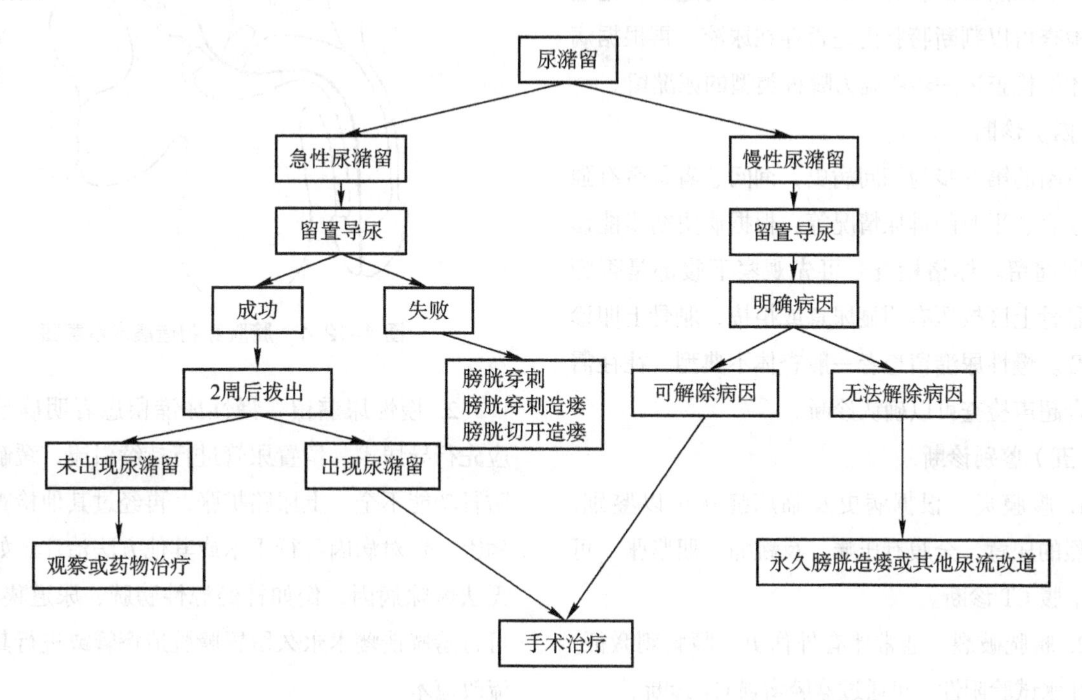

尿潴留（urinary retention）是指膀胱内充满尿液而无法正常排出，导致患者下腹膨隆或胀痛，通常由于排尿困难引起。尿潴留分为急性与慢性。前者发病过程较急，膀胱内充盈大量的尿液无法正常排出，导致下腹膨隆、胀痛，十分痛苦，需要急诊处理。后者发病过程较慢，病程较长，下腹部可触及充满尿液的膀胱，患者虽然无法正常排空尿液，但由于长期适应而痛苦不重。

（一）病因

尿潴留的病因分为机械性梗阻与动力性梗阻。其中机械性梗阻的原因较多，主要原因是尿道及膀胱出口存在压迫、梗阻而引起，例如良性前列腺增生、前列腺恶性肿瘤等；膀胱颈部的病变，例如膀胱颈部挛缩、膀胱颈部肿瘤；不同原因引起的尿道狭窄、炎症、充血、水肿、断裂、肿瘤、异物和结石；膀胱周围组织或脏器的压迫，例如盆腔肿瘤、妊娠的子宫均可引起尿潴留。动力性梗阻是指尿道及膀胱出口无器质性压迫与梗阻，主要由于排尿功能障碍引起。最常见的原因为中枢神经与周围神经的损伤导致的神经源性膀胱功能障碍，例如脊髓损伤、肿瘤等；肛肠疾病、妇科疾病、产后患者因心理和疼痛因素导致的逼尿肌收缩无力、膀胱括约肌痉挛可出现排尿困难，引起尿潴留；此外，麻醉药物、各种松弛平滑肌的药物例如阿托品等，也可出现排尿困难导致尿潴留。

（二）临床表现

急性尿潴留发病较急，膀胱内充满尿液无法排出，下腹胀痛难忍，出现焦虑、紧张情绪，排尿感明显，部分患者可从尿道外口溢出尿液，但无法缓解下腹胀痛。慢性尿潴留病程缓慢、时间较长，表现为排尿困难、尿频、尿不净，偶伴尿失禁，部分慢性尿潴留患者可出现上尿路扩张、肾积水，甚至出现肾功能不全及尿毒症症状，例如食欲差、恶心、呕吐、贫血、血肌酐显著升高。

（三）辅助检查

对于尿潴留最有意义的辅助检查为超声。通过超声检查可以判断膀胱内是否存在尿液，再根据病史及体格检查进一步明确为哪种类型的尿潴留。

（四）诊断

诊断的第一步为询问病史，询问患者是否有强烈的尿意、平时的排尿情况等，根据病史初步能诊断为尿潴留。体格检查时可先观察下腹部是否膨隆，耻骨上区按压有明显尿意或拒按，耻骨上叩诊为浊音。慢性尿潴留患者一般查体不典型，往往需要结合超声检查可以确认诊断。

（五）鉴别诊断

1. 腹膜炎　根据病史及临床症状可以鉴别，无强烈的尿意，全腹有压痛、反跳痛、肌紧张，可通过全腹 CT 诊断。

2. 膀胱破裂　通常伴有外伤史，腹膜刺激征，膀胱注水试验阳性，可通过盆腔增强 CT 诊断。

3. 无尿或少尿　与肾功能不全、上尿路梗阻等可引起无尿或少尿的疾病进行鉴别，这些疾病膀胱内空虚无尿，耻骨上叩诊为鼓音，通过超声检查可鉴别。

（六）治疗

1. 急性尿潴留　根据病史、临床症状及辅助检查，尽快恢复排尿为最主要的治疗方法。急诊最常用的方法为留置导尿管，排出膀胱内充盈的尿液。例如良性前列腺增生患者，可留置尿管 2 周后拔出。无法留置尿管的患者，例如尿道狭窄，可通过粗针头于耻骨上膀胱穿刺的方法抽出尿液，可暂时缓解其痛苦。还可以利用膀胱穿刺器在超声引导下行膀胱穿刺造瘘术，于耻骨上留置膀胱造瘘管（图 4-12-1）可持续引流尿液。如无法进行穿刺造瘘，可行膀胱切开造瘘术。急性尿潴留患者因膀胱内充满大量的尿液，尿管或膀胱造瘘管引流时可缓慢或间断进行，避免快速排空膀胱导致内压骤然降低，引出膀胱内大出血。

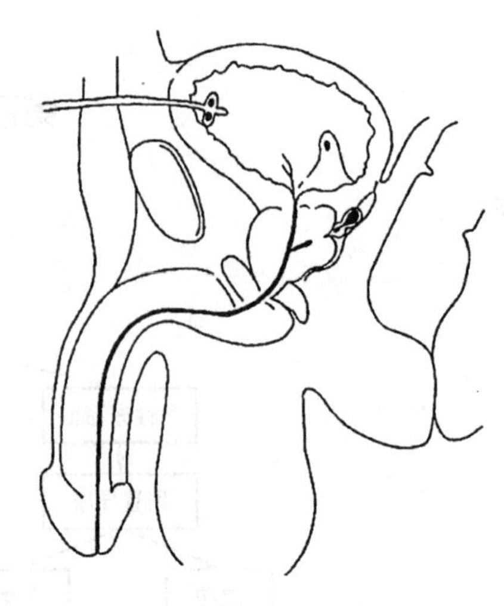

图 4-12-1　膀胱穿刺造瘘术示意图

2. 慢性尿潴留　慢性尿潴留患者明确诊断后应先行导尿术，留置尿管进行持续引流，缓解或预防肾功能不全、上尿路扩张，再经过其他检查明确病因，针对病因可行手术或其他方法治疗。如患者无法解除病因，例如神经源性膀胱、尿道狭窄等，可行膀胱造瘘术永久留置膀胱造瘘管或进行其他尿流改道术。

（七）预防

对于急性尿潴留患者，例如良性前列腺增生、膀胱颈部挛缩、尿道狭窄等患者，可自行观察排尿情况，避免加重疾病进展的行为，例如饮酒、尿道损伤等，通过对可引起急性尿潴留的病因积极治疗的方法进行预防；另外，对顺产、骨盆手术、肛肠手术等患者，可通过心理疏导、专业护理、盆地功能锻炼等方法进行预防。部分文献报道，艾灸可对术后尿潴留的预防起到有效作用。对于慢性尿潴留患者，通过定期体检，详细询问病史、排尿习惯等方法，使其了解慢性尿潴留的危害和严重性，避免疾病的进一步恶化，例如尿毒症。

（八）预后

尿潴留患者可通过恢复排尿的方法，例如导尿、膀胱穿刺造瘘术等，将膀胱内充盈的尿液顺利排出，但患者需进一步检查尿潴留的原因，根据病因进行下一步治疗，最终确定尿流方式，避免尿潴留的再次发生，所以检查尿潴留的原因对于预后尤为重要。

第五节　前列腺增生症

诊疗路径

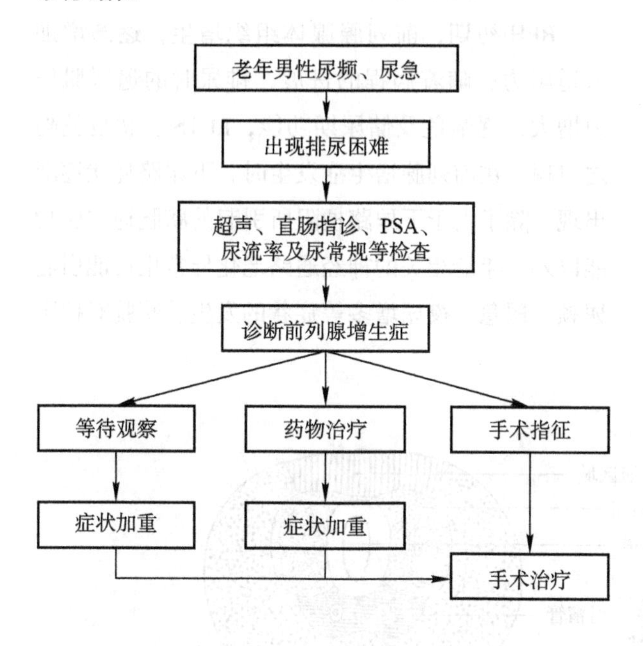

前列腺增生症也称为良性前列腺增生（benign prostatic hyperplasia，BPH），是老年男性常见的外科疾病，是造成下尿路症状（lower urinary tract symptoms，LUTS）的重要病因，随病程进展可逐渐引发下尿路梗阻。除前列腺增生症之外的其他原因，例如膀胱颈挛缩等疾病也可导致膀胱出口梗阻（bladder outlet obstruction，BOO），也是下尿路梗阻的病因。

临床上对BPH尚无公认的定义，因此对其流行病学分析仍然没有统一的标准。但随着对疾病认识的深入，目前临床对BPH的认识更加强调LUTS的重要性。评估男性LUTS时，常使用国际前列腺症状评分（international prostate symptom score，IPSS），可将LUTS分为轻度（0~7分）、中度（8~19分）、重度（20~35分）。前列腺彩超、MRI和CT等测量前列腺直径并计算体积，直肠指诊（DRE）描述前列腺的大小程度、硬度也是衡量前列腺增大程度和性质的重要指标。

（一）病因学

组织学的BPH以前列腺上皮和间质细胞的过度增殖、程序性细胞死亡过程受限为基础，虽然其具体发生机制并不明确，但常被认为需具备老龄和有功能的睾丸两个重要因素。

雄激素是前列腺增长的最重要的调节激素，在前列腺内以双氢睾酮形式存在并发挥作用。雄激素的来源除睾丸外，也有10%产生于肾上腺，但肾上腺来源的雄激素在BPH病因中的作用很小。男性在35岁以前，雄激素水平往往更高，但因并不具备高龄因素，所以不会发生BPH。从另一个角度考虑，各种原因导致的雄激素生成或作用障碍人群均不会发生BPH。吴阶平院士曾对26名满清宫廷太监遗老进行调查，他们在10~26岁时进行过阴茎、阴囊、双侧睾丸切除手术，接受直肠指诊时平均年龄72岁（59~83岁），其中21人的前列腺已经完全无法触及，另外5人前列腺也明显萎缩，在当时不可复制的历史条件下得到的宝贵临床资料极大地证明睾丸在前列腺发展中的重要作用。睾酮水平随年龄增大而下降，通常认为前列腺作为靶器官理应随之失用性萎缩，但因前列腺组织内起作用的双氢睾酮始终维持高水平，所以前列腺的体积并未随血清睾酮的下降而缩小，反而逐渐增大。前列腺内的雄激素受体始终维持高水平，这也是血清睾酮水平下降后前列腺仍能增大的另一个原因。另外，除雄激素和受体的原因之外，5α-还原酶、雌激素、孕激素受体以及睾丸内的非雄激素类物质均是前列腺增生的激素驱动原因。

前列腺腺体内增殖与凋亡的平衡维持了正常前列腺的生长，在BPH标本中很难找到有丝分裂的腺体细胞，因此BPH的发生不同于恶性肿瘤，并不是由腺体细胞的无限生长造成。腺体细胞内凋亡细胞的减少也对BPH起到一定的作用。

（二）病理学

前列腺可分为外周带、中央带和移行带。前列腺增生始于围绕尿道和精阜的腺体，称为移行带，在正常前列腺中，移行带只占前列腺组织的5%。

BPH的结节均发生于前列腺移行带和尿道周围的腺体，随病程进展增生结节逐渐增多，体积逐渐增大。但已有研究报道，BPH的发生、发展与年龄增长带来的移行带体积增大并无明显相关性。也就是说，尿道梗阻所产生的症状也受前列腺体积以外的其他因素影响，例如膀胱颈部和尿道周围腺体形成的“前列腺中叶”对尿道的压迫（图4-12-2）。

BPH是前列腺腺体增生的过程，即细胞数量增多而不是体积增大，所以BPH并不是前列腺肥大。大部分早期的移行带结节表现为腺体组织增生，同时能发现间质成分减少。早期的BPH病理学表现为结节数量明显增加；而后期的BPH组织中也可以发现结节体积显著增大，出现前列腺增生结节（图4-12-3）。

（三）病理生理学

BPH初期，前列腺腺体组织增生，逐渐增加尿道阻力；随着病程的进展，排尿时的逼尿肌压力增大，逐渐危及储尿期功能，LUTS症状也就随之出现。在前列腺增生症发生时，下尿路症状逐渐出现，除了由于下尿路梗阻所引起的膀胱逼尿肌功能以外，年龄相关的神经通路老化异常也可能引起尿频、尿急、夜尿增多等症状的发生。膀胱对梗阻的反应也决定了LUTS的症状评分。由梗阻所造成的膀胱功能改变包括：①逼尿肌不稳定或顺应性减低，多表现为尿频、尿急等储尿期症状；②逼尿肌收缩力减弱，多表现为排尿费力、尿等待、尿流中断等排尿期症状。

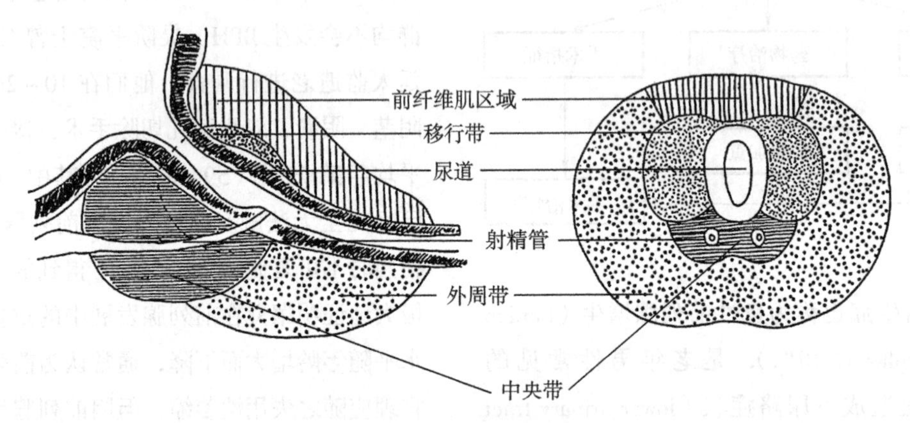

图4-12-2　前列腺解剖

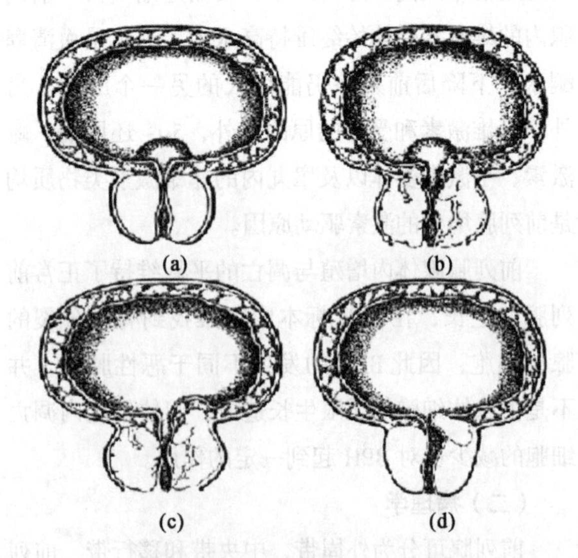

图4-12-3　前列腺“叶”形成

（a）前列腺中叶增大；（b）前列腺一侧叶增大；（c）前列腺中叶和一侧叶增大；（d）后连接部增生

（四）临床表现

前列腺增生症多在50岁之后开始出现症状，随着年龄增长症状逐渐明显。BPH的临床表现通常为下尿路症状（表4-12-4）。BPH产生的临床症状并不仅由前列腺体积增大所引发，梗阻程度、速度、泌尿系感染及膀胱对梗阻的适应程度均能影响LUTS症状的程度。目前的研究将LUTS症状分为储尿期症状和排尿期症状，也可分为梗阻性症状、刺激症状和排尿后症状。

表 4-12-4　下尿路症状（LUTS）

梗阻症状	刺激症状	排尿后症状
排尿困难（尿线变细、无力，排尿踌躇，排尿费力，分叉）	尿频	排尿后滴沥
	尿急	尿不尽
尿流中断	尿痛	
尿潴留	急迫性尿失禁	
	夜尿增多	

1. 储尿期症状（刺激症状）

（1）尿频：尿频和夜尿增多是大多数 BPH 患者最早出现的症状，正常人白天排尿为 4～6 次，夜间排尿≤2 次，当然排尿次数也受到饮水量的影响。排尿次数明显增多称为尿频。尿频的原因由前列腺刺激和逼尿肌不稳定两种因素造成。在前列腺增生的早期，腺体结节产生，前列腺充血产生刺激，导致尿频。随着病程的进展，大多数患者会出现逼尿肌不稳地收缩，产生尿意导致尿频。前列腺增生之后的充血也可刺激导致尿频。随着疾病继续进展，一部分患者会出现前列腺结节突入膀胱的情况，此时会更频繁地刺激膀胱，重者夜尿可致 7 次以上。梗阻严重的患者残余尿量增加，相应的膀胱有效容量缩小，也可加重尿频。

（2）尿急：指突发的强烈尿意，很难或不能被主观意识抑制而延迟。BPH 患者在储尿过程中，逼尿肌出现不稳定收缩，当出现逼尿肌收缩至足以产生尿意时，患者可出现尿急。若逼尿肌不稳定收缩进一步加重至尿液不自主流出，则为急迫性尿失禁。膀胱内结石或泌尿系感染可能加重患者尿急的症状。

（3）尿痛：指患者排尿时尿道或耻骨上区、会阴部疼痛。BPH 患者的尿痛多是因为合并膀胱结石、泌尿系感染造成。尿痛的程度和性质也多有不同，轻者为尿道灼热，重者可为锐痛。

（4）慢性尿潴留：BPH 患者前列腺增大挤压尿道出现下尿路梗阻后，膀胱逼尿肌会出现代偿性增生肥大，影响肌肉细胞、间质的正常结构，破坏逼尿肌收缩的协调性，减小逼尿肌收缩力。逼尿肌正常工作时能在排尿过程中产生收缩力将尿液排出膀胱，而不残留尿液。当 BPH 患者下尿路梗阻影响逼尿肌功能时，尿液无法完全排出，残余尿流逐渐增多，出现慢性尿潴留。残余尿量越来越多也会加重逼尿肌损伤，患者除原本的 LUTS 症状之外还会出现耻骨上膀胱区膨隆、下腹部不适、疼痛等症状。

（5）尿失禁：BPH 患者出现的尿失禁可分为急迫性尿失禁和充溢性尿失禁。急迫性尿失禁可能由尿急症状引发，当患者无法抑制尿意而出现尿液不自主流出时，称为急迫性尿失禁。充溢性尿失禁见于慢性尿潴留患者，膀胱内残余尿量过大，膀胱内压超过尿道的阻力，尿液不自主流出。

2. 排尿期症状（梗阻症状）

（1）排尿困难：增大的前列腺会挤压尿道，导致下尿路机械性梗阻，尿道压力增高，导致排尿时的尿流速下降。BPH 患者早期出现的排尿期症状常为排尿时间延长、尿线变细、尿流分叉、射程变短等。病程进展后逼尿肌功能受损，排尿期的逼尿期压力减低，患者出现排尿费力。

（2）排尿等待或排尿踌躇：BPH 患者的病程进展，尿道内压也随之增加，逼尿肌需克服的阻力就越大，患者产生尿意至尿液排出的时间延长。

（3）尿流中断：尿道压力继续增大，逼尿肌收缩力减弱至不能对抗尿道压力，尿液中断流出，此时患者仍有尿液尚未排出，须不自主地增加腹压后方可继续排尿。

3. 相关并发症的临床表现　随着 BPH 病程进展，下尿路梗阻产生的症状加重，此时会出现一些并发症，例如泌尿系感染、膀胱结石等，所以也可出现相关的症状

（1）泌尿系感染：是 BPH 的常见并发症，可诱发血尿、发热等症状。泌尿系感染包括急、慢性膀胱炎，肾盂肾炎，以及急、慢性附睾炎。

（2）血尿：前列腺增生后腺体表面黏膜脆弱、充血，充血的血管破裂可出现肉眼血尿。另外，合

并泌尿系感染、膀胱结石时也可出现血尿。

（3）急性尿潴留：BPH 患者可在劳累、饮酒、久坐、情绪变化、便秘等诱因下发生无法自主排尿，这往往与膀胱颈充血、水肿有关。此时患者极度不适，膀胱满胀、下腹疼痛，需急诊留置尿管、耻骨上膀胱穿刺抽尿或造瘘等。

（4）膀胱结石：BPH 患者尿液排出困难，又常有尿液残留，容易产生膀胱结石。膀胱结石会加重 LUTS 的刺激症状，同时也能产生血尿、尿流中断。

（5）膀胱憩室：BPH 患者尿道压力过大时，膀胱内持续高压，膀胱壁脆弱的部分膨出可形成膀胱憩室。憩室内可继发感染合并膀胱结石。

（6）上尿路损害：长期的下尿路梗阻可引起膀胱内高压，导致输尿管扩张、肾积水。肾积水可导致肾功能不全，部分下尿路梗阻导致的梗阻性肾病患者在解除梗阻后肾功能仍不能完全恢复（图 4-12-4）。

（五）诊断

BPH 的诊断需要结合病史、体征和体格检查，大多数患者就诊时已经有较明确的症状。

1. 直肠指诊　是泌尿外科医师最基本的操作之一，也是 BPH 最重要的检查方法。正常前列腺组织可触及两侧叶和中央沟，质地柔韧有弹性。BPH 患者的前列腺增大，中央沟变浅或消失，表面光滑。前列腺癌患者的前列腺也可增大，但质地往往坚硬，表面可触及局限的结节。直肠指诊时同样需要注意肛门括约肌的张力是否正常、指套是否染血等（图 4-12-5）。

2. 超声检查　前列腺包绕尿道起始部，位于膀胱下方，适合超声检查，常选择经腹壁探测法或经直肠探测法两种途径，但也可通过经尿道或会阴探测法。经腹壁探测需膀胱充盈后，超声探头自腹部经过膀胱探测前列腺，扫描可显示前列腺是否突入膀胱内，测量前列腺大小、有无结节等。经直肠探测需将探头深入直肠，因这个途径距离前列腺距离近，探测途经组织较少，前列腺内结构显示更清晰。不同的探测途径前列腺位于图中的位置会有较大的不同。两种探测方法各有优势和缺点，可相互补充，经直肠超声检查前建议先完善经腹壁超声检查，明确膀胱和上尿路的情况。

3. 尿流率检查　通过测定单位时间内排尿量的导尿流速（mL/s）。此项检查通常要求尿液容量为 150～200 mL，若尿流率 < 15 mL/s 表示尿流率减低；尿流率≤10 mL/s 表示尿流梗阻情况较重。通过尿流率检查可以判断尿流排出是否减慢，但无法判断尿流减慢的原因是下尿路梗阻还是逼尿肌压力减低；若需明确原因，则需完善尿流动力学

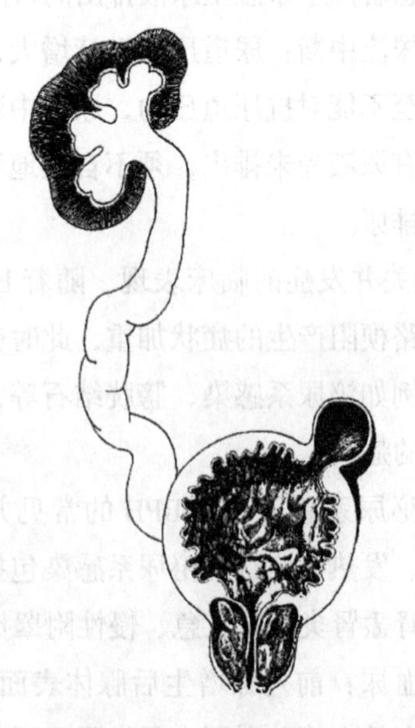

图 4-12-4　前列腺增生引起的相关病理生理改变

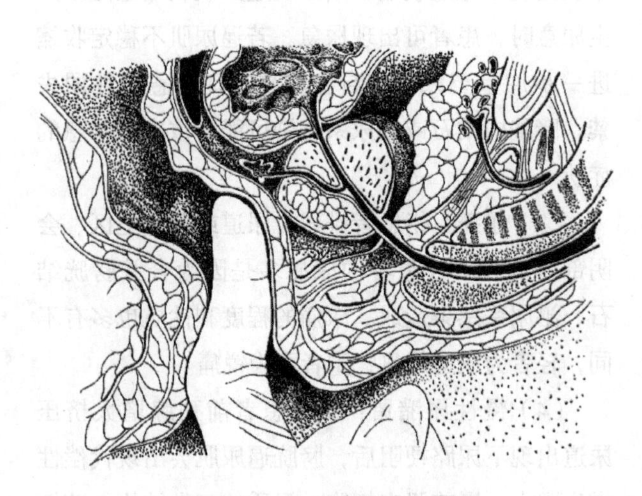

图 4-12-5　直肠指诊示意图

检查。BPH 患者进行尿流动力学检查的意义在于：①将评估排尿状况指标数量化；②明确尿道是否出现梗阻及梗阻的程度；③检查膀胱功能，测定逼尿肌压力，判断尿流速减低原因是由梗阻所致还是逼尿肌压力减弱所致；④对尿道梗阻的位置提供依据；⑤预测上尿路是否存在损害。尿流动力学检查包括自由尿流率测定、充盈性膀胱测压、尿道压力图检查、压力－流速同步检查、排尿性尿道压力图测定、尿道造影－压力－流速同步检查、尿道外括约肌肌电图及膀胱压肌电图和漏尿点测压等。

4. 前列腺特异性抗原（prostate specific antigen，PSA）检测　50 岁以上男性 BPH 的发病率逐渐增高，但这部分人群前列腺癌的发病率同样增高。PSA 是前列腺癌的血清肿瘤标志物，正常值为 0～4 ng/mL，当 PSA > 4 ng/mL 后前列腺癌的发病率逐渐增大。PSA 的敏感度高，但特异度有限，前列腺增生也可致 PSA 水平升高，所以对于 PSA 升高的 BPH 患者需与前列腺癌鉴别。为鉴别 BPH 与前列腺癌，通常需要前列腺穿刺活检取得病理。当 PSA 为 4～10 ng/mL 时，可通过血清游离 PSA/ 总 PSA 的比值、PSA 密度等指标决定是否需要穿刺活检；当 PSA > 10 ng/mL 时，需穿刺活检明确病理。除了前列腺癌、BPH、泌尿系感染等疾病之外，直肠指诊、前列腺按摩、留置尿管等操作也可致 PSA 水平升高；另外，若服用 5α- 还原酶抑制剂等药物，PSA 也可下降。

5. 其他检查　尿液常规、膀胱尿道镜检查、肾功能、放射性核素肾图、静脉肾盂造影（intravenous pyelography）等检查检验均对 BPH 并发症的诊断有所帮助。当 BPH 合并泌尿系感染或血尿时，尿液常规检验中尿每高倍视野白细胞和红细胞都会有不同程度的升高。当慢性尿潴留导致上尿路损害时，肾功能、放射性核素肾图、静脉肾盂造影可辅助诊断。

6. 体格检查　全身检查、泌尿生殖系统检查、外生殖器检查和神经反射检查是 BPH 患者的常规体格检查，需明确患者有无相关全身或局部表现。

7. 国际前列腺症状评分（IPSS）　可对 BPH 患者的症状分析，同时也可作为 BPH 患者治疗效果的评价标准。国际评委会（ICC）对 BPH 症状的评价采用美国泌尿协会（AUA）所制定的症状评估法，即国际前列腺症状评分，同时这个评分体系也得到了世界卫生组织（WHO）的认可。按症状其评分为 0～35 分，分轻、中、重度。同时 ICC 对患者排尿情况的感受进行生活质量评分（QOL），从高兴到糟糕分 0～6 分。IPSS 评分和 QOL 见表 4-12-5 和表 4-12-6。对每个 BPH 患者的治疗前后都应做 IPSS 和 QOL 评分，以对其治疗效果进行客观评分。

（六）鉴别诊断

BPH 诊断需要与膀胱颈挛缩、前列腺癌、尿道狭窄、神经源性膀胱功能障碍等疾病相鉴别。

1. 膀胱颈挛缩　也是导致下尿路梗阻的常见病因，其症状可与 BPH 完全相同，但膀胱颈挛缩的病因多为慢性炎症所致，患病人群年龄多比 BPH 患者年轻。可进行膀胱尿道镜检查，若发现膀胱颈狭窄，同时彩超未发现前列腺增大，可明确诊断。

2. 前列腺癌　患者的血清 PSA 通常升高，直肠指诊前列腺硬或表面可触及结节。若早期前列腺癌患者的 PSA 升高也可不明显，需多通道 MRI 辅助明确诊断，但最终的鉴别需前列腺穿刺活检取得的病理，具体可见前列腺癌章节。

3. 尿道狭窄　多发生在尿道损伤之后，多数患者有明确的外伤病史。一部分患者并发在严重的泌尿系感染之后，这部分患者也有长期的尿道炎病史。尿道狭窄可通过膀胱尿道镜检查与 BPH 鉴别。

4. 神经源性膀胱功能障碍　多产生自逼尿肌收缩无力，其临床表现可与 BPH 晚期症状相似，鉴别诊断须行尿流动力学检查。在高龄神经功能退化、糖尿病神经功能障碍等情况累及到膀胱神经时，可出现神经源性膀胱功能障碍，这部分患者可伴有前列腺增大，也可无前列腺增大表现，患者多有中枢或周围神经病史和体征，如肢体活动障碍、

表 4-12-5 国际前列腺症状评分（IPSS）

在最近1个月内，您是否有下列症状	无	在5次中					症状评分
		少于1次	小于半数	大约半数	多余半数	几乎每次	
1. 是否经常有尿不尽感	0	1	2	3	4	5	
2. 两次排尿间隔是否小于2 h	0	1	2	3	4	5	
3. 是否曾经间断性排尿	0	1	2	3	4	5	
4. 是否有排尿不能等待	0	1	2	3	4	5	
5. 是否有尿线变细	0	1	2	3	4	5	
6. 是否需要用力及使劲才能开始排尿	0	1	2	3	4	5	
7. 从入睡到早起需要起来排尿几次	没有	1次	2次	3次	4次	5次	
	0	1	2	3	4	5	

总分0~35，按以下标准分为轻、中、重度三个类型：0~7为轻度症状，8~19为中度症状，20~35为重度症状

表 4-12-6 生活质量评分（QOL）

	高兴	满意	大致满意	还可以	不大满意	苦恼	很糟
如果在您今后的生活中始终有现在的排尿症状，你认为如何？							

肛门括约肌张力减弱或消失，尿流动力学检查可发现逼尿肌收缩力明显减弱或消失。

（七）治疗

根据BPH症状的不同，治疗方法也完全不同。对于未产生梗阻症状的患者无须治疗，对于轻症患者或不耐受手术患者可采取等待观察、药物治疗或姑息手术，对于可耐受手术的重症患者可采取手术治疗。

1. 等待观察 对于IPSS评分为轻度的患者，或者IPSS评分为中度但QOL评分未受到明确影响的患者，可采取等待观察。但等待观察作为一种治疗方法并不是不做任何处理的等待，需要改变不良的生活习惯，例如饮酒、睡前大量饮水及大量饮用咖啡等。等待观察的重点也在于观察，需密切随访。若病情出现变化，可随时给予其他治疗方式。超过60岁的男性很多都会出现LUTS症状，但并不是所有的患者要进行治疗，早期患者生活治疗并未受到影响，可选择等待观察。根据一项针对中度LUTS症状的BPH患者的研究，将患者分为经尿道前列腺电切手术（TURP）组和等待观察组，其中等待观察组有36%的患者最终进行了TURP手术，而其余64%的患者5年内仍采取等待观察。

选择等待观察的BPH患者需在半年时进行一次复查，此后每隔一年复查一次，复查内容包括前列腺彩超评估前列腺体积、血清PSA、尿流速、直肠指诊和IPSS评分等。若病情出现加重，再根据当时的检查化验结果综合评定患者是否需要手术治疗或药物治疗。

2. 药物治疗 针对BPH的病理生理过程，药物治疗可分为解除膀胱流出道梗阻和改善下尿路症状。对前列腺增生症患者的适应证和用药时机并没有明确的定义，当患者受到下尿路症状困扰时都可以用药。对于有手术适应证的患者，应尽早采取手术，避免发生严重并发症。若患者无法耐受手术或

者拒绝手术，要求采取药物治疗并能承担后果，也可考虑使用药物治疗，但仍需密切随访。

（1）α- 受体阻滞剂：平滑肌细胞在 BPH 发病中起到重要作用，占到增生前列腺体积的 40%。平滑肌 α 受体对排尿起到重要作用，主要分布在前列腺基质平滑肌中，若使用 α- 受体激动剂去甲肾上腺素，前列腺会出现收缩反应。阻滞 α 受体功能后则能有效降低膀胱颈及前列腺的平滑肌张力，减少尿道阻力，改善排尿功能。α 受体可分为 α_1 和 α_2 两大类，α_1 受体又可分为 α_{1A}、α_{1B}、α_{1D} 3 种亚型，前列腺中主要分布 α_{1A}- 受体，占前列腺 α_1 受体的 70%，而 α_{1D}- 受体主要分布在逼尿肌中。α- 受体阻滞剂可按选择性不同分为非选择性 α- 受体阻滞剂、选择性 α_1- 受体阻滞剂和高选择性 α_1- 受体阻滞剂 3 类，分别有相应的代表药物。酚苄明是非选择性 α- 受体阻滞剂，特拉唑嗪、哌唑嗪、多沙唑嗪是选择性 α_1- 受体阻滞剂，坦索罗辛、赛洛多辛是高选择性 α_1- 受体阻滞剂。酚苄明是非选择性 α- 受体阻滞剂，故其会引起较多的心脑血管和中枢神经系统不良反应。酚苄明是短效药物，需每日 3 次口服。哌唑嗪是最早用于 BPH 治疗的选择性 α_1- 受体阻滞剂，其疗效与酚苄明类似但副反应更少，哌唑嗪需每日 2 次口服。特拉唑嗪与多沙唑嗪是长效的选择性 α_1- 受体阻滞剂，其半衰期更长，仅需每日 1 次口服。坦索罗辛是高选择性 α_1- 受体阻滞剂，也是目前用于 BPH 治疗临床应用最广的 α- 受体阻滞剂，不良反应也相对更少。目前我国批准的剂量是 0.2 mg 每日 1 次口服，安全性较高，但国外也有 0.4 mg 每日 1 次的用法。

α_1- 受体阻滞剂临床起效快、不良反应少，目前是最常用的 BPH 药物，也是缓解下尿路症状的首选药物。选择性 α_1- 受体阻滞剂和高选择性 α_1- 受体阻滞剂起效快，相同剂量下效果相类似，但高选择性 α_1- 受体阻滞剂心血管不良反应更少。因为不良反应的原因，非选择性 α- 受体阻滞剂目前在临床已经很少应用。α- 受体阻滞剂的主要不良反应包括头晕、头疼、乏力、疲倦、直立性低血压、射精异常等。其中头疼和乏力是最常见的 α- 受体阻滞剂的不良反应，这可能是药物对心血管系统的作用所致。α_1- 受体阻滞剂可使用药者产生血压降低的效果，虽然 BPH 患者多为老龄，约有 40% 合并不同程度的高血压病，但仍不能使用 α_1- 受体阻滞剂作为降压药物。首次应用选择性 α_1- 受体阻滞剂的患者应特别注意血压的变化。

（2）5α- 还原酶抑制剂：体内的睾酮需通过 5α- 还原酶的作用后方可生成有活性的双氢睾酮。前列腺受雄激素影响明显，在抑制雄激素活性后，前列腺体积会缩小，下尿路症状也会好转。5α- 还原酶有 2 种同工酶，分为Ⅰ型和Ⅱ型。Ⅰ型 5α- 还原酶主要分布在前列腺以外的组织器官，Ⅱ型 5α- 还原酶主要分布在前列腺中。目前临床上常用的 5α- 还原酶抑制剂非那雄胺主要抑制Ⅱ型 5α- 还原酶，而度他雄胺可抑制Ⅰ型和Ⅱ型 5α- 还原酶。

使用Ⅱ型 5α- 还原酶抑制剂后，血清中的双氢睾酮可下降 70%，前列腺内的双氢睾酮下降更多。但其他组织的Ⅰ型 5α- 还原酶抑制剂还能将睾酮转化成双氢睾酮，这部分双氢睾酮也能进入前列腺起作用。5α- 还原酶抑制剂起作用的时间较长，临床试验结果表明需 6～12 个月才能达到最大疗效。坚持使用 5α- 还原酶抑制剂半年以上，可出现前列腺体积缩小的效果。同时因为 5α- 还原酶抑制剂能抑制睾酮起作用，所以其能降低血清 PSA 水平，应用半年以上可将血清 PSA 降低一半。

非那雄胺是Ⅱ型 5α- 还原酶抑制剂，服用非那雄胺后会使血浆中的双氢睾酮快速下降，但需维持半年左右方可达到明显缩小前列腺体积的效果，而其疗效也主要来自缩小前列腺体积。度他雄胺也是一种安全有效的 5α- 还原酶抑制剂，其作用可抑制Ⅰ型和Ⅱ型 5α- 还原酶抑制剂，能抑制血清和前列腺中双氢睾酮的合成。5α- 还原酶抑制剂的不良反应主要包括性欲下降、勃起功能障碍等，伴随整个用药周期。

（3）M 受体拮抗剂：其作用是阻断膀胱的毒蕈

碱（M）受体，缓解逼尿肌不稳定的收缩，降低膀胱敏感性，缓解储尿期LUTS症状。M受体拮抗剂分为选择性和非选择性两种。膀胱逼尿肌主要包括M_2和M_3两种，其中M_3受体仅占20%，但M_3受体是目前已知的唯一参与膀胱收缩的受体。非选择性M受体拮抗剂包括托特罗定、奥西布宁等，选择性M_3受体拮抗剂是索利那辛。以往M受体拮抗剂多应用于膀胱过度活动症的女性患者，BPH患者并不常规推荐，若使用M受体拮抗剂可能导致膀胱残余尿量增加，加重尿潴留。若BPH患者以储尿期症状为主，且膀胱残余尿流较少，可使用M受体拮抗剂改善储尿期下尿路症状。M受体拮抗剂的不良反应包括口干、头晕、便秘等。

（4）其他药物：5型-磷酸二酯酶抑制剂本来是治疗勃起功能障碍的药物，近年来研究发现其作用可缓解BPH患者的症状。在我国，一些中医中药同样有改善下尿路症状的效果。在国外，植物制剂同样受到认可，欧美国家约1/3的BPH药物是植物制剂。

抗利尿激素类似物去氨升压素，其作用在于可竞争性拮抗抗利尿激素。抗利尿激素可与肾远曲小管和集合管上皮细胞管周膜上的V2受体结合，促使上皮细胞内的cAMP增加，从而增加水的通透性，增加水的重吸收。去氨升压素类似于人体内合成的升压素，增加抗利尿作用，减少尿液生成。去氨升压素的不良反应主要包括头疼、恶心、腹泻、腹痛、头晕和口干等。使用去氨升压素的患者应注意血压并监测血钠水平，建议每晚睡前使用。

β_3肾上腺素受体激动剂主要作用于膀胱逼尿肌上的平滑肌β_3受体，使平滑肌产生舒张作用，延长排尿时间间隔而不影响排尿功能，其代表药物是米拉贝隆。

也可选择上述药物联合治疗，针对不同药物的起效时间和机制的不同，联合治疗已经成为BPH药物治疗的主流方案。

3. 手术治疗　前列腺增生压迫尿道产生严重的梗阻，明显影响患者的生活质量，可选择手术治疗。手术适应证包括：①下尿路梗阻影响生活质量；②反复尿潴留；③反复出现泌尿系感染、血尿，合并膀胱结石或继发上尿路积水；④合并膀胱大憩室、腹股沟疝、严重痔疮等。对于残余尿量明显增大甚至出现尿潴留的患者，应先留置导尿或膀胱造瘘引流尿液，待状况改善后再行手术治疗。

（1）开放手术：经典术式包括耻骨上前列腺摘除术、耻骨后前列腺摘除术、保留尿道的耻骨后前列腺摘除术和前列腺联合部切开术等。由于目前微创手术的普及度极高，仍应用开放手术的医院较少，但开放手术对于一部分体位受限、合并较大膀胱憩室或复杂膀胱结石的患者仍有独特的适应证。

（2）经尿道手术：经尿道前列腺切除术目前已经成为前列腺增生症手术治疗的标准方式，随着技术的不断改进，经尿道前列腺汽化手术、经尿道前列腺切开术、经尿道前列腺汽化剜除术和经尿道前列腺激光手术逐渐应用于临床。

经尿道电切技术（trans urethral resection of prostate，TURP）20世纪80年代开始在我国一部分大医院开始开展，目前开展泌尿外科的大部分医院均有能力开展TURP手术。TURP手术为择期手术，适用于能耐受手术的绝大多数BPH患者，其禁忌证多为相对性，以下情况不适合TURP手术：①全身性疾病无法耐受手术，包括出血性疾病、心脑血管疾病不能耐受外科手术、严重的呼吸系统疾病不能耐受外科手术、严重肝肾损害、严重的糖尿病、精神障碍不能配合治疗等；②严重尿道狭窄器械无法进入尿道；③合并巨大膀胱憩室或巨大膀胱结石；④急性泌尿生殖系统感染；⑤合并膀胱癌患者需先行治疗膀胱癌；⑥髋关节或股骨头病变不能采取截石位或巨大不可复疝等。当以上禁忌证得到治疗纠正后也可采取TURP手术治疗。

TURP的主要手术设备包括内腔镜监视摄像系统、电切镜、高频电流发生器、冷光源和排空器。患者取截石位，消毒铺单检查设备，置入电切镜，检查膀胱与后尿道，耻骨上膀胱穿刺引入引流套管，切割前列腺组织，术中切面辨认及止血。术后患者需持续生理盐水膀胱冲洗避免手术切面渗血形成血块堵塞尿管；术后需继续监护、抗感染等治疗。

TURP手术的常见并发症包括：①尿道损伤；②出血；③穿孔和外渗；④经尿道电切综合征（TURS）；⑤附睾炎；⑥尿失禁；⑦深静脉血栓形成与肺栓塞；⑧尿道狭窄；⑨性功能障碍等。TURS也被称为水中毒、稀释性低钠血症，是TURP手术比较凶险的一种并发症，常因为术中低渗冲洗液冲洗过快，被机体大量吸收所致。临床表现多为：①血压变化，可表现为早期的血压升高、心率加快，后期血压下降伴心率减低；②肺水肿，可表现为呼吸困难、喘息；③脑水肿，可表现为头疼、烦躁不安、视力模糊及认知障碍等；④肾水肿，可表现为少尿或无尿。TURS一经诊断应立即治疗，治疗方式包括：①静点利尿剂；②滴注3%～5%的高渗氯化钠注射液纠正低钠血症；③吸氧；④抗心力衰竭治疗；⑤出现脑水肿时进行脱水治疗。

经尿道前列腺切除的方法和技术发展迅速，等离子和激光等新技术应用于临床，剜除、汽化和切除等方式也逐渐被泌尿外科医生接受认可，这些技术的应用在保证手术效果的同时，减少了并发症、缩短手术时间和患者的康复时间。

4. 其他治疗方法 BPH患者也可应用一些其他的物理、化学或机械等方式解除局部梗阻，包括微波治疗、射频治疗、聚焦超声治疗、支架治疗、导管扩张治疗、电化学治疗和近距离放射治疗等。

（毕建斌）

数字课程学习

教学PPT　　自测题

第十三章

泌尿系统结石

关键词

肾结石　　输尿管结石　　膀胱结石

经皮肾镜　　输尿管镜　　感染

思维导图

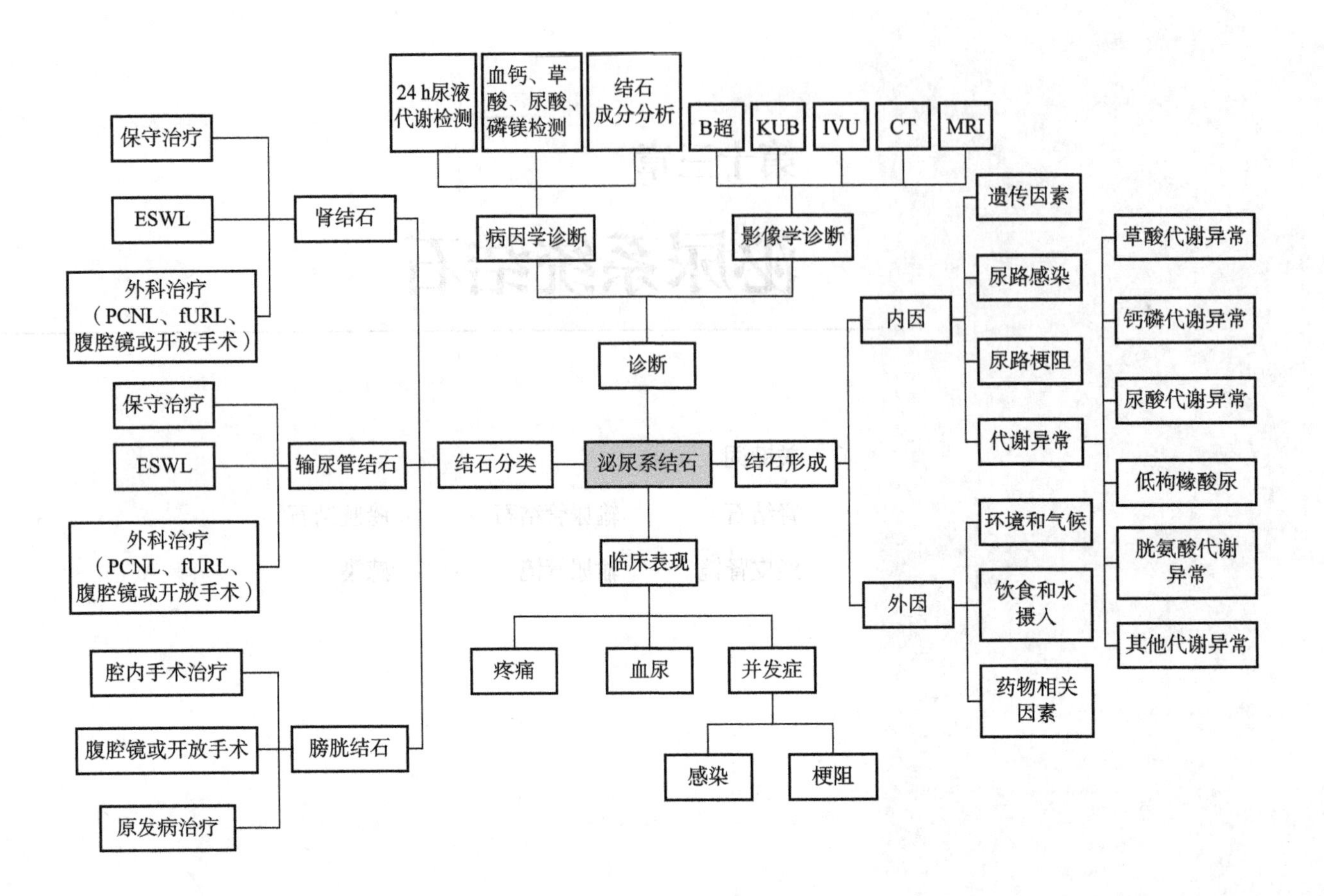

24 h尿液代谢检测
血钙、草酸、尿酸、磷镁检测
结石成分分析
B超
KUB
IVU
CT
MRI
病因学诊断
影像学诊断
诊断
泌尿系结石
结石分类
结石形成
临床表现
疼痛
血尿
并发症
感染
梗阻
肾结石
保守治疗
ESWL
外科治疗（PCNL、fURL、腹腔镜或开放手术）
输尿管结石
保守治疗
ESWL
外科治疗（PCNL、fURL、腹腔镜或开放手术）
膀胱结石
腔内手术治疗
腹腔镜或开放手术
原发病治疗
内因
遗传因素
尿路感染
尿路梗阻
代谢异常
草酸代谢异常
钙磷代谢异常
尿酸代谢异常
低枸橼酸尿
胱氨酸代谢异常
其他代谢异常
外因
环境和气候
饮食和水摄入
药物相关因素

第一节 概 述

泌尿系统结石（即尿路结石，urolithiasis）是泌尿外科最常见的疾病之一。人类对泌尿系统结石的研究长达数千年。考古发现，在公元前 4 800 年前的埃及木乃伊中就有结石的存在。公元前 4 世纪，希腊医学家希波克拉底认为尿路感染是泌尿系统结石形成的重要原因。我国《黄帝内经》中把具有膀胱刺激症状的疾病统称为“淋”，包括泌尿系统结石，尤其是膀胱结石，而汉代医学家华佗提出“砂淋”的概念，指从尿道排出砂淋的疾病。直到文艺复兴后，随着科学技术的发展，泌尿系统结石的研究获得了飞速发展。至 20 世纪中叶，X 线衍射法及红外光谱法的发展进一步推动了结石的成分研究。

泌尿系统结石的外科治疗历史悠久，Cardan 学者于 1550 年首次施行肾脏切开取石术治疗肾结石。20 世纪 80 年代体外冲击波碎石术（extracorporeal shock wave lithotripsy，ESWL）的发明为泌尿系统结石的治疗带来了革命性的发展。近年来，微创技术尤其是经皮肾镜和输尿管镜技术的发展极大地促进了结石的腔内治疗发展，并逐渐成为目前泌尿系统结石治疗的主流术式。

泌尿系统结石按照发病部位不同可分为上尿路结石与下尿路结石，其中上尿路结石包括肾结石和输尿管结石，下尿路结石包括膀胱结石和尿道结石。本章主要介绍肾结石、输尿管结石和膀胱结石。尿道结石较为少见，本章不做介绍。

（一）流行病学特征

泌尿系统结石的发病率受性别、年龄、地域、种族、饮食习惯及社会经济水平等多种因素影响，发病率为 1%～15%。泌尿系统结石的好发年龄为 30～50 岁，男性发病率高于女性，是后者的 2～3 倍。泌尿系统结石是一种终身性疾病，目前尚无办法根治，其复发率高，10 年复发率高达 50%。泌尿系统结石具有明显的地域特征，热带和亚热带地区的人群好发，在我国南方发病率高于北方，夏季的发生率明显高于其他季节。社会经济发展水平对泌尿系统结石的发病也有重要影响。上尿路结石在富裕地区常见，而下尿路结石在贫穷地区居多，后者以小儿膀胱结石为主。中华人民共和国成立前，国内以下尿路结石为主，随着经济和卫生条件的发展进步，目前上尿路结石发病占结石总发病的 90% 以上。泌尿系统结石的发病率和复发率都很高，虽然泌尿系统结石本身并不致病，但结石往往因导致泌尿系梗阻或感染而损害肾脏功能，从而影响患者的身体健康，给患者带来巨大的经济负担和心理压力。

肾结石是最常见的泌尿系统结石类型，其发病率在全球范围内呈增长趋势。据文献报道，北美地区肾结石的发病率为 7%～13%，欧洲为 5%～9%，亚洲为 1%～5%。美国 1988—1994 年间肾结石总体发病率为 5.2%，而 2007—2010 年间则升至 8.8%。日本的一项研究显示，1965—2005 年间泌尿系统结石总体发病率由 4.0% 增长至 10.8%，其中男性发病率从 4.7% 增长至 15.1%，女性发病率从 2.1% 增长至 6.8%。近年来，一项基于超声检查的横断面研究显示，中国泌尿系统结石的总体发病率约为 6.4%，其中，男性约 6.5%，女性约 5.1%，南方发病率高于北方，城市发病率高于农村。

（二）病因

1. 内在因素

（1）遗传因素：目前认为，泌尿系统结石的形成与多种遗传因素密切相关，这些因素使得形成结石的促进因素（如尿中钙、草酸、尿酸等）增加或抑制因素（如尿中枸橼酸盐、镁等）减少，进而导致结石形成。此外，某些遗传性疾病如原发性高草酸尿症、原发性黄嘌呤尿症、胱氨酸尿症等也与泌尿系统结石的形成具有密切关系。

（2）饮食：通过影响尿液中各种物质的含量从而影响结石的形成。研究表明，高蛋白饮食尤其是高动物蛋白饮食可引起尿液中钙及尿酸排泄增加和枸橼酸盐排泄减少，同时可引起尿 pH 下降，这些因素可促进含钙结石和尿酸结石的晶体形成和析出。乳制品的摄入对结石的形成也有一定影响，采用母乳或乳制品喂养可降低肾结石的发病率。谷物和膳食纤维的摄入量增加可以降低结石的发病。饮食中每日钙摄入量>2 500 mg时，可引起高钙尿症进而促进结石的形成。补充枸橼酸盐则可促进尿中枸橼酸盐的排泄，提升尿pH，抑制结石的形成。

（3）代谢异常

1）草酸代谢异常：草酸是人体代谢的终末产物，是结石形成最重要的成分，与钙结合形成草酸钙结石。在结石形成过程中，草酸的作用比钙大几十倍。尿液中每日草酸含量>40 mg即定义为高草酸尿症。尿液中草酸来源于体内代谢产生，食物中摄取占10%~15%。高草酸尿症分为三类：①原发性高草酸尿症；②肠源性高草酸尿症；③食源性高草酸尿症。原发性高草酸尿症是一种常染色体隐性遗传病，患者尿液中草酸排泄明显增加。肠源性高草酸尿症多见于消化不良或肠道手术后，草酸与肠道内的钙的结合减少导致肠道草酸吸收增加。食源性高草酸尿症是由于饮食摄入过多含草酸的食物或药物导致高草酸尿症。

2）钙、磷代谢异常：草酸钙结石和磷酸钙结石是最常见的含钙结石类型。高钙尿症是结石形成最常见的危险因素，见于35%~65%的含钙结石患者。高钙尿症指每日坚持摄入400 mg钙、100 mg钠饮食1周后，每日尿钙排泄量超过200 mg。高钙尿症按原因分为三种类型：①小肠吸收增加引起的吸收性高钙尿症；②原发性肾钙漏出引起的肾性高钙尿症；③骨骼矿化增加引起的重吸收性高钙尿症。由于血液中钙磷浓度保持动态平衡，因此高钙尿症患者往往伴有低血磷。

3）尿酸代谢异常：尿酸是体内嘌呤的代谢的终产物。尿酸结石约占所有结石的10%，男性发病高于女性。尿酸结石形成的三个主要因素是高尿酸尿症、低尿pH和尿量减少。高尿酸尿症定义为每日尿液中尿酸排泄量>600 mg。饮食中摄入过多嘌呤是引起高尿酸尿症最常见的原因。高尿酸尿症分为两种类型：①血尿酸水平升高的高尿酸尿症；②血尿酸水平正常或降低的高尿酸尿症。前者常见原因包括先天性酶缺乏、骨髓增生性疾病、高血尿酸性痛风等，后者主要见于服用促进尿酸排泄的药物如丙磺舒、水杨酸类等。酸性尿是尿酸结石形成中最重要的因素。正常情况下尿pH介于5~7，当尿pH<5.5时，尿酸盐结晶开始析出。此外，高尿酸尿症也可促进草酸钙结石的形成，可能是由于高尿酸增加了尿酸钠的水平，通过异质成核或取向附生机制为草酸钙结晶的形成提供附着点，促进草酸钙结石的生长。

4）枸橼酸代谢异常：尿液中枸橼酸可与钙离子络合，同时可抑制草酸钙晶体成核、聚集、沉淀和生长，进而抑制含钙结石的形成。低枸橼酸尿症指每日尿液中枸橼酸含量<320 mg。低枸橼酸尿症常见于Ⅰ型肾小管酸中毒、噻嗪类利尿药治疗、慢性腹泻和吸收不良等疾病以及动物蛋白摄入过量。

5）胱氨酸代谢异常：胱氨酸尿症是一种常染色体隐性遗传病，患者尿液中排泄大量胱氨酸，由于胱氨酸在尿液中溶解度很差，因此容易析出晶体并形成胱氨酸结石。

6）其他代谢异常：低镁尿症可促进含钙结石的形成。体内黄嘌呤代谢异常无法转化成尿酸，可直接形成黄嘌呤结石。滥用泻药、反复泌尿系感染、反复尿酸结石形成和肠道炎症性疾病被认为与尿酸铵结石的形成有关。

（4）尿路梗阻：尿路的任何部位发生梗阻引起尿液滞留都可导致继发性尿路结石形成。梗阻引起近端尿路扩张和尿液滞留，尿液不断浓缩使得成石物质过饱和析出；梗阻近端尿路局部产生涡流现象，促进结石晶体发生沉淀；梗阻导致微结石排出障碍，使其不断生长增大，最终形成临床结石。常见的先天性梗阻原因包括肾盏憩室、肾盂输尿管连接处狭窄、海绵肾、马蹄肾、多囊肾等；常见的后天性梗阻原因包括前列腺增生、输尿管狭窄等。

（5）尿路感染：由尿路感染引起的结石称

为“感染性结石”。尿路感染所产生的分泌物、脱落细胞、坏死组织等均可成为结石生长的核心。感染性结石主要矿质成分为六水磷酸镁铵（$MgNH_4PO_4 \cdot 6H_2O$）和碳酸磷灰石。产解脲酶细菌感染是感染性结石形成的前提条件，其中以变形杆菌最常见。首先，解脲酶将尿素分解为氨和二氧化碳，氨与水结合使得尿液呈碱性，当pH达到7.2时，铵与尿中镁离子和磷酸根结合，形成磷酸镁铵；同时，钙离子和磷酸根化合成磷灰石，并与二氧化碳结合形成碳酸磷灰石。当磷酸镁铵和碳酸磷灰石在尿液中达到过饱和时，即可形成结石晶体。同时，细菌感染还能够破坏上皮黏膜表面的葡胺聚糖保护层，为磷酸镁铵结晶和细菌在尿路上皮黏附提供条件。感染性结石不同于其他类型结石，其内部存在大量细菌和空隙。感染性结石发展迅速，一般4～6周即可形成。若当尿液pH＜6.5时，则结石不再形成并且开始溶解。

（6）尿路异物：各种尿路导管、支架管以及人为塞入膀胱的异物（如铁丝、木条等），可以为尿液中结石晶体的附着提供位点，从而诱导结石的形成。

2. 外在因素

（1）气候：对结石形成的影响可能与温度有关，通过影响排汗及日照时间影响结石形成。在热带和亚热带等气候湿热干旱的地区，结石的发生率较高；夏季是结石发病高峰期，主要原因是人体通过排汗和呼吸丢失大量水分，结果导致尿液浓缩。其次是由于日照时间长，体内1,25-（OH）$_2$ Vit D_3合成增加，促进了肠道对钙的吸收，尿钙的排泄增加。

（2）饮食：水分摄入不足导致尿液发生浓缩和尿量减少，是结石形成的重要原因之一。每日尿量＜1 000 mL，结晶形成机会明显增加；每日尿量＜500 mL，结石形成机会明显增加。此外，维生素B是乙醛酸转化为甘氨酸的辅酶，缺乏时可导致草酸合成增加。

（3）药物：药物性结石占泌尿系统结石的1%～2%。药物影响结石形成有两种方式：一是引起代谢改变，增加体内某些成石物质的排泄；二是药物本身或其代谢产物直接在尿液中沉淀析出结晶。由药物本身直接形成结石的药物包括磺胺类药物、氨苯蝶啶、头孢曲松钠、茚地那韦等。通过影响代谢促进结石形成的药物包括钙剂、维生素C、碳酸酐酶抑制剂、袢利尿剂、别嘌醇等。此外，2008年我国暴发的“三鹿奶粉”事件中，由于食用含有三聚氰胺的配方奶粉，导致大量婴幼儿发生药物性结石，其主要成分为二水尿酸和尿酸铵结石。

（三）发病机制

1. Randall钙斑学说　20世纪30年代，Randall等学者通过对1 154例尸检标本的肾脏组织进行研究，发现其中有227例（19.6%）在肾乳头区域存在钙化斑块，并认为这些钙斑可能是肾结石的早期病变，这种斑块被称为Randall钙斑。Randall钙斑学说认为，肾结石形成之前Randall钙斑就已经存在，并为草酸钙晶体提供附着生长点。进一步研究发现，Randall钙斑是位于肾乳头间质组织内的磷灰石沉积，而非存在于肾小管腔内。几乎在所有特发性草酸钙结石患者的肾乳头尖部均可发现Randall钙斑，而在正常人的肾乳头组织却很少见Randall钙斑。Evan等对肾乳头Randall钙斑进行组织学检查，发现Randall钙斑由钙盐组成，起源于Henle袢细段的基膜，且所有样本没有检测到草酸钙结晶沉积。目前认为，特发性草酸钙结石的形成起始点是Randall钙斑。内镜检查发现，有57%～73%的结石患者肾乳头出现Randall钙斑，显著高于非结石患者，并且钙斑占肾乳头面积比例与结石负荷呈正相关。然而，Randall钙斑学说也存在不足之处，如肾结石最常见于30～40岁的人群，而Randall钙斑主要见于50岁以上的人群。目前，关于Randall钙斑的形成机制尚无明确定论。

2. 过饱和结晶学说　尿液是一种成分复杂的液体，结石的形成过程是尿液中液态物质转变为固态物质的过程。20世纪60年代，Robertson和

Finlayson 等学者将物理化学溶液理论引入泌尿系统结石成因研究中，形成过饱和结晶学说。该学说认为泌尿系统结石的形成前提条件是成石物质在尿液中达到过饱和状态，形成晶体析出后，再经历成核、生长、聚集和固相转化等一系列物理化学过程，最终形成结石。过饱和现象是指在一定温度和压力下，溶液中溶质的浓度超过了它的溶解度，而溶质仍不析出的现象。1969 年，Robertson 等提出过饱和尿液的两种状态。①亚稳态：在此状态下，虽然尿液是过饱和的，但由于抑制因子可以抑制结晶形成，故无沉淀和新的固相形成，溶液能较长时间保持稳定，不会形成结石。②超饱和状态：如果尿液中溶质的过饱和程度超过了亚稳态的上限，达到超饱和状态，抑制因子抑制作用无效，尿液中将会自发形成大量晶体，即自发的同质成核发生，成为启动结石形成的关键因素。研究发现，无论是结石患者还是健康人群，绝大多数尿液中的成石物质如草酸钙、磷酸钙等处于亚稳态，尽管尿液为过饱和状态，但由于尿液中抑制物和尿 pH 等作用，尿液中的成石物质不会自发成核，而原有的结晶可继续生长和聚集。该学说的不足之处是过分强调了无机矿物质在结石形成中的作用，忽视了基质和尿液中大分子的作用。此外，对矿化过程中机体代谢与细胞活动的参与也认识不足。

3. 基质成石学说　基质在含钙结石中约占总重的 2.5%。1891 年，Ebstein 和 Nicolaier 基于结石是由无机矿物和有机基质有序组合的事实，注意到基质是泌尿系统结石的骨架，提出结石是尿液中无机物质浸润到由炎症所致的上皮细胞分泌的蛋白样凝块中而形成的假说。Boyce 学者认为，基质是泌尿系统结石成核的激活剂，在晶体中起黏结作用，并使结石老化，在结石形成中起决定性作用。Wichkam 学者首次提出，基质可由受损的近端小管析出，并与磷灰石结成小球体，在过饱和尿液中诱导尿石盐的异质成核。基质在结石形成中的作用可以概括为三个阶段：诱发晶体成核→提供生长点使矿化形成有序结构→连接及黏附晶体。对草酸钙结石进行扫描电镜分析发现，相邻晶体间存在有机物质，支持基质起黏附作用的假说。也有研究者认为，基质是特异性地吸附在结晶的表面。

4. 成石抑制物缺乏学说　1983 年，Ellion 报告了结石患者与正常人尿液中结石盐饱和度并无明显差异，因此有学者推测尿液中一定还存在着某些物质，其在泌尿系统结石形成的化学动力学过程中起抑制成石的作用，即所谓的成石抑制物。成石抑制物能影响结石盐在饱和的尿液中成核、生长或聚集，以及固相转化等一系列结晶动力学过程。正常人尿液中抑制物浓度或活性高，所以不长结石；结石患者尿液中抑制物缺乏或活性低，易形成结石。泌尿系统结石的形成主要取决于尿液中成石因素和抑石因素相互抗衡作用的结果。尿液中促进结石形成的因素包括高钙尿、高草酸尿、高尿酸尿、低尿 pH 等。结石形成抑制物按照分子量大小分为小分子抑制物和大分子抑制物，小分子抑制物包括枸橼酸盐、镁、焦磷酸盐、α- 亚麻酸；大分子抑制物包括酸性黏多糖、黏液素、肾钙素、骨桥蛋白、Tamm-Horsfall（TH）蛋白、尿凝血酶原片段 1（urinary prothrombin fragment 1，UPTF1）、基质 Gla 蛋白（matrix gla protein，MGP）等。

5. 取向附生学说　泌尿系统结石大部分是混合型结石，草酸钙结石常常以羟基磷灰石或尿酸结石为核心。基于此，Londale 学者提出取向附生学说，认为结石形成是一种异质成核的物理过程，当结石的晶体面的晶格排列相似的时候，新的结晶就会附着在已经存在的结晶上生长，促进结石的生长。但在尿液复杂的环境中，在受到分子物质和很多固体颗粒的干扰下，这种机制的重要性尚待进一步证实。

6. 纳米细菌学说　纳米细菌是直径为 80~500 nm 的革兰氏阴性菌，于 1992 年由 Kajander E.O. 等在调查牛血清培养失败时发现。纳米细菌具有独特的矿化能力，在 pH 为 7.4 和生理性钙磷浓度下能形成坚硬的矿化外壳覆盖于菌体周围。纳米细菌被证实与多种疾病尤其是病理钙化性疾病如动脉粥样硬化钙化和肾结石相关。纳米细菌对生物组织中磷灰石的钙化具有很强的调节作用，使磷灰石能在钙和磷酸盐浓度不饱和时就可形成。我国学者发现纳米细菌可诱发大鼠产生肾结石，而应用抗纳米细菌的药物则可以抑制其诱发结石的作用。纳米细菌可能通过影响肾脏 Randall 钙斑形成进而影响肾结石形成。

（四）结石的成分

1. 晶体　泌尿系统结石的成分包括晶体和基质两个部分。其中晶体成分占绝大部分，主要包括草酸盐、磷酸盐、尿酸盐和胱氨酸等；基质成分主要包括黏蛋白、葡萄糖氨基聚糖等。泌尿系统结石多以混合形式存在，但往往以一种晶体成分为主。

上尿路结石以草酸钙和磷酸钙为主，而下尿路结石则以尿酸盐和磷酸盐为主。在泌尿系统结石的晶体成分中，以草酸盐最为多见，约存在于 90% 的结石中；其次为磷酸盐，多数以羟基磷灰石的形式出现，磷酸镁铵结石多见于感染性结石；尿酸及尿酸盐则存在于 10% 左右的结石中；而胱氨酸和黄嘌呤结石少见。

2. 基质　是一种黏蛋白复合物，可能来源于肾小球滤过液、肾小管表面的糖蛋白、坏死的小管细胞膜、肾小管分泌物、肾小管基质、间质组织和细菌等。基质在泌尿系统结石中的含量因结石而异，其中，草酸钙和磷酸钙结石的基质约占 2.5%，尿酸结石约占 2.0%，磷酸镁铵结石约占 1.1%，胱氨酸结石约占 9.0%。基质的主要成分包括基质蛋白、氨基葡聚糖类及碳水化合物等。

第二节 肾 结 石

肾结石（renal calculus）是泌尿外科的常见病之一，临床上肾结石约占上尿路结石的 35%。根据其所在部位的不同可进一步分为肾盂结石和肾上、中、下盏结石。充满肾盂和肾盏的分支状结石被称为鹿角形结石。肾结石因其大小、部位以及病因的不同，其治疗方法也不同。体外冲击波碎石术、经皮肾镜碎石术、输尿管镜碎石术、腹腔镜取石术的陆续出现，使得肾结石的治疗逐渐向微创发展。此外，随着结石病因研究的深入，肾结石复发的预防也已成为尿石症临床工作的重点。

（一）临床表现

肾结石临床表现多样，常见症状包括腰痛和血尿，以及发热、无尿、肾积水、肾功能不全及胃肠道反应等临床表现。其程度与结石部位、大小、活动与否以及有无损伤、感染、梗阻有关。

1. 疼痛　肾结石引起的疼痛可分为钝痛和绞痛两种类型，40%～50% 肾结石患者有疼痛症状，疼痛常位于肋脊角、腰部和腹部，多数呈阵发性，亦可为持续性疼痛。肾钝痛通常是因结石直接刺激或肾积水造成的肾包膜膨胀所致，可能仅表现为腰部的酸痛、胀痛或不适。肾盂内大结石及肾盏结石可无明显临床症状，活动后出现上腹部或腰部钝痛。肾绞痛是因为结石导致急性梗阻后引起肾内压急剧升高或尿外渗所致，典型表现为阵发性腰部或上腹部疼痛，剧烈难忍，常伴有放射痛可持续数分钟至数小时，同时多伴有恶心呕吐，腹胀便秘等胃肠道症状。

2. 血尿　是肾结石的另一常见临床表现，约 80% 的患者可出现血尿，但大多数只表现为镜下血尿，有时活动后出现镜下血尿是肾结石的唯一临床表现，部分患者可以只出现无痛性肉眼血尿，所以需要与泌尿系肿瘤等其他疾病相鉴别。如果结石引起尿路完全性梗阻或其本身停滞固定不动（如肾盏小结石），则可能没有血尿。

3. 并发症表现　由于结石、梗阻和感染可互为因果，肾结石造成的梗阻继发肾盂肾炎或肾积脓时，可出现畏寒、发热甚至寒战等全身症状，感染严重时还可导致败血症发生。结石所致严重肾积水，可在上腹部扪及增大的肾脏。双侧肾结石引起双侧尿路完全性梗阻或孤立肾上尿路完全性梗阻时，可导致无尿、肾功急剧恶化，出现尿毒症。部分患者可以没有任何临床症状，只在体检时偶然发现。

（二）诊断

肾结石的诊断通常并不难，通过病史、体格检查、实验室检查和影像学检查，大多数病例都可以确诊。但不能仅仅满足于诊断肾结石，同时要详细了解肾结石的大小、数目、部位、形态，有无感染或梗阻，肾功能情况、结石成分及潜在的病因。

1. 病史　在诊断上极有帮助，例如疼痛的性质、部位和放射的部位，以及有无血尿等症状的出现。但有35%～40%肾结石患者症状并不明显，通常在体检时才被发现。为查明结石的病因，应全面采集病史，包括家族史、个人史和既往结石症状的发作和治疗等。了解患者的工作环境、个人生活习惯、饮水饮食习惯，以及有无痛风、甲状旁腺功能亢进症、长期卧床、结节病、维生素D中毒等情况。

2. 体格检查　肾结石患者通常一般状况良好，不继发感染者一般无发热。体格检查主要是排除其他可引起腹部疼痛的疾病如急性阑尾炎、异位妊娠、卵巢囊肿扭转、急性胆囊炎、胆石症、肾盂肾炎等。疼痛发作时常有肋脊角叩击痛，并发肾积水患者于腹肌放松时可能触及肿大而有压痛的肾脏。大多数无梗阻的肾结石患者，可无明显体征。

3. 实验室检查　不仅可用于结石的辅助诊断，同时也是分析结石病因和评估复发风险的重要手段。

（1）尿液检查

1）尿常规：尿中红细胞常见，是诊断结石的重要依据；如合并感染，可见脓细胞；结晶尿多见于肾绞痛发作期，结晶形态对推测结石成分有一定帮助；尿pH常因结石成分不同而异，感染性结石患者的尿液呈碱性，如晨尿pH过高超过5.8，应怀疑远端肾小管酸中毒；尿酸和胱氨酸在酸性尿中容易产生，用碱化尿液的方法溶石治疗时需监测尿pH。

2）尿培养及细菌药物敏感试验：对于合并感染的患者，该检查可以明确病原菌种类，有助于确定感染与结石的因果关系，还可以为选用抗生素提供参考。

3）24 h尿定量分析：包括尿总量、钙、磷、尿酸、草酸、胱氨酸、镁、钠、氯化物、枸橼酸、硫酸盐、pH等指标的测定，有助于肾结石患者的全面代谢评估，特别是针对复发风险较高的结石。

（2）血液检查：尿素氮和肌酐是评估总肾功能的常用指标；血钙、血磷、血钾、血钠、血氯、血二氧化碳结合力以及血尿酸是代谢评估的重要指标。血钙有助于甲状旁腺功能亢进症（HPT）或其他与高钙血症有关疾病的诊断。若血钙浓度过高（>2.60 mmol/L），则应测定甲状旁腺激素水平，以确诊或排除HPT。对于伴有高尿酸血症的结石患者，要注意考虑尿酸结石。禁食晨尿pH >5.8可考虑为完全性或不完全性肾小管性酸中毒，应同时作酸负荷试验及血液pH、钾、碳酸氢盐和氯化物测定。

（3）结石成分分析：是确定结石性质的主要手段，也是选择溶石治疗和结石预防措施的重要依据。结石成分分析首选红外光谱分析或X射线衍射分析，也可用偏振光显微镜分析结石成分。

4. 影像学检查　是确诊肾结石的主要方法，其结果对于肾结石的进一步诊治具有重要价值。

（1）超声：属于无创检查，能显示结石的高回声及其后方伴有的声影，可作为肾结石的常规筛查手段，适合于所有患者，包括孕妇、儿童、肾功能不全和对造影剂过敏的患者。其优点是简便、经济、无创伤，可发现长径2 mm以上的肾结石包括透X线的结石，也能检测肾积水的程度和肾皮质的厚度，还可发现与结石相关的某些泌尿系疾病，如多囊肾等。但值得注意的是，虽然超声检测结石的敏感度较高，但其特异度却不如X线片检查，可能会存在假阳性的结果。

（2）尿路平片（KUB平片）：是确诊肾结石的常规检查方法，90%左右X线片检查阳性的结石在KUB平片上表现为高密度影，同时结石的位置、形态、大小和数量也能够在KUB平片上大致地确定。但KUB也存在一定的局限性，若结石直径<2 mm，X线将无法分辨；单纯性尿酸结石和黄嘌呤结石能够透过X线（X线阴性）；胱氨酸结石由于其密度低，在KUB平片上的显影比较淡；此外，由于肠道内容物或肾周骨骼的遮挡，结石可能发生漏诊。

（3）静脉尿路造影（intravenous urography，IVU）：应该在KUB的基础上进行，它有助于确定结石在尿路的位置，发现KUB上不能显示的X线阴性结石，鉴别平片上可疑的钙化灶。此外，IVU还可以了解分侧肾脏的功能和肾积水程度以及其他各种潜在的泌尿系异常，曾是尿路结石的标准诊断方法。碘过敏、严重肝肾功能不全以及心血管疾病者禁做该项检查。

（4）非增强CT扫描（non-contrast computed tomography，NCCT）：分辨率较KUB高，能分辨出0.5 mm的微小结石，螺旋CT能够对所获得的图像进行二维或三维重建，可以清楚地显示包括阴性结石在内的结石的形态和大小，结石的密度和内部结构，结石到皮肤的距离以及周围的解剖结构。因此，对肾绞痛患者可首选NCCT检查。但其同时也存在检查费用相对昂贵、X线辐射量较大的问题。

（5）CT尿路成像（computed tomography urography，CTU）：可以准确判断结石是否存在、结石大小、数量和部位，同时还可以反映肾脏的梗阻和积水情况以及肾脏的分泌和排泄功能。CTU是将螺旋CT扫描与IVU检查相结合的一种检查方法，可作为IVU的替代检查。可用于评估合并有肾积水且需要同时治疗的患者的肾脏情况，但CTU同样存在价格较昂贵，放射剂量较高的问题。

（6）逆行或经皮肾穿刺造影：该方法属于创伤性检查方法，一般不作为常规检查手段，仅在IVU不显影或显影不良以及怀疑是X线阴性结石需要进一步鉴别诊断时应用。

（7）磁共振尿路成像（magnetic resonance urography，MRU）：磁共振通常不能显示尿路结石，故一般不用于结石的检查。但对于不适合做IVU的患者（例如造影剂过敏、严重肾功能损害、儿童和孕妇等）可考虑采用MRU，了解上尿路结石梗阻后肾输尿管积水情况。

（8）放射性核素：该检查同样不能直接显示结石，但可以提供肾脏血流灌注、分侧肾功能及尿路梗阻情况等信息，对手术方案的选择以及手术疗效的评价具有一定价值。

（三）治疗

肾结石的治疗应该在解除患者病痛、保护肾脏功能的同时，尽可能地找到病因并解除，防止结石复发。由于肾结石复杂多变，因此应该根据结石的性质、形态、大小、数量和部位，有无梗阻、感染和积水，肾实质损害程度以及结石复发趋势等，制订个体化的防治方案。

1. 病因治疗　由于通常只有极少数患者能找到结石形成的具体病因。如甲状旁腺腺瘤导致甲状旁腺功能亢进患者，只有切除甲状旁腺腺瘤才能防止结石复发。

2. 药物治疗　通常对直径<6 mm表面光滑的结石，以及下尿路无梗阻时可考虑采用药物排石治疗。其中纯尿酸结石和胱氨酸结石可采用药物溶石治疗。对于纯尿酸结石，保持24 h尿量2 500 mL以上；口服别嘌呤醇降低尿酸；同时可以口服枸橼酸氢钾钠或枸橼酸钾碱化尿液，使尿pH达到6.8～7.2；对高钾血症者，可选择碳酸氢钠或枸橼酸钠。对于胱氨酸结石，保持24 h尿量3 000 mL以上；口服枸橼酸氢钾钠或碳酸氢钠，维持尿液pH≥7.5；每日尿胱氨酸排泄量>3 mmol时，可应用硫普罗宁或卡托普利治疗。对于感染性结石，首先需要控制感染，可根据尿培养药敏试验结果选择敏感抗生素，同时可口服氯化铵或甲硫氨酸酸化尿液；对于严重感染者可使用尿酶抑制剂，有控制结石长大的作用。在药物治疗过程中，应大量饮水以增加尿量，帮助结石排出。此外，中药和针灸对结石排出也有促进作用。

肾绞痛是泌尿外科常见的急症之一，通常需要紧急处理，但在采取治疗前要注意与其他急腹症如急性阑尾炎、异位妊娠、急性胆囊炎等相鉴别。急性肾绞痛的治疗以解痉止痛为主，建议首先从非甾体类镇痛抗炎药开始，如疼痛持续，可换用阿片类镇痛药；镇痛药应与阿托品等解痉药联合使用。常用的非甾体类镇痛抗炎药物有双氯芬酸钠和吲哚美辛等。但应注意双氯芬酸钠会增加心脑血管疾病风险，具有心脑血管疾病危险因素者，应慎用或短期内仅给予最低有效剂量即可。常用的阿片类镇痛药物有二氢吗啡酮、喷他佐辛、布桂嗪和曲马多等。哌替啶会引起较高的胃肠道不良反应发生率，目前已不再推荐使用哌替啶。常用的解痉药有M型胆碱受体阻断剂如硫酸阿托品和山莨菪碱；黄体酮；钙离子通道阻滞剂如硝苯地平；α受体阻滞剂如坦索罗辛。强刺激肾俞、京门、三阴交或阿是穴也有解痉止痛的效果。肾区局部热敷也可减轻疼痛。对于恶心呕吐严重的患者，应静脉滴注葡萄糖和生理盐水以补充液体和电解质。酸中毒可给予5%碳酸氢钠。

3. 体外冲击波碎石术（ESWL） 是一种通过超声或X线定位，然后利用体外产生的高能冲击波聚焦于体内的结石使之粉碎化，从而使其随尿液排出体外达到治疗目的的治疗方法。ESWL自20世纪80年代初应用于临床以来，由于其安全有效和非侵入性特点，现已成为治疗肾结石的首选方法之一。

（1）适应证

1）直径＜20 mm的肾盂内结石或肾上、中盏结石。

2）肾下盏结石直径＜10 mm可以首选ESWL；10～20 mm，排除ESWL的不利因素，如小角度的漏斗型肾盂角、狭长的低位肾盏颈、狭小的漏斗型肾盂、皮肤－结石距离过长等后，可首选ESWL。

（2）禁忌证：妊娠（绝对禁忌证）、凝血功能障碍、尿路感染、结石远端解剖性梗阻、结石附近动脉瘤、严重心肺疾病或糖尿病、传染病活动期、严重骨骼畸形或重度肥胖、肾功能不全、结石定位不清等。

（3）碎石效果：通常与结石性质、大小、部位、是否嵌顿以及患者是否肥胖等因素密切相关。如尿酸及磷酸镁铵结石由于密度低，较疏松，相对容易被粉碎；而胱氨酸和一水草酸钙结石则由于质地较硬难被粉碎。结石体积越大且不伴肾积水，由于碎石没有扩散空间，通常效果较差，需要再次治疗的可能性大。肾盂内结石或肾上、中盏结石ESWL的效果好于下盏结石；多发结石疗效不佳。此外，肥胖也是影响ESWL疗效的重要因素。肾集合系统解剖异常如马蹄肾、异位肾等以及脊柱畸形会影响结石的定位和结石碎片的排出。

（4）并发症：ESWL常见并发症主要包括与碎石相关的并发症、感染相关并发症以及冲击波损伤相关组织造成的并发症。

1）碎石相关并发症：主要包括石街、残石再生长及肾绞痛等。石街是由于碎石过多积聚于输尿管内，预防其发生的关键在于严格掌握适应证。对于术后残石，推荐ESWL后4周行影像学检查判断残留结石情况；对有症状的患者，应积极解除梗阻、消除症状；对于无症状残余结石，处理原则及方法与同类型原发结石相同。ESWL后肾绞痛一般用镇痛药物治疗均可缓解，包括非甾体类、阿片类、α-受体阻滞剂或钙离子通道阻滞剂；必要时可再行ESWL治疗或腔内治疗。

2）感染相关并发症：主要包括泌尿系感染、败血症、感染性休克等。合理使用抗菌药物是治疗ESWL后泌尿系感染的有效手段；合并梗阻时，应予以积极引流。当感染性休克发生时，应引起高度重视，立即按照感染性休克治疗原则处理，同时有效引流。

3）冲击波损伤相关组织并发症：主要包括肾脏损伤、心血管不良事件、消化系统损伤等。碎石后多数患者会出现一过性肉眼血尿，一般不需要特殊处理。肾包膜下、肾周血肿形成相对少见，且大多数都可以采取保守治疗，严重者可考虑行选择性肾动脉栓塞或外科手术治疗。对于ESWL后尿外渗患者，应积极解除梗阻、充分进行尿液引流。对于存在明显心律失常的患者，应谨慎采取ESWL治疗，必要时进行心电图监测。消化系统损伤较为少见，保守治疗为主，必要时行手术探查。

为了减少ESWL并发症的发生，应采用低能量进行治疗，限制治疗次数及治疗间隔，一般推荐ESWL治疗次数不超过3~5次，连续两次ESWL应间隔10~14天。

4. 手术治疗

（1）经皮肾镜取石术（percutaneous nephrolithotomy，PCNL）：在超声或X线的定位下，通过把不同大小的肾镜经皮肤通道穿入肾盂肾盏进行腔内碎石和取石的一门微创技术，具有创伤小，结石清除率高的特点，是处理复杂性肾结石（如直径>2 cm的大负荷结石、鹿角形结石、多发肾结石等）的一线治疗方案，目前已基本取代开放性手术取石。

1）适应证：所有需手术干预的肾结石，包括直径≥2 cm的肾结石、完全性和不完全性鹿角形结石、有症状的肾盏或憩室结石、ESWL及输尿管软镜治疗失败的肾结石等。此外，特殊类型肾结石如小儿肾结石，孤立肾、马蹄肾、移植肾合并结石等也可采用经皮肾镜取石术进行处理。

2）禁忌证：一般禁忌证包括凝血功能障碍，未有效控制的糖尿病或高血压，严重心脏疾病或肺功能不全而无法耐受手术者，未接受治疗的肾结核等。其他相对禁忌证则包括盆腔异位肾、重度肾下垂、肾后结肠、肝脾大、过度肥胖等经皮肾穿刺困难者；同侧肾脏合并肿瘤；脊柱严重畸形者。

3）注意事项：PCNL应在安全的前提下尽可能地取净结石，以解除梗阻更好地保护肾功能。对于结石合并感染的患者，术前应根据尿培养结果选用敏感抗生素控制感染后再行PCNL；对于无尿路感染者，术前应预防性使用抗生素；如在PCNL术中发现患肾积脓严重，应停止手术并留置肾造瘘管引流，择期取石，以防止发生感染性休克。对于合并肾功能不全、术中发现为感染性结石或结石负荷巨大的患者，应注意控制手术时间，必要时选择分期手术。对于PCNL残留的结石，可联合体外冲击波碎石和软性输尿管镜碎石进行处理，避免长时间PCNL手术带来出血及感染等严重并发症的发生。

4）常见并发症及处理：PCNL最常见的并发症是出血及感染。此外，还有可能发生肾实质撕裂或穿破、漏尿、动静脉瘘和周围脏器损伤等。术中、术后出血是PCNL最常见也是最危险的并发症，如术中出血明显，应尽快留置肾造瘘管压迫止血后结束手术，通常静脉性出血夹闭肾造瘘管10 min左右即可停止，但持续的大量出血多由动脉损伤所致，应尽早行肾动脉造影并超选择性栓塞。术后出血常发生在拔出肾造瘘管之后，如出血凶猛同样应立即行肾动脉造影并超选择性栓塞，如止血效果仍不佳应行肾切除术以挽救患者生命。PCNL术后尿源性脓毒症通常与术前未控制尿路感染、术中肾盂内压过高及手术时间长密切相关。早期诊断及治疗对阻止尿源性脓毒症的进展和降低病死率起着关键的作用，应尽早使用高级别抗生素和去甲肾上腺素等血管活性药物，必要时需机械辅助通气。

（2）软性输尿管镜碎石术（retrograde intrarenal surgery，RIRS）：采用逆行途径，在安全导丝的引导下放置软性输尿管镜镜鞘和软性输尿管镜，在直视下随导丝进入肾盂或肾盏找到结石，应用钬激光将结石粉末化或碎块化。由于其治疗肾结石具有创伤小和恢复快等优点，近年来在我国得到广泛应用。此外，随着一次性双通道输尿管软镜、可拆卸式输尿管软镜等国产设备的研发和使用，该术式得到了进一步推广和普及。

1）适应证：包括直径<2 cm ESWL定位困难、治疗效果不佳或术后残留的肾下盏结石；X线阴性肾结石；PCNL难以建立通道的肾结石患者，如极度肥胖、严重脊柱畸形、异位肾合并肾结石等；肾盏憩室内结石；合并肾盂旁囊肿的肾结石（<2 cm）。

2）禁忌证：包括凝血功能障碍，严重心肺等脏器功能不全而无法耐受手术者，未控制的泌尿道感染，严重尿道狭窄，髋关节畸形等。

3）注意事项：术前同样需充分评估尿路感染情况，感染控制后方可手术。对于有明确感染或输尿管狭窄等因素的患者，可术前预留支架管。患者输尿管条件、肾下盏解剖结构、结石因素（包括大小、数目、位置、性质）等均是影响 RIRS 碎石效果的重要因素。RIRS 术后辅助药物排石和物理振动排石机排石可提高结石清除率，减少肾绞痛发作。

4）常见并发症及处理：主要包括感染、输尿管损伤（黏膜下损伤、假道、穿孔和撕裂等）。通常手术时间越长，感染并发症发生率也越高，术后要密切监测患者的生命体征和感染指标，一旦发生尿源性脓毒症，要及时协同 ICU 进行诊治。输尿管损伤通常发生在输尿管条件较差的患者留置输尿管输送鞘时所致；一旦出现输尿管损伤，术后应及时留置输尿管支架管并密切随访。

（3）腹腔镜或开放手术治疗：通常给患者造成较大的创伤，且重复取石的手术难度大。随着近年来 ESWL、RIRS 和 PCNL 技术的快速发展，大多数肾结石已经不再使用该手术方式。目前对于复杂性结石的治疗已经达成共识，即 PCNL 为主要的治疗手段，如果 PCNL 方式存在不成功的可能性，或者多种腔内手术方式应用过后效果仍不佳，腹腔镜手术或者开放手术可以作为备选方案。

1）适应证：存在 ESWL、RIRS 和 PCNL 治疗禁忌证的肾结石；上述手术方式治疗失败或出现并发症需腹腔镜或开放手术处理；存在同时需要开放手术处理的疾病，例如肾内集合系统解剖异常、漏斗部狭窄、肾盂输尿管交界处梗阻或狭窄、肾脏下垂伴旋转不良等。

2）手术术式：对于合并肾盂输尿管交界处梗阻或狭窄的肾盂结石可采用肾盂切开取石术，可在取石的同时解除梗阻；对于肾盂切开不易取出或多发性的肾盏结石，可根据结石所在部位采用肾实质切开取石术；对于结石局限于肾一极，尤其是肾下盏多发结石或有肾盏颈部狭窄的多发结石，或结石所在肾盏有明显扩张或实质萎缩和有明显结石复发倾向者可考虑行肾部分切除术；对于对侧肾功能良好，因结石导致肾结构严重破坏、肾功能丧失的患者可行肾切除术。

5. 鹿角形肾结石的治疗 鹿角形结石是一种特殊类型的肾结石，是指结石位于肾盂并且其分支进入部分或者全部集合系统；其中占据全部集合系统的称为完全性鹿角形肾结石，其余的称为部分性鹿角形肾结石。感染性结石是其最常见的成分，另外磷酸钙、尿酸、草酸钙、胱氨酸也会形成鹿角形结石。鹿角形肾结石需要积极进行治疗，不适合等待观察或采用其他非手术治疗；PCNL 是推荐的安全有效的治疗方法，其治疗目标是尽可能去除结石。对于完全性鹿角形肾结石可采取多次分期 PCNL 取石或采用多通道 PCNL 取石，但手术次数不宜过多（一般单侧取石≤3 次），每次手术时间不宜过长。如鹿角形肾结石过于复杂，采用单一手术方式处理较为困难，可以联合应用 ESWL、RIRS 和 PCNL，互为补充。

6. 双侧上尿路结石的治疗原则 约 15% 的结石患者可能同时存在双侧上尿路结石，其手术治疗原则如下。

（1）双侧输尿管结石：如条件允许，应尽可能同时解除梗阻，可同时行双侧经皮肾穿刺造瘘，或同时处理双侧结石；如果总肾功能正常或处于肾功能不全代偿期，血肌酐浓度 < 178.0 μmol/L，先处理梗阻严重一侧的结石；如果总肾功能较差，处于氮质血症或尿毒症期，先处理肾功能较好一侧的结石；如双侧输尿管结石的客观情况相似，先处理主观症状较重或技术上容易处理的一侧结石。

（2）一侧输尿管结石，另一侧肾结石：应先处理输尿管结石，处理过程中建议参考总肾功能、分侧肾功能与患者一般情况。

（3）双侧肾结石：在尽量保留肾脏的前提下，应先治疗容易处理且安全的一侧；如果肾功能处于氮质血症或尿毒症期，梗阻严重，全身情况不良，建议先行经皮肾穿刺造瘘，待肾功能与患者一般情况改善后再处理结石。

（4）孤立肾上尿路结石或双侧上尿路结石致急性梗阻性无尿：只要患者全身情况许可，应及时外科处理，如不能耐受手术，应积极试行输尿管逆行插管或经皮肾穿刺造瘘术，待患者一般情况好转后再选择适当治疗方法。

（5）对于肾功能处于尿毒症期，并有水、电解质和酸碱平衡紊乱的患者，建议先行血液透析，尽快纠正其内环境的紊乱，并同时行输尿管逆行插管或经皮肾穿刺造瘘术，引流肾脏，待病情稳定后再处理结石。

7. 结石残留　结石不论大小，ESWL、PCNL、RIRS及开放手术取石术后都可能出现结石碎片残留，其中以肾下盏最多见。结石残留直径≤4 mm，且无尿路感染或者其他任何症状称为临床无意义残石（clinically insignificant residual fragment，CIRF），直径≥5 mm的结石则称为残余结石。通常随着时间延长，CIRF存在逐渐增大从而导致结石复发的风险。因此，对于CIRF应尽早使用排石机或改变体位等方式进行排石。若上述方法无效时，需尽早针对结石病因进行预防，对有结石高危因素的患者尤为重要。

（四）预防

肾结石具有高复发率的特点，5年复发率高达50%，因此采取合适的预防措施具有重要意义。但无论是何种预防性措施，通常需要较为确切的临床效果，同时还需要具有简便和不良反应小的特点，否则患者很难以长时间的遵从治疗，也就难以起到较好的预防效果。

1. 增加液体的摄入　能够增加尿量，从而稀释尿液中形成结石物质的浓度，降低尿液中结石成分的过饱和状态，减少晶体的沉积，起到预防结石复发的作用。成人每天的液体摄入量应在2 500 mL以上，从而保持每天尿量在2 000 mL以上，这对任何类型的结石患者都是一项较好预防措施。有研究表明，碳酸氢盐能使草酸钙结石患者的尿液pH升高和枸橼酸盐的排泄增加，降低尿液中草酸钙过饱和和结晶化的风险，饮用富含碳酸氢盐的水质可能起到一定预防草酸钙结石复发的作用。

2. 饮食调节　避免某单一营养成分的过度摄入，保持饮食营养的均衡也是预防结石复发的重要措施。除吸收性高钙尿症患者推荐低钙饮食外，其他类型结石的患者应保持正常钙质饮食，并限制动物蛋白及钠盐的摄入，这在一定程度可以起到预防草酸钙结石复发的作用。合并高草酸尿症的草酸盐结石患者应避免摄入如甘蓝、花生、甜菜、欧芹、菠菜、红茶和可可粉等富含草酸的食物。通常尿液中的草酸排泄量会随着大量摄入富含草酸的食物后明显增加。而对于肠源性高草酸尿患者，适当的钙质饮食有利于减少肠道对草酸盐的吸收。高尿酸患者应尽量避免如动物内脏等的高嘌呤饮食。草酸钙结石患者还应限制钠盐和动物蛋白质的过量摄入。此外，减轻体重、增加水果和蔬菜的摄入、增加粗粮及纤维素饮食和减少维生素C的摄入均可能在一定程度上起到预防结石复发的作用。

3. 药物预防　对具有高复发风险的肾结石患者，可考虑应用药物进行预防。主要有以下几类：噻嗪类利尿剂可降低尿液中钙水平，降低尿液中草酸盐的排泄水平，还可以抑制钙的肠道吸收，适用于伴高钙尿症的草酸钙结石患者。噻嗪类利尿剂与枸橼酸钾联合应用可减轻其不良反应，并可增强预防结石复发的作用。碱性枸橼酸盐能够增加尿液中枸橼酸的排泄能力，从而防止尿液中草酸钙、磷酸钙和尿酸盐的过饱和，抑制结晶的聚集和生长，能有效地预防草酸钙结石的复发。别嘌呤醇可以减少尿酸盐的产生，降低血清尿酸盐的浓度，减少尿液尿酸盐的排泄，因此主要用于预防伴高尿酸尿症的肾结石患者。以上三类药物的疗效相对较为肯定。此外，镁剂、葡胺聚糖、维生素B_6及中草药也可能对肾结石具有一定预防作用。

第三节　输尿管结石

输尿管结石（ureteral calculus）约占上尿路结石的65%，其中90%以上是在肾内形成后降入输尿管中，原发于输尿管的结石多继发于输尿管梗阻性病变（常见的如输尿管狭窄、输尿管口囊肿、输尿管瓣膜和输尿管憩室等）。因此，病因上输尿管结石与肾结石相同，形态上结石进入输尿管后逐渐变为枣核形。

输尿管由上到下，管壁越来越厚，存在5个生理性狭窄部位：①输尿管肾盂连接部（ureteropelvic junction，UPJ），管腔直径约2 mm；②输尿管跨越髂血管分支处，管腔直径约3 mm；③输尿管与男性输精管或女性阔韧带底部交叉处；④输尿管与膀胱外侧缘交界处；⑤输尿管的膀胱内段，管腔直径1～2 mm。其中跨越髂血管分支处、与输精管或扩底韧带底部交叉处为相对狭窄，有些教材仅描述其余3个较明显的狭窄部位。过去普遍认为输尿管结石易停留在上述5个狭窄部位，但实际上，结石最易停留或嵌顿的部位是上段输尿管的第3腰椎水平及附近。由于输尿管的自主节律性蠕动和管腔内尿流速度较快，直径<0.4 cm的小结石比较容易降入膀胱而随尿排出。输尿管结石如果不能排出，无论大小，都可能引起肾积水，进而造成肾功能损害。

（一）临床表现

1. 疼痛　输尿管结石出现疼痛者占56%，典型表现为输尿管绞痛，即临床上所谓的“肾绞痛”，是结石在输尿管内移动刺激输尿管痉挛，或结石造成输尿管梗阻后，输尿管及肾盂压力增高所致。疼痛的位置多位于脊肋角、腰部和腹部，表现为痉挛样疼痛，剧烈难忍，呈阵发性，发作时患者辗转不安，面色苍白，全身冷汗；由于输尿管与胃肠道有共同的自主神经支配，输尿管结石引起的绞痛常引起剧烈的胃肠症状，伴有恶心、呕吐与腹胀。疼痛部位和放射范围与输尿管结石的位置有关：①上段输尿管结石一般为肋腹部剧痛，并向同侧下腹部放射，伴或不伴恶心感或呕吐症状；②中段输尿管结石引起的绞痛位于中下腹部，右侧结石应注意与阑尾炎鉴别诊断；③下段输尿管结石引起的绞痛位于下腹部并向同侧腹股沟、阴囊或大阴唇放射；④如果结石达到输尿管膀胱连接处（ureteral bladder junction，UVJ）则表现为耻骨上区绞痛伴有膀胱刺激症状（尿频、尿急、尿痛），这是因输尿管远端平滑肌与膀胱三角区肌肉相连并附着于后尿道所致。疼痛可自行停止或经过对症治疗得到缓解，缓解后患者常很疲倦，并伴有多尿，腰部隐痛可以持续数天。在绞痛发作静止期，可无任何症状，或仅有肾积水及肾周尿外渗引起的腰部胀痛。

2. 血尿　腰腹部绞痛伴血尿是输尿管结石的特征性表现。约90%的患者有血尿，少数患者可因输尿管完全性梗阻而无血尿。大多为镜下血尿，仅10%为肉眼血尿。血尿产生的原因为结石进入输尿管，对输尿管黏膜造成损伤或合并感染。先出现输尿管绞痛，后出现血尿应首先考虑输尿管结石。而先出现大量血尿，排出蚯蚓状或条索状血条，再出现输尿管绞痛，可能是由于梗阻上段来源的大量血液进入输尿管后未能及时排出，凝固形成血块引起绞痛。在这种情况下，需要首先排除肾出血性疾病，例如肾盂恶性肿瘤或者肾小球肾炎等肾内科疾病。

3. 排石　患者偶可在排尿时发现细小结石随尿排出，患者有排出异物感或刺痛感。排出的结石可收集进行结石成分分析。

4. 感染和发热　输尿管结石引起梗阻后容易继发上尿路急性或慢性感染，表现为发热、寒战、腰痛和脓尿。其热型以弛张热、间歇热或不规则发热为主。严重时还可引起尿源性脓毒血症甚至感染性休克症状，出现心动过速、低血压、意识障碍等症状。产脲酶细菌的感染可引起感染性结石。大约30%的草酸钙结石患者都有大肠埃希菌感染史。尿常规检查可发现尿液中白细胞增多，尿液沉渣亚硝酸盐试验阳性。抗生素治疗有时可以控制症状，但多数情况下，在梗阻解除以前，患者的发热不能得到有效的改善。

5. 无尿　输尿管结石很少出现无尿的情况，仅在：①双侧上尿路完全梗阻；②孤立肾上尿路完全梗阻；③一侧肾无功能，另一侧上尿路完全梗阻；④一侧上尿路完全梗阻，另一侧正常肾反射性尿闭的情况下偶有出现。只要在1周以内积极处理，肾功能一般可以恢复。

6. 肾功能不全 长时间无尿患者或上尿路结石造成双侧肾功能损害，可能发展为尿毒症，出现肾功能不全的表现，若合并感染则对肾功能损害更加严重。

（二）诊断

输尿管结石的诊断不难，但要注意全面评估和不漏诊，一般应包括以下几方面。①结石本身的诊断，包括结石部位、体积、数目、形状和成分。②结石相关的并发症，包括是否合并感染、梗阻的程度、肾积水的程度和肾功能的评估。③结石可能的病因评估，是否存在代谢异常。通过对病史、症状、体征，结合实验室和影像学检查，可以完成上述诊断。

1. 病史 肾绞痛合并血尿或与活动有关的血尿和腰痛，应考虑输尿管结石的诊断。病史中注意与结石有关的手术史、家族结石病史，患者的职业、饮食习惯和有无长期大量应用磺胺类、乙酰唑胺、皮质激素、维生素D等药物史。

2. 体格检查 输尿管结石患者常常体征轻于症状。无肾绞痛发作时，局部常无特殊体征，肾绞痛发作时患侧脊肋角常有叩痛；当合并感染时候，压痛或叩击痛更明显；有肾积水时，肾区可能触及积水的肾脏。

3. 实验室检查

（1）尿常规检查：多数患者可发现镜下血尿；合并感染时，尿中白细胞增多。新鲜尿液尿沉渣检查亚硝酸盐试验呈阳性，尿液结晶可能发现草酸钙、磷酸钙、尿酸或胱氨酸结晶。尿pH因结石成分不同而异，远端肾小管酸中毒时，通常尿pH > 6.0。

（2）尿细菌培养及药敏实验：对抗菌治疗有指导意义，对结石成分的判断也有一定帮助。

（3）24 h尿液检查：测定尿钙、磷、尿酸、草酸、胱氨酸、镁、钠、氯化物、枸橼酸等，以评估患者有无代谢异常。

（4）结石成分分析。

（5）血液检查：甲状旁腺功能亢进症患者，血甲状旁腺激素增高，血钙浓度 > 2.75 mmol/L（11 mg/dL）；合并骨病时，血清碱性磷酸酶水平升高，骨密度测定可以发现有不同程度的降低。高尿酸血症的患者，男性血尿酸浓度≥7 mg/dL，女性血尿酸浓度≥6.5 mg/dL。肾功能不全患者血尿素氮和肌酐浓度均高于正常，血钾浓度不同程度增高，同时有肾性酸中毒。远端肾小管酸中毒时可出现低钾和高血氯性酸中毒。

4. 影像学检查

（1）超声波检查：可作为泌尿系统结石的常规检查方法，更是儿童和孕妇在怀疑尿路结石时的首选方法。其优点是简便、经济、无创伤，可以发现2 mm以上X线阳性及阴性结石。结石的超声图像为强回声伴声影。在检查输尿管结石时，由于缺少一个良好的“声窗”作为衬托的背景，故检出效果不如肾结石。由于超声很容易发现结石近端的尿路扩张，通常可沿这条输尿管积水形成的“水路”扫查到上段输尿管结石；下段输尿管结石须用充盈尿液的膀胱作为“声窗”才能检出。但是，由于受肠道及内容物的遮挡，超声波检查诊断输尿管中段结石的敏感性较低很难检出。

（2）尿路平片（KUB平片）：可发现90%左右的X线阳性结石，能够大致地确定结石的位置、形态、大小和数量，因此，可作为结石检查的基本方法。若结石直径 < 3 mm，KUB平片可能观察不到。处于妊娠期、哺乳期的患者及部分患儿不宜进行X线检查。虽然理论上90%以上的结石含钙质可在KUB平片上显影，但由于输尿管结石的体积一般较小，加之脊椎横突和骨盆的遮挡作用，在有绞痛发作的结石患者中，至少有50%的结石难以判明。摄片时，必须包含耻骨联合上缘，否则容易漏诊；阅片时，必须严格沿着输尿管的走形部位（尤其是与髂骨和横突重叠处）仔细寻找钙化阴影。应同时注意勿将腹部淋巴结钙化、盆腔内静脉石、阑尾内粪石、骨岛等误认为是尿路结石。第3腰椎

横突边缘骨密度比较高，尤其容易被误认为输尿管上段结石，需要注意鉴别。

（3）静脉尿路造影（IVU）：即排泄性尿路造影。IVU应该在尿路平片的基础上进行，其价值在于了解尿路的解剖（如输尿管狭窄，瓣膜等导致结石形成的潜在性局部因素），确定结石在输尿管的位置，发现KUB平片上不能显示的X线阴性结石，鉴别平片上可疑的钙化灶，因此对诊断帮助最大。此外，还可以了解分侧肾脏的功能，确定肾积水程度。输尿管结石如果引起梗阻，在结石上方可以见到积水的输尿管、肾盂及肾盏，结石下方的输尿管可能不显影，如果能显影，一般没有扩张积水。尿酸结石在影片上表现为充盈缺损，要注意与泌尿系统肿瘤引起的充盈缺损相鉴别。应当注意，输尿管绞痛发作之后，患肾可能会发生一过性的功能性无尿，如行常量IVU检查，患肾一般不显影或显影极差，对此不应轻易判断为无功能肾，因为患侧肾功能会在2周左右逐渐恢复，所以应在绞痛发作后2周行IVU为宜。对于严重肾积水和肾功能受损者，可采用大剂量IVU和延迟摄片，以便测定残存的肾脏功能。碘过敏、严重肝肾功能不全以及心血管疾病者禁做该项检查。

（4）逆行肾盂造影或经皮肾穿刺造影（RP）：逆行造影是通过膀胱镜向患侧输尿管插入输尿管导管，拍腹部平片，以确定致密影是否在输尿管内，注入造影剂，可以了解肾盏、肾盂和输尿管的情况。此项操作由于要做膀胱镜，在操作过程中患者有一定的痛苦，同时要进行输尿管内插管，有逆行感染的危险，所以不作为常规检查。经皮肾穿刺造影需穿刺肾脏造成损伤，仅适用于下列特殊情况：①因碘过敏而无法行IVU；②因IVU显影效果不佳而影响结石的诊断；③在结石的远端怀疑有输尿管梗阻；④需经输尿管导管注入空气作为对比剂，通过提高影像的反差来显示X线透光结石。

（5）螺旋CT：可进行连续的无漏层扫描，还能同时对所获得的图像进行二维及三维重建，获得矢状或冠状位成像，能够检出其他常规影像学检查中容易遗漏的微小结石。螺旋CT平扫对于输尿管结石的检出率可达95%以上，尤其适用于输尿管绞痛时普通影像学检查未能确诊的结石，现已取代IVU。输尿管结石在螺旋CT平扫影像上除表现为高密度阴影外，另一特征是由结石外周水肿的输尿管壁形成的“框边”现象。其他CT征象包括肾或输尿管积水、肾脏肿大以及肾周渗漏液。CTU是将螺旋CT扫描与IVU检查相结合的一种检查方法，可以准确判断结石的有无、大小、数量、部位及梗阻、积水的情况，并能反映肾脏分泌、排泄功能，可作为IVU的替代检查。但CTU的价格较昂贵，并且较IVU需要接受更高的放射剂量。

（6）其他检查：同位素肾图可以了解肾功能情况及有无尿路的梗阻；同位素肾动态扫描可以准确测量分肾的肾小球滤过率。磁共振尿路成像（MRU）在不使用造影剂的情况下，可以显示肾集合系统的形态，对于不能使用造影剂的患者，特别是孕妇可以应用，但是需要注意磁共振对于结石的诊断缺乏特征性。

（三）鉴别诊断

1. 急性阑尾炎　右侧输尿管结石需与急性阑尾炎相鉴别。急性阑尾炎表现为转移性右下腹痛，呈持续性疼痛，有右下腹局限性压痛，有反跳痛、肌紧张，一般无血尿；肾结石呈阵发性绞痛，其程度一般比阑尾炎重，无肌紧张及反跳痛。后位阑尾炎因较靠近输尿管，若炎症累及输尿管，使之充血而出现镜下血尿，但量少、较少见。另外，肾结石KUB可显示有致密影。

2. 胃十二指肠溃疡穿孔　溃疡穿孔通常有胃溃疡病史，表现为突然发生的持续性上腹剧烈疼痛，很快扩散至全腹部，有明显的腹膜刺激症状，上腹压痛明显，全腹压痛、反跳痛和肌紧张，板状腹，肝浊音界缩小或消失，X线片检查膈下有游离气体即可确诊。输尿管结石肾绞痛症状明显，但局部体征比较轻，可以有患侧输尿管走行区的深压痛，没有反跳痛和肌紧张。

3. 胆囊炎和胆结石 主要表现为右上腹压痛，向右侧肩背部放散，疼痛可以很剧烈，墨菲（Murphy）点压痛、反跳痛明显，有腹肌紧张；右输尿管结石疼痛主要沿输尿管走形向下窜及右下腹、大腿内侧，Murphy点无压痛。X线侧位片肾结石位于椎体前缘之后，而胆结石位于椎体前方。

4. 卵巢囊肿扭转、破裂或异位妊娠 卵巢囊肿扭转或破裂多发生于育龄期女性，表现为突发性下腹剧痛，多在月经前发病，短时间剧痛后持续性坠痛，伴有内出血，出现休克症状。下腹部有轻度触痛，重者有明显触痛且有反跳痛。腹部穿刺有不凝血，尿常规多正常。B超检查容易证实诊断。异位妊娠则有停经史，尿妊娠免疫试验阳性。

5. 睾丸炎和睾丸扭转 下段输尿管结石的牵涉痛产生于髂腹股沟神经和生殖股神经的生殖支。因此，在排除泌尿系统感染等疾病后，男性患者需要与睾丸扭转或睾丸炎相鉴别，睾丸炎和睾丸扭转可以发现肿大的睾丸，伴有睾丸的红肿疼痛。输尿管结石患者没有睾丸的病变。

6. 腹腔淋巴结钙化 需与下段输尿管结石鉴别，CT影像上显示静脉石一般呈圆形，边缘光滑，密度高，中间密度稍低，靠近盆壁，位置固定，输尿管插管后致密影不与输尿管导管重叠。

7. 输尿管肿瘤 输尿管癌或息肉等良恶性肿瘤都可以引起血尿、绞痛、积水等类似症状，输尿管肿瘤以无痛性全程肉眼血尿为主，患者多以血尿就诊，尿脱落细胞学检查可找到肿瘤细胞。输尿管结石以疼痛为主要特点，多为绞痛；肉眼血尿少见，多为镜下血尿。

（四）治疗

输尿管结石易引起梗阻，近端尿路积水扩张，逆行性感染，最终损伤肾功能，因此应该积极处理。纯尿酸结石能够通过口服溶石药物溶石，尿酸结石行逆行输尿管插管进行诊断及引流治疗时，如导管成功到达结石上方，在严密观察下进行碱性药物局部灌注溶石，比口服溶石药物的溶石速度更快。但含有尿酸铵或尿酸钠的结石则很难溶解。无论采用何种方法排石或取石，都是症状性治疗。对于有复发可能的结石或多发结石、双侧结石必须进行各种代谢病因检查，去除病因，或正确地应用药物治疗，以防止结石复发。

1. 保守治疗 对于直径＜5 mm的输尿管结石，可首选保守治疗；对于直径5～10 mm的结石，可以在密切监测下选用保守治疗。保守治疗措施包括：大量饮水，保证每天2 500～3 000 mL；适度运动；应用镇痛药物缓解肾绞痛症状；定期监测结石位置及肾积水的变化。如出现持续的输尿管梗阻、感染，排石过程无明显的进展，或出现无法缓解的肾绞痛发作，则需要进行外科干预治疗。

2. 肾绞痛治疗 输尿管结石患者肾绞痛发作时的急诊治疗目的是解除患者痛苦，可注射解痉止痛药物。药物种类包括：①非甾体抗炎药：常用的有双氯芬酸钠（扶他林）和吲哚美辛（消炎痛）等。双氯芬酸钠还有减轻输尿管水肿的作用。双氯芬酸钠会影响肾功能不良患者的肾小球滤过率，但对肾功能正常者不会产生影响。②阿片类镇痛药物：常用的有氢吗啡酮、哌替啶、布桂嗪和曲马多。这类药物在治疗肾绞痛时不推荐单独使用，一般需要配合阿托品、山莨菪碱等解痉类药物一起使用。③解痉药：M型胆碱能受体阻滞剂，常用的有硫酸阿托品和山莨菪碱，可以松弛输尿管平滑肌，缓解痉挛。黄体酮可以抑制平滑肌的收缩而缓解痉挛，对止痛和排石有一定效果。钙离子通道阻滞剂，如硝苯地平10 mg口服或舌下含化对缓解肾绞痛有一定的作用。近期国内外的一些临床报道显示，α受体阻滞药在缓解输尿管平滑肌痉挛、治疗肾绞痛中具有一定的效果。

对首次发作的肾绞痛治疗应从非甾体抗炎药开始，如果疼痛持续，可换用其他药物。吗啡和其他阿片类药物应与阿托品等解痉药一起联合使用。

3. 药物排石治疗

（1）适应证：①直径0.5～1.0 cm的结石可以尝试药物排石，多数意见认为结石直径＜0.6 cm为宜；②结石无明显的嵌顿或梗阻；③结石以下输尿管无梗阻；④特殊类型的结石，如尿酸结石和胱氨酸结石。

（2）排石药物：单纯排石治疗的疗程应维持在1～2个月以内为宜，常用排石药物如下。①α受体阻滞剂：可松弛输尿管下段平滑肌，促进结石排出。②碱性枸橼酸盐：包括枸橼酸氢钾钠（友来特）、枸橼酸钾、枸橼酸钠等，尤其推荐用于尿酸结石和胱氨酸结石的溶石治疗。③钙离子通道阻滞剂：通过阻断钙离子通道，松弛输尿管平滑肌，促进排石。④非甾体抗炎药：在减少疼痛发作的同时可以减轻输尿管水肿，促进结石排出。

4. 体外震波碎石（ESWL） 由于不需麻醉（成人）且并发症发生率较低，即使有诸如输尿管镜（ureteroscope，URS）和经皮肾镜碎石取石术（PCNL）等先进内镜技术，ESWL仍是治疗输尿管结石的首选方法。但因输尿管结石往往被管壁包裹，周围缺少一个有利于冲击波充分发挥作用的水环境，所以比肾结石难以粉碎。因此，ESWL治疗输尿管结石通常需要较高的冲击波能量和更多的冲击次数。ESWL治疗输尿管结石的成功率与碎石机的类型、结石的大小、成分、被组织包裹的程度有关。不同部位输尿管结石处理的难易程度不同，排石率也有差异。文献资料显示，输尿管近段、中段和远段结石行ESWL治疗的清除率分别为82%、73%和74%。大多数输尿管结石原位碎石治疗即可获得满意疗效，由于ESWL前放置输尿管支架会降低输尿管的蠕动，并不改善结石的清除率，患者还可能出现尿频、尿急、排尿困难等症状，因此，一般不推荐ESWL时预置输尿管支架。但是，对于孤立肾输尿管结石患者，置管可避免发生急性输尿管梗阻及石街形成。此外，输尿管置管有利于对阴性结石的X线定位和灌注溶石治疗。另外，选择ESWL治疗时应注意准确定位、开始治疗时采用低能量，逐渐增加到推荐的最大能量级、低频率（一般推荐60次/min）、限制冲击次数以减少损伤。

（1）适应证：①在排除禁忌证情况下全段输尿管结石均可行ESWL；②对直径≤10 mm的上段输尿管结石首选ESWL，直径＞10 mm的结石可选择URS或ESWL；③对直径＞15 mm、停留时间长（＞2个月）的结石，由于该类输尿管结石嵌顿时间长、肾积水严重或合并输尿管狭窄及其他病变，ESWL的治疗效果差，应视不同位置采用URS或PCNL；④对直径≤10 mm下段输尿管结石首选ESWL或URS，直径＞10 mm的结石可首选URS；⑤对中段输尿管结石可选择ESWL或URS。有些输尿管结石需要预置输尿管支架，通过结石或者留置于结石的下方而行原位碎石，对治疗有一定帮助；也可以将输尿管结石逆行推入肾盂后再行碎石治疗。比较大的结石，需要分次进行冲击碎石，关于治疗的间隔时间目前无确定的标准，但与治疗肾脏结石相比，输尿管结石的ESWL治疗间隔可适度缩短。经2～3次ESWL治疗无效时，可改行URS或PCNL治疗。

（2）禁忌证：妊娠，未纠正的出血性疾病及凝血功能障碍，严重的心肺疾病，未控制的尿路感染，严重肥胖或骨骼畸形影响结石定位，结石附近有动脉瘤，结石以下尿路有梗阻。

（3）常见并发症：ESWL治疗后血尿很常见，一般无须处理；碎石排出过程中可能引起肾绞痛，对症处理即可。

5. 输尿管镜碎石取石术（URS） 新型输尿管镜的临床应用使输尿管结石的治疗发生了根本性的变化。目前使用的输尿管镜有硬性或半硬性和软性两类。硬性和半硬性输尿管镜适用于输尿管中、下段结石的碎石取石，而软镜则适用于输尿管中、上段结石特别是上段结石的碎石及取石。输尿管镜硬镜基本操作方法是将输尿管镜经尿道和膀胱插入患侧输尿管，对于小结石可在直视下用抓钳或套石篮取石，大结石需经体内碎石器将其粉碎（可选择气压弹道、激光或超声碎石）后取出。而输尿管软镜需要在X线监视下先使用膀胱镜或输尿管镜向输尿管内插入2根导丝至肾盂，一根作为工作导丝可置入输尿管软镜或软镜输送鞘；另一根为安全导丝，术中全程留置在肾盂内。URS术后是否放置双J管，目前尚存在争议。一般放置双J管时间为1～2周。

（1）硬镜适应证和禁忌证：适应证：①输尿管中、下段结石；②ESWL治疗失败后的输尿管上段结石；③ESWL后形成的“石街”；④结石并发可疑的尿路上皮肿瘤；⑤X线阴性的输尿管结石；⑥停留时间长的嵌顿性结石而行ESWL治疗困难者。禁忌证：不能控制的全身出血性疾病；严重的心肺功能不全，无法耐受手术；未控制的泌尿道感染；严重尿路狭窄，腔内手术无法解决；严重髋关节畸形，截石位困难。

（2）软镜适应证和禁忌证：适应证：①输尿管上段结石；②伴有输尿管扭曲、硬镜不能到达结石部位的患者；③极度肥胖的患者；④伴有轻度出血倾向或不能停用抗凝药物的患者。其禁忌证同输尿管硬镜碎石取石术。

（3）ESWL的常见并发症：①感染；②黏膜下损伤；③假道形成，应放置双J管，引流4周；④穿孔为主要的急性并发症之一，小的穿孔可放置双J管引流2～4周，严重者应手术修补；⑤输尿管黏膜撕脱为最严重的急性并发症之一，应积极进行手术重建；⑥输尿管狭窄为主要的远期并发症之一，其发生率为0.6%～1%。主要危险因素为输尿管黏膜损伤、假道形成或穿孔、输尿管结石嵌顿伴息肉形成、多次ESWL致输尿管黏膜破坏。

6. 经皮顺行输尿管镜　上段输尿管结石经ESWL治疗无效时可尝试URS，或采用经皮顺行输尿管镜。对于输尿管结石，可以处理输尿管上段第4腰椎以上的结石。其适应证为：①输尿管上段结石；②ESWL无效或逆行输尿管镜治疗失败的输尿管上段结石，包括尿流改道患者；③结石直径≥1.0 cm，肾脏积水较重；④合并肾结石、肾盂输尿管连接部梗阻（ureteropelvic junction obstruction，UPJO）等需要顺行经皮穿刺肾造瘘一并处理。

7. 输尿管切开取石术（腹腔镜或开放手术）　根据输尿管结石的部位，采取经腰、经腹或经耻骨上切口，暴露输尿管，术中注意固定结石以防滑脱，在结石上缘切开输尿管，取石后用输尿管导管上下探查其通畅程度，放置双J管行内引流后缝合输尿管。输尿管上中段结石取出术比下段者简单，并发症也较少。输尿管下段结石，如嵌顿日久，粘连过多时，手术路径可经腹膜外切口切开取石，也可切开膀胱，再经输尿管切开取石；或切开膀胱前后壁，暴露输尿管下端取石。双侧输尿管结石患者，可经过腹腔行双侧输尿管切开取石术。

（1）适应证：①ESWL、URS和PCNL取石失败的输尿管结石；②合并输尿管或邻近组织其他病变（输尿管憩室、息肉、瓣膜等）需要同时处理；③结石直径＞1.5 cm，需行多次ESWL或输尿管镜治疗，或输尿管扭曲估计ESWL或输尿管镜治疗成功可能性极小的病例。

（2）合并症：输尿管切开取石术创伤大，应谨慎评估选择该处理方式，常见的手术合并症包括：①尿漏：引流后多数能自行停止。②输尿管狭窄：术后可定期行输尿管球囊扩张术或狭窄段切除＋输尿管端端吻合术。③出血及脏器损伤：出血无法控制者，行肾动脉造影检查及栓塞治疗。

8. 输尿管石街的处理　石街是大量碎石在输尿管与男性尿道内堆积没有及时排出而形成，以输尿管石街最为多见。一般ESWL或经皮肾镜碎石术后容易形成石街，原因有：①肾内结石太大，在进行碎石治疗时，一次粉碎的结石量过多；②结石粉碎为较大的碎石块堵塞输尿管；③两次碎石间隔时间太短；④输尿管结石梗阻时间太久，炎症、息肉、狭窄，肉芽组织增生，输尿管内径变窄容易形成石街；⑤碎石后患者过早大量运动；⑥ESWL引起肾功能损害，排出碎石块的动力减弱。如果石街形成3周内不积极处理，肾功能恢复将受到影响；石街完全堵塞输尿管，6周后肾功能将完全丧失。

在对较大的肾结石进行ESWL之前常规预置双J管，可大大降低石街的发生率。通过经皮肾穿刺造瘘术放置造瘘管通常能使结石碎片排出。对于输尿管远端的石街，可以用输尿管镜碎石以将其最前端的结石击碎。URS治疗为主，联合ESWL和PCNL是治疗复杂性输尿管石街的好方法。

（五）特殊患者输尿管结石的治疗

1. 妊娠期输尿管结石　尿石症是妊娠过程中一种较常见的并发症，肾绞痛是孕妇因非产科因素入院的最常见病因。由于妊娠，孕妇出现肾绞痛的疼痛部位可较非孕期有所变化，输尿管走行区压痛位置也可能变化。对于妊娠期尿路结石诊断，B超为首选诊断方法，磁共振尿路成像（MRU）可作为备选，不建议使用钆造影剂行增强MRI；妊娠患者需慎用放射线检查，低剂量CT仅作为复杂病例的最后备选方案。

通过多饮水、输液利尿、适当增加运动量、解痉等保守治疗，约90%的患者可自行排出结石。对于症状难以控制或出现合并症者，可在局麻下放置双J管或经皮肾穿刺造瘘解除梗阻；无法耐受双J管或肾造瘘者，可行输尿管镜碎石术（URS）。由于妊娠期输尿管生理性扩张，URS安全有效，较少发生并发症。URS适用于妊娠任何时期、任何部位的输尿管结石，单次清石率达91%。术后应留置输尿管支架管72 h以上，以缓解梗阻所致疼痛、发热等。

2. 尿流改道术后输尿管结石　尿流改道术后继发上尿路结石与普通上尿路结石的诊治原则一致。在排除结石远端梗阻的前提下，对直径<20 mm的输尿管结石可行ESWL，清石率为25.0%～81.5%。由于尿流改道后的解剖异常，逆行URS的成功率不高，PCNL、顺行URS是治疗输尿管结石安全有效的方法。

3. 肾盂输尿管连接部狭窄（UPJO）合并结石　UPJO合并结石的治疗目的是纠正解剖畸形、清除结石。腹腔镜或开放下行肾盂成形+取石术疗效确切，预计有结石残留时可联合输尿管软镜。ESWL不予以推荐。

第四节　膀胱结石

膀胱结石是一个古老的疾病，文献记录了公元前4 800年的16岁男性木乃伊体内的膀胱结石。而在现代社会，膀胱结石较为罕见，大约占泌尿系统结石的5%。膀胱结石的发病率与地域、年龄和性别相关。在印度、老挝等国家，低蛋白、低磷酸盐饮食常导致5岁以下儿童发生膀胱结石。除此之外，解剖异常也是儿童患膀胱结石的主要因素。对于成年人，膀胱结石大都出现在老年人群，多继发于其他疾病。男性发病率远高于女性，这是因为男性尿道细而长，且有多个部位弯曲，易发生梗阻，从而导致膀胱结石的形成。另外，老年男性前列腺增生也是膀胱结石形成的重要因素之一。

（一）病因

1. 原发性膀胱结石　是指没有已知的功能、解剖、感染因素导致膀胱结石的发生，并非指结石起源于膀胱。此类膀胱结石多发生于10岁以下的儿童，男童多见，发病具有明显的地区性分布，现多见于印度、老挝、泰国、巴基斯坦和伊朗等国家。在流行地区，儿童喂养通常以谷物为主，饮食结构缺乏动物蛋白和磷酸盐，从而导致代谢发生改变。低磷酸盐摄入导致尿液中磷酸盐降低，铵盐增加，从而促进草酸钙结晶和尿酸铵结晶的沉积。在某些地区，婴儿喂养以黏稠的糯米糊为主，这种喂养方式同样缺乏动物蛋白和磷酸盐，同时还会出现尿液浓缩减少，尿液中抑制结石生成的枸橼酸盐含量降低，均促进了结石的生成。但对于此类营养相关的膀胱结石，通过改善孕产妇营养使得母乳充足，或改善婴幼儿的饮食结构，可以有效预防膀胱结石的发生。在经过取石治疗和对因治疗后，儿童膀胱结石也极少复发。

2. 继发性膀胱结石　较前者多见，可以在膀胱中通过饱和结晶沉积形成，也可由上尿路结石落入膀胱中形成，这部分患者可报告有肾绞痛史。继发性膀胱结石的主要病因包括下尿路梗阻、膀胱异物、感染、解剖异常、代谢异常等。

（1）下尿路梗阻：是目前男性小儿和老年人诊断为膀胱结石主要的病因。来源于肾脏的小结石在尿路通畅的情况下，可通过肾盂—输尿管—膀胱—尿道随尿排出。但当存在下尿路梗阻时，可使结石或过饱和结晶沉积于膀胱从而形成结石。在男性中，下尿路梗阻的原因主要为前列腺增生症，女性中主要为膀胱突出症或盆腔器官脱垂引起的尿道扭曲。这些病因均使得膀胱流出道变窄，膀胱内的沉积物不能及时随尿液排出，长期积聚形成结石。下尿路梗阻还可见于尿道狭窄、膀胱颈挛缩、膀胱憩室、膀胱肿瘤、膀胱膨出等。

（2）膀胱异物：可作为结石沉积的核心促进膀胱结石的形成。膀胱异物的主要来源是医源性操作，少数来源于患者的自残行为。常见的异物类型有导管、缝线、电线、发卡等。妇科手术如子宫切除术后缝线残留、膀胱悬吊过程中侵犯膀胱，易成为膀胱结石形成的核心。此外，长期的尿路引流也会导致结石的发生，因输尿管支架置放在膀胱段导致结晶沉积于此，形成的小结石甚至可以堵塞输尿管支架造成肾脏损伤。对于长期留置导尿管的患者也容易形成结石。另外，在置入尿管的过程中，若不慎将毛发带入了膀胱内，也可以成为结石形成的核心。因长期留置导管而引起膀胱结石的情况较少见，研究报道其发生率＜3%。在行尿道吻合术时，膀胱尿道附近放置的不可降解的手术夹也可能形成结石。

（3）尿路感染：可继发于下尿路梗阻和膀胱异物。某些细菌（如尿素分解细菌）感染可升高尿液pH，促进尿磷酸钙和铵、镁盐的沉积从而形成感染性膀胱结石。

（4）肠道膀胱扩大术：行该术式的患者，患膀胱结石的概率显著升高，这可能与肠道黏液相关。尿液中的钙离子与黏液中的黏蛋白具有较高的亲和力，当钙离子结合于黏蛋白周围的唾液酸残基，使其丧失水分，变得紧密且溶解度降低形成结石。另外，肠道黏液也能够促进细菌生物膜的形成，感染风险增加。

（5）膀胱外翻－尿道上裂：因膀胱存在解剖、组织学、功能上的异常，易形成膀胱结石。膀胱外翻－尿道上裂需行膀胱重建术进行治疗，但在术后膀胱引流管、尿路感染、尿液潴留同样加重了结石的形成。

（6）神经源性膀胱：脊髓损伤常导致神经源性膀胱的发生。膀胱结石的形成一般在脊髓损伤后3个月发生。完全脊髓损伤后四肢瘫痪的患者依赖于长期留置导尿管管理膀胱，尿石结晶的不断沉积导致膀胱结石的形成。清洁间断导尿可使膀胱结石的发生率大大降低。

（7）代谢性疾病：某些代谢异常使结石易于形成，包括胱氨酸结石、尿酸结石、黄嘌呤结石。

（二）结石成分和病理改变

膀胱结石的成分受尿液pH和病因的影响有所不同。感染性结石以磷酸磷灰石、磷酸镁铵、磷酸钙为主；非感染性结石以草酸钙、尿酸盐、尿酸为主。但对单个患者来说，结石成分并非单一的某一成分，常常是由不同的尿石结晶分层形成。根据不同的病因，原发性膀胱结石的常见结石成分为尿酸铵、草酸钙、尿酸、磷酸钙；下尿路梗阻导致的膀胱结石成分具有地区性，总体以草酸钙和尿酸结石为主；行肠道膀胱扩大术的患者术后常常伴有反复尿路感染，其结石类型主要为磷酸镁铵结石，即鸟粪石。膀胱结石大多为单发结石，有25%～30%为多发，多发结石最多可达几十个甚至上百个。结石的形状因周围环境而异，单发结石常常为卵圆形，还可呈现多角形、圆形、马蹄形、珊瑚状等多种形状，膀胱憩室结石和嵌入尿道的结石可表现为哑铃形。

膀胱结石患者的膀胱病理改变和结石形状、位置、是否伴发感染相关。对于表面光滑且不伴感染的膀胱结石，通常不会对膀胱壁造成明显的病理改变。大多数情况下，由于结石对膀胱壁的慢性机械性刺激，使得膀胱壁呈现慢性炎症性改变。膀胱镜下可表现为黏膜血管增多、黏膜充血。当并发感染时，黏膜充血加重，并可出现黏膜水肿、出血、溃疡形成，在结石表面和膀胱底部也可观察到脓苔。长期慢性炎症或结石导致的膀胱颈部梗阻，可形成膀胱内小梁、膀胱憩室，从而引起膀胱壁肌层纤维组织增生，膀胱壁增厚。当尿路梗阻持续时，尿液不能正常排出，潴留在膀胱内，使膀胱内压力增高，梗阻通过输尿管传递至上尿路，导致肾脏功能受损。若继发感染，则可发生输尿管炎和肾盂肾炎。长期感染可有炎症扩散，发生膀胱周围炎症，膀胱与周围盆部组织发生粘连甚至出现膀胱穿孔。结石对膀胱壁的长期慢性刺激也可能导致膀胱发生癌变，病理类型多为鳞癌。

（三）临床表现

膀胱结石的症状主要因结石在膀胱内移动引起。常见的症状包括下腹部疼痛、排尿困难和血尿。疼痛为下腹部和会阴部钝痛，在排尿时明显；也可表现为剧烈疼痛，常常因活动或强烈运动诱发或加剧。若结石刺激膀胱底部黏膜，除引起疼痛外，还常伴有尿频、尿急、血尿。当结石落于或嵌顿于膀胱颈部可引起排尿困难，可表现为尿流突然中断，若患者改变体位或摇晃身体，使结石离开膀胱颈，可继续排尿，此时常伴有血尿。若嵌顿持续或较重，可表现为急性尿潴留。小儿患者常因疼痛剧烈大声哭叫，大汗淋漓，常用手牵拉或揉搓阴茎，改变体位以排出尿液或减轻痛苦。有时患者因排尿困难而用力排尿时，可使尿粪同时排出，严重者可引起直肠脱垂或疝。若合并尿路感染，可出现膀胱刺激症状、脓尿、血尿。

体格检查可发现下腹部有轻度压痛。结石较大且腹壁薄弱时，可在耻骨上膀胱区触及结石。也可通过双合诊触及较大的膀胱结石。

继发性膀胱结石也可伴有原发疾病的症状，如严重的下尿路梗阻也表现为尿频、尿急、排尿困难等症状。

（四）诊断

膀胱结石的诊断主要根据病史、症状和体格检查、实验室检查、影像学检查，必要时可做膀胱镜检查。需要注意的是，由于膀胱结石多为继发性疾病，不应只满足于膀胱结石本身的诊断，应结合患者自身情况评估膀胱结石发生的原因，从而制订合理的方案并行对症和对因治疗，预防复发。

1. 病史 膀胱结石多发于儿童和老年人，男性多见。小儿发病应注意询问喂养史或饮食结构。解剖异常也是发生膀胱结石的危险因素之一。此外，还需注意患者是否有妇科手术史或自残倾向。

2. 症状和体格检查 最常见的症状为终末肉眼血尿，可伴有下腹痛。疼痛可放射至会阴部或阴茎，有时可放射至髋部和背部，甚至放射至足底和足跟。此外，还可出现排尿中断、尿频、尿急、排尿困难、尿动力减弱、尿失禁等症状。但是这些症状并非膀胱结石所独有，应与其他疾病鉴别。当结石较大时，结石在膀胱内移动受限，对膀胱刺激减轻，因此症状较少。另外，也可通过腹部触诊或双合诊触及体积较大的结石。

3. 实验室检查 尿液分析可见红细胞，当存在尿路感染时，可有尿白细胞升高，尿培养可有细菌生长。

4. 影像学检查

（1）超声检查：对诊断膀胱结石具有重要价值。结石在膀胱腔内表现为高回声，后方伴声影，其位置可随体位改变而变化，在实时显像超声仪上可观察到体位改变时结石在膀胱内滚动的现象。超声还可同时发现膀胱憩室、前列腺增生等病变。

（2）X线片检查：KUB平片是诊断膀胱结石的可靠方法。膀胱结石多伴有泌尿系其他器官结石，行X线检查时应拍摄腹部全片。大多数膀胱结石不透X线，在平片上可见高密度影，显示出结石的大小、数目、形状及位置。但需与盆部静脉石、输尿管壁段结石、盆腔淋巴结钙化、卵巢钙化影、子宫肿瘤、膀胱肿瘤表面钙盐沉积、肠道肿物或粪石相鉴别。尿酸、胱氨酸结石在平片上显示不清时，可用气体或淡的造影剂行膀胱造影进行诊断。必要时，可行尿路造影了解上尿路情况。

（3）CT检查：对于膀胱憩室结石，或合并上尿路复杂结石的患者可行CT检查确诊，明确结石数目及位置，指导手术方案。

5. 膀胱镜检查　是诊断膀胱结石最准确的方法。可在直视下了解结石的大小、形状和数目，也可以同时观察膀胱内及尿道内是否存在其他病变，如前列腺增生、膀胱憩室、膀胱颈纤维化、膀胱肿瘤等。但此检查方法创伤较上述方法大，不作为常规检查。

（五）治疗

膀胱结石的治疗除了取出结石外，更应纠正结石形成的原因和危险因素，从而预防结石的复发。有的原因如前列腺增生、膀胱异物、膀胱憩室，可在取石手术时同时处理；有的原因如感染、代谢异常、营养失调，则需在治疗后再行处理。具体的治疗措施应结合患者的年龄、基础情况，结石的大小、硬度和成分，以及泌尿系统伴发病综合评估。化学溶石疗法治疗时间较长且常常不能解决患者潜在的功能紊乱和解剖异常，在膀胱结石的治疗中极少使用。因此膀胱结石的治疗方式主要为手术治疗，包括经尿道取石术、体外冲击波碎石术、开放手术和经皮手术。

1. 经尿道取石术　是利用人体自然腔道进行碎石的一种手术方式，创伤小、清石率高，不留有皮肤瘢痕。其方法是经尿道在内镜直视下进行碎石，碎石的方法包括钬激光、电动液压、超声、碎石钳机械碎石等。碎石钳、电动液压碎石容易导致膀胱黏膜损伤，引起血尿甚至膀胱穿孔，目前已较少使用。钬激光碎石是目前最常用的碎石方式，可以有效地处理较大的结石，相对于其他方式，并发症更少。此外，该手术还可以同时处理继发性膀胱结石的其他病因，如经尿道前列腺切除术。但需要注意的是，当结石体积较大、质地较硬时，经尿道取石术手术时间长，有时可能需要二期手术处理结石，也可以对大结石采用开放手术的方式进行取石。

2. 体外冲击波碎石术　可采用俯卧位进行体外冲击波碎石治疗。该方法通常不需要麻醉，在门诊即可进行。碎石前，需放置导尿管对膀胱进行充盈和排空，膀胱排空后结石位置相对固定便于碎石。但此法对于较大的结石碎片仍需要用膀胱镜取出。体外冲击波碎石术后结石复发的再治疗率为10%～25%。

3. 开放手术　一般采用耻骨上膀胱切开取石术。该手术在过去是治疗膀胱结石的标准治疗方式，优点是简单易行、安全可靠，且能同时处理膀胱内的其他病变；缺点是手术创伤较大，术后住院时间较长，目前已逐渐被创伤较小的经尿道取石术替代。在下列这些情况下，更适合采用此手术：①结石过大（直径>4 cm）、过硬者；②需同时处理的合并症，如前列腺增生或尿路梗阻、膀胱憩室、膀胱异物、膀胱肿瘤；③避免原有疾病加重，如膀胱严重炎症、膀胱输尿管反流；④无可用的尿道通道，如有膀胱颈重建史或膀胱颈闭合；⑤全身情况差不适合长时间手术者。

4. 经皮膀胱取石术　也有学者提出采用经皮手术治疗膀胱结石，与经皮肾镜碎石术类似，建立膀胱－皮肤通道，利用钬激光、超声、气压弹道等方式碎石，并将结石碎片取出。该方法可避免经尿道器械对尿道的损伤，同时清石率高，大约1%的患者会出现术后漏尿或持续血尿等并发症。

（王少刚）

数字课程学习

教学PPT　　自测题

第五篇　泌尿系统肿瘤

第十四章

肾　癌

关键词：

肾细胞癌　　影像学诊断　　错构瘤　　肾根治性切除术

保留肾单位的手术

思维导图

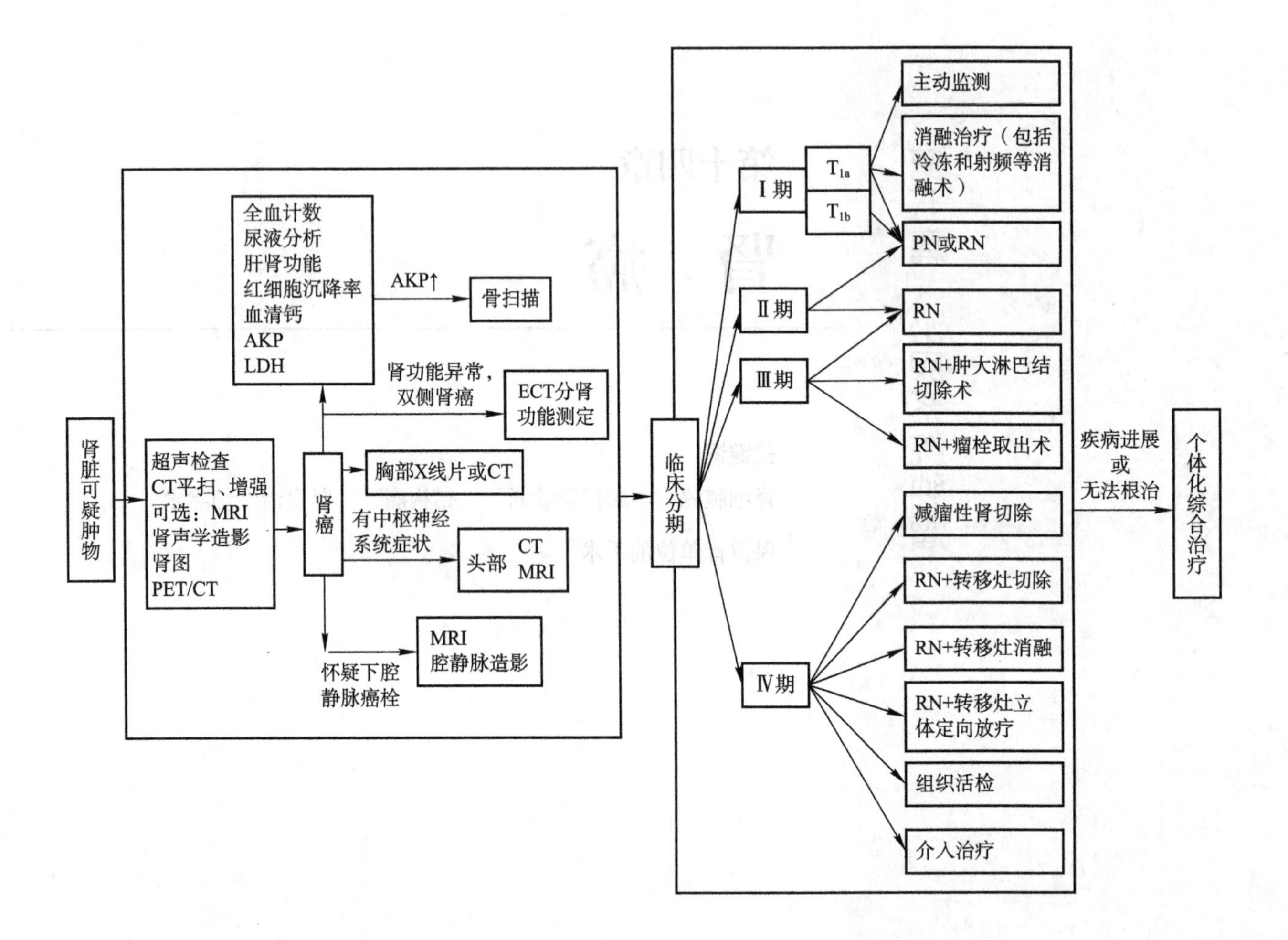

注：RN：肾根治性切除术；PN：肾部分切除术。

肾细胞癌（renal cell carcinoma，RCC）简称肾癌，是成人最常见的肾脏肿瘤，起源于肾实质泌尿小管上皮系统的恶性肿瘤，包括起源于泌尿小管不同部位的各种肾细胞的亚型，但不包括起源于肾盂上皮系统的恶性肿瘤。肾癌占全世界范围内所有成人肾肿瘤的90%以上，占所有恶性肿瘤的2%～3%。

迄今为止，肾癌的发病原因尚未完全明确，可能为多因素共同作用的结果。除了遗传因素外，吸烟、肥胖、高血压被公认为高危因素。目前肾癌的发病情况呈现明显的两极分化，60%～70%的患者是体检发现的无临床症状的早期肾癌，早期发现、早期手术是治愈肾癌的重要方法，这部分患者预后良好，5年生存率可达90%以上，能实现长期生存。而30%的患者在初次就诊时已经存在转移病灶，因腰痛、腹部肿块、血尿等肾癌经典症状甚至转移部位症状（骨痛、持续性咳嗽等）就诊，这部分患者预后较差，5年生存率不足30%，随着以抗肿瘤血管生成的靶向治疗以及新一代免疫治疗为基础的综合治疗的发展，目前这部分患者的预后也得到了很大改善。

（一）发病率和危险因素

1. 发病率　近年来，全球肾癌发病率和死亡率以每10年2%～3%的速度增长，呈现明显的上升趋势。我国的情况更为严峻，统计数据显示我国肾癌的发病率在过去20年间，以平均每年6.5%的速度增长，在泌尿系统肿瘤相关死亡中位居第一。统计数据显示，2018年全球新发病例40余万例，死亡病例17余万例。我国2015年新发病例6.68万例，死亡2.34万例。肾癌可见于各个年龄阶段，高发年龄一般在55～74岁。男性发病率较女性高，男女比例为（1.5～1.8）：1。不同地区间肾癌的发病率存在差异，我国城市的发病率明显高于农村。目前国内外资料均表明，随着年龄增长，肾癌发病率在不同地区、不同性别中均呈现上升趋势，需要引起足够的重视。

肾癌发病率上升和以下因素有关：①随着医疗水平的提高，人民群众的平均寿命延长，人口老龄化程度增高，本身会导致肿瘤发病率增高；②居民的体检意识增强，以及超声、CT等影像诊断技术的进步和普及，使早期发现的肿瘤病例增多；③生活环境和生活方式变化，吸烟、工作生活压力、饮食结构改变、体力活动减少以及环境污染等导致肿瘤发病率增高。

2. 危险因素和预防建议　目前已经证实的肾癌危险因素包括遗传因素、吸烟、肥胖和高血压。

（1）遗传因素：在肾癌发病过程中起着非常重要的作用。散发性肾癌也具有遗传倾向，家族中一级亲属患有肾癌，罹患肾癌的风险增加2～3倍，三级亲属增加1.6倍。环境因素和遗传易感性会相互影响。因此对于家族中有肿瘤病史的（包括但不限于肾癌），建议早期开始每年体检肾脏超声。

（2）吸烟：是公认的肾癌致病危险因素，香烟烟雾中的N-亚硝胺是诱导肾癌发生的罪魁祸首。大量研究表明吸烟和肾癌的发病呈正相关，罹患肾癌的趋势则与吸烟量明显相关。与终身不吸烟的人群相比，男性和女性吸烟者罹患肾癌的风险分别增加1.57倍和1.22倍，重度吸烟者（每天超过21支）发病风险分别增加2倍和1.6倍。即使是被动吸烟和偶然吸烟人群，肾癌患病风险同样会增加。戒烟后，罹患肾癌的风险可以下降15%～30%。

（3）肥胖：内脏脂肪堆积与肾癌的发生密切相关。肾癌发病率和肥胖程度之间存在线性依赖关系，BMI每增加5 kg/m^2，男性和女性罹患肾癌的风险分别增加24%和34%。

（4）高血压：与肾癌的发病风险之间也存在线性依赖关系。高血压患者罹患肾癌的风险是正常人群的2倍以上。此外，高血压也是影响肾癌进展的重要因素，控制血压可以有效阻止疾病进展。部分患者会对高血压药物有顾虑。实际上，多项研究证实，各种降压药物不增加肾癌的发病风险，可以安全使用。

针对上述危险因素，可以给予相应的预防健康建议。虽然遗传因素无法控制，但可以通过养成健康的生活方式降低肾癌的风险。例如，戒烟是有效地降低肾癌发生率和病死率的方法；合理膳食和控制体重，建议减少高脂、高蛋白食物摄入，多食用水果、蔬菜，可以降低肾癌的发病风险；高血压人群应低盐、低脂饮食，合理使用降压药控制血压。当然，也必须认识到，健康的饮食和生活方式可以降低肾癌的发病风险，但绝大多数散发性肾癌很难预防，因此每年进行常规体检非常重要。有肿瘤家族史的人群更应该定期进行超声检查和CT检查，以早发现、早治疗，获得更好的预后。

（二）临床表现

近年来，随着居民定期体检的意识增强，以及超声、CT等影像诊断技术进步和普及，大多数肾癌患者都是通过体检发现，并没有相关症状。少部分中晚期患者可表现为如下症状和体征。

1. 肾癌三联征 出现无痛性肉眼血尿、腰背部疼痛、上腹部触及肿块的肾癌经典三联征者已经不到10%。出现上述症状，表明肿瘤体积较大、出现局部浸润、累及集合系统，高度提示为晚期肾癌。

2. 副瘤综合征 主要见于晚期肾癌患者，表现为高血压、贫血、红细胞增多症、肝功能异常、高钙血症、高血糖、红细胞沉降率增快、神经肌肉病变、发热、体重减轻、恶病质等。导致副瘤综合征的可能原因如下：①肾癌组织本身分泌激素类物质；②正常组织针对恶性肿瘤反应性分泌激素类因子；③机体免疫系统调节反应。

3. 转移灶相关的症状 因转移灶而导致的症状，如肺部转移灶侵犯突破大气管，导致持续性咳嗽、咯血、胸腔积液；肿瘤转移至骨骼，出现骨痛或病理性骨折；肿瘤转移至中枢神经系统，出现头痛、精神症状等。肾癌远处器官转移中，50%～60%为肺转移，30%～40%为肝转移，中枢神经系统转移占8%。

（三）诊断

如何正确地对肾癌做出一个全面客观的诊断至关重要，因为这涉及后续治疗方案的制订，不同的分级、分期对应的治疗方案差异大，预后也不同。肾癌的临床诊断主要依靠影像学诊断。各种影像学检查有着各自的优缺点。

1. 超声 二维超声可以观察肾脏的形态、大小、皮髓质结构、肾盏、肾盂等，彩色多普勒超声可以观察肾脏的血供情况、肾血管主干以及分支的血流参数。在超声下，肾透明细胞癌常表现为中等回声的实性肿物，可向肾外凸出，外形规则，内部回声欠均匀，肿物内部血流非常丰富，周围血管包绕。超声检查的优点是方便快捷、无辐射，常用于体检筛查，随着设备的进步，术中超声的开展能使泌尿外科医师在术中精确定位肿瘤边界，有利于精确切除肿瘤、最大限度保留健康肾单位。目前，超声造影技术也越来越多地应用于临床，为肾占位的定性诊断提供更多的信息。超声造影在明确肾占位性病变性质方面具有较高的敏感度和特异度，尤其是在鉴别肾血管平滑肌脂肪瘤和囊性肾占位病变时Bosiak分级更具有优势。超声影像学诊断技术的缺点是主观性较强，需要操作者具有丰富的临床经验。

2. CT 是肾肿瘤最主要和最常用的影像学检查方法，对于诊断肾占位性质具有更高的准确性和敏感性，包括平扫、增强扫描以及相关的图像重建，是一项非常客观的临床评估指标，目前被广泛用于肾占位的诊断和随访中。近年来随着多排螺旋CT的应用，消除了呼吸运动影响以及层间错配，可以获取多期扫描图像，利用后期技术进行处理重建，获得CTA、CTV、CTU图像，使临床医师对于肿瘤的性质、形态特征、周围毗邻有全面的认识。肾脏CTA（肾血管三维CT成像）技术可以清晰地展现肾脏主要动静脉的血管走行。缺点是具有辐射性，且造影剂对肾功能不全者也有一定的损害，检查前需监测患者的肾功能。如果血肌酐浓度偏高（>178 μmol/L），不宜行增强CT。利用CT的基本扫描图像进行进一步的三维图像构建（如Vital Works），可以更清晰地模拟肾肿瘤与周围组织、血管的关系，为手术提供更精确的指导信息。

3. MRI 具有软组织分辨率高的特点，可以同时进行多平面成像，对于诊断肾脏小占位和瘤栓的灵敏度和特异度高，目前主要作为CT检查的补充，在鉴别诊断方面有一定优势。此外，MRI对比剂Gd-DTPA没有肾毒性，可用于肾功能不全或碘剂过敏的患者。禁忌证是患者体内不能有金属内置物。

4. PET/CT 可以了解全身情况，对于中晚期肾脏占位患者而言，可以判断有无其他部位（肺部、后腹膜淋巴结等）的转移。缺点是具有一定辐射，且费用偏高。

5. 同位素肾图（GFR） 术前检测可以了解双侧分肾功能，并预测术后的肾功能情况；缺点是具有一定的辐射。

（四）鉴别诊断

1. 含脂肪肾癌与错构瘤的鉴别 含脂肪肾癌是指肾癌瘤体内含脂肪成分，需要与肾血管平滑肌脂肪瘤（angiomyolipoma）相鉴别，特别是少脂肪的肾血管平滑肌脂肪瘤。含脂肪肾癌在CT影像上具有以下特点：病灶内可伴有钙化；病灶与邻近皮质交角双侧常为锐角（肿块与肾皮质不相交）；增强时为轻度强化或一过性强化。典型的肾血管平滑肌脂肪瘤在CT图像上呈现均一的脂肪密度占位，增强时强化不明显。少脂肪的肾血管平滑肌脂肪瘤多为均匀强化或延迟强化，病灶内常可见粗大的肿瘤血管强化影。超声造影（contrast enhanced ultrasound，CEUS）可辅助诊断，肾癌病灶在CEUS中表现为病灶周围出现环状高增强，为假包膜征阳性。

2. 囊性肾癌与肾囊肿的鉴别 囊性肾癌根据2004年WHO分类标准，又称为多房囊性肾癌，其实质是分化良好的透明细胞癌。多房囊性肾癌通常为Bosniak分类Ⅱ或Ⅲ型。术前通过影像学（如CT或MR）检查，囊性肾癌的特征性表现为：囊壁不规则增厚、囊内厚薄不均的分隔、囊壁伴有结节状钙化等，增强扫描时囊壁结节或囊壁呈现不均匀强化。普通的肾囊肿比较容易诊断，CT图像上表现为囊壁薄，内容物均一呈水样密度。

3. 肾癌与肾炎症性疾病的鉴别 黄色肉芽肿性肾盂肾炎是一种严重的慢性细菌性肾盂肾炎，多为单侧发病，根据病变累及的范围分为局限型和弥漫型。CT扫描可见肾实质内囊实性肿块影，增强期可见囊实性肿块边缘强化、坏死区域无明显强化；而肾肿瘤CT增强时病灶边缘多无强化征象；肿瘤病灶内有强化。

4. 肾癌各种类型的鉴别

（1）透明细胞癌：是肾癌中最常见的类型，CT影像学上的特点是快进快出、明显不均匀强化。

（2）Bellini集合管癌：是一类非常少见的肾细胞癌，就诊时多数已属晚期，伴有全身多发转移。起源于肾髓质的集合管上皮，在肾实质呈浸润性生长，破坏广泛、边界不清，远处转移及淋巴结转移常见。可能误诊为炎性病变。CT影像上呈肾体积增大、境界欠清、低密度团块，集合系统显示不清，增强扫描时不均匀强化。常伴有后腹膜、肾门血管旁淋巴结肿大。

（五）病理分类和分级

1. 病理分类 在过去的近40年中，WHO共推出3个版本的肾脏肿瘤分类标准。第一版是1981年版，第二版是1997年版，目前临床使用的是第三版（2004年版）。将肾肿瘤的病理类型分为：肾透明细胞癌、肾乳头状腺癌（Ⅰ型和Ⅱ型）、肾嫌色细胞癌、集合管癌（细分为Bellini集合管癌和髓样癌）、未分类肾细胞癌。此外，还增加了一些少见的类型，包括多房囊性肾细胞癌、Xp11易位性肾癌、神经母细胞瘤伴发的癌、黏液性管状及梭形细胞癌、遗传性肾癌（VHL综合征、遗传性肾乳头状腺癌、遗传性平滑肌瘤病肾癌、Birt-Hogg-Dube综合征）。在具体描述病理学特征时，对各亚型中的肉瘤样癌成分所占比例进行标注。

在临床过程中，最为常见的是肾透明细胞癌，占70%~80%，其他相对较少的组织学类型包括肾乳头状癌、肾嫌色细胞癌、肾集合管癌和肾未分化癌等。

2. 组织学分级 1982年的Fuhrman分类法根据肿瘤细胞（主要是细胞核）的特征分为4类（表5-14-1）。1997年WHO推荐将Fuhrman分级中的Ⅰ、Ⅱ级合并为高分化，Ⅲ级为中分化，Ⅳ级为低分化或未分化。

表5-14-1 肾癌的组织学分级

分化情况	Fuhrman分级	镜检特征
高分化	Ⅰ	小而圆的深染核，染色质模糊，无核仁
	Ⅱ	癌细胞稍大，染色质较清楚，高倍镜下一些细胞内可见核仁，但不显著
中分化	Ⅲ	癌细胞更大，以核仁明显为特征
低分化	Ⅳ	类似Ⅲ级，但核仁呈多形性，多分叶及巨大核仁

3. 分期 2010年AJCC在2002版的基础上对肾癌TNM分期进行了修订，推荐适用于临床，具体如表5-14-2和表5-14-3所示。

表5-14-2 TNM分期

分期	标准
原发肿瘤（T）	
T_X	原发肿瘤无法评估
T_0	无原发肿瘤的证据
T_1	肿瘤局限于肾脏，最大径≤7 cm
T_{1a}	肿瘤最大径≤4 cm
T_{1b}	4 cm＜肿瘤最大径≤7 cm
T_2	肿瘤局限于肾脏，最大径＞7 cm
T_{2a}	7 cm＜肿瘤最大径≤10 cm
T_{2b}	肿瘤局限于肾脏，最大径＞10 cm
T_3	肿瘤侵及肾静脉或除同侧肾上腺外的肾周组织，但未超过肾周筋膜
T_{3a}	肿瘤侵及肾静脉及其分支的肾段静脉或侵犯肾周脂肪或肾窦脂肪（肾盂旁脂肪），但未超过肾周筋膜
T_{3b}	肿瘤侵及横膈膜下的下腔静脉
T_{3c}	肿瘤侵及横膈膜上的下腔静脉或侵及下腔静脉壁
T_4	肿瘤浸透肾周筋膜，包括侵及邻近肿瘤的同侧肾上腺
区域淋巴结（N）	
N_X	区域淋巴结无法评估
N_0	没有区域淋巴结转移
N_1	有区域淋巴结转移
远处转移（M）	
M_0	无远处转移
M_1	有远处转移

表5-14-3 2010年AJCC肾癌分期组合

分期	肿瘤情况		
Ⅰ期	T_1	N_0	M_0
Ⅱ期	T_2	N_0	M_0
Ⅲ期	T_3	N_0或N_1	M_0
	T_1、T_2	N_1	M_0
Ⅳ期	T_4	任何N	M_0
	任何T	任何N	M_1

（六）治疗

综合各种影像学检查，可以作出临床分期（clinical staging，cTNM分期）的评价，根据cTNM分期制订对应的治疗方案。术后根据病理分期（pathological stage grouping，pTNM）进行评估，制订后续的辅助治疗方案。

1. 手术治疗

（1）肾根治性切除术（radical nephrectomy，RN）：适用于临床分期Ⅱ期（$T_2N_0M_0$）以上的肾癌患者，部分$T_{1b}N_0M_0$的患者。目前公认的肾根治性切除术的范围包括：肾周筋膜、肾周脂肪、患肾、髂血管分叉上输尿管。当肿瘤位于肾脏中上极，或者术前怀疑肾上腺有占位性病变的患者，推荐行同侧肾上腺切除。

肾根治性切除术的手术入路包括经腹腔入路和经腹膜后腔隙入路。经腹腔入路操作空间较大、解剖标志清晰、学习曲线相对较短；经腹膜后腔隙入路损伤腹腔内脏器风险低、术后肠道功能恢复快、能快速暴露肾血管。需要指出的是，两种手术入路各有优势，是很好的补充。泌尿外科医师应当都熟练掌握，根据不同的临床实际情况和自己擅长灵活选择。

肾根治性切除术的具体手术方式除了传统的开放手术外，还包括腹腔镜手术、机器人辅助腹腔镜手术、单孔腹腔镜手术等微创技术。随着微创技术的快速发展，大大缩短了住院天数、减少并发症，促进患者更好地恢复。

（2）保留肾单位手术（nephron sparing surgery，NSS）：适应证为：孤立肾、对侧肾功能下降、双侧肾癌、肿瘤直径<4 cm且位于肾脏周边。随着观念和技术的进步，NSS手术的适应证逐渐放宽，目前主要适用于临床$T_{1a}N_0M_0$和部分$T_{1b}N_0M_0$的肾癌患者，能够实现生存时间和生活质量的双重获益。标准的NSS术需要在距离肿瘤边缘0.5～1.0 cm处对肿瘤进行完整切除，确认基底部位没有肿瘤残留后缝合创面进行肾脏重建。不推荐对肾癌患者行肾肿瘤剜除术。

NSS术的手术入路包括经腹腔入路和经腹膜后腔隙入路。根据肿瘤部位的不同，不同手术入路的操作难易程度也有很大差别，泌尿外科医师应当都熟练掌握，手术前可以根据肿瘤的部位进行选择。

NSS术的具体治疗方式除了传统的开放手术外，腹腔镜微创技术目前被广泛用于NSS，尤其是机器人辅助腹腔镜技术，由于具有3D视野和灵活的机械臂，能够实现精确的肿瘤切除和精准的创面缝合，以达到完整根除肿瘤且保留更多健康肾实质的目的。

（3）与NSS相关的几个临床问题：

1）手术难易度的评分系统

① RENAL肾脏肿瘤评分系统：目前仍被广泛使用于临床的RENAL（radius，exophytic extent，nearness，anterior/posterior position，polarlocation）评分系统是由Kutikov等于2009年提出的，是基于肾脏肿瘤影像学（CT或MR）特征作出一个量化评分，根据综合评分评估肾脏肿瘤的复杂程度，为NSS术前提供参考。R表示肿瘤最大径，分为R≤4 cm、4 cm<R≤7 cm、>7 cm，得分各为1、2、3分；E表示外凸率，分为≥1/2、<1/2、完全内生型，得分各为1、2、3分；N表示肾窦与集合系统的关系，分为N>7 mm、4 mm<N≤7 mm、N≤4 mm，得分各为1、2、3分；A/P表示肿瘤位于腹侧或背侧；L表示肿瘤沿肾脏纵轴位置，定义为采用横断面肾脏CT肾窦脂肪、血管或集合系统最早和最晚出现的断面作为标志断面，将肿瘤分为位于两极、跨越极线<50%和跨越极线≥50%三个等级，分别量化为1、2和3分。以上各项参数的总分来判断复杂程度，分为低度复杂（4～6分）、中度复杂（7～9分）和高度复杂（10～12分）三个等级（表5-14-4）。

表5-14-4 RENAL评分标准

解剖参数	1	2	3
R：肿瘤大小（cm）	≤4	4～7	>7
E：外凸率	≥50%	<50%	完全内生
N：与肾窦距离（mm）	>7	4～7	≤4
A/P：腹侧 / 背侧			
L：纵轴定位	两极	跨越极线<50%	跨越极线≥50%

② PADUA肾脏肿瘤评分系统（preoperative aspects and dimensions used for anatomic）：该评分系统由Ficarra等于2009年提出，基于肾脏肿瘤术前影像学（CT或MRI）解剖特征，包括沿肾脏纵轴位置、外凸率、与肾蒂血管关系、与肾窦及集合系统关系、肿瘤大小和位于肾脏腹侧或背侧7个方面，对每一方面进行量化评分，根据总得分综合评估肾脏肿瘤的复杂程度，为NSS术提供术前参考。

对于肿瘤沿肾脏纵轴位置的定义，则以横断面肾脏CT肾窦最早和最后出现的断面为标志断面，将肿瘤分为位于两极和中部两个等级，分别量化为

1分和2分。对于肿瘤外凸率，根据CT或MRI影像学上肿瘤外凸肾脏皮质表面的程度分为≥50%、<50%和完全内生型三个等级，分别量化为1、2和3分。对于肿瘤和肾蒂血管关系的定义，则依据肾脏CT或MRI肿瘤位于远离肾蒂血管的肾外侧缘和靠近肾蒂血管的肾内侧缘分为两个等级，分别量化为1分和2分。对于肿瘤与肾窦、集合系统关系的描述，则依据肾脏CT或MRI表现分为无关和有关两个等级，并量化为1分和2分。根据肿瘤大小分为直径≤4 cm、4cm<直径≤7 cm和直径>7 cm三个等级，分别量化为1、2和3分。对于肿瘤位于肾脏腹侧或背侧（anterior or posterior face）的规定，则依据横断面肾脏CT或MRI肿瘤位于腹侧或背侧分为两类，并分别以a或p表示。

以上各个变量的评分相加即得出总分。根据总分将肾脏肿瘤分为低度复杂（6~7分）、中度复杂（8~9分）和高度复杂（10~14分）三个等级（表5-14-5）。

表5-14-5 PADUA评分标准

解剖参数	1	2	3
纵轴定位	上/下极	中部	
外凸率	≥50%	<50%	完全内生
与肾蒂血管	外侧缘	内侧缘	
与肾窦关系	无关	有关	
与集合系统关系	无关	有关	
肿瘤大小（cm）	≤4	4~7	>7

2）NSS的手术并发症及处理

① 出血

术中出血：一般采用压迫、电凝、缝扎处理出血的血管残端。肾实质创面可以使用倒刺缝线进行确切的缝合，并用生物蛋白胶黏合剂辅助止血。在缝合时，肾实质边缘不宜缝合过宽，防止损失过多的肾实质导致缺血坏死。手术快结束时，提升血压至正常范围，关闭气腹，再次观察主要缝合部位有无出血。

术后继发性出血：转回病房后，患者需要绝对卧床休息，心电监护密切观察。若发现引流管短时间内出来大量新鲜血液、切口明显渗血，或者导尿管内大量肉眼血尿，导致心率加快、血压不稳，这种情况需要及时处理。使用止血药物、间断性输血、保持导尿引流通畅、加强抗感染，出血一般可逐渐停止。如果病情加重，需急诊行肾动脉选择性造影（DSA）并栓塞出血的血管分支。若出血仍反复发作，或出血较显著，具有危及生命的倾向时，必须当机立断进行手术探查，必要时切除患肾。

② 尿漏和尿瘘：当发现导尿管内尿液减少，而引流管内引流液较多且颜色类似尿色时，需要考虑尿漏的可能性。长期尿漏可导致肾盏密合性受损，导致尿瘘。务必保证引流通畅，配合抗感染治疗，必要时输尿管内置双J管进行内引流，一般尿漏基本可愈合。

预防的方法是术前充分了解肿瘤与肾盂、集合系统的关系，术中严密缝合肾盂肾盏。若肿瘤与肾盂、输尿管关系密切，术中可提前留置双J管。

③ 急性肾功能损伤（acute kidney injury，AKI）：从外科角度而言，AKI的发生跟肾实质的丢失以及缺血时间过长有关。在保证切缘阴性、肾肿瘤包膜完整的前提下，尽可能多地保留健康的肾实质，这是保证术后肾功能的主要因素，因此提倡使用术中超声精确定位肿瘤边界。

缺血时间是影响术后肾功能的第二要素。由于NSS手术过程中需要阻断肾脏动脉因此会引起肾功能损伤，术中阻断肾动脉时间越短对于肾功能的损伤越小，目前普遍认为术中缺血时间<30 min不会对肾功能恢复造成影响。对于某些简单的病例，可以不阻断肾动脉，推荐行分支动脉阻断。对于某些复杂病例，使用局部低温（如冰屑外敷肾脏）能减少氧耗，抑制能量代谢，保护肾脏。需要注意的是，最近多项研究结果表明，减少缺血阻断时间、肾脏低温灌注等技术对于肾功能的影响最多能达到10%，远低于高血压、糖尿病等并发疾病造成的危害。Levey等2012年发表于《柳叶刀》（*Lancet*）

杂志上的研究表明，高血压、糖尿病等可以使肾功能每年下降达5%。因此，对于肾功能的保护不能仅仅局限于手术方式的优化，更需要着眼于患者整体病情的调控。

2. 靶向治疗 肾肿瘤的生长需要营养血管的支持，针对抑制血管生成的靶向药物的出现，大大改善了晚期肾癌的预后。2005年索拉菲尼（多吉美）被美国FDA获批用于晚期肾癌的治疗，开启了肾癌靶向治疗时代，治疗的有效率（客观缓解率）在80%左右。截至目前，美国FDA已先后批准了11种靶向药物用于治疗晚期肾癌，我国也先后批准了索拉菲尼（多吉美）、舒尼替尼（索坦）、培唑帕尼（维全特）、依维莫司（飞尼妥）、阿昔替尼（英立达）等靶向药物。2019年，上述药物在部分城市已进入医保范畴，大大减轻了患者的经济负担。

（1）靶向治疗的常用药物

1）索拉非尼（多吉美）：一种酪氨酸激酶抑制剂（tyrosine kinase inhibitor，TKI），具有拮抗丝氨酸/苏氨酸激酶的作用，具体作用靶点包括Raf、VEGFR-2/3、PDGFR、FLT-3、c-KIT和RET等，具有抗肿瘤和抗血管生成双重作用。国内外研究结果提示，索拉非尼针对晚期肾癌的疾病控制率（disease control rate，DCR = CR + PR + SD）基本一致，国内的DCR（84%）略优。主要的不良反应为手足综合征、高血压、腹泻、白细胞减少等。索拉非尼推荐剂量为400 mg每日2次口服，对于特定患者可以增量使用，但必须严格监控不良反应。

2）舒尼替尼（索坦）：TKI抑制剂，具体作用靶点包括PDGFR-α/β、VEGFR-1/2/3、Kit、FLT-3、CSF-1R和RET等，具有抗肿瘤和抗血管生成的双重抑制作用。国外早期研究报道，舒尼替尼的DCR为87%，客观缓解率（objective remission rate，ORR）为31%，无进展生存期（progression free survival，PFS）达到11个月。国内研究提示DCR为80%。舒尼替尼常见的不良反应为手足综合征、乏力、白细胞减少，高血压、血小板减少、贫血等。舒尼替尼的推荐剂量为50 mg每日1次口服，4/2方案，即使用4周休息2周作为1个周期。也有研究认为，采用2/1方案，即使用2周休息1周、再使用2周休息1周作为1个周期，能够降低不良反应的发生率，提高患者的服药依从性。

3）培唑帕尼（维全特）：TKI抑制剂，主要作用的靶点为VEGFR-1/2/3，还包括血小板衍生生长因子受体（PDGFR）、成纤维细胞生长因子受体（FGFR）-1/3、细胞因子受体（Kit）、白介素-2受体可诱导T细胞激酶（Itk）、白细胞-特异性蛋白酪氨酸激酶（Lck）和穿膜糖蛋白受体酪氨酸激酶（c-Fms）。一项比较培唑帕尼和舒尼替尼的头对头非劣性研究（COMPARZ研究）结果提示，两组患者的PFS和OS接近，差异无统计学意义，PFS为8.5个月（培唑帕尼）对比9.5个月（舒尼替尼），OS为29.3个月（培唑帕尼）对比28.3个月（舒尼替尼）。主要不良反应包括乏力、手足综合征、血小板减少、肝功能异常（谷丙转氨酶升高）。培唑帕尼的推荐剂量为800 mg每日1次口服，由于食物同服会增加该药的全身暴露，故培唑帕尼应在进餐前至少1 h或进餐后2 h给药。

4）依维莫司（飞尼妥）：雷帕霉素靶蛋白（mammalian target of rapamycin，mTOR）的选择性抑制剂。依维莫司可与胞内蛋白FKBP12结合形成抑制性的复合体mTORC1，该复合体可抑制mTOR的活性，从而干扰细胞周期、血管新生、糖酵解等相关蛋白的翻译、合成。一项由MSKCC医院发起的比较依维莫司和安慰剂的研究发现，依维莫司可以延长患者的PFS，中位PFS为4个月；常见不良反应为口腔炎、皮疹、乏力、肺炎。依维莫司推荐剂量为10 mg每日1次口服。

5）阿昔替尼（英立达）：一种TKI抑制剂，主要针对的靶点包括VEGFR-1/2/3、c-Kit和血小板衍生的生长因子受体，能够抑制肿瘤血管生成。也有研究指出，阿昔替尼可以诱导癌细胞自噬作用。

阿昔替尼用于既往接受过一种TKI抑制剂或细胞因子治疗失败的进展期肾细胞癌的成人患者。常见的不良反应包括：高血压、动脉血栓栓塞事件、静脉血栓栓塞事件、出血、心力衰竭、胃肠穿孔和瘘管形成、甲状腺功能不全、伤口愈合并发症、RPLS、蛋白尿、肝酶升高、肝损害等。推荐剂量为5 mg每日2次口服。共有2种剂型：1 mg和5 mg，剂量可以根据不良反应调整。

（2）靶向药物的其他使用策略

1）术前新辅助治疗：新辅助靶向治疗的基本原理与传统新辅助治疗相似，是经过辅助治疗使无法手术的瘤体缩小至可手术切除范围之内，对肿瘤进行降级后再实施肾根治性切除术或保留肾单位切除术。目前晚期肾癌靶向治疗的有效性安全性已得到广泛认可，新辅助靶向治疗的药物剂量为传统靶向治疗的推荐标准。新辅助靶向治疗的效果受到国内外学者的广泛认同，特别是针对$T_{3b}N_0M_0$或$T_{3c}N_0M_0$肾癌的治疗。2008年，Karakiewicz等曾报道了舒尼替尼用于肾癌合并腔静脉瘤栓的新辅助治疗，肿瘤瘤体及瘤栓均明显缩小，为手术治疗创造了有利条件。而Peters等则于2004年报道了新辅助靶向治疗可使腔静脉瘤栓降级，进而在腔静脉取栓术中减少体外循环的应用，降低了手术风险及复杂程度。以上研究提示新辅助靶向治疗是安全可行的，不良反应与传统靶向治疗相似。

有关具体的用药周期、术前停药时间及手术时机，目前尚无统一标准。一般认为新辅助治疗控制在2~4个月，再进行影像学复查，评估靶向新辅助治疗是否起到了缩瘤降期的效果，判断是否需要手术。Bex等对使用舒尼替尼新辅助治疗后接受手术的肾癌患者进行回顾性分析，认为新辅助治疗3个月是手术的最佳时机。因为延长用药时间可能会增加瘤体周围组织的纤维化，增加了术中粘连程度，不利手术操作。术前停药时间一般为2周，主要目的是减少抗血管生成药物导致的手术并发症，如出血、伤口愈合延迟、脂肪液化等。

总体而言，多数研究认为采用靶向药物进行新辅助治疗，能够使原发肿瘤及癌栓缩小，降低手术的复杂程度，为NSS或肾根治术创造一个新的机会，提高了手术成功率。新辅助靶向治疗给局部进展期的RCC患者带来了新的选择，使患者临床获益。当然，新辅助靶向治疗还存在许多亟待解决的具体问题，需要进一步的临床研究探索。

2）术后辅助治疗：对于高危肾癌患者，即使接受了肾根治术，术后也容易复发，因此有学者提出对于高危患者术后使用靶向药物进行辅助治疗，能有效减少肿瘤复发或转移。

如何定义肾癌根治术后易复发或转移的高危患者，可以参考美国梅奥诊疗中心提出的SSIGN评分标准，总分≥6分者视为高危患者。国内学者曾研究高危肾癌患者根治术后，采用索拉非尼（20例）或舒尼替尼（23例）进行靶向辅助治疗1年，肿瘤的复发率远低于传统使用干扰素α的患者，复发率分别为15.0%、17.4%和38.7%，平均DFS分别为18.9、16.9、13.3个月。在术后1年的靶向治疗期间，药物相关不良反应程度较轻。当然，术后辅助治疗的适合对象、药物剂量以及使用的总周期，仍需要更大样本量的临床研究。

3. 免疫治疗　肿瘤在生长过程中受机体免疫系统的监视和攻击，临床通过各种手段诱导和增强自身免疫系统的抗肿瘤免疫反应，并抑制肿瘤生长，即为肿瘤的免疫治疗。肾癌的免疫治疗分为3个阶段，即非特异性免疫治疗（如干扰素等）、相对特异性免疫治疗（如PD-1等）、高度特异性免疫治疗（目前尚无法达到）。

（1）非特异性免疫治疗：细胞因子干扰素α和白介素2曾被用于肾癌的免疫治疗，通过免疫促进作用来达到抗肿瘤作用。干扰素α主要通过促进树突状细胞的成熟，激活巨噬细胞和自然杀伤细胞（natural killer cell，NK细胞）增强免疫反应。白介素2则促进T细胞的激活、成熟、增殖和分化来发挥作用。细胞因子的非特异性免疫治疗总体反应率仅为15%，故临床上是否使用仍存在争议。但从现有文献报道来看，它更多适用于早期肾癌术后的预防。

（2）相对特异性免疫治疗：免疫检查点

(immune checkpoint)受体是一类负性免疫调节因子，能通过其下游的信号通路抑制T细胞、巨噬细胞、NK细胞的活化和增殖，正常机体中起到限制免疫扩大反应，起到类似“刹车”的作用。目前研究最多的免疫检查点受体包括细胞毒性T细胞相关抗原4(cytotoxic T lymphocyte associated antigen 4，CTLA-4)和程序性死亡蛋白(programmed death 1，PD-1)。CTLA-4主要抑制T细胞早期激活，而PD-1主要针对活化了的T细胞使其失去活性。这两种免疫检查点受体的抑制剂(单克隆抗体)，解除“刹车”对T细胞的抑制，使T细胞不受羁绊地去攻击肿瘤细胞，达到抗肿瘤的效果。

1)CTLA-4单抗：伊匹木单抗(ipilimumab)是CTLA单克隆抗体，能够特异性抑制CTLA-4与受体B7分子结合，激活T细胞的抗肿瘤免疫活性。有临床研究发现，伊匹木单抗单药治疗晚期肾癌的疗效不佳，故临床上往往不单独使用。

2)PD-1单抗：纳武单抗(nivolumab)是PD-1的完全人源化IgG4单克隆抗体，能够特异性抑制PD-1与PD-L1、PD-L2的结合，恢复T细胞攻击肿瘤的功能。纳武单抗治疗TKI失败的晚期肾癌临床效果显著，被推荐为晚期肾癌的二线治疗。Motzer等研究了纳武单抗对比依维莫司二线治疗晚期肾癌的疗效，共纳入了821例二线治疗的晚期肾癌，按照1∶1比例随机分组。纳武单抗使用剂量为3 mg/kg体重，静脉滴注，每2周1次。纳武单抗组对比依维莫司组，总生存期(OS)为25.0个月 *vs* 19.6个月，ORR为25% *vs* 5%，组间差异具有显计学意义。3~4级药物相关的不良反应发生率为19% *vs* 37%。基于出色的临床结果，纳武单抗已经被FDA批准用于TKI治疗失败的晚期肾癌患者。

Hammers等学者2017年报道了纳武单抗联合伊匹木单抗治疗晚期RCC的CheckMate 016研究结果，证实了联合治疗方案的有效性和安全性。该研究将研究对象分为4组，分别是N3/1方案组(纳武单抗3 mg/kg+伊匹木单抗1 mg/kg，每3周1次静脉滴注)；N1/3方案组(纳武单抗1 mg/kg+伊匹木单抗3 mg/kg，每3周1次静脉滴注)；N3/3方案组(纳武单抗3 mg/kg+伊匹木单抗3 mg/kg，每3周1次静脉滴注)和纳武单抗单药组(纳武单抗3 mg/kg，每2周1次静脉滴注)。N3/3组的6例患者由于药物毒性或其他原因而被迫终止实验。47例患者完成了N3/1方案组和N1/3方案组，两组患者3级以上药物相关不良反应的发生率分别为38.3%和61.7%。中位随访时间22.3个月，N3/1方案组和N1/3方案组总体ORR为40.4%，两组各自的ORR分别为42.1%和36.8%，2年存活率分别为67.3%和69.6%。

3)PD-L1单抗：阿特珠单抗(atezolizumab)是PD-L1的完全人源化IgG1抗体，特异性阻断PD-L1与PD-1及B7-1的结合。阿特珠单抗用于治疗晚期肾癌已进入临床试验阶段，初步试验结果显示：ORR为15%，中位OS为28.9个月，中位PFS为5.6个月，3级以上药物不良反应发生率为17%。阿特珠单抗的疗效非常显著，安全性和有效性有待更大样本的临床试验验证。

免疫治疗目前最热门的是PD-1/PD-L1信号通路，虽然许多学者进行了研究，但其机制异常复杂，仍有待进一步探索。PD-1最初是在凋亡的T细胞杂交瘤中检测到的，由于与细胞凋亡相关而被命名为程序性死亡因子1。PD-1是免疫球蛋白B7-CD28家族成员之一，由268个氨基酸组成的Ⅰ型跨膜蛋白，其结构包括胞外区、跨膜区和胞质区。胞质区含有免疫受体酪氨酸转换模体(immunoreceptor tyrosine-based switch motif，ITSM)和免疫受体酪氨酸抑制模体(immunoreceptor tyrosine-based inhibition motif，ITIM)。ITSM是传递抑制信号不可或缺的基序。

PD-1可表达于活化的$CD4^+$ T细胞、$CD8^+$ T细胞、B细胞、NK-T细胞、单核细胞和树突状细胞(dendritic cell，DC)。PD-1也表达于调节性T细胞(regulatory T cell，Treg)，促进Treg细胞的增殖，抑制免疫应答。

PD-1包括2个配体：PD-L1、PD-L2，其中PD-L1是主要配体。恶性肿瘤（如黑色素瘤、肾癌、前列腺癌、乳腺癌、卵巢癌等）癌细胞表面主要表达PD-L1，而在正常细胞中低表达或不表达。Jilaveanu等对34例肾透明细胞癌患者的病理组织学进行分析，发现PD-L1高表达者预后差，肿瘤转移率和病死率约为PD-L1阴性者的4倍。虽然PD-L2的亲和力是PD-L1的6倍，但由于PD-L2的表达率低，因此PD-L1仍是主要配体。

PD-1/PD-L1信号通路尚未被完全认识清楚。目前研究认为，PD-1/PD-L1是通过抑制T细胞受体（T cell antigen receptor，TCR）和共刺激信号发挥作用。PD-1/PD-L1可通过抑制TCR CD3ξ和Zap-70从而抑制下游信号通路。PD-1/PD-L1亦可通过抑制Ras系统，从而抑制肿瘤效应性T细胞的增殖和存活。正常情况下，CD28通过PI3K/AKT通路传递共刺激信号，但当PD-1与PD-L1结合时，PD-1的ITSM发生磷酸化，募集SHP-2和SHP-1，从而抑制PI3K/AKT信号通路。此外，PD-1/PD-L1通过上调PTEN及下调AKT、mTOR、S6、ERK磷酸化，抑制效应性T细胞的活性（图5-14-1）。另外，PD-1与PD-L1结合可抑制多种细胞因子（如IFN-γ、IL-2、TNF-α等）的产生，通过抑制存活因子Bcl-xL促进T细胞凋亡。同时PD-1信号通路激活可保护转录因子FoxO1，进而促进PD-1表达。除此之外，有学者研究发现PD-

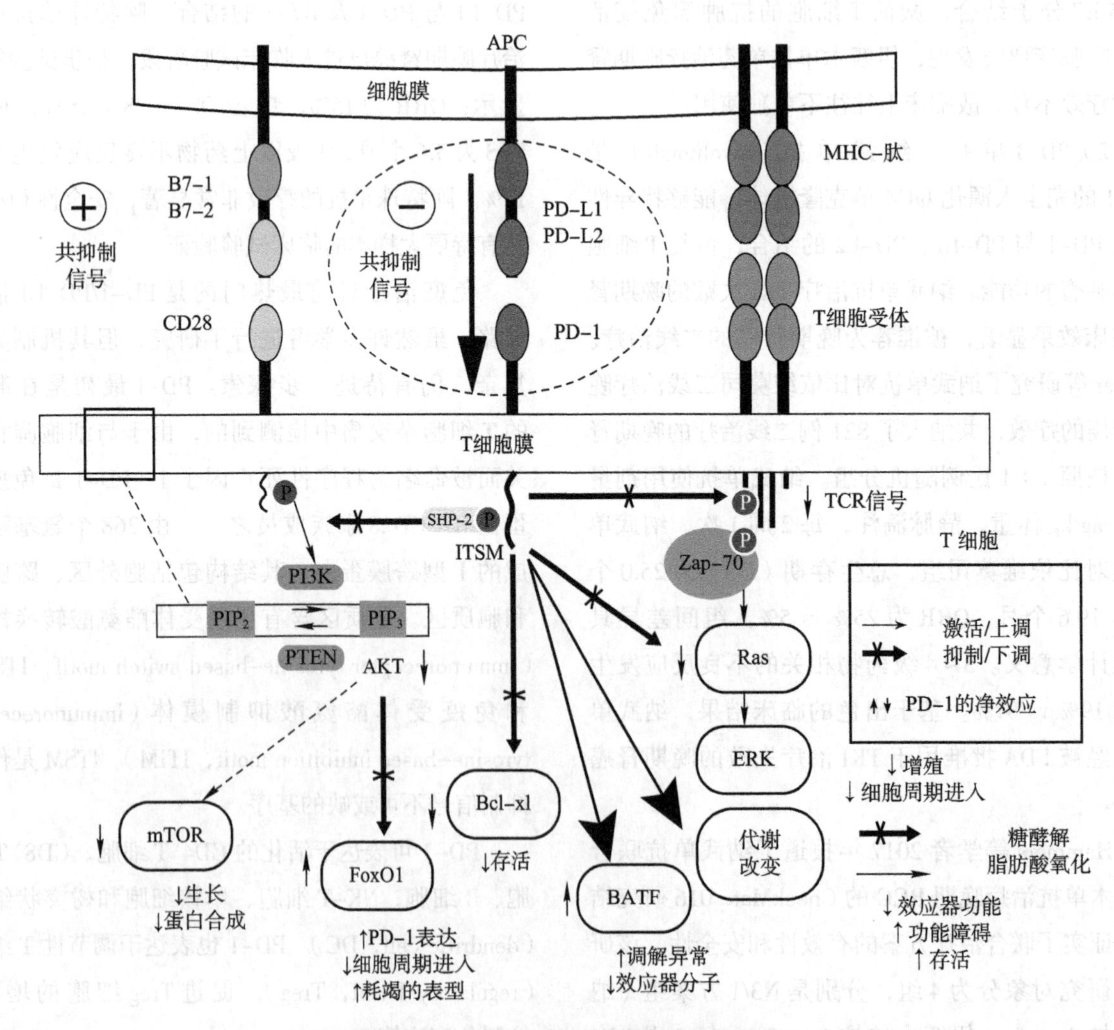

图5-14-1　PD-1抑制T细胞功能机制图

L1 3′UTR（3′-untranslated region）突变可以调节PD-L1的表达，进而使肿瘤细胞产生免疫逃逸，但其分子机制及对正常及异常免疫系统的作用及相关突变在肿瘤细胞免疫逃逸的信号通路仍不清楚。

PD-1活化后，ITSM磷酸化，募集SHP-2，抑制TCR CD3ξ磷酸化及与Zap-70结合，抑制RAS系统及下调Bcl-xL活性，从而抑制T细胞分化，促进T细胞凋亡。此外，PD-1与其配体结合可提高BATF活性，从而抑制T细胞功能。PD-1激活后亦可抑制PI3K/AKT信号通路，抑制mTOR，从而抑制T细胞蛋白质合成，促进其凋亡；PI3K/AKT信号通路亦可抑制PD-1转录因子FoxO1的灭活，促进PD-1表达。PD-1还可通过影响T细胞代谢而影响T细胞功能，促进其凋亡。

（3）免疫联合靶向治疗：PD-1抑制剂联合TKI抑制剂（免疫联合靶向方案）的研究给晚期肾癌患者带来了新的希望。一项评估Nivolumab联合舒尼替尼的研究，入组33例肾癌患者，ORR为52%（17/33），第6个月的PFS率为78%，疾病稳定率（SD）为33%（11/33）。3级以上药物相关不良反应发生率为73%（24/33），其中最常见的不良反应为肝功能损伤（谷丙转氨酶升高）、高血压、低钠血症、肺炎。另一项纳武单抗联合培唑帕尼的研究，共入组20例，ORR为45%（9/20），第6个月的PFS率为55%，SD率为35%（7/20）。3级以上药物相关不良反应发生率为60%，其中最常见的不良反应为肝损伤（谷丙转氨酶、谷草转氨酶升高）和疲乏。

免疫联合靶向治疗方案初步的研究显示抗肿瘤效果显著，但该方案的安全性和疗效，仍需更大样本量、更长随访时间的研究。

总之，虽然目前尚未达到高度特异性免疫治疗阶段，但PD-1/PD-L1通路相关的治疗在肾癌免疫治疗领域取得了突破性的进展，其良好的疾病控制率为晚期肾癌提供了新的治疗方案，不良反应发生率基本处于可控，安全性得到保证。PD-1/PD-L1单药治疗以及与靶向药物的联合治疗，为个体化的治疗提供了新的希望。放眼未来，更有效地阻断PD-1/PD-L1通路的药物有待进一步开发，更深入的临床试验需要进行，期待达到高度特异性免疫治疗阶段。

4. 放疗　既往认为对骨转移、局部瘤床复发、区域或远处淋巴结转移的患者，姑息性放疗可以达到缓解疼痛、改善生活质量的目的。近些年来开展的立体定向放疗（如三维适形放疗、调强适形放疗）对复发或转移灶能起到较好的控制作用。部分研究显示，放疗能够产生原位肿瘤疫苗，激发人体自身免疫产生保护性抗体，对未照射到的其他病灶产生免疫排斥，达到“远隔效应”。

全身治疗基础上配合放疗，如纳武单抗（PD-1抑制剂）联合放疗，对晚期肾癌具有一定的疗效，相关研究正处于临床试验阶段。

5. 化疗　不推荐用于肾透明细胞癌，只作为转移性非透明细胞癌或伴有显著肉瘤样变的晚期肾癌，但疗效有限，有效率仅10%~15%。常用的化疗药物有吉西他滨、氟尿嘧啶、卡培他滨、顺铂或阿霉素。

6. 其他治疗　对于那些不适合手术的肾癌患者，射频消融（radio-frequency ablation，RFA）、冷冻消融（cryoablation）、高强度聚焦超声（high-intensity focused ultrasound，HIFU）可作为备选治疗方案。

总之，肾癌的治疗原则是早发现，早手术，对于早期肾癌，手术能达到根治目的；对于晚期肾癌，未来的方向倾向于多种疗法有机结合、个体化治疗。对于身体状况良好、年纪轻、无系统症状、转移灶负荷相对较低的患者推荐优先行减瘤性肾切除手术，适当情况下行转移灶切除并辅以系统性治疗；对应于中高危患者、转移灶导致明显系统症状、存在中枢系统转移灶、肾原发肿瘤较小而转移负荷较大、疾病进展迅速的患者建议优先考虑系统性治疗；而对于预期寿命短于1年、整体状态较差（ECOG≥2、Karnofsky评分<80）者不建议减瘤性肾切除手术。

（七）预后

1. 影响预后的因素

（1）解剖性因素：肿瘤的最大径、内部是否有坏死、是否存在肾静脉癌栓、是否侵犯肾上腺，这些都是影响预后的因素。晚期肾癌中，脑转移或脊柱骨转移被认为是预后不佳的因素。

（2）组织学因素：主要包括病理亚型和是否存在肉瘤样成分。嫌色细胞癌的预后优于乳头状细胞癌（其中Ⅰ型乳头状细胞癌优于Ⅱ型乳头状细胞癌），乳头状细胞癌预后优于透明细胞癌。任何类型伴有肉瘤样成分的预后较差，集合管癌预后极差。

（3）临床和生化因素：体力状态评分主要有2种评分，卡氏状态（Karnofsky）评分或美国东部肿瘤协作组体力状态（ECOG）评分。Karnofsky评分≥80分和ECOG评分为0或1分是预后佳的因素。生化因素包括：血红蛋白、乳酸脱氢酶、血清钙、中性粒细胞或血小板计数和血沉或C反应蛋白。靶向治疗过程中出现的药物相关性高血压和手足综合征是靶向治疗疗效的有利因素。靶向药物首月剂量密度≥50%被认为是影响预后的重要因素。

（4）分子学因素：靶向治疗时代，可以检测特定的分子靶点来预判疗效，包括VEGF基因家族、碳酸酐酶Ⅸ、VEGFR、PDGFR和VHL状态等。有学者对单核苷酸多态性与靶向药物的治疗做了相关研究。

2. 预后模型

（1）MSCKK（Memorial Sloan-Kettering Cancer Center）评分系统：2002版该评分系统是细胞因子治疗晚期肾癌时代最常用的预后分析系统，不利的预测因素包括以下6项：①乳酸脱氢酶＞正常上限1.5倍；②低血红蛋白（女性＜11.5 g/L，男性＜13 g/L）；③血钙＞10 mg/dL；④确诊原发癌至开始内科治疗的时间＜1年；⑤Karnofsky评分≤80分；⑥转移器官数目≥2个。根据是否有0个、1～2个或3～5个不利因素，被分为预后好、中、差3个层次。

（2）UISS（UCLA Integrated Staging System）评分系统：是肾癌预后评分系统。2005年加利福尼亚大学洛杉矶分校（UCLA）的学者将肾癌术后复发或转移的危险程度简化为低、中、高危组。主要评估指标是肾癌分期、病理分级和ECOG生活质量评分。对于无淋巴结或全身转移的肾癌患者，肿瘤分期为T_1期、核分级1～2分、ECOG评分0分者为低危。肿瘤分期T_3或T_4期、核分级2～4分、ECOG评分≥1分者为高危。其余则划分为中危组。

（3）Mayo评分系统（SSIGN）：2002年梅奥（Mayo）诊疗中心的Frank报道了使用SSIGN评分标准来评估肾根治术后易复发或转移的危险度，研究发现TNM分期（stage，S）、肿瘤最大径≥5 cm（size，SI）、核分级（grade，G）、组织学的肿瘤坏死（necrosis，N）这4个参数与患者的总生存期密切相关。根据该评分系统得到总分，可以将患者归为低危（总分0～2分）、中危（总分3～5分）、高危（总分≥6分）。

（4）基因集评估模型：上述现有常用模型的评估因素包括肿瘤类型、TNM分期、病理分级、有无坏死、血管包膜浸润等。近年来，随着精准医学的发展，以基因集为基础的预后评估模型逐渐得到重视。Cleveland医学中心提出了以基因集为基础的预后预测评估模型，包括了血管生成相关基因（*APOLD1*、*EDRNB*、*NOS3*、*PPAP2B*）、免疫反应相关基因（*CEACAM1*、*CX3CL1*、*CCL5*）、细胞增殖相关基因（*EIF4EBP1*、*TUBB*、*LMNB1*）、炎症相关基因（IL-6）等共16个基因组成的基因集，可预测患者的无病生存期、肿瘤特异性生存期和总生存期。其他还包括ClearCode34、CCP、U-HGRC等模型。

（八）随访

1. 随访方案 肾癌治疗的随访方案应个体化制订，对于低危患者可以延长随访的时间间隔，而对于高危患者则需进行重点监测。

随访的目的是监测术后是否局部复发或远处转移、肾功能的恢复等情况。

随访的方式一般采用门诊，对于边远地区的患者可以采用线上问诊的方式，将当地的检查报告跟主诊医生沟通，制订进一步的治疗方案。

一般来说，随访的频率为后第1年每3个月进行1次，术后第2年每6个月1次，术后第3~5年每年1次。针对高危患者，应适当增加随访频率。

2. 随访内容

（1）血常规检查：是否存在贫血、白细胞减少和血小板减少，对于正在进行靶向治疗的患者而言，需要及时调整靶向药物，处理骨髓抑制。

（2）血生化检查：肝功能是否异常，特别是对于碱性磷酸酶（alkaline phosphatase，AKP）的异常升高需要重视，可能是骨转移的因素所致。血肌酐水平是总肾功能监测的主要指标。白蛋白水平往往提示患者的营养状态。血糖是影响肾功能的重要不可逆因素。

（3）尿常规检查：反复的蛋白尿阳性提示肾功能减退，需要肾内科一起干预治疗。

（4）胸部CT检查：可以发现肺部小结节，对于随访观察非常有帮助。

（5）腹部CT检查：了解残留肾或肾单位的影像学征象，增强CT可以了解肾部分切除术之后重建的肾脏血供情况。

（6）腹部超声检查：可以了解腹腔脏器（肝、胰、脾等）有无占位。

（7）靶向治疗患者的特需检查。

1）甲状腺功能：多数TKI靶向药物对甲状腺功能具有抑制作用，会导致药物性甲减，故定期复查甲功，必要时补充甲状腺激素。

2）心肌酶谱：靶向药物对心脏血供可能会有影响。

总之，随访需要医患双方密切配合，保证手术治疗的效果以及药物治疗的安全、有效，实现肾癌患者长期、高质量存活的目的。

（徐丹枫）

数字课程学习

教学PPT　　自测题

第十五章

前列腺癌

关键词：

前列腺特异性抗原　　直肠指诊　　前列腺穿刺

根治性前列腺切除术　　内分泌治疗

诊疗路径

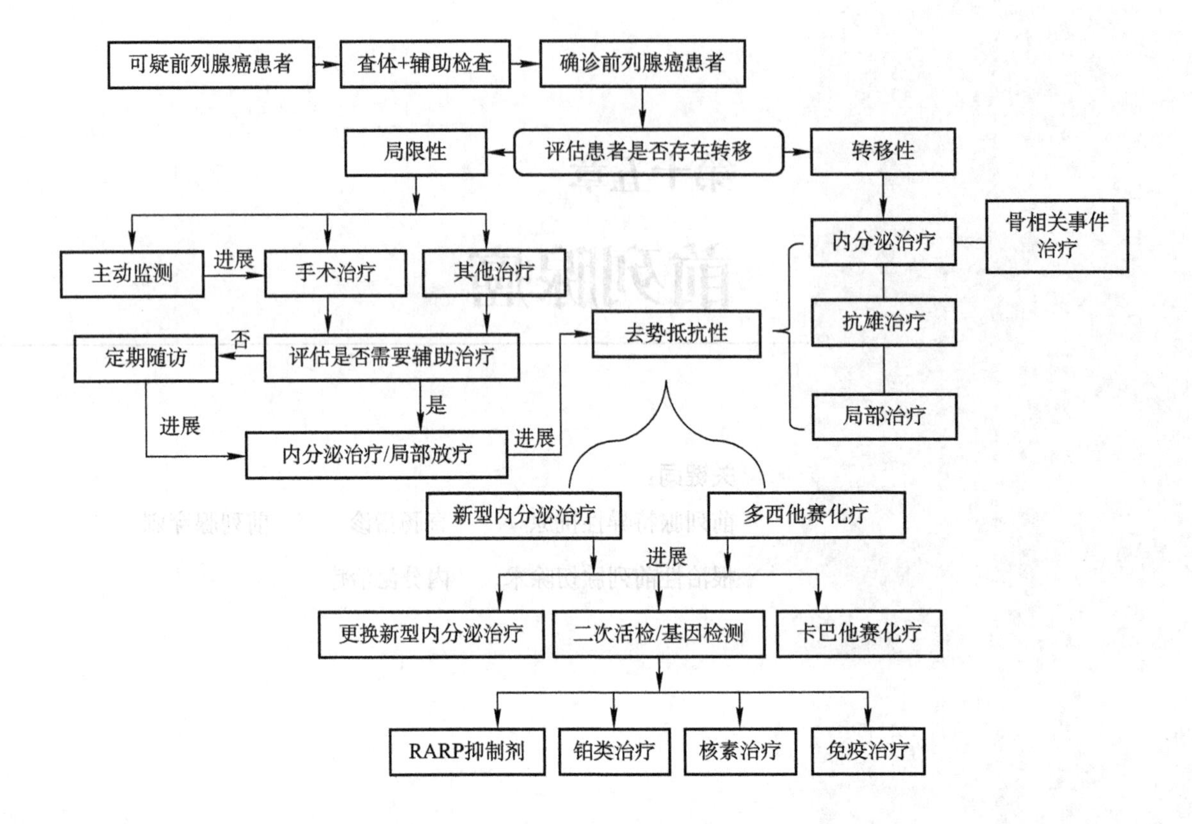

可疑前列腺癌患者
查体+辅助检查
确诊前列腺癌患者
评估患者是否存在转移
局限性
转移性
主动监测
进展
手术治疗
其他治疗
内分泌治疗
骨相关事件治疗
抗雄治疗
局部治疗
否
定期随访
评估是否需要辅助治疗
去势抵抗性
是
进展
内分泌治疗/局部放疗
进展
新型内分泌治疗
多西他赛化疗
进展
更换新型内分泌治疗
二次活检/基因检测
卡巴他赛化疗
RARP抑制剂
铂类治疗
核素治疗
免疫治疗

前列腺癌是指发生在前列腺的上皮性恶性肿瘤。2016世界卫生组织（WHO）发布的《泌尿系统及男性生殖器官肿瘤分类》将前列腺癌分为腺癌（腺泡腺癌）、导管内癌、导管腺癌和其他上皮性癌。其中前列腺腺癌占95%以上，因此，本章所指的前列腺癌特指前列腺腺癌。

（一）发病率

前列腺癌是男性泌尿生殖系统最常见的恶性肿瘤，其发病率在美国男性癌症患者中居于首位，死亡率仅次于肺癌。我国前列腺癌发病率相对较低，但随着人口老龄化、生活方式的西方化及筛查手段的普及，前列腺癌的发病率呈显著上升趋势。根据国家癌症中心的数据，2015年全国前列腺癌发病率达到7.2/10万，在男性恶性肿瘤发病率中排名第6位；死亡率达到3.1/10万，在所有男性恶性肿瘤中排第10位。值得注意的是我国前列腺癌发病率在地区分布上存在较大差异，其中东部地区的发病率最高。2015年前列腺癌东部地区、中部及西部地区发病率分别为3.7/10万、1.9/10万及1.6/10万。

（二）病因和发病机制

前列腺癌的病因及发病机制十分复杂，其确切病因尚不清楚。病因学研究显示前列腺癌与遗传、年龄以及外源性危险因素相关。

前列腺癌具有很强的遗传倾向性。流行病学研究显示，一例直系亲属患有前列腺癌，其本人的发病风险会增加1倍以上；2个或2个以上直系亲属患前列腺癌，相对风险会增加至5～11倍。随着基因测序技术的开展，目前已发现100多个与前列腺癌易感性相关的单核苷酸多态性和多个低频高外显率基因，如*BRCA*、*HOXB13*及DNA错配修复基因等。前列腺癌的发病与年龄密切相关，其发病率伴随着年龄增长，高发年龄为65～80岁。

目前，关于前列腺癌的外源性危险因素仍在讨论中，部分因素仍存在争议，但高动物脂肪饮食是一个重要的危险因素。其他危险因素包括维生素E、硒、木脂素类、异黄酮的低摄入。阳光暴露与前列腺癌发病率呈负相关，阳光可增加维生素D的水平，可能是前列腺癌的保护因子。在前列腺癌低发的亚洲地区，绿茶的饮用量相对较高，提示绿茶可能为前列腺癌的预防因子。

（三）临床表现

前列腺癌早期缺乏特异性症状，相当一部分患者因体检时直肠指检或发现血清前列腺特异性抗原（prostate specific antigen，PSA）升高而就诊。

随着肿瘤的发展，肿瘤可侵犯邻近组织引起尿道或膀胱颈部阻塞，出现与良性前列腺增生类似的下尿路梗阻症状，如尿频、尿急、排尿不畅、尿潴留及血尿等。晚期前列腺癌骨转移时可出现骨痛、病理性骨折等症状。少数患者以转移症状就医，而无明显的前列腺癌原发症状。

（四）诊断

前列腺癌诊断包括临床诊断和病理诊断。临床诊断主要依靠直肠指诊、血清PSA检查、经直肠前列腺超声和盆腔MRI检查。CT检查对诊断早期前列腺癌的敏感度低于MRI检查，因此并不推荐用于前列腺癌的诊断。因前列腺癌骨转移率较高，在确定治疗方案前通常还要进行核素骨扫描检查。确诊前列腺癌需要通过前列腺穿刺活检进行病理检查。

1. 直肠指诊（DRE） 前列腺癌多发生于前列腺外周带，直肠指诊对前列腺癌的早期诊断和分期具有重要参考价值。前列腺癌的典型表现是可触及前列腺坚硬结节，边界欠清，无压痛。若未触及前列腺结节也不能排除前列腺癌，需要结合PSA及影像学检查等综合考虑。直肠指诊挤压前列腺可导致PSA入血，影响血清PSA值的准确度，因此直肠指诊应在患者PSA抽血化验后进行。

2. 血清PSA检查 PSA是前列腺腺泡和导管上皮细胞合成分泌的一种具有丝氨酸蛋白酶活性的单链糖蛋白，主要存在于精液中，参与精液的液化过程。正常生理条件下，PSA主要局限于前列腺组织中，血清中PSA维持在低浓度水平。血清中PSA有两种存在形式，一部分（10%～40%）为游离 PSA（f-PSA）；一部分（60%～90%）以 α_1- 抗糜蛋白酶（PSA-ACT）与 α_2- 巨球蛋白等结合，称为结合 PSA（c-PSA）。通常以 f-PSA 与结合 PSA 的总和称为血清总 PSA（t-PSA）。当前列腺发生癌变时，正常组织破坏后，大量 PSA 进入血液循环使血清中 PSA 水平升高。PSA 半衰期为 2～3 天。PSA 结果的判定：血清总 PSA（tPSA）>4.0 ng/mL 为异常，初次 PSA 异常者需要复查。患者血清 PSA 水平受年龄和前列腺大小等因素的影响。血清总 PSA 在 4～10 ng/mL 时，fPSA 具有一定的辅助诊断价值。因为患者外周血 fPSA 水平与前列腺癌的发生呈负相关，当 fPSA/tPSA<0.1 时，前列腺癌的患病率为 56%；而当 fPSA/tPSA>0.25 时，患病率仅为 8%。因此，我国推荐 fPSA/tPSA>0.16 作为正常参考值。若患者 tPSA 水平在 4～10 ng/mL，而 fPSA/tPSA<0.16，建议进行前列腺穿刺活检。

3. 经直肠超声检查　能初步判断前列腺的体积大小，但 B 超对前列腺癌诊断的特异度较低，前列腺异常回声灶需要与正常前列腺、前列腺增生、前列腺炎等鉴别。经直肠超声发现的前列腺外周带低回声结节有 30% 可能为前列腺癌。肿瘤内表现为粗糙高信号的前列腺癌，多为高级别肿瘤，且常常伴有坏死。在超声多普勒上 80%～90% 的前列腺肿瘤病灶表现为富血供。

4. 前列腺 MRI 检查　是诊断前列腺癌及明确临床分期的最主要方法之一。主要依靠 T_2 加权像和强化特征，前列腺癌的特征性表现是前列腺外周带 T_2 加权像中有低信号病变，与正常高信号的外周带有明显差异。另外，肿瘤区域往往呈现早期强化的特点。

随着 MR 技术的发展，扩散加权成像（DWI）、动态增强磁共振成像（DCE-MRI）及磁共振波谱等功能成像技术也逐步应用于前列腺检测中。这些技术与 T_1 和 T_2 加权成像技术相结合的多参数 MRI（mp-MRI）提供了前列腺功能和形态的双重信息，大大提高了前列腺癌的诊断、定位和分期。前列腺影像报告与数据系统（PI-RADS）经过二次改版，目前 2.1 版本已在临床上得到广泛应用。该指南通过 T_2 加权成像、DWI 成像和 DCE 成像将前列腺各区异常信号灶由高到低分成 1～5 分。

前列腺 MRI 可显示前列腺癌外周包膜的完整性、是否侵犯前列腺周围脂肪组织、膀胱及精囊器官；预测包膜或包膜外侵犯的准确率达 70%～90%，预测有无精囊受侵犯的准确率达 90%；MRI 可显示盆腔淋巴结受侵犯情况及骨转移的病灶，对前列腺癌的临床分期具有重要的作用。

5. 盆腔 CT 检查　盆腔 CT 下前列腺组织癌变与前列腺增生相似，故对前列腺肿瘤的诊断价值有限。前列腺癌生长超越包膜可使前列腺本为光滑的轮廓变为不规则。前列腺周围及直肠周围脂肪层密度增加为肿瘤外侵的表现。膀胱精囊角如变钝或模糊，提示肿瘤累及精囊。前列腺肿瘤侵及膀胱时，可见膀胱壁局部增厚而不规则；侵及膀胱、膀胱三角区及输尿管开口时可见上尿路积水。盆腔 CT 尚可提示肿瘤侵及闭孔内肌及肛提肌，此外，直肠前方脂肪消失变形也是前列腺癌侵及直肠的表现，但并不十分可靠。1.5～2 cm 及以上的淋巴结肿大可疑为肿瘤转移，增强 CT 有助于发现前列腺癌盆腔转移性淋巴结。另外，盆腔 CT 尚可发现骨盆转移灶。

6. 前列腺穿刺活检术　是诊断前列腺癌的“金标准”。

（1）初次穿刺指征和禁忌证

1）穿刺指征：①直肠指诊发现前列腺可疑结节，任何 PSA 值；②经直肠前列腺超声或 MRI 发现可疑病灶，任何 PSA 值；③ PSA>10 ng/mL；④ PSA 4～10 ng/mL，f/t PSA 可疑或 PSAD 值可疑。

2）禁忌证：①处于急性感染期、发热期；②有高血压危象；③处于心脏功能不全失代偿期；④有严重出血倾向的疾病；⑤处于糖尿病血糖不稳定期；⑥有严重的内、外痔，肛周或直肠病变。

（2）穿刺活检术的实施

1）术前常规检查：因前列腺穿刺活检术会引起前列腺局部 MRI 影像的改变，故如需通过 MRI

评估临床分期，通常建议在前列腺穿刺活检前进行。

2）预防性抗菌药物的应用：经直肠超声引导下前列腺穿刺活检术之前，应常规口服或静脉预防性应用抗菌药物，喹诺酮类抗菌药物是首选，经会阴前列腺穿刺前不需要预防性应用抗菌药物。

3）肠道准备：经直肠前列腺穿刺活检前清洁肠道是常规操作，开塞露可代替灌肠，建议穿刺前聚维酮碘清洁肠道。

4）围手术期抗凝及抗血小板药物的使用：对于有心脑血管病风险、支架植入病史的长期口服抗凝或抗血小板药物的患者，围手术期应综合评估出血风险及心脑血管疾病风险，慎重决定相关药物的使用。

5）穿刺针数和部位：建议前列腺体积为30～40 mL的患者，需接受不少于8针的穿刺活检，推荐10～12针系统穿刺作为基线（初次）前列腺穿刺策略。穿刺针数的增加不显著增加并发症的发生率。饱和穿刺可作为一种穿刺策略。

（3）靶向融合穿刺的价值

1）前列腺靶向穿刺利用多参数MRI可避免系统性穿刺活检盲穿及穿点过多，精确定位可疑病灶区。MRI引导前列腺穿刺活检可提高重复穿刺时高级别前列腺癌的检出率。

2）认知融合靶向穿刺：以MRI提示的前列腺可疑区域为目标行超声引导下经直肠穿刺活检，穿刺过程简单、快捷，无需特殊的设备和长时间培训，但是对操作者的记忆和空间定位能力有一定的考验，漏检直径＜1 cm可疑病灶的可能性大。

3）影像融合靶向穿刺：利用特定设备可将先前的MRI图像与即时超声图像叠加融合，行三维重建，将原来的二维超声图像升级，使可疑目标更为直观明确，在显著提高穿刺阳性率的同时能够增加发现有临床意义的前列腺癌的比例，并避免发现无临床意义的前列腺癌，与MRI下的穿刺相比操作更加便利。

7. 骨扫描检查　是目前评价前列腺癌骨转移最常用的方法。荟萃分析显示，骨扫描的敏感度和特异度分别为79%和82%。骨扫描诊断的阳性率受PSA、临床分期以及Gleason评分的影响很大。在PSA＜10 ng/mL的患者中，阳性率2.3%；PSA 10～20 ng/mL，阳性率为5.3%；PSA 20～50 ng/mL，阳性率为16.2%。局限性前列腺癌阳性率为6.4%，局部晚期前列腺的阳性率为49.5%。Gleason评分7分患者的阳性率为5.6%，而Gleason评分≥8分患者的阳性率为29.9%。当有骨痛症状时，无论PSA、Gleason评分以及任何临床分期，都要进行骨扫描检查。

8. PET/CT检查　C-11胆碱PET/CT已被用于检测和区分前列腺癌和良性组织。这项技术在肿瘤根治术后生化复发再分期患者中的灵敏度和特异度分别为85%和88%。C-11胆碱PET/CT可能有助于检测这些患者的远处转移。前列腺特异性膜抗原（PSMA）在前列腺癌细胞表面特异性高表达，使其在前列腺癌分子影像学及靶向治疗领域具有极为重要的研究价值，特别是核素标记PSMA小分子抑制剂已在前列腺癌的分子影像学诊断方面显示出较好的临床应用前景。^{68}Ga-PSMA PET-CT显像对前列腺癌患者诊断的灵敏度为86%，特异度为86%；针对前列腺癌病灶的灵敏度为80%，特异度为97%。

9. 膀胱镜检查　可用于判断前列腺大小、突入膀胱程度等，对于根治性前列腺切除术中需注意的膀胱颈部处理有重要的提示作用。其次，在膀胱镜检查过程中，需要关注尿道外括约肌张力，以预判患者术后尿控恢复情况。对于局部进展期肿瘤的患者，尚需要注意膀胱颈部及三角区肿瘤累及情况及双侧输尿管开口距肿瘤的安全距离，从而制订更为周密的根治性前列腺切除术计划。另外，膀胱镜检查还能排除患者可能合并的前尿道狭窄。

10. 穿刺活检病理结果解读

（1）在阅读前列腺穿刺活检病理报告时应重点关注下述指标：①肿瘤类型；②肿瘤范围和体积；③低分化肿瘤组织百分比；④阳性针数和Gleason

评分；⑤是否存在导管内癌、淋巴管浸润、精囊腺浸润、前列腺外浸润和周围神经浸润等情况。

（2）Gleason 评分系统以所有穿刺标本的肿瘤分化程度和生长方式及间质浸润状态为基础，考虑到同一前列腺癌标本中存在组织类型多样性的特点，采用 5 级 10 分制的分级标准，把前列腺癌组织分为主要分级区和次要分级区，每区的 Gleason 分值为 1～5 分，1 分代表分化最好，5 分代表分化最差，两者级数相加就是组织学评分所得分数，应为 2～10 分，其中评分为 2～5 分属高分化，6～7 分为中分化，8～10 分为低分化。评分越高，提示肿瘤恶性度越高，预后越差。ISUP 在 2014 年根据不同 Gleason 分级肿瘤的预后建立了前列腺肿瘤的病理分级分组系统，将 Gleason 建立分定义为第一组，Gleason 3 + 4 = 7 分定义为第二组，Gleason 4 + 3 = 7 定义为第三组，Gleason 8 分定义为第四组，而 Gleason 9 分或 10 分定义为第五组。

（3）除 Gleason 评分外，一些其他指标对前列腺癌的综合评估也存在重要价值。阳性穿刺针数百分比和穿刺标本中癌组织的百分比对预测前列腺根治标本的分期及切缘情况意义重大。同侧穿刺组织 Gleason 评分≥8 分，同侧穿刺组织标本阳性率超过 1/3，且每一阳性标本中肿瘤病灶百分比平均超过 20% 可能是神经血管束浸润的阳性预测因素。活检标本中膨胀性筛孔状结构和导管内癌可能是转移性前列腺癌和前列腺癌特异性生存率的独立预测因素。

（五）治疗

根据患者肿瘤的不同临床分期（局限性、局部进展性以及是否转移），前列腺癌的治疗方案有所不同，主要包括以下几种。

1. 观察等待与主动监测

（1）观察等待（watchful waiting）：包括前列腺癌病程监测，以期在症状出现、检查结果改变或 PSA 提示即将出现症状时能及时提供姑息治疗。因此，观察不同于主动监测。观察的目的是在前列腺癌不太可能导致死亡或显著发病时，通过避免非治愈性治疗保持患者的生活质量。观察的主要优势是避免不必要的治疗（如雄激素剥夺治疗）可能引起的不良反应。一般适用于预期寿命小于 10 年的各期患者。

（2）主动监测（active surveillance）：包括对疾病进程的主动动态监测，以期在发现肿瘤进展时能及时采取以根治为目的的干预措施，主要适用于预期寿命 10 年以上的低危前列腺癌患者，目的是在不影响总生存期的前提下，推迟可能的治愈性治疗，从而减少治疗可能引起的不良反应。由于这类患者有着更长的预期寿命，因此应当对他们进行密切随访，包括 DRE、PSA、MRI 以及重复穿刺等，一旦发现肿瘤进展应立即开始治疗以免错过治愈机会。

主动监测的患者入选标准包括：预期寿命 10 年以上，肿瘤分期 cT_1 或 cT_2，PSA≤10 ng/mL，活检 Gleason 评分≤6，阳性针数≤2 个，每个穿刺标本中肿瘤所占比例≤50%。对这类患者实施主动监测前，要与患者充分沟通根治性手术和根治性放疗的情况，告知患者在未来的某个阶段可能要接受根治性的手术或者放疗。随访过程中要进行 DRE（至少每年 1 次）、PSA（至少每半年 1 次）、mpMRI 及重复穿刺（至少每 3～5 年 1 次）等检查。

当重复活检后的病理发生变化时，如 Gleason 评分、阳性针数或者肿瘤所占体积，以及 T 分期进展，则应将主动监测调整为积极治疗。

2. 手术治疗 根治性前列腺切除术（简称根治术）是治疗局限性前列腺癌最有效的方法，主要术式有传统的经会阴、经耻骨后及近年发展的腹腔镜前列腺癌根治术、机器人辅助腹腔镜前列腺癌根治术。

（1）适应证：根治性前列腺切除术应该用于可能治愈的前列腺癌。手术适应证不仅要考虑肿瘤的临床分期，也要考虑患者的预期寿命，还要考虑患者的健康状况。尽管手术没有硬性的年龄界限，但应告知患者，70 岁以后伴随年龄增长手术合并症及病死率将会增加。

临床分期：主要适用于局限前列腺癌，临床分期 $T_1 \sim T_{2c}$ 的患者。对于临床 cT_3 的前列腺癌尚有争议，有主张新辅助治疗后行根治术，可降低切缘阳性率。

1）根治性前列腺切除术的适应证应满足以下4个条件：① PSA＜10～20ng/mL；② Gleason 评分≤7；③临床分期 $T_1 \sim T_{2c}$；④预期寿命≥10年的患者。

2）预期寿命：局限性前列腺癌患者应以根除肿瘤为目标，预期寿命≥10年者则可选择根治术。

3）健康状况：前列腺癌患者多为高龄男性，手术并发症的发生率与身体状况不佳密切相关。因此，只有身体状况良好，没有严重的心肺疾病，才适合进行根治性前列腺切除术。

4）PSA 或 Gleason 评分高危患者：对于 PSA＞20 ng/mL 或 Gleason 评分＞8分的局限前列腺癌患者符合上述分期和预期寿命条件的，根治术后可给予辅助治疗。

（2）禁忌证

1）患有显著增加手术危险性的疾病，如严重的心血管疾病、肺功能不良等。

2）患有严重出血倾向或血液凝固性疾病。

3）已有全身多发转移。

4）预期寿命不足10年。

（3）手术方法和标准：国内推荐耻骨后根治性前列腺切除术和腹腔镜前列腺癌根治术。

1）耻骨后根治性前列腺切除术：术野开阔，操作简便易行，可经同一入路完成盆腔淋巴结切除，达到根治的目的。根治性前列腺切除术的切除范围包括完整的前列腺、双侧精囊和双侧输精管壶腹段、膀胱颈部，术前准备包括肠道准备、备血。

2）腹腔镜根治性前列腺切除术：是近年发展起来的新技术，其疗效与开放手术类似，优点是损伤小、术野及解剖结构清晰，术中和术后并发症明显减少，缺点是技术操作比较复杂。腹腔镜手术切除步骤和范围同开放手术。

3）机器人辅助腹腔镜根治性前列腺切除术：可以缩短手术时间，减少术中失血，但在早期功能恢复以及肿瘤效果方面并无明显优势。无论何种手术方式，经验丰富的外科医师，术后病理切缘阳性的比例较低，对肿瘤的控制更好。

（4）手术时机：经直肠穿刺活检者应等待6～8周、经尿道前列腺切除术者应等待12周再行手术，以免因炎症反应造成直肠及周围组织损伤，同时保留神经手术亦较容易。

（5）手术并发症：目前围手术期病死率＜2.1%，主要并发症有术中严重出血、直肠损伤、术后阴茎勃起功能障碍、轻度尿失禁、重度尿失禁、膀胱尿道吻合口狭窄、尿道狭窄、深部静脉血栓、淋巴囊肿、尿瘘、肺栓塞。腹腔镜前列腺癌根治术还可出现沿切口种植转移、转行开腹手术、气体栓塞、高碳酸血症、继发出血和穿刺处切口疝等。

（6）病理结果的解读

1）在阅读根治性前列腺切除术病理结果时应重点分析下述指标：① 组织病理学类型；②肿瘤总体积，优势肿瘤病灶的部位和体积；③ Gleason 评分；④ 病理分期和手术切缘情况：阳性手术切缘的部位和程度、前列腺外浸润的部位和程度、有无膀胱颈浸润和精囊腺浸润；⑤ 区域淋巴结浸润的部位和数量；⑥ 有无淋巴管或血管侵犯，有无导管内癌或筛孔状结构存在等。

2）根治性前列腺切除术后病理报告最重要的作用在于指导下一步的治疗和预测术后复发。Gleason 评分是前列腺癌临床行为和治疗效果的最佳预测因素，除了常用的 Gleason 评分（主要分级区分值和次要分级区分值）外，第三成分 Gleason 评分≥8分，尤其是当该区域体积大于前列腺癌体积的5%时，是术后生化复发的危险因素。CAPRA-S 评分系统是根据根治性前列腺切除术后病理标本判断患者预后的重要临床评分系统。

（7）根治术后肿瘤复发治疗

1）首先应当区分根治术后 PSA 上升是仅为生

化复发，还是局部复发，抑或是远处转移。初始的病理结果、治疗后PSA复发的时间以及PSA上升速度都可为区分局部复发与远处转移提供线索。肿瘤分化较差，早期PSA复发和PSA倍增时间较短均可提示远处转移的迹象。^{68}Ga-PSMA PET/CT对于前列腺癌接受局部根治性治疗后PSA上升的患者，在极低的PSA水平下（0.5 ng/mL）即可发现复发病灶，为临床治疗策略的制订提供了重要的参考依据。

2）根治性前列腺切除术后，局部复发的患者可选择挽救性放疗。放疗剂量至少达到64 Gy，且最好在PSA < 0.5 ng/mL之前。前列腺外放疗后局部复发的部分患者可选择挽救性前列腺癌根治术，但术后尿失禁、勃起功能障碍等并发症发生率较高。

3）对于根治性治疗后出现远处转移的患者，早期内分泌治疗与延迟治疗相比，可延缓疾病进展，延长生存期。对于单发或局限的转移性淋巴结，如患者较为年轻、全身条件较好、可耐受手术治疗，亦可考虑挽救性淋巴结清扫术。

3. 外放射治疗（external beam radio-therapy，EBRT）

（1）方法：根治性EBRT与根治性前列腺切除术相似，是前列腺癌患者最重要的根治性治疗手段之一。主要有三维适形放射治疗（three-dimensional conformal radiotherapy，3D-CRT）和调强适形放疗（intensity modulated radiotherapy，IMRT）、图形引导下放射治疗（image guided radiation therapy，IGRT）等技术，目前已成为放射治疗的主流技术。EBRT具有疗效好、适应证广、并发症及不良反应小等优点。对于低危前列腺癌患者能达到与根治性手术治疗相似的疗效。根据放疗目的不同，EBRT分为三类：①根治性放疗，是局限性和局部进展期前列腺癌患者的根治性治疗手段之一；②术后辅助和术后挽救性放疗；③转移性癌的姑息性放疗，以缓解症状、改善生活质量。

（2）适应证

1）局限性前列腺癌：对于低危患者（$T_1 \sim T_{2a}$，Gleason评分≤6分，PSA < 10 ng/mL），外放射治疗和根治性前列腺切除术均为首选方法；高龄患者首选根治性外放射治疗。中危患者（T_{2b}或Gleason评分7分或PSA为10～20 ng/mL）：放疗和手术均为首选方法，高龄患者建议首选根治性外放射治疗，可选择联合短程新辅助/同期/辅助内分泌治疗（4～6个月）。高危患者（肿瘤分期≥T_{2c}或Gleason评分≥8分或PSA > 20 ng/mL）：首选外放射治疗，需联合长程新辅助/同期/辅助内分泌治疗（2～3年），但可选择手术。

2）局部进展期前列腺癌（$T_{3-4}N_0M_0$）：首选根治性外放射治疗，需联合长程新辅助/同期/辅助内分泌治疗（2～3年）。

（3）并发症：放疗引起的不良反应与单次剂量和总剂量、放疗方案和照射体积有关。急性期常见的不良反应包括尿频、血尿、腹泻、便血等，放疗结束后数周基本消失。晚期不良反应包括直肠出血、放射性膀胱炎出血等。采用适形放疗和调强放疗技术治疗后上述并发症发生率显著降低，但盆腔放疗可能增加患者患直肠癌或膀胱癌等第二原发肿瘤的风险。

（4）术后即刻或者辅助放疗：对于包膜外侵犯pT3，Gleason评分 > 7分，以及切缘阳性R1的患者，术后5年局部复发率高达50%。全球范围内主要有3项RCT研究涉及这类患者术后辅助放疗的问题。目前的结论是对于$pT_3\ pN_0$患者，术后PSA水平 < 0.1 ng/mL，由于切缘阳性（最重要的因素）、包膜侵犯和（或）侵犯精囊而引起局部复发的风险较高，目前可以有2种选择：①在排尿功能恢复后即刻对手术区域进行辅助放疗，②临床上密切随访，在PSA > 0.5 ng/mL时进行挽救性放疗。

（5）远处转移的放射性治疗：对于前列腺癌的骨转移，放疗是一种有效的姑息疗法。孤立的有症状的骨转移病灶可通过EBRT治疗，通常可以采用短疗程照射治疗伴骨转移前列腺癌；对于非椎体转移的患者，根据美国放射学会的治疗指南，大部分应采用单次8 Gy治疗。

4. 近距离放射治疗（brachytherapy） 是一种治疗局限性前列腺癌的技术手段，通过三维治疗计划系统的准确定位，将放射性粒子植入前列腺内，提高前列腺的局部剂量，减少直肠和膀胱的放射剂量，其疗效肯定、创伤小，尤其适合于不能耐受根治性前列腺切除术的高龄前列腺癌患者。

目前主要有2种前列腺近距离放疗方法：低剂量（LDR）和高剂量（HDR）近距离放疗。

（1）LDR近距离放疗：包括在前列腺中放置永久性粒源植入物。从这些低能量场源发射的小范围辐射允许将足够的放射剂量作用于前列腺内的病灶，避免了膀胱和直肠的过度照射。

永久性近距离放疗作为一种单一疗法，适合治疗低危患者（$cT_{1c}\sim T_{2a}$、Gleason评分≤6分、PSA＜10 ng/mL）。对于中危前列腺癌，近距离放疗可结合EBRT（45 Gy），以及加用或不加用新辅助ADT。高危患者通常被认为不适合单纯使用永久性近距离放疗。

前列腺过大或过小、有膀胱出口梗阻症状（国际前列腺症状评分较高），或之前接受过TURP的患者并非近距离放疗的理想候选者。对于这些患者，植入可能会更困难，且不良反应的发生风险增加。

（2）HDR近距离放疗：指临时插入辐射源，是对高危前列腺癌患者在EBRT治疗中的一种增强剂量的新方法。联用EBRT（40～50 Gy）和HDR近距离放疗，可在高危局限性或局部晚期前列腺癌患者中提高放射剂量，同时最大限度地减少急性或晚期毒性。

近距离放疗联合EBRT，同时加入ADT（2或3年）是治疗高危患者的常见方案。三种治疗联合应用效果较好，有研究表明，9年无疾病进展生存率和疾病特异性生存率分别达87%和91%。与LDR近距离放疗相比，HDR近距离放疗患者尿频、尿急和直肠疼痛的风险更低。有研究指出，HDR近距离放疗后勃起功能障碍风险低于LDR近距离放疗。

5. 其他治疗

（1）质子治疗：早在20世纪50年代就开始应用质子束放疗治疗癌症患者。质子治疗的支持者认为，这种形式的放疗在某些临床情况下可能优于X射线（光子）为基础的放疗。质子治疗可以将高度适形的放射剂量送到前列腺。以质子为基础的治疗在前列腺周围正常组织照射到的剂量更低。然而，这些组织并不是前列腺放疗不良反应的常规致病因素，所以降低对这些非关键组织的剂量，益处并不明显。美国放射肿瘤协会（ASTRO）认为质子束治疗与其他前列腺癌治疗的疗效比较尚无明确结论。因此，目前可用的治疗方案中，质子束治疗局限性前列腺癌的作用尚不明确。虽然质子束治疗不是一种新技术，但其在治疗前列腺癌中的应用还要继续发展。ASTRO强烈支持对临床试验中的患者数据进行开发，对达成质子治疗前列腺癌的共识非常必要，特别是对比较质子治疗与其他放疗方式（如IMRT和近距离放疗）至关重要。由于我国目前质子放疗设备普及率较低，费用昂贵，鉴于上述情况，目前并不推荐大范围广泛开展质子治疗。

（2）冷冻治疗：用超低温破坏前列腺癌组织的治疗手段，该技术通常在超声引导下进行。在患者的会阴部插入冷冻探针，进行冷冻消融术。极低温使探针尖端周围产生许多小冰球，冰球破坏前列腺组织。冷冻治疗被认为是治疗临床局限性前列腺癌可以考虑的选择之一。与放射治疗相比，优点是无放射性，直肠损伤率低，但术后排尿功能障碍和阳痿发生率较高。

（3）高能聚焦超声疗法：利用超声发生器发射高能超声波，将能量聚焦在病变的组织区域，使温度＞65℃以达到肿瘤组织发生凝固性坏死的目的。通过插入后通道的探头将高能量超声波束直接输送到前列腺中，精确地将腺体内的肿瘤细胞靶向至毫米精度，同时损害周围组织的风险较小，且皮肤没有针头或伤口。在新的HIFU研究中，对平均年龄为65岁的局限性前列腺癌患者进行研究，治疗后5年尿失禁的风险为2%，勃起功能障碍的风险为15%。

（4）不可逆电穿孔：一种新型非能量消融方式，其利用强有力的电脉冲，在细胞膜上产生不可逆的穿孔，使得细胞内外物质自由流动，从而导致细胞内物质紊乱，进而导致细胞凋亡。与传统热消融相比，不可逆电穿孔的机制不受能量功率限制，使得热敏感结构附近的肿瘤可也可以完全消融。

6. 内分泌治疗

（1）雄激素剥夺治疗（ADT）：作为晚期前列腺癌患者的主要全身性治疗，或者作为新辅助/辅助治疗联合放疗，用于治疗局限性或局部晚期前列腺癌。

公认的去势水平的定义是睾酮<50 ng/dL（1.7 nmol/L），这是40多年前制定的标准，当时的检测技术水平有限。现有的方法证实手术去势后睾酮的平均水平是15 ng/dL，因此睾酮<20 ng/dL（0.7 nmol/L）应该是比较合理的去势水平。目前也有很多研究结果证实，睾酮水平越低，治疗效果越好。

ADT可采用手术去势（双侧睾丸切除术）或药物去势，包括促黄体素释放素（LHRH，也被称为促性腺激素释放激素或GnRH）激动剂或拮抗剂，两者显现出同等效果。对于明显转移且有可能因初期单纯使用LHRH激动剂治疗引起睾酮急剧增加而出现相关症状的患者，抗雄激素治疗应当与初始LHRH激动剂同时开始，或者提前开始，并应当持续这种联合治疗至少7天，以阻断配体与雄激素受体的结合。与LHRH激动剂先激发LHRH受体再引起性腺功能低下不同，LHRH拮抗剂开始即迅速并直接地抑制雄激素的释放。因此，使用这类药物的初始睾酮不会急剧增加，因此也不必与抗雄激素一起共同给药。

最近的证据表明，睾丸切除术可能比LHRH激动剂更安全。睾丸切除术后患者出现骨折、外周动脉疾病和心脏相关并发症风险较低，两种方法出现糖尿病、深静脉血栓形成、肺栓塞和认知障碍等风险类似。

（2）联合雄激素阻断：药物去势或手术去势联合一种抗雄激素制剂被称为联合雄激素阻断。目前尚无前瞻性随机研究证实联合雄激素阻断比按顺序使用LHRH激动剂和抗雄药物有生存优势。荟萃分析数据提示，比卡鲁胺可能会使总体生存率相对于使用LHRH激动剂单药治疗改善5%~20%，但是需要临床试验对这一假设进行检验。抗雄药物单药治疗的有效性不如药物去势或手术去势，因此不推荐作为主要ADT。

7. 去势抵抗性前列腺癌（CRPC）治疗 CRPC指血清睾酮达到去势水平后（<50 ng/dL或1.7 nmol/L），至少出现下面情况中的一种。①PSA复发：间隔1周以上连续3次PSA上升，2次升高均在PSA低点50%以上，并且PSA>2 ng/mL。②影像学进展：新发病灶出现，包括骨扫描提示2处或以上的新发骨转移病灶，或者是应用RECIST标准评价的新发软组织病灶。单纯症状上进展不能够诊断为CRPC，需要进一步评估。③CRPC的诊断需要明确患者的原发灶和转移灶状态，转移性CRPC（mCRPC）和非转移性CRPC（nmCRPC）的治疗原则存在显著差异。CRPC的进一步评估，还需要明确患者原发灶治疗和初始内分泌治疗的效果，原发灶的病理特征、转移灶的部位和病灶数，特别是淋巴结转移情况和内脏转移情况、患者的体质状态，以及目前最新的分子分型（胚系和体细胞基因变异）。

（1）CRPC患者的去势治疗：研究证实，初治的激素敏感性前列腺癌经过传统内分泌治疗后进展为CRPC，不是不再依赖雄激素受体AR通路，而是非常少量的雄激素就可以维持肿瘤细胞的生长，或者同时出现其他AR非依赖的分子作用通路，维持或促进肿瘤细胞的进展转移。因此，CRPC患者需要维持去势治疗，保持血清睾酮处于去势水平（<50 ng/dL或1.7 nmol/L）。临床上常见CRPC患者选择新型内分泌治疗或多西他赛化疗后停用雄激素剥夺治疗，导致PSA和临床症状控制不佳。因此，CRPC的治疗过程中，需要全程检测血清睾酮，维持去势水平，同时选择针对CRPC的治疗方

式，以更好地治疗 CRPC。

（2）非转移性 CRPC（nmCRPC）的治疗：随着新型内分泌治疗药物阿帕他胺（apalutamide）、恩扎卢胺（enzalutamide）治疗 nmCRPC 的获批，nmCRPC 的治疗获得了临床重视。针对前列腺原发病灶的局灶治疗，包括冷冻消融或高能聚焦超声治疗，也取得了较好的临床治疗效果。因此，CRPC 患者明确转移状态，对于后续治疗选择具有非常重要的参考价值。

1）局灶治疗：nmCRPC 的患者针对前列腺原发病灶采用局灶治疗尚存在争议。不主张对于这类患者进行前列腺癌根治术，但是一些实验性的局部治疗，例如前列腺冷冻治疗，可能使这类患者取得长时间肿瘤控制。需要指出的是，评估转移的常规影像学方式一般采用 CT、MRI、骨扫描，但这些检查不一定能发现微小的转移病灶，而 ^{68}Ga-PSMA PET-CT 却能更敏感地发现转移病灶，因此部分 nmCRPC 患者实际上是转移性 CRPC（mCRPC），需要更积极的综合治疗。因此，nmCRPC 局灶治疗后需要密切随诊，及时发现原发病灶进展或新发转移病灶，以选用针对 mCRPC 的系统治疗。

2）阿帕他胺（apalutamide）药物治疗：阿帕他胺是一种新的非甾体雄激素受体阻断剂，与雄激素受体的结合力是比卡鲁胺的 7 ~ 10 倍。一项多中心、双盲、安慰剂对照的Ⅲ期临床 SPARTAN 研究显示，阿帕他胺治疗 nmCRPC 组无转移生存时间为 40.5 个月，安慰剂组为 16.2 个月（$HR = 0.28$，$P < 0.001$）。阿帕他胺常见不良反应为乏力、高血压、皮疹等，特别需要关注甲状腺功能减退，临床使用阿帕他胺时需加强甲状腺功能监测。

3）恩扎卢胺（enzalutamide）药物治疗：恩扎卢胺是选择性雄激素受体拮抗剂，其通过与 AR 结合，抑制 AR 向细胞核转运及其与 DNA 结合，降低肿瘤细胞内雄激素水平。恩扎卢胺已经被批准用于初治的 mCRPC 和化疗后的 mCRPC。一项多中心、随机、安慰剂对照的Ⅲ期临床 PROSPER 研究中期分析发现，恩扎卢胺治疗 nmCRPC 相较于安慰剂组显著延长了无转移生存时间（36.6 个月 *vs* 14.7 个月，$HR = 0.29$，$P < 0.001$）。

（3）转移性 CRPC（mCRPC）的治疗

1）阿比特龙（abiraterone）新型内分泌治疗：阿比特龙是一种口服的细胞色素 P450c17 酶抑制剂，细胞色素 P450c17 酶是雄激素合成的关键酶，阿比特龙通过抑制该酶而抑制雄激素的生成。一项国际多中心前瞻性临床研究（COU-AA-302 研究）比较了阿比特龙联合泼尼松和单纯使用泼尼松在无症状或者轻微症状 mCRPC 患者中的临床疗效和安全性，结果显示阿比特龙联合泼尼松治疗相比安慰剂联合泼尼松治疗，影像学无进展生存期（16.3 个月 *vs* 8.5 个月；$HR = 0.53$；$P < 0.001$）和总生存期（34.7 个月 *vs* 30.3 个月；$HR = 0.81$；$P = 0.003$）显著延长，患者死亡风险下降 19%；常见不良反应（25% ~ 30%）包括尿潴留、高血压、低血钾和水肿等。COU-AA-302 研究分层分析结果显示，对于疼痛量表 BPI-SF 评分 0 ~ 1、PSA < 80 ng/mL、Gleason 评分 < 8 的 mCRPC 患者，阿比特龙治疗组（$n = 124$）相较安慰剂组（$n = 140$）OS 显著延长（53.6 个月 *vs* 41.8 个月，$P = 0.006$），提示症状较轻的 mCRPC 患者使用阿比特龙治疗临床获益越显著。另一项针对未经化疗 mCRPC 中国人群的阿比特龙临床研究显示，阿比特龙联合泼尼松组相较单纯泼尼松治疗组无进展生存时期（10.3 个月 *vs* 3.0 个月，$P < 0.001$）、影像学无进展生存期（13.9 个月 *vs* 3.9 个月，$P < 0.001$）、总生存期（23.3 个月 *vs* 17.5 个月，$P = 0.016$）均显著延长。安全性上，因不良事件停药的主要原因包括肝功能不全（11% ~ 12%）或心脏疾病（19%，6% 以上为严重）。在阿比特龙治疗期间，需监测肝功能、血钾和血磷水平以及血压，也需对心脏疾病进行评估。

2）多西他赛（docetaxel）联合泼尼松化疗（DP 方案）：多西他赛又名多烯紫杉醇，是一种紫杉烷类抗肿瘤药物，通过加强微管蛋白聚合作用和抑制微管解聚作用，形成稳定的非功能性微管束，从而破坏肿瘤细胞的有丝分裂，达到抗肿瘤作用。多西他赛联合泼尼松化疗（DP方案）是第一个可以延长mCRPC患者总生存期的药物，于2004年被批准用于临床。相较于米托蒽醌联合泼尼松，DP方案化疗有2.4个月（15.1个月 *vs* 12.7个月）的生存获益。

DP方案化疗：多西他赛75 mg/m^2，注入250 mL 5%葡萄糖液或生理盐水中（多西他赛剂量>200 mg时，要选用容积较大的注射容器，以使多西他赛的最终浓度≤0.74 mg/mL），第1天静脉滴注；第1～21天，泼尼松5 mg，每日2次口服；21 d为1个周期，共6～10个周期。

DP方案化疗预处理：患者在接受每个周期多西他赛治疗前12、3、1 h，口服地塞米松7.5～9.0 mg。其他预处理包括止吐药物等。

3）恩扎卢胺（enzalutamide）新型内分泌治疗：一项随机对照研究PREVAIL研究证实了恩扎卢胺一线治疗mCRPC具有明显生存期获益，与安慰剂组相比，恩扎卢胺中位无进展生存期显著延长（20.0个月 *vs* 5.4个月），总生存期（35.3个月 *vs* 31.3个月）明显改善。

在选择抗雄激素作为二线激素治疗mCRPC患者中，恩扎卢胺延长无进展生存期的作用优于比卡鲁胺。在TERRAIN研究中，针对初治的mCRPC患者，恩扎卢胺组的无进展生存期显著优于比卡鲁胺组（15.7个月 *vs* 5.8个月）。在STRIVE研究中，初治的M_0或M_1 CRPC随机分配至恩扎卢胺或比卡鲁胺组；与比卡鲁胺相比，恩扎卢胺治疗组进展或死亡风险降低了76%（$HR = 0.24$；95% CI：0.18～0.32）。因此，恩扎卢胺是mCRPC一线治疗方案的选择之一。

4）PARP抑制剂靶向治疗药物：*BRCA1*和*BRCA2*基因是肿瘤抑制基因，具有维持基因组稳定性的功能。它与其他肿瘤抑制因子和信号传感器等组成复合物，在基因转录、DNA损伤修复及重组中扮演重要作用。PARP是存在于多数真核细胞中的一个多功能蛋白质翻译后修饰酶，通过识别结构损伤的DNA片段而被激活，被认为是DNA损伤的感受器。它还能对许多核蛋白进行聚腺苷二磷酸核糖基化。受它修饰的蛋白质有组蛋白、RNA聚合酶、DNA聚合酶、DNA连接酶等，并通过组蛋白的ADP-核糖基化使组蛋白脱离下来，有助于修复蛋白的结合而进行DNA的损伤修复。同时，PARP又是细胞凋亡核心成员胱天蛋白酶（caspase）的切割底物。因此，它在DNA损伤修复与细胞凋亡中发挥着重要作用。PARP抑制剂通过抑制肿瘤细胞DNA损伤修复、促进肿瘤细胞发生凋亡，达到治疗肿瘤的目的。

奥拉帕尼（olaparib）是一种PARP抑制剂，已有研究发现，它在*BRCA1*和*BRCA2*基因突变的CRPC患者中具有很好的治疗效果，反应率高达88%，可能成为未来mCRPC治疗的又一选择。

5）卡巴他赛（cabazitaxel）化疗：卡巴他赛也是一种半合成的紫衫烷衍生物。2010年6月，被美国FDA批准用于多西他赛化疗失败的mCRPC患者。在一项国际多中心Ⅲ期随机临床TROPIC试验中，与米托蒽醌组相比，卡巴他赛组的总生存期延长2.4个月（$HR = 0.72$，$P < 0.000\,1$）。卡巴他赛治疗的不良反应主要包括发热性中性粒细胞减少（7.5%）、严重腹泻（6%）、疲劳（5%）、恶心/呕吐（2%）、贫血（11%）以及血小板减少（4%）。因此，采用卡巴他赛化疗需要警惕、治疗或预防发热性中性粒细胞减少。卡巴他赛化疗方案：卡巴他赛25 mg/m^{2}每3周方案；对于体质相对虚弱的患者，可以考虑卡巴他赛20 mg/m^{2}每3周方案。

另一项对比卡巴他赛和多西他赛治疗未经化疗的mCRPC患者的Ⅲ期FIRSTANA研究显示，卡巴他赛20 mg/m^2、卡巴他赛25 mg/m^2、多西他赛75 mg/m^{2}治疗方案的总体生存期相似，分别为24.5、25.2和24.3个月。卡巴他赛与多西他赛相比，周围神经病变率较低。因此，不适合多西他赛方案化疗或者已存在轻度周围神经病变的患者，可以考虑卡巴他赛。

6）Sipuleucel-T免疫治疗：Sipuleucel-T是一

种自体细胞免疫制剂，于2010年首先被美国FDA批准用于治疗mCRPC。它是一种有效的肿瘤疫苗，能刺激T细胞，提高对前列腺酸性磷酸酶（大多数前列腺癌组织特异性表达的抗原）的免疫应答，从而提高机体对肿瘤细胞的免疫应答，达到识别和杀灭肿瘤细胞的目的。前瞻性随机对照Ⅲ期临床试验结果表明，该药物最适用于轻微症状或者无症状的mCRPC患者，相较对照组延长mCRPC患者中位总生存期至25.9个月（对照组为21.7个月），死亡风险降低了22%（$HR=0.78$，$P=0.03$）。

Sipuleucel-T较为复杂的制备过程限制了其在临床的应用。除了Sipuleucel-T单一治疗外，sipuleucel-T联合其他方式的多种治疗方法的临床试验正在进行中。多种免疫治疗的联合，以及免疫治疗联合ADT、热疗或冷冻治疗、外放射治疗等，将是进一步研究的方向。此外，ProstVac-VF，另一种新型的免疫治疗已经在预实验中显示出良好的治疗效果。最新研究还发现，DNA修复基因缺陷、*CDK12*基因变异或剪辑错配修复基因缺陷的mCRPC患者可能从PD-1或PD-L1抑制剂的免疫治疗中获益。

7）二氯化镭（镭-223）等核素治疗：镭-223是一种新型药剂，能直接靶向作用于骨转移肿瘤病灶并释放高能量的α粒子。一项国际多中心、随机、双盲的临床Ⅲ期研究显示，mCRPC镭-223治疗组较安慰剂组中位总生存期OS明显延长（14.0个月 *vs* 11.2个月；$HR=0.70$，95% CI：0.55～0.88；$P=0.002$），且第一次骨相关事件发生时间明显延长（13.6个月 *vs* 8.4个月；$HR=0.66$；95% CI：0.52～0.83；$P<0.001$）。在安全性方面，骨髓抑制及其他不良反应发生较少且总体生存质量优于对照组。2014年，美国FDA批准了镭-223用于有骨转移症状的mCRPC的治疗。

对于广泛转移的患者，采用发射于广义射线的放射性药物治疗也是临床正在使用的治疗方案，尤其是当这类患者不适合进行有效化疗时。最常用于治疗前列腺癌骨转移疼痛的放疗药物包括锶-89（^{89}Sr）。由于这类患者往往存在多灶性骨痛，这种放射性全身靶向治疗可以缓解疼痛，而且不良反应较小。与发射α粒子的镭-223不同，放射性β粒子治疗并无生存优势，只能用作姑息治疗。

8）铂类为基础的化疗：铂类为基础的化疗不是mCRPC的标准治疗选择。然而，神经内分泌分化的前列腺癌，新型内分泌治疗或以多西他赛为基础的化疗后，病理学诊断或基因检测证实后存在DNA修复基因缺陷的mCRPC患者应该选择铂类为基础的化疗。治疗有效率高，有效时间长，是前列腺癌精准医学研究的最新成果。

（4）骨相关事件的治疗

1）双膦酸盐（bisphosphonates，BPs）等骨骼健康相关药物：BPs是一类用于各类骨疾患及钙代谢性疾病的新药，能特异性地与骨质中的羟膦灰石结合，抑制破骨细胞活性，从而抑制骨质吸收，用于治疗骨质疏松症、变形性骨炎或恶性肿瘤骨转移引起的高钙血症和骨痛症等。唑来膦酸是一种具有较强抑制骨吸收和潜在促进骨形成的BPs类药物，相较于其他BPs，具有不良反应更小、给药方便的特点，已广泛应用于临床。

一项随机、双盲、安慰剂对照研究对比了地诺单抗和唑来膦酸用于治疗CRPC的疗效。两组中SRE的绝对发生率相似；然而，与唑来膦酸组相比，地诺单抗组首次SRE的中位时间推迟了3.6个月（20.7个月 *vs* 17.1个月，非劣效性$P=0.0002$，优效性$P=0.008$）。地诺单抗组的严重SRE发生率与唑来膦酸组相似。针对唑来膦酸和地诺单抗所报告的治疗相关性毒性类似，其中包括低钙血症、关节痛和颌骨坏死（ONJ），发生率为1%～2%。其中大部分出现ONJ的患者都曾患牙齿疾病，因此应用此类药物时需明确患者的牙齿情况，避免颌骨坏死等严重不良反应的发生。

2）脊髓压迫治疗：如怀疑有脊髓压迫，需要立即诊断和治疗。治疗方案有外科瘤体减灭术+放疗、内固定术+放疗或放疗+类固醇治疗。这类患者接受内分泌治疗时，应联合抗雄激素类药物以避免发生睾酮急剧上升导致的疾病急速恶化，如截瘫等。如使用促性腺激素释放激素激动剂，建议联合抗雄激素类药物以防止一过性骨显像浓聚的闪烁现象；如使用促性腺激素释放激素拮抗剂，则无须联合抗雄激素类药物治疗。

（5）CRPC疗效评估标准：CRPC疗效评估遵循两个目标：①控制/减轻/治愈现有临床症状；②预防/延缓疾病进展。生活质量改善、无进展生存可反映CRPC患者的治疗效果，而总生存期仍然是评价疗效的“金标准”。

CRPC疗效评估标准如下。①RECIST标准：具有影像学可测量病灶的CRPC，参照RECIST标准评估疗效。②PSA反应率：PSA有效指PSA下降≥50%，维持4周以上，且无临床和影像学进展的证据；PSA进展指PSA升高超过基线或化疗期间谷值的25%，且绝对值≥5 ng/mL。③骨痛缓解率：骨痛是转移性前列腺癌患者最常见和严重影响生活质量的症状，骨痛缓解率是重要的临床疗效观察指标。④生活质量改变：根据生活质量量表（Functional Assesment of Cancer Therapy-Prostate，FACT-P）评定。

综合目前循证医学证据，对于CRPC疗效评估中疾病进展的标准推荐：在PSA进展、影像学进展、临床症状进展3个标准中至少满足2个，才确定为疾病进展，考虑选择后续治疗。

（薛　蔚）

数字课程学习

教学PPT　　自测题

第十六章

尿路上皮癌

关键词：
膀胱癌　　输尿管癌　　血尿　　膀胱镜检查
经尿道膀胱肿瘤切除术　　根治性膀胱切除术

思维导图

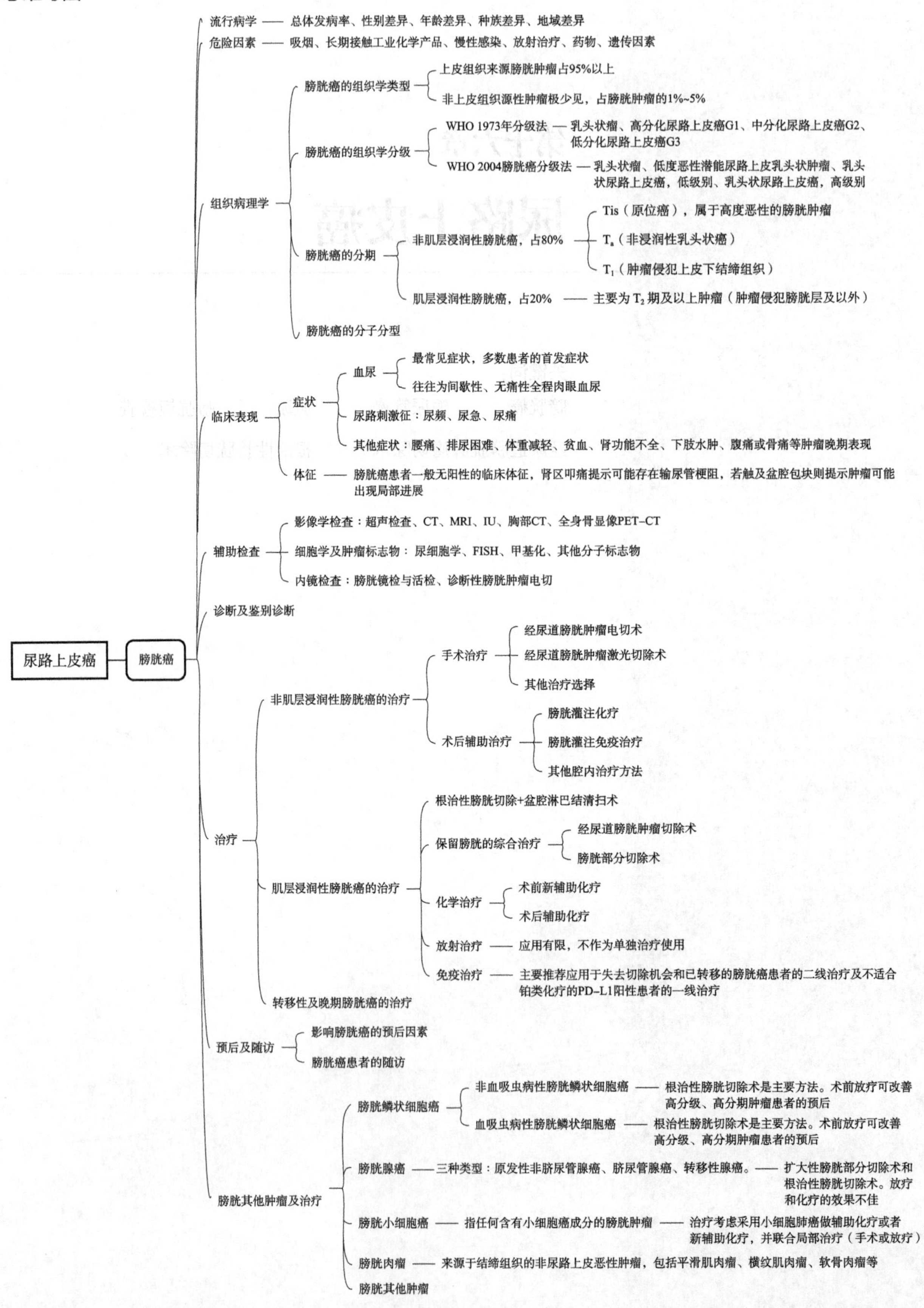

尿路上皮癌
膀胱癌
流行病学
总体发病率、性别差异、年龄差异、种族差异、地域差异
危险因素
吸烟、长期接触工业化学产品、慢性感染、放射治疗、药物、遗传因素
组织病理学
膀胱癌的组织学类型
上皮组织来源膀胱肿瘤占95%以上
非上皮组织源性肿瘤极少见，占膀胱肿瘤的1%~5%
膀胱癌的组织学分级
WHO 1973年分级法
乳头状瘤、高分化尿路上皮癌G1、中分化尿路上皮癌G2、低分化尿路上皮癌G3
WHO 2004膀胱癌分级法
乳头状瘤、低度恶性潜能尿路上皮乳头状肿瘤、乳头状尿路上皮癌，低级别、乳头状尿路上皮癌，高级别
膀胱癌的分期
非肌层浸润性膀胱癌，占80%
Tis（原位癌），属于高度恶性的膀胱肿瘤
T_a（非浸润性乳头状癌）
T_1（肿瘤侵犯上皮下结缔组织）
肌层浸润性膀胱癌，占20%
主要为T_2期及以上肿瘤（肿瘤侵犯膀胱层及以外）
膀胱癌的分子分型
临床表现
症状
血尿
最常见症状，多数患者的首发症状
往往为间歇性、无痛性全程肉眼血尿
尿路刺激征：尿频、尿急、尿痛
其他症状：腰痛、排尿困难、体重减轻、贫血、肾功能不全、下肢水肿、腹痛或骨痛等肿瘤晚期表现
体征
膀胱癌患者一般无阳性的临床体征，肾区叩痛提示可能存在输尿管梗阻，若触及盆腔包块则提示肿瘤可能出现局部进展
辅助检查
影像学检查：超声检查、CT、MRI、IU、胸部CT、全身骨显像PET-CT
细胞学及肿瘤标志物：尿细胞学、FISH、甲基化、其他分子标志物
内镜检查：膀胱镜检与活检、诊断性膀胱肿瘤电切
诊断及鉴别诊断
治疗
非肌层浸润性膀胱癌的治疗
手术治疗
经尿道膀胱肿瘤电切术
经尿道膀胱肿瘤激光切除术
其他治疗选择
术后辅助治疗
膀胱灌注化疗
膀胱灌注免疫治疗
其他腔内治疗方法
肌层浸润性膀胱癌的治疗
根治性膀胱切除+盆腔淋巴结清扫术
保留膀胱的综合治疗
经尿道膀胱肿瘤切除术
膀胱部分切除术
化学治疗
术前新辅助化疗
术后辅助化疗
放射治疗
应用有限，不作为单独治疗使用
免疫治疗
主要推荐应用于失去切除机会和已转移的膀胱癌患者的二线治疗及不适合铂类化疗的PD-L1阳性患者的一线治疗
转移性及晚期膀胱癌的治疗
预后及随访
影响膀胱癌的预后因素
膀胱癌患者的随访
膀胱其他肿瘤及治疗
膀胱鳞状细胞癌
非血吸虫病性膀胱鳞状细胞癌
根治性膀胱切除术是主要方法。术前放疗可改善高分级、高分期肿瘤患者的预后
血吸虫病性膀胱鳞状细胞癌
根治性膀胱切除术是主要方法。术前放疗可改善高分级、高分期肿瘤患者的预后
膀胱腺癌
三种类型：原发性非脐尿管腺癌、脐尿管腺癌、转移性腺癌。
扩大性膀胱部分切除术和根治性膀胱切除术。放疗和化疗的效果不佳
膀胱小细胞癌
指任何含有小细胞癌成分的膀胱肿瘤
治疗考虑采用小细胞肺癌做辅助化疗或者新辅助化疗，并联合局部治疗（手术或放疗）
膀胱肉瘤
来源于结缔组织的非尿路上皮恶性肿瘤，包括平滑肌肉瘤、横纹肌肉瘤、软骨肉瘤等
膀胱其他肿瘤

膀胱癌是我国泌尿生殖系统中最常见的肿瘤之一，直接威胁患者的生存。膀胱上皮来源恶性肿瘤可分为膀胱尿路上皮癌与非尿路上皮癌，后者主要包括鳞状细胞癌、腺细胞癌等。膀胱癌中膀胱尿路上皮癌最常见，大约占90%。此外，尿路上皮癌也好发于上尿路及尿道，呈空间和时间的多中心性。本章将主要讨论膀胱尿路上皮癌及上尿路上皮癌。

第一节 膀 胱 癌

（一）流行病学特征

世界范围内，膀胱癌发病率居恶性肿瘤的第九位，在男性中排名第7位，不分性别则排在第11位，其年龄标准化发病率男性为9/10万，女性为2.2/10万。在我国，2016年膀胱癌年龄标准化发病率为3.53/10万，位居全身恶性肿瘤的第14位，其中男性位居第8位，女性位居第17位，男性约为女性的3.8倍。膀胱癌可发生在任何年龄，甚至儿童也有可能，但主要发生于中年之后，而且发病率随年龄增长而增加。以我国浙江地区为例，膀胱癌的发病率在45岁前较低，但在45岁以后逐渐升高。膀胱癌患者的病死率在60岁前较低，但在60岁以后逐渐升高，85岁以上者最高。

种族对膀胱癌发病率的影响迄今还没有确定，其易受社会经济等因素的影响。研究认为，北美洲白种人发生尿路上皮癌的概率约是黑种人的2倍，两者发病率的差异仅限于非肌层浸润性肿瘤，而肌层浸润性膀胱癌的发病率则相似。

（二）危险因素

膀胱癌的发生是复杂、多因素、多步骤的病理变化过程，受内在遗传因素及外在环境因素的共同影响。目前膀胱癌的病因仍不清楚，比较明确的两大危险因素是吸烟和长期接触工业化学产品。

1. 吸烟　是目前比较明确的膀胱癌致病危险因素，因吸烟引起的膀胱癌约占50%，吸烟可使膀胱癌的发病危险率上升2～3倍，且其危险性与吸烟时间和吸烟强度等呈正相关。例如每日吸烟9支以下者较每日超过21支者患膀胱肿瘤的相对危险度分别为1.5：5.4，而一个烟龄10年以内的人与烟龄超过40年的人相比，其相对危险度分别为1.2：3.0。戒烟后膀胱癌发病风险不会立刻降低，戒烟超过20年者患癌风险明显降低，但其风险仍然较未吸烟者增加了50%。

2. 长期接触工业化学产品　是膀胱癌另外一个重要的致病危险因素。膀胱是最容易受环境和职业性致癌物质影响的器官之一。芳香胺类物质因其可以结合细胞DNA而成为最重要的膀胱肿瘤致癌物。职业因素也是导致膀胱癌的重要影响因素，从事纺织、染料制造、橡胶化学、药物制剂和杀虫剂生产、油漆、皮革、铝和钢生产，以及烟囱清扫工、印刷工人是膀胱癌的高发人群，农民、园艺工人、教师、林业工人等职业的膀胱癌发病率较低。在化工业高密集区域，20%～27%的膀胱肿瘤与工业暴露相关。目前，有11种芳香胺类物质可导致膀胱肿瘤的形成，包括4-氨基联苯、砷、苯并芘、联苯胺等化合物。同时，研究表明染发剂含有的芳香胺物质也是膀胱癌致病的高危因素。这些致癌物质可以通过呼吸或皮肤吸收的方式进入人体诱发膀胱癌。

3. 慢性感染　导致的膀胱炎症与膀胱癌的发生密切相关，包括寄生虫、病毒及细菌感染等。例如，埃及血吸虫慢性感染者患膀胱鳞癌的风险度显著上升；HPV病毒、BK病毒感染也可能与膀胱尿路上皮癌的发生有关；尿路慢性细菌感染如淋病奈瑟菌感染史也可能参与了膀胱癌的发生，其可能的机制之一是慢性细菌感染诱导癌基因产物增多形成肿瘤。

4. 放疗　近年来发现泌尿生殖系统放疗与膀胱癌发生的关系密切。研究表明，前列腺癌或宫颈癌放疗患者其放射线暴露与膀胱癌密切相关。基于第二次世界大战中原子弹爆炸幸存者的研究结果显示，接受放射线暴露超过50 mSv的受访者膀胱尿路上皮癌发生的相对危险度均提高，其中男性为1.63，女性为1.74。

5. 药物　如止痛药、化疗药物环磷酰胺、2 型糖尿病药物吡格列酮等亦与膀胱尿路上皮癌的发生相关。研究表明，大量服用非那西汀或对乙酰氨基酚可能增加膀胱癌的患病风险；化疗药物如环磷酰胺可通过破坏 DNA 稳定性和（或）细胞结构从而达到杀灭肿瘤细胞的效果，但同样影响了快速分裂中的膀胱尿路上皮细胞，膀胱癌的患病风险与环磷酰胺的暴露强度与时长呈线性关系；糖尿病及其治疗药物吡格列酮与膀胱癌的关系密切，研究表明，男性糖尿病患者的膀胱癌患病风险明显增加，而女性患者则没影响。糖尿病治疗药物吡格列酮可能轻度增加膀胱癌的发生风险。

6. 遗传因素　也是导致膀胱癌的重要因素，有家族史者发生膀胱癌的危险性增加至 2 倍，且这种遗传风险在女性及非吸烟者中可能更高。研究表明，部分基因与膀胱癌的发生有较密切的关系，而那些易受环境致癌因子影响的基因及其表达产物与膀胱癌发生尤其相关，如与膀胱癌相关的癌基因包括 *HER-2*、*HRAS*、*Bcl-2*、*FGFR3*、*C-myc*、*MDM2+MDM4*、*MSH2*、*APE1*、*GTSE1* 等。膀胱癌发生的另外一个重要分子机制是调节细胞生长、DNA 修复或凋亡蛋白的抑制基因失活，从而使 DNA 损伤凋亡下降，导致细胞生长失控，含有 *p53*、*Rb*、*p21* 抑癌基因的突变。

7. 其他因素　尿路上皮癌具有时间和空间的多中心性，上尿路尿路上皮癌的病史也是膀胱尿路上皮癌的重要危险因素。慢性泌尿系感染感染、血吸虫病致慢性膀胱炎、残余尿及长期异物刺激（留置导尿管、结石）与肌层浸润性膀胱癌（主要见于鳞状细胞癌和腺癌）的关系密切。此外，大量摄入脂肪、胆固醇、油煎食物、红肉和抗氧化剂补充剂导致膀胱癌的发病危险性增加，大量食用果蔬可能轻微降低膀胱癌的风险，额外补充维生素 A、维生素 D、维生素 E 和硒等则未显示有显著作用。液体摄入量与膀胱肿瘤的关系密切，较高水平的水化作用可能通过稀释致癌物与尿路上皮的接触，并通过更频繁地排尿排出致癌物从而降低膀胱癌的发病率。然而，关于各种营养因素及液体摄入量对膀胱癌的致病影响的研究结果混杂因素很多，至今仍未有明确定论，仍需进一步研究探索。尽管如此，提倡健康的饮食方式仍然能期待降低膀胱癌的患病风险。

（三）组织病理学特征

膀胱癌是泌尿系统最常见的肿瘤之一。膀胱癌的组织病理学主要涉及肿瘤的组织学类型、组织学分级、TNM 分期及分子分型。

1. 组织学类型　被覆膀胱的上皮称为尿路上皮（urothelium），旧称为移行上皮（transitional epithelium），现“移行上皮”这一名称已经较少采用。根据组织发生学，膀胱肿瘤可分为上皮组织来源和非上皮组织来源两大类。95% 以上的膀胱肿瘤为上皮组织来源，包括膀胱尿路上皮癌（>90%）、鳞状细胞癌（5%）和腺癌（<2%），其他少见类型还有小细胞癌、混合型癌、癌肉瘤及转移性癌等。膀胱腺癌是膀胱外翻患者最常见的癌，绝大多数腺癌分化差，侵袭性强，预后不佳。而非上皮组织源性肿瘤极少见，占膀胱肿瘤的 1%～5%，常见的为膀胱肉瘤，还包括黑色素瘤、神经内分泌肿瘤、间叶性肿瘤、淋巴瘤、副神经节瘤。

2016 年 WHO 采纳了国际泌尿病理协会（International Society of Urological Pathology，ISUP）推荐的组织病理学诊断标准和命名原则，对膀胱癌的病理诊断标准进行了更新。病理医师在对膀胱癌标本做出诊断时，除需要对主要病理成分做出诊断外，还应判读是否合并有各种变异亚型（表 5-16-1）。

2. 组织学分级　膀胱癌的组织学分级是判断膀胱癌预后的重要特征。目前普遍采用 WHO 1973 和 WHO 2004 分级法。WHO 1973 年分级法根据膀胱肿瘤细胞的分化程度分为乳头状瘤、高分化尿路上皮癌、中分化尿路上皮癌和低分化尿路上皮癌，后 3 级分别用 Grade 1、2、3 或 G_1、G_2、G_3 表示。而 WHO 于 2004 年发布了新的膀胱癌分级法。此分级法将尿路上皮肿瘤分为乳头状瘤；低度恶性潜能尿路上皮乳头状肿瘤（papillary urothelial

表 5-16-1 膀胱癌的主要病理类型及变异亚型

主要病理类型	变异亚型
尿路上皮癌	尿路上皮癌伴部分鳞化和（或）腺样分化
	微乳头型（micropapillary）尿路上皮癌
	微囊型（microcystic）尿路上皮癌
	巢状变异型（nested variant）癌
	淋巴上皮瘤样癌（lymphoepithelioma）
	浆细胞样癌（plasmacytoid）
	巨细胞变异型癌（giant cell）
	印戒细胞癌（signet ring）
	弥漫型癌（diffuse）
未分化癌（undifferentiated）	伴有滋养层分化（trophoblastic differentiation）的尿路上皮癌
	小细胞癌
	肉瘤样癌

neoplasms of low malignant potential，PUNLMP）；乳头状尿路上皮癌，低级别；乳头状尿路上皮癌，高级别（表 5-16-2）。

表 5-16-2 WHO 2004 和 WHO 1973 分级法的对比

分级法	分级			
WHO 2004	乳头状瘤	PUNLMP	低级别尿路上皮癌	高级别尿路上皮癌
WHO 1973	乳头状瘤	G_1	G_2	G_3

3. TNM 分期 膀胱癌的分期指肿瘤浸润深度及转移情况，是判断膀胱肿瘤预后的重要的指标之一。目前普遍采用的是国际抗癌联盟（Union for International Cancer Control，UICC）在 2017 年发布的第 8 版 TNM 分期法（表 5-16-3）。膀胱癌的 TNM 分期包含 3 个方面的信息：①原发肿瘤局部浸润的情况；②区域淋巴结受累情况；③全身远处转移情况。

根据膀胱癌的局部浸润深度，可将膀胱癌分为非肌层浸润性膀胱癌（non-muscle-invasive bladder cancer，NMIBC）和肌层浸润性膀胱癌（muscle-invasive bladder cancer，MIBC）。NMIBC 约占 80%，包含 Tis（原位癌）、T_a（非浸润性乳头状癌）、T_1（肿瘤侵犯上皮下结缔组织），而 MIBC 约占 20%，

表 5-16-3 膀胱癌 TNM 分期（2017 UICC 第 8 版）

分期	表现
T（原发肿瘤）	
T_x	原发肿瘤无法评估
T_0	无原发肿瘤证据
T_a	非浸润性乳头状癌
Tis	原位癌
T_1	肿瘤侵犯上皮下结缔组织
T_2	肿瘤侵犯肌层
T_{2a}	肿瘤侵犯浅肌层（内 1/2 肌层）
T_{2b}	肿瘤侵犯深肌层（外 1/2 肌层）
T_3	肿瘤侵犯膀胱周围组织
T_{3a}	显微镜下发现肿瘤侵犯膀胱周围组织
T_{3b}	肉眼可见肿瘤侵犯膀胱周围组织
T_4	肿瘤侵犯以下任一器官或组织，如前列腺、精囊、子宫、阴道、盆壁和腹壁
T_{4a}	肿瘤侵犯前列腺、精囊、子宫或阴道
T_{4b}	肿瘤侵犯盆壁或腹壁
N（区域淋巴结）	
N_x	区域淋巴结无法评估
N_0	无区域淋巴结转移
N_1	真骨盆区单个淋巴结转移（髂内、闭孔、髂外、骶前）
N_2	真骨盆区多个淋巴结转移（髂内、闭孔、髂外、骶前）
N_3	髂总淋巴结转移
M（远处转移）	
M_x	无法评估远处转移
M_0	无远处转移
M_1	有远处转移
M_{1a}	区域淋巴结以外的淋巴结转移
M_{1b}	淋巴结以外的其他远处转移

主要为T_2期及以上肿瘤（肿瘤侵犯膀胱肌层及以外）。

Tis期膀胱癌，即膀胱原位癌（carcinoma in situ，CIS），表现为扁平的尿路上皮病变，由非典型的、增大的尿路上皮细胞组成，具有核深染、核多态性、高核质比和频繁的有丝分裂形态。它通常与浸润性尿路上皮癌或高级别乳头状尿路上皮癌有关，但也可以单独存在。大约10%的根治性膀胱切除术标本中存在尿路上皮CIS。虽然CIS也属于NMIBC，但一般分化较差，发生肌层浸润性进展的概率较高，属于高度恶性的膀胱肿瘤。与缺乏尿路上皮CIS的pT_0～pT_2期膀胱癌的患者相比，合并有CIS的pT_0～pT_2期膀胱癌相关的癌症患者特异性病死率更高。因此，应将Tis与T_a、T_1期膀胱癌加以区别。

4. 分子分型 膀胱癌在分子水平上是一种异质性疾病，具有基因组不稳定和高突变率的特征。传统的膀胱癌分类系统主要基于病理分级、分期系统和临床预后。然而，肿瘤的病理学参数不能完全反映膀胱癌的“生物学特征”，不能准确地单独预测膀胱癌患者的复发或进展风险。随着高通量测序技术和生物信息学技术的发展，基于遗传学的分子亚型研究越来越多。转录组分析有助于将膀胱癌分类为不同分子亚型，从而根据预后和治疗选择对患者进行更精准的分层。

分子分型的基本方法是通过基因测序、微阵列和其他技术检测肿瘤组织中的基因表达等表观遗传学特征，然后进行聚类分析。不同的分子亚型反映了肿瘤的不同内在和临床特征。目前有多种膀胱癌的分子分型方案，诸如：隆德大学（Lund，2012）五分类系统、UROMOL 2016三分类系统、癌症基因组图谱（the Cancer Genome Atlas，TCGA）四分类系统、北卡罗来纳大学（University of North Carolina，NCU）二分类系统、MD安德森癌症中心（University of Texas，M.D. Anderson Cancer Center，MDA）三分类系统。2019年膀胱癌分子分型协作组（the Bladder Cancer Molecular Taxonomy Group）对6个独立的MIBC分子分型系统的转录组谱进行分析，已识别出一系列共有的分子类别，对MIBC的分子分型方法进行了统一，确定了6种分子类型：管腔乳头型（luminal papillary，占24%）、管腔非特异型（luminal nonspecified，占8%）、管腔不稳定型（luminal unstable，占15%）、基质富集型（stroma-rich，占15%）、基底/鳞状细胞型（basal/squamous，占35%）和神经内分泌型（neuroendocrine-like，占3%）。此处提出的共识为MIBC的分子分型提供了通用基础，对于判断预后和预测药物反应性，尤其是在判断患者对新辅助化疗的反应性上有较高的临床价值，膀胱癌分子分型与患者对免疫治疗的反应性也有明显相关性。基于遗传学的膀胱癌分子分型研究越来越多，它提供了更丰富的肿瘤生物学信息，有助于MIBC精准医学的发展。

（四）临床表现

1. 症状

（1）血尿：是膀胱癌最常见的症状，也是绝大多数患者的首发症状，往往表现为间歇性、无痛性全程肉眼血尿。尿液颜色因出血量不同，可表现为淡红色至深褐色不等，出血严重时可形成块状的血凝块，有别于上尿路来源的血块。少部分患者也可表现为初始血尿或终末血尿，常提示病变位于后尿道或膀胱颈部。少数患者仅表现为镜下血尿。需要注意的是，血尿的严重程度与肿瘤的恶性程度、分期、大小和数目并不一致。

（2）尿频、尿急、尿痛等膀胱刺激征：是另一类较常见的症状。这些症状通常是因泌尿系感染、肿瘤坏死或溃疡导致，因此多为肌层浸润性膀胱癌的表现，而T_a、T_1期等早期肿瘤常无此类症状。

（3）其他症状：当肿瘤侵犯输尿管口可导致腰胁部疼痛；肿瘤位于膀胱颈口或三角区时可出现排尿困难或尿潴留。晚期膀胱癌患者可出现体重减轻、贫血、肾功能不全、下肢水肿、腹痛或骨痛等。

2. 体征 膀胱癌患者一般无阳性临床体征，

肾区叩痛提示可能存在输尿管梗阻，若触及盆腔包块则提示肿瘤可能出现局部进展。

（五）辅助检查

1. 影像学检查 包括超声、CT或MRI、静脉尿路造影（IVU）、X线片等。主要目的包括了解膀胱肿瘤情况、胸部/腹部/盆腔脏器情况、腹膜后和盆腔淋巴结状态以及上尿路情况。影像学检查能判断膀胱癌临床分期，指导后续治疗。影像学检查通常在膀胱充盈状态下进行。

（1）超声检查：是诊断膀胱癌最常用、最基本的检查项目，主要用于膀胱癌和上尿路情况的初步检查。经腹部超声是最常用的方法，诊断膀胱癌的敏感度和特异度均较高，还可同时检查肾、输尿管和腹部脏器情况。经直肠超声对于检查膀胱三角区、膀胱颈和前列腺等部位的肿瘤更有优势。经尿道膀胱内超声检查影像清晰，分期准确性较高，但属于有创操作，患者需要麻醉。超声造影检查对于肿瘤浸润程度的判断有一定的意义。

（2）增强CT：诊断膀胱癌的敏感度较高，可发现较小的肿瘤（1~5 mm），初步判断肿瘤浸润情况、周围器官是否受侵犯和盆腔淋巴结转移情况。需要注意的是，不管CT还是MRI，都不能准确区分NMIBC和MIBC；对于发生肿瘤转移的淋巴结和炎性肿大淋巴结的区分能力也比较差。此外，影像学检查很难发现原位癌。

CT尿路成像（CTU）能提供更多的泌尿系统信息（包括上尿路、周围淋巴结和邻近器官的状态），可替代传统静脉尿路造影检查。

（3）动态增强MRI：在发现膀胱癌方面优于CT或非增强MRI。弥散加权成像（DWI）在评估肿瘤侵犯周围组织情况中有一定价值。多参数磁共振成像（multiparametric magnetic resonance imaging，mpMRI）具有出色的软组织分辨率，能够诊断并进行肿瘤分期，对于膀胱癌肌层受侵犯情况的评估有一定价值。MRI在盆腔淋巴结转移和骨转移诊断方面均优于CT。磁共振尿路成像（MRU）无需造影剂，适用于造影剂过敏、肾功能不全、IVU检查肾脏不显影及伴有肾盂输尿管积水的患者，有助于发现上尿路梗阻的部位及原因。2018年日本腹部放射学年会、欧洲泌尿学会和欧洲泌尿影像学会共同发表了膀胱影像报告和数据系统（vesical imaging-reporting and data system，VI-RADS）。VI-RADS对膀胱MRI检查设备和技术要求提出了指导性建议，针对检查要求、评估分类标准、技术规范、扫描参数和治疗后的检查和评估等内容制订了详细的规范，VI-RADS能较好地鉴别肿瘤是否浸润肌层，有助于治疗方案的制订。

（4）静脉尿路造影（IVU）：有助于了解整个尿路情况，包括是否合并上尿路肿瘤和上尿路梗阻等。但它对膀胱癌的诊断和治疗的价值很有限，目前已逐步被CTU、MRU检查所替代。

（5）胸部X线片检查：有助于了解有无肺部转移。胸部CT发现肺部转移瘤的能力远高于X线片检查，适用于MIBC或局部晚期肿瘤等可疑发生肺部转移的患者。

（6）全身骨显像：是目前临床上检测骨转移最常用的方法。骨扫描对于骨转移的诊断敏感度高，通常用于拟行膀胱根治性切除手术患者的术前临床分期和术后定期随访。需要注意的是，骨显像对骨转移的诊断特异度并不高，对单发或少发病灶的良恶性鉴别能力有限，需要通过CT扫描或MRI检查进行确认。

（7）PET/CT：可选择性地应用于术前淋巴结转移和软组织转移瘤的诊断，对于术后随访也有一定价值。但由于显像原理不同，尚不能用PET/CT取代全身骨显像和MRI用于骨转移的诊断。

2. 细胞学及肿瘤标志物检查

（1）尿细胞学检查：是膀胱癌无创诊断和术后监测的主要方法之一。细胞学阳性意味着整个尿路系统的某处或多处存在尿路上皮癌的可能：包括肾盏、肾盂、输尿管、膀胱和尿道。但由于细胞学检查的敏感度较低，检查阴性并不能排除肿瘤的存在。细胞学检查的敏感度和特异度与膀胱癌分级相关。对于高级别膀胱癌和原位癌，其检查敏感度较高。

（2）尿液分子标志物：与尿脱落细胞学检查相比，尿液分子标志物检查具有更高的敏感度。常用的膀胱癌尿液分子标志物检查包括膀胱肿瘤抗原（BTA）、核基质蛋白（NMP22）和尿脱落细胞内肿瘤相关抗原检查（ImmunoCyt）等。荧光原位杂交技术（FISH）和DNA甲基化具有较高的敏感度和特异度，值得在临床进一步推广应用。然而，由于尿液膀胱癌分子标志物检查的特异度较低，目前临床应用中仍然没有一种理想的标志物能够取代膀胱镜和尿细胞学检查。结合尿细胞学和分子标志物检查可以提高诊断的准确率。随着高通量测序与生物信息分析技术的发展，更多有效的新的分子标志物被发现，基于尿液组学特征的膀胱癌早期筛查及术后随访方法，将在未来膀胱癌的诊疗中发挥重要作用。

3. 内镜检查

（1）膀胱镜检查和活检：是诊断膀胱癌最可靠的方法，其目的是明确膀胱肿瘤的数目、大小、形态（乳头状的或广基的）、部位以及周围膀胱黏膜的情况，对肿瘤和可疑病变进行活检以明确病理诊断，并初步评估经尿道膀胱肿瘤切除术的可行性。传统的膀胱镜检查使用的是白光，容易遗漏一些微小病变。新型膀胱镜的应用有效提高了膀胱癌的检出率，在其指导下的膀胱肿瘤切除术有助于减少术后肿瘤复发。其中最为常用的是荧光膀胱镜和窄谱光成像膀胱镜。

（2）诊断性经尿道电切术（transurethral resection，TUR）：如果影像学检查已明确膀胱内有肿瘤病变，在无法确定存在肌层浸润的情况下，可以不行膀胱镜检查，直接行诊断性电切手术。TUR的目的包括：切除肿瘤，明确肿瘤的病理诊断和分级、分期，为后续治疗以及预后评估提供依据。

（六）诊断及鉴别诊断

根据全程无痛性肉眼血尿等典型的临床表现，结合影像学结果可以做出初步诊断。最终确诊有赖于病理学结果。

需要与其他可能引起无痛性肉眼血尿的疾病相鉴别。首先，根据影像学表现可与肾癌、肾盂癌、输尿管癌、前列腺癌等其他泌尿系肿瘤相鉴别，必要时需要进行膀胱镜或输尿管镜检查方可明确。其他肿瘤如宫颈癌侵犯膀胱也可导致血尿。此外，需要注意：肾结石、肾结核、肾小球疾病、前列腺增生偶尔也可引起无痛性血尿。

当患者合并尿频、尿急、尿痛等膀胱刺激征时，需要与放射性膀胱炎、腺性膀胱炎相鉴别。前者主要根据患者既往病史鉴别；后者则往往需要根据膀胱镜检查和组织病理学结果才能鉴别。

（七）治疗

1. NMIBC的治疗

（1）手术治疗

1）经尿道膀胱肿瘤切除术（transurethral resection of bladder tumor，TURBT）：目标是切除全部肉眼可见的病变以进行准确的病理诊断。

TURBT术中首先应全面地检查尿道和全部膀胱黏膜，明确膀胱肿瘤的位置、大小、数量，肿瘤的形态是乳头状还是菜花状或绒毛状，肿瘤是否有清晰的蒂和宽基底，膀胱颈和输尿管口有无肿瘤侵犯，以及瘤体以外是否存在可疑原位癌病变。电切时膀胱过度充盈容易导致膀胱穿孔，因此术中膀胱内灌注液量宜保持稳定，使膀胱处于亚充盈状态。TURBT术应完全切除肿瘤的瘤体和基底部，直至暴露出膀胱深肌层，可采取分块切除或整块切除的方式。切除标本中可见正常逼尿肌层是手术完全切除的基本标准，肿瘤切除后建议进行基底部和切缘组织活检，便于病理分期和确定下一步治疗方案。原位癌可表现为天鹅绒状或者微红色区域，肉眼观察可能无法与炎症区别，或者根本不可见。因此，应该对可疑尿路上皮进行活检。对于尿液细胞学检查阳性或有高级别尿路上皮癌病史的患者以及扁平外观的肿瘤，建议对外观正常的黏膜进行随机活检。

运用窄带成像（NBI）或荧光膀胱镜指引下能更好地观察膀胱肿瘤，对肿瘤和原位癌的检出率明显优于普通白光成像。对多发病灶、合并原位癌患者运用 NBI 或荧光膀胱镜引导下切除，能降低遗漏病灶的风险从而可能使患者远期获益，但仍需更多证据支持。

TURBT 的常见并发症包括膀胱穿孔、出血、膀胱挛缩等。膀胱穿孔多为腹膜外穿孔，常因膀胱过度膨胀，膀胱壁变薄时切割造成。创面可见到脂肪，可导致尿外渗、麻醉过后腹痛等表现，行膀胱造影即可证实。一般留置尿管 7 ~ 14 天即可。腹膜内穿孔一般难以自愈，需要开放或腔镜手术修补。其他并发症如损伤膀胱颈、尿道、闭孔神经损伤。切除与输尿管口相近处的肿瘤时建议用电切，尽量不使用电凝以避免损伤输尿管口，若损伤输尿管口应及时留置输尿管支架管。

首次 TURBT 的肿瘤残留率为 4% ~ 78%。因此，目前国内外多个泌尿外科学会制定的诊疗指南均建议对部分非肌层浸润膀胱尿路上皮癌进行二次 TURBT，尤其是对高危的 T_1 期膀胱癌，可以降低术后肿瘤复发率和进展率，更精准地对肿瘤病理进行分期，以提高患者的生存率、改善总体预后。文献报道二次 TURBT 可以使 T_1 期膀胱癌患者术后的肿瘤复发率由 63% 降低到 25%，肿瘤进展率由 11% 降低到 4%。

2）经尿道膀胱肿瘤激光切除术：激光的能量可以凝固组织，也可以汽化组织，可用于治疗肿瘤直径 < 2.5 cm 的 NMIBC，可行膀胱肿瘤整块切除或术前进行肿瘤活检后行汽化切除。经尿道膀胱肿瘤整块切除术可以完整切除肿瘤瘤体、基底部及深肌层。这种方式较为有效地避免了传统 TURBT 术对肿瘤的反复切割，并可以获取更完整的标本，使病理医师对肿瘤的浸润深度、分级与分期进行更精确的评估。

目前应用于临床治疗非肌层浸润性膀胱癌的激光包括钬 -YAG 激光、铥 -YAG 激光等。激光切除手术几乎没有出血，术后反应也少。主要问题为激光治疗时可能穿透至相邻脏器如小肠。激光治疗 NMIBC 的复发率大致同其他经尿道手术。

3）其他治疗选择

① 光动力学治疗（photodynamic therapy，PDT）：基于光敏化原理，利用电切镜将激光与光敏剂相结合的治疗方法。其原理是肿瘤细胞摄取光敏剂后，在特定波长的激光照射下发生光化学反应，产生强活性单态氧和（或）自由基，使肿瘤细胞产生细胞毒性作用而引起细胞凋亡或死亡；同时诱发毛细血管内皮细胞的损伤和血管内栓塞，进而导致肿瘤组织缺血性坏死。临床常用膀胱内灌注的光敏剂有 5- 氨基乙酰丙酸（5-aminolevulinic acid，5-ALA）、氨基酮戊酸己酯（hexaminolevulinate，HAL）等。

② 膀胱部分切除术：可选择应用于憩室内膀胱癌患者，降低因电切造成的膀胱穿孔风险。对于高级别 T_1 期肿瘤，建议同时行淋巴结清扫术以及术后膀胱免疫灌注或全身辅助化疗。

③ 根治性膀胱切除术：很少用于治疗 NMIBC，但可用于症状严重、弥漫性、难以切除的乳头状肿瘤或者原位癌。膀胱内化疗药物灌注或 BCG 治疗无效时，推荐行根治性膀胱切除术，T_a 或者 T_1 期手术后生存率同正常同龄人群。有学者认为，以下一些高危情况可考虑行即刻根治性膀胱切除术：①多发、复发高级别肿瘤；②高级别 T_1 期肿瘤；③高级别肿瘤合并有 CIS。有研究表明，诊断为高危 NMIBC 后立即行根治性膀胱切除术的患者，其 5 年无病生存率超过 80%。对于上述高危患者的治疗方案选择，应综合考虑风险、获益及患者意见。

（2）术后辅助治疗

1）膀胱灌注化疗：NMIBC 患者行 TURBT 术后复发率较高，综合报告 6 组患者随访 5、10、15 年后膀胱癌复发率依次为 65%、81% 和 88%，第一年复发率最高。部分 NMIBC 患者可能进展为 MIBC。分化良好至中分化的、原发的、单发的、体积小的 T_a 期肿瘤一般术后极少复发，可不进行术后辅助治疗。推荐所有中高危 NMIBC 患者进行术后辅助性膀胱灌注治疗，包括膀胱灌注化疗和膀胱灌注免疫治疗。

膀胱灌注及预防的原则：膀胱灌注治疗是为

了消除 NMIBC 术后残留肿瘤，预防或延长肿瘤复发以及肿瘤进展时间，防止肿瘤种植或原位癌的发生，其机制至今仍未阐明。由于多数化疗药对细胞周期有特异性作用，因此重复灌注的效果优于单次灌注。

膀胱灌注的特点是全身吸收较少、反应小，其主要不良反应是血尿和化学性膀胱炎，其严重程度与灌注药物的肿瘤、剂量、浓度和频率相关，多数不良反应在停止灌注后可以自行缓解。

常用灌注化疗药物包括吡柔比星（每次 30～50 mg）、表柔比星（每次 50～80 mg）、多柔比星（每次 30～50 mg）、羟喜树碱（每次 10～20 mg）、丝裂霉素（每次 20～60 mg）、吉西他滨（每次 1 000～2 000 mg）。膀胱灌注化疗的效果与尿液 pH、化疗药物作用时间、化疗药物剂量和化疗药物浓度相关，其中化疗药物浓度比化疗药物作用时间更为重要。

2）膀胱灌注免疫治疗：NMIBC 行肿瘤局部切除后，可以通过膀胱内灌注免疫制剂诱导机体局部免疫反应，以达到预防膀胱肿瘤复发、控制肿瘤进展的目的。辅助灌注免疫治疗主要使用的药物是卡介苗（bacillus Calmette-Guérin，BCG），也有使用铜绿假单胞菌、A 群链球菌、红色诺卡菌制剂等生物制剂的实验正在研究。BCG 是从减毒的分枝杆菌发展起来用于治疗结核的疫苗，BCG 膀胱灌注治疗膀胱肿瘤的确切作用机制尚不清楚。目前认为，BCG 对膀胱癌的治疗作用是通过直接杀伤肿瘤细胞；或诱导体内非特异性免疫反应，引起 Th1 细胞介导的免疫应答，从而间接发挥抗肿瘤作用。

膀胱灌注 BCG 适用于中高危 NMIBC 和膀胱原位癌（CIS），而低危 NMIBC 不推荐 BCG 灌注治疗。对于中危患者，与各种化疗药物相比，BCG 在预防肿瘤复发方面的疗效更好，并且这种疗效具有持久性，还可以延缓肿瘤的进展。对于高危患者，相比丝裂霉素，BCG 灌注的复发风险率降低了 32%；BCG 维持治疗比 BCG 无维持治疗的复发风险率降低 28%；BCG 维持治疗与丝裂霉素灌注相比，可使肿瘤进展率降低 27%。

CIS 患者使用 BCG 灌注治疗的完全缓解率达到 72%～93%，明显高于膀胱灌注化疗（48%），并明显降低肿瘤复发率和肿瘤进展率，因此 CIS 术后治疗推荐 BCG 灌注治疗。

BCG 膀胱灌注的禁忌证包括：有症状的泌尿系感染；活动性结核；膀胱术后 2 周内；有肉眼血尿；免疫缺陷或损害者（如艾滋病患者、正使用免疫抑制剂或放疗者）；对 BCG 过敏者（有可能引起强烈过敏反应）。

BCG 灌注的总体不良反应发生率为 71.8%，但以局部不良反应为主，其中Ⅰ～Ⅱ级不良反应发生率为 60.1%，主要表现为膀胱炎症；Ⅲ～Ⅳ级不良反应发生率为 11.7%，包括血尿、膀胱炎、发热、反应性关节炎、造血功能异常、膀胱挛缩、结核性肺炎。所有患者通过停止灌注、抗感染、对症治疗后症状缓解。BCG 引起严重全身反应少，资料显示 BCG 败血症发生率为 0.4%，一旦出现，须立刻停止 BCG 灌注，可行标准三联抗结核治疗 6 个月，早期可使用激素。

（3）CIS 的治疗：CIS 是一种高分级、具有潜在浸润特性、预后差别较大的尿路上皮内恶性肿瘤，其发病率约为膀胱癌的 10%。虽然属于 NMIBC，但通常分化差，属于高度恶性肿瘤，发生肌层浸润的概率明显高于 T_a、T_1 期膀胱癌。CIS 的首选治疗是 TURBT+ 术后辅助膀胱灌注，其他治疗方法包括根治性膀胱切除术、光动力学治疗、免疫治疗。目前，膀胱灌注 BCG 是治疗 CIS 的一线用药，完全缓解率明显高于膀胱灌注化疗药物，并明显降低疾病复发率和进展率。BCG 治疗期间，每 3～4 个月需定期复查膀胱镜和尿脱落细胞学检查，便于评估治疗效果和早期发现诊断肿瘤复发进展。以下情况推荐行根治性膀胱切除术：① BCG 治疗未达到完全缓解或发生肿瘤复发、进展；② CIS 伴发 MIBC；③ BCG 治疗过敏反应严重，无法耐受继续治疗。

2. MIBC 的治疗　20％～30％的膀胱癌在初

始诊断时为 MIBC。MIBC 是一种高度致死性疾病，如果不进行治疗，约 85％的患者会在诊断后 2 年内死亡。即使通过积极的治疗，相当多的 MIBC 患者最终会经历肿瘤复发或转移，并死于该疾病。MIBC 往往需要通过手术、全身化疗、放疗和免疫治疗等多学科综合治疗的模式，将个性化的治疗方案整合到每一个患者，以提高其生存率。

（1）根治性膀胱切除（radical cystectomy，RC）同时行盆腔淋巴结清扫术（pelvic lymph node dissection，PLND）：是 MIBC 的标准治疗，是提高浸润性膀胱癌患者生存率、避免局部复发和远处转移的有效治疗方法。该手术需要根据肿瘤的病理类型、分期、分级、肿瘤发生部位、有无累及邻近器官等情况，结合患者的全身状况进行选择。

根治性膀胱切除术的基本手术指征为：$cT_2 \sim T_{4a}$，$N_{0\text{-}X}$，M_0 浸润性膀胱癌；高危 NMIBC，包括 T_1G_3（高级别）肿瘤；BCG 治疗无效的 CIS；反复复发的 NMIBC；TUR 和膀胱灌注治疗无法控制的广泛乳头状病变及膀胱非尿路上皮癌等。除有严重合并症（心、肺、肝、脑、肾等疾病）不能耐受手术者外，有以上指征者推荐根治性膀胱切除术。

经典的根治性膀胱切除术的范围包括：膀胱及周围脂肪组织、输尿管远端，并行盆腔淋巴结清扫术；男性应包括前列腺、精囊，女性应包括子宫、部分阴道前壁、附件。如果肿瘤侵犯尿道、女性膀胱颈部或男性前列腺部，或术中冰冻组织发现切缘阳性，则须行全尿道切除。对于性功能要求较高、年龄较轻的男性患者，保留神经血管束可以使部分患者保留性功能。保留前列腺、前列腺包膜或精囊腺除了可以改善尿控，还可以进一步改善术后勃起功能的恢复。对于年龄较轻、子宫没有病变且选择原位新膀胱作为尿流改道方式的女性患者，保留子宫可以改善术后尿控，降低尿潴留的风险；绝经期前的女性如卵巢未受侵犯则可以保留。

根治性膀胱切除术可通过开放手术或腹腔镜手术完成，腹腔镜手术包括常规腹腔镜手术和机器人辅助腹腔镜手术。目前腹腔镜手术的可行性、围手术期治疗效果已经得到广泛证实。与开放手术相比，腹腔镜手术对术者的操作技巧要求较高、手术时间较长，总体并发症、术后切缘阳性率以及淋巴结清扫效果等结果与开放手术相近，但具有失血量少、术后疼痛较轻、恢复较快的特点。机器人辅助腹腔镜根治性膀胱切除术可以使手术更精细和迅速。

PLND 不仅是一种治疗手段，而且为预后判断提供重要的信息。MIBC 出现淋巴转移风险达 25% 以上，而且与肿瘤浸润深度相关（pT_{2a} 为 9% ~ 18%、pT_{2b} 为 22% ~ 41%、pT_3 为 41% ~ 50%、pT_4 为 41% ~ 63%）。淋巴结状态是影响根治性膀胱切除术后患者长期无复发生存率和总体生存率的最重要的因素。70% ~ 80% 的淋巴结阳性患者最终会出现疾病复发，而淋巴结阴性患者疾病复发率大约仅为 30%。

因此，PLND 是根治性膀胱切除术的重要组成部分。淋巴结清扫术式有标准淋巴结清扫和扩大淋巴结清扫两种。标准淋巴清扫的范围是髂总血管分叉处（近端）、生殖股神经（外侧）、旋髂静脉和 Cloquet 淋巴结（远端）、髂内血管（后侧），包括闭孔区淋巴结。扩大淋巴结清扫在标准淋巴结清扫的基础上向上扩展至主动脉分叉处，包括髂总血管、腹主动脉远端及下腔静脉周围淋巴脂肪组织，包括骶骨前淋巴结。淋巴结清扫范围可根据肿瘤范围、病理类型、浸润深度和患者情况决定。对于大部分患者，推荐行标准盆腔淋巴清扫。对于术前或术中怀疑淋巴结转移者应考虑扩大淋巴结清扫。

根治性膀胱切除术属于高风险的手术，围手术期并发症发生率可达 28% ~ 64%，围手术期病死率为 2.5% ~ 2.7%，主要死亡原因有心血管并发症、败血症、肺栓塞、肝衰竭和大出血。接受根治性膀胱切除术后患者的 5 年总体生存率和无复发生存率分别为 66% 和 68%，10 年总体生存率和无复发生存率分别为 43% 和 60%。

（2）保留膀胱的综合治疗：对于身体条件不能

耐受根治性膀胱切除术，或不愿接受根治性膀胱切除术的 MIBC 患者，可以考虑行保留膀胱的综合治疗。保留膀胱手术方式有经尿道膀胱肿瘤切除术（TURBT）和膀胱部分切除术。既往研究表明，单纯通过电切或者膀胱部分切保留膀胱的 MIBC 患者，其术后生存率低于行根治性膀胱切除术的患者。鉴于肌层浸润性膀胱尿路上皮癌有较高的淋巴结转移率，考虑施行保留膀胱治疗的患者需经过细致选择，对肿瘤性质、浸润深度进行综合评估，正确选择保留膀胱的手术方式，并辅以术后化学治疗和放射治疗，且术后须进行密切随访，必要时行挽救性膀胱切除术，患者必须具有良好的依从性，才能得到较好的治疗效果。

（3）化疗：约 50% 的 MIBC 患者在单纯接受根治性膀胱切除术后会发生远处转移。因此，对于相当多的 MIBC 患者来说，仅仅接受根治性膀胱切除手术是不够的。化疗是肌层浸润性膀胱尿路上皮癌在手术治疗之外重要的辅助治疗手段，包括术前新辅助化疗和术后辅助化疗。

新辅助化疗可以提高肿瘤的完全反应率并延长患者的总生存期。新辅助化疗的优势包括：①根治性膀胱切除术前进行全身性化疗，患者耐受性良好；②对于有肿瘤微转移病灶的患者，可能通过新辅助化疗得到治疗；③对于局部进展的肿瘤，可通过新辅助化疗缩小瘤体，更加容易实现阴性手术切缘，降低术后肿瘤复发率；④膀胱癌化疗敏感性存在个体差异，通过新辅助化疗，医生可以判断该患者的肿瘤对化疗是否敏感，以便制订更加合理的后续治疗方案。新辅助化疗的不足之处包括化疗的不良反应，以及对于化疗不敏感的患者，因为延迟手术带来肿瘤进展的风险。

辅助化疗对于 MIBC 患者生存期的改善不如新辅助化疗，对于 pT_{3-4} 或伴有淋巴结转移的患者可以考虑行辅助化疗。辅助化疗的局限性主要是根治性膀胱切除术后，由于部分患者体质虚弱、肾功能变差或者手术相关的并发症，不能够耐受全身性化疗。

尿路上皮癌细胞对铂类、吉西他滨、阿霉素及紫杉醇等多种化疗药物敏感，但单药治疗的反应率均不高，目前临床中多采用含铂类的联合化疗方案。GC（吉西他滨和顺铂）方案是目前临床最常用的标准一线治疗方案，不良反应较传统的 MVAC（甲氨蝶呤、长春碱、多柔比星、顺铂）方案轻而疗效相似。对于年老或肾功能受损的不能耐受顺铂治疗的 MIBC 患者，采用卡铂替代顺铂可以取得相似的疗效。

（4）放疗：是局限于盆腔的 MIBC（$cT_2 \sim T_4$，N_x）的治疗手段之一，单纯放疗的效果低于根治性膀胱切除 + 盆腔淋巴结清扫术，因此对于可手术的病例单独放疗不作为首选治疗方法。但对于不能耐受根治性手术或因局部肿瘤晚无法手术的病例可选择放疗或化疗联合放疗，以减轻症状，延长生存时间。

（5）免疫治疗：近年来，免疫检查点抑制剂相继研发并获批应用于尿路上皮癌的治疗，使用免疫检查点抑制剂的免疫调节治疗，尤其是使用直接针对程序性细胞死亡分子 1（PD-1）、程序性细胞死亡分子配体 1（PD-L1）、细胞毒 T 淋巴细胞相关抗原 4（CTLA-4）的抗体在局部进展和转移性膀胱癌的患者中表现出抗肿瘤活性的同时也具有良好的安全性及持久的反应性。免疫检查点抑制剂目前主要推荐应用于失去切除机会和已转移的膀胱癌患者的二线治疗及不适合铂类化疗的 PD-L1 阳性患者的一线治疗。免疫检查点抑制剂的新辅助治疗、辅助治疗以及联合其他方案的治疗尚处于临床试验阶段，其疗效有待进一步观察。

3. 根治性膀胱切除术后尿流改道方式　无论是既往的开放手术还是目前的微创手术，从解剖学的角度出发，可供选择的尿流改道术主要分为以下 3 类：一是经腹部皮肤造口的尿流改道术，主要有输尿管皮肤造口术，回肠或者结肠通道术，以及各种形式的可控贮尿囊；二是经尿道的尿流改道术，主要包括由不同部位的胃肠道构建的形式各异的新膀胱与尿道吻合形成的原位可控的尿流改道方式；三是经肛门的尿流改道术，利用肛门括约肌功能达到可控的尿流改道，主要包括乙状结肠直肠膀胱术（Mainz pouch Ⅱ）等。

尿流改道方式的选择需要根据患者的具体情况，如年龄、并发症、术前肾功能、预期寿命、盆腔手术及放疗史等，并结合患者的要求及术者经验慎重选择。医师术前应与患者充分沟通，告知患者尿流改道的各种手术方式及其优缺点，由患者决定尿流改道方式。保护肾功能、提高患者生活质量是治疗的最终目标。神经衰弱、精神病、预期寿命短、肝或肾功能严重受损的患者不宜采用复杂性尿流改道术。

目前主要有以下几种尿流改道术式。

（1）原位新膀胱术（orthotopic neobladder）：由于患者不需要腹壁造口，保持了生活质量和自身形象，已逐渐被各大医疗中心作为根治性膀胱全切术后尿流改道的主要手术方式之一，男性和女性患者均可采用。首选末段回肠去管化制作的回肠新膀胱，如Studer膀胱，M形回肠膀胱等。国内有报道显示去带乙状结肠新膀胱亦取得较好疗效，升结肠、盲肠、胃应用相对较少。也有报道顺蠕动双输入袢原位回肠新膀胱、改良U形新膀胱、IUPU新膀胱等回肠原位新膀胱储尿囊的构建术式，但目前随访时间较短，长期效果还有待观察。构建原位新膀胱时应注意把握其原则：①低充盈压，去管折叠，接近球体；②容量适中，回肠约40 cm，结肠约20 cm；③输尿管吻合避免狭窄，减少反流。有经验的中心术后1年日间控尿率可达87%～96%，夜间控尿率可达72%～95%。缺点是可能出现尿失禁和排尿困难，部分患者需要长期导尿或间歇性自我导尿。据报道，22%的患者术后出现各种并发症，远期并发症包括日间及夜间尿失禁（分别为8%～10%和20%～30%）、输尿管肠道吻合口狭窄（3%～18%）、尿潴留（4%～12%）、代谢性疾病、维生素B_{12}缺乏病等。保留神经血管束、前列腺或子宫的膀胱切除方式可以改善术后尿控。另一缺点是存在尿道肿瘤复发的风险，尿道肿瘤复发率为1.5%～7%，如膀胱内存在多发原位癌或侵犯前列腺尿道则复发率高达35%。建议术前男性患者行尿道前列腺部可疑组织活检，女性行膀胱颈活检，或者术中行冰冻切片检查，术后应定期行尿道镜检和尿脱落细胞学检查。

采用原位新膀胱作为尿流改道方式应满足以下条件：①尿道完整无损和外括约肌功能良好；②术中尿道切缘肿瘤阴性；③肾脏功能良好可保证电解质平衡及废物排泄；④肠道无明显病变。术前膀胱尿道镜检查明确肿瘤侵犯尿道、膀胱多发原位癌、盆腔淋巴结转移、估计肿瘤不能根治、术后盆腔局部复发可能性大、高剂量术前放疗、复杂的尿道狭窄以及生活不能自理者为原位新膀胱术的禁忌证，女性患者肿瘤侵犯膀胱颈、阴道前壁亦为手术禁忌。存在膈肌裂孔疝、腹壁疝、盆底肌松弛、子宫脱垂等影响腹压的病变时应慎重选择，必要时同时处理该病变。在严格掌握适应证情况下，原位新膀胱术不影响肿瘤治疗效果。

（2）回肠通道术（ileal conduit）：是一种经典的简单、安全、有效的不可控尿流改道的术式，是不可控尿流改道的首选术式，也是最常用的尿流改道方式之一。其主要缺点是需腹壁造口、终身佩戴集尿袋。术后早期并发症可达48%，包括尿路感染、肾盂肾炎、输尿管回肠吻合口漏或狭窄。长期随访结果表明，主要远期并发症是造口相关并发症（24%）、上尿路功能和形态学上的改变（30%）。随着随访时间的增加并发症相应增加，5年并发症发生率为45%，15年并发症发生率达94%，患者上尿路的改变和尿石形成发生率分别达50%和38%。有报道显示，改良回肠导管术可减少输尿管回肠吻合口狭窄及造口相关并发症。各种形式的肠道尿流改道中，回肠通道术的晚期并发症少于可控贮尿囊或原位新膀胱。伴有短肠综合征、小肠炎性疾病、回肠受到广泛射线照射的患者不适用此术式。对于无法采用回肠的患者，可采用结肠通道术（colon conduit）作为替代术式。横结肠膀胱术对于进行过盆腔放疗或输尿管过短的患者可选用。

（3）输尿管皮肤造瘘术（cutaneous ureterostomy）：

是一种简单、安全的术式，适用于预期寿命短、有远处转移、姑息性膀胱全切、因肠道疾患无法利用肠管进行尿流改道或全身状态不能耐受手术者。由于输尿管直径小，皮肤造口狭窄发生率较高。尿流改道相关的并发症发生率方面，输尿管皮肤造口术围手术期要明显低于回、结肠通道术。但是输尿管皮肤造口术后远期出现造口狭窄和逆行泌尿系感染的风险比回肠通道术高。输尿管腹壁造口术作为尿流改道的一种方法，可分为双侧造口和单侧造口。

无论采用何种尿流改道方式，患者术后应定期复查，了解是否存在上尿路梗阻、感染以及结石情况，及时治疗以保护肾功能。接受原位新膀胱手术的患者需要更密切的随访。

4. 转移性及晚期膀胱癌的治疗 据统计，10%~15% 患者在初诊时已为转移性膀胱癌。有近 50% 的 MIBC 行根治性膀胱切除术后出现进展，其中 10%~30% 为盆腔局部复发，远处转移更为普遍。膀胱癌最常见的转移途径为淋巴结转移，血行转移次之；最常见的转移器官依次为淋巴结（69%）、骨（47%）、肺（37%）、肝（37%）和腹膜（16%）。

晚期膀胱癌的主要症状包括血尿、盆腔疼痛、尿路梗阻等。转移部位亦可出现相应症状，如骨痛及其余转移部位疼痛、腹水、肠梗阻、胸腔积液等。对于晚期患者，治疗目的除了延长患者的生存期外，还在于改善患者的生活质量。目前主要治疗方法为系统性治疗，如化疗、靶向治疗、放疗等，对于特定患者亦可考虑寡转移灶切除或姑息性手术。

（1）手术治疗：长期以来，转移性肿瘤患者往往被认为已经丧失手术机会，姑息切除手术并不能带来患者生存时间的受益，反而手术创伤会使患者生活质量下降，只有在其他方法都无法缓解症状的情况下方选择姑息性切除手术。在特定选择的一些患者中，通过一些辅助治疗联合手术，转移性疾病的患者依然有可能有生存获益。而且，一些手术技术的应用可以改善患者某些由肿瘤引起的临床症状。因此，如何选择合适的晚期膀胱癌患者接受手术，以及如何与肿瘤内科医师合作对这些患者进行联合治疗，是泌尿外科医师的一个新课题。

目前认为，即使是转移性 / 晚期膀胱癌，仍然有部分患者可以通过手术治疗显著改善预后。区域淋巴结（局限的盆腔淋巴结转移）和孤立性肺转移病灶是手术治疗效果最好的两种情况。这种非广泛性的、有手术切除可能的转移病灶被称为寡转移病灶。对于寡转移病例，手术仅是综合治疗中的一部分，对于化疗反应良好的病例更有可能在手术中获益。姑息性手术作为缓解晚期患者肿瘤症状的一种手段，仅在其他方式无法缓解患者症状时方可考虑。

（2）化疗：是首选的治疗方案。对于转移性膀胱癌，如不经化疗，总生存期约为 6 个月。目前国际上的主要指南（如 EAU 指南、NCCN 指南及国内指南等）均推荐基于顺铂的全身化疗方案作为转移性膀胱癌的一线治疗方法，其可延长总生存期至 14.8 个月。而对于不能耐受顺铂的患者（高达 50%），指南推荐基于卡铂或紫杉醇的全身化疗方案，但需要注意的是其疗效劣于基于顺铂的全身化疗方案。

目前已经发现的可以作为膀胱癌化疗敏感性预测标志物的基因包括：①癌基因，如 *ERBB2*、*BRAC1* 等；② DNA 损伤修复相关蛋白，如 ERCC1、ERCC2 等；③化疗耐药基因，如 *MDR1* 等；④其他相关基因，如 *GDPD3*、*PRED1* 等。但上述基因与膀胱癌具体化疗方案的对应预测关系及机制尚未阐明，有待于临床试验的证实，另外还需要更多的基础与临床研究来证实这些基因表达预测化疗敏感性的临床意义。

（3）放疗：NCCN 指南推荐放疗对有远处转移的患者也可起到局部姑息治疗的作用。对转移性膀胱癌或盆腔复发肿瘤患者，可给予姑息性放疗，并建议联合放射增敏的化疗药。

1）常规放疗：采用前后野 + 两侧野放疗，根治性放疗多采用 60~66 Gy 的照射剂量，术前放疗以 40~50 Gy/（4~5）周为宜，术后辅助放疗以

50 Gy/5 周为宜。先全盆腔包括盆腔淋巴结在内常规照射 40～50 Gy，然后再给予肿瘤病灶 15～20 Gy 的加量照射，使肿瘤病灶及外扩边缘得到足量照射。由于常规放疗定位准确性差，剂量分布均匀性、放疗的精确度和对肿瘤的适形性较差，周围正常组织受照射剂量较大，在临床应用中逐渐被精确放疗取代。

2）精确放疗：随着放疗技术的进步，放疗逐渐走向精确化，如三维适型放疗技术（3-dimensional conformal radiation therapy，3D-CRT），适型调强放疗技术（intensity modulated radiation therapy，IMRT），以及螺旋断层放疗系统（helical tomotherapy，HT）。精确放疗技术能够精确勾画肿瘤靶区（GTV）和计划靶区（PTV），提高了治疗的精确度并降低了不良事件的发生率。精确放疗能够保证治疗实施的精确性和准确性，使得靶区周围正常组织受量减小，靶区内剂量分布更均匀，靶区定位及照射更准确。精确放疗可以更好地保护周围正常组织，降低放疗引起的不良反应。膀胱由于其空腔脏器的特点，外形、位置不固定，因而图像引导的放疗（image-guided radiotherapy，IGRT）能够实时纠正靶组织位置，提高放疗的精确度。

3）放化疗联合与放射增敏：大量研究发现，部分化疗药物具有放射增敏作用，联合放疗时能增强肿瘤细胞对射线的敏感性，增强射线对乏氧肿瘤细胞的杀灭作用，而对正常细胞及人体主要脏器和组织损伤较小。这类药物包括顺铂、5-氟尿嘧啶（5-FU）、紫杉醇、环磷酰胺、丝裂霉素等。

4）放疗新进展：①立体定向放疗（stereotactic radiotherapy）：是以立体定位框架、准直仪及放射源为基础，在影像学技术辅助下，将高能放射线聚焦于某一局限靶组织进行照射，具有小剂量、高精度、多次照射的特点，对肿瘤杀伤效果好，对周围组织损伤小。膀胱由于其空腔脏器的特点，外形、位置不固定，因而 IGRT 能够实时纠正靶组织位置，提高放疗的精确度。②质子重离子放疗：质子和重离子（碳离子）射线相对于光子调强放射治疗在物理学和剂量学上的优势，已在多项剂量学研究中得以证实。此外，放射生物学研究结果显示，碳离子的相对生物学效应（relative biological effectiveness，RBE）明显高于质子和光子射线。目前临床试验主要集中在头颈部肿瘤、中枢神经系统肿瘤、肺癌、肝胆胰肿瘤、前列腺肿瘤等，尚无针对膀胱癌的临床试验。粒子射线的放射物理学和生物学优势是否能转化为患者的治疗获益需要在临床中证实，探索最佳的粒子射线治疗策略需要开展严谨、科学的临床研究。

（4）新型治疗方案：对于转移性膀胱癌，传统的化疗、放疗及手术治疗并不能带来令人满意的治疗效果。随着对肿瘤发生发展机制研究的不断深入，包括靶向治疗、免疫治疗的新型疗法正不断涌现，以小分子抑制剂与大分子单抗为代表的新一代治疗药物为晚期膀胱癌患者带来了新希望。

1）免疫治疗：迄今为止，在膀胱癌领域中已有 3 个免疫检查点抑制剂被批准应用于临床或相关临床试验并进入后期阶段，分别为程序性细胞死亡蛋白 1（programmed cell death protein-1，PD-1）、程序性细胞死亡配体 1（programmed death ligand-1，PD-L1）与细胞毒性 T 细胞相关蛋白 4（cytotoxic T-lymphocyte associated protein 4，CTLA-4）。截至目前，已有 2 个 PD-1 抑制剂和 1 个 PD-L1 抑制剂获 FDA 批准用于转移性膀胱癌的治疗。另 3 种 PD-L1/PD-1 抑制剂已有临床试验数据报道。国内也相继批准了 2 个 PD-1 抑制剂，分别为替雷利珠单抗和特瑞普利单抗，用于全身化疗后进展或不耐受化疗的局部进展期或转移性尿路上皮癌。

2）靶向治疗：目前对于晚期 / 转移性膀胱癌尚无批准的靶向药物。有研究表明，*FGFR3* 在膀胱肿瘤中突变频率较高，是潜在的治疗靶点，目前有包括 dovitinib（NCT01732107）、pazopanib（NCT01622660）、BAY1163877（NCT01976741）、JNJ-42756493（NCT02365597）等 FGFR 抑制剂正在进行 1 期或 2 期临床试验，FDA 已批准靶向治疗药物 erdafitinib（厄达替尼）用于含铂化疗无效且*FGFR3*/*FGFR2*基因变异型的局部晚期或转移性膀胱癌患者的治疗。此外，还有buparlisib（NCT01551030）、palbociclib（NCT02334527）、alisertib（NCT02109328）等小分子药物正在进行临床试验。抗体药物偶联物（antibody-drug conjugates，ADCs）是利用单克隆抗体（mAbs）的特异性，选择性地向表达抗原的肿瘤细胞投递有效的细胞毒性药物的治疗手段。FDA已经批准了两款ADC药物（enfortumab vedotin和sacituzumab govitecan）用于治疗接受过含铂化疗及PD-1/PD-L1治疗的局部进展或转移性尿路上皮癌患者。

（八）预后及随访

1. 膀胱癌预后因素

（1）NMIBC的预后因素：影响NMIBC复发和进展的危险因素有：肿瘤的数量、大小、分期、分级、复发的频率以及是否存在CIS。与复发相关的主要危险因素为肿瘤的数量和复发的频率，与进展相关的主要危险因素为肿瘤的分期、分级和是否存在CIS。

（2）MIBC的预后因素：主要取决于肿瘤分期、分级、组织学类型、年龄、淋巴结浸润状态、是否存在CIS、切缘是否阳性等因素。据报道，在35%的患者中出现淋巴脉管浸润，提示更高风险的肿瘤复发和病死率。肿瘤位于膀胱颈或膀胱三角区，与高淋巴结转移风险和低生存率相关。膀胱癌侵及前列腺尿道部也被认为与低生存相关。

2. 膀胱癌患者的随访 膀胱癌具有长期特性以及需要长期随访，膀胱癌的治疗费用几乎是前列腺癌的2倍。在中国，膀胱癌的发病率和病死率均高于前列腺癌，并且膀胱癌的发病率有增高趋势，因此对膀胱癌的随访至关重要。

（1）NMIBC患者的随访：由于NMIBC具有复发和进展的风险，需要对患者进行密切随访。判断膀胱癌预后的方法包括膀胱镜检查、尿细胞学检查、肿瘤标志物检查等。目前，随访主要依赖于膀胱镜检查和尿细胞学的诊断组合。虽然两种检查结果的准确性取决于主观和操作者决定的视觉判读结果，但目前还是公认将其作为“金标准”。

生活方式改变有助于降低复发的风险。戒烟、增加饮水量和低脂饮食均有助于减少肿瘤复发风险，其中戒烟最为重要。

（2）MIBC患者的随访：膀胱癌患者接受根治性膀胱切除术和尿流改道术后必须长期进行随访，随访重点包括肿瘤复发和与尿流改道相关的并发症。根治性膀胱切除术后肿瘤复发和进展的危险主要与组织病理学分期相关，局部复发和进展以及远处转移在手术后的前24个月内最高，24～36个月时逐渐降低，36个月后则相对较低。肿瘤复发通过定期的影像学检查很容易发现，但是间隔多长时间进行检查仍然存在争论。

1）局部复发：通常发生于原手术部位的软组织或淋巴结清扫区域的淋巴结。大多数复发发生在术后24个月内，最常在6～18个月内。然而，晚期复发可发生在膀胱切除术后5年后。病理分期和淋巴结有无转移、切缘阳性、淋巴结清扫范围和围手术期化疗是骨盆复发的预测因素。目前膀胱切除术后有5%～15%的骨盆复发率。膀胱癌盆腔复发患者预后差。即使进行治疗，中位生存期只有4～8个月。治疗可以延长患者的生存期，但主要是缓解症状。治疗包括全身化疗、局部手术或放疗。

2）远处复发：高达50%的根治性膀胱切除术患者可发生远处复发。肿瘤分期和淋巴结转移是风险因素。局部晚期膀胱癌患者（$pT_{3/4}$）更常见远处复发，复发率为32%～62%，淋巴结阳性患者远处复发率为52%～70%。远处复发最可能的部位是淋巴结、肺、肝和骨。近90%的远处复发出现在术后3年内，最主要是2年内，而最长的晚期复发可在10年以上。

3）尿路上皮复发：根治性膀胱切除术后新发尿道肿瘤发生率约为4.4%，继发性尿道肿瘤的危险因素包括膀胱肿瘤侵犯前列腺尿道或前列腺、膀胱颈（女性患者）。尿道复发肿瘤的治疗：①对尿道CIS患者，BCG灌注治疗有效率达83%；②对尿道浸润性肿瘤患者，须行全尿道切除；③如有远处转移，进行全身化疗。

上尿路尿路上皮癌是晚期复发最常见的部位，复发率为4%～10%。患者中位生存期为10～55个月，有60%～67%的患者死于肿瘤转移。在这些患者中，对上尿路肿瘤复发的随访监测是必需的，推荐行CT检查。

（九）膀胱其他肿瘤及治疗

根据2016年WHO提出的膀胱肿瘤组织学分类标准，尿路系统除原发尿路上皮肿瘤外，还包括鳞状细胞癌、腺癌、脐尿管癌、苗勒型肿瘤、神经内分泌肿瘤、黑色素细胞肿瘤、间叶性肿瘤、造血系统和淋巴样肿瘤等。

1. 膀胱鳞状细胞癌 是指仅为鳞状细胞癌（SCC）的肿瘤类型，而不含尿路上皮成分的膀胱肿瘤。

（1）流行病学特征：膀胱SCC患者占全部膀胱癌患者总数的3%。膀胱SCC可分为非血吸虫病性膀胱SCC和血吸虫病性膀胱SCC。细菌感染、异物、慢性下尿路梗阻或膀胱结石等引起的慢性炎症，以及膀胱黏膜白斑、长期留置导尿管等可能与膀胱非血吸虫病性膀胱SCC发生有关。

（2）组织病理学特征：膀胱SCC起病时常为扁平状或轻度隆起，可浸润性生长，呈实体团块状，溃疡型或乳头状。组织学特点为角化细胞出现，鳞状细胞呈片状，排列不规则，有同心性排列的角化细胞即角化珠。

（3）临床表现：血尿和膀胱刺激症状是主要的临床表现。确诊主要依靠膀胱镜检查活检。

（4）治疗方式：单纯的膀胱SCC患者应选择根治性膀胱切除术，高分级、高分期肿瘤术前放疗有助于预防盆腔复发。非血吸虫病性膀胱SCC单纯放疗效果差，根治性膀胱切除术疗效优于放疗，术前放疗加根治性膀胱切除术比单纯根治性膀胱切除术疗效更好。膀胱SCC是一种化疗抵抗的肿瘤，目前还未发现有效的化疗方案。GC方案新辅助化疗并不能提高根治术患者的存活率；但对于保留膀胱的患者，尤其对于化疗敏感的患者来说，化疗是可行的。

（5）预后：膀胱SCC患者的5年生存率约为50%。血吸虫病性膀胱SCC的预后相对较好。根治性膀胱切除术是血吸虫病性膀胱SCC治疗的主要方法。研究显示，术前放疗可改善高分级、高分期肿瘤患者的预后。

2. 膀胱腺癌 是指原发于膀胱，组织病理中具有分化较好的高柱状上皮细胞，并呈不规则腺腔样或不规则排列的恶性肿瘤。

（1）流行病学特征：膀胱腺癌较少见，占膀胱恶性肿瘤的0.5%～2%。脐尿管腺癌患者常较非脐尿管腺癌患者年轻，低分级肿瘤和转移出现的可能性更高，并且脐尿管腺癌患者中女性占比有高于非脐尿管腺癌的趋势。非脐尿管腺癌可能因移行上皮腺性化生引起，长期的慢性刺激、梗阻及膀胱外翻则是引起化生的常见原因。

（2）组织病理学特征：根据组织来源分型，膀胱腺癌可分为3种类型：原发性非脐尿管腺癌、脐尿管腺癌、转移性腺癌。原发性非脐尿管腺癌常为尿路上皮来源。脐尿管腺癌来源于胚胎脐尿管的残留，与残留脐尿管的腺柱状上皮增生及内覆移行上皮腺性组织转化有关。

原发性膀胱腺癌发生于膀胱三角区及膀胱侧壁，病变进展较快，多为MIBC。脐尿管腺癌发生在膀胱顶部前壁，膀胱黏膜无腺性膀胱炎和囊性膀胱炎及肠上皮化生，肿瘤集中于膀胱壁，即肌间或更深层，而非黏膜层，可见脐尿管残留。脐管腺癌可浸润到膀胱壁深层及前腹壁。

（3）临床表现：膀胱腺癌的主要症状有血尿、尿痛、膀胱刺激症状、黏液尿。诊断主要依靠膀胱镜活检，超声、CT及MRI等检查可显示肿瘤大小、侵犯范围及临床分期。

（4）治疗方式：手术为脐尿管腺癌的主要治疗方法，包括扩大性膀胱部分切除术和根治性膀胱切除术。放疗和化疗的效果不佳。术后复发和转移是治疗失败的主要原因，一般在术后2年内发生。常见的转移部位是骨、肺、肝和盆腔淋巴结。脐尿管腺癌诊断时往往分期较高，有较高的远处转移风险。

非脐尿管腺癌临床就诊时大多数已属局部晚期，宜行根治性膀胱切除术以提高疗效。经尿道切除或膀胱部分切除术的疗效差。术后辅以放疗可以提高患者肿瘤无复发的生存率。对于进展期和已有转移的腺癌可以考虑化疗。

转移性腺癌是最常见的膀胱腺癌，原发病灶包括来自直肠、胃、子宫内膜、乳腺、前列腺和卵巢。治疗采用以处理原发病为主的综合治疗。

（5）预后：与早期诊断、肿瘤分期分级、组织类型及治疗方式密切相关，患者总体5年生存率为17%～23%。印戒细胞癌被认为是预后最差的病理类型。早期诊断肿瘤、术前正确的临床分期、鉴别诊断原发性膀胱腺癌与脐尿管腺癌、对原发性膀胱腺癌及早行根治性全膀胱切除术、严格掌握膀胱部分切除指征、术中冰冻标本检查手术的切缘及肿瘤的综合治疗是提高膀胱腺癌疗效的关键。

3. 膀胱小细胞癌　指任何含有小细胞癌成分的膀胱肿瘤。

（1）流行病学特征：膀胱小细胞癌占原发膀胱恶性肿瘤的0.3%～0.7%。吸烟为主要致癌因素，膀胱结石、对膀胱的操作和慢性膀胱炎症也可能是小细胞癌的危险因素。膀胱腺癌男女发病率为5.1∶1。

（2）组织病理学特征：膀胱小细胞癌与肺小细胞癌的镜下形态相似。膀胱小细胞癌的细胞病理学特征为零散、相互孤立、圆形、大小均匀的小细胞，细胞学上相邻的肿瘤细胞缺乏巢状或腺状结构是膀胱小细胞癌最重要的特征，有丝分裂相比例增大和过多坏死均是膀胱小细胞癌侵袭性的表现。表皮标志物的免疫组织化学染色对于小细胞癌与其他相似类型的区分具有帮助作用。

（3）临床表现：膀胱小细胞癌的症状与尿路上皮癌的症状相似。最常见症状为肉眼血尿，可出现在90%以上的患者中。其他常见症状为排尿困难、尿路梗阻、盆腔疼痛和尿路感染。患者可能会出现全身症状，如体重减轻、疲乏和厌食。副瘤综合征较为罕见，包括异位肾上腺皮质激素分泌和高血钙/低血磷综合征。肿瘤好发于膀胱两侧壁和膀胱底部。膀胱小细胞癌直径往往较大，平均约5 cm。与尿路上皮癌相似，膀胱小细胞癌主要通过淋巴转移；不同点在于其更具侵袭性，转移得更早、更快。最常见的转移部位依次为淋巴结、肝脏、肺和大脑。就诊时患者往往有深肌层浸润。

（4）治疗方式：采用小细胞肺癌做辅助化疗或者新辅助化疗，并联合局部治疗（手术或放疗）。研究认为，新辅助化疗有助于提高患者的生存率。手术治疗应选择根治性膀胱切除术，病理分期为T_3、T_4期考虑术后辅助化疗，化疗一般选用顺铂和依托泊苷。膀胱小细胞癌复合型癌在诊断时多数已处于较晚期，常规治疗效果欠佳，但手术治疗仍是选项之一。

（5）预后：也有部分学者认为，复合型膀胱小细胞癌易于转移，预后更差，可能是更晚分期的一种表现形式。据文献报道，膀胱小细胞癌患者的平均生存期为11个月。

4. 膀胱肉瘤　为来源于结缔组织的非尿路上皮恶性肿瘤，包括平滑肌肉瘤、横纹肌肉瘤、软骨肉瘤等。

（1）流行病学特征：膀胱原发性肉瘤较罕见。膀胱肉瘤是指膀胱恶性软组织非上皮肿瘤，50%为平滑肌肉瘤（发生率在膀胱恶性肿瘤中低于1%），好发于中老年人，部分患者有全身化疗（环磷酰胺）和局部放疗史。

（2）组织病理学特征：肉瘤样癌具有间充质梭状细胞结构中存在上皮样分化，为上皮间质转化，表现为上皮细胞阳性分子标记；而癌肉瘤具有恶性上皮与典型肉瘤组织学结构。两者均具有肉瘤的生物学行为特征。

（3）临床表现：主要为肉眼血尿，少数患者表现为尿频、尿痛、排尿困难，或下腹包块。肿瘤可以发生在膀胱任何部位，但以膀胱顶部或两侧壁为多见。肿瘤较大，无包膜，多数侵及膀胱深层或全层，质硬，伴黏液、出血、局部坏死或溃疡。20%

为横纹肌肉瘤，好发于儿童和青少年。其余的为血管肉瘤、骨源性肉瘤、黏液脂肪肉瘤、纤维肉瘤、和未分型的肉瘤等，均较为罕见。

（4）治疗方式：膀胱肉瘤具有高侵袭生物行为，就诊时多数已侵及肌层或膀胱外，一旦确诊须行根治性膀胱切除术。术后可行放化疗，但并不能明显延长患者的生存期。

（5）预后：多数学者认为病理分期是最好的预测因素。膀胱肉瘤样癌患者的平均生存期为10个月，膀胱癌肉瘤患者为17个月。

第二节　肾盂癌和输尿管癌

思维导图

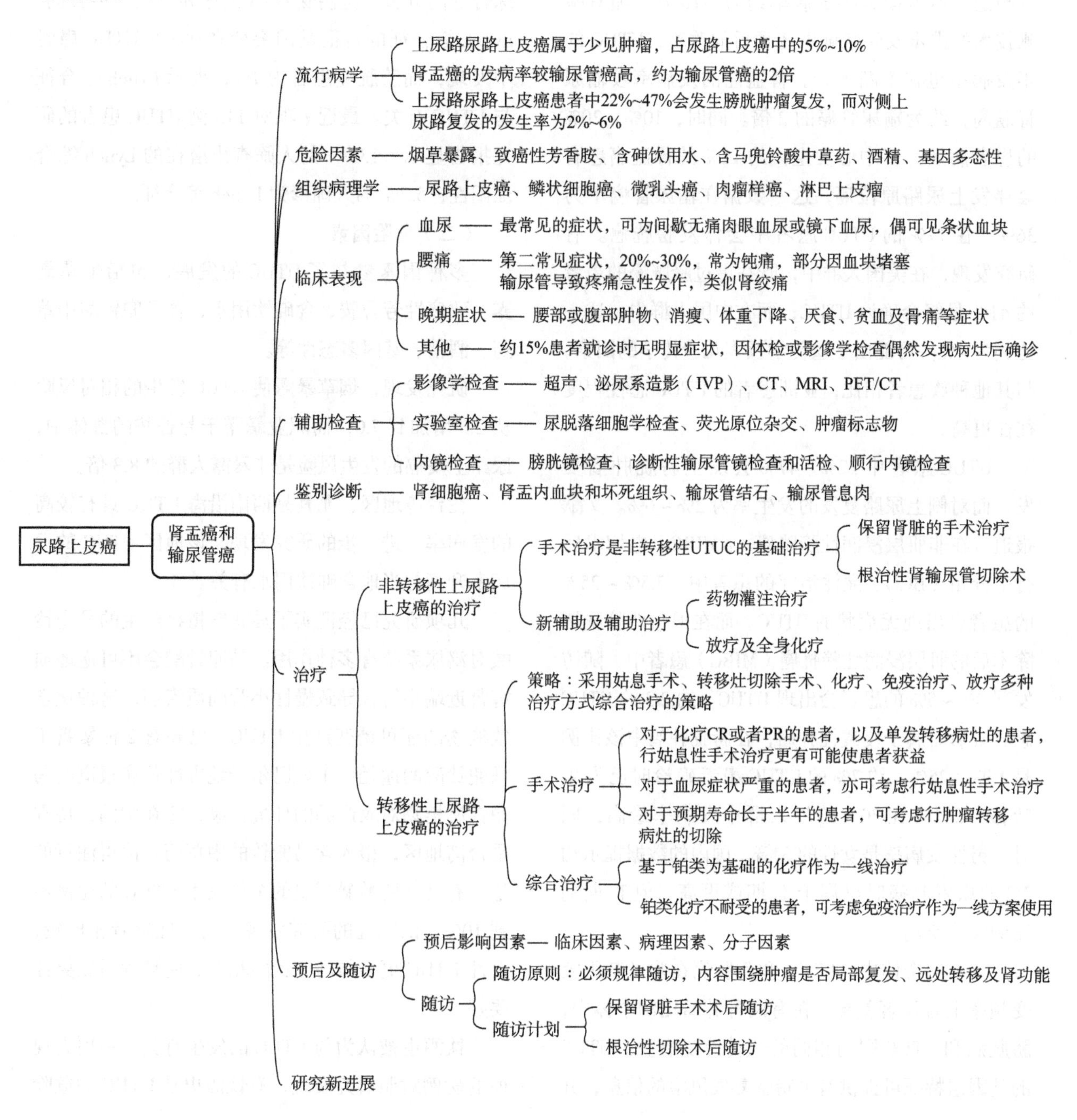

肾盂癌和输尿管癌是指来源于肾盂、肾盏和输尿管被覆上皮的恶性肿瘤，最常见病理类型为尿路上皮癌称为上尿路尿路上皮癌（upper urinary tract urothelial carcinoma，UTUC）。其他病理类型包括鳞状细胞癌和微乳头癌等。

（一）流行病学特征

UTUC属于少见肿瘤，占尿路上皮癌的5%～10%。国内尚缺乏UTUC的流行病学数据。据报道，西方国家年发病率约为2/10万。随着检测技术的进步及膀胱癌患者预后的改善，UTUC的年发病率也在不断上升。肾盂癌的发病率较输尿管癌高，约为输尿管癌的2倍。同时，10%～20%的患者病灶为多中心发生，约11%的肾盂癌患者会伴发上尿路原位癌，这一数据在输尿管癌中为36%。在17%的UTUC患者中会伴发膀胱癌。有研究发现，在美国人群中，既往患过膀胱癌的患者约41%最终会确诊UTUC；而在中国人群中，这一比例为4%。可能由于遗传学及表观遗传学的因素，与其他种族患者相比，亚洲患者的UTUC恶性程度往往更高。

UTUC患者中22%～47%会发生膀胱肿瘤复发，而对侧上尿路复发的发生率为2%～6%。文献报道，在非肌层浸润性膀胱癌（NMIBC）电切术后行卡介苗（BCG）灌注治疗的患者中，7.5%～25%的患者会出现无症状的UTUC。而在根治性膀胱切除术后的肌层浸润性膀胱癌（MIBC）患者中，随访发现3%～5%的患者会出现UTUC。约2/3的UTUC患者确诊时属于侵袭性肿瘤，在膀胱肿瘤中该比例是15%～25%。约7%的UTUC患者确诊时已发生转移。UTUC在70～90岁人群中发病率最高；同时，男性发病率是女性的3倍。国内的数据提示约2/3的患者起病时已属于T_2期或更高，但T_4期的比例仅约5%。

在不同个体中，UTUC和膀胱癌在常见基因突变频率上有显著差异。在有两种肿瘤史的个体中，膀胱癌和UTUC则与相同的遗传改变有关。UTUC的基因组特征可提供有关膀胱复发风险的信息，并可识别与林奇（Lynch）综合征相关的肿瘤。

阿姆斯特丹标准是一套诊断标准，医生用来帮助确定有可能患有Lynch综合征的家庭。在与Lynch综合征相关的UTUC中，免疫组化分析显示，98%的样本（46%为微卫星不稳定，54%为微卫星稳定）中与疾病易感错配修复（mismatch repair，MMR）基因突变相关的蛋白表达缺失。大多数肿瘤在*MSH2*突变携带者中发展。建议Lync综合征高危患者应接受DNA测序和家族遗传咨询。Lynch综合征的特征基因突变在9%的UTUC患者中发现，而膀胱癌患者为1%，提示Lynch综合征与UTUC有关。最近一项对115例UTUC患者的研究报告显示，13.9%的人筛查出潜在的Lynch综合征阳性，5.2%的人确诊为Lynch综合征。

（二）危险因素

多种因素参与了UTUC的发展，包括烟草暴露、致癌性芳香胺、含砷饮用水、含马兜铃酸中草药、酒精、基因多态性等。

研究发现，烟草暴露使UTUC发生的相对风险从2.5增加到7.0，而职业暴露于芳香胺的群体中，尿路上皮癌的发生风险是非暴露人群的8.3倍。

在台湾地区，尤其是西南沿海UTUC具有较高的发病率。进一步的研究发现，该地区UTUC的发病率升高与当地含砷饮用水有关。

几项研究已经证实了马兜铃植物产生的马兜铃酸对泌尿系统有多种作用。马兜铃酸会不可逆地损害肾近端小管，导致慢性小管间质疾病，这种化学致癌物的还可诱变产生UTUC。已知有2种暴露于马兜铃酸的途径：①如巴尔干地方性肾病报道的马兜铃属植物对农产品的环境污染；②在中国，特别是台湾地区，摄入含马兜铃的中草药。值得注意的是，有马兜铃酸暴露史的个体发生UTUC的比例不到10%。回顾性的研究发现，与男性患者相比较，女性UTUC更多与马兜铃酸相关，而且预后比男性要好。

饮酒也被认为与UTUC的发生有关。一项大规模的病例对照研究发现，有饮酒史是UTUC的危险因素（$OR=1.23$；95% $CI=1.08\sim1.40$，$P=0.001$）。与从不饮酒的人相比，患 UTUC 的风险阈值为每天 15 g 酒精；且饮酒量越大，患 UTUC 的风险越高。

基因多态性与 UTUC 的发生有关。UTUC 与膀胱癌有部分类似的风险因素及分子机制。目前已报道 2 种 UTUC 特异的基因多态性。

（三）组织病理学特征

肾盂和输尿管癌包括尿路上皮癌、鳞状细胞癌，其他较少见的还有微乳头癌、肉瘤样癌和淋巴上皮瘤。尿路鳞状细胞癌通常认为与慢性炎性疾病和尿路结石引起的感染有关，尿路鳞癌约占 15%。与单纯尿路上皮癌相比，合并其他组织学类型的 UTUC 通常为高级别，且预后较差。虽然集合管癌与尿路上皮癌具有相似的特点，但其胚胎来源和转录本特征更像肾癌，已将其归类为肾癌。

目前普遍采用国际抗癌联盟（Union For International Cancer Control，UICC）在 2017 年发布的第 8 版 TNM 分期法（表 5-16-4）。

（四）临床表现

1. 血尿　肾盂癌和输尿管癌最常见的症状主要是血尿，在 56%～98% 的患者中出现，可为间歇无痛肉眼血尿或镜下血尿，偶可见条状血块。

2. 腰痛　20%～30% 的患者有腰痛，是第二常见症状，常为钝痛，主要是由于肿瘤侵犯逐渐发生上尿路梗阻和肾积水所致。部分患者可因血块堵塞输尿管导致疼痛急性发作，类似肾绞痛。

3. 晚期症状　晚期患者可出现腰部或腹部肿物、消瘦、体重下降、厌食、贫血及骨痛等症状。如有膀胱刺激征，往往是伴发膀胱肿瘤。肾盂、输尿管癌体征常不明显。局部扩散可能出现同侧精索静脉曲张及后腹膜刺激征。

约 15% 的患者就诊时无明显症状，因体检或影像学检查偶然发现病灶后确诊。

（五）辅助检查

中老年患者出现无痛性间歇性血尿，除怀疑膀胱肿瘤外，尚应考虑并排除肾盂和输尿管癌的可能，结合超声、静脉尿路造影、CT 或 MR 等影像学及输尿管镜检和活检等检查，大多数可明确诊断。

表 5-16-4　肾盂和输尿管尿路上皮癌 TNM 分期（UICC，2017 年）

分期	表现
T（原发肿瘤）	
T_x	原发肿瘤无法评估
T_0	无原发肿瘤证据
T_a	非浸润性乳头状尿路上皮癌
Tis	原位癌
T_1	肿瘤侵及上皮下组织
T_2	肿瘤侵及肌层
T_3	肾盏肿瘤侵犯超过肌层至肾盂周围的脂肪组织，或输尿管肿瘤侵犯过肌层至输尿管周围的脂肪组织
T_4	肿瘤侵及邻近器官，或穿过肾脏至肾脏周围脂肪组织
N（区域淋巴结）	
N_x	区域淋巴结无法评估
N_0	无区域淋巴结转移
N_1	单个区域淋巴结转移，最大径 ≤2 cm
N_2	单个区域淋巴结转移，最大径 >2 cm；或多个淋巴结转移
M（远处转移）	
M_0	无远处转移
M_1	有远处转移

1. 影像学检查

（1）超声检查：是血尿的筛选性检查方法。一些研究提示其敏感性等效于尿路造影，可发现肾盂或输尿管腔内占位性病变及病变部位以上扩张或积水。对输尿管中下段小的肿瘤诊断价值有限，但可以帮助鉴别肾肿瘤、肾积水和阴性结石。

（2）泌尿系造影：是诊断上尿路病变的基本方法，包括静脉泌尿系造影（intravenous pyelography，IVP）和逆行泌尿系造影。它可发现肾盂、输尿管癌部位的充盈缺损、形态不规则、梗阻和肾积水，梗阻严重造成肾功能明显减退可致患侧集合系统不显影。输尿管肿瘤典型病变表现为偏心性或中心性充盈缺损，边缘不规整。应特别注意健侧有无可疑病变。逆行造影仅适用于不适于做排泄性尿路造影或显影不良的患者。

（3）CT检查：可用于肾盂、输尿管癌的诊断和分期，在判断病变方面准确性较高。据报道，采用CT泌尿系造影上尿路恶性病变检测的敏感度接近100%，特异度为60%，阴性预测值为100%，在鉴别血块、结石、重叠的肠气、外部压迫等造成的充盈缺损病灶有一定的应用价值。肾盂、肾盏及输尿管某一部位出现充盈缺损、充盈不全、不规则增厚、向腔内突出的肿块或梗阻以及以肾窦、输尿管为中心的巨大肿块等是上尿路肿瘤的典型影像学表现。另外，其优势在于还可同时发现腹膜后肿大的淋巴结及肝转移。CT检查最大的缺点是容易漏掉较小的病灶。多数研究者认为多层螺旋CT可以替代IVU作为尿路上皮癌的检查方法。

（4）磁共振尿路成像（MRU）：对肾盂输尿管肿瘤导致的泌尿系梗阻部位和程度具有高度敏感性和准确性。其优点是非侵袭性，无须对比剂，无辐射，安全性高；对于肾功能差或由于梗阻导致IVP不显影者，MRU有明显优势；多方位多角度成像，图像清晰直观，联合多参数可获取大量信息达到明确诊断的目的。肾盂肿瘤的MRI常表现为肾盂肾盏内的低信号充盈缺损，肾盂肿瘤周围环绕高信号的肾窦脂肪，肾盂肿瘤是少血供肿瘤，边缘光整，信号强度均匀，在T_1和T_2像上与肾实质信号大致相同，增强扫描后肿瘤呈轻至中度强化。输尿管肿瘤MRI常见管腔内结节状、分叶状或不规则的充盈缺损，或沿输尿管壁向外浸润生长，管壁增厚，输尿管周围组织水肿。弥散加权MRI（diffusion-weighted magnetic resonance imaging，DW-MRI）主要检测分子的随机微小运动，可用于帮助诊断尿路上皮癌，尤其是一些较小的癌灶。对于不能接受CT检查如造影剂过敏的患者，MRU诊断效能与CTU相当。

（5）PET/CT：实现了PET和CT对人体功能和解剖结构的同机图像融合，可对病灶进行准确定位、定性，弥补了双方的不足进而减少漏诊的发生，在恶性肿瘤的定性和分期方面有良好的临床应用前景。

（6）肾动态显像：该检查在肾盂输尿管癌的治疗过程中非常重要，不仅因为肿瘤可能为双侧，还可以判定对侧肾功能的状态。采用分侧功能性肾扫描技术有助于判断患肾及正常肾在总功能中所占的比重，对手术方式选择及后续治疗方案的制订有重要参考意义。

2. 实验室检查

（1）尿脱落细胞学检查：取材方便无创，特异度高，但灵敏度报道不一，常用于尿路上皮肿瘤的诊断和术后监测。分化良好的肾盂输尿管肿瘤的脱落细胞学检查常为阴性。肾盂冲洗液或输尿管导管引流液发现肿瘤细胞可有助于诊断。对于尿脱落细胞学或FISH检查为阳性，而膀胱镜检查正常者，一般提示存在肾盂、输尿管癌。

（2）荧光原位杂交（fluorescence in situ hybridization，FISH）：是20世纪80年代末在放射性原位杂交技术的基础上发展起来的一种非放射性分子细胞遗传技术。其基本原理是将DNA或RNA探针用特殊的核苷酸分子标记，然后将探针直接杂交到染色体或DNA纤维切片上，然后再用与荧光素分子偶联的单克隆抗体与探针分子进行特异性的结合来检测DNA序列，从而对染色体中的DNA序列进行定性、定位和相对定量分析。常用染色体3、7、17和p16（9p21）基因特异性探针评价染色体的异常，是一种非侵袭性的方法，其灵敏度要明显高于脱落细胞学，同时二者特异性相似。

（3）肿瘤标志物：目前的研究主要集中在膀胱癌方面，对肾盂、输尿管肿瘤标志物的研究报道相对少见。分子标志物包括P53、肿瘤倍体和杂合性缺失、端粒酶活性、P27、NMP22、纤维蛋白原－纤维蛋白产物（FDP）、金属硫蛋白BTA和CA125等。另外，近年有研究发现DNA甲基化检测在肿瘤分子诊断中具有较好的前景，有较高的敏感度、准确率和一定的临床应用价值。

3. 内镜检查

（1）膀胱镜检查：上尿路肿瘤常与膀胱癌相关，故要求行膀胱镜检查以排除膀胱同时存在病灶可能。膀胱镜检查有时可见患侧输尿管口喷血，也可发现同时存在的膀胱肿瘤，约17%的肾盂、输尿管癌可同时伴发膀胱癌。

（2）诊断性输尿管硬镜或软镜检查和活检：输尿管镜可直接观察到输尿管、肾盂及肾盏，对可疑病灶进行活检获得的病理结果与手术标本的病理结果有较好的一致性，假阴性率低，但由于活检标本量较小，很难据此判断肿瘤的分期，不能排除浸润性生长的肿瘤，需结合其他影像学资料进行综合分析。并非所有患者均需行此检查，一般仅在尿路造影及其他影像学检查难以明确诊断，或行输尿管镜后可能改变治疗方案时，如考虑行内镜下切除术，可以进行输尿管镜检查。

（3）顺行内镜检查：某些上尿路肿瘤患者须行经皮穿刺通路对肾盂病变进行诊断或治疗，通过顺行尿路造影和内镜可进行肿瘤切除、活检或单纯镜检。但此操作术后肿瘤细胞可能在腹膜后或沿肾穿刺通道种植，因此要慎重考虑选择此方法。

（六）诊断和鉴别诊断

肾盂癌和输尿管癌患者早期无明显症状，后期主要表现为无痛性肉眼或镜下血尿，结合患者年龄、临床表现及相关检查结果，诊断一般不难，但最终确诊主要依靠术前活检或术后病理检查。尿路上皮肿瘤常发生顺尿流方向多器官肿瘤，因此进行检查时一定要全面了解整个尿路的情况，避免遗漏病变。肾盂输尿管癌应与下列疾病鉴别。

1. 肾细胞癌　当肾盂癌侵犯肾实质时常需与肾癌相鉴别。肾癌CT表现常为外生性生长的圆形或类圆形、具有假包膜、增强扫描为“快进快退”影像学表现的富血供肿瘤。

2. 肾盂内血块和坏死组织　平扫容易与肾盂癌混淆，但是CT或MRI增强扫描无强化表现。

3. 输尿管结石　可引起上尿路不同程度的梗阻和积水，一般通过泌尿系造影、CT或输尿管镜诊断性检查等可以进行鉴别。结石多发见于40岁以下青壮年，多为间歇性镜下血尿，肉眼血尿较少见，常与肾绞痛并存。阴性结石泌尿系造影可呈充盈缺损，进一步行CT平扫可鉴别，结石呈高密度影，肿瘤则呈软组织影。

4. 输尿管息肉　是一种较少见的良性肿瘤，多见于40岁以下青壮年，病史一般较长，血尿不明显。原发性输尿管息肉常表现为长条形，表面光滑，反复从尿中找肿瘤细胞皆为阴性，输尿管镜检查及活检可明确病变部位、数目及性质。

5. 输尿管狭窄　表现为腰部胀痛及狭窄以上输尿管及肾积水，常有结石、感染或手术等病史，非肿瘤引起的输尿管狭窄无血尿史，泌尿系造影表现为单纯狭窄，而无充盈缺损。多次尿脱落细胞学或FISH检查均为阴性。

6. 输尿管血块　血块具有易变性，不同时间的两次影像学检查可发现其位置、大小及形态发生改变。

7. 膀胱肿瘤　位于输尿管口周围的膀胱肿瘤将输尿管口遮盖，需与下段输尿管肿瘤突入膀胱鉴别。输尿管癌突入膀胱一般是肿瘤有蒂在输尿管或者肿瘤没有蒂在输尿管和膀胱各一部分。鉴别主要依靠膀胱镜或输尿管检查及影像学检查。

（七）治疗

1. 非转移性UTUC

（1）手术治疗：是非转移性UTUC的基础治疗，根治性肾输尿管切除术是治疗UTUC的标准手术方式。对于低危、非浸润性患者及部分肾功能不全或者孤立肾的患者可考虑行保留肾脏的治疗方式。

1）保留肾脏的手术治疗：一项荟萃分析研究纳入了7项研究中共1 923例UTUC患者，其中547例行保留肾脏手术，1 376例行根治性肾输尿管切除术，结论认为对于低危的非浸润性上尿路上皮癌的患者接受保留肾脏的治疗方式与接受根治性肾输尿管切除术的总体生存差异无统计学意义。然而，肿瘤的危险分层可能因病理取材或者影像学评估等误差导致分层出现过低的情况，肿瘤存在进展复发的风险，因此对于保留肾脏的患者应强调术后规范的随访。

UTUC 患者保留肾脏手术可以采用内镜或输尿管局段切除的方式。输尿管镜可用于处理输尿管肿瘤，输尿管软镜在肾盂、肾盏肿瘤的处理中有着优势。经皮肾镜可用于处理输尿管软镜无法处理的肾下盏肿瘤，然而经皮肾镜存在穿刺通道肿瘤种植的风险，因此随着逆行内镜技术如输尿管镜、末端可弯曲硬镜、输尿管软镜技术的成熟，经皮肾镜越来越少用于 UTUC 保留肾脏的治疗。局段性输尿管切除术可用于内镜无法处理的远端输尿管肿瘤的保留肾脏治疗，手术可以提供更好的病理标本来评估分级分期，而且在手术的同时有必要的话也可同时行淋巴结清扫术。切除病变输尿管后应行输尿管端端吻合、输尿管膀胱再植或膀胱壁瓣重建尿路，对于必须保留肾脏的患者也可考虑行全段输尿管切除回肠代输尿管术。

2）根治性肾输尿管切除术：对于非转移性高危非浸润性 UTUC，根治性肾输尿管切除是标准的手术治疗方式，切除的范围应包括病变侧的肾脏、输尿管全长及输尿管开口处的部分膀胱。尽管在上尿路上皮癌治疗中淋巴结清扫不像在膀胱癌中对预后有确切的作用，但回顾性研究提示接受根治性肾输尿管切除的患者，尤其是 MIBC 患者，进一步行区域淋巴结清扫可以改善患者预后。在进行淋巴结清扫时，手术清扫的范围要比清扫淋巴结个数更有预后意义。

基于目前的循证医学证据，对于器官局限性肿瘤，行开放手术或腹腔镜手术（包括机器人辅助腹腔镜手术）在肿瘤根治效果方面并无差异，但在微创手术操作过程中应严格遵守无瘤原则，如避免开放集合系统，避免术中使用器械触碰肿瘤，对于非器官局限性肿瘤（T_3、T_4 期，淋巴结转移或远处转移）建议行开放性手术。不管是开放手术还是微创手术，术中均应重视无瘤原则，避免肿瘤暴露导致种植转移，对于预后至关重要，尤其是在处理输尿管下段及膀胱壁内段时候应保证手术切除范围。

（2）新辅助及辅助治疗

1）药物灌注治疗：UTUC 癌具有时间及空间的多中心性的特点。UTUC 患者行根治性肾输尿管切除术后，有 22%～47% 出现膀胱复发。因此，术后 2～10 天内行单次化疗药物（丝裂霉素 C 或吡柔比星）膀胱灌注可有效降低膀胱肿瘤的复发率。在进行灌注前，必要时应行膀胱造影确认无药物外渗的可能。

对于保留肾脏的 UTUC，可考虑行经皮肾穿刺造瘘或输尿管逆行插管进行化疗药物灌注治疗以预防复发；对于存在原位癌的患者，应考虑行 BCG 灌注治疗。但对于保留肾脏的 UTUC 术后灌注治疗的有效性目前尚存在争议。

2）化疗及放疗：在治疗方案上，UTUC 常用的化疗方案与膀胱癌相仿，多采用基于顺铂的化疗方案，如 MVAC（甲氨蝶呤、长春碱、阿霉素、顺铂）、GC（吉西他滨、顺铂）、GCI（吉西他滨、顺铂、异环磷酰）。对于器官局限性肿瘤患者的化疗，不管是术前新辅助化疗还是术后的辅助化疗，目前都欠缺足够的临床证据证实其有效性。但由于 UTUC 患者在接受根治性肾输尿管切除术后，常常会出现肾功能不全，因此术后常常无法接受全剂量的以铂类为主的化疗方案。因此，越来越多的研究关注和探索新辅助化疗在 UTUC 中的适应证及有效性。多个回顾性研究表明，对于 T_2～T_3 期高危 UTUC 患者行新辅助化疗可实现肿瘤降期，甚至部分可实现病理完全缓解（complete remission，CR）并改善预后。部分研究认为术后放疗可用于控制局部病灶，但目前没有证据表明术后辅助放疗与化疗联合可提高治疗效果。

2. 转移性 UTUC　需根据患者的不同状态具体分析，采用姑息手术、转移灶切除手术、化疗、免疫治疗、放疗多种方式综合治疗的策略。在做决策前应评估患者的一般身体状态、肾功能情况及肿瘤 PD-L1 的表达情况。

（1）手术治疗：对于化疗 CR 或者 PR 的患者，以及单发转移病灶的患者，行姑息性手术治疗更有可能使患者获益。对于血尿症状严重的患者，亦可考虑行姑息性手术治疗。对于预期寿命长于半年的患者，可考虑行肿瘤转移病灶的切除。

（2）综合治疗：临床上基于铂类为基础的化疗作为转移性 UTUC 的一线治疗；对于铂类化疗不耐受患者，可考虑免疫治疗作为一线方案使用。一项关于派姆单抗用于铂类化疗不耐受患者作为一线治疗的单臂Ⅱ期临床试验显示（KEYNOTE-052），在 370 例入组的 UTUC 患者中，对于 UTUC 亚组（$n=69$），治疗的客观应答率为 22%。在整个队列中，PD-L1 表达为 10% 的受试者在保证安全性的前提下有较好的客观反应率。在一项对顺铂化疗后进展的患者使用纳武单抗联合易匹木单抗免疫抑制剂联合治疗的Ⅰ/Ⅱ临床药物试验结果提示，免疫药物联合治疗的客观缓解率（objective remission rate，ORR）可达 38%。

（八）预后及随访

1. 预后　肌层浸润性 UTUC 的总体预后较差，pT_2/pT_3 期的 UTUC 患者的 5 年肿瘤特异性生存率不足 50%，而 pT_4 期患者的 5 年肿瘤特异性生存率不足 10%。

发病年龄是肿瘤特异性生存相关的独立危险因素，但是老年患者也可以通过手术治愈，因此单纯高龄患者不应成为手术禁忌。戒烟能够降低术后肿瘤复发的风险。肿瘤发生在输尿管，以及多发病灶，都是患者预后较差的因素。而合并肾积水的患者与无积水患者相比往往预后更差。在确诊后手术等待时间越久，疾病进展的风险就越高，因此根治性肾输尿管切除术应在确诊后尽快实施，最迟不应超过确诊后 12 周。

肿瘤分级分期、淋巴管浸润、切缘、肿瘤坏死的比例等病理因素都是影响肿瘤预后的因素。此外，肿瘤是否广基、多发都与预后相关。随着分子诊断技术的发展，E 钙蛋白、CD24、微卫星不稳定、PD-1/PD-L1 等分子标志物都是可用于判断 UTUC 预后的指标。

2. 随访　UTUC 患者术后必须进行规律随访。随访内容主要包括肿瘤及肾功能两方面，一方面针对肿瘤的膀胱复发以及局部复发、远处转移；一方面是肾功能及健侧肾脏功能的针对性复查。对于接受保留肾脏手术的患者，随访应更加密切。

（1）根治性肾输尿管切除术后随访：对于低危肿瘤患者，建议术后 3 个月进行膀胱镜检查。如果检查结果为阴性，则 9 个月后再次进行膀胱镜检查，之后每年检查 1 次，为期 5 年。对于高危肿瘤患者，建议 3 个月后进行膀胱镜检查和尿细胞学检查；如果阴性，则每 3 个月复查 1 次膀胱镜检查和尿细胞学检查，为期 2 年，此后每 6 个月复查 1 次，满 5 年后每年重复检查 1 次，终身随访。此外，对于高危肿瘤患者，每 6 个月应进行 1 次 CT 尿路造影检查和胸部 CT 检查，为期 2 年，之后每年复查 1 次。

（2）保留肾脏手术后随访：接受保留肾脏手术治疗的患者，建议在术后 3 个月和 6 个月进行膀胱镜及 CT 尿路造影检查，之后每年复查 1 次，为期 5 年。建议在术后 3 个月时进行输尿管镜检查（URS），并分别于术后 3 个月和 6 个月进行膀胱尿道镜检和尿细胞学检查，终身随访。

（林天歆）

数字课程学习

教学PPT　　自测题

第十七章

睾丸癌

关键词：

生殖细胞肿瘤　精原细胞瘤　血清肿瘤标志物

根治性睾丸切除术　腹膜后淋巴结清扫

诊疗路径

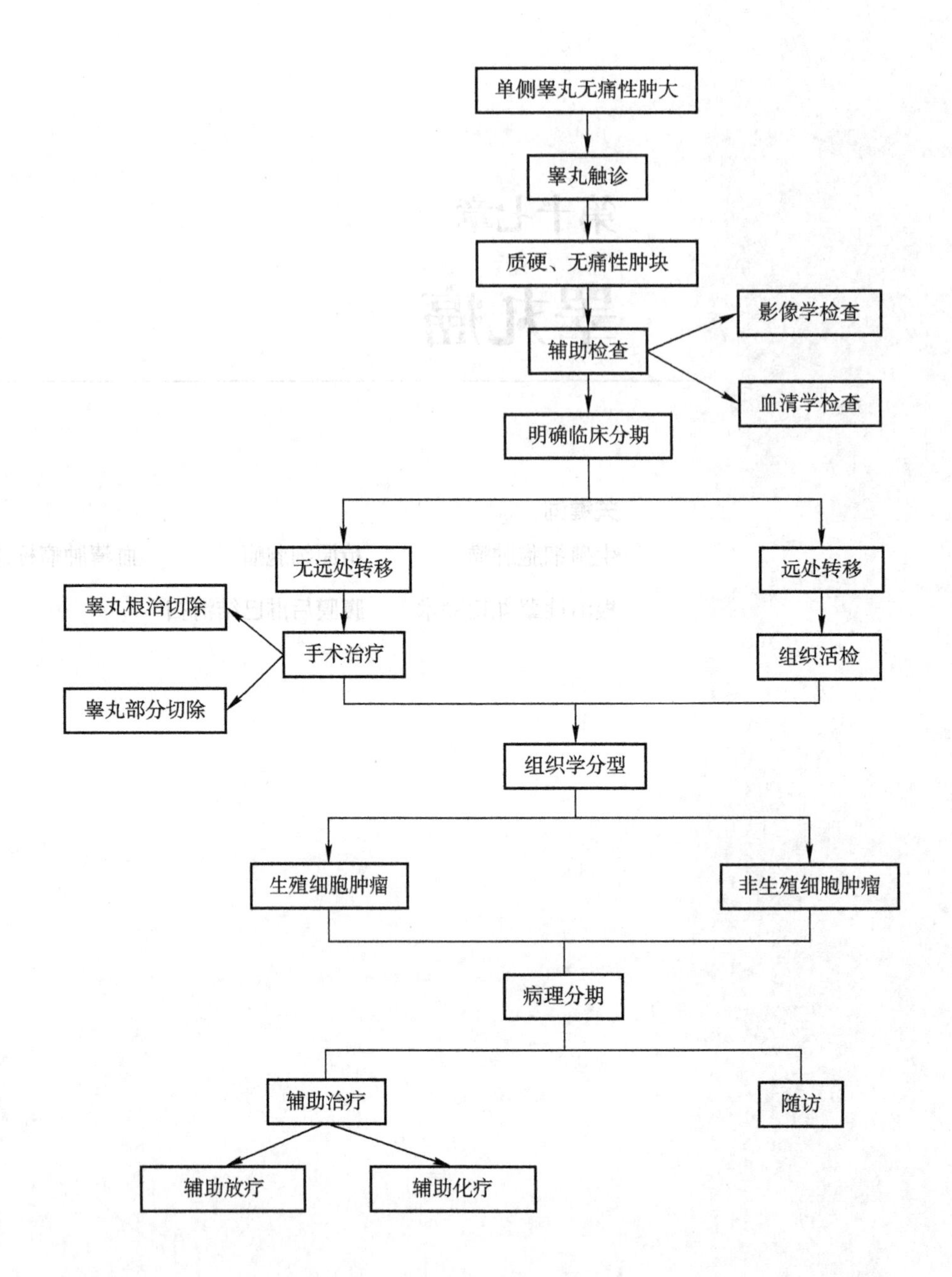
单侧睾丸无痛性肿大
睾丸触诊
质硬、无痛性肿块
辅助检查
影像学检查
血清学检查
明确临床分期
无远处转移
远处转移
睾丸根治切除
手术治疗
睾丸部分切除
组织活检
组织学分型
生殖细胞肿瘤
非生殖细胞肿瘤
病理分期
辅助治疗
随访
辅助放疗
辅助化疗

第一节 生殖细胞肿瘤

（一）流行病学特征

睾丸肿瘤占男性肿瘤的1%，占泌尿系肿瘤的5%，在西方国家每年发病率为3/10万~10/10万，我国的发病率约为1/10万，全球每年新增病例约71 000例，死亡病例约9 500例。睾丸癌多为单侧发病，双侧睾丸癌仅占1%~2%，生殖细胞肿瘤占所有原发性恶性睾丸肿瘤的90%~95%。生殖细胞肿瘤又分为精原细胞瘤和非精原细胞瘤性生殖细胞肿瘤（non-seminoma germ cell tumors，NSGCTs），各占生殖细胞肿瘤的50%左右。睾丸肿瘤发病高峰在青少年晚期到成年早期（20~40岁），NSGCTs患者的发病高峰年龄在20~29岁，精原细胞瘤患者的发病高峰年龄在30~39岁。

（二）危险因素

睾丸癌的病因尚不明确，多种因素可能与睾丸肿瘤发生相关，包括隐睾、尿道下裂、基因异常、睾丸癌的家族史等。

1. 隐睾症　7%~10%的睾丸肿瘤患者有隐睾症病史，性腺发育不全、睾丸温度增加、生殖细胞形态学异常等原因可能与隐睾症发展成为睾丸恶性肿瘤相关。与腹股沟隐睾相比，腹腔隐睾引起恶性肿瘤的可能性较大，故一般建议此类患者行预防性睾丸切除。对于腹股沟隐睾，推荐早期行睾丸下降固定术，虽不能预防睾丸肿瘤的发生，但便于对睾丸行定期的临床检查。

2. 尿道下裂　患尿道下裂的男性发生睾丸生殖细胞肿瘤的风险增加。

3. 基因异常　大部分生殖细胞肿瘤患者都存在等臂染色体12p。在一项纳入179例生殖细胞肿瘤患者的研究中，79例患者存在等臂染色体12p，原位生殖细胞肿瘤患者可检测到p53位点突变。全基因组关联研究显示，单核苷酸多态性与睾丸肿瘤患病风险相关，但目前的基因组研究还未发现一个明确的睾丸肿瘤易感基因。

4. 家族史　1%~3%的生殖细胞肿瘤患者有家族史，提示遗传因素可能参与疾病发生。

5. 对侧睾丸癌　有1%~2%的患者初诊时存在双侧病变，双侧病理类型多相同。

（三）组织学分类

睾丸肿瘤的两种主要类型为生殖细胞肿瘤和性索/性腺间质肿瘤。生殖细胞肿瘤占绝大部分，又被分为单纯精原细胞瘤和NSGCTs两类。因这两类肿瘤患者的治疗方法和预后有所差异，故该分类方法在临床上使用最为广泛。

1. 精原细胞瘤（seminoma）　最常见的睾丸癌病理类型，其组织学特征包括生殖细胞克隆增生，胞质边界清晰，因含糖原呈透明状，核居中或位于边缘，核仁明显。好发于年龄为30岁左右，青少年或幼儿很少发生精原细胞瘤。由于一些肿瘤含有合胞滋养层成分，β-人绒毛膜促性腺激素（β-HCG）可略有升高。当精原细胞瘤有细胞异型性时，较难与胚胎癌鉴别，需依靠免疫组化进行区分。精原细胞瘤对放、化疗极敏感，故即使出现复发，其预后也相当好。

图5-17-1
精原细胞瘤

2. 胚胎性癌（embryonal carcinoma）　单纯胚胎性癌约占所有生殖细胞肿瘤的2%，混合性生殖细胞肿瘤多含有胚胎性癌的组织学成分。细胞在显微镜下表现为有丝分裂增多，胞质少，细胞排列紧密，呈片状或乳头状或管状结构。易出现脉管浸润，转移风险大。

图5-17-2
胚胎性癌

3. 卵黄囊瘤（yolk sac tumor）　单纯卵黄囊瘤是青春期前儿童最常见的睾丸恶性肿瘤，在成人中罕见。其可分泌甲胎蛋白（AFP），使患者血清中AFP含量升高。肿瘤大体可呈浅黄色黏液样外观，镜下排列形态多变，可呈乳头状、腺样、网状等，肿瘤由上皮样细胞组成，边界不清，胞质含糖原和脂肪，核大且不规则。

4. 畸胎瘤（teratoma） 可含有外胚层（多层鳞状上皮和神经组织）、中胚层（软骨、肌肉等）和内胚层（黏液分泌腺体）组织，根据组织分化程度可分为成熟畸胎瘤和未成熟畸胎瘤。畸胎瘤如无恶性成分（如腺癌、肉瘤等），其预后相对较好。

5. 畸胎瘤恶性转化（teratoma with malignant transformation） 少数畸胎瘤包含恶性的体细胞组织成分，如鳞癌、腺癌、肉瘤等，可诊断为恶性畸胎瘤，其对化疗反应差，且多有转移，需依恶性成分制订治疗方案。

6. 绒癌（choriocarcinoma） 侵袭性强，可较早发生全身的血行转移，而睾丸病变很小。大体标本可见出血区域，镜下同时有合体滋养细胞和细胞滋养细胞，可与其他肿瘤区别，血清中β-HCG可显著升高。

7. 混合性生殖细胞肿瘤（mixed germ cell tumor） 约1/3的生殖细胞肿瘤由2种或2种以上的组织类型组成。

（四）分级和分期

将影像结果、病理结果及血清肿瘤标志物β-HCG、AFP和乳酸脱氢酶（LDH）的值相结合，共同进行睾丸癌的TNM分期（表5-17-1，表5-17-2），并根据分期采取不同的治疗。

表5-17-1 美国癌症联合会和国际抗癌联合会发布的睾丸癌TNM分期系统（第8版）

分期	表现
原发性肿瘤（T）	
临床T分期（cT）	
cT_x	原发肿瘤无法评估
cT_0	没有原发肿瘤的证据
cTis	原位生殖细胞肿瘤
cT_4	肿瘤侵及阴囊，伴或不伴血管/淋巴管侵犯
病理T分期	
pT_X	原发肿瘤无法评估
pT_0	没有原发肿瘤的证据
pTis	原位生殖细胞肿瘤
pT_1	肿瘤局限于睾丸，不伴有淋巴血管浸润
pT_{1a}*	肿瘤最大径＜3 cm
pT_{1b}*	肿瘤最大径≥3 cm
pT_2	肿瘤局限于睾丸，伴有淋巴血管浸润，或肿瘤侵及睾丸门或附睾，或浸透白膜并累及鞘膜，伴或不伴淋巴血管浸润
pT_3	肿瘤侵及精索，伴或不伴淋巴血管浸润
pT_4	肿瘤侵及阴囊，伴或不伴淋巴血管浸润
区域淋巴结（N）	
临床N分期（cN）	
cN_X	区域淋巴结无法评估
cN_0	无区域淋巴结转移
cN_1	单个或多个淋巴结转移，单个结节最大径≤2 cm
cN_2	单个或多个淋巴结转移，单个结节最大径为2～5 cm

续表

分期	表现
cN_3	淋巴结转移灶内，有单个淋巴结最大径＞5 cm
病理N分期（pN）	
pN_X	区域淋巴结无法评估
pN_0	无区域淋巴结转移
pN_1	单个结节最大径≤2 cm，淋巴结阳性数≤5个，无最大径＞2 cm的淋巴结肿块
pN_2	单个结节最大径为2～5 cm，淋巴结阳性数＞5个，无淋巴结最大径＞5 cm；无淋巴结外扩散证据
pN_3	单个淋巴结最大径＞5 cm
远处转移（M）	
M_0	无远处转移
M_1	有远处转移
M_{1a}	非腹膜后淋巴结转移，或肺部转移
M_{1b}	肺部转移外的转移
血清肿瘤标志物（S）	
S_x	没有或未执行血清肿瘤标志物
S_0	血清肿瘤标志物在正常范围
S_1	LDH＜1.5×N⁺，且hCG＜5 000 mIU/mL，且AFP＜1 000 ng/mL
S_2	LDH（1.5～10）×N⁺，或hCG 5 000～50 000 mIU/mL，或AFP 1 000～10 000 ng/mL
S_3	LDH＞10×N⁺，或hCG＞50 000 mIU/mL，或AFP＞10 000 ng/mL

*pT1的子分类只用于单纯精原细胞瘤；N⁺：乳酸脱氢酶正常值上限

表5-17-2　美国癌症联合会和国际抗癌联合会的睾丸癌预后分期（第8版）

T	N	M	S	分期
pTis	N_0	M_0	S_0	0
$pT_{1\sim4}$	N_0	M_0	S_X	Ⅰ
pT_1	N_0	M_0	S_0	$Ⅰ_A$
$pT_{2\sim4}$	N_0	M_0	S_0	$Ⅰ_B$
任何pT/T_X	N_0	M_0	$S_{1\sim3}$	$Ⅰ_S$
任何pT/T_X	$N_{1\sim3}$	M_0	S_X	Ⅱ
任何pT/T_X	N_1	M_0	$S_{0\sim1}$	$Ⅱ_A$
任何pT/T_X	N_2	M_0	$S_{0\sim1}$	$Ⅱ_A$
任何pT/T_X	N_3	M_0	$S_{0\sim1}$	$Ⅱ_A$
任何pT/T_X	任何N	M_1	S_X	Ⅲ
任何pT/T_X	任何N	M_{1a}	$S_{0\sim1}$	$Ⅲ_A$
任何pT/T_X	$N_{1\sim3}$	M_0	S_2	$Ⅲ_B$
任何pT/T_X	任何N	M_{1a}	S_2	$Ⅲ_B$
任何pT/T_X	$N_{1\sim3}$	M_0	S_3	$Ⅲ_C$
任何pT/T_X	任何N	M_{1a}	S_3	$Ⅲ_C$
任何pT/T_X	任何N	M_{1b}	任何S	$Ⅲ_C$

（五）临床表现

睾丸肿瘤临床表现多为无意间发现一侧睾丸无痛性肿大，大约仅27%的患者表现为阴囊疼痛，少数患者可出现侧腹和背部疼痛。当出现转移时，患者可因相应转移部位症状而就诊，如颈部肿块（锁骨上淋巴结转移）、咳嗽或呼吸困难（肺部转移）等。

（六）诊断

1. 物理检查　对于怀疑睾丸肿瘤的患者，睾丸触诊是必不可少的。应先检查健侧睾丸，用拇指、示指和中指轻柔滑动触诊，感知健侧睾丸的大小、外形及质地等，然后检查疑侧睾丸，两侧相互对比。正常睾丸质地均匀，可移动，与附睾可分开。当触及质硬、固定的肿块时应高度怀疑，须进一步检查，明确是否为睾丸肿瘤。

因睾丸肿瘤可发生转移，还应进行腹部触诊，检查有无可疑内脏转移，锁骨上淋巴结触诊排除淋巴结转移。

2. 超声检查　超声对于睾丸肿物敏感度极高，可检测出直径1～2 mm的睾丸内病变，准确评估肿物的大小及与睾丸的关系。超声还可排查对侧睾丸是否发生病变。对于出现腹膜后肿物、内脏肿物，伴或不伴β-HCG和AFP升高的患者，当睾丸触诊未及明显肿物，超声检查尤为重要。超声价格低廉、敏感度高，不会给患者带来辐射、疼痛等不良反应，可用于睾丸肿瘤的筛查。

3. CT检查　除能评估睾丸肿物局部分期以外，更重要的是评估腹膜后淋巴结的情况。除绒癌易于血行转移外，其他类型肿瘤多经淋巴转移至腹膜后淋巴结。目前大部分医学中心以10 mm为临界值界定病理性淋巴结肿大，但其特异度高、敏感度较低，部分CT未发现转移征象的早期患者，随访中可发生腹膜后复发。排查胸部转移多先行胸片检查，当胸片结果可疑时，则行胸部CT进一步评估。

图5-17-3
左侧睾丸增大，密度不均，可见部分明显强化

4. MRI检查　对于阴囊和腹膜后的评估，MRI相比于CT来说，不能取得更多有用的结果，并且花费较高，一般不用于睾丸肿物的常规检查，仅用于对CT检查有禁忌或结果不明确的患者。若怀疑有脑部转移，多推荐行MRI检查。

5. PET扫描　因其假阴性率较高，目前无证据支持将PET扫描应用于睾丸肿瘤的初始诊断和随访，可用于治疗后残存病灶的评估。

6. 血清肿瘤标志物　血清中AFP、β-HCG和LDH需要在行睾丸切除术前后进行检测，可支持睾丸癌的诊断和帮助预测生殖细胞肿瘤病理类型。有40%～60%和50%～70%患者在诊断时分别存在β-HCG和AFP的升高，90%的NSGCTs患者存在β-HCG或AFP升高，而只有30%的精原细胞瘤存在β-HCG升高，单纯精原细胞瘤因不含卵黄囊瘤成分，AFP无升高。相对于前两者来说，LDH的敏感度和特异度均较低。LDH水平升高通常与进展期患者预后相关。总的来说，血清肿瘤标志物的敏感度低，假阳性率高，即使均在正常范围也不能排除生殖细胞肿瘤的存在。

β-HCG和AFP的半衰期很短，分别为1～3天和5～7天，故应在睾丸切除术后检测血清中的含量，确定单纯切除是否足够。睾丸切除后血清肿瘤标志物水平稳定或升高表示可能存在残余转移病灶，患者可能需要全身化疗等进一步治疗。对于接受化疗的患者来说，治疗前后均应检测血清肿瘤标志物含量，以评价对治疗的反应性。完成治疗的患者在随访过程中应定期检测β-HCG和AFP，其升高可能预示着复发，以便及时采取挽救治疗。

（七）鉴别诊断

睾丸肿瘤通常需与附睾炎、睾丸炎、睾丸扭转相鉴别。

1. 附睾炎　多表现为附睾肿胀、疼痛，多见于中青年，在附睾可触及硬结，通过超声可与睾丸肿瘤区分。

2. 睾丸炎　局部表现为阴囊发红、睾丸肿胀、疼痛，可向腹股沟放射。若感染严重，可出现高

热、畏寒等全身症状，外周血白细胞总数可升高，无血清肿瘤标志物水平升高。

3. 睾丸扭转 由于睾丸急性缺血，临床表现为突发睾丸剧痛、肿胀，彩色多普勒超声可显示血流量明显减少。

（八）治疗

生殖细胞肿瘤的治疗需多学科综合治疗，局部手术确认病理类型后，需结合患者影像学资料、血清肿瘤标志物水平确定分期，采取不同的治疗措施。

1. 治疗

（1）根治性睾丸切除术：除了晚期患者外，根治性睾丸切除术是大部分睾丸肿瘤患者的初始治疗。在内环口水平切除睾丸和精索不仅可以控制局部肿瘤，还可明确T分期和组织学类型，为是否需进一步治疗提供依据。

该手术沿腹股沟管走行方向做切口，长度5～7 cm，亦可根据肿瘤大小延伸切口直至阴囊上部。依次切开腹部浅筋膜和深筋膜至白色致密的腹外斜肌腱膜，切开腱膜至内环口处，注意保护腱膜下的髂腹股沟和髂腹下神经。将精索与周围组织分离，在内环口水平用无损伤夹固定精索，钝性游离睾丸，从阴囊提拉至腹股沟切口。用纱布保护切口后，在内环口上方1～2 cm分别结扎输精管和精索血管后切断，完成根治性睾丸切除。创面进行彻底止血并应用生理盐水冲洗，可放入睾丸假体，避免造成患者心理障碍，逐层关闭切口，托起阴囊并加压包扎以减少术后阴囊肿胀的情况。

常见的并发症多为术后出血，与术中止血不彻底有关，一般可通过术中仔细止血预防。若为动脉出血，需重新打开切口进行确切的止血。该手术一般不采用阴囊切口，因其可能会改变睾丸的淋巴引流方式，造成腹股沟淋巴结转移。

（2）睾丸部分切除术：对于孤立睾丸、双侧睾丸肿瘤或者怀疑为良性病变的患者可考虑采用保留睾丸手术，可保护患者生育能力和内分泌功能。术中切开肿瘤表面白膜，沿睾丸正常实质将肿瘤剜除，术中行冷冻病理，明确病变性质及切缘状态，如有必要，及时改行根治性睾丸切除术。睾丸保留手术的安全性评估有限，术后需严密随访，以免延误治疗时机。

2. 后续治疗 手术后是否需后续治疗，要根据肿瘤的组织学类别、是否有转移及其他危险因素来决定。

（1）Ⅰ期精原细胞瘤：与NSGCTs相比，大多数精原细胞瘤病变仅局限于睾丸内，生长相对缓慢，且对放化疗极其敏感，故对Ⅰ期患者，手术通常即可治愈，后续治疗可采用积极监测、主动脉旁淋巴结放疗或单纯卡铂化疗。其术后随访方案如表5-17-3所示。

1）主动监测：对于可服从严格随访计划的患者，可以采用主动监测治疗。精原细胞瘤患者的5年无复发生存率可达到82.3%，复发多出现在术后2年内，15年的疾病特异性生存率为99.3%，表明主动监测是可行的。与辅助性治疗相比，主动监测也可达到较高的生存率，且可避免治疗相关不良反应的发生，即使患者在主动监测中出现复发，也可进行治愈性治疗。

主动监测需要更为密切的随访，内容主要为腹盆腔CT检查，因精原细胞瘤复发多为腹膜后淋巴结复发，很少出现血清肿瘤标志物水平升高，即使出现升高也往往在影像学检查出现异常之后，因此血清肿瘤标志物的在精原细胞瘤术后随访中

表5-17-3 Ⅰ期精原细胞瘤的随访方案

方案项目	第1年	第2年	第3年	第4、5年	5年后
肿瘤标志物和体格检查	2次	2次	2次	1次	根据患者情况进行
腹盆腔CT或MRI	2次	2次	在第36个月时行1次	在第60个月时行1次	

的作用不大。

2）辅助化疗：对于不愿意接受主动监测的患者，可行辅助化疗。与主动监测相比，化疗使患者术后复发的时间延长，但两者的总生存率相似。化疗方案不倾向于多药联合化疗，不良反应大且获益有限，通常应用一个周期的卡铂单药化疗即可。与辅助放疗相比，卡铂单药可取得相似的无复发生存率。接受卡铂辅助治疗后复发的患者可接受以顺铂为基础的标准化疗方案，5年总生存率可达到98%。

卡铂的不良反应多表现为恶心、呕吐和血小板减少，多为一过性。

3）辅助放疗：精原细胞瘤对放疗极为敏感，辅助放疗区域为主动脉旁淋巴结或同时联合患侧髂血管淋巴结，剂量为20～24 Gy，对于膈上淋巴结放疗不推荐使用。放疗的短期不良反应包括胃肠道反应、疲劳、骨髓抑制和生育能力受损等，可采取遮挡阴囊保护对侧睾丸功能，长期不良反应主要为第二恶性肿瘤发生的风险升高。

（2）Ⅰ期NSGCTs：约50%的NSGCTs患者在就诊时已有亚临床转移，复发风险较高，因此需要向患者说明辅助治疗的必要性。患者复发的风险因素包括有无淋巴血管侵犯、原发肿瘤是否以胚胎性癌为主和肿瘤病理分期是否为T_3期及以上（符合任何一项则为复发高危）。Ⅰ期NSGCTs患者的后续治疗包括主动监测、辅助化疗和腹膜后淋巴结清扫。其随访方案如表5-17-4所示。

1）主动监测：由于随访手段的发展和复发后补救性治疗可获得较高的生存率，因此低复发风险或不愿化疗的患者可采取主动监测。主动监测的患者术后2年内的复发率在14%～48%，低危和高危患者5年复发率分别为17.3%和42.4%，大多数患者复发出现在术后2年内。

主动监测内容包括腹盆腔CT、血清肿瘤标志物和胸片检查等。腹盆腔CT是监测腹膜后淋巴结复发的重要手段，与精原细胞瘤不同，血清肿瘤标志物的监测对于NSGCTs患者是必不可少的，约35%的患者在复发时有血清肿瘤标志物水平升高；胸片用于监测有无胸部转移，如有必要，可行胸部CT检查。

2）辅助化疗：因NSGCTs复发风险高，卡铂单药化疗效果不如多药联合，多采用一周期的BEP（博来霉素、依托泊苷和顺铂）化疗方案。辅助化疗可极大降低复发风险，5年复发率仅为2.7%。除了极高复发风险的患者可接受2个周期的BEP化疗，其余患者接受1个周期化疗即可良好获益，同时降低了博来霉素毒性引发的肺、心血管等长期并发症的风险。

3）腹膜后淋巴结清扫：化疗可降低复发并使患者获得长期生存，致使腹膜后淋巴结清扫的地位较前下降，1周期的BEP和腹膜后淋巴结清扫的2年无复发生存率分别为99.5%和91%，腹膜后淋巴结清扫患者的复发率为化疗患者的8倍。双侧淋巴结清扫带来的远期并发症是射精功能障碍，现通过保留神经的单侧淋巴清扫可降低其风险。左侧腹膜后淋巴结清扫范围为左髂血管周围、腹主动脉前和腹主动脉旁淋巴结；右侧清扫范围为右髂血管、腔静脉旁、主动脉与腔静脉间及主动脉前淋巴结。

可选择开放手术或腹腔镜手术，两者治疗效果相当，无论选择哪种方式，术者均需有丰富的经验。腹腔镜淋巴结清扫的优势是可准确界定淋巴结

表5-17-4 Ⅰ期非精原细胞瘤性生殖细胞肿瘤（NSGCTs）主动监测的随访方案

方案项目	第1年	第2年	第3年	第4、5年	5年后
肿瘤标志物和体格检查	4次	4次	2次	1～2次	根据患者情况进行
腹盆腔CT或MRI	2次	在第24个月时1次	在第36个月时1次	在第60个月时1次	
胸片	2次	2次	1次	1次	

分期，18%~30%的患者行清扫时发现有淋巴结转移，即对应Ⅱ期。对于这些患者，淋巴清扫后须接受2个周期BEP化疗。接受腹膜后淋巴结清扫的患者则可延长随访时间间隔，病变常在远处部位复发，如肺部等；而非腹膜后复发，复发后采用全身化疗多可治愈。

（3）Ⅱ期精原细胞瘤：可依据淋巴结大小进行亚分类，治疗多采用放疗或化疗。对于$Ⅱ_A$期患者，较小的淋巴结应观察6~8周后再次行CT检查评估，只有当淋巴结大小或数量增加、活检证实或血清肿瘤标志物升高时，推荐行进一步治疗。$Ⅱ_A$期治疗主要为放疗，放疗区域为腹主动脉旁淋巴结和同侧盆腔上区，目标剂量为30 Gy，治疗后的无复发生存率约为92%。

$Ⅱ_B$期和$Ⅱ_C$期患者的治疗主要为化疗，方案为3个周期的BEP化疗，如患者对博来霉素有应用禁忌，可采用4个周期的EP化疗。对于较大淋巴结，化疗后的复发率更低。单药卡铂化疗不能作为BEP或EP的代替方案，因其治疗失败或复发风险较高。很多患者化疗后行影像学检查可见残留病灶，但这些病灶多为纤维化成分无存活的肿瘤，在随访过程可逐渐消失，是否应该切除这些病灶仍存在争议。如病灶≥3 cm，因残存肿瘤可能，故应接受PET检查进行评估，对于直径≥3 cm的病灶敏感度和特异度分别为80%和100%，优于CT检查。

（4）Ⅱ期NSGCTs：可分为根据影像学检查确定的临床Ⅱ期和腹膜后淋巴结清扫术后病理确定的病理Ⅱ期。

对于临床$Ⅱ_A$期患者，不易区分出淋巴结是否为转移病灶，若淋巴结直径≤2 cm且肿瘤标志物水平未升高，则推荐行腹膜后淋巴结清扫，以便获得准确分期，避免实际为病理Ⅰ期的患者接受不必要的过度化疗。若患者不愿意接受淋巴清扫，可行3个周期的BEP方案或4个周期EP方案。临床$Ⅱ_{B/C}$期患者首选化疗，而仅行腹膜后淋巴结清扫治疗并不能使病情获得良好控制。接受化疗后患者获得缓解，可避免淋巴清扫的不良反应，化疗方案为3个周期的BEP方案或4个周期EP方案。若患者化疗后残留肿物，应由经验丰富的医生行腹膜后淋巴结清扫。

病理$Ⅱ_A$期患者若行淋巴清扫后肿瘤标志物水平降为正常，可行主动监测，而非辅助化疗，因大多数患者可获得长期的无复发生存，否则应行2个周期BEP或EP方案。病理$Ⅱ_{B/C}$期患者单行淋巴清扫复发风险很高，需行2个周期BEP或EP方案辅助化疗。

（5）晚期生殖细胞肿瘤：指有内脏转移伴或不伴血清肿瘤标志物水平大幅升高的患者，这些患者治疗方案的制订，主要不是依据组织学分类，而是依据不同的风险分层，具体内容如表5-17-5所示。

表5-17-5 晚期生殖细胞肿瘤危险分层

肿瘤危险分层	指标
精原细胞瘤	
低危组（需满足所有指标）	任何原发位置 无淋巴结和肺以外转移 AFP水平正常
中危组（需满足所有指标）	任何原发位置 有淋巴结和肺以外转移 AFP水平正常
非精原细胞瘤性生殖细胞肿瘤	
低危组（需满足所有指标）	原发肿瘤位于睾丸或腹膜后 无淋巴结和肺以外转移 血清AFP<1 000 ng/mL，β-HCG<5 000 mIU/mL及LDH<1.5倍正常值上限
中危组（需满足所有指标）	原发肿瘤位于睾丸或腹膜后 无淋巴结和肺以外转移 血清AFP为1 000~10 000 ng/mL，或β-HCG为5 000~50 000 mIU/mL，或LDH为1.5~10倍正常值上限
高危组（满足任一指标）	纵隔原发伴或不伴转移 有淋巴结和肺以外转移 血清AFP>10 000 ng/mL β-HCG>50 000 mIU/mL LDH>10倍正常值上限

1）低危组：建议采用3个周期BEP方案化疗，若患者不耐受博来霉素，也可接受4个周期EP方案。

2）中危组和高危组：推荐行4个周期BEP方案，对于不适合博来霉素的患者，可行VIP（异环磷酰胺、依托泊苷和顺铂）方案，效果与BEP方案相似。

（九）随访

生殖细胞肿瘤的复发多在治疗后2年内，但少数患者亦可发生晚期复发，故患者前期随访间隔应较短，特别是采取主动监测治疗的患者，由于晚期复发的存在，随访的年限推荐至少为10年。随访内容包括病史和体格检查、胸腹及盆腔影像学检查和血清肿瘤标志物（表5-17-6）。

表5-17-6 接受辅助治疗完全缓解患者的随访方案

方案项目	第1年	第2年	第3年	第4、5年	5年后
肿瘤标志物和体格检查	4次	4次	2次	2次	根据患者情况进行
腹盆腔CT或MRI	1~2次	在第24个月时1次	在第36个月时1次	在第60个月时1次	
胸片	1~2次	1次	1次	1次	

病史和体格检查主要包括健侧睾丸触诊、颈部及锁骨上淋巴结情况和腹部触诊等。影像学检查采用CT或MRI检测胸腹或盆腔有无肿瘤复发或转移。血清肿瘤标志物为AFP、β-HCG和LDH，其中最为敏感的是AFP，LDH的敏感度和特异度最低，但部分患者只有LDH水平升高。不同分期的患者随访频率有所不同。

第二节 非生殖细胞肿瘤

非生殖细胞肿瘤只占睾丸肿瘤的5%左右，主要包括性索/性腺间质肿瘤和其他非特异性间质肿瘤，其中以间质细胞肿瘤和支持细胞肿瘤最为多见。非生殖细胞肿瘤病理学分类如表5-17-7所示。

一、间质细胞肿瘤和支持细胞肿瘤

1. 流行病学特征 间质细胞肿瘤占成人睾丸肿瘤的1%~3%和婴幼儿睾丸肿瘤的3%，多发生在20~60岁，中位年龄为47岁。只有3%的间质细胞肿瘤是双侧的，8%的Klinefelter综合征患者可发生Leydig细胞肿瘤。Sertoli细胞肿瘤只占睾丸肿瘤的1%左右，中位发病年龄为45岁，偶尔有20岁以下的病例。

2. 危险因素 目前尚无已知的危险因素。与生殖细胞肿瘤不同，非生殖细胞肿瘤尽管不能完全排除与隐睾之间的关系，但无证据说明存在明确的相关性。

3. 病理表现 间质细胞肿瘤是最常见的性索/性腺间质肿瘤。从大体形态上看，肿瘤轮廓清晰，直径通常可达5 cm，颜色为黄色或黄褐色。30%的病例有出血伴或不伴坏死。镜下可见多角形细胞，胞质嗜酸性，偶见Reinke晶体；细胞核规则、粗，略偏向一侧。这些细胞可表达波形蛋白、抑制素、蛋白S-100、类固醇激素、钙蛋白和细胞角蛋白等。约10%的间质细胞肿瘤为恶性，多有以下特征：肿瘤直径>5 cm；患者发病年龄大；肿瘤细胞有丝分裂活动增加；血管浸润；细胞异型性；MIB-1表达增加；细胞坏死；边缘浸润；睾丸实质外进展；非整倍体DNA。

图5-17-4
间质细胞瘤

支持细胞肿瘤边界清楚，呈黄色、黄褐色或

表 5-17-7 非生殖细胞肿瘤分类
（2016 版 WHO 病理学分类）

性索 / 性腺间质肿瘤
间质细胞肿瘤（Leydig 细胞肿瘤）
支持细胞肿瘤（Sertoli 细胞肿瘤）
典型 Sertoli 细胞肿瘤
大细胞钙化的 Sertoli 细胞肿瘤
硬化性 Sertoli 细胞肿瘤
颗粒细胞肿瘤
成年型
未成年型
泡膜细胞瘤 / 纤维细胞瘤
其他性索 / 性腺间质肿瘤
混合型
未分类
混合生殖细胞 - 性索 / 性腺间质肿瘤（性腺胚细胞瘤）
混杂非特异性间质肿瘤
卵巢上皮样肿瘤
集合管和睾丸网肿瘤
腺瘤
癌
睾丸旁结构肿瘤
腺瘤样肿瘤
间皮瘤
附睾瘤
附睾囊腺瘤
乳头状囊腺瘤
附睾腺癌
精索和睾丸附件间质肿瘤

白色，平均直径 3.5 cm。显微镜下可见细胞呈嗜酸性，胞质呈空泡状，细胞核有规则的沟槽，细胞排列为管状或实性，有间质与毛细血管，但在某些情况下以硬化为主。细胞表达波形蛋白、细胞角蛋白、抑制素（40%）和蛋白 S-100（30%）。恶性肿瘤的发生率为 10%～22%，有以下迹象怀疑恶性：病灶直径 > 5 cm；细胞有丝分裂活动增加；有核仁的多形性核；细胞坏死；血管浸润。

图 5-17-5
支持细胞肿瘤

4. 临床表现 这些患者多表现为睾丸无痛性增大或由超声偶然发现。青春期前的病例通常表现为性早熟、外生殖器明显；部分成人出现阳痿、性欲下降，并可表现出女性化症状，如男性乳腺女性化。

5. 诊断 肿瘤的诊断主要依靠超声、胸腹及盆腔 CT 以及激素水平（睾酮、黄体生成素和卵泡刺激素、雌激素、雌二醇、黄体酮和皮质醇等）。超声检查表现为边界界限清晰、血流丰富的低回声病灶，外形多变，较难与生殖细胞肿瘤区分。与生殖细胞肿瘤不同，非生殖细胞血清肿瘤标志物（AFP、β-HCG、LDH）检测为阴性。转移部位多出现在腹膜后淋巴结、肺或肝，依靠 CT 检查评估。

6. 治疗 无症状的小体积睾丸肿瘤常被误认为生殖细胞肿瘤而行睾丸根治性切除。对于超声探及但无法触及的微小实质病变，推荐使用睾丸部分切除，获得组织病理学诊断，组织学为良性的发生率约为 80%。当冷冻切片提示非生殖细胞肿瘤时，应避免行根治性睾丸切除术。当冰冻切片或石蜡切片发现含有生殖细胞肿瘤，只要对侧睾丸正常，推荐行根治性睾丸切除术。

针对存在淋巴结病灶的患者推荐行腹膜后淋巴结清扫，对于组织学怀疑是恶性的老年患者，根治性睾丸切除术加腹膜后淋巴结清扫可有效预防转移，并获得长期生存。由于非生殖细胞肿瘤对化疗和放疗反应较差，对于有转移灶的患者不推荐使用，应考虑行转移灶切除术。放疗和化疗一般只作为肿瘤全身转移无法行切除患者的姑息治疗，但疗效不佳。

Ⅰ期间质细胞肿瘤和支持细胞肿瘤患者的 5 年生存率分别为 91% 和 77%，与Ⅰ期生殖细胞肿瘤患者相比，预后较差，转移性肿瘤患者的生存率则更低。

二、其他非生殖细胞肿瘤

1. 颗粒细胞肿瘤 十分罕见，分为成年型和非成年型两种，已报道的病例数不超过100例。非成年型是良性病变，多见于2岁以下儿童，是最常见的先天性睾丸肿瘤，占青春期前睾丸肿瘤的1%~5%，囊状外观是这种肿瘤类型的特征。成年型非生殖细胞肿瘤患者的平均发病年龄是45岁，肿瘤的典型形态为均质、黄灰色，细胞有细长的核伴有核沟，呈微滤泡样排列（Call-Exner小体）。只有20%的颗粒细胞肿瘤是恶性的，侵犯淋巴血管、细胞坏死、浸润边界和肿瘤直径>4 cm等特征有助于识别具有侵袭行为的病例，细胞有丝分裂计数与预后无明显相关性。

2. 泡膜细胞瘤/纤维细胞瘤 少见，几乎都为良性，组织学多变，如浸润周围睾丸组织、细胞结构丰富、有丝分裂速率增加等，免疫组化多样，对于诊断无特异性。

3. 其他性索/性腺间质肿瘤 分为未分类型和混合型，对于未分类型的临床经验有限，无转移性疾病的报道。在混合型中，应报告所有的组织学成分，临床行为很可能反映了肿瘤的主要类别或最具侵略性的组成部分。

4. 混合生殖细胞-性索/性腺间质肿瘤 一些性发育障碍患者性腺发育异常，生殖器不明确，生殖细胞肿瘤风险增加。如果生殖细胞的排列是巢状的，而肿瘤的其余部分是由性索/性腺间质细胞组成，则为性腺胚细胞瘤。40%的患者存在双侧肿瘤，预后与生发成分的侵袭性生长有关。

（徐 涛）

数字课程学习

教学PPT　　自测题

第十八章

阴茎癌

关键词：
包茎　包皮环切术　鳞状细胞癌　腹股沟淋巴结
阴茎切除

诊疗路径

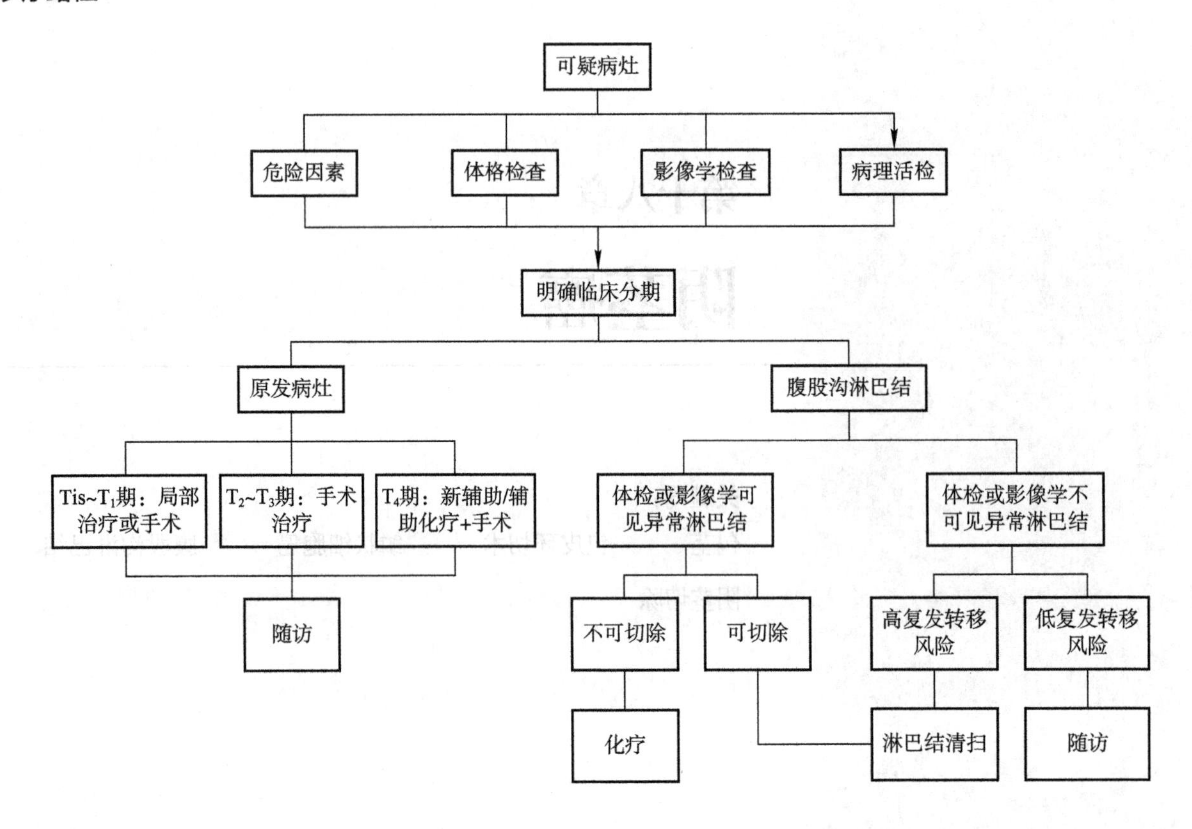

可疑病灶
危险因素
体格检查
影像学检查
病理活检
明确临床分期
原发病灶
腹股沟淋巴结
Tis~T1期：局部治疗或手术
T2~T3期：手术治疗
T4期：新辅助/辅助化疗+手术
随访
体检或影像学可见异常淋巴结
体检或影像学不可见异常淋巴结
不可切除
可切除
高复发转移风险
低复发转移风险
化疗
淋巴结清扫
随访

阴茎癌（penile cancer）在泌尿系统恶性肿瘤中罕见，占泌尿系统恶性肿瘤不足1%。在不同国家、地区、民族，不同宗教信仰及卫生习惯的人群中，阴茎癌发病率存在着较大差异。在我国，随着医疗水平进步，阴茎癌总体发病率呈下降趋势。目前，我国阴茎癌的发病率与欧美等发达国家地区相仿。阴茎癌公认的病因可能为包茎及包皮过长、人类乳头瘤病毒感染、吸烟、阴茎皮疹、外生殖器疣等。

阴茎癌最常见的病理类型为鳞状细胞癌，其他病理类型包括基底细胞癌、腺癌，但十分罕见。阴茎癌可发生于阴茎的任何部位，常见部位为阴茎头及包皮内板，可呈硬性无痛性结节，可有溃疡、糜烂，并伴有脓性恶臭分泌物。目前阴茎癌主要是通过临床表现来诊断，对于可疑病灶，可以通过活检来确诊，并明确阴茎癌的组织学亚型。对于阴茎癌，可行超声、CT、MRI等检查，需要明确病变范围、浸润深度、淋巴结转移情况，以制订进一步的诊疗措施以及预后判断。

既往阴茎癌主要通过手术治疗，目前除了手术治疗，尚可采取局部治疗、化疗、放疗等手段进行综合治疗，改善患者预后，延长生存时间并提高生存质量。

（一）流行病学特征和病因

1. 流行病学特征　阴茎癌（penile cancer）是罕见的泌尿系统恶性肿瘤，占男性恶性肿瘤约1%。由于国家、民族、地区、宗教信仰、卫生习惯及经济发展水平不同，阴茎癌的发病率存在着较大差异。在欧洲及美国，阴茎癌总体发病率约为1/10万人；在欧洲不同地区，阴茎癌的发病率也存在着差异，在西班牙阿尔巴塞特地区为（1.5～2）/10万，英格兰地区约为0.6/10万，意大利萨萨里地区约为0.4/10万人，近期也有斯堪的纳维亚地区的报道显示该病发病率约为2/10万。在美国，不同种族和民族之间发病率也存在差异，其中西班牙裔白种人发病率最高，为1.01/10万，非西班牙裔白种人最低，为0.51/10万。在印度阴茎癌的发病率为0.7～3/10万；在乌干达约为2.2/10万，是该地区最常见的男性恶性肿瘤；在巴西约为8.3/10万，在该国的某些地区甚至占到男性恶性肿瘤的17%，其中欠发达的马拉尼昂地区和发达的圣保罗地区的发病率最高。有专家认为，相对发达的圣保罗地区阴茎癌发病率高可能与该地区贫困人口的迁入有关。在澳大利亚，阴茎癌的发病率约为0.8/10万。有研究报道，在1977—2013年，相比英格兰及威尔士地区，澳大利亚地区的阴茎癌一直保持较低发病率的状态，可能与该地区男子行包皮环切比英格兰及威尔士要多有关。

在我国，随着经济水平的发展及医疗卫生水平不断提高，阴茎癌已由20世纪50年代初期的高发病率逐步降低。目前我国阴茎癌发病率与欧美等发达国家地区相仿。据北京大学泌尿外科研究所报道，1951年以前该院收住的男性泌尿生殖系统肿瘤患者以阴茎癌居多，占全部肿瘤患者的39.5%。1950—2000年间，北京大学泌尿外科研究所共计收住男性泌尿生殖系统肿瘤患者7 335例，其中阴茎癌患者378例（3.6%）；1991—2000年共收治阴茎癌患者64例，仅占肿瘤患者的1.6%。2000—2006年，广州南方医院收治826例广东常住人口新发泌尿系统肿瘤患者，其中阴茎恶性肿瘤共计33例（4%），且比例由2000年的4.8%逐步降至2006年的1.4%，可见我国阴茎癌的发病率在逐步下降，但我国东、西部经济发展差异较大，而国内更大规模的流行病学相关调查研究目前尚无报道。

阴茎癌发病率随年龄增长而增加，欧美国家报道阴茎癌的高发年龄约为60岁，但也可能发生于年轻人。目前一般认为年龄每增加10岁发病率有一次升高。在HPV流行地区阴茎癌较常见，约1/3的病例与HPV相关的致癌作用有关。

2. 危险因素　阴茎癌的发病原因目前尚未完全清楚，目前公认的主要危险因素有以下几种。

（1）包皮过长与包茎：是目前公认的阴茎癌危险因素，与侵袭性阴茎癌发病密切相关。

25%～60% 的阴茎癌患者有过包皮过长或包茎的病史。相关研究发现，包茎或包皮过长与阴茎鳞状细胞癌有显著相关性，与侵袭性阴茎癌有强相关性，但与阴茎原位癌无显著相关性。新生儿行包皮环切术与侵袭性阴茎癌的发病呈负相关，犹太人在出生后即行包皮环切术。有报道以色列的犹太人阴茎癌的发病率仅为 0.3/10 万，但也有研究认为新生儿行包皮环切并未显著降低阴茎上皮内瘤变的风险，须知包皮环切术本身就切除了很大一部分可能瘤变的组织。传统观点认为包皮垢是阴茎癌的危险因素，包皮垢在包皮与龟头之间积攒，可能会刺激包皮和龟头产生慢性炎症反应，诱发上皮内瘤变。但目前已有研究认为包皮垢并不是生殖系统恶性肿瘤的危险因素，包皮垢也不是致癌物质。

（2）吸烟：烟草及其烟雾中含有多种致癌物质，吸烟也是阴茎癌的危险因素之一。有研究提示，在 283 例阴茎癌患者中，有 101 例有吸烟史，占阴茎癌患者的 35.7%。在一项纳入 503 例吸烟阴茎癌患者和 503 例年龄匹配人群的研究显示，吸烟者比不吸烟者患阴茎癌概率高（*OR*＝1.44），如每日吸烟＞10 支则风险更高（*OR*＝2.14），嚼烟也是阴茎癌发病的显著危险因素（*OR*＝3.11）。另一项研究表明，有吸烟史的男性比从不吸烟男性的发病风险高 2.4 倍，而每日吸烟＞20 支的人比每日吸烟＜20 支的人有更高的发病风险（*OR* 分别为 5.9、1.2）。

（3）人乳头瘤病毒（human papilloma virus，HPV）：近年研究发现，HPV 感染是阴茎癌的危险因素，在 70%～100% 的阴茎上皮内瘤变和 30%～40% 的侵袭性阴茎癌组织标本中可检测到 HPV DNA，不同的鳞癌亚型 HPV 阳性率不同，常见的为 HPV16 型及 18 型；尖锐湿疣患者患阴茎癌的风险也有所增加。

（4）其他：紫外线照射、阴茎外伤、生殖器疣、阴茎感染性或炎症性疾病都有可能是阴茎癌发病的危险因素，而性伴侣数量越多，感染 HPV 的概率越高，因而性伴侣数量也是潜在危险因素之一。阴茎癌与人类免疫缺陷病毒（human immunodeficiency virus，HIV）感染或获得性免疫缺陷综合征（acquired immunodeficiency syndrome，AIDS）无关。

3. 发病的分子机制　目前最公认的阴茎癌发病机制为阴茎慢性炎症状态。一组与阴茎癌变相关的炎症调节因子是环氧化酶 -2（COX-2）和前列腺素 E2（PGE2）。COX-2 的上调导致下游的 PGE2 上调，进而导致血管生成、细胞分化、表皮生长因子受体（EGFR）激活以及 PI3K 途径的激活，其中 PI3K 通路在 29% 的患者肿瘤标本中发生激活。人乳头瘤病毒及其特定的致癌毒株 16、18、31、33 型，被认为可能与 30%～50% 的阴茎鳞状上皮细胞癌有关。HPV 致癌基因编码 E5、E6、E7，其中 E6 和 E7 使 p53 和 p21/Rb 通路失活。通过使该通路在多个细胞周期检查点失活，可导致细胞周期失控和无限增殖。还有研究表明，HPV DNA 可插入非肿瘤细胞并导致 *MYC* 基因的上调和扩增，从而导致细胞无限增殖和疾病的进展。HPV-E5 蛋白可激活 EGFR，继而促进肿瘤细胞的生长和迁移。

（二）病理分类

阴茎癌绝大部分为鳞状细胞癌（squamous cell carcinoma，SCC），占阴茎癌的 95% 以上；其他类型恶性肿瘤罕见，如基底细胞癌、黑色素瘤、腺癌、淋巴瘤、转移瘤等，其中转移瘤常来自前列腺或结直肠，也有过阴茎肉瘤的相关报道。

一般形态学上可将阴茎癌分为原位癌、乳头状癌和浸润癌。原位癌常发生于龟头和冠状沟，发生于阴茎体的病例罕见，病变呈边界清楚的红色斑块样突起，有脱屑、糜烂，生长缓慢。乳头状癌常发生于包皮内板、冠状沟及阴茎头部，呈乳头状或菜花样突出，伴有脓性分泌物和恶臭，质脆易出血，主要为外向性生长，一般较局限，淋巴结转移较少。浸润癌多发生于冠状沟，湿疹样，有硬块状基底，中央有溃疡，伴有脓性或血性渗出液，也称为溃疡型癌。晚期肿瘤可破坏阴茎筋膜（Buck's fascia），侵犯尿道海绵体，但较少见。也有学者在大体上将阴茎癌分为5类，不同类型有着不同生长方式及预后。①疣状癌：呈外向性生长，肉眼观白灰色，常与过度角化相关。②表面扩散癌：在表面水平方向扩散生长。③垂直癌：向阴茎深部侵袭性生长，有时会出现溃疡。④多中心癌：该类型癌有数个独立的癌灶。⑤消耗性癌：多在进展期病例中见到，由于肿瘤的生长侵蚀，整个龟头或阴茎消失。

阴茎癌的主要转移途径为淋巴结转移，有20%～30%的病例出现淋巴结转移。阴茎的淋巴管在阴茎底部与体部相互连接形成丰富的淋巴管吻合，阴茎癌一般早期转移至浅表的腹股沟淋巴结，而后转移至腹股沟深部淋巴结，进而转移到盆腔淋巴结。有研究表明，阴茎淋巴引流并不会发生跳跃现象。若肿瘤侵犯至海绵体，亦可通过血行转移至肺、肝、骨和脑，但远处转移并不常见，常发生于疾病晚期，有远处转移且未发现有区域淋巴结转移的病例更是罕见。

阴茎癌的病理分型、神经浸润、淋巴血管浸润、侵袭深度和原发病灶的病理分级，是阴茎癌预后和肿瘤特异性死亡的强预测因子。肿瘤分级和淋巴浸润是阴茎癌转移扩散的预测因子。

（三）分级和分期

1. 组织学分级　一般来说，鳞状细胞癌的组织学分级不像腺癌分级一样直观，主要原因有两点：一是鳞癌中，从基底部到肿瘤顶部的各层次肿瘤细胞分化差异程度大；二是鳞状细胞癌的分级评价标准没有腺癌那么确切。然而肿瘤确切的组织学分级十分重要，TNM分期中就包含组织学分级。分级还是腹股沟淋巴结转移的预测因素之一。传统上，对阴茎癌的组织学分级是按照Broders分级法分为4级（表5-18-1）。临床上也将组织学分级根据分化程度由高到低分为3级，1级与正常鳞状上皮组织差异很小，3级则至少包含局灶性间变细胞。

除上述Broders分级法外，EAU指南也推荐按照WHO对阴茎癌的分级标准进行组织学分级，具体如表5-18-2所示。

表5-18-1　阴茎鳞状细胞癌Broders分级法

分级	特征
Ⅰ级	细胞角化，细胞分化良好，明显的细胞间桥形成和角化珠
Ⅱ～Ⅲ级	比较大的核异形性，有丝分裂增加，角化珠少
Ⅳ级	明显的核异形性，无数的有丝分裂，坏死，淋巴及神经周围侵犯，无角化珠，深部侵犯

表5-18-2　WHO阴茎鳞状细胞癌分级

特征	1级	2级	3级	肉瘤样
细胞异型性	轻度	中度	间变	肉瘤样
角化	通常为丰富的	不太显著	可能存在	缺失
细胞间桥	显著	偶见	少数	缺失
有丝分裂	少见	增加	丰富	丰富
肿瘤边缘	膨胀性生长/边界清楚	浸润性生长/边界模糊	浸润性生长/边界模糊	浸润性生长/边界模糊

2. 临床分期　阴茎癌的临床分期与治疗和预后直接相关，目前，常用的分期方法为TNM分期法。2016年国际抗癌联盟（UICC）发布了最新的阴茎癌TNM分期方法（表5-18-3），相较之前版本有几处改变。T_1期根据预后不同，按有无淋巴、血管浸润或组织分化程度分为T_{1a}和T_{1b}期。T_2期定义为肿瘤侵犯尿道海绵体，T_3期定义为侵犯阴茎海绵体，因为肿瘤侵犯两者的预后不同。与其他肿瘤不同，阴茎癌的分期将肿瘤的分级作为T_1期

表5-18-3　2016年UICC阴茎癌TNM分期

临床分期	特征
原发肿瘤（T）	
T_X	原发肿瘤无法评估
T_0	未发现原发肿瘤
Tis	原位癌
T_a	非浸润性疣状细胞癌
T_1	肿瘤侵犯皮下结缔组织

续表

临床分期	特征
T_{1a}	肿瘤侵犯皮下结缔组织，无淋巴血管浸润，且分化良好
T_{1b}	肿瘤侵犯皮下结缔组织，伴有淋巴血管浸润或分化差
T_2	肿瘤侵犯尿道海绵体，无论有无尿道浸润
T_3	肿瘤侵犯阴茎海绵体，无论有无尿道浸润
T_4	肿瘤侵犯其他相邻组织结构
区域淋巴结（N）	
N_X	区域淋巴结无法评估
N_0	未发现或触及腹股沟淋巴结肿大
N_1	可触及单个活动的腹股沟淋巴结
N_2	可触及多个或双侧的腹股沟淋巴结
N_3	单侧或双侧固定的腹股沟淋巴结肿块或盆腔淋巴结转移
远处转移（M）	
M_0	无远处转移
M_1	有远处转移
病理分期	
pT 分期与临床 T 分期相对应	
pN 分期根据活检或手术切除标本确定	
区域淋巴结（pN）	
pN_X	区域淋巴结无法评估
pN_0	无区域淋巴结转移
pN_1	1～2 个腹股沟淋巴结转移
pN_2	单侧＞2 个腹股沟淋巴结转移，或双侧腹股沟淋巴结转移
pN_3	盆腔淋巴结转移，单侧或双侧转移突破淋巴结包膜或区域外淋巴结转移
远处转移（pM）	
pM_1	镜下确诊的远处转移
组织病理学分级（G）	
G_X	组织分化程度无法评估
G_1	分化良好
G_2	中等分化
G_3	分化较差
G_4	未分化

细分的依据之一。目前 pN_1 为 1～2 个单侧腹股沟淋巴结转移，pN_2 为单侧或双侧＞2 个腹股沟淋巴结转移，pN_3 指单侧或双侧盆腔淋巴结转移，或淋巴结转移突破淋巴结包膜，不论淋巴结转移数量。腹膜后淋巴结转移分为区域外淋巴结转移和远处转移。

（四）临床表现

阴茎癌的高发年龄为 50～60 岁，且年龄每增加 10 岁发病率出现一次增加。龟头部位的硬性、无痛性肿块是阴茎癌最常见的早期临床表现。阴茎癌早期常见部位依次为龟头、包皮、龟头及包皮、冠状沟及阴茎体。有 15%～50% 的患者由于尴尬、个人疏忽、恐惧或无知，导致从症状出现到确诊时间长达 1 年以上。

阴茎癌的临床表现可以是微小的硬结、赘生物、丘疹、疣或菜花样斑块，可能为外生性或扁平状或呈溃疡的病灶。最常见的症状是包皮下的瘙痒或灼烧感，以及龟头及包皮处的溃疡。有时肿瘤的出血会被误认为是血尿。疼痛并不是阴茎癌常见的主诉，腹股沟肿块和尿潴留也不是常见的首发临床表现。病变常起于龟头并逐步进展、侵犯整个龟头及阴茎体部。在包皮过长或者包茎患者中，由于包皮无法上翻，可能会导致病变被掩盖，肿瘤得以进展，最终肿瘤浸透包皮后出现恶臭气味，并出现脓性或血性分泌物，才引起注意并最终诊断。此类患者查体时应隔着包皮仔细触诊有无肿块、触痛、压痛，应仔细检查包皮口有无脓性或血性分泌物。阴茎筋膜在肿瘤进展时可充当临时的天然屏障，保护海绵体不受侵犯。肿瘤一旦穿透阴茎筋膜和白膜，即可侵犯阴茎海绵体和淋巴系统。阴茎的淋巴管引流在阴茎体部和底部形成丰富的吻合网。在进展期病例中，有时可见包皮、龟头、阴茎体、阴囊甚至会阴部都被肿瘤侵蚀发生阴茎自截（autoamputation of penis）。

阴茎鳞状细胞癌有向腹股沟浅表及深部淋巴结转移的倾向，进而转移至盆腔淋巴结。阴茎癌患者就诊时大多数有腹股沟淋巴结肿大，可能为肿瘤转移或感染所致，因此查体时应注意腹股沟淋巴结的检查，注意腹股沟淋巴结触诊时淋巴结数量、大小、质地，以及是否固定、有触痛或压痛等。阴茎癌转移的前哨淋巴结通常位于腹股沟淋巴结组的内上群，然后为中央群。研究表明，阴茎淋巴引流并不会出现跳跃转移现象。如未及时治疗，腹股沟的转移性淋巴结会肿大并从皮肤破溃，造成感染，也可能浸润至股血管造成大出血。晚期肿瘤患者亦可出现转移部位的症状及恶病质表现。静脉栓塞在晚期肿瘤患者中也常见。未经治疗的阴茎鳞癌患者一般从确诊到死亡时间为 2 年，死因常为局部肿瘤生长或远处转移而出现的并发症。

（五）诊断（原发灶的评估和淋巴结的评估）

阴茎癌如果能早期诊断治疗，80% 是可以治愈的，但一旦出现淋巴转移则会危及生命。因此，早发现、早治疗显得尤为重要。典型的阴茎癌患者可通过症状及仔细的查体诊断并不困难，但对于不能明确诊断的龟头、包皮肿块或溃疡病灶，应进行活检。阴茎癌的确诊需要病理学检查。阴茎癌的分期影响治疗和预后，因此诊断时必须充分评估原发病灶、局部淋巴结转移及远处转移情况。

1. 原发病灶　阴茎癌一般可通过典型的临床表现诊断，但需注意有些肿瘤发生于包茎或包皮过长的患者，原发病灶隐匿于包皮内侧。体格检查应包括阴茎的触诊，以明确病灶的局部浸润深度；还应包括双侧腹股沟的触诊，以明确腹股沟淋巴结状态。超声检查有助于了解海绵体浸润情况。人工诱导勃起结合 MRI 检查可帮助判断海绵体有无浸润，但需注意这种检查方法常引起患者不满。MRI 检查海绵体有无阴茎癌浸润的敏感度和特异度分别为 82.1% 和 73.6%，检查有无尿道浸润的敏感度和特异度分别为 62.5% 和 82.1%。有报道称，在判断海绵体有无浸润时，相比 MRI 检查，阴茎多普勒超声检查更加准确。

2. 区域淋巴结　任何怀疑为阴茎癌的患者，在初诊时都应仔细进行双侧腹股沟淋巴结的触诊。①若触诊未发现有肿大淋巴结，则区域淋巴结有微小转移的可能性约为 25%。临床上淋巴结正常的患者，影像学检查并不能帮助进行分期，但可应用于肥胖患者，因为此类患者的触诊结果可能并不可靠。腹股沟超声（7.5 MHz）可探及异常的、肿大的淋巴结。纵径 / 横径比和淋巴结门结构缺失具有较高的特异性。CT 和 MRI 检查对于微小转移的探查并不可靠。正电子发射计算机断层显像（PET/CT）则无法检测 10 mm 以下的淋巴结转移。对于腹股沟淋巴结正常的患者进一步处理，应根据原发肿瘤的病理危险因素来决定。淋巴微血管浸润、局部肿瘤的分期和分级是淋巴结转移的预测因素，对于中 – 高淋巴结转移风险患者，应进一步行有创淋巴结检查，如动态前哨淋巴结活检或改良腹股沟淋巴结清扫术。②对于触诊发现有肿大淋巴结的，应高度怀疑淋巴结转移。查体时应特别注意淋巴结位于单侧或双侧、淋巴结的数量及活动度。此时腹股沟的影像学检查没有必要，也不改变进一步的治疗策略。可行盆腔 CT 扫描确定盆腔淋巴结转移情况。PET/CT 在有触诊肿大的淋巴结患者中，对于确定转移性淋巴结有很高的灵敏度和特异度（分别为 88%～100% 和 98%～100%）。

3. 远处转移　对于腹股沟淋巴结阳性的患者，应进行全身转移的评估。常规应行腹部、盆腔 CT 检查以及胸部 X 线检查或胸部 CT 检查，PET/CT 对于远处转移的诊断也是可靠的，可供选择。目前尚未有阴茎癌特异性的肿瘤标志物。鳞状细胞癌抗原（squamous cell carcinoma antigen，SCC Ag）是一种鳞状上皮细胞膜产生的肿瘤相关蛋白，又称 TA-4 抗原，目前广泛用于全身鳞状上皮细胞肿瘤的诊断、检测、疗效评估及预后。在阴茎癌中，SCC Ag 只在不到 25% 的患者中有升高，SCC Ag 在诊断时与淋巴结转移呈正相关。但在临床淋巴结阴性病例中，SCC Ag 的异常并不能准确预测隐匿性腹股沟淋巴结转移。此外，治疗开始前，SCC Ag 在淋巴结阳性的病例中是一项独立预后因素，术前检测 SCC Ag 并结合术后其下降程度有助于预测患者预后。在小部分接受化疗的患者中，SCC Ag 也有一定的预测预后价值。在随访中，持续的SCC Ag升高提示肿瘤进展，但并无显著的时间领先效应（lead time effect）。

（六）鉴别诊断

阴茎癌需要与临床表现为阴茎肿物、溃疡的疾病进行鉴别，也需要与阴茎的癌前病变进行鉴别。

1. 阴茎梅毒 临床表现可为龟头及包皮的无痛性溃疡，边缘质硬隆起，需要与阴茎癌进行鉴别，询问病史时须注意阴茎梅毒患者可能有不洁性生活史，可行血清梅毒螺旋体凝集试验进行鉴别。

2. 阴茎阿米巴病 可发生于男性同性恋患者，因肛交而感染造成阴茎感染，临床表现为阴茎皮肤有不规则浅表性溃疡，边缘隆起，表面有脓性或脓血性分泌物，可有棕黄色坏死组织，易出血，有触痛，应与阴茎癌的无痛性溃疡进行鉴别，可取局部分泌物镜检有无阿米巴滋养体。

3. 阴茎结核 罕见，主要传播途径为阴茎与结核杆菌直接接触，也可通过血行感染。血行感染时侵犯阴茎海绵体，引起结核性海绵体炎。临床表现为阴茎头结节和慢性溃疡，溃疡一般无痛，边缘清楚，周边硬，基底为肉芽组织或干酪样坏死物质，溃疡长期不愈，逐渐扩大，可破坏阴茎头及体部。对于有结核病史的患者，应考虑阴茎结核可能性，确诊可进行活检或培养出结核杆菌。

4. 软下疳 为杜克雷链杆菌感染，患者有不洁性交史。软下疳的特点为可于阴茎头部产生红色小丘疹，继而变为脓疱，扩大并破溃形成溃疡，深浅不一，溃疡有剧烈疼痛，可有腹股沟淋巴结肿大、触痛，可行杜克雷菌苗皮肤试验或取分泌物涂片或培养以鉴别。

5. 增殖性红斑 又称凯拉增殖性红斑（erythroplasia of Queyrat），10%～40%可出现恶变，临床多见于未行包皮环切者，病变多见于阴茎头、尿道口及包皮，多为单发，1～2 cm，圆形或椭圆形，质硬，扁平或隆起，边界清楚，红色，可有溃疡。与阴茎癌鉴别时需取病理活检，镜下可见棘层明显增生，如有上皮钉增长深入真皮中及细胞有丝分裂，即为阴茎原位癌。

6. 阴茎鲍温病（Bowen disease of penis） 为阴茎头部鳞状丘疹斑或红色鳞屑斑，边界清，可有浅表性溃疡，难以与阴茎癌鉴别。阴茎鲍温病位于表皮内时即为阴茎上皮内瘤变的一种亚型，当肿瘤继续侵入真皮时则发展为阴茎鳞癌。需取活组织进行病理学检查以确诊和鉴别。

7. 阴茎转移癌 罕见，多来自膀胱癌和前列腺癌，占阴茎转移癌的50%～78%；也可来自直肠及乙状结肠癌。转移途径多为血行或淋巴转移，少数为原发肿瘤直接浸润，常见转移瘤部位为阴茎海绵体。

8. 其他 阴茎癌可能还须与乳头状瘤、黏膜白斑、尖锐湿疣、巨大尖锐湿疣、阴茎头炎、阴茎硬结病、阴茎角化症等疾病进行鉴别。

（七）治疗

原发性阴茎癌的治疗目标是在保留阴茎长度和功能的同时完全切除肿瘤。小型和局部阴茎癌的局部治疗方式包括切除手术、外放射疗法、近距离放射疗法和激光消融。应向患者提供所有相关治疗方案的建议。在使用非手术治疗之前，必须进行组织学活检以获得明确的局部分期。手术治疗则必须获得阴性的手术切缘。可以分阶段治疗原发肿瘤和区域性淋巴结转移。表5-18-4列出了各分期原发性阴茎癌的治疗方式。

1. 浅表非浸润性病变的治疗 浅表非浸润性病变包括阴茎上皮内瘤变（penile intraepithelial neoplasia，PeIN）、增殖性红斑、阴茎鲍温病以及其他涉及包皮过长或龟头的癌前病变或原位癌。

局部外用药物治疗是目前最常用的治疗方式之一，以免疫调节剂咪喹莫特（imiquimod）和抗代谢药5-氟尿嘧啶（5-fluorouracil，5-FU）为主。咪喹莫特可增强固有免疫和细胞介导的免疫途径，刺激细胞因子释放，激活抗原提呈细胞和朗格汉斯细胞，从而促进它们向局部淋巴结的迁移。5-FU作为抗代谢物，可通过抑制胸苷酸合酶以阻止DNA合成所需的胸苷形成来抑制细胞增殖。目前

表 5-18-4 原发性阴茎癌的治疗

原发性肿瘤的分期	治疗方式
Tis 期（原位癌）	局部用药（咪喹莫特、5-氟尿嘧啶）
	激光治疗
	其他治疗（冷冻治疗、光动力疗法、龟头表面重建等）
T_a、T_{1a} 期（G_1、G_2）	激光治疗
	近距离放射治疗 / 外放射治疗
	包皮环切术
	广泛局部切除
	Moh's 显微手术
	龟头切除 / 龟头移植重建 / 龟头表面重建
T_{1b}（G_3）和 T_2 期	广泛局部切除
	近距离放射治疗（病灶直径 <4 cm）
	龟头切除 / 龟头移植重建
T_3 期	阴茎部分切除术
	近距离放射治疗（病灶直径 <4 cm）
T_3 期（有尿道浸润）	不建议保留阴茎治疗；阴茎部分切除术 / 根治性阴茎切除术
T_4 期	不建议保留阴茎治疗；新辅助化疗 + 根治性阴茎切除术
局部复发	小病灶：广泛局部切除 / 阴茎部分切除术
	大病灶 / 高分期复发：阴茎部分切除 / 根治性阴茎切除术

尚无治疗标准，通常采取每天 1～2 次，持续 3～6 周的治疗方案。在局部用药前通常需进行包皮环切术，可降低局部复发率。这些药物的功效比较复杂且证据有限，复发率为 20%～40%，无复发随访期为 5～10 年。综合多因素考虑下局部用药有一定的优势，成本相对较低，可以门诊治疗并且不良反应较少，同时也可以用于包皮环切术后切缘阳性的患者。但是，这些药剂可能会改变龟头的外观，并且对随访中查体和患者的自我检查有一定干扰，导致错过早期发现复发的时机，进而延迟后续治疗。不良反应包括局部刺激、酸痛和红斑，某些情况下会出现严重的过敏或超敏反应。总之，局部化疗药物是治疗癌前病变有效的一线治疗方法，毒性低和不良事件少，但由于病变的高持续性及复发率，患者需要包括组织学活检在内的密切和长期随访，这消耗了大量的时间、经济和人力成本。如局部治疗失败则不应重复进行，病变也可能发展至潜在的局部浸润性肿瘤，应采取包括手术在内的更加彻底的治疗方法。

掺钕钇铝石榴石（neodymium：yttrium-aluminium-garnet，Nd：YAG）或二氧化碳（CO_2）激光治疗对于 PeIN 同样是一种有效的治疗方法。术后同样需要局部组织学活检以保证病变完全清除。全部或部分龟头重建也可以作为 PeIN 的治疗方法，或者在局部化疗或激光治疗失败的情况下作为次要选择。龟头表面重建包括完全去除腺上皮，然后用移植物（皮肤或颊黏膜）重建。其他治疗方式包括冷冻消融治疗和光动力疗法，目前尚无有效证据比较其与其他治疗方式的疗效。

2. 保留阴茎的治疗　阴茎癌的局部复发对长期生存率没有明显影响，因此保留阴茎的治疗方式可作为一项合理的治疗策略。保留阴茎的治疗方式在功能和美容效果方面似乎优于部分或全部阴茎切除术，并且被认为是局部阴茎癌的主要治疗方法。原发灶为局限于包皮的小肿瘤，以及无深部浸润、无淋巴结转移的 Tis、T_a 期肿瘤可选择保留阴茎治疗。分化良好且无淋巴血管浸润的 T_1 期（肿瘤侵犯皮下结缔组织）肿瘤或能够做到密切随访的 T_1G_3 期肿瘤也可选择保留阴茎治疗。治疗方法包括局部药物治疗、包皮环切术、局部病变切除、激光治疗、放射治疗等。复发肿瘤若无海绵体浸润（T_2 期以前）可以再次选择保留阴茎治疗。凡是选择保留阴茎治疗的患者，治疗前应通过组织学活检明确病变分期，治疗后应密切随访以应对局部复发。

3. 阴茎切除手术治疗 是阴茎癌的一线治疗方式。对于T_1G_3期及更晚期的肿瘤，根据肿瘤的位置及分期需要进行阴茎部分切除或全部切除手术。如果能够保留2 cm以上的正常阴茎体，则最好进行阴茎部分切除。

目前尚无明确标准规定阴性切缘的宽度。在保留器官的前提下阴性切缘宽度可尽可能地小。一般来说3~5 mm被认为是最大安全值，也可以使用基于等级的差异化方法，G_1为3 mm，G_2为5 mm，G_3为8 mm，但由于阴茎癌分级困难，这种方法有其局限性。如果切缘组织为阳性，则局部复发率为10%。

尽管保留器官的手术可以改善生活质量（quality of life，QOL），对于阴茎癌患者，保留阴茎的治疗方式比切除手术更容易复发（27% *vs* 3.5%），且有部分复发病例需要接受二次切除手术（17%），但二者的远期生存率没有显著差异。肿瘤分级、分期和淋巴管浸润是局部复发的预测指标。总体来说，对于不同分期、接受不同治疗方式及不同术后评估方式的阴茎癌患者，40%的患者报告了术后生活质量及自身健康状况的下降，60%~66%患者的性功能受到不良影响，50%的患者出现了精神症状。

（1）阴茎部分切除术/阴茎全切除术：对于T_3期肿瘤及部分分化差的T_1~T_2期肿瘤，可采用阴茎部分切除术，术后局部复发率≤8%，5年生存率≥90%。肿瘤直径<1 cm者治愈率为100%，直径>3 cm治愈率仅为50%，5年总体治愈率为74%。

阴茎全切除术包括切除阴茎及会阴尿道造口术，适用于T_2期以上。当阴囊受累时（T_4期）同时行阴囊、睾丸切除术。阴茎部分切除术后不能完成站立排尿者也应进行阴茎全切除术及会阴尿道重建术。阴茎全切除术后最常见的并发症是尿道口狭窄。对于局部晚期肿瘤或合并溃疡的肿瘤，新辅助化疗可作为一种选择。存在远处转移（M_1）的患者可考虑接受姑息手术治疗。

（2）保留阴茎治疗后的局部复发治疗：如果病变较小且没有海绵体侵犯，可进行二次保留阴茎手术；如果病变较大、侵犯海绵体或尿道，则需要进行阴茎部分切除术/阴茎全切除术。可对接受全/次全切除术的患者进行全阴茎重建术，但这种术式对于患者的生活质量和性生活质量并没有明显的提高。

4. 区域淋巴结转移的治疗 阴茎癌中淋巴转移的发展遵循解剖引流的途径。腹股沟淋巴结及盆腔淋巴结提供了阴茎的局部引流系统。腹股沟浅部和深部淋巴结是第一个受影响的区域性淋巴结，淋巴结转移可以是单侧或双侧。“前哨”淋巴结常位于腹股沟内侧区，其次是腹股沟中央区，但近年来通过术中在原发灶使用生活活性染料和示踪剂进行动态前哨淋巴结活检证实前哨淋巴结不一定位于特定解剖区域。没有观察到未经腹股沟淋巴结转移的盆腔淋巴结转移及一侧腹股沟淋巴结到对侧盆腔淋巴结的交叉转移。从盆腔淋巴结进一步扩散到腹膜后淋巴结（主动脉外侧淋巴结、腔静脉外侧淋巴结）被分类为全身转移性疾病。

无区域淋巴结转移的患者术后5年生存率为95%~100%，单个淋巴结转移为80%，出现多个淋巴结转移时下降至50%，出现盆腔及周围淋巴结转移则为0，因此区域淋巴结的治疗策略对于患者的生存至关重要。局限于区域性淋巴结内的淋巴结转移可通过根治性淋巴结清扫术治愈，术后常辅助化疗或放疗。术后并发症包括淋巴瘘、下肢及阴囊水肿、皮瓣坏死和伤口感染等。

腹股沟淋巴结的临床状态有三种可能的情况：①淋巴结视诊及触诊无肿大，即临床阴性（cN_0）；②单侧或双侧腹股沟淋巴结触诊肿大（$cN_{1/2}$）；③单侧或双侧腹股沟出现固定淋巴结肿块，可伴溃疡（cN_3）。50%的患者就诊时可触及腹股沟淋巴结肿大，其中半数患者肿大的淋巴结与肿瘤原发灶引起的溃疡和炎症有关，在经过4~6周的抗生素（安灭菌或头孢菌素）治疗后可消退；就诊时未触及淋巴结肿大的50%的患者中，也有20%~25%伴有淋巴结转移。表5-18-5列出了区域性淋巴结

表 5-18-5　区域性淋巴结转移的治疗方式

淋巴结类型	治疗方式
无可触及的腹股沟淋巴结（cN_0）	$>T_1G_2$：通过前哨淋巴结活检或双侧腹股沟淋巴结清扫进行分期
可触及的腹股沟淋巴结（cN_1/cN_2）	根治性腹股沟淋巴结清扫
固定的腹股沟淋巴结（cN_3）	如新辅助化疗有效，可进行腹股沟及盆腔淋巴结清扫
盆腔淋巴结	如果单侧有 2 个或以上腹股沟淋巴结转移或盆腔淋巴结转移，行同侧盆腔淋巴结清扫
放射治疗	不建议用于淋巴结转移，姑息治疗除外
辅助化疗	pN_2/pN_3 根治性淋巴结清扫术后

转移的主要治疗方式。

（1）腹股沟淋巴结临床阴性患者的治疗（cN_0）：在腹股沟淋巴结临床阴性患者中，高达 20%～25% 的病例存在微转移性病变，其风险取决于原发肿瘤的分期、等级和是否存在淋巴管浸润。pT_a/pTis 及低度恶性肿瘤的淋巴扩散风险相对较低，高分化的 pT_1G_1 肿瘤是低风险，pT_1G_2 为中度风险，pT_1G_3 是高风险。对于 cN_0 患者，3 种治疗策略均是可行的：监测（surveillance）、侵入性淋巴结分期（invasive nodal staging）或根治性淋巴结清扫术（radical lymphadenectomy）。

区域性淋巴结监测具有因可能存在微转移性病变引起局部复发的风险，仅有 pTis/pT_a 肿瘤或低危 pT_1G_1 肿瘤患者可进行严格而规律的监测。由于没有影像技术可以检测到微转移性病变，因此建议对中度和高风险的 pT_1 期肿瘤及 T_2～T_4 期肿瘤进行侵入性淋巴结分期。细针穿刺细胞学检查也不能可靠地排除微转移性疾病。可通过动态前哨淋巴结活检（dynamic sentinel node biopsy，DSNB）或改良腹股沟淋巴结清扫术（modified inguinal lymphadenectomy，mILND）来完成侵入性淋巴结分期。于术前 1 天在阴茎癌周围部位注射与专利蓝染料结合的 Technetium-99 m（^{99m}Tc）纳米胶体，术中使用伽马射线探针来检测前哨淋巴结，具有高敏感度（90%～97%），但同时也存在 12%～15% 的假阴性率。mILND 是另一种选择，术中清扫双侧腹股沟内侧浅表淋巴结和腹股沟中央区淋巴结，不触及大隐静脉，假阴性率未知。两种侵入性淋巴结分期方法都可能忽视微转移性病变，导致局部复发。与具有局部淋巴结复发后接受晚期淋巴结清扫术相比，淋巴结临床阴性患者接受早期预防性腹股沟淋巴结清扫术的长期生存率更高（80%～90% *vs* 30%～40%）。目前推荐存在任意一种肿瘤高风险的患者进行预防性双侧淋巴结清扫：$\geqslant G_3$、$\geqslant T_2$ 期、低分化、肿瘤伴有淋巴管及血管浸润。

（2）可触及腹股沟淋巴结肿大（cN_1/cN_2）患者的治疗：单侧或双侧仍可触及肿大腹股沟淋巴结（cN_1/cN_2）的患者存在淋巴结转移的风险极高。虽然肿大淋巴结可能与肿瘤原发灶的炎症或溃疡有关，但首先使用抗生素治疗的方案很可能会延迟治愈性治疗。超声引导下细针穿刺细胞学检查是一种获取肿大淋巴结组织的选择，CT 或 MRI 可以提供有关盆腔淋巴结状态的分期信息，^{18}F-FDG PET/CT 可识别其他转移灶。淋巴结明显肿大的患者不建议进行术中动态前哨淋巴结活检，应术中通过冷冻切片进行组织学评估；如果阳性，直接行腹股沟淋巴结清扫术。

盆腔淋巴结阳性的预后要比腹股沟淋巴结转移差（5 年癌症特异性生存率 32% *vs* 71%），其转移的重要危险因素包括腹股沟淋巴结阳性（>3 个），腹股沟转移淋巴结直径（>30 mm）和结外侵犯。在没有这些危险因素的情况下，盆腔淋巴结转移率为 0；在 3 种危险因素均存在的情况下，盆腔淋巴结转移率高达 57.1%。髂淋巴结转移的危险因素与盆腔淋巴结相仿，清扫术可用于腹股沟淋巴结转移但髂淋巴结影像学阴性并且存在危险因素的患者。

根治性腹股沟淋巴结清扫术后并发症由于腿和阴囊的淋巴引流功能受损而发病率很高，主要表现为下肢或阴囊水肿，发病率约为25%；在存在其他危险因素（例如高体重指数）的情况下，发病率可高达50%。术中结扎所有淋巴管、保护大隐静脉，术后采取穿下肢弹力袜，绷带或弹力敷料压迫腹股沟区等改善引流的措施可降低并发症的发病率。

（3）腹股沟固定淋巴结肿块（cN_3期）患者的治疗：出现腹股沟固定淋巴结肿块的患者需要通过胸、腹和盆腔CT来明确盆腔淋巴结和全身性疾病的情况。在临床表现明确的情况下，不需要通过活检进行组织学验证。此类患者通常预后不良，建议对患者进行多模式新辅助治疗后行根治性淋巴结清扫术。接受新辅助化疗及化疗后手术的患者中，有37%的患者可以长期生存。

（4）辅助治疗：对于pN_2/pN_3期患者，淋巴结清扫术后进行辅助化疗可有效提高长期无病生存率（84% *vs* 39%）。部分N_3期患者伴有股深部淋巴结或盆腔淋巴结肿大转移，对此类患者的治疗通常以减轻症状为目的进行姑息治疗，根据患者的全身情况选择进一步化疗或放疗。除此之外，放疗通常不用于临床研究之外的辅助治疗。

（5）淋巴结复发患者的治疗：根治性腹股沟淋巴结清扫术后，腹股沟淋巴结复发患者5年癌症特异生存率为16%。区域性复发患者的治疗方式与原发性cN_1/cN_2期患者相同，采用手术治疗+新辅助/辅助化疗。

5. 化疗　应用范围较广，常用药物有顺铂、氟尿嘧啶、咪喹莫特、长春新碱、博来霉素、甲氨蝶呤、紫杉醇等，可用作原位癌或癌前病变的主要治疗方式及淋巴结转移患者的新辅助和术后辅助治疗。针对原位癌及癌前病变目前通常采用咪喹莫特及5-FU，疗效较好。腹股沟淋巴结清扫术后淋巴结阳性患者（$pN_{2\sim3}$期）、腹股沟淋巴结固定（cN_3期）或区域性淋巴结复发患者的化疗多采用联合用药。晚期肿瘤患者可采用姑息性化疗。

（八）预后及随访

肿瘤分期是影响预后最重要的因素，疾病的早期诊断和治疗对预后有着积极的意义。阴茎癌起初多表现为阴茎头和包皮表面的病灶，并可长时间局限于病灶本身。如果不采取治疗，肿瘤就会逐步侵犯局部组织并最终侵犯阴茎体和尿道，患者一般2年内死亡。早期切除病灶并联合放疗、化疗可有效延长患者的生存期。无淋巴结转移患者术后5年生存率为65%~90%，存在腹股沟淋巴结转移者为30%，有远处转移者<10%。同样，术后随访对于阴茎癌患者至关重要，早期发现复发可大大提高治愈的可能，而且随访也是评估治疗效果和预测并发症的唯一方法。

（徐　涛）

数字课程学习

教学PPT　　自测题

第六篇　泌尿系统感染

第十九章
泌尿系统感染总论

关键词：

尿路感染　　尿液细菌培养　　抗感染治疗

诊疗路径

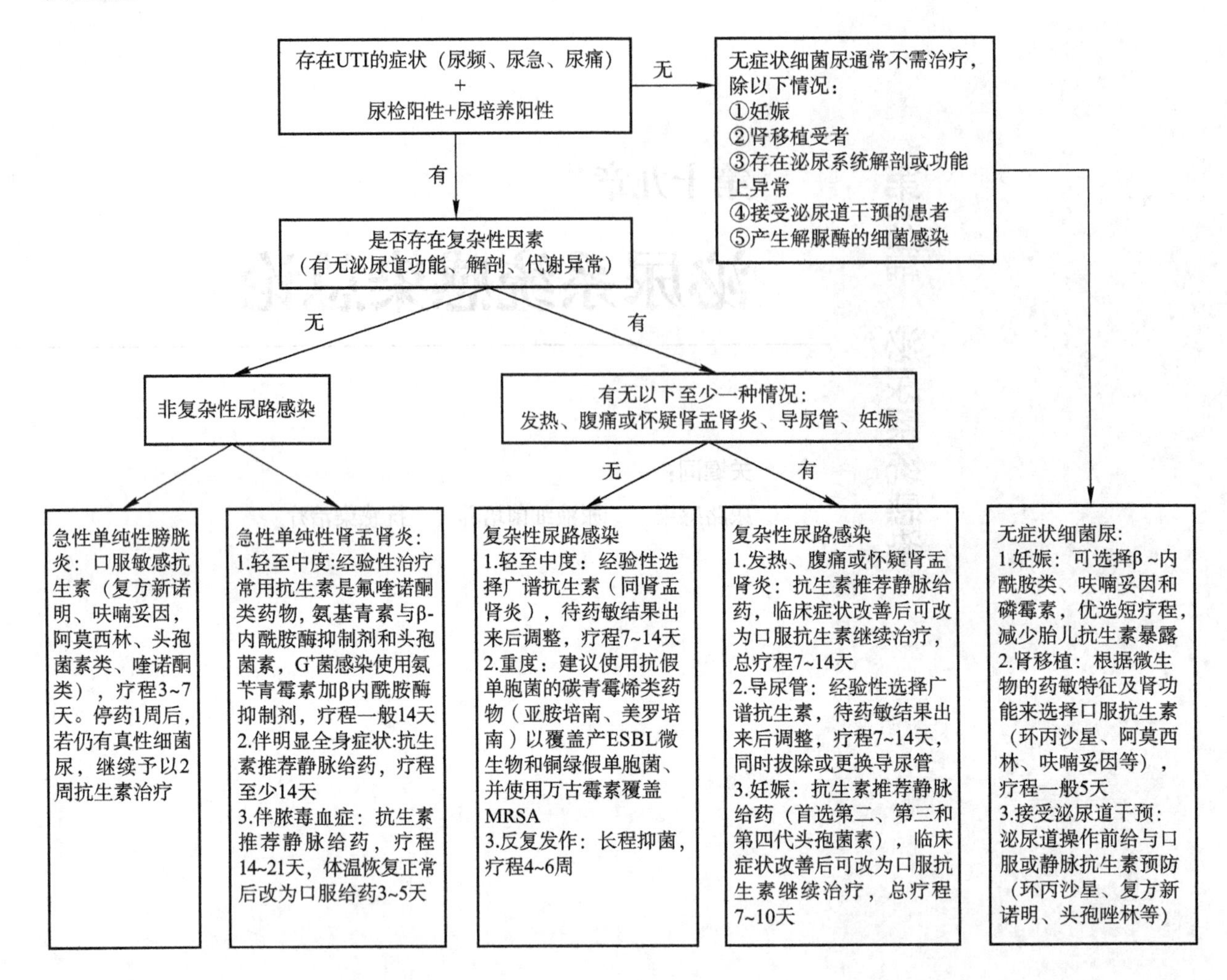

存在UTI的症状（尿频、尿急、尿痛）
+
尿检阳性+尿培养阳性
无
有
无症状细菌尿通常不需治疗，除以下情况：
①妊娠
②肾移植受者
③存在泌尿系统解剖或功能上异常
④接受泌尿道干预的患者
⑤产生解脲酶的细菌感染
是否存在复杂性因素
（有无泌尿道功能、解剖、代谢异常）
无
有
非复杂性尿路感染
有无以下至少一种情况：
发热、腹痛或怀疑肾盂肾炎、导尿管、妊娠
无
有
急性单纯性膀胱炎：口服敏感抗生素（复方新诺明、呋喃妥因，阿莫西林、头孢菌素类、喹诺酮类），疗程3~7天。停药1周后，若仍有真性细菌尿，继续予以2周抗生素治疗
急性单纯性肾盂肾炎：
1.轻至中度:经验性治疗常用抗生素是氟喹诺酮类药物，氨基青素与β-内酰胺酶抑制剂和头孢菌素，G⁺菌感染使用氨苄青霉素加β内酰胺酶抑制剂，疗程一般14天
2.伴明显全身症状:抗生素推荐静脉给药，疗程至少14天
3.伴脓毒血症：抗生素推荐静脉给药，疗程14~21天，体温恢复正常后改为口服给药3~5天
复杂性尿路感染
1.轻至中度：经验性选择广谱抗生素（同肾盂肾炎），待药敏结果出来后调整，疗程7~14天
2.重度：建议使用抗假单胞菌的碳青霉烯类药物（亚胺培南、美罗培南）以覆盖产ESBL微生物和铜绿假单胞菌、并使用万古霉素覆盖MRSA
3.反复发作：长程抑菌，疗程4~6周
复杂性尿路感染
1.发热、腹痛或怀疑肾盂肾炎：抗生素推荐静脉给药，临床症状改善后可改为口服抗生素继续治疗，总疗程7~14天
2.导尿管：经验性选择广谱抗生素，待药敏结果出来后调整，疗程7~14天，同时拔除或更换导尿管
3.妊娠：抗生素推荐静脉给药（首选第二、第三和第四代头孢菌素），临床症状改善后可改为口服抗生素继续治疗，总疗程7~10天
无症状细菌尿：
1.妊娠：可选择β~内酰胺类、呋喃妥因和磷霉素，优选短疗程，减少胎儿抗生素暴露
2.肾移植：根据微生物的药敏特征及肾功能来选择口服抗生素（环丙沙星、阿莫西林、呋喃妥因等），疗程一般5天
3.接受泌尿道干预：泌尿道操作前给与口服或静脉抗生素预防（环丙沙星、复方新诺明、头孢唑林等）

泌尿系统感染又称尿路感染（urinary tract infection，UTI）是指尿路中病原微生物生长繁殖，并直接侵袭泌尿道黏膜或组织引起的炎症，可累及部分或整个泌尿道，甚至肾旁组织。逆行感染是病原微生物入侵的主要途径，病原微生物包括细菌、真菌、支原体、衣原体、病毒等。泌尿系感染临床表现多样化，从无症状菌尿到典型尿路感染症状，感染累及肾盂肾盏者可导致全身炎症反应。绝大多数尿路感染经抗感染治疗可痊愈，但少数伴有基础疾病（复杂性尿路感染）者可反复发作，或导致肾脏瘢痕和肾功能不全。本章主要叙述由细菌（不包括结核）引起的尿路感染。

（一）流行病学特征

尿路感染是人类最常见的感染性疾病之一，以急性单纯性尿路感染多见。全球每年发病约1.5亿人次，约1/2的人群一生中至少患病1次。27%~44%的女性尿路感染可能复发，绝经后女性每年尿路感染发生率约10%。50岁以下男性尿路感染少见，而80岁以上老年男性发病率有所增加，为5%~10%，甚至更高。医院获得性尿路感染大多数为导管相关感染，是住院患者革兰氏阴性菌血症的最常见原因之一。

（二）病因学

1. 致病微生物　大肠埃希菌是尿路感染最常见的致病菌，占全部尿路感染的70%~95%，多见于单纯性尿路感染、首次发生的尿路感染和无症状性菌尿。克雷白肺炎杆菌、柠檬酸杆菌、铜绿假单胞菌、粪链球菌属等见于医院内获得性感染（尿路侵入性检查和留置导尿管）、复杂性或复发性尿路感染。有5%~10%的尿路感染由革兰氏阳性菌引起，主要是粪链球菌和凝固酶阴性的葡萄球菌，多为血行感染。真菌（如白色念珠菌和新型隐球菌）感染多见于糖尿病、重度营养不良、免疫力低下、使用糖皮质激素和免疫抑制剂的患者。结核杆菌为革兰氏阳性杆菌，通过血行途径入侵泌尿、生殖系统。泌尿、生殖系结核为全身结核的一部分，是以细胞免疫为主的慢性、特异性感染。其他病原微生物包括病毒、真菌、衣原体、支原体、分枝杆菌以及寄生虫等也可引起泌尿、生殖系统感染，但临床上一般不归属于尿路感染范畴。

2. 感染途径

（1）逆行感染：是最常见的感染途径。病原菌经尿道口逆行进入膀胱，还可沿输尿管上行播散至肾盂，多见于女性。若存在输尿管口先天异常或病变时，膀胱尿液更易反流到输尿管和肾盂，引起上尿路感染。病原菌也可沿男性生殖管道逆行感染引起细菌性前列腺炎、附睾睾丸炎。

（2）血行感染：相对少见。通常为患有慢性疾病或接受免疫制剂治疗的患者。病原菌多为金黄色葡萄球菌、溶血链球菌等革兰氏阳性菌。感染首发部位为皮肤疖、痈、扁桃体炎、中耳炎、龋齿等，当细菌侵袭力和毒力强或存在机体免疫受损时，病原菌可经血行途径入侵泌尿、生殖系统，引起包括肾脏、前列腺和附睾等化脓性感染。

（3）其他途径引起的感染：临床上较少见。通过淋巴系统途径，可见于肠道的严重感染或腹膜后脓肿等。由于邻近器官感染直接蔓延所致，可见于阑尾脓肿、盆腔化脓性炎症、外伤或肾区瘘管等情况。

（三）发病机制

泌尿系统感染是病原微生物与机体防御之间相互作用的结果。当机体和泌尿系统局部的防御机制受到破坏，侵入病原菌增多到一定数量并具备较强的侵袭力和毒力时，即可导致感染发生。

1. 细菌致病力

（1）细菌的黏附力：病原菌黏附于尿路上皮，促进细菌在局部繁殖是引起泌尿系感染的前提。绝大多数病原菌拥有菌毛，菌毛能产生黏附素，使细菌黏附于尿路上皮，继而引起感染。菌毛越多，黏附力越强。菌毛可分为Ⅰ型和P型两种。Ⅰ型菌毛可与膀胱黏膜上的甘露醇受体结合，引起下尿路感染。P型菌毛是大肠埃希菌最具毒力的成分，能与尿路上皮细胞糖脂受体结合，引起肾盂肾炎。

（2）细菌数量、侵袭力和毒力：感染的发生取决于细菌的数量、侵袭力和毒力。病原菌侵袭力与其产生的透明质酸、血浆凝固酶、链激酶等密切相关。细菌毒力主要由其产生的外毒素（如溶血素、蛋白酶等）及内毒素［如脂多糖（LPS）］等决定。

（3）细菌的适应性：病原菌黏附于尿路上皮表面繁殖并分泌多糖蛋白，将多个菌体包裹为高度组织化的膜状物，称为细菌生物膜（bacterial biofilm）。细菌生物膜也可在无生命物体如结石、异物或导尿管、输尿管支架等医用材料表面形成。形成生物膜的细菌不容易清除，并具有很强的耐药性和抵抗机体免疫的能力。此外，病原菌可突变形成遗传稳定的细胞壁缺损菌株即L型细菌，其胞壁肽聚糖合成受到抑制、细胞壁缺损，以适应在尿液的高渗透压环境下生存。

2. 机体防御机制　病原菌侵入尿道能否发生尿路感染，不仅与病原菌的致病力有关，而且还取决于机体的防御能力与易感因素（表6-19-1）。

表6-19-1　泌尿系统的防御机制

机体防御机制	作用
尿液的冲刷作用	可清除99%的细菌
尿路上皮细胞产生杀菌分子	杀伤细菌
膀胱壁的酸性糖胺聚糖	阻止细菌黏附
尿液理化特性（高浓度的尿素和有机酸、低或高渗透压、低pH）	抑制细菌生长
前列腺液抗菌成分	杀伤细菌
输尿管膀胱连接部的活瓣结构	防止细菌进入输尿管
尿道括约肌	防止细菌进入尿道

（1）结构屏障：尿道括约肌及输尿管膀胱连接部的活瓣结构，控制排尿时尿液不会反流进入上尿路，尿液单向经尿道排出体外产生的冲刷作用可以清除细菌，是防止细菌进入泌尿道的第一道防线。任何破坏尿液单向流动的尿路结构和功能异常，均可引起尿路梗阻、尿流淤滞及尿液反流，增加尿路感染的风险。

（2）理化屏障：尿液特殊的理化特性（如高浓度的尿素和有机酸、低或高渗透压、低pH）能抑制细菌生长。膀胱壁的酸性糖胺聚糖可阻止细菌的附着。尿路上皮分泌的抗细菌黏附物质，包括酸性糖胺聚糖和尿中Tamm-Horsfall蛋白（THP）等成分形成黏液屏障，可使入侵细菌附着于黏蛋白之上，在尿液的冲刷下黏蛋白与细菌一起被排出。

（3）免疫屏障：病原菌入侵尿路上皮后，机体就会产生抗感染的免疫反应，包括局部及全身免疫反应。膀胱尿道壁的浆细胞分泌IgG和IgA，激活补体溶解细菌；还可分泌抗菌分子（抗菌肽和防御素）杀灭细菌。细菌LPS能激活尿路上皮细胞TLR4信号通路，启动天然免疫反应清除细菌。

3. 易感因素

（1）泌尿道解剖或功能异常

1）尿路梗阻：膀胱以下梗阻可以引起残余尿增加，一方面引起膀胱内残留细菌数量增加；另一方面使膀胱扩张，膀胱黏膜屏障作用降低，增加尿路感染风险。

2）膀胱输尿管反流：排尿期膀胱输尿管瓣膜的完整性被破坏，使尿液从膀胱逆行至输尿管和肾盂，膀胱内细菌可逆行至肾盂，引起肾盂肾炎。

（2）性别与年龄因素：女性在经期、性生活后易发生尿路感染。妊娠时孕激素作用使输尿管蠕动减弱，增大的子宫可压迫膀胱和输尿管，引起输尿管甚至肾脏积水，尿液不易排空，均可增加尿路感染的风险。绝经后女性雌激素水平显著下降，阴道和尿道黏膜萎缩，黏液分泌减少，细菌易于入侵。此外，老年女性还具有全身和局部免疫力降低、盆腔组织张力减退以及排尿自控机制障碍等易感因素。老年男性多因前列腺肥大导致排尿不畅引起尿潴留，有利于致病菌在泌尿系统生长繁殖。

（3）泌尿系统结石：结石、梗阻、感染三者常相互促发、互为因果。结石可致尿路梗阻，也易附着聚集细菌。感染的病原菌可作为结石形成的核心或组分，分解尿素的细菌可形成感染性结石。结石包裹的细菌不容易被机体免疫和抗生素清除，且往往具有较强的侵袭力和毒力。

（4）泌尿道有创性操作：临床最常见的是导尿和留置尿管。文献报道，即使严格消毒，单次导尿后仍有1%～2%的患者可能发生尿路感染。留置导尿引起尿路感染的风险与留置时间、糖尿病、女性、泌尿系统解剖异常、肾功能异常、护理不当等因素有关，发生率可高达90%。长期留置尿管的患者，可出现尿管堵塞，如不能及时发现可导致肾盂肾炎甚至脓毒症。有创检查包括输尿管镜、膀胱镜及逆行尿路造影等可将细菌带入尿路，同时尿路黏膜发生损伤，由此增加尿路感染的风险。

（5）免疫功能低下：引起全身免疫机能和局部抗感染能力下降的各种病理状态都易诱发泌尿系统感染，包括糖尿病、长期应用免疫抑制剂治疗、慢性肾病、长期卧床、长期严重慢性疾病、肿瘤及艾滋病等。女性糖尿病患者无症状菌尿及有症状尿路感染的发生率为非糖尿病女性的3～4倍。糖尿病患者尿路感染发生率高的原因：①尿中葡萄糖浓度增高，有利于细菌繁殖；②细胞吞噬、细胞内杀菌、细胞免疫等多种免疫功能低下，尤其是血糖控制不满意者；③继发神经源性膀胱、尿潴留，有利于细菌滞留与繁殖。

（四）临床类型

尿路感染有多种分类方法，包括感染部位、有无基础疾病或泌尿系解剖结构异常及病程等。

1. 上尿路感染和下尿路感染　上尿路感染以肾盂肾炎为主；下尿路感染以细菌性膀胱炎为主，多合并尿道炎症。

2. 复杂性尿路感染和单纯性尿路感染　复杂性尿路感染指伴有机体抵抗力低下的基础疾病如糖尿病、使用免疫抑制剂，或存在尿路梗阻和泌尿系统畸形等。复杂性尿路感染往往仅用抗感染治疗效果不佳，多数病情较重且病程迁延，可引起肾功能损害甚至尿脓毒血症（urosepsis）；部分患者需要外科引流或手术处理存在的尿路异常和梗阻，才能达到最终治疗目的。单纯性尿路感染指不伴有上述情况的尿路感染，抗感染治疗可治愈。

3. 反复发作性尿路感染　指一年至少发作3次或6个月内发作2次以上。以重新感染为主，少数为复发性尿路感染。重新感染是合理抗生素治疗后感染痊愈，在停止治疗后（通常在停药6周以上）由不同的致病菌重新引起的感染。复发指抗感染治疗后细菌消失，但停药后短期内（通常2～6周内）出现与前期相同致病菌引起的尿路感染。

4. 医院内获得性尿路感染（hospital acquired UTI）属特殊类型的复杂性尿路感染，是发生率仅次于呼吸道的院内感染，其中约80%为导管相关尿路感染（catheter associated UTI，CAUTI），病原菌种类复杂且常具多重耐药性。随着微创腔内泌尿外科技术的广泛应用，对于已有尿路感染或潜在风险的泌尿系统疾病患者，腔道内的操作有导致尿脓毒血症的风险，诊治不当则后果严重。

5. 无症状菌尿　指无临床症状，分别2次连续留取清洁中段尿液标本进行菌培养为真性菌尿（菌落计数均≥10^5/mL），主要见于糖尿病、孕妇、老龄、肾移植受者、尿道器械操作后及留置导尿管患者。

（五）诊断方法

依据患者的临床表现、相关实验室和影像学检查，确定尿路感染及其定位、明确致病菌以及存在的易患或致病因素。

1. 临床表现　以尿路及受累的器官为基础，重者出现全身感染表现。无论上、下尿路感染，尿路刺激症状（irritability）是最常见的表现。上尿路感染一般同时伴有腰痛、肾区叩击痛，畏寒、发热等全身症状主要出现在急性肾盂肾炎、肾和肾周化脓性炎症患者。复杂性尿路感染或慢性感染患者病程迁延，症状时好时坏。老年、免疫功能下降、营养不良患者的临床表现可不明显，甚至不出现任何症状，仅表现为无症状性菌尿，此类患者临床症状的程度不能完全说明感染的严重程度。

2. 辅助检查　通过尿液、血液实验室检查，可以判断有无尿路感染及感染严重程度。尿菌培养和药敏实验可以明确致病菌及其敏感抗生素。对于严重感染、复杂性尿路感染、反复复发和慢性感染患者，应进行必要的影像学检查甚至侵入性检查，以明确病因、指导治疗。

（1）尿液检查

1）常规检查：尿路感染时尿色清澈或混浊。新鲜清洁中段尿沉渣，白细胞＞5个/HP，部分患者伴有镜下血尿（红细胞3～10个/HP）。急性膀胱炎患者可出现眼观血尿，多呈均一性红细胞尿。蛋白尿多为阴性或少量（±～+）。肾盂肾炎患者的尿液中可见白细胞管型。

2）细菌学检查。

① 尿液细菌培养：是诊断泌尿系感染的金指标。首选清洁中段尿培养，也可采用导尿及耻骨上膀胱穿刺尿做细菌培养。判断标准为：①清洁中段尿细菌培养菌落计数≥10^5 cfu/mL；菌落计数10^3～10^5 cfu/mL为可疑感染，应复查。②膀胱穿刺标本尿细菌培养阳性。

② 尿涂片细菌检查：清洁中段非离心尿或离心尿沉渣涂片，计算10个高倍视野细菌数，平均每个视野有1个以上细菌者为阳性。革兰氏染色可增加检查的特异性。

③ 硝酸盐还原实验：大肠埃希氏菌等革兰氏阴性细菌可将尿中硝酸盐还原为亚硝酸盐，此法诊断尿路感染的敏感度为70%以上，特异度为90%以上。

3）其他尿液检查：急性肾盂肾炎可有肾小管上皮细胞受累，出现尿N-乙酰-β-D-氨基葡萄糖苷酶（NAG）升高。慢性肾盂肾炎可有肾小管功能异常，表现为尿比重和尿渗透压下降，肾性糖尿病、肾小管酸中毒等。

（2）血液检查

1）血常规：急性肾盂肾炎时血白细胞总数升高，中性粒细胞百分比增多，并出现核左移。下尿路感染一般不伴有血常规指标增高。

2）感染标志物：肾盂肾炎尤其是重症患者，一些感染指标包括C反应蛋白、降钙素原等可升高。慢性肾盂肾炎患者的肾功能受损时可出现肾小球滤过率下降，血肌酐升高。

3）血培养：部分重症肾盂肾炎或复杂性尿路感染患者可发生尿源性脓毒症或菌血症，在发热时应进行血培养和药敏实验。

（3）影像学检查：怀疑有肾脏先天畸形、尿路梗阻或者老年患者应常规进行影像学检查，首选超声检查，以明确是否存在尿路梗阻、结石、肿瘤等病变，可选尿路平片（KUB）和静脉尿路造影（IVU）。超声和KUB + IVU有阳性发现时可选择CT或磁共振成像（MRI）进一步明确诊断。对于反复出现血尿及尿路刺激征的高危患者建议行膀胱镜检查。

（六）治疗

尿路感染的治疗目的在于缓解症状、清除潜在感染源、预防和治疗全身脓毒症、预防并发症。一般来说，尿路感染的治疗应根据细菌培养及药敏结果选择抗生素，还应根据病变的部位、病情的严重程度及是否存在复杂因素而合理用药和确定疗程，病情严重者应联合用药。

1. 抗感染治疗原则

（1）根据尿液细菌培养和药敏结果选用和调整抗生素：对初发的轻症单纯性下尿路感染，经验性选择对革兰氏阴性杆菌敏感的抗生素多数有效，如治疗3天无效，须完善尿培养和药敏实验，并换用其他种类抗生素。对复杂性尿路感染等重症患者，留取尿标本进行尿菌培养和药敏实验后，依据感染严重程度、既往抗菌药物用药史及其治疗反应等情况，立即给予经验性抗生素治疗，药物须覆盖革兰氏阳性及阴性菌，之后再根据细菌培养的结果和药物敏感度及时调整。重症尿路感染出现明显全身性感染症状（如高热）的患者，应同时做尿液和血液培养。

（2）依据不同药物的代谢动力学特点并结合患者的感染部位选择抗菌药物：优先选择在肾组织浓度高的抗生素。上尿路感染首选在尿液和血液中都有较高浓度的抗生素，最好选用杀菌剂以迅速彻底清除病原菌。对于下尿路感染，应选择在尿液中药物能达到有效浓度的抗菌药物，否则即使体外药敏试验显示为敏感，但尿液中药物浓度不足，也不能有效清除尿液中的病原菌。

（3）慎用肾毒性药物：复杂性尿路感染或慢性肾盂肾炎急性发作患者，应尽可能避免使用肾毒性抗生素。对已有肾功能不全的患者，应尽可能根据抗生素药代动力学特点及肾小球滤过率（eGFR）水平，选择抗生素并调整药物剂量及方法。氨基糖苷类药物有肾毒性，应避免在肾功能不全患者中使用。

（4）抗感染治疗疗程：抗生素使用时间依据尿路感染类型有较大差别。原则上抗生素的使用至少应持续到症状消失、尿常规结果恢复正常。对于非单纯性感染者，应持续使用到尿培养转阴后2周，可有效避免细菌残留及反复复发。初发的急性单纯性下尿路感染患者，宜选用短程口服敏感抗生素，通常为3～5天。急性肾盂肾炎伴明显全身症状的患者宜选用静脉给药，疗程至少14天，伴有脓毒血症等重症患者有时需延长至21天，体温恢复正常后改为口服给药3～5天。反复发作性肾盂肾炎患者疗程需更长，常需4～6周。肾脓肿需用药至脓肿消除，可能需要数月。

2. 特殊类型尿路感染治疗要点

（1）妊娠期尿路感染

1）无症状菌尿和下尿路感染：治疗同非妊娠期妇女下尿路感染，也选用短程（3天）疗法；不同点在于出于对婴儿安全性考虑，能够选用的抗生素受到一定的限制。妊娠早期可选用磺胺类药物、呋喃妥因、氨苄西林和头孢氨苄；临产期应避免使用磺胺类药物，以免诱发胆红素脑病。喹诺酮类药物与四环素可影响胎儿软骨发育，不宜选用。

2）妊娠期急性肾盂肾炎：抗生素的选择不仅需要尿液中有较高浓度，血液中也需要保证较高浓度。推荐静脉给药，临床症状改善后可改为口服抗生素继续治疗，总疗程7～10天。参考尿菌培养和药敏实验，可选择头孢曲松钠、哌拉西林/他唑巴坦、头孢吡肟、亚胺培南－西司他丁及氨苄西林。

（2）男性尿路感染

1）50岁以下的男性尿路感染比较少见，通常合并前列腺感染。许多抗生素不能通过前列腺上皮到达感染灶，可选用复方磺胺甲噁唑或喹诺酮类药物治疗，疗程至少10～14天。

2）50岁以上的男性罹患前列腺增生肿大，引起膀胱颈梗阻致尿潴留。目前认为至少要4～6周强化治疗，必要时延长至12周。可选用复方磺胺甲噁唑、磺胺增效剂联合喹诺酮或头孢类抗生素治疗。

3）男性尿路感染复发多有解剖异常、腐生葡萄球菌或铜绿假单胞菌感染。对于复发患者可选：①长程抑菌治疗；②复发时重复4～12周治疗；③在全身抗感染的情况下，外科手术纠正解剖异常。

（3）留置尿管相关的尿路感染

1）预防：长期留置尿管是医院获得性尿路感染的最常见原因。预防导管相关尿路感染十分重要，应严格掌握导管引流的适应证，减少尿管使用，尽早拔除尿管。置管时严格无菌操作，常规使用封闭引流。留置尿管后应充分饮水，确保足够尿量。预防性抗生素的使用尚有争议，抗生素冲洗膀胱和引流袋、频繁清洗尿道口无明显预防效果。

2）治疗：患者出现感染症状，在使用抗生素前进行尿培养，同时可经验性选择广谱抗生素，待药敏结果出来后调整。症状迅速缓解者疗程为7天，反应延迟者疗程为14天，病情允许的患者应拔除导管。由于细菌可隐藏在导尿管表面的生物膜中从而逃逸抗生素作用，如需长期导尿则应酌情更换新的导管。

（4）无症状性菌尿：除合并高危因素，如妊娠、肾移植受者、存在泌尿系统解剖或功能上异常、接受泌尿道干预以及产生解脲酶的细菌感染（包括假单胞菌、克雷伯菌等）需抗生素治疗外，无症状菌尿一般不需要治疗。

（七）预防措施

（1）多饮水、勤排尿，是最有效的预防方法。

（2）注意保持会阴部清洁。

（3）尽量避免尿路器械的使用，应用时必须严格无菌操作。

（4）严格掌握留置尿管适应证，严格无菌操作，使用无菌引流袋、尽早拔除尿管。

（5）与性生活有关的尿路感染，应于性交后立即排尿，并口服一次常用量抗生素。药物通常选用氟喹诺酮类和头孢菌素类。

（八）疗效判断标准

（1）有效：治疗后复查尿沉渣镜检与细菌学检查阴性。

（2）治愈：抗生素疗程结束后，尿沉渣镜检与尿细菌学检查阴性，在停止抗菌药物后2、4、6周追踪复查尿细菌学检查仍为阴性。

（3）失败：在治疗后仍持续有菌尿。

（何娅妮）

数字课程学习

教学PPT　　自测题

第二十章

泌尿系统常见感染

关键词：

膀胱炎　肾盂肾炎　肾脓肿

肾周脓肿　尿道炎　尿脓毒血症

导管相关尿路感染

思维导图

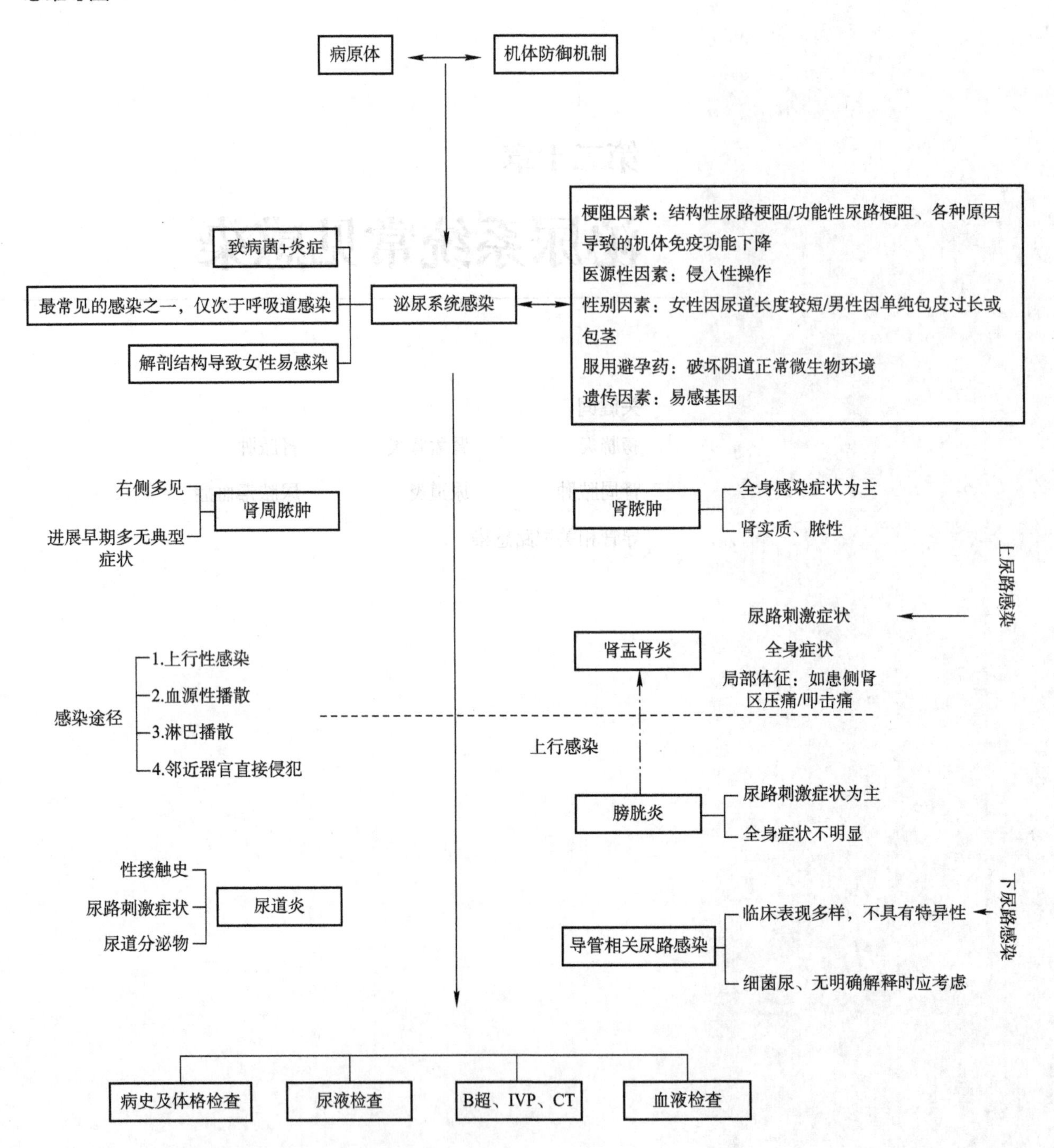

病原体
机体防御机制
致病菌+炎症
最常见的感染之一，仅次于呼吸道感染
解剖结构导致女性易感染
泌尿系统感染
梗阻因素：结构性尿路梗阻/功能性尿路梗阻、各种原因导致的机体免疫功能下降
医源性因素：侵入性操作
性别因素：女性因尿道长度较短/男性因单纯包皮过长或包茎
服用避孕药：破坏阴道正常微生物环境
遗传因素：易感基因
右侧多见
进展早期多无典型症状
肾周脓肿
肾脓肿
全身感染症状为主
肾实质、脓性
上尿路感染
尿路刺激症状
肾盂肾炎
全身症状
局部体征：如患侧肾区压痛/叩击痛
感染途径
1.上行性感染
2.血源性播散
3.淋巴播散
4.邻近器官直接侵犯
上行感染
膀胱炎
尿路刺激症状为主
全身症状不明显
性接触史
尿路刺激症状
尿道分泌物
尿道炎
下尿路感染
导管相关尿路感染
临床表现多样，不具有特异性
细菌尿、无明确解释时应考虑
病史及体格检查
尿液检查
B超、IVP、CT
血液检查

临床实践中，通常根据感染发生部位将泌尿系感染分为上尿路感染和下尿路感染，前者主要为肾盂肾炎，后者主要为膀胱炎。非复杂性尿路感染主要发生在无泌尿、生殖系统异常的女性，多数为膀胱炎，也可为急性肾盂肾炎。反复发作性尿路感染指一年发作至少3次或6个月发作2次以上。对于尿路感染患者，明确致病菌、感染部位、是否反复发作以及是否存在易患因素，对治疗和预后判断有重要意义。

第一节 膀 胱 炎

膀胱炎通常是由于来自粪便或阴道菌群的细菌在尿道黏膜上定居，并将这种病原体传递到膀胱而引起的。尿病原菌可能具有微生物毒力因子，可以使其脱离宿主防御系统并侵入尿路的宿主组织。临床上，急性膀胱炎比肾盂肾炎更为常见，占尿路感染患者的60%以上，分为急性单纯性膀胱炎和反复发作性膀胱炎，其中慢性膀胱炎较前两类比较少见。女性由于尿道短而直，是膀胱炎的高发人群。男性由于更长的解剖尿道和前列腺液提供的抗菌防御，膀胱炎很少见。

（一）病因学

大肠杆菌是女性膀胱炎中最常见的病原体，约占病例的75%～95%。其他常见的病原体包括肠杆菌科的菌种，例如奇异变形杆菌和肺炎克雷伯菌，以及其他细菌（如腐生葡萄球菌）。复杂性膀胱炎常见病原体除大肠埃希菌外，其他病原微生物包括肠杆菌、柠檬酸杆菌、沙雷氏菌、假单胞菌、肠球菌、葡萄球菌甚至真菌等。值得注意的是，复杂感染中抗生素耐药性的发生率也明显更高，耐药菌包括产生广谱β-内酰胺酶（ESBL）、抗碳青霉烯和抗氟喹诺酮的细菌。

（二）病理解剖

急性膀胱炎病理变化　主要表现为膀胱黏膜血管扩张、充血、上皮细胞肿胀、黏膜下组织充血、水肿及炎症细胞浸润，重者可有点状或片状出血，甚至黏膜溃疡。炎症一般比较表浅，仅累及黏膜及黏膜下层，往往以膀胱三角区最为明显。显微镜下可见毛细血管扩张和白细胞浸润。急性细菌性膀胱炎反复发作、病程迁延可以导致慢性膀胱炎。慢性膀胱炎的主要病理改变为膀胱黏膜苍白，粗糙、肥厚；黏膜固有层较多浆细胞、淋巴细胞浸润和结缔组织增生；如肌层受累可导致膀胱壁纤维化，严重者导致膀胱容量减少、膀胱输尿管反流甚至肾盂积水。

（三）临床表现

1. 急性单纯性膀胱炎　膀胱刺激征合并血尿是膀胱炎的典型症状。膀胱刺激征即尿路刺激征，表现为尿痛、尿频、尿急及排尿困难；镜下或肉眼血尿，炎症多发生于膀胱三角区，常表现为终末血尿。炎症重者可导致膀胱排尿功能紊乱，出现排尿困难，甚至出现急迫性尿失禁。膀胱区疼痛往往不严重，表现为下腹部、耻骨上区不适，重者可有局部压痛。在儿童和老年患者中，尿路刺激症状可能是轻微或不典型的，或者不能被患者正确表述，因此其症状严重性并不完全反映膀胱炎的严重程度。

2. 反复发作性膀胱炎　反复发作性膀胱炎分为复发或再感染，指1年内发作至少3次或6个月发作2次以上。复发指病原体一致，多发生于停药2周内。再感染指病原体不同，多发生在停药2周以后。临床症状体征与单纯急性膀胱炎相同。复发性膀胱炎发作的男性必须接受前列腺炎评估。

3. 慢性膀胱炎　反复发作或持续存在尿频、尿急、尿痛，并有耻骨上膀胱区不适，膀胱充盈时症状较明显，尿液浑浊。慢性膀胱炎患者通常存在易患因素或泌尿道结构和功能异常。

（四）辅助检查

1. 尿常规分析　是诊断膀胱炎最重要的实验室检查。白细胞尿或脓尿、肉眼血尿或镜下血尿。尿白细胞酯酶（一种由白细胞产生的酶）和亚硝酸盐的存在，提示肠杆菌科细菌感染。

2. 清洁中段尿培养　用于识别病原体和确定抗菌药的敏感性。临床实践中，单纯急性膀胱炎通常在门诊治疗，尿液培养通常并不常规进行。但所有出现急性膀胱炎症状的男性和所有具有复杂尿路感染危险因素的女性，都必须在治疗前进行尿液分析和尿液培养。在具有非典型症状的患者以及对治疗无反应或在2~4周内症状复发的患者中也应进行尿液细菌培养。

3. 影像学检查　反复发作以及复杂性膀胱炎患者，在适当的抗菌治疗不能治愈时，需要进行泌尿系统超声或/和X线平片和静脉肾盂造影（IVP）检查，也可以采用计算机断层摄影（CT）及血管成像（CTA）。对于反复发作难以治愈的膀胱炎，尤其是老年患者，建议行泌尿生殖系统全面检查以明确是否存在泌尿系及腹膜后肿瘤、梗阻或泌尿系统动力学障碍等，检查包括尿脱落细胞学、影像学检查、膀胱镜，必要时检查膀胱残余尿量和尿动力学检查。对不能接受放射线照射的情况如妊娠，应选择肾脏超声检查。

4. 其他　复发性膀胱炎发作的男性必须接受前列腺炎评估。任何存在复杂性尿路感染危险因素的患者都应及时进行泌尿科评估和检查。

（五）鉴别诊断

1. 尿道综合征　多见于中年妇女，仅有尿频、尿急、尿痛及排尿不适等尿路刺激症状，尿沉渣镜检正常，尿细菌学检查阴性。与尿路局部刺激、尿路动力学功能异常有关，部分患者与焦虑性神经症有关。

2. 泌尿系结核　膀胱刺激症状和血尿（10%为肉眼血尿）是其典型症状。尿沉渣可找到抗酸杆菌，尿培养结核分枝杆菌阳性。静脉肾盂造影和膀胱镜可见肾结核特征性表现。抗生素治疗无效，抗结核治疗有效。

3. 急性肾盂肾炎　尿路刺激征、腰痛伴有畏寒、发热等全身症状，查体肾区叩击痛等体征，结合尿沉渣及外周血白细胞增加等检查不难鉴别。

4. 盆腔及其他邻近脏器感染性疾病　少数阑尾炎、女性附件炎等盆腔感染性疾病，因感染性炎症扩散波及输尿管，引起尿路感染症状、尿检少量红细胞、白细胞等临床表现，易被误诊为尿路感染。根据病史、阑尾炎典型体征、感染相关的全身反应及腹部超声等辅助检查，加以鉴别。

（六）治疗

1. 一般治疗　急性期注意休息，多饮水，勤排尿。可口服碳酸氢钠片1 g，每日3次，以碱化尿液、缓解症状、抑制细菌生长。

2. 抗感染治疗

（1）尿路感染抗生素用药原则：①选用致病菌敏感的抗生素。无药敏结果前，经验性选择对革兰氏阴性杆菌有效的抗生素，治疗3天病情无改善，应按药敏试验结果调整用药。②选用在泌尿系药物浓度高的抗生素。③选用肾毒性小，不良反应少的抗生素。④根据尿路感染部位、病情严重程度及是否存在复杂因素确定抗生素使用疗程。

（2）药物选择：复方新诺明（TMP-SMX，800 mg/160 mg，每日2次，疗程3天）或呋喃妥因（100 mg，每日2次，疗程5天），这些药物对正常菌群的影响相对小。但由于细菌耐药的情况不断出现，且各地区可能有差别，可根据当地细菌的耐药情况选择其他药物，如阿莫西林、头孢菌素类、喹诺酮类也可以选用，疗程一般3~7天。不推荐喹诺酮类中的莫西沙星，因为该药不能在尿中达到有效浓度。停服抗生素7天后，需进行尿细菌定量培养。如结果阴性，表示急性细菌性膀胱炎已治愈；如仍有真性细菌尿，应继续给予2周抗生素治疗。

妊娠期无症状菌尿和急性膀胱炎应口服抗生素治疗，可使用以下抗生素：阿莫西林（可与克拉维酸联合使用）、头孢菌素和呋喃妥因。无症状菌尿的治疗时间通常为3天。急性膀胱炎的治疗时间通常为3~7天。

（七）预后

单纯性膀胱炎患者通常在开始抗生素治疗后3天内症状有所改善。25%的女性可在痊愈后6个月内复发。单纯性膀胱炎引起的菌血症和败血症不常见。免疫功能低下包括使用免疫抑制剂、糖尿病患者、长期导管留置以及神经源性膀胱患者，膀胱炎如未能得到及时有效治疗和处理，可以发展为肾盂肾炎甚至脓毒血症。

（何娅妮）

第二节 肾盂肾炎

肾盂肾炎是肾盂和肾实质的感染性炎症，按照起病缓急和病程长短分为急性单纯性肾盂肾炎和慢性肾盂肾炎。慢性肾盂肾炎病程超过半年或1年，通常存在易患因素导致肾盂肾炎反复发作、迁延不愈，肾组织瘢痕形成，甚至导致慢性肾衰竭。肾盂肾炎多由病原菌从尿道进入膀胱逆行感染肾盂，再经肾盂感染肾实质。致病菌主要为大肠埃希菌、其他肠杆菌及革兰氏阳性球菌。

（一）病因与发病机制

上行感染是急性肾盂肾炎的最常见原因。少数为肾外感染灶的细菌（金黄色葡萄球菌为主）血行播散导致肾皮质感染，形成肾脓肿。

1. 病原体　主要是革兰氏阴性细菌，尤其是大肠埃希杆菌最为常见，占80%～90%，其他包括克雷伯菌、肠杆菌、沙雷氏菌、假单胞菌、变形杆菌等。还有部分细菌为革兰氏阳性球菌，如金黄色葡萄球菌，腐生菌及肠球菌等。存在糖尿病、免疫功能低下以及尿路梗阻等复杂因素的患者，还可出现真菌及结核杆菌引起的感染。

2. 发病机制　急、慢性肾盂肾炎及膀胱炎具有共同或相似发病机制，但慢性肾盂肾炎的发生机制具有一定的特殊性。

（1）存在结石、尿路梗阻或反流等尿路结构和功能异常，导致细菌更容易滞留于结石表面或泌尿道；梗阻使尿流不畅，细菌易于繁殖使感染难以彻底消除而迁延不愈；膀胱输尿管反流，使细菌更容易经膀胱逆行导致肾盂感染。

（2）存在其他易感因素，其中免疫功能低下是主要原因，包括糖尿病、使用免疫抑制剂、长期卧床慢性病患者以及永久性留置导管等因素，使病原菌不易被彻底清除，感染反复发作迁延不愈。神经源性膀胱功能障碍可通过上行感染和肾内反流导致慢性肾盂肾炎。

（3）长期或频繁使用抗生素治疗，加之泌尿系统结构功能异常更容易使细菌发生变异，诱生耐药菌株，成为感染反复发作不能彻底治愈的重要原因。

（4）急性肾盂肾炎发展为慢性肾盂肾炎过程中，炎性损伤导致肾小管细胞损伤和肾间质纤维化，最终也可以导致肾小球损害，发展为慢性肾衰竭。

（二）病理生理学特点

慢性肾盂肾炎可出现双侧肾脏病变不一致，长期慢性炎症可导致肾脏体积缩小，表面不光滑，有肾盂肾盏粘连、变形，肾乳头瘢痕形成。显微镜下可见肾实质内有大量浆细胞及淋巴细胞浸润，肾小管呈不同程度的退行性变，部分肾小管扩张，其内含蛋白质分泌物，受累的肾小球发生纤维变性和明显的透明样变，可伴有小动脉壁增厚。除瘢痕形成区和慢性炎症区外，肾间质还可见以中性粒细胞聚集形成化脓性病灶的急性感染的炎症表现。

（三）临床表现

1. 急性肾盂肾炎　患者常有突然畏寒、发热，持续的腰背部疼痛，伴有尿路刺激症状。重症肾盂肾炎可以出现脓毒血症临床表现。

2. 慢性肾盂肾炎　临床表现较复杂，尿路感染容易反复发作，静止期尿路刺激症状较急性期轻，可伴有患侧肾区隐痛不适，伴乏力低热、厌食等症状，有时可表现为无症状性菌尿和脓尿。急性发作时出现急性肾盂肾炎临床表现。慢性肾盂肾炎在病程后期可出现不同程度小管间质功能受损的表现，如高血压、尿浓缩稀释功能障碍导致夜尿增多及低比重尿等；肾小管重吸收功能异常可导致电解质紊乱，如低钠血症、低钾或高钾血症、肾小管性酸中毒等；肾小管间质损害还可导致促红素生成障碍，使患者出现肾性贫血。慢性肾盂肾炎最终发展可使患者最终进入终末期肾脏疾病（ESRD）。

（四）诊断

1. 急性肾盂肾炎　具有发热、胁腹痛和尿路刺激症状。尿沉渣出现脓尿、镜下血尿、白细胞管型，少数患者可出现少量蛋白尿。清洁中段尿细菌培养为真性菌尿。血常规可见白细胞总数和中性粒细胞增加。重症肾盂肾炎高热患者出现菌血症或脓毒血症时，血细菌培养阳性。肾脏超声检查可筛查是否存在泌尿系统结石及尿路阻塞。静脉肾盂造影、增强CT扫描可以明确多种复杂性尿路病变或肾盂肾炎并发症，包括肾乳头坏死、肾周围脓肿等。

2. 慢性肾盂肾炎　具有反复发作肾盂肾炎的病史之外，还必须结合影像学及肾功能检查。

（1）肾脏B超检查提示双肾大小不一，患侧肾脏萎缩，肾脏外形凹凸不平。

（2）静脉肾盂造影可见肾盂肾盏变形、缩窄。

（3）可持续出现肾小管功能损害表现。

肾盂肾炎反复发作病史的患者，具备第1或第2项影像学异常征象，伴或不伴有第3条肾小管间质功能学异常，即可诊断慢性肾盂肾炎。

3. 并发症

（1）肾乳头坏死：指肾乳头及其邻近肾髓质缺血坏死，常发生于伴有糖尿病或尿路梗阻的肾盂肾炎，为其严重并发症。主要表现为寒战、高热、剧烈腰痛或腹痛和血尿等，可同时伴发革兰氏阴性杆菌败血症和（或）急性肾衰竭。当有坏死组织脱落从尿中排出，阻塞输尿管时可发生肾绞痛。静脉肾盂造影可见肾乳头区有特征性“环形征”。

（2）肾周围脓肿：为严重肾盂肾炎直接扩散而致，多有糖尿病、尿路结石等易感因素。致病菌常为革兰氏阴性菌，尤其是大肠埃希菌。除原有症状加剧外，常出现明显的单侧腰痛，且在向健侧弯腰时疼痛加剧。超声波、X线腹部平片及CT等检查有助于诊断。

（3）肾积脓：是肾脏严重感染所致化脓性病变，多继发于输尿管结石等梗阻性疾病。肾实质破坏形成积聚脓液的囊腔，病原菌多为革兰氏阴性杆菌。肾积脓如急性起病则症状较重，可出现畏寒、高热全身感染症状，腰部疼痛、肿块及肋脊角叩击痛等。血白细胞计数升高，中性粒细胞增多明显，红细胞沉降率加快。肾内的积脓排入膀胱可出现膀胱刺激症状。慢性肾积脓病程较长，患者可有消瘦、贫血、反复尿路感染，通常合并尿路畸形、结石、梗阻、尿路感染或手术史。

（五）治疗

1. 急性肾盂肾炎　经验性治疗常用抗生素是氟喹诺酮类药物，氨基青霉素与β-内酰胺酶抑制剂和头孢菌素。革兰氏阳性菌感染使用氨苄西林加β内酰胺酶抑制剂。用药48～72 h后效果不佳，应根据药敏实验更换抗生素，治疗时间至少2周。出现全身症状的患者应选择静脉给药，对于重症患者，全身中毒症状严重，必要时可选择抗生素联合使用。退热72 h后可更换为口服抗生素，疗程至少2周。抗感染治疗2周后，如尿菌培养仍呈阳性，需根据药敏试验调整抗生素再治疗4～6周。怀孕期间首选抗生素为第二、第三和第四代头孢菌素，例如头孢呋辛每12 h 1.5 g，头孢曲松1～24 g每24 h或头孢噻肟1～2 g每12 h静脉输注治疗。

2. 慢性肾盂肾炎　最关键的问题是积极寻找并治疗导致感染长期不愈的原因或易感因素，包括解除尿路梗阻、控制基础疾病、提高免疫力；感染活动或复发时，应该根据病原菌种类和药物敏感性实验结果选择敏感且肾毒性小的抗菌药物，足疗程抗生素治疗，至少应用2～3周。根据病情，可序贯长时间小剂量口服抗生素维持血药浓度，抑制细菌生长，避免或减少复发，用药时间可持续数月。治疗过程中应多次复查尿常规和尿培养，调整用药方案，尿培养结果转阴后停药；如治疗10～14天后，尿菌培养仍阳性，应参考药敏实验选用敏感抗生素治疗4～6周。慢性肾盂肾炎多在停药后2个月内复发，在2个月内每月复查尿常规和尿培养。

3. 肾实质和肾周感染　早期应及时使用敏感抗生素治疗，并加强全身支持治疗。须依据尿液和血液的细菌培养结果选择抗生素，继发于其他感染病灶者的经验性用药可先选用主要针对革兰氏阳性球菌的抗生素，否则选用在血液和肾组织中浓度高的广谱抗生素。抗感治疗6~8周，部分患者可以痊愈。形成大的肾脓肿、肾周围脓肿，须在B超引导下穿刺引流或切开引流，同时做脓液的细菌培养和药敏实验。患肾功能受损严重或功能丧失，可行肾切除术。肾积脓患者须应用广谱抗生素积极抗感染，同时注意加强营养，纠正水、电解质紊乱。上尿路梗阻者可行输尿管逆行插管或B超引导下肾穿刺造瘘术，改善引流，减轻症状，保护肾功能。在感染控制后，患肾尚有功能时积极寻找致病原因，治疗原发病。如患肾功能已丧失，可行患肾切除术。

（何娅妮）

第三节 肾 脓 肿

肾脓肿是指肾实质因为炎症、感染、化脓遭到破坏形成的脓性包裹，可导致肾功能部分或完全丧失。

（一）流行病学特征

肾脓肿的危险因素包括：各种因素造成的局部甚至全身免疫力受损，如糖尿病、应用免疫抑制剂、获得性免缺陷综合征等；妊娠；泌尿道异常，可并发感染的解剖结构异常包括肾结石（特别是巨大的鹿角形结石）、膀胱输尿管反流、可造成梗阻的肿瘤、肾囊肿、多囊肾、肾乳头坏死等。此外，功能性异常如神经源性膀胱也有并发感染的可能。

（二）发病机制

肾脓肿可并发于泌尿系统感染（大部分情况下致病菌为革兰氏阴性肠杆菌）或继发于血行播散（多由金黄色葡萄球菌引起）。局灶性肾脓肿多发生于存在广泛性肾盂肾炎的患者中，尤其是存在易发生感染的解剖异常（如肾结石和膀胱-输尿管反流）的患者。在抗生素发现前，肾脓肿是葡萄球菌菌血症的典型并发症之一，但随着抗生素的广泛应用，目前已罕见。值得注意的是，血行播散导致的肾脓肿多位于肾皮质，而急性肾盂肾炎时局灶性感染诱发的肾脓肿则可发生于皮质或髓质。

（三）临床表现、诊断和鉴别诊断

1. 临床表现　全身感染症状为肾脓肿的主要临床表现，包括高热、寒战，模糊的腰部疼痛等，偶可触及肿块，病程较长者可出现乏力、消瘦、贫血等表现，若尿路有不完全性梗阻、含致病菌的尿液经输尿管进入膀胱可导致膀胱炎相关症状的出现。

2. 诊断

（1）体格检查：肾区明显压痛、叩击痛，腰部偶可扪及因脓肿增大的肾脏。

（2）辅助检查：尿液白细胞增多，红细胞沉降率和炎症标志物C反应蛋白也多升高。但上述指标均无特异性，因为其取决于脓肿的发病机制及感染灶是否与肾集合系统连通，如由血行播散导致的肾脓肿若与集合系统不相通，则尿液检查多无异常。B超显示为肾皮质或肾盂内充满液体的不规则厚壁囊腔，脓肿为低回声或混合回声。静脉肾盂造影典型表现如患侧肾功能受损甚至丧失。CT是辅助诊断肾脓肿最佳的影像学手段，可显示肾皮质或髓质区不规则低密度病灶，增强扫描时边缘强化，而中心强化多不明显。

3. 鉴别诊断

（1）急性肾盂肾炎：与肾脓肿全身表现较为相似，都可出现突发性的畏寒、高热，多伴有下尿路刺激症状。亦可出现肾区叩压痛和腰痛。主要鉴别要点包括：①急性肾盂肾炎一般没有肾实质的破坏，影像学检查如B超或CT可以辅助诊断。②急性肾盂肾炎患者尿常规检查多可见明显增多的白细胞，尿路刺激症状可能较肾脓肿更严重。

（2）肾积脓：多在梗阻性肾积水的基础上发生，如输尿管畸形、狭窄、结石等因素导致肾脏积水；若机体抵抗力下降并发感染，可于肾内形成脓腔。影像学检查鉴别点在于肾脓肿主要表现为肾实质破坏，而肾积脓则可见脓液充满肾脏。

（3）肾囊肿：相对容易鉴别，因为肾囊肿患者一般无寒战、高热、疼痛等感染表现；影像学检查如CT中肾囊肿多表现为肾实质囊性占位，但囊壁周围多较光滑，一般没有局部破坏性表现。

（四）治疗

1. 全身支持治疗 如注意休息，营养支持等，贫血者可视情况输血。

2. 合理应用抗生素 先经验性选择抗生素治疗，后依据血/尿培养或微生物检查结果静脉应用敏感的抗生素。

3. 肾脓肿的大小是决定是否需要引流的关键因素。若脓肿直径<5 cm，可考虑仅予抗生素治疗；若一段时间抗生素治疗患者临床症状和影像学表现未见明显好转，可考虑行经皮穿刺引流。若脓肿直径>5 cm，当行抗生素联合经皮穿刺引流或开放性手术引流治疗。早期肾穿刺造瘘，充分引流，应注意观察肾功能恢复情况。若肾功能恢复则解除可能诱导感染的梗阻因素。当患侧肾已失去功能，若对侧肾功能尚好，则应行患侧肾切除术。肾切除有困难时也可先置入肾造瘘引流，后再行肾切除术。慢性病变患者肾功能可能严重受损，肾脏体积缩小且有瘢痕，因此也应考虑肾切除。

（王坤杰）

第四节 肾周脓肿

肾周脓肿产生于肾周筋膜与肾脏包膜之间的肾周脂肪组织，由于局部感染未能完全控制而逐步形成，可发生于不同临床情况下，病情较凶险，严重时可危及生命。近年来，随着高效广谱抗生素的出现及外科微创技术和影像技术的改进，肾周脓肿的诊断与治疗水平均有明显提升，病死率降至1.5%~15%，但仍较高，是患者生命安全的重大威胁。

（一）流行病学特征

肾周脓肿以单侧多见，其中右侧多于左侧，双侧发病少见。肾周脓肿多发于女性患者，研究显示，男女发生肾周脓肿的比例可达4∶13，可能原因包括以下两个方面：①女性尿道短于男性，因此泌尿系逆行感染的可能性更大；②女性绝经后由于雌激素水平下降，尿道黏膜萎缩，对细菌的防御功能减弱。一些学者认为糖尿病可增加肾周脓肿的风险，可能与患者表浅感染部位的细菌易经血液扩散至深层脏器，在肾周形成脓肿有关，具体可能诱因包括：血糖浓度高，适宜细菌大量繁殖；糖尿病可损害患者免疫系统，如高糖可导致中性粒细胞及T细胞功能缺陷，抵抗力下降；高糖状态下，血管脆性增加，局部血供受到影响，组织缺血，不利于病原菌的消除；高糖状态下，细菌黏附尿路上皮细胞能力增强。肾周脓肿其他危险因素包括：免疫功能低下、尿路结石、尿路梗阻、输尿管肠吻合术、肾活检等。

（二）发病机制

肾周脓肿的感染途径与肾脓肿类似，主要包括肾内感染蔓延至肾周间隙、血行播散、肾邻近组织感染扩散、经腹膜后淋巴系统扩散等，其中以局部扩散和血行感染为主要感染途径。肾内感染蔓延即为肾脏感染（多为革兰氏阴性肠杆菌感染）向外扩散至肾周脂肪引起肾周感染，少数情况下也可由脓肿肾脏被膜破裂导致。而血行播散引起的肾周脂肪感染，肾脏多无异常，金黄色葡萄球菌是主要的致病菌。国内一项纳入了10年共计98例肾脓肿或肾周脓肿的回顾性研究发现，大肠埃希菌是主要的病原体（51.4%），其次为金黄色葡萄球菌（10.0%）和肺炎克雷伯杆菌（8.6%）。

（三）临床表现、诊断和鉴别诊断

1. 临床表现 肾周脓肿疾病进展早期多无典型症状，体征较隐匿，不易发现，随疾病进展可出现发热、寒战、模糊的腰部或腹部疼痛、乏力、食欲下降及深部化脓的一般症状和体征。尿路刺激症状如尿频、尿痛等在肾周脓肿患者中并不十分常见。

2. 诊断

（1）体征：肋脊角可有叩击痛，部分患者可扪及腰腹部肿块

（2）实验室检查：尿常规可见白细胞增多，但并不属于特征性表现，血培养也可能发现致病菌生长。此外，炎症反应标志物如红细胞沉降率和C反应蛋白等对本病的辅助诊断也有一定意义。

（3）影像学检查：超声和CT检查是主要的诊断方式。当存在肾周脓肿时，超声检查可发现充满液体的厚壁囊腔，但对液体性质的判别存在一定困难。增强CT是判断肾周脓肿最适宜的影像学检查方法，同时可评估肾周脓肿是否扩散至邻近器官或结构（如肝、横膈、腰肌、侧腰肌群等）。

3. 鉴别诊断　一些疾病可能表现出与肾周脓肿相似的症状或体征，多可通过影像学检查如CT相鉴别，但偶尔需采集脓液或组织标本进行培养或组织学检查以辅助诊断。

（1）干酪空洞型肾结核：肾周围化脓性炎症反应波及广泛，形成脓肿若破溃可侵及腰大肌，而肾结核则较少侵及腰大肌。

（2）黄色肉芽肿性肾盂肾炎：是一种特殊类型的慢性肾盂肾炎，症状与体征可与肾周脓肿有相似之处，通过影像学检查可予以辨别。

（四）治疗

总体治疗原则是抗菌治疗，必要时行经皮穿刺引流。若存在可能加重症状的泌尿系统梗阻，应及时解除。当抗生素治疗或脓肿穿刺引流效果不佳或肾脏伴随慢性基础性疾病时，可考虑外科手术干预。

若其他标本的培养结果可提供诊断信息，不需穿刺引流进行微生物诊断，则可依据药敏和培养结果，仅予敏感抗生素而不行穿刺引流，可有效治疗小脓肿（直径<3 cm）。无法明确致病菌的情况下，初始经验性抗生素治疗前应考虑脓肿可能的发病机制，选择针对革兰氏阴性肠杆菌或葡萄球菌的抗生素。出于诊断目的，可行经皮肾穿刺引流以确定病原菌。在一些特殊情况下，如需要解除的泌尿系统梗阻或解剖结构异常基础上发生的肾周脓肿，脓肿体积过大，抗生素治疗或穿刺引流效果不佳应行外科手术引流和（或）挽救性肾切除术。

（王坤杰）

第五节　尿 道 炎

淋球菌或非淋球菌病原体引起的急、慢性尿道炎症，通常表现为尿道刺痒、尿频、尿痛、尿道分泌物等。

（一）流行病学特征

尿道炎是较常见的泌尿系统炎性疾病。一项2017年的调查研究显示，全世界每年新增约6 200万例淋球菌性尿道炎和约8 900万例非淋球菌性尿道炎患者。非淋球菌性尿道炎发病率高于淋球菌性尿道炎。在非淋球菌性尿道炎中，沙眼衣原体致病占11%~50%，生殖支原体致病占6%~50%，解脲支原体致病占11%~26%。

15~24岁为尿道炎感染高发时期，发病率在35岁以后显著下降性安全意识薄弱、有多个性伴侣、性传播疾病史等也是尿道炎的危险因素。

（二）发病机制

1. 淋球菌性尿道炎　性接触直接传播是最主要的传播方式，也可通过接触含致病菌的分泌物或被污染的用具间接传播。

2. 非淋球菌性尿道炎　主要通过性接触传播，患病母亲可经分娩感染新生儿。

（三）临床表现、诊断和鉴别诊断

1. 临床表现　淋病奈瑟菌急性感染后，潜伏期一般为2~5天。感染初期表现为尿道口灼痒、红肿及外翻；排尿时烧灼痛，伴尿频，尿道口有少量黏液性分泌物。病情发展可使黏膜红肿延伸到前尿道全部，阴茎肿胀，尿频、尿急、尿痛明显，有时可见血尿。两侧腹股沟淋巴结呈急性炎症反应

性增大。若及时治疗，可在1周后症状逐渐缓解，1个月后症状可消失。部分患者可合并急性前列腺炎、精囊炎及附睾炎；治疗未愈者，可形成慢性淋菌性尿道炎，并引起炎性尿道狭窄。

2. 诊断

（1）病史：不洁性接触史。

（2）典型的临床表现：尿痛、排尿不适为主要症状，其他常见表现包括烧灼感、尿道口异常分泌物等。此外，部分患者可无明显症状表现。

（3）实验室检查：①尿道拭子革兰氏染色或亚甲蓝/甲紫染色；②淋病奈瑟菌培养；③随机首段尿或晨起首段尿白细胞>10个/HP；④尿液核酸扩增检测识别淋球菌/沙眼衣原体等。

3. 鉴别诊断

（1）尿路感染：细菌引起的尿路感染常以尿频、尿急等症状为主要临床表现。尿路感染患者尿液培养细菌多为阳性，而淋球菌、支原体、衣原体相关检查多为阴性。

（2）念珠菌龟头炎：临床表现与尿道炎相似，显微镜检可见念珠菌菌丝。

（3）膀胱炎：尿道多无分泌物。

（四）治疗

1. 治疗原则 ①早诊断、早治疗，用药及时、足量；②切断传播途径，性伴侣也应完善相关检查或治疗；③治疗后要复诊检查并注意是否合并其他性传播疾病。

2. 治疗药物 以青霉素类药物为主，头孢曲松、大观霉素等也可应用。感染初期使用头孢曲松1 g，肌内或静脉注射1~3天，后口服喹诺酮类、头孢菌素类，一般7~14天为1个疗程。若病情较重，合并生殖系感染，应适当延长抗菌药物的疗程。

3. 淋菌性尿道狭窄的处理以定期逐渐扩张尿道为主，同时给予抗菌药物，必要时作尿道口狭窄切开，广泛性前尿道狭窄可用尿道膀胱镜行尿道内切术。配偶应同时治疗。非淋球菌性尿道炎的治疗主要针对沙眼衣原体，一线治疗药物包括阿奇霉素、多西环素等。

4. 手术治疗：主要对象为尿道炎继发尿道狭窄的患者，定期行尿道扩张为主要方式，必要时亦可行尿道狭窄切开术。

（五）预防

（1）加强安全性教育。

（2）鼓励使用避孕套、避免高危性行为、减少性伴侣数量。

（3）加强自身锻炼、提高免疫力。

（王坤杰）

第六节 尿脓毒血症

即由尿路感染引发的脓毒血症。当尿路感染出现临床感染症状且伴随全身炎症反应征象时即可诊断为尿源性脓毒血症。

（一）流行病学特征

约5%的脓毒血症为尿源性，研究显示住院患者的病死率可达17.9%~27.8%。近年来，随着对尿脓毒血症相关研究的渐进深入和对应治疗措施改善等，其病死率正逐年下降。但值得注意的是有研究报道，由于上尿路内镜手术的广泛开展，尿脓毒血症发病率每年增加约8.7%。

尿脓毒血症相关危险因素可分为全身因素及局部因素。全身因素包括糖尿病、年龄较大、免疫抑制状态（长期使用糖皮质激素、化疗、器官移植后），局部因素包括各种原因造成的尿路梗阻、神经源性膀胱和泌尿系腔内治疗等。

（二）发病机制

革兰氏阴性菌是主要致病菌类型，但真菌性尿脓毒血症占比正逐渐上升。

（三）临床表现、诊断和鉴别诊断

1. 临床表现 尿脓毒血症的特征性表现为全身炎症反应、器官功能障碍、组织缺氧及持续性低血压。

2. 诊断 尿脓毒血症的诊断可分为以下三个

阶段：

（1）全身炎症反应综合征（SIRS）：感染或非感染因素均可能引发，符合下列2个或以上条件即可诊断：①体温 > 38 ℃或 < 36 ℃；②心率 > 90次/min；③呼吸频率 > 90次/min或 $PaCO_2$ < 32 mmHg（< 4.3 kPa）；④白细胞计数 < 4×10^9/L或 > 12×10^9/L或未成熟细胞比例 > 10%。

（2）脓毒血症：由SIRS进展而来。

（3）感染性休克：在脓毒血症的基础上合并严重的循环、细胞、代谢紊乱等，临床特征为动脉血压需血管加压药物维持下才能达到65 mmHg，血清乳酸水平 > 2 mmol/L或18 mg/dL，有效血容量减少，组织器官灌注异常。

3. 鉴别诊断　尿脓毒血症引起感染性休克可与其他因素导致的休克（过敏性休克、心源性休克、低血容量性休克等）临床表现相似，但尿脓毒血症引起的感染性休克多有感染症状，结合体征、尿细菌培养、炎症等相关指标可以鉴别。

（四）治疗

尿脓毒血症的治疗原则为联合治疗，包括：①复苏支持治疗（维持呼吸道通畅、稳定血压）；②抗感染治疗；③控制合并因素（如解除尿路梗阻）等。

（王坤杰）

第七节　导管相关尿路感染

导尿管相关尿路感染主要是指患者留置导尿后或者拔出导尿管，48 h内发生的泌尿系统感染，其可分为无症状性菌尿和症状性菌尿。

（一）流行病学特征

据统计，泌尿系统感染占医院感染的40%，其中约80%与留置导尿管关系密切。大多数短期置管相关菌尿由单一病菌引起，15%可能是多病菌引起，表现为院内流行菌株或社区环境菌株。无论是否应用抗菌药物，长期带管的患者每月尿培养常显示菌株已发生改变。

置管的持续时间是导管相关尿路感染最主要的危险因素，其他危险因素包括：年龄较大、女性、糖尿病、引流袋细菌定植、带管护理不当等。

（二）发病机制

导管相关尿路感染可分为导管腔外感染和导管腔内感染两类。导管腔外感染：致病菌沿形成于尿道导管周围的生物被膜进入膀胱；导管腔内感染：引流失败所致尿流停滞。腔外感染较腔内感染更为常见。

（三）临床表现、诊断和鉴别诊断

1. 临床表现　导管相关尿路感染临床症状表现多样，发热是最常见症状，其他临床表现如尿急、尿频、尿痛等下尿路刺激症状，以及下腹部不适、肋脊角压痛等，也可能为非特异性表现（谵妄或可能提示感染的其他全身性表现）甚至无明显临床症状表现（无症状性菌尿）。

2. 诊断　当置管患者出现尿路感染或全身性感染的症状和体征，其他原因不能明确解释，且存在细菌尿时，应考虑导管相关尿路感染。但需要注意的是本病的症状和体征可能不具有特异性，因此需要大量临床判断和针对具体情况的分析。

3. 鉴别诊断　与其他因素导致的尿路感染鉴别（是否带管）。

（四）治疗

导管相关尿路感染可分为导管处理和抗菌药物治疗两种。

无症状菌尿患者大部分情况下不推荐使用抗菌药物。当出现感染症状时，首先应对导管进行相关处理。尽管目前对尿路感染患者最佳的导管处理方案仍不确定，但应尽可能少留置导尿管。若无须继续留置导尿管，应拔除导尿管并予适当的抗菌药物治疗；若患者须长期置管，可应用自身间歇性清洁导尿术。研究发现，行自身间歇性清洁导尿患者菌尿、尿路感染的发生率均低于长期留置导尿管患者。

采取具体治疗措施前应先行尿培养检查，症状较轻者一般口服给药，病情较重者可考虑静脉给药，药物应选择广谱抗生素。获取尿培养结果后，依据药敏试验结果调整用药方案，48 ~ 72 h 后对治疗效果进行评估，视具体情况对治疗用药和治疗时长进行调整。

（五）预防

避免不必要的置管、放置导管时使用无菌技术及尽快拔除导管。

（王坤杰）

数字课程学习

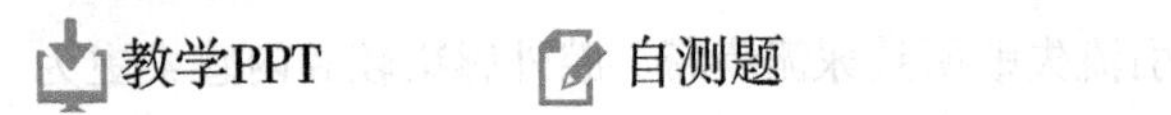

第二十一章

泌尿生殖系统结核

关键词：

肾结核　输尿管结核　膀胱结核　尿道结核

前列腺结核　精囊结核　输精管结核　附睾结核

睾丸结核　阴茎结核

思维导图

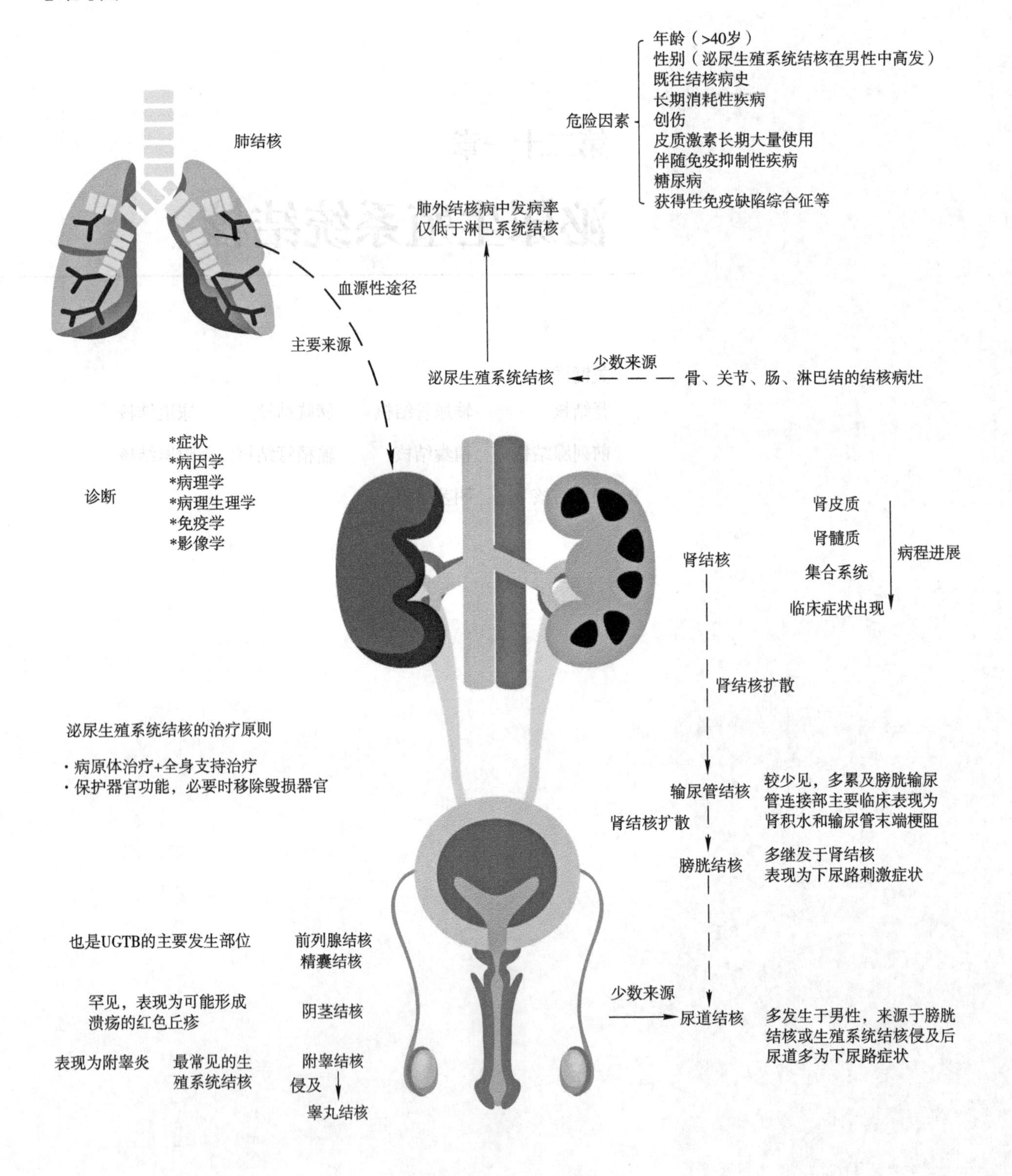

年龄（>40岁）
性别（泌尿生殖系统结核在男性中高发）
既往结核病史
长期消耗性疾病
创伤
皮质激素长期大量使用
伴随免疫抑制性疾病
糖尿病
获得性免疫缺陷综合征等
危险因素
肺结核
肺外结核病中发病率
仅低于淋巴系统结核
血源性途径
主要来源
泌尿生殖系统结核
少数来源
骨、关节、肠、淋巴结的结核病灶
*症状
*病因学
*病理学
*病理生理学
*免疫学
*影像学
诊断
肾皮质
肾髓质
集合系统
临床症状出现
病程进展
肾结核
肾结核扩散
泌尿生殖系统结核的治疗原则
· 病原体治疗+全身支持治疗
· 保护器官功能，必要时移除毁损器官
输尿管结核
较少见，多累及膀胱输尿管连接部主要临床表现为肾积水和输尿管末端梗阻
肾结核扩散
膀胱结核
多继发于肾结核
表现为下尿路刺激症状
也是UGTB的主要发生部位
前列腺结核
精囊结核
少数来源
尿道结核
多发生于男性，来源于膀胱结核或生殖系统结核侵及后尿道多为下尿路症状
罕见，表现为可能形成溃疡的红色丘疹
阴茎结核
表现为附睾炎
最常见的生殖系统结核
附睾结核
侵及
睾丸结核

结核病有很久远的历史，最早可以追溯到公元前4 000年，从当时留下来的古埃及木乃伊骨骼中就被考证到有结核相关病变特征，在公元前1 000年的埃及、18—19世纪的欧洲，结核病均曾广泛流行，对人类造成巨大的灾难。

泌尿生殖系统结核（genitourinary tuberculosis，UGTB）是全身结核病的一部分，结核菌可侵犯泌尿生殖系统1个或多个（严重者甚至可侵及全部）器官，引起特征与其他器官结核相同的慢性肉芽肿样感染。

UGTB中最主要的是肾结核，结核菌自原发感染灶经血行播散引起肾结核，如未及时治疗，结核菌随尿液下行可播散至泌尿系统其他部分（包括输尿管、膀胱、尿道），甚至还可以累及男性生殖系统（通过前列腺导管、射精管），引起前列腺、精囊、输精管、附睾和睾丸结核。需要注意的是，血行播散也可以引起男性生殖系统结核。

（一）流行病学特征

1997年世界卫生组织（WHO）曾估计全球1/3的人群存在结核分枝杆菌感染，每年新增结核病例800万～1 000万例。2012年WHO报道的数据显示，感染类疾病中，结核死亡率居第二位，仅次于艾滋病。过去20余年来，结核病的发病率在发达国家中有了明显的下降，但在发展中国家仍保持较高水平。肺外结核病中，UGTB的发病率仅低于淋巴系统结核，是比较重要的结核病类型。近些年来，在人类免疫缺陷病毒（HIV）感染的流行、移民、贫困人口增长、糖皮质激素和免疫抑制剂的广泛使用、多重耐药结核菌的增多等多种因素的作用下，结核病的发病率又有逐渐增高的趋势。

UGTB的危险因素包括：年龄（＞40岁）、性别（泌尿生殖系结核在男性中高发）、既往结核病史、长期消耗性疾病、创伤、皮质激素长期大量使用、伴随免疫抑制性疾病、糖尿病及前述获得性免疫缺陷综合征等。

（二）发病机制

结核菌属于分枝杆菌，主要通过呼吸道或消化道传播，后通过各种途径可以侵入人体全身各器官。研究发现结核菌可自发基因突变，故而导致原发的对某类抗结核药物耐药的菌株出现。原发耐药菌株多仅对一类药物耐药，对两类甚至更多药物耐药的菌株罕见。目前观察到的多数耐药菌株多源于治疗不当造成的继发性耐药，包括单耐药、多耐药、耐多药和严重耐多药等类型。

结核病发生取决于宿主对病原菌的免疫反应，结核菌感染后可同时诱发细胞免疫与体液免疫，其中细胞免疫在结核病的发生、疾病进展等方面有关键作用。初次感染后，结核分枝杆菌被巨噬细胞吞噬，向全身扩散，经血流侵入肾脏，数周之后当宿主免疫反应增强（细胞免疫和迟发性免疫反应建立），结核菌播散停止、增殖减慢，最终多数结核菌被杀死，结核病灶相继愈合，临床症状多不出现。但少数处于休眠状态的结核菌依然存在于感染者残留病灶中，当机体在受到外伤、全身或局部免疫力严重受损，伴随糖尿病或AIDS等情况下，这些结核菌可被激活并增殖，可能进展为有轻重不一临床症状表现的结核病。

肾结核主要来源于肺结核，少数来自骨、关节、肠、淋巴结的结核病灶。血行播散是肾结核的主要感染方式。除肾脏外、附睾、前列腺和女性输卵管等部位的结核病灶均可由血行播散导致。值得注意的是，除血行播散外，前列腺结核相对更易由尿液中的结核分枝杆菌引发。而附睾、睾丸、精囊等部位的结核病灶可由逆行感染、直接蔓延或经淋巴播散。

（三）临床表现

有学者提出，若患者泌尿系统症状长期存在且无明确原因时，应该考虑结核的可能。UGTB的症状表现和体征在程度和持续时间上表现不一，相对有共性的是，UGTB多发于男性，比例约为2∶1，且多数患者年龄在30～50岁。

1. 肾结核（renal tuberculosis）是最主要的UGTB类型。该病起病缓慢，早期多无明显临床症状，随病程进展，部分患者可出现下尿路症状，多为储尿功能障碍，如尿频、夜尿增多等，部分患者于排尿时可伴随尿急或烧灼感。该症状最初是由于膀胱受到尿液中的脓细胞与结核分枝杆菌刺激导致，随着结核分枝杆菌随尿液侵及膀胱，逐渐进展为结核性膀胱炎，该症状可持续存在。血尿和脓尿也是泌尿生殖系统结核患者的常见症状。血尿来源包括肾脏和膀胱，多数为镜下血尿。膀胱来源多见，临床表现以终末期血尿为主，由膀胱排尿收缩时结核溃疡灶出血导致；少数为全程血尿，由结核杆菌侵及肾血管导致，可不伴随临床症状，但出血严重时血块通过输尿管时可能诱发肾绞痛。泌尿系统结核患者多有脓尿，显微镜下可见大量脓细胞。少数情况下，单侧肾结核患者在患侧肾脏血供严重下降时可能并发高血压，但当对侧肾脏仍有功能时并发高血压罕见。

2. 输尿管结核　较少见，多由肾结核扩散导致，造成输尿管狭窄和纤维化，最常累及的部位是膀胱输尿管连接部，主要临床表现为肾积水和输尿管末端梗阻。

3. 膀胱结核　多继发于肾结核，最初仅为一侧输尿管膀胱开口处炎症或水肿，随着疾病进展，炎症程度加重，最终大量结核病灶可导致膀胱壁纤维化或挛缩。主要的临床症状包括尿频、尿急、尿痛、充盈性尿失禁等。

4. 尿道结核　亦较少见，多发生于男性，来源于膀胱结核或生殖系统结核侵及后尿道，多为下尿路症状，包括尿频、排尿困难、尿痛、血尿、尿道分泌物等。严重者由于尿道狭窄可发生尿道周围炎、脓肿甚至形成尿道瘘。

5. 前列腺结核、精囊结核、输精管结核等生殖系统结核病　临床症状多不明显，偶可出现如会阴部不适、膀胱刺激症状、血精、射精疼痛等，严重者可致生育功能障碍。

6. 附睾结核　是最常见的生殖系统结核病。该病病程缓慢，主要症状表现如阴囊部坠胀感。若局部脓肿继发感染，阴囊部则可出现红肿、疼痛；严重者可影响生育能力。

7. 睾丸结核　绝大部分来源于附睾结核直接蔓延，临床表现为睾丸肿大、疼痛。

8. 原发性阴茎结核　表现为阴茎部浅表性溃疡，病灶可出现在阴茎皮肤表面或阴茎海绵体。

（四）诊断

泌尿生殖系统感染应用抗生素抗感染治疗效果不佳、尿培养提示无菌性脓尿、顽固性尿路刺激症状等情况下均应考虑泌尿生殖系统结核的可能，但因上述症状并无特异性，故诊断泌尿生殖系统结核多需要根据临床表现并结合实验室检验和影像学检查等辅助手段。

下述检查有助于泌尿生殖系统结核的诊断。

1. 尿液分析与生化检验　尿液分析结果的特征性表现为持续性的脓尿和酸性尿，但尿细菌培养多不能检出致病菌。90%以上的泌尿生殖系统结核患者有镜下血尿或无痛性肉眼血尿。当结核病进展至晚期，双侧肾脏均被侵及，肾功能严重受损，可出现血肌酐升高等表现。

2. 病原学诊断

（1）尿结核分枝杆菌培养：为泌尿生殖系统结核实验室诊断的“金标准”，特异度为100%，但敏感度为10%～90%；该方法需要较长时间，获取结果可能需要6～8周，但使用自动化肉汤培养多能在2～3周时得出结果。如果患者在检查时已接受抗菌治疗（特别是氟喹诺酮类抗生素）或抗结核药物的情况下，由于分枝杆菌生长受到抑制，则可能会得到假阴性结果。如果尿液中存在一种非致病性的耻垢分枝杆菌，则可导致尿液培养结果呈假阳性。

（2）尿沉渣抗酸染色：常用于抗酸杆菌的鉴定。此方法耗时短，1 h内即可获取染色试验检查结果。由于尿液中可能存在非结核分枝杆菌，所以即便尿液抗酸染色呈阳性，也不能确诊结核病。该检查的阈值为每毫升5 000条菌体，其敏感度为42%～52%，特异度为97%。

（3）PCR检测尿液中结核分枝杆菌：该方法能于短时间（48 h）内获取检查结果，研究报道其敏感度为87%～100%，特异度为93%～98%，但将尿液PCR检测应用于泌尿生殖系统结核的诊断尚未达成共识。

3. 免疫学诊断 结核病特异性筛查试验，如皮肤结核菌素试验（TST）和γ-干扰素释放定量试验（IGRA），是近年发现的比较好的结核菌感染的实验室检验方法。TST可识别曾被结核分枝杆菌抗原致敏的个体，通过皮内注射结核菌素物质，刺激机体产生由T细胞介导的迟发型免疫反应。IGRA辅助诊断结核病的原理为检测结核分枝杆菌特异性抗原诱导T细胞生产的一种γ干扰素，通过计数分泌IFN-γ的T细胞数量，确定结核感染或致病。结核感染T细胞试验（T-SPOT）是IGRA方法中的一种，又称释放γ干扰素的特异性T细胞检测，具有较高的灵敏度和特异度，目前国内开展较多。

与TST相比，IGRA的主要优势有：①仅需患者就诊1次即可获得结果（TST需要48～72 h再次就诊看结果）；②速度快，24 h即可获得结果；③不会对随后的试验产生增强效应；④不受大部分非结核杆菌和卡介苗接种的影响。

4. 病理学诊断 尿病原学检查为阴性，但是临床疑似结核病，并且影像学检查有阳性结果，需要对疑似病灶部位进行活检，以进一步行结核杆菌培养、抗酸染色涂片、组织病理学检查。应综合患者的主要临床症状及影像学发现确定活检部位。

5. 影像学诊断 对于可疑泌尿生殖系结核的患者，则需要进行影像学检查。经B超、X线、CT、静脉尿路造影、MRI检查，可在多至95%的泌尿生殖系结核患者中发现感染灶。

（1）X线片检查：是重要的检查手段，可能显示肾区和下泌尿生殖道的钙化。肾区钙化是泌尿生殖系统结核病的常见表现之一，多位于肾实质内，形态多样。但目前很少有典型的肾结核钙化灶病例。此外值得注意的是，肾钙化并不代表结核非活动性，因此需要进一步评估。

（2）静脉尿路造影：是过去诊断泌尿生殖系统结核的“金标准”，有助于鉴别泌尿生殖系统结核表现的广泛性和严重性，但现在已逐渐被CT扫描取代。

（3）超声检查：可以作为初步筛查的手段，当出现如不明原因肾积水、肾集合系统不规整、合并钙化灶、输尿管增粗、膀胱体积缩小、膀胱壁回声异常等情况时应考虑结核的可能。

（4）CT检查：可以更清晰地显示解剖学结构，从而可以发现在X线片上难以识别的肾脏小钙化灶，有助于肾脏功能情况的评估，了解泌尿生殖系统结核病侵犯的确切程度和病灶在局部扩散的情况，是目前影像学诊断的“金标准”。CT检查还可用于检测泌尿生殖系统结核病并发症和其他腹部器官是否受累。

（5）MRI检查：适用于禁止碘对比剂或电离辐射的患者及妊娠妇女或儿童患者的检查。MRI作为泌尿生殖系统结核影像学检查的补充手段可以提供膀胱、输尿管、肾脏的形态学细节。

泌尿生殖系统的影像学检查发现特征性异常可以支持UGTB的诊断。通常，如果存在上、下尿路均被侵及的影像学证据，则强烈提示结核病。在60%～84%的病例中，可以观察到狭窄遍布泌尿集合系统。其他表现还包括不对称的肾盏扩张、钙化（遍布尿路）及肾积水。膀胱挛缩也是泌尿系统结核病的一种特征性表现，该症状的出现表明疾病已进展至晚期。部分患者可因其他疾病行影像学检查时偶然发现患有泌尿生殖系统结核。值得注意的是，有可疑泌尿生殖系统结核病的患者均应判断（胸部平片）是否伴随肺结核。

6. 膀胱镜检 亦是UGTB的检查手段之一。镜下见膀胱黏膜充血、水肿、溃疡、瘢痕等表现时应考虑结核可能，必要时可进行活检以明确诊断。

（五）鉴别诊断

1. 附睾炎、尿道炎 多由淋病奈瑟菌和沙眼衣原体引起，尿液致病菌培养或PCR检测可辅助诊断。

2. 尿道狭窄 最常见表现为排尿困难，可通过尿道造影或尿道镜检诊断。

3. 良性前列腺增生　以尿频、尿急、排尿困难等下尿路刺激症状为主要临床表现。鉴别要点在于：①良性前列腺增生多发生于中老年男性；②良性前列腺增生时血清前列腺特异性抗原多升高明显。

4. 前列腺炎　多因革兰氏阴性菌、沙眼衣原体、淋病奈瑟菌等所致感染，尿频、尿急等症状为主要临床表现，尿培养或尿革兰氏染色可辅助鉴别。

5. 恶性肿瘤（肾细胞癌、睾丸肿瘤）　鉴别方式包括影像学检查的特征性表现、血清肿瘤标志物筛查、组织病理学检查等。

6. 卡介苗灌注所致膀胱炎　卡介苗膀胱灌注被用于膀胱癌的临床治疗，患者可出现膀胱炎症状，尿结核分枝杆菌培养可辅助鉴别。

（六）治疗

1. 药物治疗　是目前泌尿生殖系统结核的一线治疗。抗结核药物治疗原则包括早期、联合、适量、规律、全程。

目前应用于临床的抗结核药物品种繁多，常用的一线治疗药物如异烟肼、乙胺丁醇、吡嗪酰胺、利福平等；此外，链霉素也是常用抗结核药物（目前为二线用药）；其他抗结核药物包括卡那霉素、阿米卡星、环丙沙星、左氧氟沙星、对氨基水杨酸等（均为二线用药）。WHO推荐，对有良好依从性且药物敏感度高的患者，6个月的抗结核药物治疗周期多有明显效果。抗结核药物治疗的最初2个月为强化治疗阶段，每天使用3～4种药物，分别是利福平、异烟肼、吡嗪酰胺和乙胺丁醇（或链霉素），以消灭几乎所有的结核杆菌。接下来的4个月为延续期，只应用2种药物，主要是利福平和异烟肼。在延续阶段，可考虑每周给药2～3次。药物治疗后第3、6、12个月患者均应复查，复查项目包括尿培养和泌尿生殖系统影像学检查。一项超过40年的针对结核病患者的随访研究发现，抗结核药物治疗时长逐渐从24个月减少至6个月。仅在复杂的情况下如肺结核、免疫抑制和艾滋病的复发等，有必要应用9～12个月的治疗。目前存在的一个严重问题是结核病患者中原发性耐药的比例很高。耐多药结核病的危险因素包括在已知耐多药结核病高发病率国家的既往治疗和居住。对多药耐药（MDR）结核的治疗应依据病原菌的敏感性来制订方案。

2. 手术治疗　也是泌尿生殖系统结核常规的治疗方式，可作为药物治疗的辅助和补充。手术治疗应注意器官的保留和重建。此外，手术治疗前应至少采用药物治疗一段时间（2～4周）。

（1）肾切除术：适应证包括：①伴或不伴钙化的无功能肾脏；②病灶累及全肾导致肾实质广泛受损；③合并肾细胞癌。此外，术后应继续抗结核药物治疗6～9个月。

（2）肾部分切除术：随着抗结核药物的广泛应用，早期局灶性肾结核应用药物治疗多能治愈，故目前肾部分切除术已较少使用，该术式的主要适应证为经药物治疗无明显好转的局限性病灶，病灶有危及整个肾脏风险者。术后应继续抗结核药物治疗6～9个月。

（3）输尿管狭窄：依据狭窄段的位置和狭窄程度选择不同的治疗术式，如膀胱输尿管连接部狭窄可行狭窄段切除后输尿管膀胱再植术，输尿管短段狭窄可行内镜下切开或球囊扩张术等。

（4）膀胱挛缩：膀胱结核患者常出现反复尿频尿急、膀胱容量缩小，随着疾病进展，可发展为膀胱挛缩，抗结核治疗后也无法逆转，此时需行回肠膀胱扩大术等。

（5）尿道狭窄：抗结核药物治疗无明显效果的情况下，可行手术治疗，术式包括尿道扩张术、内镜下狭窄段切开，狭窄段切除后皮瓣成形术等。

（6）附睾切除：主要适应证是药物治疗无效且有脓肿或阴囊皮肤窦道形成，手术中应注意尽可能保留附睾和睾丸组织。

（七）预防

疫苗是预防结核病传染最为重要的手段，由于疫苗免疫和感染背景的差异，应依据不同人群选择合适的免疫预防方式，如对未感染结核人群或卡介苗接种后结核菌素皮肤试验阴转人群，应接种初免疫苗，如卡介苗；而针对结核潜伏感染人群，可应用分枝杆菌无细胞疫苗和重组结核 AEC/BCO_2 疫苗等。

（王坤杰）

数字课程学习

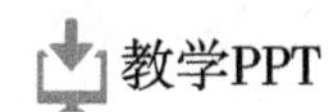

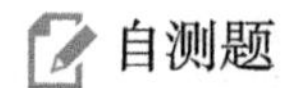

第二十二章

男性生殖系统感染

关键词：

前列腺炎　　附睾炎　　生殖系统结核

诊疗路径

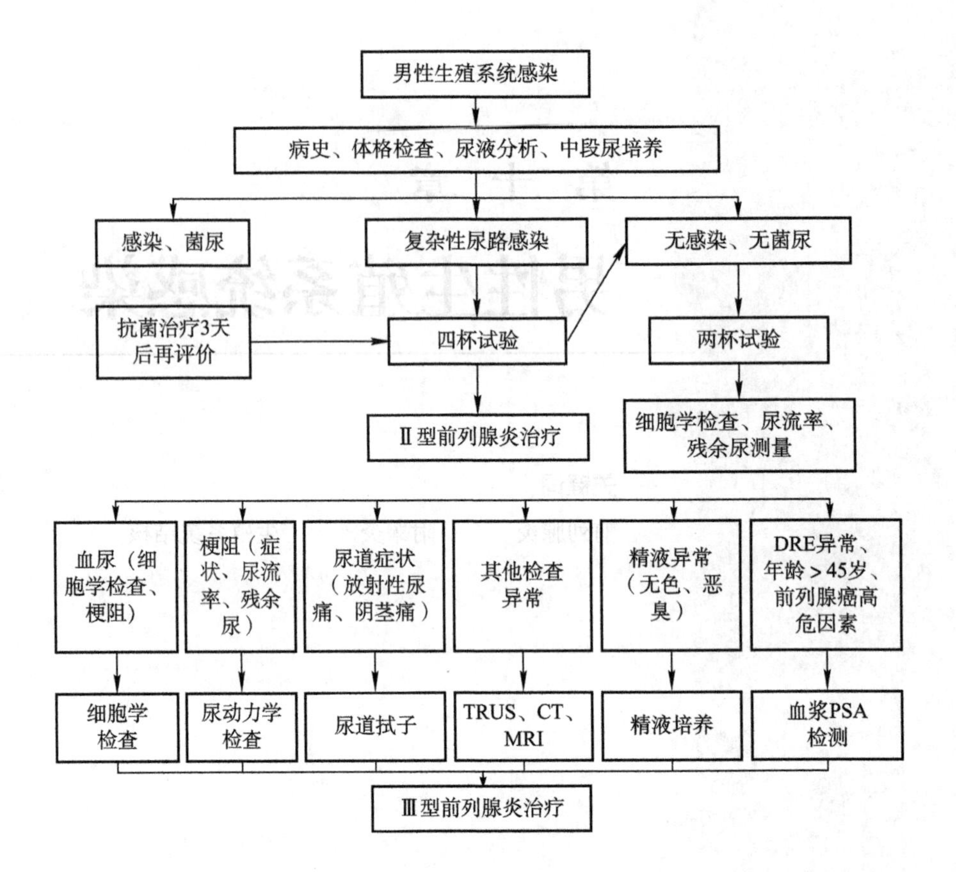

男性生殖系统感染
病史、体格检查、尿液分析、中段尿培养
感染、菌尿
复杂性尿路感染
无感染、无菌尿
抗菌治疗3天后再评价
四杯试验
两杯试验
Ⅱ型前列腺炎治疗
细胞学检查、尿流率、残余尿测量
血尿（细胞学检查、梗阻）
梗阻（症状、尿流率、残余尿）
尿道症状（放射性尿痛、阴茎痛）
其他检查异常
精液异常（无色、恶臭）
DRE异常、年龄＞45岁、前列腺癌高危因素
细胞学检查
尿动力学检查
尿道拭子
TRUS、CT、MRI
精液培养
血浆PSA检测
Ⅲ型前列腺炎治疗

第一节 概 述

男性生殖系统感染主要包括男性生殖系统非特异性感染（急、慢性前列腺炎和急、慢性附睾炎）及男性生殖系统特异性感染（附睾、输精管及前列腺结核）。

前列腺炎是一种常见病，据报道35%～50%的男性一生中会受到前列腺炎的影响，部分前列腺炎会严重地影响患者的生活质量。前列腺炎可影响各个年龄段的男性，尤以50岁以下的成年男性最为显著，是该年龄段男性最常见的泌尿科疾病；在50岁以上男性中仅排在良性前列腺增生和前列腺癌之后。根据不同文献的报道，不同人群中前列腺炎的发病率差异也较大。在美洲20～79岁男性中发病率为2.2%～16%；在欧洲20～59岁男性中为14.2%；在亚洲20～79岁男性中为2.67%～8.7%；在我国15～60岁男性中前列腺炎的发病率为8.4%。

细菌性前列腺炎的主要致病菌为革兰氏阴性肠杆菌和肠球菌，非细菌性前列腺炎则是由相互关联的炎症、免疫反应和内分泌、肌肉及神经病理与心理机制引起。

经典的感染性前列腺炎分类方式参照Meares-Stamey提出的“四杯法”为标准：通过比较初始尿液（voided bladder one，VB1）、中段尿液（voided bladder two，VB2）、前列腺按摩液（expressed prostatic secretion，EPS）、前列腺按摩后尿液（voided bladder three，VB3）“四杯”标本中白细胞数和细菌培养结果将前列腺炎划分为：急性细菌性前列腺炎（acute bacterial prostatitis，ABP）、慢性细菌性前列腺炎（chronic bacterial prostatitis，CBP）、慢性非细菌性前列腺炎（chronic nonbacterial prostatitis，CNP）、前列腺痛（prostatodynia，PD）。随着对于前列腺炎的认知进展，1995年美国国立卫生研究院（NIH）提出新的分类方法，将前列腺炎分为四型：Ⅰ型，急性细菌性前列腺炎；Ⅱ型，慢性细菌性前列腺炎；Ⅲ型，慢性前列腺炎/慢性骨盆疼痛综合征（chronic prostatitis/chronic pelvic pain syndrome，CP/CPPS），该型又分为$Ⅲ_A$（非炎症性CPPS）和$Ⅲ_B$（非炎症性CPPS）两种亚型；Ⅳ型，无症状炎症性前列腺炎（asymptomatic inflammatory prostatitis，AIP）。经过多年临床应用和评估，认为其较传统的分类方法有很大进步，但仍有待进一步完善。NIH建议的前列腺炎分类系统见表6-22-1。

附睾炎是一种常见病，通常由尿道或膀胱的病原体移位感染引起。每年的发病率在成年男性中为（25～65）/10 000，可发生于单侧或双侧，分急性附睾炎（acute epididymitis）和慢性附睾炎（chronic epididymitis）。急性附睾炎临床表现为疼痛、肿胀，附睾温度升高，可能累及睾丸和阴囊皮肤，必须与睾丸扭转作鉴别诊断。

表6-22-1 前列腺炎分类系统

传统的分类方法	NIH分类系统	描 述
急性细菌性前列腺炎	Ⅰ型	前列腺的急性感染
慢性细菌性前列腺炎	Ⅱ型	前列腺的慢性感染
非细菌性前列腺炎	Ⅲ型慢性盆腔疼痛综合征（CPPS）	慢性泌尿生殖系疼痛，通过标准方法不能检测到致病菌
	$Ⅲ_A$型（炎症性CPPS）	前列腺分泌液、VB3和精液中能够检测到有意义的白细胞
前列腺痛	$Ⅲ_B$型（非炎症性CPPS）	前列腺分泌液、VB3和精液中不能够检测到有意义的白细胞
	无症状炎症性前列腺炎（AIP）	前列腺分泌液、VB3和前列腺组织标本中能够检测到白细胞（或细菌）

第二节　前 列 腺 炎

一、急性细菌性前列腺炎

（一）病因及流行病学特征

急性细菌性前列腺炎大多由特定病原菌尿道上行感染或血行感染所致。最常见的致病菌为革兰氏阴性肠杆菌，也包括某些特殊病原体如厌氧菌、棒状杆菌、衣原体、脲原体等。其他病原体如寄生虫、结核分枝杆菌、真菌、滴虫、病毒也可能是致病因素。

（二）临床表现

患者通常表现为尿频、尿急和尿痛，梗阻症状包括排尿踌躇、尿线中断，严重时可伴有急性尿潴留。患者可诉会阴和耻骨上疼痛，并可能伴有外部生殖器的疼痛或不适。此外，通常还会出现明显的全身症状，包括高热、寒战、恶心和呕吐，甚至是尿源性脓毒血症继发感染性休克。约5%的患者可能会发展为慢性细菌性前列腺炎。

（三）诊断

根据典型的临床表现及病原菌感染病史可做出诊断。

体格检查可及耻骨上压痛、不适，尿潴留者可触及耻骨上膨隆的膀胱。直肠指检可发现前列腺肿胀、压痛、局部温度升高，表面光滑，若形成脓肿则有波动感等。对于急性细菌性前列腺炎患者禁忌进行前列腺按摩，否则易引起菌血症、附睾炎、精囊炎等。

实验室检查方法包括尿常规分析及尿沉渣检查、中段尿细菌培养、染色镜检和药敏试验。

（四）治疗

1. 综合治疗　一般治疗包括健康教育、心理和行为辅导，劝导患者戒酒、忌辛辣刺激食物，规律性生活，避免久坐憋尿，加强体育锻炼。

2. 药物治疗　包括抗生素、α-受体阻滞剂和NSAIDs。对于急性细菌性前列腺炎患者，应及早行血、尿培养，尽早得到药敏试验结果后行抗生素治疗，包括广谱青霉素、氨基糖苷类、三代头孢菌素或氟喹诺酮类等，因药物较难渗透到前列腺，故一般疗程至少4周，症状较轻者也应进行2～4周。由于膀胱颈和前列腺分布有丰富的α受体，α受体阻滞剂可有效改善尿道梗阻症状，改善尿流率并可能减少前列腺内尿液反流。

3. 引流　当急性细菌性前列腺炎出现尿潴留时可采用细管导尿或行耻骨上膀胱穿刺造瘘引流尿液。当患者出现脓肿时可经直肠、经会阴超声引导下细针穿刺引流或经尿道脓肿切开引流。

急性细菌性前列腺炎的患者预后通常较好。对于持续症状的患者，应重复进行Meares-Stamey的四杯法检验；对于持续存在症状且性传播感染病原体的微生物学结果重复阳性的患者，建议对患者性伴侣进行微生物学筛查。

二、慢性细菌性前列腺炎

（一）病因及流行病学特征

相比于急性前列腺炎，慢性细菌性前列腺炎病程至少持续3个月，其致病菌有大肠埃希菌、变形杆菌、克雷伯菌属、葡萄球菌或链球菌等，也可由淋球菌经尿道逆行感染所致。

（二）临床表现

慢性细菌性前列腺炎主要包含四大症状：下尿路症状，如排尿困难、排尿等待，尿频、尿急、尿痛，排尿后有白色分泌物流出；泌尿生殖系疼痛，如前列腺和睾丸区域隐痛不适；精神神经症状，如有心理问题、心态改变等；性功能障碍，如勃起功能障碍、性欲减退、早泄、射精痛等。

据Weidner等研究报道，通过四杯法检查诊断为慢性细菌性前列腺炎的患者中，有25%～43%的患者有复发性上尿路感染病史。患者在急性发作期间相对没有症状，但具有长期的慢性盆腔疼痛综合征病史。

（三）诊断

体格检查，如直肠指检可及前列腺大小、质

地、有无结节、有无压痛及其范围和程度；进行直肠指检前行尿常规和尿液细菌培养检查；行Meares-Stamey四杯法检查，确定病原体定位。若VB1和VB2细菌培养阴性，VB3和EPS细菌培养阳性，即可确诊为前列腺炎。

（四）治疗

1. 综合治疗　一般治疗如健康教育、心理和行为辅导，劝导患者戒酒、忌辛辣刺激食物，规律性生活，避免久坐憋尿，加强体育锻炼。

2. 药物治疗　目标为缓解疼痛、改善排尿症状和提高生活质量，疗效评价应以症状改善为主。患者行药敏试验后应用敏感抗生素，至少4～6周，其间对患者进行阶段性的疗效评价。不推荐前列腺内注射抗生素的治疗方法。亦可选用α-受体阻滞剂和NSAIDs改善下尿路症状和疼痛，以提高患者的生活质量。

三、慢性非细菌性前列腺炎

（一）病因及流行病学特征

慢性前列腺炎患者多属于此类，其发病机制目前尚不完全明确。存在多种致病机制，如微生物（包括沙眼衣原体、支原体、滴虫、真菌、病毒等）感染，多种诱因（包括不规律性生活、长时间骑行和坐位）引起的盆腔及前列腺充血肿胀等。

（二）临床表现

慢性非细菌性前列腺炎的症状与细菌性前列腺炎类似，所不同的是不存在反复尿路感染，前列腺液检查正常。主要症状是泌尿生殖系区域疼痛，如会阴、耻骨上、阴茎、睾丸、腹股沟和腰背等部位；下尿路症状，如排尿困难、排尿等待，尿频、尿急、尿痛等。此外，由于慢性疼痛久治不愈严重影响患者生活质量，会导致神经精神症状如焦虑、抑郁、失眠、记忆力下降；也会引起性功能障碍、不育等。

（三）诊断

慢性非细菌性前列腺炎与细菌性诊断方法类似。对于Meares-Stamey四杯法的结果差异可见表6-22-2。

表6-22-2　四杯法诊断慢性前列腺炎结果分析

类型	标本	VB1	VB2	EPS	VB3
慢性细菌性前列腺炎	WBC	-	+/-	+	+
	细菌培养	-	+/-	+	+
慢性非细菌性前列腺炎	WBC	-	-	+/-	+/-
	细菌培养	-	-	-	-

由于慢性非细菌性前列腺炎缺乏公认的诊断依据，应注意与引起盆腔区域疼痛和排尿症状的疾病进行鉴别，如前列腺增生、前列腺癌；睾丸、附睾、精索疾病；膀胱源性疾病和肿瘤；性传播疾病；肠道、肛门疾病；中枢和外周神经病变等。

（四）治疗

1. 综合治疗　一般治疗如健康教育、心理和行为辅导，劝导患者戒酒、忌辛辣刺激食物，规律性生活，避免久坐憋尿，加强体育锻炼。

2. 药物治疗　包括针对特定病原体的抗生素，如衣原体、支原体用米诺环素、多西环素等大环内酯类抗生素。α受体阻滞剂能松弛前列腺和膀胱等部位的平滑肌，改善下尿路症状；NSAIDs可缓解疼痛和不适，提高患者的生活质量，因而均被《前列腺炎治疗指南（2011年）》作为推荐治疗。一些有精神心理障碍者，可用抗抑郁及抗焦虑等药物，有助于改善心境障碍症状；缓解排尿异常与疼痛等躯体症状，但必须注意药物的处方规定和不良反应。

第三节　附　睾　炎

一、急性附睾炎

（一）病因及流行病学特征

急性附睾炎（acute epididymitis）表现为附睾的急性疼痛、肿胀，多见于中青年。据Nickel等报道，北美地区附睾炎的发病率在泌尿科门诊中占1%。急性附睾炎通常为病原体由从膀胱、尿道或前列腺经射精管和输精管扩散到附睾引起感染所致，感染常始于附睾的尾部，再扩散至头部。在婴儿患者中，附睾炎通常与上尿路感染潜在的泌尿生殖系统先天性异常有关；在青春期后的男性中，附睾炎与细菌性前列腺炎和精囊炎更相关；在老年男性中，良性前列腺增生、上尿路感染和留置导尿管是附睾炎的常见病因。

急性附睾炎的主要病原体是沙眼衣原体、大肠杆菌和淋病奈瑟菌。如果存在病毒前驱症状和唾液腺增大，则应考虑腮腺炎病毒。免疫缺陷的患者易发结核性附睾炎，布鲁氏菌或念珠菌较为罕见。附睾炎的分类见表 6-22-3。

表 6-22-3 附睾炎的分类

分类	致病原因
急性细菌性附睾炎	继发于尿路感染
	继发于性传播疾病
非细菌感染性附睾炎	病毒感染
	真菌感染
	寄生虫感染
非感染性附睾炎	特发性
	创伤性
	自身免疫性
	胺碘酮诱发性
	伴有已知综合征（如 Behçet 病）
慢性附睾炎	

（二）临床表现

急性附睾炎起病急，伴有全身症状（如发热、畏寒）和下尿路症状（如尿频、尿急、尿痛等）。触诊感染受累侧附睾局部可及睾丸压痛和肿胀，沿精索、下腹部以及会阴部放射。较严重者合并睾丸疼痛和肿胀即附睾 - 睾丸炎，亦可伴阴囊壁发红，反应性鞘膜积液和膀胱刺激征。

（三）诊断

急性附睾炎应尽快排除需要及早干预的鉴别诊断，如附睾结核、睾丸扭转（testicular torsion）等，再根据病史和体格检查诊断急性附睾炎。尿液检测或尿道拭子检测发现病原体，结合典型临床表现可诊断为急性附睾炎。借助阴囊超声检查鉴别时，急性睾丸或附睾炎症显示为血流增加，而睾丸扭转时因存在缺血故血流量减少。对于疑似病例，应进行尿液分析、尿培养以及淋病奈瑟菌和沙眼衣原体的尿液核酸扩增检测（nucleic acid amplification test，NAAT），但在没有下尿路症状的患者中，尿液分析和尿培养结果常为阴性。

（四）治疗

1. 综合治疗 一般治疗如健康教育、心理和行为辅导，劝导患者戒酒、忌辛辣刺激食物，治疗期间禁止性生活。患者平卧休息，可托起阴囊，止痛、热敷；疼痛明显的患者，可用 0.5% 利多卡因做精索封闭，以缓解疼痛。

2. 药物治疗 可先进行经验性抗生素治疗，如年轻有性生活男性应使用对沙眼衣原体和肠杆菌有活性的单一抗生素或两种抗生素的组合；对没有性生活的老年患者应用针对肠杆菌科的抗生素。如果是淋病奈瑟菌引起的感染，还应使用单剂量头孢曲松 500 mg。在确定感染的病原菌后应及早调整抗生素，并根据临床反应调整疗程。

二、慢性附睾炎

（一）病因及流行病学特征

慢性附睾炎（chronic epididymitis）是指持续超过 6 周的附睾炎症和疼痛反应，通常无肿胀，但可长期存在硬结。慢性附睾炎多由未及时治疗的急性附睾炎、复发性附睾炎或某些其他原因引起的。

（二）临床表现

慢性附睾炎表现为可逆转的长期阴囊轻度不适或坠胀痛，触诊可及附睾局限性肿大及增厚。

（三）诊断

慢性附睾炎的诊断与急性附睾炎类似，应进行 NAAT 检测，明确病原菌；通过实验室检查和超声检查诊断，注意需与结核性附睾炎进行鉴别诊断。

（四）治疗

1. 综合治疗　一般治疗如健康教育、心理和行为辅导，劝导患者戒酒、忌辛辣刺激食物。由于慢性附睾炎常伴发慢性前列腺炎，故应注意与前列腺炎的合并治疗。

2. 药物治疗　可类似于急性附睾炎，先进行经验性抗生素治疗后针对特定病原菌调整治疗方案。

第四节　男性生殖系统特异性感染

男性生殖系统结核通常继发于泌尿系结核，感染方式主要包括尿液逆行感染与血行感染。目前的研究认为，前列腺与精囊结核主要由逆行感染引起，附睾结核来源于血行传播。WHO 估计全球约 1/3 的人口感染结核分枝杆菌，在生殖系统结核中最常见的是附睾结核。

一、附睾结核

（一）病因与病理学特征

附睾结核多见于性生活比较活跃的年轻男性，70% 的患者有结核病史。附睾结核主要由血行传播引起，由于附睾尾部的血供较为丰富，其通常起始于尾部。其主要的病理变化为肉芽肿、干酪样变、空洞形成与纤维化。附睾结核严重时可向附睾体部与头部扩展，甚至侵及与睾丸的连接处而引起睾丸结核。

（二）临床表现

多为单侧起病，常见症状为阴囊炎性肿大、疼痛，尾部开始向体、头部扩展。进一步进展至睾丸时可引起睾丸肿大合并睾丸鞘膜积液，久治不愈的附睾结核也可能出现阴囊窦道，若导致附睾瘢痕或输精管多处梗阻还可造成不育。

（三）诊断

若有结核病史并出现上述症状时应考虑附睾结核，超声可明确肿块的性质；久治不愈的阴囊窦道且分泌物中检测出结核分枝杆菌也可确诊。需要与附睾与睾丸的非特异性炎症与肿瘤相鉴别。

（四）治疗

应采取标准化的抗结核治疗，原则类同肾结核，一般情况下附睾结核可用药物治愈。若对化疗无效的干酪性脓肿或有窦道形成可行附睾切除，原则上应尽量保留睾丸。

二、前列腺与精囊结核

（一）病因与病理学特征

临床上较为罕见，许多病例为前列腺电切术后病理检查发现的偶发结核。病变位于前列腺和精囊的血管蒂或射精管附近，病理检查显示纤维化较严重。

（二）临床表现

患者常无自觉症状，有时可有血精、精液量减少、射精痛等。急性爆发性前列腺结核可迅速扩散形成空洞，导致会阴窦道。直肠指检可见前列腺与精囊表面硬结。

（三）诊断

在发现泌尿系或附睾结核时应检查前列腺和精囊，前列腺液或精液中发现结核分枝杆菌即可。CT 和 MRI 检查可观察到前列腺或精囊结节、钙化、脓肿等，有助于诊断。该病应与前列腺癌与慢性非特异性前列腺炎相鉴别。

（四）治疗

采取标准化的抗结核治疗，通常不采取外科手术。

（潘家骅）

数字课程学习

教学PPT　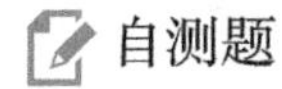自测题

第七篇　急性肾损伤与慢性肾脏病

第二十三章

急性肾损伤

关键词：

肾前性急性肾损伤　　肾性急性肾损伤　　肾后性急性肾损伤

诊疗路径

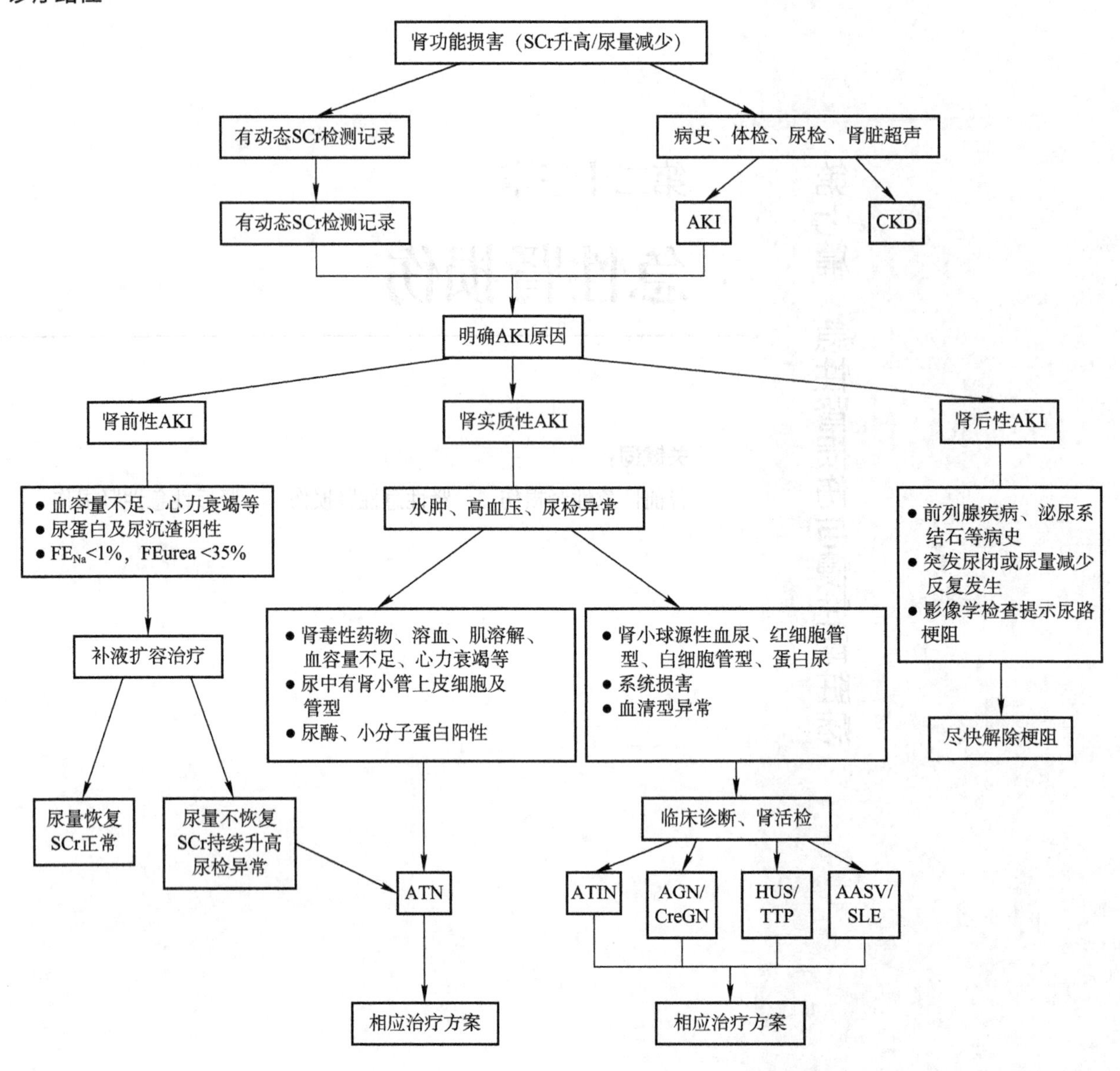

注：AKI：急性肾损伤；CKD：慢性肾脏病；SCr：血清肌酐；ATN：急性肾小管坏死；ATIN：急性小管间质性肾炎；AGN：急性肾小球肾炎；CreGN：新月体性肾小球肾炎；HVS：溶血性尿毒症；TTP：血栓性血小板减少性紫癜；AASV：ANCA 相关血管炎；SLE：系统性红斑狼疮

急性肾损伤（acute kidney injury，AKI）是由各种病因引起短时间内肾功能快速减退导致的临床综合征。临床主要表现为肾小球滤过率（GFR）下降，伴代谢产物如肌酐、尿素等潴留，水、电解质和酸碱平衡紊乱，重者出现多系统并发症和多系统脏器功能障碍综合征。临床上根据血清肌酐（serum creatinine，SCr）、GFR或尿量的变化程度进行诊断和分期。AKI可涉及临床各科，其发病率在综合性医院为3%～20%，在重症监护病房常高于50%，危重AKI患者病死率高达30%～80%，存活患者约50%遗留永久性肾功能减退，部分需要终身透析。因此，AKI的防治形势极为严峻。

AKI是对既往急性肾衰竭（acute renal failure，ARF）概念的向前延伸，AKI诊断标准中血清肌酐升高和尿量减少的程度要明显轻于ARF标准，因而更有利于对疾病的早期诊断和干预。近年来临床研究证实，没有达到既往ARF诊断标准的轻度肾功能急性减退即可导致患者的不良临床转归。

（一）分类和病因

根据AKI病因发生的解剖部位分为肾前性、肾性和肾后性三类。肾前性AKI指各种原因引起肾实质血流灌注减少，导致肾小球滤过减少和GFR降低，占AKI的55%～60%。肾性AKI指出现肾实质损伤，以肾缺血和肾毒性药物或毒物导致的急性肾小管坏死（acute tubular necrosis，ATN）最为常见，还包括急性间质性肾炎（acute interstitial nephritis，AIN）、肾小球疾病和肾血管疾病等，占AKI的35%～40%。肾后性AKI由急性尿路梗阻所致，梗阻可发生在从肾盂到尿道的尿路中任何部位，约占AKI的5%。

1. 肾前性AKI的病因　肾前性AKI指各种原因引起肾脏血流灌注降低所致的急性缺血性肾损伤，是ATN最常见的病因。肾前性氮质血症是肾脏对轻、中度低灌注的反应，而缺血性ATN是长时间严重缺血的结果。在肾前性AKI早期，肾血流自我调节机制通过调节肾小球出球和入球小动脉血管张力，维持GFR和肾血流量，使肾功能维持在相对正常的水平。如不及时干预，肾实质缺血持续加重，导致肾小管上皮细胞损伤，进而发展为肾性AKI。从肾前性氮质血症进展至缺血性肾损伤是一个连续过程，预后主要取决于起始病因的严重程度和持续时间，以及随后是否反复出现肾损伤打击。肾前性AKI常见病因包括有效血容量不足、心排血量降低、全身血管扩张、肾血管收缩和肾自主调节反应受损等（表7-23-1）。

表7-23-1　肾前性AKI的主要病因

分类	常见病因
有效血容量不足	①大量出血：外伤、手术、产后、出血性疾病等；②胃肠道体液丢失：呕吐、腹泻、胃管引流等；③肾脏液体丢失：利尿药应用过度、渗透性利尿、尿崩症、肾上腺皮质功能不全等；④皮肤、黏膜体液丢失：烧伤、高热等；⑤向细胞外液转移：胰腺炎、挤压综合征、低白蛋白血症等
心排血量降低	①心脏疾病：心肌病、瓣膜病、心包炎、心律失常等；②肺动脉高压、肺栓塞等；③正压机械通气等
全身血管扩张	①药物：降压药、麻醉药等；②脓毒血症；③肝硬化失代偿期（肝肾综合征）；④过敏反应等
肾血管收缩	①药物：肾上腺素、去甲肾上腺素、麦角胺等；②高钙血症；③脓毒血症等
肾血流自主调节反应受损	肾动脉狭窄或肾脏严重低灌注状态下应用血管紧张素转换酶抑制药或血管紧张素Ⅱ受体拮抗药、非甾体抗炎药、环孢素等

2. 肾性AKI的病因　引起肾性AKI的病因众多，可累及肾单位和间质的任何部位。以肾缺血和肾毒性物质导致肾小管上皮细胞损伤（如ATN）最为常见，还包括急性间质性肾炎、肾小球疾病、肾血管疾病和肾移植排异反应等。

肾毒性ATN由各种肾毒性物质引起，包括外源性和内源性毒素。外源性肾毒素以药物最为常见，近年来一些新型抗生素和新型抗肿瘤药物引起的肾毒性ATN或急性肾小管损伤日益增多，其次为重金属、化学毒物、生物毒素（蛇毒、蜂毒、鱼胆等）及微生物感染等。

引发急性肾间质损伤的主要病因包括药物（青霉素类、头孢菌素类、磺胺类、非甾体抗炎药、质子泵抑制剂、抗肿瘤药物等）、感染（细菌、病毒等微生物感染）、自身免疫性疾病（系统性红斑狼疮、干燥综合征及原发性胆汁性肝硬化等）和恶性肿瘤（淋巴增生性疾病、浆细胞病）。少数为病因不明的特发性 AIN。

导致肾功能短期内减退的肾小球疾病，常见于急性感染后肾小球肾炎、新月体肾炎、重症 IgA 肾炎及其他继发性肾小球疾病，如狼疮性肾炎、ANCA 相关性肾炎、紫癜性肾炎等。

血管病变引起的肾性 AKI 包括微血管和大血管病变。传统微血管疾病如血栓性血小板减少性紫癜、溶血性尿毒综合征、恶性高血压等血栓性微血管病，因肾小球毛细血管内血栓形成和微血管闭塞，最终导致 AKI。肾脏大血管病变如动脉粥样硬化斑块破裂和脱落，导致肾脏微栓塞和胆固醇栓塞，继而引起 AKI。急性肾动脉闭塞常见于动脉栓塞、血栓形成、主动脉夹层分离，偶由大血管炎所致。急性肾静脉血栓少见。

3. 肾后性 AKI 的病因　肾后性 AKI 是指各种病因导致急性尿路梗阻，双侧尿路梗阻或孤立肾单侧尿路梗阻均可致肾后性 AKI，约占 AKI 的 5%。尿路梗阻的常见原因包括结石、肿瘤、前列腺肥大、肾乳头坏死、血凝块以及腹膜后疾病等，尿路的管腔外梗阻多见于腹膜后纤维化、结肠癌、淋巴瘤等。功能性尿路梗阻主要见于神经源性膀胱。此外，尿酸盐、草酸盐、阿昔洛韦、磺胺类、甲氨蝶呤及骨髓瘤轻链、茚地那韦等可在肾小管内形成结晶，导致肾小管梗阻。

（二）发病机制

不同病因 AKI 的发病机制不同，以缺血和毒素引起的 AKI 最为常见。缺血性 AKI 是肾灌注减少导致血流动力学介导的 GFR 降低，如果及时纠正，则血流动力学所致损伤可以逆转，肾功能也可迅速恢复；若低灌注持续，则肾小管上皮细胞缺氧损伤加重，继而发展为 ATN。肾毒性 ATN 发生机制主要与直接小管损伤、肾内血管收缩、肾小管梗阻等有关。肾脏血供丰富，且可通过逆流倍增机制及特殊转运子使肾髓质间质和小管腔内毒性物质浓度增高数十倍，小管上皮细胞代谢作用还可使某些毒素转化为毒性更强的代谢物，是肾小管上皮细胞暴露于毒素后容易损伤的病理生理基础。

1. 缺血性 AKI 的发病机制

（1）肾小管损伤：肾脏本身独特的结构和功能特点决定了它对缺血及继发于缺血的缺氧反应尤为敏感。皮髓交界处的近端肾小管上皮细胞是最易发生缺血性损伤的部位，尤其是 S3 段。一方面，由于此部位的血供不足，缺少血管分支代偿；另一方面，肾小管持续不断地重吸收，需要消耗大量的 ATP。从肾前性 AKI 进展至缺血性 ATN 一般经历起始期、进展期、持续期和恢复期 4 个病理生理阶段。

1）起始期：数小时至数天。特征性改变是肾血流下降导致肾小管上皮细胞缺氧损伤，持续缺氧导致肾小管坏死脱落形成管型，继而肾小管梗阻，肾小球滤出液回漏进入间质，导致 GFR 进一步降低。

2）进展期：持续数天至数周。肾内微血管充血明显，伴持续组织缺氧和炎症反应，病变以皮髓交界处最为明显。GFR 进行性下降。

3）持续期：常持续 1～2 周。GFR 仍保持在低水平（常为 5～10 mL/min），尿量常减少，出现尿毒症并发症。但肾小管细胞不断修复、迁移、增殖，以重建细胞和肾小管的完整性。此期全身血流动力学改善但 GFR 持续低下。

4）恢复期：持续数天至数个月。肾小管上皮细胞逐渐修复、再生，细胞及器官功能逐步恢复，GFR 开始改善。此期如果肾小管上皮细胞功能延迟恢复，溶质和水的重吸收功能相对肾小球滤过功能也延迟恢复，可伴随明显多尿和低钠血症等。

（2）血流动力学机制：缺血后肾脏血流动力学紊乱可能与肾脏交感神经活性增强所引起肾血管收

缩、肾组织内肾素 - 血管紧张素系统激活、肾内前列腺素系统失衡、内皮损伤引起的内皮素产生增多及一氧化氮合成减少等有关。继发于缺血损伤后的肾小管重吸收功能障碍造成小管管腔内钠离子浓度增加，激活远曲小管致密斑感受器使肾素释放增加，使得入球小动脉和肾血管收缩，进而降低肾小球内毛细血管静水压和血浆流量，导致 GFR 进一步下降。

（3）免疫炎症机制：免疫炎症分为病原体相关分子模式（pathogen associated molecular pattern，PAMP）和损伤相关分子模式（damage associated molecular pattern，DAMP）两大类。以往传统的观点认为免疫炎症与低氧相关性组织损伤关系不大，近年来的研究已初步证实免疫炎症在缺血性肾损伤中起关键作用。肾小管上皮细胞不仅是 AKI 的受害者，而且通过炎性因子等其他介质的释放，还是免疫炎症反应的主动参与者。肾脏缺血 / 缺氧后细胞线粒体结构和功能损伤促使受损细胞释放内源性损伤相关分子，启动天然免疫过程，包括趋化因子和细胞因子释放，中性粒细胞、巨噬细胞、树突状细胞等的浸润和活化等，并激活适应性免疫反应，进而导致过度免疫炎症反应，加重肾损伤。

缺血同时可导致血管内皮细胞和平滑肌细胞损伤，促使一系列趋化因子和细胞因子释放，导致炎症级联反应。进展期主要事件是发生于皮髓交界处或外髓部分持续缺氧和炎症反应，此阶段血管内皮细胞损伤是加重肾小管上皮细胞炎症反应的主要原因之一。

（4）其他：肾髓质淤血、肾脏微循环障碍、线粒体损伤和氧化应激反应、肾小管上皮细胞凋亡 / 自噬死亡 / 坏死等多种机制也参与了缺血性 ATN 的发病。迄今尚难用一个学说来解释 ATN 的全部现象，各学说之间相互联系，互为补充。

2. 肾毒性 AKI 的发病机制　肾毒性物质可直接和（或）间接引起肾小管损伤。老年、糖尿病、低血压、有效血容量不足、慢性肾脏病、同时合用其他毒性药物等使患者对肾毒性药物更为敏感。

对比剂、环孢素、他克莫司、非甾体抗炎药等可引起肾内血管收缩导致缺血性肾损伤。表现为肾血流量及 GFR 快速下降，严重者小管细胞坏死。对比剂还可通过产生活性氧和高渗刺激，直接损伤肾小管上皮细胞。

抗生素和抗肿瘤药物大多通过小管上皮细胞直接毒性作用和（或）小管内梗阻引起 ATN。氨基糖苷类抗生素可蓄积在小管上皮细胞内，引起局部氧化应激及细胞损伤，最终引起 ATN。两性霉素 B 可直接损伤近端肾小管上皮细胞及引起肾内血管收缩导致剂量相关性 AKI。顺铂、卡铂等可蓄积在近端肾小管引起 AKI，常伴有低钾、低镁血症，潜伏期 7 ~ 10 天。异环磷酰胺可引起出血性膀胱炎、血尿及急、慢性肾功能减退。阿昔洛韦、磺胺类药物等可在小管内形成结晶，导致小管内梗阻。

新型靶向药物包括抗血管内皮生长因子（vascular endothelial growth factor，VEGF）和（或）抗血管内皮生长因子受体（vascular endothelial growth factor receptor，VGEFR）药物、酪氨酸激酶抑制剂等，通过抑制肾小球或血管内皮细胞 VEGF 或 VEGFR 信号通路造成肾小球微血管病或肾小球病变，导致血栓性微血管病。BRAF 抑制剂、酪氨酸激酶抑制剂、间变性淋巴瘤激酶（anaplastic lymphoma kinase，ALK）抑制剂等还可引起 AIN。免疫检查点抑制剂包括细胞毒性 T 淋巴细胞相关蛋白 4（cytotoxic T-lymphocyte-associated antigen 4，CTLA-4）抑制剂、程序性死亡受体 1（programmed cell death 1，PD-1）及其配体（programmed death ligand 1，PD-L1）抑制剂，可通过免疫相关不良反应导致 AIN 或肾小球病变。免疫细胞治疗如嵌合抗原受体 T 细胞治疗（chimeric antigen receptor T cell，CAR-T）则因大量肿瘤细胞破坏释放的产物（包括细胞因子）引起毛细血管渗漏综合征或肿瘤溶解综合征导致 AKI。

高钙血症可通过肾内血管收缩、强制利尿致使有效血容量不足等机制导致 GFR 下降。肌红蛋白、血红蛋白可引起肾内氧化应激，损伤小管上皮细胞并形成管型；还可抑制一氧化氮，引起肾内血管收缩导致缺血。低容量或酸中毒可促进管型形成。某些化合物，如乙二醇（草酸钙代谢物）、甲氨蝶呤及多发性骨髓瘤轻链等，其原型或代谢产物可以凝结，造成小管内梗阻。

（三）病理学特征

由于病因及病变严重程度不同，病理改变可有显著差异。肉眼可见肾增大而质软，剖面可见髓质呈暗红色，皮质肿胀，因缺血而呈苍白色。典型缺血性AKI光镜检查见肾小管上皮细胞片状和灶性坏死，从基底膜上脱落，小管腔管型堵塞。管型由未受损或变性上皮细胞、细胞碎片、Tamm-Horsfall黏蛋白和色素组成。缺血性肾损伤时近端小管S3段坏死最为严重，其次为亨利袢升支粗段髓质部分，基底膜常遭破坏。如基底膜完整性存在，则小管上皮细胞可迅速再生，否则上皮不能再生。肾毒性AKI形态学变化最明显部位在近端肾小管曲部和直部，小管细胞坏死不如缺血性明显。

AIN病理特征是间质炎症细胞浸润，包括T淋巴细胞和单核细胞，偶尔有浆细胞及嗜酸性粒细胞。嗜酸性粒细胞浸润是药物所致AIN的重要病理学特征。急进性肾小球肾炎表现为肾小球内广泛的新月体形成。血栓性微血管病的肾脏病理特点是肾小球毛细血管和小动脉微血栓形成。

（四）临床表现、诊断和鉴别诊断

1. 临床表现　AKI的临床表现包括原发疾病、AKI所致代谢紊乱和并发症3个方面。明显的症状常出现在病程后期肾功能严重减退时，常见症状包括乏力、食欲减退、恶心、呕吐、瘙痒、尿量减少或尿色加深，容量过多导致急性左心衰竭时可出现气急、呼吸困难。体检可见外周水肿、肺部湿啰音、颈静脉怒张等。AKI的临床表现差异很大，与病因和病程不同阶段有关。因此，AKI的首次诊断常基于实验室检查异常，特别是血清肌酐值的绝对或相对升高，而非临床症状和体征。

以临床常见的ATN为例，介绍肾性AKI的临床病程。

（1）起始期：患者遭受缺血或毒性物质打击，但尚未遭受肾脏实质性损伤。在此阶段，如能及时采取有效措施常可阻止病情进一步进展。一般持续数小时至数天，无明显临床症状。

（2）进展期和持续期：此阶段肾实质性损伤已经形成，GFR下降一般持续1～2周，也可长达数月，多数患者由于GFR下降引起进行性尿量减少，伴氮质血症，如每天尿量 <400 mL，称为少尿，<100 mL称为无尿，>500 mL则称为非少尿型AKI，其病理生理机制仍有待明确，但一般认为是病情较轻的表现。不论尿量是否减少，随着肾功能减退临床上出现一系列尿毒症表现，主要表现为尿毒症毒素潴留和水、电解质及酸碱平衡紊乱。AKI患者的全身表现包括消化系统症状，如食欲减退、恶心、呕吐、腹胀、腹泻等，严重者可发生消化道出血；呼吸系统表现主要是容量过多导致的急性肺水肿和感染；循环系统多因尿量减少及水钠潴留出现高血压及心力衰竭表现。因尿毒症毒素潴留、电解质紊乱、贫血、酸中毒等引起心律失常和心肌病变；神经系统受累可出现意识障碍、躁动、谵妄、抽搐、昏迷等尿毒症脑病症状；血液系统受累可有出血倾向及贫血。感染是AKI常见而严重的并发症。此外，在AKI同时或在疾病进展过程中还可合并多个脏器衰竭，此时病死率甚高。

水、电解质和酸碱平衡紊乱主要表现为水分过多、代谢性酸中毒、高钾血症、低钠血症、低钙和高磷血症等。水分过多常见于控制不严格，摄入量或补液量过多，出水量如呕吐、出汗、伤口渗液量等估计不准确以及液体补充时忽略计算内生水。在少尿期因尿液排钾减少，若同时存在高分解状态，可使细胞内钾大量释放，加之酸中毒使细胞内钾转移至细胞外，可在短期内发生严重高钾血症。高钾血症患者可无特征性临床表现，严重者出现房室传导阻滞、窦性静止、室内传导阻滞甚至心室颤动。高钾血症患者的心电图改变可先于高钾临床表现出现，故心电图监测尤为重要。当同时存在低钠、低钙血症或酸中毒时，高钾血症患者的心电图表现更为显著。AKI时由于肾小管泌酸和重吸收碳酸氢根下降，酸性代谢产物排出减少，致使阴离子间隙增高，血浆碳酸氢根浓度进行性下降，如合并高分解状态时降低程度更为显著。

（3）恢复期：此阶段小管细胞再生、修复，肾小管完整性恢复，GFR逐渐恢复正常或接近正常范围。进行性尿量增多是肾功能开始恢复的标志，每天达2.5 L或以上称多尿。血清肌酐逐渐下降，但血清肌酐下降较尿量增多滞后数天。在多尿期早期，肾脏仍不能充分排出血中氮质代谢产物、钾和磷，故此时仍可发生高钾血症，持续多尿则可发生低钾血症、失水和低钠血症。

根据病因、病情轻重程度、多尿期持续时间、并发症和年龄等因素，AKI恢复时间可有较大差异。与GFR相比，肾小管上皮细胞功能（溶质和水重吸收）恢复相对延迟，常需数月后才能恢复。部分患者最终遗留不同程度的肾脏结构和功能损害。

2. 实验室与辅助检查

（1）血液检查：可有贫血，早期程度常较轻，如肾功能长时间不恢复，则贫血程度可以较重。另外，一些引起AKI的基础疾病本身可以引起贫血，如大出血、严重创伤、重度感染、系统性红斑狼疮和多发性骨髓瘤等。血清肌酐和尿素氮进行性上升，高分解代谢者上升速度较快，合并横纹肌溶解引起肌酐上升更快。血钾浓度升高，血pH和碳酸氢根离子浓度降低，血钙浓度降低，血磷浓度升高。

（2）尿液检查：不同病因所致AKI的尿检异常可以截然不同。肾前性AKI时无蛋白尿和血尿，可见少量透明管型。ATN时有少量蛋白尿，以小分子蛋白为主；尿沉渣可见肾小管上皮细胞，上皮细胞管型和颗粒管型及少许红、白细胞等；因肾小管重吸收功能减退，尿比重降低且较为固定（<1.015），尿渗透浓度<350 mmol/L。尿钠含量增高，滤过钠排泄分数（FENa）>1%。应注意尿液诊断指标和检查须在输液、使用利尿剂前进行，否则会影响结果。肾小球肾炎所致AKI可见明显的蛋白尿和（或）血尿，FENa<1%。AIN时可有少量蛋白尿，且以小分子蛋白为主；血尿较少，为畸形红细胞；可有轻度白细胞尿，药物所致可见少量嗜酸性细胞，当尿液嗜酸性粒细胞占总白细胞比例>5%时，成为嗜酸性粒细胞尿。可有明显的肾小管功能障碍表现，FENa>1%。肾后性AKI尿检异常多不明显，可有轻度蛋白尿、血尿，合并感染时可出现白细胞尿，FENa<1%。

（3）影像学检查：尿路超声检查有助于排除尿路梗阻及与慢性肾脏病鉴别。如有足够理由怀疑存在梗阻，且与急性肾功能减退有关，可做逆行性或静脉肾盂造影。CT血管造影、MRI或放射性同位素检查对了解血管病变有帮助，明确诊断仍需要行肾血管造影，但造影剂可加重肾损伤。

（4）肾活检：是AKI鉴别诊断的重要手段，在排除肾前性及肾后性病因后，拟诊肾性AKI但不能明确病因时，均有肾活检指征。

3. 诊断　根据原发病因，肾功能急性减退（血清肌酐和尿量），结合临床表现、实验室和影像学检查，一般不难做出诊断。首先判断患者是否存在肾损伤及严重程度，是否存在需要紧急处理的严重并发症。其次评估肾损伤发生的时间及有无基础慢性肾脏病，最后查明AKI病因。应该仔细甄别每一种可能的AKI病因。

既往AKI的诊断标准并不统一。近年来，急性透析质量倡议（ADQI）、急性肾损伤网络（AKIN）等均提出了AKI临床诊断标准和分期标准，如RIFLE标准、AKIN标准等，但仍存在一定局限性。2012年，改善全球肾脏病预后组织（KDIGO）制定了AKI临床实践指南规定，符合以下情况之一即可临床诊断AKI：①48 h内血清肌酐升高≥0.3 mg/dL（≥26.5 mmol/L）；②7日内血清肌酐较基础值升高≥50%；③尿量减少［<0.5 mL/(kg·h)］，持续时间≥6 h（表7-23-2）。

需要注意的是，单独用尿量改变作为诊断与分期标准时，必须考虑其他影响尿量因素如尿路梗阻、容量状态、使用利尿剂等。此外，由于血清肌

表 7-23-2 急性肾损伤 KDIGO 诊断标准

分期	血清肌酐标准	尿量标准
1 期	绝对升高≥0.3 mg/dL（≥26.5 mmol/L）或较基础值相对升高≥50%，但＜1 倍	＜0.5 mL/（kg · h）（≥6 h，但＜12 h）
2 期	较基础值相对升高≥1 倍，但＜2 倍	＜0.5 mL/（kg · h）（≥12 h）
3 期	升高至≥4.0 mg/dL（≥353.6 mol/L），或较基础值相对升高≥2 倍，或开始肾脏替代治疗，或＜18 岁患者 eGFR 下降至 35 mL/（min · 1.73 m^2）	＜0.3 mL/（kg · h）（≥24 h），或无尿≥12 h

酐影响因素众多（性别、年龄、营养状况、体重、肌肉量和代谢）且敏感性较差（GFR 下降＞50% 时血清肌酐才上升），故并非早期诊断 AKI 最佳标志物。反映肾小管上皮细胞损伤的新型生物标志物如中性粒细胞明胶酶相关脂质运载蛋白（neutrophil gelatinase-associated lipocalin，NGAL）、肾损伤分子 -1（kidney injury molecule 1、KIM-1）、白细胞介素 -18（interleukin-18，IL-18）、胱抑素 C、肝型脂肪酸结合蛋白（liver fatty acid-binding proteins，L-FABP）、基质金属蛋白酶组织抑制因子 -2（tissue inhibitor metalloproteinase-2，TIMP-2）和胰岛素样生长因子结合蛋白 7（IGF-binding protein-7，IGFBP-7）等，可能有助于早期诊断及预测 AKI 患者的预后，用于指导临床干预，值得进一步深入研究。

NGAL 是载脂蛋白超家族新成员，相对分子质量为 25 000，在人类许多组织中呈低表达状态，高表达于受损上皮细胞。与心脏术后 24～48 h AKI 患者血肌酐才明显升高相比，术后 2～6 h 血、尿 NGAL 水平即升高 10 倍以上，在对比剂相关 AKI、脓毒症相关 AKI 和肾移植后 AKI 早期，血、尿 NGAL 水平同样显著升高。荟萃分析显示，血和尿 NGAL 均为 AKI 独立预测因子，且 NGAL 能有效预测 AKI 患者的临床预后（包括需要肾脏替代治疗和死亡风险）；但血 NGAL 检测可受其他疾病影响，如慢性肾脏病、高血压、全身性感染、炎症性疾病和恶性肿瘤等，慢性肾脏病患者血 NGAL 水平与肾损伤程度密切相关，但升高幅度仍远低于 AKI 时。

KIM-I 属 Ⅰ 型跨膜糖蛋白，正常肾组织不表达，但在缺血和肾毒性损伤后肾近曲小管上皮细胞中持续高表达直到上皮细胞完全修复，可在尿液中检测到 KIM-1 胞外区，代表早期和正在进行的近端小管上皮细胞损伤。KIM-1 在尿液中性质稳定，不受尿液理化特性影响。尿 KIM-I 在 AKI 后 6～12 h 上升。在各种病因导致的 ATN 中，缺血性 ATN 患者尿 KIM-1 水平最高，其次是对比剂所致 ATN。尿 KIM-1 水平还与 AKI 预后密切相关。

IL-18 作为促炎细胞因子在许多器官炎性反应和缺血性损伤中起重要作用。相对分子质量为 18 000，发生 AKI 后主要在近端小管产生，直接参与 AKI 的病理生理过程。尿 IL-18 在 AKI 患者心脏术后 4～6 h 升高，12 h 达峰值且 48 h 时仍处于高位。IL-18 还可用于 AKI 鉴别诊断和预后判断。ATN 患者尿 IL-18 水平明显高于肾前性 AKI、慢性肾脏病、尿路感染等其他患者，且与预后密切相关，但尿 IL-18 水平在系统性红斑狼疮、炎症性肠病、类风湿关节炎等炎症性疾病中也升高，限制了其应用。

胱抑素 C 是半胱氨酸蛋白酶抑制剂，相对分子质量为 13 000，体内有核细胞均可产生。胱抑素 C 能自由滤过肾小球，被肾小管完全重吸收后分解，且肾小管不再分泌，胱抑素 C 不受常规储存环境和常见干扰因素如性别、年龄和种族等的影响，检测方法成熟。用于 GFR 评价时优于血清肌酐，AKI 时血胱抑素 C 升高比血清肌酐提早 1～2 天，但目前用于诊断 AKI 的血胱抑素 C 水平升高阈值还不统一。

L-FABP 表达于人类近端肾小管上皮细胞，相对分子质量为 14 000，是参与游离脂肪酸在肾小管内代谢的关键蛋白。AKI 时 L-FABP 作为内源性抗氧化剂在肾小管缺氧/再氧化过程中起保护作用。尿L-FABP水平与肾小管间质损伤严重程度密切相关，故可用作AKI早期检测的标志物和预测因子，但目前尚缺乏统一的检测手段。

由于不同生物学标志物在AKI后开始升高和持续时间均不一致，在不同类型AKI中预测价值也不尽相同，选择多个标志物联合检测，可能有助于提高AKI的早期诊断、鉴别诊断及早期预后预测效果。此外，近年来基于院内病历系统的AKI电子预警系统已部分应用于临床，研究发现可提高AKI的早期诊断率，减少漏诊率。由于AKI的危险因素并非固定，针对特定类型AKI（如心脏术后AKI）的动态预警体系亦显示出较好的应用前景。

4. 鉴别诊断　应仔细寻找有无基础慢性肾脏病，详细询问病史及体格检查有助于寻找AKI病因。须鉴别每一种可能的AKI病因，先筛查肾前性和肾后性因素，再评估可能的肾性AKI病因。确定为肾性AKI后，还应鉴别是肾血管、肾小球、肾小管或肾间质病变引起。临床实践中在慢性肾脏病基础上的AKI较为常见，通过详细病史询问、体格检查和相关实验室及影像学检查可资鉴别，见表7-23-3。

新鲜尿液镜检有助于发现一些重要诊断意义的细胞成分，如各种管型、红细胞、白细胞包括嗜酸性粒细胞等。AKI时尿检常见异常（表7-23-4）。血和尿钠、钾、氯、肌酐等生化检测还可用于计算尿钠排泄分数（FENa）。FENa等尿液指标可帮助判断AKI病因（表7-23-5）。

FENa计算公式：FENa=［尿Na/血清Na］/［尿肌酐/血清肌酐］×100%。

（1）与肾前性AKI鉴别：肾前性氮质血症是AKI最常见原因，应详细询问病程中有无引起容量绝对不足或相对不足的原因，包括呕吐、腹泻、食欲缺乏、严重充血性心力衰竭、利尿剂使用不当等。此外，还要注意询问近期有无NSAIDs、ACEIs及ARBs等药物应用史，是否口干。体检时应注意

表7-23-3　急性和慢性肾功能减退鉴别要点

鉴别要点	急性肾损伤	慢性肾脏病
病史		
病因线索	有引起急性肾损伤的病史，如导致有效血容量不足的各种基础疾病和表现、肾毒性药物接触史、泌尿系梗阻	有引起慢性肾脏病的病因，或长期应用肾毒性药物；有慢性肾脏病表现，如较长时间水肿、蛋白尿和血尿
肾功能减退病程	病程短，如短时间内出现尿量减少并进行性加重，血清肌酐进行性升高	较长时间的夜尿增多、乏力、食欲缺乏等
体格检查	伴有与短期内肾功能减退相关的体征，如尿量减少、水钠潴留时可见水肿，肺部湿啰音；与AKI病因相关体征，如血容量不足可见皮肤干燥、弹性差、脉搏快等；如药物引起可见皮疹；肾后性梗阻可触及腹部肿块等	贫血貌、慢性病容等
实验室及影像学检查		
肾脏大小	正常或增大	缩小*
贫血	病程较短时不明显**	明显
肾性骨病	无	可有

注：*糖尿病肾病、多囊肾、肾脏淀粉样变和多发性骨髓瘤所致慢性肾脏病，肾脏可能不缩小。**AKI患者如病程长肾功能不恢复，或合并慢性贫血或导致贫血的其他疾病时，也可出现贫血。

表 7-23-4 AKI 时尿液镜检异常

病因	尿液检查
肾前性	正常或透明管型
肾性	
小管细胞损伤	棕色颗粒管型、上皮细胞管型
间质性肾炎	脓尿、血尿、轻度蛋白尿、颗粒管型、上皮细胞管型、嗜酸性粒细胞
肾小球肾炎	血尿、显性蛋白尿、红细胞管型、颗粒管型
肾血管性疾病	正常或血尿，轻度蛋白尿
肾后性	正常或血尿、颗粒管型、脓尿

表 7-23-5 AKI 时的尿液诊断指标

尿液检查	肾前性 AKI	ATN
尿液比重	> 1.020	< 1.010
尿渗透压［mOsm/（kg・H_2O）］	> 500	< 350
尿钠（mmol/L）	< 20	> 40
尿肌酐 / 血清肌酐	> 40	< 20
血尿素氮（mg/dL）/ 血清肌酐（mg/dL）	> 10	< 10
钠排泄分数（FE_{Na}）	< 1%	> 1%

有无容量不足的常见体征，包括心动过速、全身性或直立性低血压、黏膜干燥、皮肤弹性差等。肾前性 AKI 时，实验室检查可见血清肌酐和尿素氮升高、FENa 常 < 1%。对于服用呋塞米等利尿剂的肾前性 AKI 患者，受利尿剂利钠作用影响、FENa 可 > 1%，可改用尿尿素排泄分数（FEurea），计算方法与尿钠排泄分数类似。FEurea < 35% 提示肾前性 AKI。此外，当尿液中出现过量碳酸氢钠、葡萄糖、甘露醇等无法重吸收溶质时，FENa > 1%。在慢性肾脏病、ATN、梗阻性肾病晚期中，FENa 和 FEurea 也均不可靠。

肾前性 AKI 时由于肾小管功能未受损，低尿流速率导致小管重吸收尿素增加，使血尿素氮和血清肌酐升高不成比例，血浆尿素氮（mg/dL）/ 血清肌酐（mg/dL）比值可超过 15 : 1，常大于 20 : 1。尽管此比值在肾前性是典型表现，有助于鉴别诊断，但也可见于肾后性 AKI，血尿素氮 / 血清肌酐比值升高，还需排除胃肠道出血（尿素产生增多）、消瘦（肌酐生成减少）等其他原因。

临床上怀疑肾前性少尿时，可进行补液试验，即输液（5% 葡萄糖 200 ~ 250 mL）并注射利尿剂（呋塞米 40 ~ 100 mg），以观察输液后循环系统负荷情况。如果补足血容量后血压恢复正常，尿量增加、则支持肾前性少尿诊断。低血压时间过长，特别是老年人伴心功能不全时、补液后尿量不增多应怀疑肾前性氮质血症时间过长已发展为 ATN。

（2）与肾性 AKI 鉴别：肾性 AKI 包括多种疾病导致的不同部位肾损伤。肾前性因素所致 ATN 患者常有前述导致有效血容量不足疾病的病史和体征，或有导致肾内血流调节异常的药物应用史。部分患者近期有肾毒性药物应用史，肾毒性药物既可导致 ATN，也可引起 AIN。AIN 常伴有发热、皮疹、淋巴结肿大、关节酸痛、血嗜酸性粒细胞和血清 IgE 升高等、结合停药后反应可作出鉴别。尿液嗜酸性粒细胞计数增多也提示 AIN，但敏感度和特异度不高。肾小球肾炎、肾脏微血管疾病等所致 AKI 常伴有中等量以上蛋白尿、肾小球源性血尿，某些继发性疾病还常伴有其他系统受累表现，结合实验室与辅助检查异常，可资鉴别。肾活检常有助诊断和鉴别诊断。

ATN、AIN 时常伴有 FENa > 1%，但肾小球肾炎、肾微血管性疾病时，FENa < 1%。

（3）与肾后性 AKI 鉴别：肾后性 AKI 常有前列腺肥大、前列腺肿瘤，淋巴瘤、膀胱颈部肿瘤、腹膜后疾病等病史，突然发生的尿量减少或与无尿交替、肾绞痛、胁腹或下腹部疼痛、肾区叩击痛阳性及膀胱区叩诊呈浊音，均提示存在尿路梗阻可能。少尿或无尿患者常须鉴别是否存在肾后梗阻，但许多发生梗阻的肾后性 AKI 患者并不一定表现为少尿或无尿，须仔细鉴别。膀胱导尿兼有诊断和治疗意义。肾脏超声波检查可见肾盂分离（肾脏积水），但在肾后性AKI早期，超声波检查可出现假阴性。X线片检查可帮助确诊，但需注意造影剂常可加重肾损伤。

（五）治疗

AKI是一组临床综合征，并非单一疾病。不同病因、类型的AKI其治疗方法有所不同。总的治疗原则是：尽早识别并纠正可逆病因，及时采取干预措施避免肾脏进一步受损伤，维持水、电解质和酸碱平衡，适当营养支持，积极防治并发症，适时进行血液净化治疗。AKI的治疗包括如下方面。

1. 早期病因干预治疗　在AKI起始期及进展期及时干预能最大限度地减轻肾脏损伤，促进肾功能恢复。临床上怀疑AKI时，应尽早请肾脏专科医生会诊，以获得及时妥当的处理。应强调早期尽快纠正AKI的可逆病因，无论何种类型的AKI，都应首先尽快评估并纠正肾前性因素，包括扩容、改善低蛋白血症、改善心输出量、停用影响肾脏有效灌注的药物、调节外周血管阻力至正常范围等有利于改善肾脏有效灌注的措施。

《2012年严重脓毒症及脓毒症休克防治指南》建议，脓毒症休克时候液体复苏的靶目标是平均动脉压≥65 mmHg，且需根据年龄、基础血压及其他合并症情况进行调整。老年人平均动脉压需要维持在75～80 mmHg，肾脏才可能有效灌注，且应在复苏6 h内达标。但大量补液可引起容量过负荷，使病死率升高，既往有心力衰竭史者，容量复苏时更应谨慎，须注意补液速度，以免诱发心力衰竭。

应用胶体溶液扩容预防AKI的疗效目前仍缺乏有力的临床证据支持，且部分血浆代用品甚至可能引起肾损伤，因此在非出血性休克时，建议对存在AKI风险或合并AKI患者首先使用等张晶体溶液而不是胶体作为扩张血管内容量的干预手段。确诊AKI或AKI发病高危患者存在伴有血管收缩功能障碍的休克时，须应用血管加压药物联合液体复苏进行干预；对围手术期AKI患者或脓毒症休克患者，须根据事先制订的方案进行血流动力学和氧合指标监测，以预防AKI发生或进展。

肾性AKI病情常较为复杂，继发于肾小球肾炎、血管炎的AKI常需要糖皮质激素和（或）免疫抑制剂治疗，临床上怀疑药物等引起AIN时，应尽快明确并停用可疑药物，确诊后给予糖皮质激素治疗。

肾后性AKI应尽早解除尿路梗阻，根据梗阻位置的不同和具体病因可采取不同方法解除梗阻，如留置导尿、放置输尿管支架或经皮肾盂造瘘术。有条件应进一步治疗引起尿路梗阻的原发疾病。

2. 营养支持治疗　维持机体的营养状况和正常代谢，有助于损伤细胞的修复和再生，提高存活率。可优先通过胃肠道提供营养，酌情限制水分、钠盐和钾盐摄入。无法通过胃肠道给予营养的患者需静脉营养。AKI患者任何阶段总能量摄入量在20～30 kcal/（kg · d），能量供给包括碳水化合物3～5 g/（kg · d）、脂肪0.8～1.0 g/（kg · d）。蛋白质或氨基酸摄入量根据具体情况有所不同，非高分解代谢、无须肾脏替代治疗（RRT）的AKI患者在0.8～1.0 g/（kg · d），接受RRT的AKI患者可在1.0～1.5 g/（kg · d），接受连续性肾脏替代治疗且存在高分解代谢的患者蛋白质或氨基酸摄入量最高可达1.7 g/（kg · d）。静脉补充脂肪乳剂中以中长链混合液为宜，氨基酸的补充则包括必需氨基酸和非必需氨基酸。营养支持总量与成分要根据临床情况调整。危重病患者胰岛素治疗靶目标为血浆葡萄糖6.1～8.3 mmol/L。

观察每日出入液量及体重变化，每日补液量应为显性失水量加上非显性失液量再减去内生水量。由于非显性失液量和内生水量估计常有困难，因此每日大致的进液总量可在前一日尿量加500 mL计算。发热患者只要体重不增加，可适当增加补液量。进行肾脏替代治疗的患者补液量可适当放宽。

3. 并发症治疗　密切随访血肌酐、尿素氮及血电解质变化。高钾血症是AKI患者的主要死因之一，当血钾＞6 mmol/L或心电图有高钾表现或有神经、肌肉症状时，应给予紧急处理，包括：①停用一切含钾的药物和（或）食物。②对抗钾离子心肌毒性：使用钙剂（10%葡萄糖酸钙10～20 mL稀释后）缓慢静脉注射。③促进钾转移：对伴有代谢性酸中毒患者使用碱剂，既可纠正酸中毒，也可促进钾离子向细胞内转移（5%碳酸氢钠溶液125～250 mL静脉滴注，5～10 min起效，作用可维持2 h）；葡萄糖和胰岛素合用促进糖原合成，促使钾离子向细胞内转移（50%葡萄糖50～100 mL或10%葡萄糖250～500 mL，加胰岛素6～12 U缓慢静脉注射，葡萄糖和胰岛素比值约为4：1，30 s起效，作用可持续4～6 h）。④清除钾：口服离子交换树脂降钾（1～2 h起效）；静脉应用利尿剂增加尿液排钾（稀释后静脉推注，多使用袢利尿剂）；紧急透析（腹膜透析患者可临时增加透析剂量，血液透析降钾最为有效）。

及时治疗代谢性酸中毒可选用5%碳酸氢钠溶液125～250 mL静脉滴注。对于严重酸中毒患者，如HCO_3^-＜12 mmol/L，或动脉血气pH＜7.20时，应在纠酸同时开始紧急透析治疗。

AKI时心力衰竭的临床表现与一般心力衰竭相似，治疗措施亦基本相同。但AKI患者对利尿剂反应较差，对洋地黄等药物疗效亦差，加之合并电解质紊乱和肾脏排泄减少，易发生洋地黄中毒。AKI并发心力衰竭时药物治疗以扩血管为主，减轻心脏负荷。容量过负荷心力衰竭患者最有效的治疗是尽早进行透析超滤脱水，缓解心力衰竭的症状最为有效。

感染是AKI的常见并发症，也是主要死因之一。应尽早使用抗感染治疗，根据病原体培养和药敏试验结果选用对肾脏无毒性或低毒性药物治疗，并按照肌酐清除率调整用药剂量。

4. 肾脏替代治疗 是AKI治疗的重要组成部分，包括腹膜透析（PD）、间歇性血液透析（IHD）和连续性肾脏替代治疗（CRRT）。目前腹膜透析较少应用于危重AKI的治疗，但在经济欠发达地区以及灾难性事件致大量AKI患者需要治疗时，仍可应用腹膜透析治疗。

AKI时肾脏替代疗法的目的和作用应包括肾脏替代及肾脏支持两方面。肾脏替代指干预因肾功能严重减退而出现的可危及生命的严重内环境紊乱，主要是纠正水、电解质、酸碱失衡和氮质血症。其中紧急透析指征包括药物不能纠正的代谢性酸中毒、积极内科保守治疗无效的严重高钾血症等电解质紊乱、积极利尿剂治疗无效的严重肺水肿，以及出现严重尿毒症症状，如脑病、癫痫发作、心包炎等。肾脏支持的目的是支持肾脏维持机体内环境稳定，清除炎症介质、尿毒症毒素等致病物质，防治可引起肾脏进一步损害的因素，减轻肾脏负荷，促进肾功能恢复，并在一定程度上支持其他脏器功能，为原发病和并发症的治疗创造条件。如充血性心力衰竭时清除过多体液，肿瘤化疗时清除肿瘤细胞坏死产生的大量代谢产物，急性呼吸窘迫综合征时减轻肺水肿和清除部分炎症介质，脓毒血症时清除体内炎症介质等。具体指征参见本书血液净化疗法相关章节。

目前，关于危重AKI时肾脏替代治疗的剂量、时机和模式等问题仍是临床研究的热点。对于危重AKI患者倾向于早期开始肾脏替代治疗，目的是尽早清除体内过多的水分、毒素，纠正高钾血症和代谢性酸中毒等，提供内环境支持；有助于液体、能量、蛋白质和其他营养物质的补充；有利于肾损伤细胞的修复和再生。肾脏替代治疗方法应综合考虑患者的病情、医护人员对技术的掌握程度和当地医疗资源等多方面因素，以安全、有效、简便、经济为原则。间歇性血液透析和CRRT治疗各有利弊，可依据实际情况灵活选用。对于血流动力学不稳定，特别是合并急性肝损伤、急性脑损伤的患者，可能更适合行CRRT。间歇性血液透析治疗的优势是治疗的灵活性、安全性、经济性和可操作性，尤其适合需要快速、有效地控制严重高钾血症等危急情况。近年来，一些大规模临床研究结果均未发现大剂量强化肾脏替代疗法较常规剂量非强化肾脏替代治疗更具优势，故目前KDIGO建议，AKI患者接受间断或延长肾脏替代疗法时剂量标准为每周Kt/V达到3.9，接受CRRT时透析液＋滤出液总量应达到 20～25 mL/（kg·h），考虑到处方剂量与实际剂量的差异，CRRT 的处方剂量应增加 25%。

由于不同类型 AKI 和不同临床状况对肾脏替代疗法的要求不同，需要肾脏替代疗法的开始时机、模式及剂量也不尽相同。因此，对危重 AKI 患者，应针对临床具体情况，首先须明确患者治疗要求，确定肾脏替代疗法的具体治疗目标，然后根据治疗目标确定肾脏替代疗法的时机、剂量及模式，并在治疗期间根据疗效动态调整，实行目标导向的个体化精准肾脏替代治疗策略。

5. 恢复期治疗　AKI 恢复早期，威胁患者生命的并发症依然存在，治疗重点仍为维持容量、电解质和酸碱平衡，控制氮质血症，治疗原发病和防止各种并发症。部分急性肾小管坏死患者多尿期持续时间较长，补液量应遵循“量出为入”，并逐渐减少，以缩短多尿期。对 AKI 存活患者应参照慢性肾脏病相关诊治指南要求长期随访和治疗。

（六）预防

AKI 的发病率及患者病死率居高不下，疗效不甚满意，故预防极为重要。积极治疗原发病，及时发现 AKI 的诱发因素和病因并加以去除，是 AKI 预防的关键。AKI 预防的理念应贯穿 AKI 的诊治全程，并遵循分期处理原则：①高危患者即将或已伴有潜在的 AKI 病因时，应酌情采取针对性预防措施，并需动态监测肾功能变化，努力降低 AKI 的发病率，提高早期诊断率。② AKI 早期应及时纠正病因并予对症支持治疗，密切随访肾功能变化，如预计 AKI 病情将进行性加重，则权衡利弊后适当提早开始肾脏替代疗法，以尽可能延缓 AKI 进展，降低重症 AKI 的发病率。③重症 AKI 应通过积极治疗，筛查危险因素并及时纠正，降低病死率。

AKI 预防应立足于易感因素和诱发因素筛查。AKI 的易感因素包括既往有慢性肾脏病史、老年人、糖尿病、高血压、肾病综合征、冠心病、周围血管疾病、心力衰竭、肝衰竭、存在绝对或相对有效血容量不足。AKI 的诱发因素包括脓毒症、休克、烧伤、心脏外科手术、非心脏大手术、对比剂及肾毒性药物的应用。对高危患者应根据风险和疾病进程确定肾功能和尿量监测方案，并根据临床具体情况，酌情采取下列预防措施：①及时维持血流动力学稳定：每日评估患者容量及血流动力学状态，及时纠正有效血容量不足，以避免肾脏低灌注；出血性休克扩容治疗首选补充等张晶体溶液而非人工胶体溶液，血管源性休克在扩容同时适当使用缩血管升压药物；腹腔室隔综合征患者及时纠正腹腔内高压；高危患者在围术期或发生脓毒性休克期间应设定血流动力学及氧合参数的靶目标值。②药物肾毒性的防治：仔细评估高危患者暴露于肾毒性药物的必要性，尽量避免使用氨基糖苷类药物、非甾体抗炎药、对比剂等肾毒性药物。必须使用上述药物时，在保证疗效的同时应注意降低肾毒性，如密切监测氨基糖苷类抗生素、钙调神经磷酸酶抑制剂（如环孢素 A、他克莫司等）的血药浓度，氨基糖苷类药物采用每日单次给药代替每日多次给药，或局部用药代替静脉用药，应用两性霉素 B 的脂质制剂、唑类或棘白菌素抗真菌药物代替两性霉素 B 传统剂型等；尽可能使用最低剂量、等渗或低渗的对比剂，或改用其他影像学检查方法。充足补液对于肾前性和对比剂肾损伤防治作用已获肯定。N- 乙酰半胱氨酸、还原型谷胱甘肽、静脉输注碳酸氢盐溶液等可能对对比剂肾病有预防作用，可根据实际情况酌情应用。③围产期重度缺氧的高危新生儿，可予单剂量茶碱（1～5 mg/kg）以预防 AKI。

（方　艺　丁小强）

数字课程学习

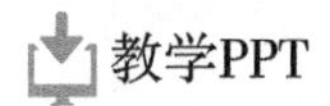
教学PPT　自测题

第二十四章

特殊类型急性肾损伤

关键词：

对比剂肾病　　横纹肌溶解综合征　　微血管病肾损伤

第一节 对比剂肾病

随着造影检查在临床的广泛开展，对比剂肾病（contrast induced nephropathy，CIN）也称为对比剂诱导的急性肾损伤，其发病率逐渐增高，已成为住院患者急性肾损伤（AKI）的第三大主要原因。在美国，每年约有100万次的造影操作，CIN发病率达150 000次/年；至少1%的患者需要透析治疗，不需要透析的患者住院时间平均延长2天。而一旦发生肾衰竭后果非常严重，在院病死率为36%，2年生存率仅19%。在我国，随着冠心病、糖尿病和肿瘤等疾病发病率的上升，每年接受造影检查和介入治疗的患者亦呈明显上升的趋势。CIN的发病率与是否合并CIN的危险因素有关，主要危险因素包括合并慢性肾脏病（CKD）、糖尿病，以及对比剂的种类和剂量等。

因此，积极防治这一医源性并发症，降低CIN的发病率和病死率越来越受到医务工作者的重视。

目前，普遍接受2008年欧洲泌尿生殖放射协会给出的CIN定义：血管内注射碘对比剂后3天内血清肌酐升高≥0.5 mg/dL（44.2 μmol/L）或较基础值升高≥25%，并且能排除其他病因所导致的AKI。对照改善全球肾脏病预后组织（KDIGO）2012对于AKI的定义：48 h内血清肌酐增高≥0.3 mg/dL（≥26.5 μmol/L），或较基线血清肌酐增高≥50%，且明确或经推断其发生在之前7天之内，或持续6 h尿量＜0.5 mL/（kg·h）。可以看出，CIN要求的较基础值血清肌酐升高≥25%比较敏感，远未达到AKI要求的上升≥50%的水平，但3天内血清肌酐升高≥0.5 mg/dL却高于AKI定义的血清肌酐绝对值升高的标准，说明心脏病、放射科医师既注意较基础值血清肌酐升高25%的灵敏度，又兼顾血清肌酐绝对值升高的确定意义。CIN定义没有尿量的指标，说明CIN尿量减少并不突出，通常表现为非少尿性AKI，即使发生少尿，持续时间也较短，2~5天恢复尿量。急性肾损伤网络（AKIN）提出的CI-AKI标准为48 h内血清肌酐水平＞0.3 mg/dL或7天内升高≥50%，更加符合肾脏病医师对于AKI的诊断标准，但并未得到非肾脏科医师的广泛认可。

（一）发病机制

CIN的发病机制尚未完全明确。目前主要有两种理论：其一，急性肾小管坏死（acute tubular necrosis，ATN）由肾血管收缩引起肾髓质缺氧所致，可能由血液黏滞度的影响以及一氧化氮、内皮素和（或）腺苷的改变介导；其二，ATN由对比剂对肾小管细胞的毒性作用直接导致。肾血管收缩可能加重肾小管细胞损伤。

与其他类型的ATN相比，CIN的特征通常为肾功能恢复相对较快，其原因尚不明确，可能的原因包括肾小管坏死的严重程度较低，或GFR下降的原因是肾小管上皮细胞功能改变而非坏死。此外，肾前性因素或小管内阻塞也有可能参与发病机制。

（二）临床特点

CIN常在对比剂使用后24~72 h发生，很少伴有少尿。即使没有血清肌酐上升，对比剂也可以引起尿检不同程度的异常，如出现上皮细胞、上皮细胞管型、颗粒管型和棕色粗颗粒管型等，有时还会有透明管型。造影后24~48 h出现肌酐上升，并在第3~7天内开始下降。也可能出现AKI的其他表现，包括高钾血症、酸中毒等。CIN患者的FENa通常小于1%，没有特征性的影像学表现。

（三）病理学特征

发生CIN时，ATN病变为局灶性和非特异性的，且CIN所致AKI通常较短暂，因此肾活检通常对诊断CIN没有帮助。

（四）诊断及鉴别诊断

1. 诊断　目前国内常用的CIN诊断标准为血管内使用对比剂3天内出现的肾脏损害，血清肌酐比造影前升高>25%，或血清肌酐升高44.2 μmol/L，并除外其他原因所致者。为排除AKI的其他病因，需要常规评估AKI，包括详细的病史采集和体格检查、尿液分析、其他相关的实验室检查、肾脏超声以及视情况行肾活检。

由于发生 CIN 时急性肾小管坏死病灶局限且不典型，因此肾活检对于诊断 CIN 的意义不大。但少数情况下肾活检可用于 CIN 诊断不明确时排除其他 AKI 原因。

2. 鉴别诊断　CIN 的鉴别诊断包括：缺血性 ATN、急性间质性肾炎、肾血管栓塞及使用对比剂后增加或调整利尿剂或 ACEI/ARB 类药物的剂量引起肾前性肾损伤。其中，缺血性 ATN 常合并低血压、血容量不足等因素，可以根据病史进行排除。

血管造影后发生 AKI 需对 CIN 和肾血管栓塞进行鉴别。肾血管栓塞的特点包括：① 其他部位出现栓塞（如远端足趾栓塞）或网状青斑；② 一过性嗜酸性粒细胞增多或低补体血症；③ 造影后数日至数周才发生的 AKI；④病情迁延，肾功能恢复差。

（五）治疗

CIN 患者肌酐升高通常轻微。在大多数病例中，肌酐通常在 3～7 日内开始下降，随后恢复至或接近基线肾功能。对于对比剂所致 AKI，极少需要透析。部分患者在急性期需要透析。透析指征与其他类型的 AKI 相同。

（六）预防

对于所有即将接受动脉内造影剂的风险患者，均需采取预防措施。存在风险的患者包括：①所有 eGFR < 60 mL/（min · 1.73 m^2）且存在显著蛋白尿（定义为白蛋白尿 >300 mg/d，相当于蛋白尿 >500 mg/d）的患者；②所有 eGFR < 60 mL/（min · 1.73 m^2）且有共存疾病（包括糖尿病、心力衰竭、肝衰竭或多发性骨髓瘤）的患者；③所有 eGFR < 45 mL/（min · 1.73 m^2）的患者，无论是否存在蛋白尿和任何其他共存疾病；④对于 eGFR < 45 mL/（min · 1.73 m^2）且有蛋白尿和糖尿病或其他共存疾病的患者，以及所有 eGFR < 30 mL/（min · 1.73 m^2）的患者，应将其视为风险最高。具体预防措施如下。

1. 避免容量不足和使用非甾体抗炎药　即将接受动脉内造影剂的患者应避免容量不足，并在操作前停用非甾体类抗炎药（NSAIDs）24～48 h。

2. 造影剂的剂量和类型　尽可能使用最低有效剂量的造影剂，避免间隔较短时间（48～72 h 内）重复检查。推荐使用等渗造影剂或非离子型低渗造影剂。不推荐使用高渗造影剂（1 400～1 800 mOsm/kg）。非离子型等渗或低渗造影剂比离子型高渗造影剂安全。

3. 水化　对于所有即将接受涉及动脉内使用造影剂的操作且有风险的患者，如果没有扩容的禁忌证，在使用造影剂前静脉内给予等张盐水，并在使用造影剂后持续给予数小时。方案包括：①对于门诊患者，操作前给予 3 mL/kg（持续输注 1 h），在操作期间和操作后给予 4～6 h，以 1～1.5 mL/（kg · h）的速率持续输注（操作后至少给予 6 mL/kg）。②对于住院患者，以 1 mL/（kg · h）的速率在操作前持续输注 6～12 h、操作期间持续输注及在操作后持续输注 6～12 h。推荐使用等张盐水进行水化，使用碳酸氢盐水化无额外获益，需进行混合配制且更昂贵。不使用口服盐负荷替代静脉内扩容。目前尚不明确口服补液或盐负荷预防 CIN 的益处。

4. 造影前后的药物保护　目前尚未发现确切的预防 CIN 的药物，针对 N- 乙酰半胱氨酸（NAC）防治 CIN 的研究较多。广泛使用的标准剂量是 NAC 600 mg，造影前后各一天，口服每天 2 次。对紧急造影的患者，造影前 1 h 和造影后 4 h 各口服 1 g。但研究乙酰半胱氨酸的荟萃分析得出的结果不一致。目前最大规模随机临床试验显示口服乙酰半胱氨酸未改善结局。

5. 血液透析和血液滤过　不推荐对 CKD 患者采用常规血液滤过或血液透析预防 CIN。在维持性透析患者中，没有通过预防性透析预防血管内造影剂所致容量超负荷的指征。此外，没有研究支持在血管内给予造影剂后立即进行透析可以维持血液透析患者的残余肾功能或限制变态反应的风险。

（倪兆慧）

第二节 横纹肌溶解综合征

第三节 微血管病肾损伤

血栓性微血管病（thrombotic microangiopathy，TMA）是以微血管性溶血性贫血（microangiopathic hemolytic anemia，MAHA）、血小板减少为主要表现的临床综合征。TMA的病理表现为小动脉和微血管内皮细胞损伤导致的微血管血栓发生，其中肾脏累及为TMA的典型表现，主要包括微动脉和肾小球血栓形成。TMA综合征囊括了多种遗传性和获得性病因所致的微血管病变，多种类型TMA均可引起AKI，但TMA合并AKI、TMA合并肾小球疾病目前仍缺乏流行病学调查结果。由于TMA病因鉴别存在一定的困难，导致TMA所致AKI的诊断和治疗较为复杂。

（一）TMA肾损伤病因分类

既往TMA分为溶血性尿毒综合征（hemolytic uremic syndrome，HUS）、非典型性溶血性尿毒综合征（atypical hemolytic uremic syndrome，aHUS），血栓性血小板减少性紫癜（thrombotic thrombocytopenic purpura，TTP）等，随着对其病因研究的不断深入，目前TMA根据病因分为原发性TMA和继发性TMA。

1. 原发性TMA　是指非其他疾病引起的，自发出现的TMA。原发性TMA综合征包括TTP、志贺毒素介导的HUS（shiga toxin-mediated hemolytic uremic syndrome，ST-HUS），补体介导的TMA（complement-mediated microangiopathic hemolytic anemia，C-TMA），药物诱导的TMA（drug-induced microangiopathic hemolytic anemia，DITMA）、代谢介导的TMA和凝血介导的TMA等。

（1）TTP：因ADAMTS13重度缺乏（通常活性<10%）所致，ADAMTS13缺乏可能为遗传性或获得性，后者由自身抗体抑制ADAMTS13活性引起。

（2）ST-HUS：志贺毒素由痢疾志贺菌和大肠埃希菌的某些血清型（如O157：H7和O104：H4）产生。志贺毒素可直接损伤肾脏上皮细胞（足细胞和小管细胞）、系膜细胞和血管内皮细胞。志贺毒素介导的TMA多为散发病例，亦存在与公共卫生问题相关的大规模爆发。

（3）C-TMA：对补体旁路途径激活起限制作用的调节蛋白，如补体因子H（complement factor H，CFH），CFH相关蛋白CFI、膜辅蛋白（membrane cofactor protein，MCP；即CD46）的遗传性缺乏，或者加速这一途径激活的蛋白（如CFB、C3）的遗传性异常，都可导致细胞模型（包括血管内皮细胞和肾脏细胞）的补体活化失控。CFH或CFI缺乏也可为获得性，由抑制CFH或CFI活性的自身抗体引起。

（4）药物诱导的TMA：分为免疫介导性和剂量依赖、毒性介导性。

1）免疫介导性TMA：一些药物可通过药物依赖性抗体作用于血小板、中性粒细胞、内皮细胞和（或）其他细胞而导致免疫介导性TMA，已知的可引起免疫介导性的最常见药物为奎宁，其他可能引起该病的药物有吉西他滨、奥沙利铂和噻硫平。

2）剂量依赖和毒性介导性：多种药物可因直接细胞损伤而导致剂量依赖、毒性介导性DITMA综合征，可呈急性或慢性发作（用药数周或数月后）。此类疾病主要由以下四类药物引起：化疗药物（如吉西他滨和丝裂霉素）、免疫抑制剂（如环孢素和他克莫司）、血管内皮生长因子抑制剂（如贝伐珠单抗）以及阿片类药物或违禁药物（如羟吗啡酮和可卡因）。

（5）代谢介导的TMA：由遗传性*MMACHC*基因突变导致细胞内维生素B_{12}代谢紊乱所致。

（6）凝血介导的TMA：某些凝血相关蛋白遗

传性缺乏可导致TMA，包括遗传性血栓调节蛋白（thrombomodulin，TM）纤溶酶原和二酰甘油激酶ε（diacylglycerol kinase epsilon，DGKE）。

2. 继发性TMA 是指继发于全身性疾病的微血管性溶血性贫血和血小板减少。常见的可引起继发性TMA的疾病有以下几种。

（1）妊娠并发症：重度子痫前期和HELLP综合征、SLE患者妊娠可引起TTP或补体介导的TMA发作。

（2）重度高血压：可导致微血管性溶血性贫血和血小板减少。

（3）全身性感染：如细菌性心内膜炎、HIV感染、巨细胞病毒感染等可引起TMA。

（4）恶性肿瘤：如癌症、肉瘤、淋巴瘤、白血病等系统性恶性肿瘤均可引起TMA发作。

（5）系统性风湿病：如SLE、系统性硬化症、抗磷脂抗体综合征等，可通过免疫和非免疫机制导致MAHA和血小板减少。

（6）其他可引起MAHA和血小板减少的全身性疾病：如造血干细胞抑制和器官移植、DIC、重度维生素B_{12}缺乏。

（二）TMA的病理学特征

TMA的主要组织病理学主要表现为内皮改变和微血栓形成。内皮改变包括内皮细胞和内皮下间隙水肿，伴有血管壁增厚和血小板微血栓，通常发生于较小微动脉和毛细血管，并可导致血管透明闭塞，亦可累及微动脉受累。TMA的血栓主要由血小板和血管性血友病因子组成。

肾脏受累为TMA综合征的典型表现，主要包括微动脉和肾小球血栓形成，电镜下可见绒毛样物质沉积、内皮细胞肿胀。慢性化阶段可有基底膜剥脱和节段性毛细血管内皮细胞增生。尿检可出现血尿、血红蛋白尿和（或）蛋白尿等非特异性改变。严重AKI是原发TMA的典型表现。中枢神经系统累及为TTP的典型表现，其他系统受累包括心脏、皮肤、胃肠道、肺部微血管受累。

TMA的血液学病理改变的典型表现为持续性微血管性溶血性贫血，并有一定程度的血小板减少。微血管性溶血性贫血主要表现为外周血涂片可见红细胞碎片，而骨髓活检可见三系成熟正常、血小板和红细胞造血增加。原发性TMA不常见凝血异常，而全身性感染或恶性肿瘤所引起的TMA常伴有DIC。

（三）原发性TMA的发病机制

TMA是一类病理学表现类似的临床综合征，不同病因导致TMA的发病机制并不相同。下面主要介绍常见的原发性TMA发病机制，包括志贺毒素引起的TMA、补体介导的TMA和TTP。

TTP主要由ADAMTS13活性严重不足（蛋白活性<10%）引起。ADAMTS13（去整合素和金属蛋白酶与血小板反应蛋白1型基序成员13，a disintegrin and metalloprotease with a thrombospondin type 1 motif，member 13）是一种血浆蛋白酶，主要由肝星状细胞合成，也可由内皮细胞和巨核细胞合成。生理情况下，内皮细胞释放的超大vWF多聚体可被ADAMTS13剪切为较小的vWF多聚体，尤其是在剪应力较高的区域（如小动脉、微动脉和毛细血管），使其不易附着在血小板上。在TTP中，基因突变或自身抗体的产生导致ADAMTS13功能缺失，超大vWF多聚体释放入血液中，自发与血小板结合，在小动脉和毛细血管内形成聚合物。vWF-血小板聚合物形成微血栓，导致组织缺血、血小板消耗和微血管性溶血性贫血。造成ADAMTS13严重缺乏的主要原因是获得性自身抗体产生，亦有少数患者发病原因为ADAMTS13双等位基因突变。在妊娠中期和晚期ADAMTS13活性可发生一定程度下降，尤其在孕36~40周及产褥期早期，有抗ADAMTS13自身抗体或遗传性ADAMTS13缺乏患者，此种情况可能出现TTP急性发作。获得性TTP发病率在SLE等自身免疫性疾病患者中亦有所增加。其他情况可能引起ADAMTS13活性降低的因素包括脓毒症、心脏手术、胰腺炎和肝脏疾病，但降低程度不足以引发TMA。

志贺毒素引起的溶血性尿毒综合征主要由产志贺毒素肠道微生物感染引起。研究发现，志贺毒素通过 Gb3 依赖或非依赖途径进入内皮细胞，抑制蛋白合成，并且加强 CXCR4/CXCR7/SDF1 通路，发挥细胞毒作用。此外，志贺毒素可促进 P 选择素向内皮细胞转位，激活旁路途经 C3 转化酶，促进 C3a 释放，血栓调节蛋白脱落。

补体介导的 TMA 主要由补体调节缺陷引起，此类 TMA 既往被称为非典型 HUS。正常情况下，补体旁路途径为正反馈途径。为了防止自身细胞受到伤害，旁路途径受到补体因子 H、补体因子 I 和 CD46 调控。在补体介导的 TMA 发病过程中，补体相关基因突变以及补体抗体的产生导致旁路途径的活化不变调控，最终引发免疫细胞和血小板激活、内皮细胞损伤和肿胀，进而导致血栓形成、血小板消耗、血管堵塞和机械性溶血。目前已知可导致 C-TMA 基因突变的包括 C3 和 CFB 基因激活突变和 CFH、CFI、CD46 的功能丧失突变，以及补体相关自身抗体（CFH 抗体）。

（四）TMA 肾损伤的临床表现、诊断和鉴别诊断

1. TMA 的临床表现　TMA 的首要特征性表现为外周血涂片所示微血管性溶血性贫血和血小板减少。严重 AKI 是除 TTP 外所有原发 TMA 的典型表现。肾脏的典型病理改变为微动脉和肾小球血栓形成。尿检可出现血尿、血红蛋白尿和（或）蛋白尿等非特异性改变。神经系统受累为 TTP 患者最常见表现，心脏、消化系统、皮肤亦可受累。

2. TMA 肾损伤的诊断和鉴别诊断　发生 AKI 者，肾活检可鉴别 TMA 和其他病因所致 AKI。肾脏病理表现为典型 TMA 者首先应明确是否存在 MAHA 和血小板减少。MAHA 的诊断标准为：血红蛋白 < 80 g/L，Coomb's 试验阴性；外周血涂片见广泛红细胞破裂（ > 10%）和盔形红细胞。血小板减少的诊断标准为：血小板计数 < 140×10^9/L，通常 < 40×10^9/L；其次排除具有类似表现的系统性疾病，进一步鉴别原发性 TMA 的种类。

志贺毒素引起的溶血性尿毒综合征发病前 5 ~ 10 天有前驱腹痛、腹泻病史，一般具有典型的 MAHA、血小板减少和 AKI 三联征。粪便检查可检测出志贺毒素；粪培养检测 O157：H7 大肠杆菌等致病性大肠杆菌。肾活检主要表现为肾小球性 TMA，典型病理表现为微血管管壁增厚，内皮下间隙增宽而呈现双轨征；内皮细胞肿胀，甚至管腔堵塞。肾小球体积增大，微血管内可有红细胞和血小板。

补体介导的 TMA 同样具有 MAHA、血小板减少和 AKI 三联征。20% ~ 30% 发生补体介导的 HUS 患者具有家族史，70% ~ 80% 的患者发病前具有促使补体激活的使动事件，包括上呼吸道感染、腹泻、妊娠等。补体检查可有 C3 水平低而 C4 水平正常。补体相关基因检测可发现 *CFH*、*CD46*、*CFI*、*C3*、*CFB*、*THBD*、*CFHR1*、*CFHR5* 和 *DGKE*、*CFH-H3*、*MCP* 等基因突变，或存在抗体。目前，补体相关突变及补体抗体检测技术在临床上尚未大规模开展。

TTP 表现为突发的严重 MAHA 和血小板减少导致的一些症状，包括虚弱、呼吸困难及瘀斑、瘀点等出血表现，神经系统异常多见，但无肾损伤或仅有轻度肾功能不全。ADAMTS13 活性 <10%，且存在 ADMAST13 自身抗体或 *ADMAST13* 基因突变可诊断。由于 ADAMST13 水平检测较慢，在得到 ADAMST13 检测结果之前，应根据患者发病时的临床症状进行评分，临床症状评分表为 PLASMIC 评分，包括：①血小板计数 < 30×10^9/L；②溶血：网织红细胞比例 > 2.5%，结合珠蛋白无法检出或间接胆红素 > 2 mg/dL；③无活动性恶性肿瘤；④无器官移植或造血干细胞移植；⑤ MCV < 90 fL；⑥ NR < 1.5；⑦肌酐水平 < 2.0 mg/dL。PLASMIC 评分 6 ~ 7 分，则高度提示 ADAMST13 活动 < 10%；PLASMIC 评分为 4 ~ 5，提示存在药物介导的 TMA、HUS 或 DIC。

（五）TMA 肾损伤的治疗

1. 治疗原则　在明确 TMA 病因前，首先应采取支持治疗。

（1）脱水：目的在于减轻患者容量超负荷，维持电解质平衡。

（2）抗生素：对于疑似志贺杆菌毒素介导的HUS者，应给予抗生素防治其肺炎等肾外并发症。

（3）避免使用NSAIDs：对于志贺杆菌介导的HUS和补体介导的TMA患者，NSAIDs类药物可能加重出血风险和AKI风险。

（4）输注红细胞：对于存在严重贫血（血红蛋白<70 g/L）者应输注红细胞。

（5）输注血小板：血小板计数 $<50\times10^9/L$ 者，应及时输注血小板。

（6）透析：适用于利尿剂无效的容量超负荷、顽固性高钾血症、代谢性酸中毒和尿毒症。志贺毒素HUS的治疗以支持治疗为主，包括脱水治疗，必要时采用透析治疗，以及输注红细胞和抗生素治疗感染。

（7）TTP患者应进行血浆置换和糖皮质激素冲击治疗

（8）补体介导的TMA在进行支持治疗的同时，应积极进行抗补体治疗。妊娠患者为补体介导的TMA的高发人群；妊娠或哺乳期并非依库珠单抗治疗的禁忌证。

2. 血浆置换　对获得性自身免疫性TTP有效，但其对其他TMA综合征的有效性尚不确定。对疑似TTP或不明原因TMA且肾功能急剧恶化者推荐进行血浆置换。在获得ADAMTS13活性检测结果后，对于严重ADAMTS13缺乏者（活性<10%）应继续进行血浆置换和糖皮质激素冲击治疗。

对于ST-HUS或药物诱导的TMA（DITMA）疑似患者，或肾功能稳定或改善的患者，不推荐采用血浆置换。目前没有针对C-TMA患者进行血浆置换的随机对照试验。在一项纳入273例C-TMA患者的观察性研究中，超过一半（55%~80%）的患者血浆置换后有所改善。

接受血浆置换治疗的患者可能会发生血浆输注或中心静脉导管相关并发症（如导管相关脓毒症和导管相关血栓形成）。在俄克拉何马州登记处的68例TTP患者中，多例严重并发症与中央静脉导管或血浆输注有关，包括10例死亡中的3例（其中1例归因于中央静脉导管插入引起的肺出血，另外2例归因于中央静脉导管）引起的败血症；以及18例导管相关并发症（导管相关败血症14例，导管相关静脉血栓栓塞3例，血浆过敏反应1例）。

3. 补体阻断　抗补体疗法（末端补体阻断）针对C-TMA中潜在的补体介导的血管病变。应用抗补体疗法的指征为：具有补体介导的TMA病史或家族史者；妊娠期间或分娩后出现TMA伴AKI者；肾功能进行性下降的TMA患者；无明显腹痛或肉眼血便的TMA伴AKI者；无药物暴露史的TMA伴AKI者。推荐药物为依库珠单抗（eculizumab）。依库珠单抗为补体C5的靶向药物，阻断膜攻击复合物形成从而阻断补体介导的TMA的进展。一项开放性研究纳入了44例18岁以上的aHUS患者（血小板计数 $<150\times10^9/L$，血红蛋白水平降低，LDH大于正常上限的1.5倍，血清肌酐升高者），采用依库珠单抗治疗，1周后患者的血小板计数即显著升高，并维持到治疗26周 [$(135\pm114)\times10^9/L$，$P<0.001$]，同时使用1周后，患者的eGFR即显著升高，并维持到治疗26周 [(29 ± 24) mL/（min · 1.73 m^2），$P<0.001$]。目前推荐的成人用药方案为依库珠单抗900 mg，每周1次，共4次；第5周1 200 mg；此后为1 200 mg，隔周1次。目前没有统一的推荐疗程，不推荐依库珠单抗与血浆置换联合使用。

（倪兆慧）

数字课程学习

教学PPT　　自测题

第二十五章

慢性肾脏病

关键词：

慢性肾脏病　终末期肾病　肾性贫血

骨矿物质代谢异常　电解质及酸碱平衡紊乱

诊疗路径

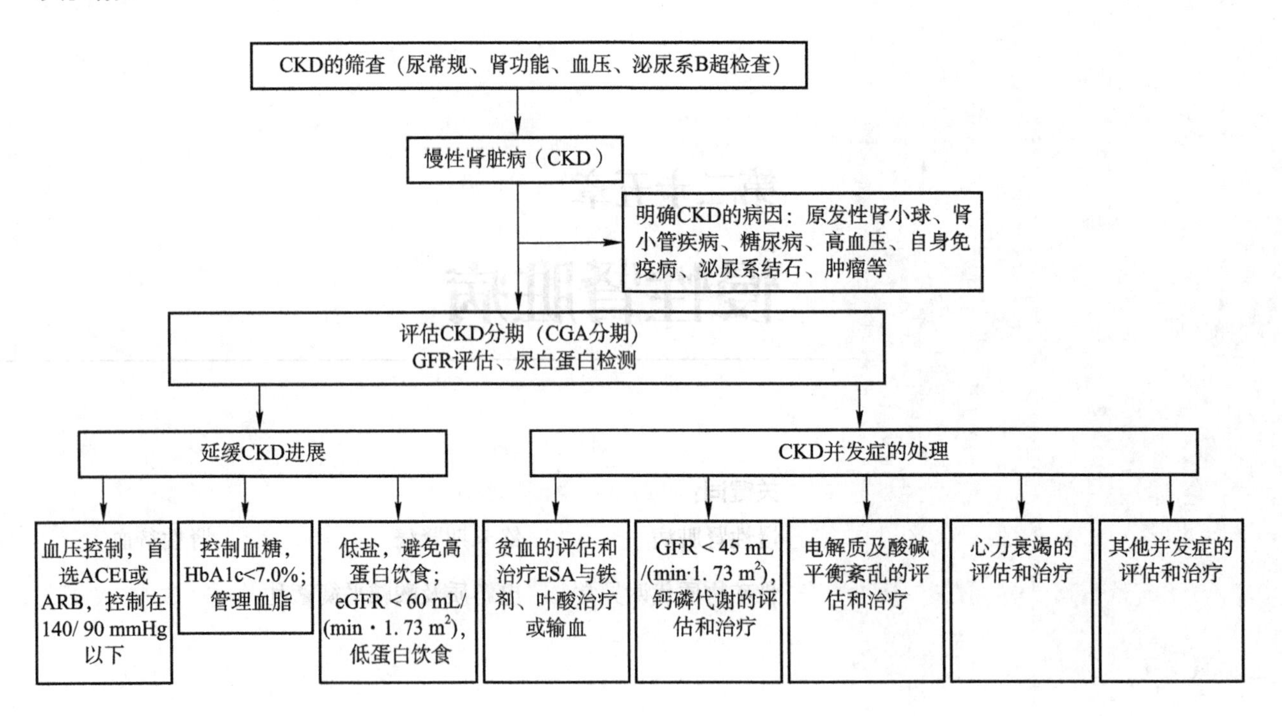
CKD的筛查（尿常规、肾功能、血压、泌尿系B超检查）
慢性肾脏病（CKD）
明确CKD的病因：原发性肾小球、肾小管疾病、糖尿病、高血压、自身免疫病、泌尿系结石、肿瘤等
评估CKD分期（CGA分期）
GFR评估、尿白蛋白检测
延缓CKD进展
CKD并发症的处理
血压控制，首选ACEI或ARB，控制在140/ 90 mmHg以下
控制血糖，HbA1c<7.0%；管理血脂
低盐，避免高蛋白饮食；eGFR < 60 mL/(min · 1. 73 m²)，低蛋白饮食
贫血的评估和治疗ESA与铁剂、叶酸治疗或输血
GFR < 45 mL/(min·1. 73 m²)，钙磷代谢的评估和治疗
电解质及酸碱平衡紊乱的评估和治疗
心力衰竭的评估和治疗
其他并发症的评估和治疗

第一节 概 述

（一）定义

慢性肾脏病（chronic kidney disease，CKD）一词最早出现在美国国家肾脏病基金会（National Kidney Foundation，NKF）2001年制定的《慢性肾脏病贫血指南》中，继而在2002年制定的《慢性肾脏病临床实践指南》中正式提出，确立了CKD的概念、分期及评估方法，并于2004、2006年经由改善全球肾脏病预后国际组织（Kidney Disease: Improving Global Outcomes，KDIGO）的再次修改及确认，于2012年将其进一步更新和定义。①肾脏损伤（肾脏结构或功能异常）≥3个月，具体包括：白蛋白尿［AER≥30 mg/24 h或ACR≥30 mg/g（≥3 mg/mmol）］；尿沉渣异常；肾小管功能紊乱导致的电解质及其他异常；组织学检测异常；影像学检查结构异常；肾移植病史；伴或不伴有肾小球滤过率（glomerular filtration rate，GFR）下降。② GFR < 60 mL/（min · 1.73 m^2）≥3个月，伴或不伴有肾损伤证据。

早期“慢性肾功能不全（chronic renal insufficiency）”和“慢性肾衰竭（chronic renal failure）”等专业名词的定义存在一定的缺陷，无法涵盖没有肾功能损害或轻度肾功能损害的患者，因此不能实现进展性肾脏疾病的早期诊断和治疗。NKF应用中性词“disease”取代“insufficiency”和“failure”，使得CKD的概念更通俗易懂，更易于宣传和普及。由此可见，CKD概念的提出并不是简单的名词转换，而是具有更深层的含义，即将慢性进展性肾脏疾病的防治从如何治疗提前至早期预防，便于动员政府、社会、医务人员及患者等全体共同参与、共同防治。且在全球肾脏病界，CKD已取代了“慢性肾功能不全”和“慢性肾衰竭”等名称，成为对于各种原因引起的慢性肾脏疾病的统称，普遍应用于各种肾脏病及非肾脏病的国际学术期刊，并已被录入国际疾病分类代码（ICD）第9版，从而正式成为疾病分类名词。

（二）流行病学特征

CKD是一个世界性的公共卫生问题，是严重威胁人类健康的常见病，也是导致终末期肾病（end-stage renal disease，ESRD）发生的主要原因。虽然ESRD人数不断增长的确切原因尚不清楚，但人口统计学数据的变化、人种间疾病负担的差异、对较早期CKD和CKD危险因素的认识不足是其中部分原因。然而，尽管向ESRD治疗投入了大量资源，透析治疗的质量也得到了实质性改进，但这些患者仍有显著的并发症发生率和病死率，生存质量仍然较低。

1. CKD的患病率　目前已研究出了使用简单易得的数值帮助估算GFR的公式。这些公式包括肾脏疾病饮食修正（modification of diet in renal disease，MDRD）公式和CKD流行病学合作研究（CKD epidemiology collaboration，CKD-EPI）公式。

基于上述定义，下面列出了推荐的CKD分期及美国各期CKD的估计患病率，其中患病率数据主要根据1999—2004年美国国家健康与营养调查（National Health and Nutrition Examination Survey，NHANES）的结果。

1期：是指GFR正常［> 90 mL/（min · 1.73 m^2）］并有持续白蛋白尿（占美国全部成年人口的1.8%）。

2期：是指GFR为60 ~ 89 mL/（min · 1.73 m^2）并有持续白蛋白尿（3.2%）。

3期：是指GFR为30 ~ 59 mL/（min · 1.73 m^2）（7.7%）。

4期：是指GFR为15 ~ 29 mL/（min · 1.73 m^2）（0.35%）。

5期：是指GFR < 15 mL/（min · 1.73 m^2）或ESRD（0.24%）。

自最早的美国肾脏病预后质量倡议（Kidney Disease Outcomes Quality Initiative，KDOQI）分期发布以来，为了更准确地反映较低的GFR与死亡及肾脏不良结局风险之间的连续相关性，将CKD

3期［GFR为30～59 mL/（min·1.73 m^2）］细分为3a期和3b期。为了强调透析患者所需要的专门护理，将它们再分为CKD 5D期。

1999—2004年期间CKD 1～4期的总体患病率较1988—1994年显著增长，但在2011年保持稳定。NHANES数据库的资料显示，利用CKD-EPI公式估算GFR，得出CKD 3～4期的总体患病率从1988—1994年的4.8%（95% CI：4.3～5.4）增加到6.9%（95% CI：5.9～7.9），此后保持稳定，在2011—2012年患病率为6.9%（95% CI：5.5～8.3）。当CKD的定义被扩大至纳入估计GFR（estimated glomerular filtration rate，eGFR）≥60 mL/（min·1.73 m^2）且以前证实有蛋白排泄增加（定义为尿ACR＞30 mg/g）的个体时，患病率基本保持不变。

历时4年，对我国近5万名18岁以上成年居民CKD横断面流行病学调查结果显示，我国成年人群中CKD患病率为10.8%，据此估计我国现有成年CKD患者1.195亿，而CKD知晓率仅为12.5%。因此，早期诊断CKD、及时预防和治疗CKD相关并发症，阻止其进展至ESRD已成为公共健康领域面临的重大课题。

其他国家和地区的CKD患病率已有报道，尽管由于研究设计的差异、使用的CKD定义不同、实验室校准缺乏标准化，以及缺少对重要因素（如年龄和共存疾病）的认识，难以进行国家间比较。CKD最常定义为血肌酐浓度升高或eGFR下降或白蛋白尿中度增加，其报道的患病率为1%～30%。韩国一项基于人群的研究显示，白蛋白尿中度升高在血压正常、血糖正常者中的患病率为2.8%，在高血压和糖尿病患者中的患病率分别为10%和16%。另一项有关20岁或以上韩国成人的研究中，CKD的总体患病率为8.2%。在冰岛成人中，eGFR＜60 mL/（min·1.73 m^2）和蛋白尿在男性中的患病率分别为5%和2%，在女性中分别为12%和1%。在一项研究中，按照KDOQI标准定义，挪威CKD总体患病率为10.2%，与美国报道的结果相近。然而，同挪威患者相比，CKD 3或4期的美国白种人患者进展至ESRD的相对危险度为2.5，这提示挪威ESRD发病率较低的原因是其CKD至ESRD进展率较低，而非风险人群数量较少。在一项纳入13个欧洲国家的研究中，45～74岁一般人群中CKD 1～5期（校正后）的患病率为6.3%（挪威）～25.6%（德国）。此外，不同国家之间CKD患病率的差异并不能完全用不同国家的一般人群中糖尿病、高血压和肥胖的患病率差异来解释。

2. CKD的发病率　目前关于新发CKD发病率的数据有限：Framingham后代研究纳入了1 223例男性和1 362例女性，他们最初都无肾脏疾病。平均随访18.5年后，244例（9.4%）参与者出现了肾脏疾病［定义为男性MDRD eGFR＜64 mL/（min·1.73 m^2）和女性MDRD eGFR＜59 mL/（min·1.73 m^2）］。CKD的发生与年龄增长、糖尿病、高血压、吸烟、肥胖及较低的GFR基线值相关。

3. ESRD的患病率　根据美国肾脏病数据系统（United States Renal Data System，USRDS），2013年美国共117 162例ESRD患者开始长期透析，校正后的ESRD发病率为每年每100万人352例。校正后的ESRD发病率在20世纪80年代和90年代急剧增加，在21世纪早期趋于平稳，自2006年达到峰值以后稍有下降。同样，2013年美国有468 386例ESRD现患病例正在接受长期透析，校正后的透析患病率为每年每100万人1 425例。虽然ESRD新发病例的数量在2010年达到稳定，但ESRD现患病例的数量持续增加，每年约增加21 000例。

2010年全球范围内接受肾脏替代治疗（renal replacement therapy，RRT）的患者261.8万人，2030年预计将增长至543.9万人，其中亚洲地区接受RRT的患者预计由目前的96.8万人增至216.2万人。经治ESRD的患病率不断增加可归因于每年开始RRT的患者数量增加和ESRD患者生存增加。因为近年来经治ESRD的发病率已趋于平缓，所以现患ESRD患者寿命延长可能部分解释该人群的稳定增长。

（三）发生机制

CKD的病因复杂，引起CKD的病因主要包括原发性、继发性和遗传性肾脏病变。无论什么原因引起的肾脏病变，当肾小球、肾小管间质以及肾血管受到持续性、损害性因素作用，均可以发展为CKD，并随着肾脏炎症和纤维化加重，最终发展为ESRD。CKD的发病机制因各种原发疾病不同而存在差异，但CKD进展存在共同的机制，其临床症状的发生也存在相同的机制。

1. CKD进展的共同机制

（1）肾小球血流动力学改变：各种病因引起的肾单位减少导致残存肾单位代偿性肥大，单个肾单位的GFR增加，形成肾小球高灌注、高压力和高滤过。这种肾小球内血流动力学变化可进一步损伤、活化肾小球固有细胞（内皮细胞、系膜细胞和足细胞等），导致细胞外基质增加，最终导致肾小球硬化。

（2）蛋白尿的肾脏毒性作用：蛋白尿的产生既是肾小球病变的结果，同时也是肾小管间质损伤和促进肾脏病变慢性进展的关键因素。大量蛋白质从肾小球滤出不仅导致机体营养物质丢失，而且可以引起：① 肾小管上皮细胞溶酶体破裂；② 肾小管细胞合成和释放趋化因子，引起炎性细胞浸润和细胞因子释放；③ 与远端肾小管产生的Tamm-Horsfall蛋白相互反应并阻塞肾小管；④ 导致补体合成增加和活化，肾小管产氨增加；⑤ 尿中转铁蛋白释放铁离子，产生游离OH^-对组织造成氧化应激损伤；⑥ 刺激肾小管上皮细胞分泌内皮素，产生致纤维化因子。蛋白尿通过上述一系列反应引起肾小管间质进一步损害及纤维化，增加尿蛋白排泄而促进肾脏损伤。

（3）肾素-血管紧张素-醛固酮系统（RAAS）激活：CKD进展过程中，肾脏局部RAAS被激活，肾组织高表达的血管紧张素Ⅱ（AngⅡ）可通过血流动力学和非血流动力学途径促进CKD的发生和发展。大量研究表明，AngⅡ直接参与了进行性肾脏损害，它不仅通过影响全身及肾脏局部的血流动力学升高了肾小球囊内压，还直接刺激肾脏固有细胞的增殖、肥大、凋亡，分泌多种细胞因子促进细胞外基质的积聚，最终导致肾脏纤维化的发生和发展。

（4）高血压：是导致CKD发生的一个主要原因，并可能是CKD持续进展的结果和重要临床特征。研究表明，持续高血压促进CKD进展。血压升高可通过扩张入球小动脉，增加肾小球毛细血管内压力，增加蛋白尿，促进肾小球硬化。此外，长期高血压引起的肾血管病变导致肾缺血性损伤，也可加快肾组织的纤维化进程。因此，高血压是导致慢性肾脏病进展和肾功能恶化的重要因素之一。

（5）脂代谢紊乱：CKD进展过程中常合并不同程度的脂代谢紊乱，在硬化的肾小球和间质纤维化区域常可发现巨噬细胞吞噬脂蛋白后形成的泡沫细胞。研究发现，巨噬细胞、系膜细胞和肾小管上皮细胞可以产生反应性氧化自由基，从而氧化脂蛋白；氧化型低密度脂蛋白可以刺激炎性因子和致纤维化细胞因子的表达，导致细胞凋亡；而且氧化修饰的脂蛋白又可以产生反应性氧自由基，最终引起巨噬细胞大量浸入、细胞凋亡及细胞外基质积聚，加重肾组织损伤。现在认为，肾脏局部RAAS激活、慢性炎症以及脂代谢紊乱在加速CKD进展中可能存在协同效应。

（6）肾脏固有细胞表型改变：在AngⅡ或炎症因子等诱导下，肾固有细胞（肾小球内皮细胞、系膜细胞、肾小管上皮细胞、足突细胞等）可发生表型转化，转变为肌成纤维细胞，促进细胞外基质堆积，进而在肾脏纤维化进展中发挥关键作用。

（7）血管钙化：广泛发生于CKD患者，是导致其心血管疾病发生率、病死率显著增加的重要危险因素。现认为，CKD血管钙化是一个受到多因素调控、多种细胞类型参与的复杂生物学过程。钙、磷代谢紊乱是触发CKD血管钙化的主要因素，异位成骨是促进血管钙化形成的关键步骤。Klotho

基因是一种与人类衰老密切相关的基因，在肾脏广泛表达，具有参与钙磷代谢调节、调节离子通道活性、抑制氧化应激、增加一氧化氮合成等多种生物学功能。近年来研究发现，在CKD进展过程中，Klotho表达减少，促进CKD动脉粥样硬化及血管钙化的发生。

2. 尿毒症临床症状的形成机制 CKD进行性发展引起肾单位不可逆的丧失和肾功能不可逆的减退，导致以代谢产物和毒物潴留、水电解质和酸碱平衡紊乱以及内分泌失调为特征的临床综合征称为慢性肾衰竭（chronic renal failure，CRF），当肾功能进一步下降至GFR $<$ 15 mL/min时，已不能维持最基本的生理内环境稳态，称为终末期肾病（ESRD），俗称尿毒症（uremia）。关于尿毒症的临床症状形成机制曾先后有一系列学说来进行解释。主要有：健存肾单位学说（1969年，Bricker N）、矫枉失衡学说（1972年，Bricker N）和高滤过学说（1982年，Brenner B）等。这3个学说解释了随着肾单位数量的减少，残存肾单位代偿性肥大对肾脏本身和机体可能带来的进一步不利的影响（如促进肾小球硬化、导致继发性甲状旁腺功能亢进等），但有关尿毒症全身性临床症状形成的确切机制仍有待阐明。目前认为，尿毒症临床症状的发生，主要与以下4个方面的因素有关：① 经肾脏排泄的毒素在体内蓄积而产生临床中毒症状；② 肾功能丧失后引起内分泌功能紊乱；③ 水、电解质、酸碱平衡紊乱；④ 系统性微炎症反应和营养不良，加重心血管病变。

（1）尿毒症毒素的作用：随着肾功能的减退，肾脏对溶质清除力的下降和对某些肽类激素灭活减少，造成多种物质在血液和组织中积蓄，引起相应尿毒症临床症状和（或）功能异常，这些物质称为尿毒症毒素。常见的尿毒症毒素包括：① 蛋白质和氨基酸代谢产物；② 尿酸盐和马尿酸盐；③ 核酸代谢终产物；④ 脂肪酸代谢终产物；⑤ 其他含氮化合物；⑥ 糖基化终产物和高级氧化蛋白产物；⑦ 肽类激素及其产物。尿毒症毒素可引起厌食、恶心、呕吐、皮肤瘙痒及出血倾向等，并与尿毒症脑病、淀粉样变性、周围神经病变、心血管并发症、肾性骨病等的稀发病相关。

（2）继发性甲状旁腺功能亢进症（简称甲旁亢）：CKD进展过程中，1,25-羟活性维生素D_3缺乏和高磷血症等均可导致甲状旁腺过度分泌甲状旁腺激素（parathyroid hormone，PTH），继而引起钙、磷代谢失常。其特征是甲状旁腺增生和PTH过度合成和分泌，进而导致骨过度重吸收、高血钙、低血磷、泌尿系统结石、软组织和血管钙化，心血管事件的发生率和病死率明显增加。近来研究发现，成纤维细胞生长因子-23（fibroblast growth factor-23，FGF-23）是一种重要的调磷因子，不但直接调节钙、磷代谢，而且间接调节甲状旁腺激素、维生素D代谢。CKD患者血清FGF-23水平显著升高，参与甲旁亢的发生，且与CKD患者左心室肥厚和血管钙化密切相关。

（3）内分泌代谢紊乱：慢性肾衰竭患者可出现一系列内分泌代谢紊乱，其中最主要的有：① 促红细胞生成素减少，引起肾性贫血；② 肾小管细胞1α羟化酶产生障碍，导致活性维生素D产生减少和肾小管细胞对甲状旁腺的反应低下，从而引起钙磷代谢失调和肾性骨病；③ 胰岛素、胰高血糖素代谢失调可引起糖耐量异常；④ 收缩血管的激素分泌增加和舒张血管的激素减少，促进高血压形成。

（4）水、电解质、酸碱平衡紊乱：慢性肾衰竭患者随着肾功能下降，可引起水钠潴留、水肿和高血压。由于酸性代谢产物潴留，可引起酸中毒，导致患者乏力、食欲减退和心肌收缩抑制。此外，还常有高钾血症、低钙血症、低镁血症和高磷血症，也可出现低钠血症。

（5）微炎症和营养不良：尿毒症患者机体存在微炎症状态，微炎症可导致机体对促红细胞生成素产生抵抗，使蛋白质合成减少、分解增多，因此常加重患者贫血和营养不良。此外微炎症也促进动脉粥样硬化形成。人们常把尿毒症患者出现的营养不良、炎症和动脉粥样硬化称为MIA综合征（malnutrition-inflammation-atherosclerosis syndrome）。

第二节 慢性肾脏病分期和临床表现

（一）分期

根据GFR值不同，KDIGO将CKD分为5期（表7-25-1）

表7-25-1 慢性肾脏病（CKD）分期

分期	GFR［mL/（min·1.73 m²）］	描述
1期	≥90	正常或增高
2期	60～89	轻度下降
3a期	45～59	轻－中度下降
3b期	30～44	中－重度下降
4期	15～29	重度下降
5期（ESRD）	＜15	肾衰竭

CKD在不同阶段，临床表现各不相同。在CKD 3期之前，患者可无任何症状，或仅有乏力、腰酸、夜尿增多等轻度不适；少数患者可有食欲减退、代谢性酸中毒及轻度贫血。CKD 3期以后，上述症状逐渐明显，进入ESRD后进一步加重，可出现胃肠道、心血管、神经肌肉及内分泌等多系统损害。

（二）临床表现

肾脏的初始损伤可能导致出现各种临床表现，从无症状血尿到需要透析的肾衰竭。很多患者可完全恢复，没有或只有轻微后遗症。例如，儿童链球菌感染后肾小球肾炎长期预后良好最常见。相比之下，某些患者（如狼疮性肾炎患者）会反复发生慢性肾脏损伤，导致持久性破坏。此外，一些初始疾病无活动性或已治愈的患者可能因血流动力学和其他机制仍然发生进行性肾脏疾病。

除了个体疾病活动性的差异，这些不同表现在一定程度上由肾脏对损伤的应答方式导致。肾脏能够通过增加残余正常肾单位的滤过率来适应损伤，该过程称为适应性高滤过。因此，轻度肾功能不全患者的血清肌酐浓度通常正常或接近正常。其他各种稳态机制（大多发生在肾小管内）可使血清钠、钾、钙、磷的浓度以及体内总水量也维持在正常范围内，尤其是轻至中度肾功能不全患者。

虽然适应性高滤过机制最初有益，但似乎会导致残余肾单位的肾小球长期损伤，表现为蛋白尿和进行性肾衰竭。该过程似乎是初始疾病无活动性或已治愈患者发生肾衰竭的原因。人体单个肾单位肾小球滤过率（single nephron glomerular filtration rate，SNGFR）的估计值支持高滤过作用是一种重要的病理生理机制。SNGFR升高与疾病进展的危险因素有关，包括肥胖、ESRD家族史及提示剩余肾单位代偿维持总GFR的较严重的肾小球硬化和动脉硬化。采用有助于阻断该过程的措施可能延缓疾病进展甚至保留肾功能，如采用ACEI或ARB进行抗高血压治疗。如果这些措施有效，则在肾脏出现大量不可逆瘢痕前开始使用很可能获益最大。

对于CKD患者，最初肾功能缓慢下降是没有症状的。然而，晚期肾衰竭患者可能出现各种症状和体征，包括容量超负荷、高钾血症、代谢性酸中毒、高血压、贫血及矿物质和骨异常（mineral and bone disorder，MBD）。ESRD会引起一系列症状和体征，称为尿毒症。

尿毒症状态的表现包括厌食、恶心、呕吐、心包炎、周围神经病和中枢神经系统异常（临床表现可从注意力不能集中、嗜睡到癫痫发作、昏迷和死亡）。尚未发现血尿素氮（blood urea nitrogen，BUN）或肌酐的绝对血清水平与出现这些尿毒症症状之间的直接相关。一些患者的BUN水平相对较低［例如，老年患者的BUN为60 mg/dL（21.4 mmol/L）］但症状很显著，而另一些患者的BUN水平明显较高［例如，BUN为140 mg/dL（50 mmol/L）］但仍然没有症状。为了维持生命，尿毒症患者需要开始采用RRT，包括血液透析、腹膜透析或肾移植。

并非所有CKD患者会出现肾功能进行性下降。

一些研究表明CKD患者中病情进展的发生率很高，但也有研究报道病情相对稳定。CKD从一个主要阶段进展至下一阶段的速度有所不同，取决于基础疾病、有无共存疾病、治疗情况、社会经济状况、个体遗传、族群以及其他因素。多次急性肾损伤（acute kidney injury，AKI）发作可能使患者更快地进展至ESRD。

1. 消化系统 食欲减退和晨起恶心、呕吐是尿毒症患者常见的早期表现。晚期患者胃肠道任何部位均可出现黏膜糜烂、溃疡，从而发生消化道出血。

2. 呼吸系统 体液过多或酸中毒时均可出现胸闷、气促，严重酸中毒可导致呼吸深长。晚期CKD患者可发生肺充血和水肿，称为尿毒症肺水肿。临床上表现为肺弥散功能障碍和肺活量减少。有15%～20%的患者可发生尿毒症胸膜炎。伴有钙磷代谢障碍时可发生肺转移性钙化，临床表现为肺功能减退。

3. 心血管系统 心血管病变是CKD患者主要的并发症和死因之一。尤其是进入尿毒症阶段，病死率进一步升高（占尿毒症死因的一半以上）。近期研究发现，尿毒症患者发生心血管不良事件及动脉粥样硬化性心血管病比普通人群高15～20倍。在美国，普通人群中心血管疾病患者的病死率是0.27%，血液透析患者则高达9.5%，为前者的35倍。

（1）高血压和左心室肥大：80%以上进展到ESRD的CKD患者合并高血压，高血压程度与肾功能减退程度密切相关。高血压发生的主要机制有：① 水钠潴留导致细胞外液增加；② 神经体液因素的作用，如交感神经兴奋、肾素-血管紧张素-醛固酮系统（RAAS）活化、一氧化氮产生减少和内皮素分泌增加等均参与高血压的形成。

左心室肥厚是CKD患者最常见心血管并发症，与长期高血压、容量负荷过重和贫血有关。此外，尿毒症患者动静脉内瘘吻合术可引起回心血量增加，加重左心室负担。左心室肥厚可导致尿毒症患者心肌病变和充血性心力衰竭，是影响心血管病预后的重要预测因素。

（2）动脉粥样硬化和血管钙化：近年发现，慢性肾衰竭患者动脉粥样硬化发生率高，进展迅速。血液透析患者动脉粥样硬化的病变程度较透析前重。除冠状动脉外，脑动脉和全身周围动脉亦可发生动脉粥样硬化。同时动脉血管钙化也很常见，与高磷血症、钙分布异常、klotho基因表达减少、FGF23表达增加及胎球蛋白A（fetuin A）缺乏等有关。

（3）充血性心力衰竭：是慢性肾衰竭患者常见而严重的并发症，也是导致患者死亡的主要原因之一。其发生与水钠潴留、高血压、贫血、酸中毒、电解质紊乱、动静脉内瘘血液回流量过高以及心肌缺血缺氧、心肌病变和心肌钙化等有关，透析间期体重增加过多、高血压和感染为常见的诱发因素。急性左心衰竭发作时，患者可出现阵发性呼吸困难、气喘、咳嗽、咳泡沫痰、不能平卧和肺水肿等。

（4）心包炎：晚期尿毒症性心包炎发生率>50%，但仅少部分患者有明显临床症状，是尿毒症严重的临床表现之一。在没有应用透析技术之前，常提示患者预后凶险。随着透析技术广泛应用，心包炎的发生率呈下降趋势。心包炎开始表现为呼吸加重的胸痛，伴有心包摩擦音。随着病情进展，出现心包积液，甚至心包填塞。

（5）尿毒症性心肌病：其病因可能与毒素潴留和贫血等有关，部分患者可伴有冠心病，出现各种心律失常。胸部X线片示心影扩大，超声心动图检查可见心脏肥大、心腔扩大、心肌收缩力减弱等。

4. 血液系统

（1）贫血：CKD患者常合并贫血，在CKD 3期以后几乎所有患者可能有不同程度的贫血，是慢性肾衰竭重要的临床特征。导致CKD患者贫血的病因主要有：① 肾脏促红细胞生成素产生不足，这是导致CKD患者贫血的主要原因，故称肾性贫血；② 营养不良，其中以缺铁性贫血最为常见；③ 尿毒症毒素引起骨髓微环境病变，导致造血障碍和红细胞寿命缩短；④ 慢性失血，如消化道出血、血液透析过程中失血等。

（2）出血倾向：临床表现为鼻出血、月经量增多、术后伤口出血不止，胃肠道出血和皮肤瘀斑等，严重者可出现心包、颅内出血。其原因可能与尿毒症患者的血小板功能障碍有关。

5. 内分泌代谢紊乱　主要表现有：① 肾脏相关的内分泌功能紊乱，如 1,25-（OH）$_2$ Vit D$_3$、红细胞生成素不足和肾内肾素、血管紧张素Ⅱ过多；② 下丘脑－垂体内分泌功能紊乱，如泌乳素、促黑色素激素（MSH）、促黄体生成激素（FSH）、促卵泡激素（LH）、促肾上腺皮质激素（ACTH）等水平增高；③ 外周内分泌腺功能紊乱，大多数患者均有继发性甲旁亢、胰岛素受体障碍、胰高血糖素升高等。约 1/4 的患者有轻度甲状腺素水平降低。部分患者可有性腺功能减退，表现为性腺成熟障碍或萎缩、性欲低下、闭经、不育等，可能与血清性激素水平异常等因素有关。

6. 神经肌肉系统改变　随着 CKD 的进展，患者可以出现一系列神经精神症状，包括乏力、易疲倦、注意力不集中、焦虑、睡眠障碍、记忆力减退、烦躁、嗜睡、抑郁等。尿毒症时常有反应淡漠、谵语、幻觉、惊厥、精神异常、昏迷等。还可见周围神经病变，如感觉神经障碍、肢体麻木、疼痛感、深反射迟钝或消失、肌肉痉挛、不宁腿综合征等，其发生可能与毒素潴留以及水、电解质、酸碱平衡紊乱有关。

初次透析患者可出现透析失衡综合征，主要表现为透析后出现恶心、呕吐、头痛、惊厥、肌肉痉挛等，与血尿素氮等降低过快，导致细胞内液与外液间产生渗透压差，从而引起脑水肿有关。

7. 皮肤系统表现　主要表现为皮肤干燥、瘙痒等，是尿毒症常见的并发症，其发生与毒素潴留、继发性甲状旁腺功能亢进症及皮肤组织钙化等有关。

8. 矿物质和骨代谢异常　CKD 患者可出现全身性骨和矿物质代谢异常（MBD），包括钙、磷、PTH 或维生素 D 代谢异常，临床表现包括骨病、血管和软组织等异位钙化等。肾性骨病是 CKD 所引起的骨骼病变，包括骨转化、骨矿化和骨容量的异常。临床上尽管只有 10% 的慢性肾衰竭患者在透析前出现骨病临床症状，但应用放射线和骨组织活检时则分别有 35% 和 90% 的患者发现骨骼异常。肾性骨病主要有以下几种类型：

（1）高转运性骨病：临床表现为纤维囊性骨炎，可伴有骨质疏松和骨硬化，合并 PTH 水平升高是其特点。

（2）低转运性骨病：包括骨软化症和骨再生不良。前者主要由于维生素 D 缺乏和过量的铝沉积，甚至代谢性酸中毒，导致未钙化骨组织过分堆积。近年来骨再生不良发生率逐渐增加，主要由于过量应用活性维生素 D、含钙的磷结合剂以及透析液含钙量较高等，导致 PTH 水平相对较低，患者常合并血管钙化。

（3）透析相关性淀粉样骨病：只发生于透析多年以后，可能由于 β_2 微球蛋白沉积于骨所致。X 线片检查发现在腕骨和股骨头有囊肿性改变，可发生自发性股骨颈骨折。

9. 水、电解质代谢紊乱

（1）水钠代谢紊乱：主要表现为水钠潴留，肾功能不全时，肾脏对钠负荷过多或容量过多的适应能力逐渐下降。水钠潴留可表现为不同程度的皮下水肿和（或）体腔积液，这在临床相当常见，此时易出现血压升高、左心功能不全和脑水肿，有时也可出现低血容量和低钠血症。低血容量主要表现为低血压和脱水。低钠血症既可因缺钠引起（真性低钠血症），也可因水过多或其他因素所引起（假性低钠血症），而以后者更为多见。

（2）钾代谢紊乱：CKD 晚期可发生高钾血症，是导致患者死亡的主要原因之一。诱因有：① 钾摄入增加、蛋白分解增强、溶血、出血及输入库存血；② 细胞内钾释出增加或钾进入细胞内受到抑制，见于代谢性酸中毒、使用β受体阻滞剂等；③ 钾在远端肾小管排泄受到抑制，如使用血管紧张素转换酶抑制剂或 Ang Ⅱ受体拮抗剂、保钾利尿剂和非甾体抗炎药。当患者钾摄入减少或丢失增加时也可发生低钾血症。

（3）钙磷代谢紊乱：CKD 患者因为活性维生素 D_3 合成减少，小肠钙吸收减少导致低血钙。但由于晚期 CKD 患者多伴有酸中毒，掩盖了低钙引起的神经肌肉临床症状；而在纠正代谢性酸中毒后发生手足抽搐等低钙血症。长期低血钙刺激可引起甲状旁腺弥漫性或结节性增生，当形成自主性功能腺瘤（散发性甲状旁腺功能亢进）时，可发生高钙血症。当 GFR＜20 mL/（min・1.73 m^2）时血清磷开始升高。高磷血症是造成继发性甲状旁腺功能亢进的主要原因。

（4）镁代谢紊乱：当 GFR＜20mL/（min・1.73 m^2）时，由于肾排镁减少，常有轻度高镁血症，患者常无明显临床症状。长期使用利尿剂者患者也可发生低镁血症。

（5）代谢性酸中毒：成人每天蛋白代谢产生 1 mmol/kg H^+。肾衰竭患者由于肾小管产氨、泌 NH_4^+ 功能低下，每日总酸排泄量仅 30～40 mmol；每天有 20～40 mmol H^+ 不能排出体外而在体内潴留。长期的代谢性酸中毒能加重 CKD 患者营养不良、肾性骨病和心血管并发症。

10. 感染　是 CKD 患者最常见的并发症和死亡原因之一。由于 CKD 患者常合并淋巴组织萎缩和淋巴细胞减少，并且由于酸中毒、高血糖、营养不良以及血浆和组织高渗透压等因素，导致白细胞功能障碍。临床表现为呼吸系统、泌尿系统及皮肤等部位的各种感染。呼吸道感染是 CKD 患者较为常见的感染，患者常常合并心衰，感染又可以加重心衰和肾功能恶化，引发“尿毒症肺水肿”，危及生命。其次为尿路感染，随着 CKD 患者肾功能下降，尿量明显减少，尿液在膀胱中存留时间延长，有利于各种细菌繁殖，加上 CKD 患者普遍机体抵抗力下降，合并尿路感染的机会大大增加，这些患者往往没有明显的高热、腰痛、尿频尿急、尿痛等症状，而常常表现为肾功能突然下降、低热，在临床中易漏诊，抗生素治疗常常产生耐药。

（1）细菌感染：金黄色葡萄球菌是透析患者菌血症的常见致病菌，与血液透析临时性置管及腹膜透析置管关系最密切，金黄色葡萄球菌感染是导致透析患者反复住院的主要原因，也是导致透析技术失败的重要原因之一。

（2）结核菌感染：由于尿毒症和透析患者的细胞免疫功能缺陷，因此容易并发结核菌感染。其发生率显著高于普通人群，慢性肾衰竭合并结核菌感染有时症状不明显，容易导致误诊，应给予足够重视。

（3）肝炎病毒感染：常见的有乙型肝炎病毒和丙型病毒感染，主要见于血液透析患者。

（4）真菌感染：慢性肾衰竭患者由于机体免疫力低下，常易发生细菌感染。长时间反复使用大量抗生素后，造成菌群失调，因此易合并真菌感染。

（三）辅助检查

CKD 患者因为原发病的不同，可出现原发疾病的特征性实验室检查和特殊检查的征象。随着 CKD 的进展，当 GFR＜60 mL/（min・1.73 m^2）后患者可逐渐出现下列实验室和特殊检查异常：

1. 血常规和凝血功能检查　合并肾性贫血患者可表现为正细胞、正色素性贫血，并随着肾功能减退而加重；白细胞一般正常；血小板计数及凝血时间正常，出血时间延长，血小板聚集和黏附功能障碍，但凝血酶时间、部分凝血酶激活时间一般正常。

2. 尿液检查

（1）尿比重和尿渗透压：尿比重和尿渗透压降低，晨尿尿比重＜1.018，尿渗透压＜450 mOsm/L；尿毒症晚期尿比重和尿渗透压固定于 1.010 mOsm/L 和 300 mOsm/L，称为等比重尿和等渗尿。

（2）尿量：早期一般正常，但尿中溶质排出减少；晚期出现少尿或无尿。

（3）尿蛋白量：因原发病不同而异，肾小球肾炎所致慢性肾衰竭晚期尿蛋白可明显减少；但糖尿病肾病患者即使进入尿毒症期也常常存在大量蛋白尿。

（4）尿沉渣：可见不同程度的红细胞、颗粒管型，肾小管间质性疾病和合并尿路感染的患者尿中白细胞增多，蜡样管型可反映肾小管扩张，标志着肾衰竭进展至严重阶段。

3. 肾功能检查　对CKD患者均需要做GFR评估。临床上常检测内生肌酐清除率（Ccr），但Ccr重复性不佳，且SCr容易受到患者性别、年龄、营养状态等因素影响。现多采用MDRD公式、Cockcroft-Gault公式和CKD-EPI公式计算肾小球滤过率。

4. 血液生化及其他检查　血清蛋白水平降低，特别是白蛋白水平低下。肾功能不全晚期血清钙、碳酸氢盐水平降低，血清磷水平升高。

5. 影像学检查　超声检查可以检测肾脏的大小、对称性，区别肾实质性疾病、肾血管性疾病及梗阻性肾病：① 双侧肾脏对称性缩小，支持CKD所致慢性肾衰竭的诊断；②如果肾脏大小正常或增大，则提示急性肾损伤或多囊肾、淀粉样变、糖尿病肾病和骨髓瘤肾病等导致的慢性肾衰竭；③ 双侧肾脏大小不一致，提示单侧肾发育异常、慢性肾盂肾炎、肾结核或缺血性肾病。

6. 肾活检　对于肾脏大小正常而病因不明的患者，如短期内肾功能迅速恶化，在无禁忌证的情况下应实施肾活检检查，以明确发病原因，特别是及时发现活动性病变，以便指导临床。

（四）诊断与鉴别诊断

CKD的诊断和鉴别诊断应详细了解患者的肾脏病病史，在仔细询问病史后，根据临床症状、体征和相关实验室检查结果，一般诊断和鉴别诊断并不困难。在诊断和鉴别诊断时需要注意以下几个问题：

1. 明确是否存在CKD　尿成分异常并非一定是肾脏疾病，其他泌尿系统疾病如膀胱、前列腺、睾丸的炎症和肿瘤等都可以引起尿成分异常，因此要予以考虑和鉴别。

2. 诊断CKD的原发疾病　CKD非单一特异性疾病，正确诊断引起CKD的原发疾病，及时采取对因治疗，可延缓甚至逆转肾功能减退的进程，因此具有重要的临床意义。

3. 除外急性肾脏病变　对于既往无明确肾脏病病史或实验室（包括影像学）检查异常的患者，应除外急性肾脏病变可能。存在容易导致肾脏病变的高危因素、夜尿增多、合并不明原因的贫血、B超提示双肾缩小等强烈提示CKD。

4. 寻找促进CKD进展的可逆性因素　CKD患者有时会因合并一些急性加重因素导致肾功能短期内迅速恶化，及时去除这些因素可能使肾功能逆转。常见的可逆性因素有：① 肾前性因素：失血、体液丢失导致循环血容量不足、心力衰竭、使用非甾体抗炎药或RAAS阻断剂。② 肾后性因素：如尿路梗阻。③ 肾性因素：如活动性肾小球病变、血管炎、急性间质性肾炎、急性肾盂肾炎、对比剂肾病、高钙血症等。④ 血管性因素：恶性高血压、肾动脉狭窄、肾静脉血栓形成、动脉栓塞。⑤ 高分解代谢状态：如严重感染、创伤。

5. 明确有无并发症　常见的并发症有：① 感染，如呼吸道、泌尿系统及消化道感染；② 心血管并发症，如高血压、心律失常、心力衰竭、心包炎等；③ 肾性贫血及营养不良；④ 肾性骨病；⑤ 尿毒症脑病；⑥ 高钾血症、代谢性酸中毒等。

第三节　慢性肾脏病的治疗

患者的一般治疗涉及以下问题：治疗肾衰竭的可逆性病因、预防或延缓肾脏病的进展、治疗肾衰竭的并发症、适时根据eGFR水平调整药物剂量、识别将会需要RRT的患者，并做好充分准备。

（一）可逆性病因

除了原发病加重，近期出现肾功能下降的CKD患者可能有潜在可逆性病程，如能发现并加以纠正，可能使肾功能恢复。

1. 肾脏灌注下降 低血容量（如呕吐、腹泻、使用利尿剂、出血）、低血压（如心功能不全或心包疾病所致）、感染（如脓毒症）以及使用可降低 eGFR 的药物（如非甾体抗炎药和 RAAS 阻断剂）都是潜在可逆性肾功能下降的常见原因。

对于 CKD 患者，应通过病史和体格检查而非仅用尿钠或钠排泄分数来诊断低血容量。对肾脏低灌注的正常反应为尿钠浓度降低（< 25 mmol/L）以及钠排泄分数降至非常低的水平（晚期肾衰竭患者 < 1%）。然而，对于叠加肾前性因素的 CKD 患者，由于病变肾的肾小管不能高效重吸收钠，所以可能不会出现预期的上述指标降低。如果怀疑低血容量，正确尝试补液可能会使肾功能恢复至之前的基线水平。

2. 肾毒性药物的使用 使用对肾功能产生不良影响的药物或诊断性试剂是肾功能恶化的常见病因。对于 CKD 患者，常见的产生不良影响的物质包括氨基糖苷类抗生素（尤其是未调整剂量时）、NSAIDs 和放射影像学造影剂。因此，对于有基础 CKD 的患者，应避免或谨慎使用上述药物。

某些药物还会干扰肌酐排泄或干扰测定血清肌酐的方法，包括西咪替丁、甲氧苄啶、头孢西丁和氟胞嘧啶。这些情况中真正的 GFR 并未改变；提示可能发生这种情况的临床线索为血尿素氮（BUN）未同时升高。

3. 泌尿系梗阻 对于原因不明的肾功能恶化患者，必须考虑泌尿系梗阻的可能性，但不存在前列腺疾病时泌尿系梗阻比肾性灌注不足少见得多。对于梗阻进展缓慢的患者，尿液分析结果通常无异常，没有可归因于肾脏的症状，早期也可维持尿量正常。鉴于缺少临床线索，对于原因不明的血清肌酐（SCr）升高患者，通常需要进行肾脏超声检查以排除尿路梗阻。

（二）CKD 的进展速度

包括动物实验和人类试验在内的研究提示，CKD 的进展可能至少部分由继发性因素引起，这些因素与原发病的活动性无关。研究认为主要影响因素为肾小球内高压和肾小球肥大（为上述适应性高滤过的主要原因），进而导致肾小球瘢痕形成（肾小球硬化）。其他原因可能包括体循环高血压、高脂血症、代谢性酸中毒和肾小管间质性疾病。

血流动力学介导的肾脏损伤的主要组织学表现为继发性局灶性节段性肾小球硬化。因此，进展性 CKD 患者中通常存在蛋白尿，甚至反流性肾病等原发性肾小管间质性疾病患者中亦存在蛋白尿。

1. 肾脏保护的主要目标 延缓 CKD 患者肾病进展速度的治疗独立于基础疾病的治疗，其核心内容为达到目标血压，有蛋白尿的患者还要控制蛋白尿。

血管紧张素抑制剂对合并蛋白尿的 CKD 患者具有肾脏保护作用，但对于没有蛋白尿的 CKD 患者，可能并不比其他抗高血压药物更有益。

血管紧张素抑制剂在 CKD 患者中的常见不良反应包括：GFR 轻度至中度下降（在开始治疗或剂量增加后短期即出现）和高钾血症（如果患者存在进展性 CKD，在开始治疗后短期或稍晚出现）。

2. 肾脏保护的其他目标 其他治疗措施也可能具有一定的肾脏保护作用。

（1）限制蛋白摄入：限制蛋白摄入可能延缓 CKD 进展。

（2）戒烟：与 CKD 进展速度减慢有关。越来越多的研究表明，吸烟除了使已存在 CKD 的患者病情进展加速，可能还与发生肾脏疾病（主要为肾小球硬化）的风险升高有关。

（3）补充碳酸氢盐：治疗后可能使慢性代谢性酸中毒减慢进展至 ESRD 的速度。

（4）血糖控制：对于糖尿病患者，控制血糖可减缓白蛋白尿的出现、减缓微量白蛋白尿进展至显性蛋白尿以及延缓 GFR 下降。使用钠 – 葡萄糖协同转运蛋白 2（sodium-glucose cotransporter 2，SGLT–2）抑制剂进行治疗，可能会使 2 型糖尿病患者的肾病进展风险降低。

（三）并发症的治疗

CKD可引起各种功能障碍，包括液体和电解质平衡紊乱，如容量超负荷、高钾血症、代谢性酸中毒和高磷血症，以及与激素或系统性功能障碍有关的异常，如厌食、恶心、呕吐、乏力、高血压、贫血、营养不良、高脂血症和骨病。

1. 容量超负荷　在eGFR降至10 mL/（min·1.73 m^2）以下之前，钠和血管内容量通常通过稳态机制维持平衡。然而，轻中度CKD患者尽管处于容量相对平衡的状态，也不太能对快速钠摄入做出反应，因此容易出现容量超负荷。

膳食限钠联合利尿剂治疗（常为每日应用袢利尿剂）通常对容量超负荷的CKD患者有效。一些研究者认为，限制钠摄入还可能通过降低肾小球内压来帮助延缓CKD进展。除非有禁忌证，否则CKD成人患者的钠摄入量都应限制为2 g/d以下。

2. 高钾血症　只要保持醛固酮分泌和肾小管远端流量，肾脏病患者通常能够维持钾排泄接近正常水平。因此，少尿患者或有其他问题的患者通常会出现高钾血症，其他问题包括高钾饮食、组织分解增加或低醛固酮症（某些病例中由使用ACEI或ARB引起）。对于晚期CKD患者，细胞摄取钾的功能受损也可能引发高钾血症。

治疗前血清钾浓度升高或处于正常偏高范围的患者使用ACEI或ARB治疗高钾血症发生率高。

预防CKD患者发生高钾血症的措施包括低钾饮食（如＜40 mmol/d，1 500 mg/d），尽量避免使用会升高血清钾浓度的药物。非选择性β受体阻滞剂可能导致餐后血清钾浓度升高，但不会引起持续性高钾血症。

3. 代谢性酸中毒　CKD患者蓄积氢离子的倾向增加。这会导致进行性代谢性酸中毒，血清碳酸氢盐通常稳定在12～20 mmol/L，但罕见情况下会降至10 mmol/L以下。可补充碳酸氢盐来治疗代谢性酸中毒。由于所给予的碳酸氢盐含有钠，所以补充碳酸氢盐时需要密切监测患者的容量状态。

4. 矿物质和骨代谢异常　高磷血症是CKD的一种常见并发症。由于滤过的磷酸盐减少，所以在肾脏病早期即会出现磷酸盐蓄积的倾向。虽然磷酸盐蓄积在早期较轻微，高磷血症为相对较晚的事件，但磷酸盐蓄积却与经常发生继发性甲状旁腺功能亢进症密切相关。

从钙磷平衡的角度来看，PTH分泌过多在早期是有帮助的，因为PTH可纠正高磷血症和低钙血症。因此，eGFR＞30 mL/（min·1.73 m^2）的患者通常可维持磷平衡和正常的血清磷浓度。其代价为继发性甲状旁腺功能亢进以及发生肾性骨营养不良。

对于CKD患者，限制饮食磷酸盐以及口服磷酸盐结合剂可能限制继发性甲状旁腺功能亢进症的发生。

在这种情况下，钙摄入增加可能加重CKD患者的冠状动脉钙化。有人认为这与发生冠状动脉粥样硬化相关，还可能与血清磷、钙和PTH水平升高和（或）其后果有关。

骨结构改变几乎是进展性CKD患者的普遍现象。肾性骨病的主要类型包括纤维性骨炎、骨软化和动力缺失性骨病。纤维性骨炎由继发性甲状旁腺功能亢进引起。具体机制尚未完全阐明。

为帮助制订预防措施，应评估这些患者的PTH水平，因为激素水平异常是进展性CKD中矿物质和骨代谢异常的最早标志之一。对于透析前CKD患者，纤维性骨炎的预防和（或）治疗主要基于限制饮食磷酸盐摄入、给予口服磷酸盐结合剂，以及给予骨化三醇（或维生素D类似物）直接抑制PTH分泌。

骨化三醇［1,25-（OH）$_2$ Vit D］是最具活性的维生素D代谢产物，循环中的骨化三醇主要在肾脏合成。循环中的骨化三醇水平在eGFR＜40 mL/（min·1.73 m^2）时开始降低，在ESRD患者中通常会显著降低。除了肾实质功能下降以外，体内磷酸盐蓄积也会导致骨化三醇生成减少。

拟钙剂是一种增加甲状旁腺中钙敏感受体对钙离子敏感性的别构调节剂。钙敏感受体是调控甲状旁腺分泌 PTH 和甲状旁腺增生的主要因素。通过与靶向维生素 D 受体的维生素 D 类似物互补及潜在协同的作用机制，为抑制 PTH 的分泌提供了另一种可能。

5. 高血压 80%～85% 的 CKD 患者存在高血压。治疗高血压不仅可延缓合并蛋白尿的 CKD 进展，还可降低心血管并发症的发病率。

联合用药通常可安全实现理想的血压控制水平，初始治疗通常应用 ACEI 或 ARB（如上所述，也为用于延缓疾病进展）。

容量负荷过高是促发大多数类型的 CKD 患者血压升高的原因，通常不伴有显性水肿。因此，在加用其他药物前，应使患者达到“干体重”；存在持续性高血压时，“干体重”的定义为液体进一步减少将导致症状（乏力和直立性低血压）或组织灌注减少（表现为其他原因不能解释的 BUN 升高和血浆肌酐浓度升高）时的体重。

推荐使用袢利尿剂治疗 CKD 患者的高血压和水肿。eGFR < 20 mL/（min · 1.73 m^2）时，单用常规剂量的噻嗪类利尿剂效果不佳。然而，当与袢利尿剂联合用于治疗顽固性水肿时，能够具有叠加作用。

目前尚未确定合并高血压的 CKD 患者的最佳血压。平均动脉压≥100 mmHg 时（无收缩期高血压时，舒张压为 80～85 mmHg），eGFR 的下降速度似乎更快。为延缓 CKD 进展，最佳血压在一定程度上取决于蛋白尿的程度。

应根据患者的年龄、合并症、是否存在基础心血管疾病、肾病进展风险以及患者对治疗的耐受情况等因素，个体化制订血压目标值。

6. 贫血 大多数贫血的 CKD 患者都为正细胞正色素性贫血，主要是因为肾脏产生的促红细胞生成素减少以及红细胞寿命缩短。贫血是 CKD 患者的常见特征，当 eGFR < 60 mL/（min · 1.73 m^2），贫血会越来越常见，尤其是在糖尿病患者中。一项有 15 000 多例参与者的数据显示，贫血（男性血红蛋白 < 12 g/dL，女性血红蛋白 < 11 g/dL）的患病率从 eGFR 为 60 mL/（min · 1.73 m^2）时的 1% 升高至 eGFR 为 30 mL/（min · 1.73 m^2）时的 9%，eGFR 为 15 mL/（min · 1.73 m^2）时升高至 33%～67%。

KDIGO 指南建议，对于没有贫血的患者，有临床需要时应检查血红蛋白浓度，所有 CKD 3 期［即 eGFR 为 30～59 mL/（min · 1.73 m^2）］患者至少每年检查 1 次血红蛋白浓度，CKD 4～5 期［即 eGFR≤29 mL/（min · 1.73 m^2）］患者至少每 6 个月检查 1 次，而透析患者至少每 3 个月检查 1 次。对于已知存在贫血但尚未接受红细胞生成刺激剂（erythropoietin stimulating agents，ESA）或脯氨酰羟化酶抑制剂治疗的患者，应在有临床指征时检查血红蛋白，未接受血液透析的 CKD 3～5 期［即 eGFR≤59 mL/（min · 1.73 m^2）］患者（包括正在接受腹膜透析的患者）至少每 3 个月检查 1 次；接受血液透析的患者应每月监测 1 次血红蛋白。

女性和成年男性 CKD 患者分别应在血红蛋白 < 12 g/dL 和 < 13 g/dL 时开始贫血的评估。这些数值与 WHO 对贫血的定义一致。

伴随 CKD 出现的贫血主要是通过排除 eGFR 降低患者中贫血的非肾性病因而诊断。因此，患者的评估应包括红细胞指数、网织红细胞绝对计数、血清铁、总铁结合力、转铁蛋白饱和度百分比、血清铁蛋白、白细胞计数和分类计数、血小板计数、维生素 B_{12} 和叶酸浓度［如果平均红细胞容积（mean corpuscular volume，MCV）增加］，以及粪便隐血检查。应在开始 ESA 或 HIF-PHI 治疗前进行这些诊断性检查。

虽然 ESA 主要用于 ESRD 患者，但重组人红细胞生成素和达贝泊汀 -α 等 ESA 或 HIF-PHI 也可用于纠正尚不需要透析的 CKD 患者的贫血。

7. 血脂异常 肾病患者常出现脂代谢异常。CKD 患者的主要表现为高甘油三酯血症，但总胆固醇浓度通常正常（可能原因为一些患者存在营养不良）。应评估所有 CKD 患者是否存在血脂异常并进行相应治疗。

对于 50 岁以下且尚未使用他汀类药物的患者，

可进行随访检测以评估心血管风险及是否需要进行他汀类药物治疗。

CKD患者高甘油三酯血症的程度可能不足以使冠状动脉风险显著升高，但其他一些可能引起动脉粥样硬化加速的改变常见。

他汀类药物可安全有效地将高胆固醇血症患者的血浆胆固醇浓度降低至或接近可接受水平。鉴于有证据表明轻至中度CKD与心血管预后不良相关，所以将CKD视为冠心病的等危症。

8. 性功能障碍　晚期肾病患者经常出现性功能和生殖功能显著异常。例如，一半以上尿毒症男性中的主诉症状包括阴茎勃起功能障碍、性欲减退以及性交频率显著降低。此外，CKD女性患者经常出现月经紊乱和生育功能障碍，通常导致患者在进展至ESRD前闭经。

这些异常的重要临床意义为，血肌酐浓度≥3 mg/dL（265 μmol/L）的女性中极少能妊娠至足月。

（四）ESRD并发症的治疗

一旦患者进入接近ESRD的阶段，则会开始出现尿毒症的相关症状和体征，如营养不良、厌食、恶心、呕吐、乏力、性功能障碍、血小板功能障碍、心包炎和神经病变。

1. 营养不良　晚期CKD患者中常见营养不良，因此应监测CKD患者的营养状态。血浆白蛋白浓度较低可能提示营养不良。为了最好地评估营养状态，应连续测定血清白蛋白浓度和体重；对于eGFR < 20 mL/（min · 1.73 m^2）的患者，每1～3个月测定1次；对于eGFR≤15 mL/（min · 1.73 m^2）的患者，需要时可进行更频繁的测定。

维持CKD患者的足够营养与试图通过低蛋白饮食来延缓肾衰竭进展明显存在矛盾。大多数CKD患者的饮食应提供30～35 kcal/（kg · d）的热量。

2. 尿毒症性出血　CKD患者会出现出血倾向增加。这似乎与出血时间延长最为密切相关，主要由血小板功能障碍引起。无症状患者不需要特异性治疗。然而，对于有活动性出血或即将接受外科手术或有创操作（如肾活检）的患者，需纠正血小板功能障碍。这种情况下可使用多种不同方法，包括纠正贫血，给予去氨加压素（desmopressin，dDAVP）、冷沉淀、雌激素及开始透析。

3. 心包炎　治疗的进步降低了CKD患者中的心包炎发病率，但该问题仍然会引起严重病况，偶尔会导致死亡。

尿毒症性心包炎的主要表现是发热、胸膜炎性胸痛和心包摩擦音。尿毒症性心包炎的一个相对独特的表现为心电图通常不会显示典型的广泛ST段和T波抬高，可能是因为尿毒症性心包炎为代谢性，心外膜损伤并不常见。因此，这些异常心电图表现提示可能存在其他心包炎病因。轻至中度CKD患者出现心包炎为另一个线索，提示这种心包炎很可能不是肾病引起的。

晚期肾衰竭患者发生其他原因无法解释的心包炎是开始透析的指征，前提是没有循环受损或濒临心包填塞的证据。透析对大多数尿毒症性心包炎患者可快速起效，治疗后胸痛缓解且心包积液量减少。

4. 尿毒症性神经病　中枢和周围神经系统功能障碍为ESRD重要的并发症，包括脑病（精神状态受损，如不治疗可出现癫痫发作和昏迷）、多神经病和单神经病。由于更早开始透析的趋势，所以这些并发症比以前要少见得多。

尿毒症性神经病的常见表现为感觉功能障碍，其特征为不宁腿综合征或红斑性肢痛症。这些并发症通常为开始透析的绝对指征。尿毒症性神经病的恢复程度与开始透析前的神经功能障碍程度和范围直接相关。

5. 甲状腺功能障碍　正常情况下，肾脏在几种甲状腺激素的代谢、分解和排泄方面发挥了重要作用。因此，肾功能受损导致甲状腺生理功能紊乱并不罕见。然而，尿毒症综合征与甲状腺功能减退症在症状学方面存在重叠，因此需要对甲状腺功能检查结果进行谨慎解读。

查体和甲状腺功能检查用于准确评估CKD患

者的甲状腺功能状态通常可行。可出现的紊乱包括血清游离三碘甲腺原氨酸（T_3）和总 T_3 浓度下降，而反 T_3 和游离四碘甲腺原氨酸（T_4）浓度正常。血清促甲状腺素（thyrotropin，TSH）浓度正常，大多数患者的甲状腺功能正常。

6. 感染与疫苗接种 CKD 患者发生感染的风险升高。细菌感染（尤其是肺和泌尿生殖系统）的风险随肾功能下降而升高。应特别注意预防措施，如流感免疫接种和肺炎球菌免疫接种。如果没有禁忌证，各期 CKD 成年患者每年都应接种流感病毒疫苗；进展风险较高的 CKD 4 期和 CKD 5 期成年患者应接种乙肝疫苗，并通过免疫学检测确定疫苗接种的反应；如果没有禁忌证，CKD 4 期和 CKD 5 期成年患者应接种多价肺炎球菌疫苗。已经接种肺炎球菌疫苗的患者应在 5 年内再次接种。

（五）转诊肾脏专科医生

eGFR < 30 mL/（min · 1.73 m^2）时，应将 CKD 患者转诊至肾脏专科医生处，以讨论甚至可能计划 RRT。成本更低和（或）并发症发病率及病死率降低可能与早期转诊以及由肾脏专科医生治疗有关。

较迟转诊至肾脏专科的患者总是会出现严重尿毒症的生化指标，因此需要立即透析治疗。在大多数针对该问题的研究中，与早期转诊的患者相比，较迟转诊的患者还会出现更严重的酸中毒、贫血、低钙血症、低白蛋白血症以及高磷血症。开始透析时存在晚期代谢性异常反映进展性 CKD 的治疗欠佳，这可能造成并发症发病率较高以及开始透析的花费较高。

早期转诊至肾脏专科能够制订适合患者生活方式的最佳 RRT 方式，也能够及时建立永久性透析通路。在非急诊以及充分了解情况的基础上决定透析方式，可降低以后改变透析方式的可能性。此外，转诊较迟的患者接受肾移植的可能性比较小。

较迟转诊肾脏专科可能造成不能及时开始针对性的治疗。越早开始 ACEI 和其他肾保护性治疗（如严格控制血压和血糖）效果越好。

（六）肾脏替代治疗的准备和启动

识别最终可能需要 RRT 的患者很重要，因为充分准备可降低并发症发病率，也可能降低病死率。早期识别使患者能在有长期通路的情况下在最佳时机启动透析；还可能在需要透析前有时间召集并评估患者家庭成员进行亲源肾移植的可能性。此外，如果识别 ESRD 与开始透析之间的时间不足，患者在心理上接受需要终身 RRT 的能力通常会减弱。

基础疾病的临床进程各不相同（尤其是个体间差异），且多种治疗性干预措施（尤其是应用 ACEI 或 ARB 严格控制血压）可改变进展性 CKD 的自然病程，因此 CKD 的进展速度也不相同。因此，关于患者是否以及何时可能需要透析或肾移植，目前尚有争议。此外，一些患者在出现绝对指征后才会接受 RRT，而其他患者则希望尽早开始透析，以避免出现重度 CKD 的并发症（如营养不良等）。

1. 肾脏替代治疗的选择 一旦确定在医学上最终需要进行 RRT，应告知患者考虑血液透析（在透析中心或家庭进行）、腹膜透析（持续性或间歇性）和肾移植（活体或尸体供体）的优缺点。对于不愿意或不能接受 RRT 的患者，还应探讨保守治疗的选择。2015 版 KDOQI 指南推荐，患者应就这些问题对 eGFR < 30 mL/（min · 1.73 m^2）接受教育。RRT 方式包括血液透析、腹膜透析和肾移植。

2. 肾脏替代治疗的指征 对于 CKD 患者，存在多个开始透析的临床指征，包括：①心包炎或胸膜炎（急诊指征）；②进行性尿毒症性脑病或神经病，表现为如下体征：意识模糊、扑翼样震颤、肌阵挛、腕下垂或足下垂，严重病例还会出现癫痫发作（急诊指征）；③尿毒症导致的有临床意义的出血（急诊指征）；④内科治疗难以纠正的容量负荷过多和肺水肿；⑤抗高血压药疗效不佳的高血压；⑥内科治疗无效的持续性代谢紊乱，包括高钾血症、低钠血症、代谢性酸中毒、高钙血症、低钙血症和高磷血症；⑦持续性恶心和呕吐；⑧营养不良。

开始透析的相对指征包括注意力下降和认知能力下降、抑郁、持续性瘙痒或不宁腿综合征等。

我们建议，对于进展性 CKD 患者，临床医生必须警惕是否存在尿毒症症状和（或）体征，还应让患者充分了解所有尿毒症症状，以使其能适时联系临床医生。应根据临床因素和 eGFR 综合考虑是否应进行透析。存在尿毒症所致症状和（或）体征的患者应开始透析。

对于没有症状的进展性 CKD 患者，目前尚不清楚开始透析的时机，也尚未确定开始透析的具体 eGFR 阈值。为了避免发生可能危及生命的尿毒症并发症，对于 eGFR < 15 mL/（min · 1.73 m^2）的患者应考虑行肾脏替代治疗准备；对于 eGFR 极低［如 eGFR 为 8 ~ 10 mL/（min · 1.73 m^2）］的无症状患者，应考虑开始透析。然而，即使 eGFR < 8 mL/（min · 1.73 m^2），一些临床医生可能选择密切监测（每周 1 次）没有症状的进行性 CKD 患者，在出现尿毒症的症状 / 体征时才开始透析。KDIGO 指南建议，出现肾衰竭所致症状或体征（如浆膜炎、内科治疗不易纠正的酸碱失衡或电解质紊乱以及瘙痒）、无法控制容量状态或血压、饮食干预无效的营养状态进行性恶化或认知障碍时，应开始透析；同时还指出，eGFR 为 5 ~ 10 mL/（min · 1.73 m^2）时，上述症状体征通常会出现但非必定出现。

总之，对于 CKD 患者需要进行密切随访，尽早转诊至肾病专科，以及预先做好透析计划（包括准备有功能的腹膜或血管通路以及肾移植转诊）。

（倪兆慧）

数字课程学习

教学PPT　　自测题

第二十六章

血液净化治疗

关键词：

血液透析　腹膜透析　连续性肾脏替代治疗　扩散

对流　溶质清除　容量控制

第一节 血液透析

血液透析（hemodialysis）是一种借助扩散（diffusion）和对流（convection）原理来清除血液中溶质（毒素）和过多水分的血液净化疗法，为目前最常用的肾脏替代治疗方法。其过程是将血液引出体外，经带有透析器的体外循环装置，血液在透析器内与透析液借半透膜（透析膜）进行水和溶质的交换，血液中水和尿毒症毒素包括肌酐、尿素、尿酸、钾和磷等进入透析液而被清除，透析液中碱基（HCO_3^-）和钙等进入血液，从而达到清除水和尿毒症毒素，补充碱基等物质，维持水、电解质、酸碱和内环境平衡的目的。血液透析时溶质的清除主要依赖扩散和对流作用，以前者为主；水的清除主要依赖对流作用。

（一）水和溶质清除原理

1. 水清除原理　水清除有两种方式，分别为渗透（osmosis）和对流。半透膜两侧溶液中的水由渗透压低侧向高侧移动，称为渗透；液体由静水压高侧向低侧移动，称为对流，也称超滤（ultrafiltration）。半透膜两侧的静水压压差称为跨膜压（transmembrane pressure，TMP）。渗透作用的水清除量与半透膜两侧液体渗透压差有关，对流作用的水清除量与膜两侧TMP有关。超滤过程伴有溶质的移动和清除。

2. 溶质清除原理　血液透析时溶质清除的主要方式包括扩散和对流。溶质依半透膜两侧溶液浓度梯度差，从浓度高侧向低侧移动转运，称为扩散。溶质依半透膜两侧静水压差，从压力高侧向低侧转运，称为对流。

（1）扩散：扩散转运溶质的驱动力为膜两侧溶液中溶质的化学浓度差，溶质清除量与溶质及半透膜特性有关。前者包括溶质的化学浓度、分子量、分子构型、所带电荷、脂溶性及蛋白结合特性等；后者包括膜面积，膜厚度，膜孔大小、数量、几何构型、分布，膜表面特性如带电荷、亲水性等。

（2）对流：对流作用溶质清除的驱动力为膜两侧TMP。溶质的清除与水清除同时进行，是被动的。滤出液的溶质浓度与原溶液相等。溶质的清除量与超滤率和膜的筛系数有关。超滤率与半透膜的超滤系数（Kuf）及TMP有关，Kuf代表膜对水的通透性。筛系数指溶质通过膜对流转运时，超滤液中的溶质浓度与血液中浓度的比值，反映半透膜对溶质的通透性。

（3）吸附：血液透析时血液中溶质也可被半透膜表面吸附而被清除，但清除量较小。

（二）关键设备

1. 透析器（dialyzer）是溶质和水交换的场所，为血液透析治疗的核心部位，由透析膜及其支撑结构组成。其中血液流经部分称为血室，透析液流经部分称为透析液室。

目前临床使用的透析器均为中空纤维型。中空纤维的壁为半透膜，血液在纤维内流动，透析液在纤维外流动。每个透析器有数千根纤维，纤维内径约200 μm。

透析膜可分为纤维膜（如铜仿膜）、改良纤维膜（如醋酸纤维膜）和合成膜（如聚砜膜、聚丙烯腈膜、聚酰胺膜等）。为保证透析器整段膜两侧均有较大的溶质浓度差，血液透析治疗中血液与透析液必须逆向流动。

衡量透析器的性能指标有4个。①溶质清除效能：以清除率为指标，指单位时间（min）内血液经透析器循环一次，能够将血中某一溶质全部清除的血浆或血清容积（mL）。透析器产品说明书上列出的清除率指扩散清除，不包括对流清除，常以尿素（相对分子质量为60）和维生素B_{12}（相对分子质量为1 200）分别代表小分子和中分子溶质。当血流量为200 mL/min时，常用透析器的尿素清除率为50～200 mL/min，维生素B_{12}清除率为30～160 mL/min。②水清除效能：以Kuf为指标，一般常用透析器Kuf为2～60 mL/（mmHg·h）。③生物相容性：指血液与透析膜等器材表面接触后所产生的反应，包括补体旁路系统的激活、炎症因子的释放和凝血系统激活等，与血液透析过程中的一些急性并发症及长期透析的远期并发症发生有密切关系。④血室容积：常用透析器血室容积为50~160 mL。血室容积大，则体外循环血量大，对机体血流动力学影响大。但体外循环血量尚需包括血路管腔内的血液。

透析器对水和溶质的清除效能主要取决于透析膜面积及其性能。透析器根据Kuf分为3类：低通量透析器，Kuf < 8 mL/（mmHg·h）；中通量透析器，Kuf为8~20 mL/（mmHg·h）；高通量透析器，Kuf > 20 mL/（mmHg·h）。Kuf的大小主要影响中、大分子溶质的清除效能。

透析器通过冲洗、化学清洁和消毒等程序处理后可重复使用。但复用不当可降低透析器性能，并可增加血源性微生物感染、消毒剂反应等风险，应慎用，如复用应遵循国家有关规定执行。

2. 透析液（dialysate）是血液透析过程中与血液进行交换、清除尿毒症毒素和水分的关键介质。其成分主要包括电解质、碱剂和葡萄糖三类。透析液电解质浓度与正常血清相近，并可根据患者病情调整。①透析液钠浓度为135~145 mmol/L。有严重水钠潴留、顽固性高血压或心力衰竭时可酌情降低钠浓度；透析中易出现低血压，可在透析开始时适当升高钠浓度，然后逐渐降低钠浓度至正常范围。②透析液钾浓度为0~4 mmol/L。由于肾衰竭时多存在高钾血症，故多选用钾浓度2 mmol/L。严重高钾血症时可先采用钾浓度为2 mmol/L的透析液，待血清钾浓度逐渐下降后改为无钾透析液。严重高钾血症者如采用无钾透析液，可因血钾下降太快而引起严重心律失常，应避免使用。③透析液钙浓度为1.25~1.75 mmol/L。低于血清总钙浓度而略高于血清游离钙浓度（1.25~1.5 mmol/L），以纠正肾衰竭时的低钙血症。④透析液镁浓度为0.25~0.375 mmol/L。低于正常血清镁浓度，以纠正肾衰竭时的高镁血症。⑤透析液氯浓度为102~106 mmol/L。与正常血清氯浓度相近。⑥透析液碱基。常用的有碳酸氢盐和醋酸盐两种。醋酸根进入人体内可由肝脏代谢生成碳酸氢根。因醋酸易引起恶心、呕吐、头痛、血管扩张和心肌抑制导致低血压等，且肝功能损害时易发生醋酸潴留，故目前多采用碳酸氢盐作为碱基，或以碳酸氢盐为主、加用低浓度醋酸盐。透析液HCO_3^-浓度为30~40 mmol/L（表7-26-1）。⑦透析液葡萄糖浓度为6~11 mmol/L。也可采用无糖透析液，后者的优点是易保存、不易滋生细菌等，缺点是透析中易发生低血糖反应。

表7-26-1 标准碳酸氢盐透析液各成分浓度范围

透析液成分	浓度（mmol/L）
Na^+	135~145
K^+	0~4
Ca^{2+}	1.25~1.75
Mg^{2+}	0.25~0.375
Cl^-	102~106
Ac^-（醋酸根）	2~4
HCO_3^-（mmol/L）	30~40
Glucose（糖）	0~11
pH	7.1~7.3

血液透析中使用的透析液多是浓缩透析液或透析干粉在透析机内与透析用水通过一定比例混合而成。但是目前国内也有部分单位使用的是中央供液系统供应透析液，可供应透析浓缩液或透析液，前者需在透析机内与透析用水按比例配比后使用，后者则无须与透析用水配比。因此，透析液的配液供液方式包括3种，各有优缺点，具体如下。

（1）单机供液：将透析A粉或B粉自行配制成A、B液装桶后使用，也可直接购买市售的A、B液成品，供单人用透析机使用。缺点是工作量大，并需占用较大存储空间，且易受污染。

（2）机械式集中供液：透析粉集中配制后通过管道输送到透析机终端使用。缺点是管道易出现堵塞或腐蚀，进水、搅拌、供液等阀门或开关仍需专人操作，透析机的透析液吸入口需进行改造。

（3）全自动中央供液：透析液集中配制后输送

到透析机终端，全过程由电脑自动控制，能极大减少工作量，提高透析效率，保障了透析液的质量安全。缺点是不同品牌透析机的透析液配方兼容性不一，且无法提供个体化的透析液。

3. 血液透析机　是执行和控制血液透析安全有效进行的关键设备，可分为单人用透析机和多人用透析机（中央供液系统时使用）。其中单人用透析机目前在我国使用最多，其内部按功能分三部分。

（1）透析液供给系统：功能是将浓缩透析液或干粉与透析用水配成与血液进行交换的透析液，同时兼有监测透析液电导度（反映溶液的离子浓度，主要是钠）和pH、加温透析液（加热至35～37℃）及探测有无漏血（透析膜破裂后，血液漏入透析液）等功能。

（2）血液循环控制系统：功能是驱动和控制血液在体外安全循环，包括血流量控制装置、血路管压力监测器和空气探测器、肝素泵等部件，以控制血流速度、了解血路管内血流阻力及有无空气等，并可向体外循环血液持续输注肝素，防止血液凝固。

（3）超滤控制系统：控制透析过程中水超滤的速度和总量，通过调节TMP的大小来实现。TMP的调节有两种方式：一是通过控制透析液侧的负压来改变TMP，从而产生相应的超滤量，称为压力控制超滤；二是通过独立的超滤泵，直接从水路中抽取设定量的水，称为容量控制超滤。反映在具体操作时，前者直接调节TMP，后者则直接调节脱水量的设置。由于超滤量不仅与TMP有关，还与其他许多因素有关，故压力控制超滤不能准确控制超滤量，目前已基本淘汰。

多人用透析机因透析液供给是由中央供液系统提供，因此与单人用透析机相比，无需透析液配比装置，但其他部件基本相同。

4. 透析用水处理设备　是对原水进行系统处理的设备，去除原水中的有害和多余物质，使水质符合透析治疗的要求。包括预处理、精处理、后处理及消毒部件等。其中预处理部件用于去除水中的大颗粒物质、活性氯、氯胺、有机物、臭味、染料、钙镁离子等有害物质，主要包括药用炭罐和硬水软化装置等；精处理部件即反渗透装置，目的是除盐、去除水中的细菌和内毒素，使水达到透析用水标准，其处理后的水为反渗水。后处理部件指供水系统，分直接和间接供水两种。前者是直接将反渗水输送至透析机等用水点；后者是反渗水先经过储水箱后再输送至用水点，增加了水被二次污染的机会。消毒部件是对精处理设备和后处理设备进行消毒的装置，以减少这些部件的细菌和内毒素含量，使之达到卫生学要求。

（三）血管通路

血管通路指体外循环血液引出和回流的通路，是血液透析治疗安全有效进行的保证。对血管通路方式的选择主要依据肾衰竭的类型（即估计透析时间的长短）、透析的紧急性、患者自身血管条件等因素。理想的血管通路要求能提供充足的血流量，一般在150～400 mL/min。常用血管通路如下：

1. 动－静脉内瘘　适用于ESRD维持性血液透析患者。由动脉与邻近静脉吻合而成，最常选用桡动脉和头静脉，因该部位易于反复穿刺及维护。动静脉内瘘吻合术后数周，静脉管壁由于压力的作用而增厚，可耐受反复穿刺。一般内瘘成熟需6周以上。当邻近血管条件差时，可进行自身血管移植或选用人造血管。动静脉内瘘引起动静脉短路，可使心脏负荷增加1/5～1/10，严重心功能不全者应慎用。动静脉内瘘应尽可能在透析前择期进行，时机可选择在eGFR＜25 mL/（min·1.73 m^2）、预计6个月内将接受血透治疗时。

2. 中心静脉插管　适用于急性肾损伤等需紧急透析、ESRD动静脉内瘘术前的紧急透析或内瘘堵塞等引起内瘘失功能时。常选择颈内静脉、股静脉作插管部位，必要时也可选用锁骨下静脉。具有操作简便、不易出血、不加重心脏负荷、对血流动力学影响小等优点，一般保留2～3周。常见并发症有血栓形成、血流量不足、感染及血管狭窄等。

对于长期血管通路未建立或未成熟而急需血液透析、肾移植前或腹膜透析因并发症需暂停腹透等需血透过渡者、无法建立内瘘或预期寿命有限的ESRD患者等，也可选择带涤纶套的隧道型静脉导管，即导管体外段埋置于皮下。原则上选取颈内静脉置管，其感染并发症显著低于普通中心静脉插管，可留置数月至数年。

（四）抗凝

血液透析时必须抗凝，以防体外循环血液凝固。常用方法有肝素抗凝法和枸橼酸抗凝法等，近来也有在高危出血倾向者使用阿加曲班等新型抗凝法报道（表7-26-2）。

1. 肝素抗凝　在临床上最常用。机制是通过与抗凝血酶Ⅲ结合，使后者发生分子构型改变，与凝血酶、凝血因子Ⅹa等结合而灭活之。机体对肝素的敏感性和代谢速率存在较大差异，故须个体化应用。肝素静脉注射后起效时间约5 min，达峰时间约15 min，半衰期约50 min。为达到较好的抗凝作用而不引起出血，血液透析时需监测凝血指标。肝素可引起出血、过敏和血小板减少等不良反应。当发生出血时，可用鱼精蛋白治疗。鱼精蛋白与肝素结合而抑制肝素的抗凝活性，两者的生物学效价比值为0.7～1.5。血透结束时相当部分肝素已被代谢，故鱼精蛋白用量为肝素总量的1/2。由于鱼精蛋白半衰期较肝素短，故应用鱼精蛋白出血停止后可再次发生出血，称为反跳现象，此时可酌情再次给予鱼精蛋白治疗。

根据肝素剂量和用法不同，肝素抗凝方法如下。①常规肝素抗凝法：最为常用。血透开始前5～15 min静脉端注射肝素50～100 U/kg，然后静脉持续输注1 000 U/h，血透结束前1 h停药。②小剂量肝素抗凝法：适用于低、中度出血倾向者。首次肝素剂量10～50 U/kg，追加剂量500 U/h。③体外局部肝素抗凝法：适用于重度出血倾向或活动性出血者。透析开始时于血路动脉端给予肝素500 U，然后500～750 U/h持续滴注，同时静脉端给予对等量鱼精蛋白中和。④低分子量肝素抗凝法：适用于中、高危出血倾向患者。与标准肝素相比，低分子肝素抗栓作用较强，不易引起出血，半衰期更长（达2 h左右）。血透前静脉注射60～80 U/kg，一般透析中无须追加用药。

2. 局部枸橼酸抗凝法　枸橼酸螯合血中钙离子，使血钙浓度下降，阻止凝血酶原转化为凝血酶，从而达到抗凝作用。该方法仅有体外抗凝作用，不影响机体凝血功能，故适用于活动性出血者。枸橼酸须经肝脏代谢生成碳酸氢根，肝功能不全时慎用。此外，该方法还易引起低钙血症、代谢性碱中毒等不良反应。

3. 阿加曲班抗凝法　阿加曲班可直接抑制凝血酶而达到抗凝作用，主要在肝脏代谢，故肝功能不全者慎用。标准用法是首剂250 μg/kg，追加剂量2 μg/（kg·min），使APTT延长1.5～2倍，治疗结束前0.5～1 h停用；适用于高危出血倾向者。

（五）透析指征

1. 适应证

（1）急性肾损伤：目前对于急性肾损伤的透析

表7-26-2　血液透析肝素抗凝时凝血时间目标值

	基础值	常规肝素化		边缘肝素化	
		透析中	透析末	透析中	透析末
WBPTT	60～85 s	+80%（120～140）	+40%（85～105）	+40%（85～105）	+40%（85～105）
ACT*	120～150 s	+80%（200–250）	+40%（170～190）	+40%（170～190）	+40%（170～190）
LWCT*	4～8 min	20～30	9～16	9～16	9～16

注：WBPTT、全血凝血酶时间；ACT、活化凝血时间；LWCT、Lee-White凝血时间。

*ACT有多种测定方法，有些方法的基础值相当低，如90～120 s；**LWCT的基础值变化很大，依其测试执行的方式而定。

指征尚无公认标准，一般认为当患者出现危及生命的容量失衡、电解质紊乱及酸碱失衡时应紧急行肾脏替代治疗，而在决定治疗时应充分考虑患者的临床状态，以及治疗对患者的可能益处。本文为保证可操作性，并根据临床实际情况，特提出如下标准：

1）一般指征：出现下列任何一种情况即可进行透析。①急性肺水肿，对利尿剂无反应。②高钾血症，血钾≥6.5 mmol/L。③高分解代谢状态。④无高分解代谢状态，但无尿2天或少尿4天以上。⑤血HCO_3^- < 12 mmol/L或动脉血pH < 7.2。⑥BUN≥28.6 mmol/L（80 mg/dL）或血肌酐≥442 μmol/L（5 mg/dL）。⑦少尿2天以上，并伴有下列情况之一：体液过多，如球结膜水肿、胸腔积液、心包积液、心音呈奔马律或中心静脉压升高；持续呕吐；烦躁或嗜睡；血钾≥6 mmol/L；心电图有高钾血症表现。

在原发病重、估计肾功能恶化较快且短时间内不能恢复时，可在以上并发症出现前给予早期透析。优点是有利于维持内环境稳定，为原发病的治疗创造条件，如抗生素应用、营养支持等。

2）紧急透析指征：出现下列任何一种情况须立即透析。①严重高钾血症，血钾≥7.2 mmol/L或有严重心律失常。②急性肺水肿，对利尿剂无良好反应。③严重代谢性酸中毒，动脉血pH < 7.2。

（2）终末期肾病：透析指征的决定应考虑剩余肾功能状态和临床表现，包括并发症的情况。通常情况下非糖尿病肾病患者eGFR < 10 mL/（min · 1.73 m^2），糖尿病肾病eGFR < 15 mL/（min · 1.73 m^2）时即可开始血透。当有下列情况时，可酌情提前：①有严重并发症，经药物治疗等不能有效控制者，如容量过多包括急性心力衰竭、顽固性高血压；②高钾血症；③代谢性酸中毒；④高磷血症；⑤贫血；⑥体重明显下降和营养状态恶化，尤其是伴有恶心、呕吐等。

（3）急性药物或毒物中毒：如中毒药物和毒物的分子量低于透析器膜截留分子量、水溶性高、表观容积小、蛋白结合率低、游离浓度高者可行血液透析。这些药物包括：①安眠镇静药，如巴比妥类、甲丙氨酯（眠尔通）、甲喹酮（安眠酮）、氯氮（利眠宁）、地西泮、水合氯醛、氯丙嗪等；②镇痛解热药，如阿司匹林、非那西丁、扑热息痛等；③三环类抗抑郁剂，如阿嘧替林、多虑平等；④心血管药物，如洋地黄类、奎尼丁、普鲁卡因酰胺、硝普钠、甲基多巴、二氮嗪、苯妥英钠等；⑤抗癌药，如环磷酰胺、5- 氟尿嘧啶等；⑥毒物，如有机磷、四氯化碳、三氯乙烯、砷、汞等；⑦肾毒性和耳毒性抗生素，如氨基糖苷类抗生素、万古霉素、多黏菌素等。其他药物透析清除效能差，宜作血液灌流。

（4）其他：难治性充血性心力衰竭和急性肺水肿的急救、肝肾综合征、肝性脑病、严重电解质紊乱、高胆红素血症、严重高尿酸血症、精神分裂症和银屑病等均有报道血液透析治疗有效。

2. 禁忌证　血液透析无绝对禁忌证。相对禁忌证有：休克或未纠正的低血压；严重活动性出血；非电解质紊乱引起的严重心律失常；严重心脑并发症；精神障碍不能配合等。伴上述情形时可选用其他血液净化技术或采用特殊抗凝方法。

（六）透析效能评价及透析处方

1. 透析充分性评价　充分透析指患者依靠透析而获得较好的健康状况、较高的生活质量和较长的生存期。衡量透析充分性的指标包括患者的临床情况，如食欲、血压、心功能、贫血和营养状况等，实验室检查如血清肌酐、尿素氮、电解质和酸碱平衡状况等。由于透析最重要的作用之一是清除尿毒症毒素，故临床主要以溶质清除情况作为透析充分性的量化评估方法。

目前量化评估透析充分性常应用两种方法。一种测定尿素清除指数（Kt/V），K代表透析器对尿素的清除率，t为单次透析时间，V为尿素在体内的分布容积。Kt乘积反映了单次透析对尿素的清除量，Kt/V则反映单次透析清除尿素量占患者体液中尿素总量的比例。目前临床最常应用单室Kt/V （single pool Kt/V，spKt/V），其推荐计算公式为：spKt/V = −Ln（R−0.008t）+（4−3.5R）×UF/W，其中 Ln 为自然对数；R 为透析后与透析前血清尿素的比值；t 为单次透析时间；UF 为超滤量，单位为 L；W 为透析后患者的体重，单位为 kg。另一种评价方法为尿素下降率（urea reduction ratio，URR），指透析后与透析前血清尿素浓度之比，也反映单次透析清除尿素的量，与 Kt/V 有一定相关性，URR 65% 相当于 spKt/V 1.0～1.2，其计算公式为：URR（%）= 100×（1− 透析后尿素 / 透析前尿素）。

上述评价溶质清除的指标均是以尿素为代表，主要反映小分子尿毒症毒素的清除，不能反映中大分子毒素的清除，有其局限性。事实上，在尿毒症众多，病理生理因素中，中大分子毒素起重要作用。因此，在评价透析充分性时也应考虑中大分子溶质的清除，遗憾的是目前还没有其评价的方法和标准。

2. 透析剂量　临床上透析剂量的决定主要根据患者的临床状况和透析充分性指标。前者包括血压控制，消化道症状，营养状况，水、电解质及酸碱平衡情况，体重和残余肾功能等。目前推荐的透析剂量为：当残肾尿素清除率（Kru）< 2 mL/（min・1.73 m^2）时，每周血透 3 次者，每次透析 spKt/V 需至少达到 1.2；对于治疗时间 < 5 h 者，URR 至少应达到 65%。为达到上述目标，每次透析目标值应为 spKt/V 1.4 或 URR70%（表 7-26-3）。

表 7-26-3　不同残肾功能和透析频率时 spKt/V 的最低要求

透析频率（次 / 周）	Kru < 2 mL/（min・1.73 m^2）	Kru≥2 mL/（min・1.73 m^2）
2	不推荐	2.0*
3	1.2	0.9
4	0.8	0.6
6	0.5	0.4

Kru. 残肾尿毒清除率；* 一般不推荐每周 2 次透析，除非 Kru > 3 mL/（min・1.73 m^2）。

3. 透析处方　指为达到设定的溶质和水清除目标所制订的各项透析方案，包括透析器的选择、血流量和透析液流量、超滤量和速度、抗凝剂应用、透析频率和每次透析时间。一般要求每周透析 3 次，每次 4～6 h，每周透析时间为 12～15 h。体重高、食欲好、残余肾功能差时，应选用较大透析膜面积的透析器，并提高血流量和透析液流量。透析超滤量和速度由透析间期体重的增长、心功能和血压等决定。一般单次透析超滤量为干体重的 3%，不超过 5%。所谓干体重指采用血液透析缓慢超滤至出现低血压时的体重，此时体内基本无水钠潴留。但实际工作中干体重的确定常根据一段时间透析治疗后，患者达到血压和心功能控制较好、无明显水肿时的单次透析后体重。由于透析间期水钠潴留仅部分在血液，大部分在细胞间液，而血液透析清除的水直接来自血液。故当脱水速度明显超过细胞间液进入血液的速度时，可引起有效血容量不足和血压下降。心功能不全、低蛋白血症时，透析间期潴留液体在细胞间液的比例升高，透析脱水应更慢。

透析液作为清除毒素、补充钙离子和碱基的重要介质，在血液透析治疗时对其合理选择也是透析处方的重要内容。①透析液流量：通常设为 500 mL/min，高通量透析时可提至 800 mL/min。血透时增加血液和透析液流量，可最大限度保持溶质的浓度差，降低透析膜上的滞留液体层厚度，减少膜阻抗，提高溶质清除能力。通常透析液流量为血流量的 2 倍最有利于溶质清除，如只增加透析液流量而不增加血流量，则溶质清除的提高不显著。②透析液温度：常为 35～37℃。低温透析可增强心肌收缩力和肺的氧合作用、增加静脉张力、减少补体激活和透析低血压发生，增加超滤耐受力，因此对易发透析低血压、心肺血管功能不佳者适用。③透析液离子浓度选择。见“透析液”部分。

（七）透析用水的质量控制

血液透析患者的血液每周需与大量透析用水（300～600 L）接触，因此一旦透析用水含有害物质，将会带来严重后果。透析用水需去除原水中的有害成分及多余物质，主要包括三大类：①微生物及其产物，包括细菌、病毒和内毒素等；②化学物质，包括残余氯和氯胺，钠、钾、钙、镁等可溶性无机盐和硝酸盐、亚硝酸盐、亚硝胺、硫酸盐和氟化物等盐类，微量元素如铝、铜、锌、镉、砷、汞、铅、银、铁、硒、铬、硅和钡等；③不溶性颗粒和纤维。

为保证透析用水安全，国家颁布并实施了《血液透析及相关治疗用水》（YY0572-2015）的最新标准，规定透析用水的微生物学标准为：细菌应＜100 CFU/mL（≥50 CFU/mL应给予干预），内毒素应＜0.5 EU/mL（≥0.25 EU/mL应给予干预），而最新修订的《血液净化操作标准规程》也采用了该标准，并要求透析用水每月检测一次细菌培养、每3月检测一次内毒素、每年检测一次化学污染物（表7-26-4）。

表7-26-4　透析用水化学物质允许最高浓度

污染物	最高允许浓度（mg/L）
铝	0.01
总氯	0.1
铜	0.1
氟化物	0.2
铅	0.005
硝酸盐（氮）	2
硫酸盐	100
锌	0.1
钙	2（0.05 mmol/L）
镁	4（0.15 mmol/L）
钾	8（0.2 mmol/L）
钠	70（3.0 mmol/L）
锑	0.006
砷	0.005
钡	0.1
铍	0.0004
镉	0.001
铬	0.014
汞	0.0002
硒	0.09
银	0.005
铊	0.002

（八）主要并发症及其处理

1. 急性并发症　指透析过程中或透析结束后早期发生的并发症，严重时可危及生命。

（1）失衡综合征：指透析过程中或结束后不久出现的以神经系统表现为主的症候群，如烦躁、头痛、呕吐、血压升高，严重时嗜睡、癫痫样大发作、昏迷甚至死亡，但无神经系统定位体征。发生机制是治疗中血液里大量小分子物质清除引起血浆渗透压明显下降，而由于血脑屏障的限制，脑脊液和脑细胞中溶质清除量较小，造成血液和脑脊液间渗透压差增大，导致脑水肿和颅内高压。此外，与血液pH变化、脑缺氧等也有一定关系。多见于首次透析，但任何一次透析均可出现。应与脑血管意外等鉴别。

（2）心脑血管并发症：透析中低血压较常见，多由于超滤过多过快引起有效血容量不足所致，也见于透析膜破裂或其他原因引起的出血、严重心律失常、心肌梗死、心包出血和急性左心衰竭。透析中高血压可见于透析失衡综合征、透析液钠浓度过高、精神紧张、降压药被透析清除等。心律失常与电解质紊乱尤其是钾和钙代谢紊乱、心肌缺血、心肌梗死等有关。心绞痛和急性心肌梗死主要是在原有缺血性心脏病基础上，血液透析使心脏负荷加重并诱导低氧血症等引起。心力衰竭与原有心功能不全、高血压、心律失常、心肌梗死、输液过多、严重透析器首次使用综合征等有关。心包出血和心包填塞多在原有心包炎基础上，应用肝素抗凝后发生。脑出血为我国ESRD维持性血透患者的重要死亡原因，与原有脑动脉粥样硬化、高血压控制不佳等有关，少数系脑血管畸形所致，后者尤多见于多囊肾患者。

（3）透析器首次使用综合征：系对消毒剂或透

析膜和透析管道等过敏所致。

（4）发热：由致热源、消毒液和感染等引起。

（5）其他：如空气栓塞、透析器破膜、溶血、肌肉痉挛等。后者与超滤过快、低钠血症等有关。

2. 远期并发症　主要指ESRD患者长期接受血液透析治疗过程中出现的并发症，包括心脑血管并发症、贫血、感染、营养不良、肌肉和骨关节病变等。病毒性肝炎多因输血或接触血制品引起，如乙型和丙型病毒性肝炎。长期透析患者抑郁症等心理精神疾病的发生率达10%～15%，心理治疗、家庭和社会的关心十分重要，必要时给予药物治疗。

（邹建洲　丁小强）

第二节　腹膜透析

（一）概述

腹透透析（腹透）是利用腹膜作为生物透析膜，依赖弥散、对流和超滤作用，以清除体内潴留的代谢产物、纠正电解质和酸碱失衡、清除过多水分的肾脏替代治疗方法。腹透真正应用于临床始于1923年，Ganter首次将此技术应用于一例因子宫肿瘤所致梗阻性肾病的尿毒症患者。随后，在1924—1938年，数个团队进行了规律性的间歇性的腹膜透析治疗，用于短暂地替代肾脏的功能。20世纪50年代，Grollman等将可留腹的塑料软管作为腹膜透析导管。1964年，Boen开发了第一代自动循环机；Tenchhoff等推出了可以永久植入的腹膜透析导管。1976年，Moncrief和Popovich提出持续不卧床腹膜透析（continuous ambulatory peritoneal dialysis，CAPD）的概念。1978年，加拿大的Dimitrios Oeopolous教授提出使用PVC袋来存储腹透液，大大方便了腹透液的制造、存储和运输。1979年，Karl Nolph提出使用钛接头来降低腹膜炎的发生率。1981年，Umberto Buoncristiani引入了“注入前冲洗”的概念，并推出“Y连接系统”，使得腹膜炎的发生率进一步下降。之后，腹透得到了快速发展，日渐成为一种独特而有效的肾脏替代治疗方法。作为肾脏替代治疗的两种方式，腹膜透析和血液透析各有其优缺点，在临床应用上互为补充，两种透析方式对患者生存期的影响并无明显区别。我国20世纪70年代后期开展CAPD后，腹透在治疗我国尿毒症患者中起了很重要的作用。80年代，CAPD治疗在国内已初具规模。90年代后，由于连接系统的改进使得腹膜炎发生率大幅度下降，腹膜透析在国内得到了迅猛的发展。目前，我国是全世界腹透患者人数增长最快速的国家之一。

（二）适应证和禁忌证

1. 适应证　腹膜透析适用于急、慢性肾衰竭，高容量负荷，电解质或酸碱平衡紊乱，药物和毒物中毒等疾病，以及肝衰竭的辅助治疗等。

（1）慢性肾衰竭：腹膜透析适用于多种原因所致的慢性肾衰竭治疗。下列情况可优先考虑腹膜透析：①老年人、婴幼儿和儿童；②有心、脑血管疾病史或心血管状态不稳定等；③血管条件不佳或反复动静脉造瘘失败；④凝血功能障碍伴明显出血或出血倾向；⑤尚存较好的残余肾功能；⑥偏好居家治疗者；⑦交通不便的患者。

（2）急性肾损伤。

（3）中毒性疾病：对于急性药物和毒物中毒，尤其是有血液透析禁忌证或无条件进行血液透析患者，可考虑腹膜透析治疗。

（4）其他：①充血性心力衰竭；②急性胰腺炎；③肝性脑病、高胆红素血症等肝病的辅助治疗；④经腹腔给药和营养支持等。

2. 禁忌证

（1）绝对禁忌证：①患者腹膜广泛纤维化、粘连，透析面积减少，使腹膜的透析效能降低；②无合适部位置入腹膜透析导管；③难以纠正的机械性问题；④严重腹膜缺损；⑤精神障碍又无合适照顾者的患者。

（2）相对禁忌证：①腹腔内有新鲜异物；②腹部大手术3天内；③腹腔有局限性炎性病灶；④炎

症性或缺血性肠病或反复发作的憩室炎；⑤肠梗阻；⑥严重的全身性血管病变；⑦严重的椎间盘疾病；⑧晚期妊娠、腹内巨大肿瘤及巨大多囊肾者；⑨慢性阻塞性肺气肿；⑩高分解代谢。

（三）透析装置

腹膜透析装置是指患者完成腹膜透析操作所需要的设备、材料。装置的好坏对于患者是否能成功地进行腹膜透析起着重要作用。腹膜透析装置主要包括腹透管、腹透液和连接系统。不同的腹透模式所需要的装置有所不同。维持性腹膜透析中最常见的两种透析模式——连续非卧床性腹膜透析（CAPD）和自动化腹膜透析（automated peritoneal dialysis，APD）的连接系统和腹透液不同。

1. 腹透管　由无毒的惰性材料制成，有良好的组织相容性。一根好的腹透管要符合以下条件：能够提供足够的透析液流入和流出的速度；能够被安全植入对人体无害；某些设计使出口感染的发生率最低等。腹透管可分为急性导管和慢性导管，目前慢性导管临床应用最多。标准的慢性导管由柔软材料如硅胶或聚氨基甲酸乙酯等制成，导管有1～2个涤纶袖套（Cuff）便于成纤维细胞的长入以帮助导管固定，从而构成屏障防止微生物沿管壁入侵。根据袖套的数量分为单Cuff导管和双Cuff导管。大量证据表明，单Cuff的导管与双Cuff导管相比，腹膜炎的发生率高、出口并发症多，使用寿命短，因此双Cuff导管使用广泛。双Cuff腹透管分为三部分：腹外段、皮下隧道段和腹内段，腹内段末端有开口，侧面含有60～110个直径为1 mm的侧孔以利于液体引流。目前临床常用的腹透管有以下几种：

（1）Tenckhoff导管：目前使用的最典型的导管是双涤纶套的Tenckhoff直管（标准Tenckhoff管）。

（2）Coiled Tenckhoff管：在标准Tenckhoff管末端加以卷曲制成Coiled Tenckhoff管，既增加了侧孔的数量，又使脏层和壁层腹膜分开，因而减少了网膜和肠管堵塞导管的情况，并可减少进液时对腹壁刺激引起的疼痛。

（3）Swan-neck导管：2个涤纶套间存在永久性弯曲，使管子的两端均朝向下方，避免袖套外露、导管漂移，并减少出口感染。

可通过外科手术切开法、腹腔镜法、穿刺法及Moncrief-Popovich法植管等技术将腹透管置入患者体内。

2. 腹透液　是腹膜透析治疗所必需的，装在透明、有弹性的无菌塑料袋中。有些新型腹透液的不同成分分别装在透析液袋的2个或3个分隔的腔室中，在灌注入腹腔之前混合。成人使用的CAPD腹透液容量有1.5、2.0、2.25、3.5和3.0 L。标准容量通常为2.0 L，但国外2.5 L袋的使用也很广泛。一般来说，较大容量透析有利于增加溶质清除，但有的患者可能不能耐受较大容量透析带来的腹内压增高的症状。APD的透析液成分与CAPD相同，但容量有2 L的，也有大容量的（如5 L）。使用大容量的袋装透析液可减少连接透析液的袋数。

腹膜透析液主要由三部分构成：渗透剂、缓冲液、电解质。腹膜透析液应符合以下基本要求：①电解质成分与正常人血浆成分相近；②缓冲液（如醋酸盐、乳酸盐、碳酸氢盐）用于纠正机体的酸中毒；③无菌、无毒、无致热源；④生物相容性良好；⑤允许加入适当的药物以满足不同病情的需要。理想的腹膜透析液还应该满足以下要求：① pH在生理范围附近；②等渗透压；③渗透剂不易吸收；④以碳酸氢盐为缓冲剂；⑤可提供部分营养物质；⑥葡萄糖降解产物少。

目前常用的腹透液有以下几种：

（1）葡萄糖腹透液：葡萄糖是腹透液最常用的渗透剂，其浓度分别为1.5%、2.5%和4.25%。这些溶液中含有的无水葡萄糖浓度分别为1.36%、2.27%和3.86%，其渗透压分别约为345、395和484 mOsm/L。增加腹透液中的葡萄糖浓度可提高腹透液的渗透压，增加超滤。

（2）碳酸氢盐腹透液：大多数市场上的腹透液使用乳酸盐作为缓冲碱，乳酸盐通过腹膜扩散进入血流并快速代谢成碳酸氢盐。也可直接采用碳酸氢盐作为缓冲碱，但碳酸氢盐腹透液的 pH 很高，会引起钙和镁沉淀。因此，碳酸氢盐腹透液不能放置在单腔室的透析液袋中。碳酸氢盐腹透液设计由两个分隔的腔室组成，一个腔室放置钙、磷、一小部分酸及其他电解质，另一个腔室放置碳酸氢盐液体，以保证碳酸氢盐和钙、镁是分隔开的，使用时进行混合。最终这种腹透液的 pH 保持在生理范围。

（3）氨基酸腹透液：采用氨基酸作为渗透剂，1.1% 的氨基酸腹透液产生的超滤相当于 1.5% 的葡萄糖腹透液。氨基酸腹透液在腹腔内保留 4～6 h 后大部分的氨基酸被吸收，有利于营养的补充，对于营养不良的患者起了良好的支持作用。推荐每天使用 1 袋氨基酸透析液，过多使用可能引起酸中毒和尿素氮的升高。

（4）艾考糊精（icodextrin）腹透液：以多聚葡萄糖作为渗透剂，由于其分子量大，腹腔保留后很少被人体吸收，长时间留腹仍能保持恒定的超滤量，主要用于 CAPD 夜间长时间留腹或 APD 白天需长时间留腹的患者，尤其适用于超滤衰竭的患者。艾考糊精腹透液通常每天使用一次。随机对照临床研究已经证实艾考糊精腹透液能增加腹透患者的超滤量，改善容量状态；并且有利于控制血糖，降低体重，改善脂代谢紊乱。

3. 连接系统

（1）CAPD 连接系统：由人工操作，利用重力原理使透析液流入腹腔，并从腹腔中引流出来。透析液袋借助于一段称为“连接短管”的塑料管与患者的腹透管相连。连接系统主要有三种类型：直导管系统、Y 形导管系统和双联系统。双联系统使用方便，腹膜炎的发生率低，是目前使用的主要连接系统。

（2）APD 连接系统：APD 是增长迅速的腹透模式。与 CAPD 显著不同的是 APD 用机器代替人工进行操作，对患者的生活方式影响小，使腹膜透析更容易被接受。在某些国家和地区，APD 已成为主要的腹膜透析模式。APD 需要自动循环机，其连接系统与 CAPD 不同。自动循环机是自动地完成将腹透液灌入腹腔及引流出来这一循环的机器。APD 的连接导管一方面用于连接各个透析液袋和循环机，另一方面连接循环机和患者。

（四）治疗方法

腹膜透析治疗的目标是患者获得最佳的预后和最优的生活质量。腹膜透析的模式及剂量应强调个体化。开始腹膜透析时，应首先根据患者的身材、残肾功能和临床情况制订个体化初始透析处方。透析后进行腹膜平衡试验评估腹膜转运特性，同时进行透析充分性评估，目前国内外指南均将小分子溶质清除指标建议为 Kt/V≥1.7，同时强调容量平衡，根据评估结果调整透析处方，直至达到治疗目标。

1. 透析模式 目前临床上常用的腹透模式有以下几种。

（1）CAPD：是目前全世界最常使用的腹膜透析模式，每日行腹透液交换 3～5 次，通常每次使用腹透液 2 000 mL。腹透液白天留腹 4～6 h，夜间留腹 8～12 h。患者在腹透治疗过程中无须卧床，可自由活动，在一天 24 h 内患者的腹腔都有腹透液留腹，溶质交换和超滤持续进行，为 24 h 不间断的透析方式。

（2）间歇性腹膜透析（intermittent peritoneal dialysis，IPD）：通常是白天腹透液留腹，夜间干腹。主要特点是在透析间歇期，患者腹腔内不保留腹透液。IPD 透析时间较短，因此容易出现透析不充分，一般仅适用于残余肾功能较好的患者。

（3）APD：泛指所有利用自动循环机进行腹透液交换的各种腹膜透析模式。其优点是可以采用很大的透析剂量，利用患者夜间睡眠时间进行，对白天生活影响小。APD 由于减少了透析过程中的手工操作次数，减少了腹腔污染的机会，腹膜炎发生率可能较 CAPD 低。处方设定灵活，可以改善患者的生活质量。常用的模式包括夜间间歇性腹膜透析（NIPD）、持续循环式腹膜透析（CCPD）及潮式腹膜透析（TPD）等。

CCPD 时，晚上患者与自动循环机相连，整个夜间交换数次，早晨在腹腔中灌入透析液后与机器分开，患者白天腹腔中留有透析液，但不与机器相连，可以自由活动。NIPD是在夜间循环结束后早晨放出腹腔内所有的透析液，整个白天腹部都保持“干”的状态。

APD的另一种衍生模式是TPD。这种方法是开始在腹腔内灌注入腹透液，在引流时只引流出部分液体。TPD的初始目的是减少标准APD时腹透液被灌入和流出腹腔所造成的时间上的浪费，从而加强小分子溶质的清除。但对清除率来说，只有用非常大量的腹透液时，TPD的这个优点才体现出来。现在TPD更多用于减少引流疼痛及机器报警。

2. 透析处方制订与调整 腹膜透析的处方制订与调整应强调个体化。在开始腹膜透析时，首先对患者的临床状况、身材大小及残余肾功能进行评估，制订初始腹膜透析处方。通常身材高大的患者需要较大的透析剂量，残肾功能好的患者可考虑从较低的透析剂量开始。透析4周后进行腹膜功能评估。在之后的随访过程中，需定期对患者进行综合评估，及时调整腹透处方。

（1）残余肾功能：是影响腹膜透析患者预后的重要因素。在长期随访过程中应定期监测残余肾功能，根据其变化及时调整腹透处方。使用血管紧张素转换酶抑制剂（ACEI）或血管紧张素受体拮抗剂（ARB）可以保护残余肾功能。其他有助于延缓残余肾功能丢失的措施包括维持容量平衡、避免肾毒性药物使用和感染等。

（2）腹膜功能评估：腹膜对溶质和水分的清除与腹膜转运功能密切相关。研究发现，容量负荷过多是透析患者心血管疾病发生和发展的重要因素，腹膜高转运的腹透患者病死率明显高于其他转运类型的患者。

1）标准腹膜平衡试验（peritoneal equilibration test，PET）：1987年Twardowski提出的标准PET（Standard PET）是目前临床应用最广泛的评估腹膜功能的试验。标准PET测定过程：PET前夜腹腔内保留腹膜透析液8～12 h；患者取坐位，在20 min内引流出过夜的透析液，测定其引流量；患者取仰卧位，将2 L 2.5%的腹膜透析液以200 mL/min的速度灌入腹腔内，记录灌入完毕的时间，并以此定为0 h；在透析液腹腔保留0 h和2 h，收集透析液标本；在腹腔保留2 h时，同时抽取血标本，测定血糖和肌酐；腹腔保留4 h后，患者取坐位，在20 min内将腹腔内透析液全部引流出来，抽取透析液10 mL，测定葡萄糖和肌酐浓度；测定引流量。

计算0、2、4 h的透析液与血液中肌酐的浓度比值；计算2、4与0 h透析液中葡萄糖浓度的比值。据PET结果，可将腹膜转运特性分为以下四类：高转运（high transport，H）、高平均转运（high average transport，HA）、低平均转运（low average transport，LA）和低转运（low transport，L）（表7-26-5）。

2）快速腹膜平衡试验：在腹腔内灌入一袋2 L含2.5%葡萄糖的腹透液，保留4 h后引流，测定引流量和溶质浓度，然后将其与血中的值进行比较。

表7-26-5 应用腹膜平衡试验确定患者腹膜转运类型的标准

转运类型	D/P_{Cr}	腹透液糖浓度（mg/dL）	引流量（mL）	净超滤量（mL）
高转运	0.82～1.03	230～501	1 580～2 084	-470～35
高平均转运	0.66～0.81	502～722	2 085～2 367	35～320
均值	0.65	723	2 368	320
低平均转运	0.5～0.64	724～944	2 369～2 650	320～600
低转运	0.3～0.49	945～1 214	2 651～3 326	600～1276

3）改良腹膜平衡试验（modified PET）：国际腹膜透析学会建议对超滤失败的患者用4.25%葡萄糖腹透液行PET可以获得更多的信息。一袋2 L含4.25%葡萄糖透析液腹腔中保留4 h后引流液的净超滤量小于400 mL可诊断有超滤问题。同时，用4.25%作PET还可通过比较透析液和血钠浓度帮助寻找由于腹膜超小孔数量或功能不足引起的超滤失败。用含2.5%葡萄糖透析液的腹膜平衡试验无法提供这些信息。

（3）透析充分性评估：透析充分是指患者食欲良好、体力恢复、慢性并发症减少或消失，尿毒症毒素清除充分。透析充分性是腹膜透析处方调整的重要依据和目标，目前国内外指南均将小分子溶质清除指标建议为Kt/V≥1.7，同时还需考虑患者的容量状态、营养情况、矿物质代谢、酸碱、电解质代谢等各种因素。

目前多采用肾脏和腹膜对某一溶质的清除率作为充分性指标。代表小分子毒素的尿素氮和肌酐的清除率（Kt/V，CrCl）因测定简单、方便、稳定性好并且与预后相关，目前被广泛应用作为充分性的指标。计算方法见表7-26-6。

1）Kt/V：为尿素清除指数，即尿素分布容积相关的尿素清除率，反映腹膜对小分子毒素—尿素的清除效率。腹膜Kt/V是通过收集24 h腹透流出液并测定其中的尿素氮含量，除以血中的尿素氮值所得。CAPD患者一天中腹腔持续有腹透液，抽取血尿素氮的时间没有严格规定。而CCPD尤其是NIPD患者，一天内血中尿素氮的含量并不恒定。因此，最好是在白天不进行透析的中间时刻抽取血样，以代表一天中的平均尿素氮水平。残肾Kt通过类似方法收集24 h尿液所得。两个Kt相加得到总的Kt。V是总体水，是基于患者的性别、年龄、

表7-26-6　计算腹膜透析清除率指标的公式

指标	公式
Kt/V	总Kt/V＝残肾Kt/V＋腹膜Kt/V
	残肾Kt/V*＝$\dfrac{\dfrac{24\text{ h 尿尿素值（mmol/L）}}{\text{血清尿素值（mmol/L）}}\times 24\text{ h 尿量（L）}\times 7}{\text{体重（kg）}\times 0.6\text{（男性）或 }0.55\text{（女性）}}$
	腹膜Kt/V＝$\dfrac{\dfrac{\text{透析液尿素值（mmol/L）}}{\text{血清尿素值（mmol/L）}}\times 24\text{ h 腹透液排出量（L）}\times 7}{\text{体重（kg）}\times 0.6\text{（男性）或 }0.55\text{（女性）}}$
Ccr（肌酐清除率）	总Ccr＝残肾Ccr＋腹膜Ccr
	残肾Ccr（L/wk）＝$\dfrac{\dfrac{\text{尿肌酐值（mmol/L）}}{\text{血肌酐值（mmol/L）}}\times\text{尿量（L）}\times 7+\dfrac{\text{尿尿素值（mmol/L）}}{\text{血尿素值（mmol/L）}}\times\text{尿量（L）}\times 7}{2}$
	腹膜Ccr（L/wk）＝$\dfrac{\text{透析液肌酐值（mmol/L）}}{\text{血肌酐值（mmol/L）}}\times 24\text{ h腹透液排出液总量（L）}\times 7$
	体表面积校正的Ccr＝$\dfrac{\text{总肌酐清除率（L/wk）}\times 1.73\text{ m}^2\text{ BSA}}{\text{患者 BSA（m}^2\text{）}}$
体表面积（duBois公式）	BSA（m^2）＝$0.007\,184\times W^{0.425}\times H^{0.725}$

注：A=年龄（岁）；H=身高（cm）；W=体重（kg）。*V还可以用Watson公式计算：V＝2.447－0.09516A＋0.1704H＋0.3362W（男性）；V＝－2.097＋0.1069H＋0.2466W（女性）。

身高、体重，根据Watson或Hume-Weyers公式计算所得。

2）CrCl：即肌酐清除率。肌酐的相对分子质量较尿素高（113 *vs* 63），故腹膜对肌酐的转运速率小于尿素，测定CrCl也是反映腹膜透析充分性的指标之一。腹透患者的总CrCl也包括两部分，即残肾CrCl和腹透CrCl。

（4）腹膜透析处方调整的方法

1）CAPD患者需要增加溶质清除率时，可考虑以下方法：①增加每次交换的腹膜透析液剂量；②增加每次交换的留腹时间；③增加腹膜透析液交换次数；④增加腹膜透析液葡萄糖浓度。

2）APD患者需要增加溶质清除率时，可考虑以下方法：①增加每次夜间交换的腹膜透析液剂量；②增加每次夜间交换的留腹时间；③增加日间换液次数及留腹剂量；④增加腹膜透析液的葡萄糖浓度。

3）透析处方的调整与水分清除：保持容量平衡十分重要，腹膜透析患者达到容量控制方法如下：限制水盐摄入、保护残余肾功能，有尿患者可适量应用袢利尿剂等。增加腹膜透析水分清除的方法如下：①缩短腹膜透析液的留腹时间可以增加超滤量，但在缩短留腹时间的过程中需兼顾溶质清除的充分性，许多溶质特别是中分子溶质的清除与腹膜透析液的留腹时间成正比；②增加腹膜透析交换次数；③增加高渗透析液；④艾考糊精透析液的应用。

（五）并发症

1. 腹膜透析感染相关并发症　包括腹透相关性腹膜炎、出口处感染和隧道感染，其中后两者统称为导管相关感染。

（1）腹透相关性腹膜炎：是腹透相关感染中最常见的并发症之一。尽管随着腹透技术的改进，腹透相关感染的发生率已大幅下降，然而腹膜炎仍然是导致腹透患者技术失败的主要原因，严重的腹膜炎还会导致腹膜功能衰竭，甚至患者死亡。因此，应给予充分重视、规范诊治，以降低其发生率、改善腹透患者的生存率和技术生存率。

1）腹透相关性腹膜炎的诊断：诊断标准符合下列3项中2项或以上即可诊断。①腹痛、透出液浑浊，伴或不伴发热；②透出液中白细胞计数 $>100\times10^6/L$，其中多形核中性粒细胞占50%以上；③透出液培养有病原微生物生长。

腹透患者怀疑发生腹膜炎时，应将透出液标本立即送检进行细胞计数分类、革兰氏染色和微生物培养。透出液细胞分类计数中白细胞总数 $>100\times10^6/L$、中性粒细胞比例 $>50\%$，表明存在炎症，腹膜炎的可能性最大。腹透液留腹时间较短的APD患者怀疑发生腹膜炎时，如果透出液中的中性粒细胞比例 $>50\%$，即使白细胞总数 $\leq100\times10^6/L$，仍需高度考虑腹膜炎。透出液涂片革兰氏染色有助于判断致病菌是革兰氏阳性（G^+）菌、革兰氏阴性菌（G^-）或酵母菌。透出液微生物培养可明确致病菌，并指导抗生素选择。

2）鉴别诊断：当患者出现腹痛但透出液澄清时，应排除急性胆囊炎、急性胰腺炎、急性阑尾炎、消化道溃疡/穿孔、肠梗阻、肾绞痛等其他可能引起腹痛的疾病。当出现透出液浑浊时，需与下列情况进行鉴别：①化学性腹膜炎；②嗜酸性粒细胞增多性腹膜炎；③血性腹水；④腹腔内恶性肿瘤；⑤乳糜腹水；⑥“干腹”引流的腹水。

3）腹透相关性腹膜炎的治疗：一旦腹透相关性腹膜炎诊断明确应立即开始抗感染治疗，包括经验性治疗和后续治疗。

A. 经验性抗感染治疗

① 抗生素的选择。腹透相关腹膜炎经验性抗感染治疗所选择的抗生素应覆盖 G^+ 菌和 G^- 菌。针对 G^+ 菌可选用第一代头孢菌素或万古霉素；针对 G^- 菌可选用第三代头孢菌素、氨基糖苷类、碳青霉烯类等药物。

② 用药途径、用药方式及注意事项。腹膜炎时推荐腹腔内使用抗生素，可采用连续给药（每袋透析液中加药）或间歇给药（每天仅在一袋透析液中加药）的方式。间歇给药时，加入抗生素的腹

透液至少留腹6 h。如患者仍有残肾功能（尿量>100 mL/d），经肾脏排泄的抗生素应增加25%的剂量。APD患者发生腹膜炎时可延长单次循环时间或暂时将透析模式转变为CAPD，以满足对抗生素留腹时间的要求。

通常腹膜炎症状在治疗开始后48 h内得到明显改善，治疗过程中应及时复查腹透流出液细胞分类计数。临床症状和流出液细胞分类计数改善不明显的患者应及时获取微生物培养和药敏结果、调整治疗方案，必要时可重复进行培养。

B. 后续治疗：在获得腹透流出液微生物培养和药敏试验结果后，应立即据此调整抗生素的使用。抗感染疗程至少需要2周，重症感染需要3周甚至更长时间。

（2）腹膜透析导管相关感染：包括出口处感染和隧道感染。

1）出口处感染：是发生于腹透导管出口周围软组织的感染性炎症。出口处周围未保持干燥、软组织损伤、细菌定植是发生出口处感染的主要原因。金黄色葡萄球菌和铜绿假单胞菌是最常见且最严重的致病菌，其他可能的致病源包括厌氧菌、链球菌、军团菌、类白喉菌、酵母菌和真菌等。

腹透导管出口处有脓性分泌物即可诊断出口处感染。其他表现还可能包括出口处疼痛，周围皮肤红斑、结痂、出现肉芽组织等。仅有出口处周围皮肤红斑既可能是感染的早期表现，也可能仅为皮肤反应。发生出口处感染时应进行分泌物涂片革兰氏染色和分泌物微生物培养以指导用药，微生物培养方法应涵盖需氧菌和厌氧菌。出口处感染的经验性抗感染治疗应选择金黄色葡萄球菌敏感的抗生素，如果患者既往有铜绿假单胞菌导致的出口处感染史，所用抗生素的抗菌谱也要覆盖这种细菌。获得出口处分泌物培养及药敏结果后调整抗生素的使用。

2）隧道感染：是发生于腹透导管皮下隧道周围软组织的感染性炎症，通常伴发于出口处感染，很少单独发生。其临床表现隐匿，可出现红斑、水肿或皮下隧道触痛等。金黄色葡萄球菌和铜绿假单胞菌导致的出口处感染常伴有同种细菌引起的隧道感染。隧道超声检查有助于评估隧道感染范围和疗效，为选择治疗方案提供依据。

隧道感染的一般治疗和抗感染治疗参见出口处感染。难治性隧道感染通常需要拔管；剥除浅克夫可能有利于治疗难治性隧道感染，在浅克夫剥除后应继续抗感染治疗。

2. 非感染相关并发症

（1）腹透管功能障碍，如导管移位、堵塞、网膜包裹等。

（2）腹腔内压力增高所导致的并发症，如疝、腹透液渗漏等。

（3）糖、脂代谢异常。

（4）腹膜功能衰竭，严重者可导致包裹性腹膜硬化症。

（5）营养不良、心血管并发症、矿物质代谢异常等并发症。

（六）在终末期肾脏病一体化治疗中的地位及展望

随着腹透技术的不断成熟和发展，腹透已成为ESRD重要的肾脏替代治疗方法之一，腹透患者的生存率有了明显提高，腹膜炎发生率显著下降，生活质量也在不断改善。大量研究显示，腹透与血透患者的预后大致相当，尤其是刚开始透析的2～3年，腹透患者有较明显的生存优势。但是，如何提高腹膜透析长期治疗的技术生存率，减少治疗退出率，仍是腹膜透析发展面临的重要课题。

腹透导管的成功植入是成功腹膜透析的第一步，新型腹透导管应用、导管植入技术革新以及自动化腹膜透析相关技术也在不断发展中，这些新技术将有助于减少腹膜透析相关性感染的发生、提高导管生存率、简化腹膜透析操作、提高患者的生活质量。

新型腹膜透析液的研发是今后腹膜透析发展的一个重要方向。艾考糊精腹透液、碳酸氢盐腹透液和氨基酸腹透液的研究和应用已经取得重要进展。开发的新型腹膜透析液的方向是能最大限度减少对腹膜损伤，提高透析效率，能降低心血管疾病风险及代谢性疾病风险。

腹透连接系统的改进和宣教的加强，使得腹膜透析相关性腹膜炎的发生率已显著下降，但腹透相关性腹膜炎仍是导致腹膜透析技术失败的重要原因，如何有效预防腹膜透析相关性腹膜炎的发生以及提高腹膜炎治疗的成功率还需要进一步深入研究。

近年来，人们对腹膜透析后腹膜功能减退的机制进行了深入的基础研究，为将来开发出延缓腹膜纤维化、保护腹膜结构和功能的治疗手段打下了基础。

（方　炜）

第三节　连续性肾脏替代治疗

思维导图

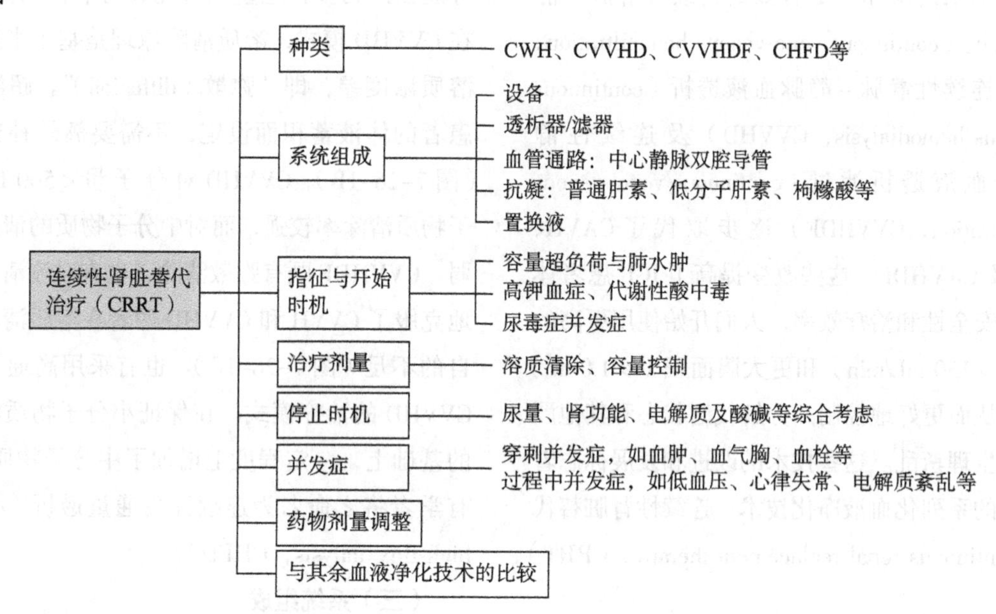

（一）治疗历史

1977年Kramer开展了全球首例用于治疗急性肾衰竭患者的连续性动脉–静脉血液滤过（continuous arterio-venous hemofiltration，CAVH）。该技术将滤器连接在股动脉和股静脉之间，利用动–静脉间压力差使血液以100 mL/min的速度流过滤器，产生的滤过液被灭菌电解质溶液替换。当时急性肾衰竭患者主要使用间歇性血液透析治疗，由于血流动力学的不稳定，病死率非常高。CAVH这一技术可连续、缓慢进行，从而对血流动力学影响较小。

尽管CAVH在液体控制方面具有良好的表现，但是对尿素清除不充分，特别体现在高分解代谢的危重症患者中。为此，1984年Geronemus等人引入连续性动脉–静脉血液透析（continuous arterio-venous hemodialysis，CAVHD）概念，通过弥散增加尿素的清除。此后，Ronco等开展了连续性动脉–静脉血液透析滤过（continuous arterio-venous hemodiafiltration，CAVHDF）技术，通过对流与弥散相结合，增加了大、小分子物质的清除率。这一时期人们也认识到了精确的液体平衡控制的重要意义。早期主要通过将滤液袋放置在不同的高度，由此改变对滤器产生的负压，从而实现对超滤量的手动控制；同样，置换液的输送最初也是手动调节的。后来随着称重传感器、电子夹等的应用，逐步产生了电脑可控的早期自动液体平衡系统，通过感知重量的变化而调节跨膜压，实现精准化控制液体平衡。

动脉－静脉回路的主要缺点是需要在动脉穿刺置管，这势必带来一定的风险；其次，整个体外循环依赖于动脉压力维持，一旦患者出现低血压，体外循环血流量随即减少。没有足够的体外循环血流量，往往导致治疗间断、治疗效率下降，甚至治疗失败。考虑到上述局限性，伴随着双腔静脉导管和蠕动泵的应用，更有效的连续性静脉－静脉血液滤过（continuous veno-venous hemofiltration，CVVH）、连续性静脉－静脉血液透析（continuous veno–venous hemodialysis，CVVHD）及连续性静脉－静脉血液透析滤过（continuous veno–venous hemodiafiltration，CVVHDF）逐步取代了 CAVH、CAVHD 及 CAVHDF。这些改变提高了 ICU 患者体外治疗的安全性和治疗效率，人们开始使用更高的血流量（＞150 mL/min）和更大膜面积（＞1.0 m^2）的滤器，从而更好地控制高分解代谢状态和其他严重的病理生理紊乱。这些技术的改进和发展标志着一种全新的系列化血液净化技术：连续性肾脏替代治疗（continuous renal replacement therapy，CRRT）的成熟。

（二）定义及种类

CRRT 的核心是“连续性”，即以连续 24 h 或更长的治疗方式，通过弥散、对流或吸附等溶质清除原理进行治疗的一种血液净化方式。也有学者将 CRRT 命名为连续性血液净化（continuous blood purification，CBP）。

CRRT 技术的命名是以操作技术特点为基础，以溶质和水清除原理为重点参照，而具体组成部分（血管通路、透析器、管路等）不作为命名原则。根据上述命名原则，常用的 CRRT 模式图见图 26–1。

在 CVVH 模式中，溶质清除主要是基于“对流（convection）”原理。简而言之，液体由高通量滤器两侧的静水压差驱动而实现跨膜转运，分子量小于半透膜截留点（cut-off point）的溶质随之移动，即所谓“溶剂拖曳（solvent drag）”。为达到足够的溶质清除率，CVVH 需要较高的超滤率，往往大大超过患者实际体液蓄积量，因此 CVVH 时需要补充与体液成分接近的晶体液，即置换液。置换液可以在滤器前输入（前稀释），也可以在滤器后输入（后稀释）（图 7–26–1A）。CVVH 对相对分子质量为 1 000 ~ 20 000 的中分子物质的清除效率较高，而众多炎症因子的分子量恰好在这个范围内，理论上具有较高的清除能力，因此对包括脓毒症在内的多种危重病可能具有潜在的治疗价值。在 CVVHD 模式，溶质清除原理是基于半透膜两侧溶质浓度差，即“弥散（diffusion）”。超滤率根据患者的体液蓄积而设定，不需要额外补充置换液（图 7–26–1B）。CVVHD 对分子量＜500 D 的小分子物质清除率较强，而对中分子物质的清除能力较弱。CVVHDF 既有弥散清除，也有对流清除，较好地克服了 CVVH 和 CVVHD 两者在溶质清除方面各自的不足（图 7–26–1C）。也有采用高通量滤器行 CVVHD 的治疗模式，在保证小分子物质清除能力的基础上，一定程度上增加了中分子物质的清除，有学者将之命名为连续性高通量透析（continuous high-flux dialysis，CHFD）。

（三）系统组成

1. 设备 早期基于动静脉压力差的 CRRT 技术不需要特殊设备，但存在着血管通路并发症多、溶质清除效率低而不稳定等缺点。现代 CRRT 技术采用血泵辅助的静脉－静脉模式，需要相应的 CRRT 设备，其组成包括血泵、容量控制系统、监控系统、抗凝装置、空气捕获器等。为了满足治疗剂量、治疗模式及治疗安全性的需要，最新的 CRRT 设备的性能和安全性得到了进一步提升。比如，允许的最大血流量可达 450 mL/min，最大的透析液、置换液流量可达 8 ~ 10 L/h，最大流出液流量可达 20 ~ 25 L/h。血泵的精确度也大大提升，严格控制血流量的误差不超过 2%。此外，这些设备还具备完善的安全监测系统及液体平衡控制

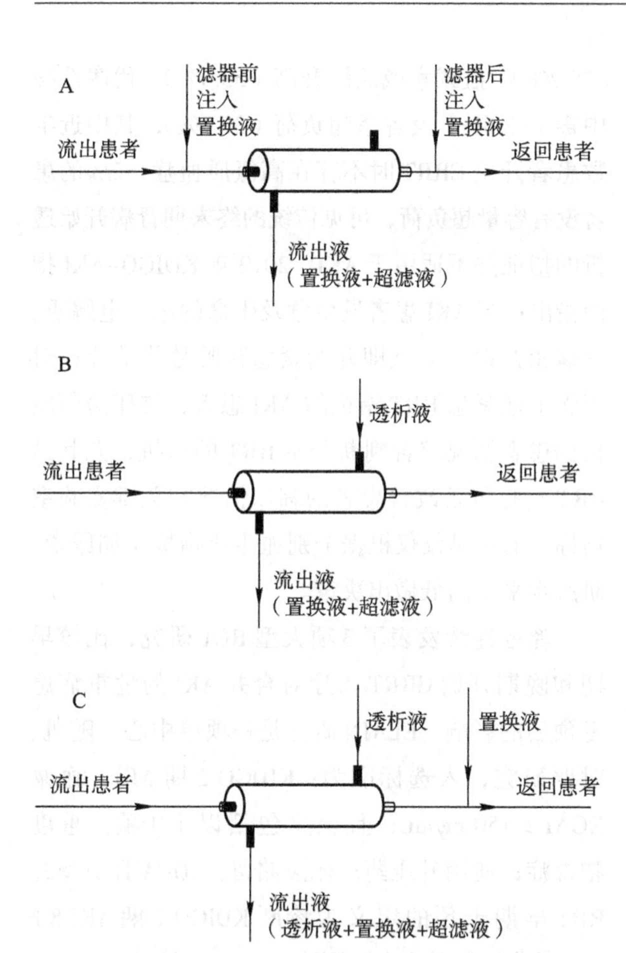

图 7-26-1　三种（A～C）常用的 CRRT 模式图

系统，使每日液体平衡误差小于 0.3%，系统每小时根据实际超滤量更新一次处方超滤量，不断修正，从而减少超滤误差。

2. 透析器 / 滤器　早期动静脉压力差作为驱动力的 CRRT 技术希望滤器阻力较小。现代 CRRT 技术以血泵为驱动力来源，对滤器的阻力要求降低。与天然膜滤器相比，合成膜滤器具有生物相容性佳、对凝血系统激活程度低等优点，尤其是部分合成膜具有较强的吸附作用，可以降低炎症介质的水平，从而改善患者的炎症反应强度。虽然高通量滤器截留点较大，理论上部分细菌内毒素片段可以反向超滤（back ultra filtration）通过滤器膜，但由于采用无菌透析液以及合成膜的吸附能力，在血液侧并不能检测到细胞因子的激活。

3. 血管通路　早期的 CRRT 技术采用动静脉分别置管，血流量不稳定，尤其是系统血压较低时。动脉血管通路血肿、感染、血栓形成的并发症较高，限制了临床应用。现代 CRRT 技术主要是采用中心静脉双腔导管技术，具有血流量大而稳定、适应证广、并发症少等优点，是最广泛使用的血管通路。首选的置管部位为右侧颈内静脉，其次是左侧颈内静脉、股静脉，而锁骨下静脉由于较高的置管相关并发症和静脉狭窄发生率一般不推荐。一般不常规推荐带 cuff 隧道的导管，除非预计患者接受肾脏替代的时间长于 1～3 周。

4. 抗凝　抗凝技术是成功实施 CRRT 的关键之一。临床上常用的抗凝技术包括普通肝素抗凝、小剂量肝素抗凝、低分子量肝素抗凝、局部枸橼酸抗凝、无肝素抗凝等。新型抗凝剂正不断推出，包括水蛭素、萘莫司他甲磺酸盐（nafamostat mesylate，NM）等，但临床效果正在评价中。局部肝素法、前列环素等抗凝技术由于效果不理想或不良反应较多而渐遭摒弃。

普通肝素和低分子量肝素仍是目前临床上最常用的 CRRT 抗凝方式。推荐的普通肝素剂量差异较大，一般首剂给予 30 U/kg，后予以 5～10 U/（kg · h）维持，监测 APTT，使维持在正常上限的 1.5～2.0 倍。当患者存在全身出血风险时，则肝素剂量可低至首剂 500～1 000 U，后予以 300～500 U/h 维持，以降低出血并发症，但往往同时降低了体外循环和滤器的寿命。低分子量肝素理论上具有较高的抗Ⅹa 因子活性，提高了抗凝的稳定性，肝素诱导的血小板减少发生率也较低，但上述优势并未在临床研究中得到证实。

众多抗凝技术中，局部枸橼酸抗凝法（regional citrate anticoagulation，RCA）具有出血并发症少、体外抗凝效果确切、生物相容性好、透析器使用寿命延长等优点，是当前高危出血患者体外循环抗凝的最佳选择。枸橼酸抗凝的作用机制是与血中钙离子螯合成难解离的可溶性物质枸橼酸钙，降低体外循环离子钙浓度（0.2～0.4 mmol/L），阻断凝血酶原激活，防止血液凝固。在血液回到患者体内前，补充氯化钙使血液的离子钙浓度恢复正常水平。因此，RCA仅在体外局部发挥作用，而体内的凝血正常，抗凝效果显著而出血并发症少。多项前瞻性、随机、对照研究均证实，危重AKI患者接受RCA-CRRT治疗，滤器使用中位寿命显著延长，但出血的发生率显著降低。更为重要的是，枸橼酸能螯合离子钙，抑制补体激活和白细胞脱颗粒，对危重患者可能起到降低炎症反应强度和纠正异常氧化应激等作用，因此对合并AKI的多脏器衰竭具有潜在的治疗作用。2012年改善全球肾脏病预后组织（Kidney Disease：Improving Global Outcomes，KDIGO）指南推荐，无枸橼酸抗凝禁忌的AKI患者进行CRRT时首选RCA。但RCA的缺点是操作较复杂、需要配置特殊的低钠、低碱和无钙置换液/透析液以及频繁检测离子钙等。

5. 置换液 由于CRRT置换液的用量巨大，需关注其无菌程度和成分。从微生物学质量角度来看，以商品化的置换液为佳，如需自行配制，则应在静脉补液配制中心进行为宜。置换液的成分应与患者体内的生理浓度接近为宜，并根据治疗需要做针对性调整，其中关键是碱基成分。目前常用的CRRT置换液碱基成分包括醋酸、乳酸、碳酸氢根和枸橼酸。碳酸氢根是最符合生理的碱基成分，不需要在肝脏代谢即可直接中和酸根，但由于碳酸氢根遇钙、镁离子会生成不溶的化合物，需要特殊的分隔袋装技术，增加了成本。其他碱基成分均需要在肝脏代谢，在高容量血液滤过、明显肝功能损害、循环衰竭及低氧血症等情况下不适合。

（四）指征和开始时机

CRRT的治疗指征和其他肾脏替代疗法类似。临床上公认的指征有：①利尿剂难以控制的容量超负荷和肺水肿；②药物难以控制的高血钾；③严重代谢性酸中毒；④出现严重尿毒症并发症。但在实际操作时，不同中心开始CRRT的时机存在着很大的差异。事实上，很多患者在接受CRRT治疗时并不存在上述绝对适应证。一项在ICU进行的国际多中心流行病学调查研究（BEST Kidney）显示，AKI患者开始CRRT最常见的原因是少尿或无尿（70.2%）、血尿素或肌酐升高（53.0%）、代谢性酸中毒（43.6%）及容量超负荷（36.7%），其中近半数患者开始CRRT时不存在高氮质血症，2/3的患者没有容量超负荷，可见传统的终末期肾病开始透析的指征并不适用于AKI。2012年KDIGO-AKI指南指出：当AKI患者发生危及生命的水、电解质、酸碱紊乱时，应立即开始紧急肾脏替代治疗；对于无上述紧急RRT指征的AKI患者，临床医师应根据患者情况综合判断开始RRT的时机，尤其是RRT治疗可否改善患者的临床情况和关键实验室指标，而不是仅仅根据个别血生化指标（如尿素、肌酐水平）高低做出决策。

晚近连续发表了3项大型RCT研究，比较早期和晚期开始CRRT治疗对合并AKI的危重症患者预后的影响。ELAIN研究是一项单中心、随机、对照研究，入选标准为：KIDGO 2期AKI；血浆NGAL > 150 ng/mL；且至少包括以下1项：重度脓毒症；使用升压药；体液储留；SOFA评分≥2。RRT早期干预的定义为诊断KDIGO 2期AKI 8 h内；晚期干预的定义为到达KDIGO 3期AKI 12 h内或未进行肾脏替代。结果发现，早期干预组的90 d病死率明显降低（$P = 0.03$）。同期发表的另一项多中心、前瞻性AKIKI研究，共入选620例合并重度AKI的危重病患者。入选标准为：KDIGO 3期AKI；需要机械通气；使用升压药；没有危及生命的紧急透析指征。早期透析定义为随机后开始RRT，晚期透析定义为至少达到以下1项：严重高钾血症、代谢性酸中毒、肺水肿、BUN > 112 mg/dL、少尿 > 72 h等。主要终点为60天存活率。结果显示，两组在主要终点事件方面差异无统计学意义，同时晚期透析组有相当部分患者（49%）最终可免于肾脏替代疗法。最新的IDEAL-ICU研究得出的结论与AKIKI研究相似。基于上述研究在研究设计、入选标准、早晚期RRT定义、研究人群、RRT方式等方面存在较大差异，目前尚无法根据上述结果对指南做根本性调整。

（五）治疗剂量

1. 溶质清除 在CRRT治疗时，由于透析液/置换液速度较慢，流出液中小分子溶质的浓度与血浆中接近，临床上可以用流出液总量（透析液+置换液+超滤率总和）近似作为CRRT中小分子溶质的清除剂量。需要注意的是，前稀释CVVH和CVVHDF的CRRT剂量需要用稀释系数进行校正。

关于AKI患者接受CRRT治疗时的最佳透析剂量是多少？在常规剂量基础上进一步增加透析剂量能否进一步改善预后？这是21世纪以来肾脏替代治疗最存争议的问题之一。2000年，Ronco等报道了一项单中心随机对照研究，该研究将425例重症急性肾衰竭患者按流出液速度分为3个不同CVVH剂量组：低剂量组[20 mL/（kg·h）]、中等剂量组[35 mL/（kg·h）]和高剂量组[45 mL/（kg·h）]，透析方式为后稀释CVVH，主要终点事件为停止CVVH后15天存活率。结果显示：中等剂量组和高剂量组较低剂量组存活率显著提高，分别为57%、59%和41%，而中、高剂量组之间差异无统计学意义。2008年公布的ATN研究显示，强化RRT治疗[每周6次IHD或SLED或CVVH 35 mL/（kg·h）]较非强化治疗组[每周3次IHD或SLED或CVVH 20 mL/（kg·h）]在60天全因病死率、肾功能恢复、肾脏替代治疗时间及其他脏器衰竭方面差异无统计学意义，而强化治疗组有更多的低血压、低血钾及低血磷发生率。2009年《新英格兰医学杂志》发表的RENAL研究是迄今为止最大样本量的CRRT剂量对危重AKI预后影响的文章，共有35个中心、1 508例重症AKI患者入选，随机分入高剂量组[40 mL/（kg·h）]和低剂量治疗组[25 mL/（kg·h）]，均采用后稀释CVVHDF模式，结果显示治疗开始90 d内两组病死率相似，但高剂量组低磷发生率更高。

ATN与RENAL研究设计本身存在一些不足，如未采用盲法；开始透析的时机未标准化；低剂量组和高剂量组实际接受的CRRT剂量差别比预计的偏小，且均未达到预设剂量等。尽管目前的研究未能证实高剂量CRRT的临床益处，但这并不意味着CRRT治疗剂量不重要，而是提示CRRT治疗剂量可能存在一个阈值范围，达到这个阈值后进一步再增加剂量并不能获得更多生存益处。2012年KDIGO-AKI指南推荐：对于接受IHD治疗的AKI患者，透析剂量至少要达到每周Kt/V值3.9；接受CRRT治疗的患者流出液量至少为20~25 mL/（kg·h），考虑到停泵、换袋等损失的治疗时间、滤器效能降低等因素引起实际有效治疗剂量减少，指南指出应将处方剂量适度提高。

基于对流模式的CRRT技术（如CVVH、CVVHDF等）具有清除炎症介质等中分子物质的能力，对脓毒症等危重症可能具有治疗价值。2000年Ronco的研究显示，与中等剂量组[35 mL/（kg·h）]相比，高剂量治疗组[45 mL/（kg·h）]能使脓毒症AKI患者获益，15天存活率降低（17% *vs* 48%，$P<0.05$）。但随后的多项研究并未证实上述结果。IVOIRE研究对脓毒症AKI患者分别采用35和70 mL/（kg·h）剂量的CVVH治疗，并未发现大剂量组的临床益处。因此，在CRRT治疗脓毒症方面，当前临床证据并不支持除了肾脏替代以外的额外价值。

2. 容量控制 AKI时容量负荷过重与不良预后有关，但过度超滤导致的有效血容量不足又会影响患者的血流动力学稳定，延迟肾功能的恢复。因此，对合并AKI的危重症患者行CRRT时，必须仔细评估患者的容量状态，精准调整超滤率，使患者的容量状态处于适度平衡状态。

（六）与其他血液净化技术的比较

AKI常用的血液净化模式包括血液透析（HD）和腹膜透析（PD），其中血液透析根据透析的持续时间可分为：间歇性血液透析（IHD）、连续性肾脏替代治疗（CRRT）和延长的间歇性肾脏替代治疗（prolonged intermittent renal replacement therapies，PIRRTs）。根据透析方式，CRRT又可分为血液滤过（CVVH）、血液透析（CVVHD）、血液透析滤过（CVVHDF）、缓慢连续超滤（SCUF）等模式。RRT模式选择的争议集中在CRRT是否优于IHD及救治危重AKI选择何种CRRT模式。

IHD的优点是能够迅速清除毒素，患者活动受限时间短，这有助于诊断和治疗的实施，对于高钾血症、一些毒物中毒、溶瘤综合征患者可作为首选。与IHD相比，CRRT因缓慢持续，更符合生理状态的治疗特点，使其理论上具有许多优势，包括：①血流动力学更稳定；②可以更多地清除体内的水分；③更有利于纠正酸碱、电解质紊乱，避免水、溶质浓度反弹致脑水肿或加重的风险；④便于营养支持；⑤更高的溶质清除率；⑥有助于清除炎症介质和细胞因子。然而CRRT也存在一些缺点，如持续肝素抗凝引起出血风险增加；长时间治疗影响其他检查和治疗的开展；低体温风险增加；护理工作量大和经济负担增加等。

尽管CRRT较IHD理论上存在多种优势，也有许多研究试图比较CRRT和IHD对病死率及肾功能恢复的影响，但均未显示两种透析模式对患者病死率有显著影响。2007年发表在Cochrane上的一篇荟萃研究比较了IHD和CRRT优劣，共纳入15个RCT的1 550例AKI患者，结果显示在危重AKI患者救治中，两种治疗模式在住院病死率、ICU病死率、住院时间和存活者的肾功能恢复方面均无差异。该研究发现，CRRT治疗组在治疗结束时平均动脉压显著升高，治疗中升压药剂量增加的患者人数显著减少。一般来说，很多患者往往由于不能耐受IHD而不得已接受CRRT治疗，导致入选CRRT组的患者危重程度更高，同时CRRT治疗模式、透析处方、介入时间、医护水平不同等因素也对研究结果造成明显影响，致使许多研究无法做到真正的随机化。2012年KDIGO-AKI指南指出，CRRT和间歇性RRT应为互补而不是互斥的RRT治疗手段，对于血流动力学不稳定的AKI患者优先采用CRRT而非IHD治疗。

对于合并急性脑损伤或各种原因导致的颅内压增高、脑水肿的AKI患者，KDIGO指南建议采用CRRT治疗。Davenport等研究发现，持续缓慢的CRRT治疗方式能避免低血压和颅内外溶质不平衡。Ronco等运用CT测定脑密度也发现，IHD治疗后患者脑含水量增加，而CRRT治疗后则没有发现这种变化。

经过30多年的发展，CRRT已派生出多种治疗模式，但目前没有证据显示各种CRRT模式对AKI患者生存率等预后指标存在差异，故不能提供对危重AKI患者救治采用何种CRRT模式最适的证据，关键在于根据患者临床特点选择最适合的治疗模式。近年来，兼顾大、中、小溶质清除的CVVHDF模式应用比例有增加的趋势。

PIRRT是介于IHD和CRRT之间的一种治疗方式，对于血流动力学不稳定的患者能更好地耐受，但其有效性和安全性有待更多的临床证据。

尽管随着CRRT技术的进步，腹透在AKI患者中的应用已越来越少，但对非高分解代谢、多器官功能障碍、有明显血透禁忌患者、无条件开展血透的地区以及儿科患者，腹透仍是AKI一种重要的救治方式，尤其是自动腹膜透析技术的普及增加了腹透治疗的适用范围，部分弥补了既往腹透技术的不足。

（七）停止时机

与开始时机的选择一样，停止CRRT时机也会影响到患者的预后。目前仍没有停止CRRT的统一标准，临床医生应根据患者具体情况进行个体化治疗。2012年KDIGO-AKI指南提出，当患者肾功能恢复至能满足机体需要或不再需要通过肾脏替代治疗达到治疗目标时（包括维持水、电解质、酸碱平衡，防止肾脏进一步损伤，创造肾脏恢复时间窗，允许补液支持治疗等），可停止CRRT。是否停止RRT不能单纯以血清学指标为唯一依据，因接受CRRT治疗的患者血清尿素和肌酐水平受到治疗时间和强度的影响，不能准确反映真实的肾功能。BEST Kidney的研究显示，在未接受利尿剂治疗的情况下，尿量 > 400 mL/d是停止RRT的指征。也有人建议当患者自身肾脏的肌酐清除率 > 20 mL/min时可停用RRT，而 < 12 mL/min则应继

续RRT，介于上述数值之间则根据临床情况综合判断。

患者停止CRRT改用其他RRT模式也无统一的标准，一般应在血流动力学稳定、已停止机械通气或转出ICU病房时可考虑优先选择PIRRT。

（八）并发症

CRRT血管通路相关并发症发生率为5%～19%，取决于血管通路部位，包括误穿刺动脉、血肿、血胸、气胸、导管感染等，其他如动/静脉瘘、动脉瘤、血栓形成、心包填塞、后腹膜出血也并不鲜见。CRRT治疗中也需监测设备和患者相关情况，包括低血压、心律失常、水电解质紊乱、营养素丢失、体温不升以及抗凝相关的出血并发症，尤以低钾血症和低磷血症更应引起关注，否则会造成致命性后果。

（九）药物剂量调整

接受CRRT治疗的患者药物剂量调整极为重要，因药物浓度受到多种因素影响，包括肾外清除、残余肾清除、药物吸收和分布、药物蛋白结合率以及体外循环清除的影响，使得CRRT时药物剂量调整较为复杂。药物剂量过高可造成毒性增加，而剂量不足则会造成治疗失败。有观点认为，CRRT时抗生素清除增加导致药物剂量不足，降低了抗感染的治疗效果，可能是造成高容量CVVH治疗脓毒症失败的原因之一。关于各种药物在CRRT治疗时的剂量调整，可参考相关治疗指南和药物使用说明。但需强调以下几点：第一，大分子量药物、蛋白结合率极高的药物以及分布容积极大的药物，很难被CRRT清除，一般不需要考虑RRT的影响。第二，小分子量、非蛋白结合药物其CRRT清除量接近于流出液速率，而部分蛋白结合药物则应考虑游离药物比例。第三，有条件时应进行治疗性药物浓度监测，尤其是治疗窗狭窄的药物。第四，部分药物（如止痛药、镇静剂和升压药等）剂量调整以临床效果为主，根据药代动力学参数调整为辅。最后，各种指南和手册中提供的CRRT时药物浓度调整建议只能部分参考，需要根据患者的实际情况进行调整，切不可机械照搬。

（丁　峰　卢建新）

数字课程学习

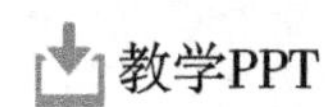

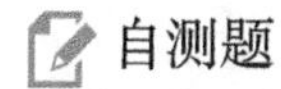

第二十七章

肾移植

关键词：

肾移植　终末期肾病　供体
透析　免疫抑制　排斥反应
移植物　延迟恢复　感染
并发症

终末期肾病（end-stage renal disease，ESRD）是影响人类健康的重大疾病，而最有效的治疗手段就是肾移植。自从1954年美国Murry医师成功地进行了世界第1例临床肾移植以来，截至目前，全球已有百余万ESRD患者因接受肾移植手术而获得第2次生命。肾移植已成为ESRD患者的最佳治疗方法。

与常规透析治疗相比，肾移植受者有更高的生活质量和更长的生存时间。因此，原则上任何慢性肾病导致的不可逆性ESRD均是肾移植的适应证。但由于原发病性质、患者健康状况、机体免疫状态及影响移植肾功能的危险因素等原因，并不是所有ESRD患者均适宜接受肾移植手术。严格选择合适的肾移植受者和做好移植术前的准备是提高肾移植质量和移植肾受者长期生存率的关键。

随着肾移植外科技术的日臻成熟、组织配型技术的普遍开展、围手术期抗体诱导治疗和新型强效免疫抑制剂的广泛应用，急性排斥反应发生率在逐年下降，但排斥反应仍然是影响移植肾长期存活的主要威胁和首要独立危险因素。近年来，已有免疫组织学与分子生物学研究发现，移植肾排斥反应病理损伤在一定时限内存在逆转的可能性，这对进一步探索肾移植术后排斥反应的发生机制、提高患者和移植物的长期存活具有重要意义。同时，肾移植受者术后的短期和远期并发症能否得到及时、正确的诊断和治疗也是临床日益关注的重要问题。

（一）适应证和禁忌证

1. 适应证　各种原因导致的ESRD或不可逆转的肾脏功能衰竭，主要包括：肾小球肾炎；慢性肾盂肾炎、慢性间质性肾炎；遗传性疾病（如多囊肾）；代谢性疾病（如糖尿病性肾病）；尿路梗阻性疾病；血管性肾病（如高血压肾病）；中毒性肾损害；系统性疾病（如系统性红斑狼疮性肾炎）；肿瘤（如肾细胞癌）；先天性畸形（如马蹄肾）；急性不可逆性肾衰竭；肾严重外伤；神经源性膀胱等其他因素。但对于一些移植术后有复发倾向的原发性肾病，多数学者主张应延缓移植，而在病情稳定的非活动期行肾移植术，包括局灶性节段性肾小球硬化；膜性肾病；膜增生性肾小球肾炎（Ⅰ、Ⅱ型）；IgA肾病；抗肾小球基底膜性肾炎；过敏性紫癜性肾小球肾炎。

除此之外，尚需满足以下条件方可考虑行肾移植术：心肺功能良好，能耐受手术；活动性消化道溃疡治愈后3～6个月；低度恶性肿瘤治疗后随访2年以上无复发，高度恶性肿瘤（如乳腺癌、结肠癌或黑色素瘤）随访5年以上无复发；肝炎活动已控制，肝功能正常者；结核感染者经正规抗结核治疗，明确无活动者。

2. 禁忌证

（1）绝对禁忌证：包括肝炎病毒复制期；近期心肌梗死；活动性消化性溃疡；体内有活动性慢性感染病灶（如艾滋病、结核）；未经治疗的恶性肿瘤；各种进展期代谢性疾病（如高草酸尿症）；伴发其他重要脏器终末期疾病（如心、肺、肝衰竭）；尚未控制的精神疾病；一般情况差，不能耐受肾移植手术者。

（2）相对禁忌证：包括过度肥胖或严重营养不良，癌前期病变，依从性差（不能坚持按医嘱服用免疫抑制剂和随访），酗酒或药物成瘾，严重周围血管病变。

（二）供体选择

根据供体来源可分为活体供体和尸体供体，我国目前活体供者以亲属捐献为主。确凿证据显示，活体供肾移植的患者，肾长期存活率均明显优于尸体供肾移植。与尸体供肾移植相比，活体供肾移植主要具有以下优势：①扩大供肾来源，缩短受者等待时间；②亲属活体供肾比尸体供肾更容易获得较为理想的人类白细胞抗原（human leukocyte antigen，HLA）配型，可降低术后出现排斥反应的可能性；③术前可以全面评估供肾质量，并选择恰当的手术时机；④冷、热缺血时间明显缩短，可减少缺血－再灌注损伤导致的移植肾不良事件；⑤便于在供者健康状况允许的条件下，在移植术前对受者进行免疫干预。无论活体还是尸体供肾，术前均需要对供体的一般资料、病史和化验结果等做翔实的分析，以减少术后并发症的发生。

（三）移植前准备

1. 透析治疗 ESRD患者若无明显水钠潴留、严重代谢性酸中毒和高钾血症等并发症可直接接受肾移植。否则应充分透析治疗，改善机体内环境，排除心、肺、肝等重要器官合并症，以保证患者能耐受肾移植手术。

2. 纠正贫血情况 ESRD患者贫血时，应尽可能避免输血，可以通过使用促红细胞生成素、补充铁剂、叶酸及维生素 B_{12} 等纠正，如贫血严重，血红蛋白 < 60 g/L，可考虑输红细胞悬液。

3. 改善全身状况，控制高血压，改善心功能 对于有高血压、可控制性心脏病的患者，要控制好血压，改善心功能。肾移植前患者要稳定心态，改善全身状况，无活动性消化道溃疡，糖尿病者要控制好血糖，以稳定和良好的状态进行手术。

4. 治疗和处理其他影响肾移植的并发症 解除尿路梗阻，如后尿道瓣膜切除、尿道狭窄内切开；神经源性膀胱在移植前或同期进行尿流改道、膀胱造瘘等。

5. 自体肾脏手术切除指征 多囊肾体积巨大或伴有明显的腹痛、反复感染、出血或严重的高血压者；难以控制的慢性肾实质感染；肾性高血压，经透析及降压治疗等难以控制；肾脏结构异常，合并感染的梗阻性肾病，如膀胱输尿管反流、多发性或铸形结石合并感染等；怀疑有恶性变；大量血尿、严重蛋白尿等。

6. 改变生活方式 鼓励患者戒烟、戒酒；过度肥胖者减肥；并发焦虑、抑郁者和心理不稳定者应进行心理咨询和必要的治疗。

（四）移植后治疗

1. 免疫抑制治疗 免疫抑制是指采用物理、化学或者生物的方法或手段来降低机体对抗原物质的反应性，是预防和治疗术后排斥反应的主要措施，也是移植肾长期存活的关键。临床应用表明，抗体诱导治疗可减少急性排斥反应，使术后早期急性排斥反应发生率降低30%～40%。

肾移植的免疫抑制治疗可分为诱导治疗、维持治疗和挽救治疗。诱导治疗指围术期应用较大剂量的免疫抑制剂联合或不联合单克隆或多克隆抗体来有效预防急性排斥反应的发生；随后逐渐减量，最终达到一定的维持剂量以预防急性和慢性排斥反应的发生，即维持治疗。在维持治疗中有时为减少免疫抑制剂本身的不良反应，临床医师也会主动替换药物。当发生急性排斥反应或其他并发症或合并症出现时，需要加大免疫抑制剂的用量或者调整原有的免疫抑制方案，以逆转急性排斥反应或及时治疗相关的并发症和合并症，称为挽救治疗。

常用免疫抑制剂的种类包括：①皮质类固醇，常用药物包括泼尼松、甲泼尼龙、地塞米松等；②烷化剂，如环磷酰胺、苯丁酸氮芥、左旋溶血瘤素，但目前临床应用较少；③抗代谢药，包括硫唑嘌呤、霉酚酸酯类、咪唑立宾等；④生物制剂，常用的有抗淋巴细胞球蛋白（anti-lymphocyte globulin，ALG）、抗胸腺细胞球蛋白（anti-thymocyte globulin，ATG）、单克隆抗体（OKT3，IL-2R单抗等）；⑤真菌产物，如环孢霉素、他克莫司、西罗莫司等；⑥中药制剂，如雷公藤多苷等。

KDIGO指南建议，除受者和供者是同卵双生姐妹或兄弟之外，肾移植受者都需要接受诱导治疗以预防排斥反应。目前的诱导治疗方案是在移植术前、术中或术后立即给予生物制剂——白介素2受体拮抗剂（interleukin-2 receptor antagonist，IL-2RA）或淋巴细胞清除性抗体。

免疫抑制维持治疗是一个长期的治疗方案，在移植术前或术中即开始启动。初始治疗用药可与诱导治疗用药合并或不合并使用。起始方案普遍使用联合药物治疗以达到充分的免疫抑制疗效，同时降低单个药物的毒性。由于急性排斥反应风险在移植术后3个月内最高，所以在这一时间段内应给予充足的剂量，待移植肾功能稳定后再逐渐减量以降低药物毒性。目前，国内外普遍采用钙神经蛋白抑制剂［（calcineurin inhibitor，CNI），如他克莫司或环孢素］+一种抗增殖类药物+糖皮质激素的三联免疫抑制方案作为维持治疗的初始方案。若选择他克莫司作为CNI用药方案，建议口服初始剂量应为0.05～0.25 mg/（kg·d），分2次口服，随后根据血药浓度调整剂量。若选择环孢素（cyclosporine A，CsA）作为CNI用药方案，则建议CsA的使用剂量为6～8 mg/（kg·d），随后根据血药浓度调整剂量。建议将霉酚酸（mycophenolic acid，MPA）类药物作为抗增殖类的一线用药，其中吗替麦考酚酯（mycophenolate mofetil，MMF）建议在肾移植术前12 h或移植术后24 h内开始口服，剂量一般为每次0.5～1.0 g，每日2次，随后根据临床表现或血药浓度调整剂量。研究证明，MPA可有效降低CNI的用量，继而减少后者可能的肾损伤作用，并且不增加早期排斥反应发生率。若受者肾移植术前为巨细胞病毒感染高危人群，建议选择咪唑立宾作为抗增殖二线用药，推荐剂量为150～200 mg/d。

同时，由于移植受者个体存在年龄、体重、胃肠道等功能差异，并受遗传因素、环境因素和药物间相互作用等诸多因素的影响，药物在受者体内的代谢过程差异较大。因此，定期进行免疫抑制剂血药浓度监测，优化给药剂量，确保有效预防排斥反应，对于移植受者具有十分重要的意义。以CNI的血药浓度监测为例，指南建议检测频率至少应达到移植术后短期内隔日监测，直至达到目标浓度；在更改药物或受者状况出现变化可能影响血药浓度时随时测定；出现肾功能下降提示有肾毒性或排斥反应时也随时测定。

总之，肾移植术后免疫稳态的建立是一个动态过程，由于个体差异性和免疫系统复杂性的存在，不可能采用统一免疫抑制模式，应遵循选择性、协调性和特异性的用药原则。

2. 急性排斥治疗　急性排斥反应是肾移植后1年内最常见的并发症，是导致慢性排斥反应和移植肾失功最重要的危险因素，也是影响肾移植受者生存的主要因素之一。受者出现血清肌酐水平上升，在排除导致移植肾失败的其他因素后，就要考虑急性排斥反应。一旦出现急性排斥反应就需及早给予抗排斥反应治疗，否则将发展为不可逆的移植肾损害。

目前，临床上推荐在治疗急性排斥反应前进行活检（除非活检会明显延迟治疗），用以帮助明确诊断和指导治疗。推荐使用糖皮质激素作为急性细胞性排斥反应的初始用药。建议对发生急性排斥反应时未使用皮质激素的受者加用或恢复维持剂量的泼尼松。对于激素冲击治疗效果不佳或复发的急性细胞性排斥反应，建议使用淋巴细胞清除性抗体或者抗T细胞抗体OKT3。建议使用如血浆置换、静脉应用免疫球蛋白（intravenous immunoglobulin，IVIG）、抗CD20单克隆抗体、淋巴细胞清除性抗体等单一或联合方案治疗急性抗体介导的排斥反应，可联用或不联用糖皮质激素。对于发生急性排斥反应的受者，如未使用MPA类药物，则建议加用MPA类药物；正在使用硫唑嘌呤者建议换用MPA类药物。

（五）排斥反应

排斥反应是影响移植肾长期存活的主要并发症，其危险因素是多方面的，临床和病理表现亦呈多样化。移植肾穿刺活检是诊断排斥反应的重要方法，为临床制订有效的治疗措施提供可靠的依据。

1. 超急性排斥反应（hyperacute rejection，HAR）是临床表现最为剧烈且后果最为严重的一类排斥反应，多为体内预存的供体特异性抗体（donor specific antibody，DSA）所致，属于Ⅱ型变态反应。未经特殊处理接受ABO血型不相容的供肾是HAR发生的重要原因，其他重要的致敏因素包括多次妊娠、反复输血、长期血液透析、再次肾移植、细菌或病毒感染致敏等。HAR的发病机制为受者循环中预存DSA与移植物血管内皮细胞表面抗原结合，激活补体级联反应，形成膜攻击复合体（membrane attack complex，MAC），导致内皮活化。此过程发生极快，来不及发生基因表达的上调作用及新的蛋白质的合成，称为Ⅰ型内皮细胞活化。

HAR多发生在移植术后数分钟至数小时内，一般发生在24 h内，也有个别延迟至48 h。HAR发生在术中，当供肾重新恢复血供时，移植肾逐渐充盈饱满，呈鲜红色，然而数分钟后移植肾出现花斑、体积增大，色泽由鲜红出现紫纹，渐变呈暗红色，乃至呈紫褐色并失去光泽；移植肾由胞胀变柔软、体积缩小，肾动脉搏动有力而肾静脉塌陷，继而肾脏搏动消失，泌尿停止。HAR发生在术后，可出现血尿、少尿或无尿，肾区疼痛，血压升高等；少数病例可出现寒战、高热等全身危重症表现。术中HAR可根据典型临床表现诊断，术后HAR可利用彩色多普勒超声鉴别，确实难以确诊时可行移植肾活检。

HAR一旦发生，则移植肾损伤极为严重且难以救治，常在极短时间内导致移植肾功能丧失，因此预防是关键。预防措施包括移植前进行补体依赖的细胞毒性（complement dependent cytotoxicity，CDC）试验、流式细胞仪交叉配型（flow cytometry crossmatch，FCXM）、群体反应性抗体（panel reactive antibody，PRA）和抗HLA抗体的检测。对于肾移植高致敏受者，移植前脱敏治疗可减少或预防HAR的发生，包括血浆置换或免疫吸附以清除抗HLA抗体；大剂量静脉注射用免疫球蛋白；清除B细胞等方案。迄今为止，HAR尚无有效的治疗方法，确诊后应尽早切除移植肾，防止其危及受者生命。

2. 急性加速性排斥反应（acute accelerated rejection，AAR） 多发生在移植术后2~5天内，发生越早则程度越重，严重时可致移植肾破裂出血，移植肾功能迅速丧失。其病因与HAR类似，参与的抗体可能有3种，即预存低浓度抗体、记忆B细胞新产生的抗体以及供者抗原诱导的新生DSA（*de novo* DSA，dnDSA）。AAR的发病机制与移植物血管内皮细胞活化有关，此种内皮活化与HAR不同，其不需要补体参与，发生较缓慢，有充分的时间允许内皮细胞新的基因转录和蛋白质合成，称为Ⅱ型内皮细胞活化，与HAR的Ⅰ型活化相对应。因此，AAR并非HAR的迟发形式，而是完全不同的病理过程。也就是说，HAR的内皮活化由补体级联反应所启动，而AAR的内皮活化则由早期的抗原抗体反应所引起。

临床表现主要为术后移植肾功能恢复过程中突然出现少尿或无尿，移植肾肿胀、疼痛，原已下降的血清肌酐水平又迅速回升，可伴有体温上升、血压升高、血尿，病情严重，进展迅速，甚至导致移植肾破裂。临床表现和彩超可辅助诊断，但最终确诊须行移植肾穿刺活检，病理改变主要为血管病变。

AAR治疗困难，一旦明确诊断应尽早应用兔抗人胸腺细胞免疫球蛋白治疗，一般疗程为5~7天，可联合应用血浆置换或免疫吸附和IVIG治疗；DSA阳性者尽早使用血浆置换，以清除循环中的抗体和免疫复合物，同时可行持续性肾脏替代治疗（CRRT）清除炎性因子，减轻与移植肾的损害。经过抗体冲击治疗不能逆转或挽救者，需综合评估继续冲击所承担的致命感染风险，以决定是否停用免疫抑制剂或切除移植肾。

3. 急性排斥反应（acute rejection，AR） 是最常见的排斥反应类型，多发生在移植术后早期，由于各种新型免疫抑制剂的不断推出，其发生率在逐步下降。目前1年内AR发生率低于15%。移植肾穿刺活检是确诊AR的“金标准”，根据不同的发病机制和病理表现，将AR分为急性T细胞介导性排斥反应（T cell mediated rejection，TCMR）和急性抗体介导性排斥反应（antibody mediated rejection，AMR）。

TCMR是急性排斥反应最常见的临床类型，约占90%，多发生在移植术后的前3个月内，移植1年后偶尔发生。其发病机制是由细胞毒T淋巴细胞（cytotoxic T lymphocyte，CTL）、活化的巨噬细胞以及NK细胞介导的细胞毒性免疫损伤。主要临床表现为无明确原因的尿量减少、连续几日体质量增加、已下降的血清肌酐水平又持续回升、移植肾肿胀和压痛、出现蛋白尿和血尿，突发的不可解释的血压升高、发热（以低热为主）、乏力、关节酸痛、食欲减退、心动过速、烦躁不安等。随着新型免疫抑制剂的开发应用以及临床经验的积累，急性TCMR常常程度较轻且多被早期纠正，上述典型临床表现已很少出现，往往表现平缓和隐蔽。激素冲击疗法仍是急性TCMR的一线治疗方案，对激素难治性TCMR，应尽早给予ATG或ALG治疗。成功治疗的急性TCMR既不会导致移植肾组织病理学后果，也不会导致移植肾失功，但是，反复发生或程度严重的TCMR可导致移植肾功能不全，难以完全恢复。

AMR是主要由抗体、补体等多种体液免疫成分参与所致的免疫损伤，是导致移植肾急性或慢性失败的重要原因，显著降低移植肾的近期和长期存活率。急性AMR均由DSA所介导，包括预存DSA和dnDSA，绝大多数由HLA产生，少数由针对ABO血型抗原和其他多态性非HLA抗原产生。主要临床表现为突然尿量显著减少并进行性加重，伴体质量增加；已经恢复正常或正在恢复中的血清肌酐水平快速回升；绝大多数发生在术后2周内，尤其是术后1周内；如未及时诊断及处理，常在2～3 d内进展到需要血液透析治疗的程度；大剂量激素冲击治疗或ATG、ALG治疗效果均不佳；移植肾彩超提示早期移植肾无明显增大，血流尚丰富，血流阻力指数（resistance index，RI）正常或轻度增高。随着排斥反应病理损伤的进展，移植肾常常出现肿胀，血流减少，RI增高，甚至无明显血流。诊断急性AMR三联症包括急性组织损伤的形态学证据、抗体活性的免疫病理学证据、针对Ⅰ类和（或）Ⅱ类HLA抗原和（或）非HLA抗原的循环DSA。与单纯的细胞介导的TCMR相比，急性AMR一旦发生，移植肾损伤往往较重且难治疗，常可导致早期移植肾失功。因此，积极预防是关键，主要策略是避开预存DSA及有效预防和抑制dnDSA的产生。治疗目的则是去除现有的抗体并抑制其再生，包括血浆置换和免疫吸附、IVIG、抗B细胞药物、抗浆细胞活性制剂、抗C5单抗等手段。

4. 慢性排斥反应（chronic rejection，CR）是移植肾或组织功能逐渐而缓慢恶化的一种排斥反应，一般发生于移植手术3个月之后，持续6个月以上，并且有特征性组织学和影像学变化。大多数CR的病因是多重性的，同时包括免疫性和非免疫性的肾脏损伤机制。由于移植肾CR尚无理想的治疗手段，因此重点在于预防。移植肾CR的高危因素包括既往AR、HLA非匹配移植、受者年龄小于14岁、供者和受者年龄差异大（如年轻受者和老年供者）、高血压、免疫抑制剂剂量不足、受者依从性不良和术后dnDSA阳性等，采取相应措施将有利于CR的预防。对于已经进展为慢性活动性排斥反应，目前尚缺乏有效的治疗手段。临床上常采用在移植肾穿刺病理组织学的基础上，结合其临床表现，积极寻找引起CR的原因，制订个体化针对性的治疗方案，保护残余肾功能。

（六）其他内科并发症

1. 移植物功能延迟恢复（delayed graft function，DGF）是肾移植术后最常见的早期并发症，是移植肾早期急性肾损伤的一种表现，可引起移植术后少尿，增加移植物免疫原性及急性排斥反应发生的风险，具有肾移植过程特有的特性，是影响移植肾长期存活的独立危险因素。1997—2007年的数据显示，尸体供肾肾移植DGF的发生率为24.3%，活体供肾肾移植DGF的发生率为4%～10%。

DGF的定义一般为肾移植术后1周内至少需要透析1次，这种定义方式虽较为简单、方便，但也存在一定的主观性。因此，可结合客观的以移植肾功能为标准的DGF定义，即在同一医院内，术后第1周内连续3天每天血清肌酐下降幅度小于前1天的10%，或术后1周血清肌酐未降至400 μmol/L。主要临床表现为术后少尿或无尿，或早期开始尿量增多、随后尿量骤减，经透析替代治疗后尿量逐渐恢复正常，可伴有低血压或高血压、水肿、胸闷等症状。通常可根据临床表现、术后是否需要透析以及血清肌酐下降幅度进行诊断，但移植肾活检是DGF诊断和鉴别诊断的“金标准”。

DGF是一种涉及多个致病因素和多种发病机制的复杂病理过程，目前尚未明确其发病机制。器官获取前、保存中和移植术后缺血、缺氧引起的肾小管缺血再灌注损伤（ischemia reperfusion injury，IRI）是导致DGF的主要因素；除此之外，再灌注后细胞毒性介质的产生、固有免疫以及适应性免疫反应的激活等也可造成肾小管细胞损伤和坏死。DGF最常见的病因是急性肾小管坏死（acute tubular necrosis，ATN），DGF的可能病因及分类见表7-27-1。许多高危因素被认为和DGF的发生有关，表7-27-2为预测DGF的相关危险因素模型，该模型预测DGF的准确率约为70%，特别指出冷缺血时间、心脏死亡器官捐献（donation after cardiac death，DCD）供肾、供者年龄、供者体质量数、供者血肌酐是DGF发生的危险因素。

通常情况下，DGF的预防比治疗更为重要，预防的重点应针对可能存在的危险因素，从而降低DGF的发生风险。当DGF发生后，应排除外科并发症及急性排斥反应等需要及时处理的危险因素，随后进行临床治疗，包括透析治疗、调整免疫抑制剂、定期彩超监测移植肾功能等。如DGF在移植后2～3周无恢复迹象，可行肾穿刺活检术。

表7-27-1　DGF的病因

分类	病因
肾前性因素	血容量不足
	心输出量减少
	外周血管扩张
	肾血管严重收缩
肾实质或肾血管因素	急性肾小管坏死
	急性加速性或急性排斥反应
	血管性微血管病
	移植肾原发性肾小球疾病复发
	间质性肾炎
	肾动脉或静脉血栓形成
	肾动脉狭窄
肾后性因素	输尿管受压（受血肿或引流管压迫）
	输尿管梗阻（血块堵塞、输尿管扭曲、输尿管膀胱吻合口狭窄）
	神经性膀胱

表7-27-2　DGF发生的危险因素

分类	危险因素
供者因素	高龄
	高血压或糖尿病
	终末血肌酐上升
	死因为缺氧或脑血管病
	DCD
	体质量指数高
受者因素	男性
	糖尿病病史
	透析病程长
	体质量指数高
	虚弱
	群体反应性抗体高
	多次移植
	术前输血
其他	冷缺血时间延长
	热缺血时间延长
	人类白细胞抗原错配数高

在发生DGF的肾移植受者中，50%在术后10天开始逐渐恢复肾功能，33%的受者在术后10～20天恢复肾功能，10%～15%的受者则在术后20天以后恢复肾功能。DGF不仅增加排斥反应和移植物丢失的风险，而且明显增加肾移植受者术后6个月内的病死率，是影响肾移植长期存活的重要因素。

2. 感染　肾移植受者长期服用免疫抑制剂，免疫力下降，术后易发生各种感染，感染发生率可高达16%～50%。需要注意肾移植受者感染病原谱较广泛，有细菌、真菌、病毒和寄生虫等，一般以细菌为主，近年真菌、结核感染的发生率有上升的趋势。指南强调了肾移植患者按计划接种灭活疫苗的重要性。治疗方面，应尽可能明确病原体采取相应的抗感染治疗，同时注意调低免疫抑制剂用量和加强对症支持治疗。

3. 心血管并发症　肾移植术后心血管并发症是导致移植受者死亡的主要原因之一，包括高血压、高脂血症、冠状动脉粥样硬化性心脏病（冠心病）等。其中以高血压最为多见，应定期监测血压，降压目标值为130/80 mmHg。对于年龄≥18岁、尿蛋白排泄率≥1 g/d，或年龄＜18岁、24 h尿蛋白排泄率≥600 mg/m^{2}的患者，可使用ACEI和ARB为一线治疗。冠心病以心绞痛、心肌梗死和隐匿性冠心病多见，建议在没有禁忌证的前提下，每日给予阿司匹林肠溶片75～100 mg。

4. 内分泌和代谢并发症　肾移植术后肥胖、糖尿病、高脂血症和高尿酸血症等均为常见的内分泌和代谢并发症。除内科对症治疗外，必要时需要调整免疫抑制剂的种类和剂量。

所有成年及青少年肾移植受者，建议定期监测血脂全套，推荐频率为移植术后2～3个月内；改变治疗方案或其他可导致血脂异常的因素2～3个月后；随后至少每年1次。对于血脂异常患者，建议采取降脂药物和治疗性的生活方式干预。

所有原发病非糖尿病的肾移植受者，推荐至少按以下频率筛查空腹血糖、口服糖耐量试验和（或）糖化血红蛋白（HbA1c）：术后前4周，每周1次；第1年每3个月1次；此后每年1次。可将HbA1c的目标值设定在7.0%～7.5%，尤其是对于经常发生低血糖反应的受者，应避免将目标值设定在6.0%或以下。

建议肾移植受者在出现痛风、痛风石、尿酸盐结石等并发症时进行高尿酸血症的治疗。可使用秋水仙碱治疗急性痛风，并根据肾功能不全情况和相应的CNI使用减少剂量；对于使用硫唑嘌呤者，推荐避免使用别嘌呤醇；建议尽可能避免使用NSAIDs和COX-2抑制剂。

5. 中枢神经系统并发症　中枢神经系统疾病是肾移植术后较为常见的并发症，其远期累积发生率高达85%。较为常见的并发症主要包括脑卒中、代谢性脑病、新发中枢神经系统恶性肿瘤以及中枢神经系统感染。长期使用CNI产生的药物性神经不良反应、CsA和他克莫司的神经毒性；长期大剂量糖皮质激素的使用；多克隆或单克隆抗体的使用均为相关危险因素。一旦有相关症状出现，应立即进行有关检查，尽早进行干预，必要时调整免疫抑制剂的血药浓度。

6. 消化系统并发症　肾移植术后消化系统并发症发生率为5%～20%，主要为消化性溃疡和上消化道出血。危险因素包括尿毒症患者体内毒素对胃肠道的应激损伤、既往存在溃疡病史、大剂量糖皮质激素的应用等。因此，应重视高危患者的个体化治疗，移植前去除和处理相关危险因素，移植后进行强化或预防性治疗，合理使用免疫抑制剂，避免大剂量糖皮质激素的应用。

7. 血液系统并发症　肾移植术后血液系统的并发症较为常见，主要包括贫血、移植后红细胞增多症（post-transplantation erythrocytosis，PTE）和白细胞减少症。12%～20%的肾移植患者术后会出现贫血，主要原因可能有铁缺乏、溶血、促红细胞生成素（erythropoietin，EPO）分泌不足、免疫抑制剂或感染对骨髓的抑制作用。建议定期检查全血细胞计数：术后每日1次，连续7 d或直至出院；出院后每周2～3次，连续2～4周；随后每月1次，连续2～3个月；之后至少每年1次。治疗策略主要为去除病因，对症处理，补充相应的造血成分，调整免疫抑制剂。

8. 移植肾新发或复发性肾小球肾炎　移植后复发性肾小球肾炎是指肾移植术后出现的与原肾病理类型相同的移植肾肾小球肾炎。移植后新发的肾小球肾炎是指肾移植术后出现的与原肾病理类型不同的移植肾肾小球肾炎。诊断的确立需要依靠供肾以及移植肾活检病理资料。治疗原则可参考相应的肾病治疗。

9. 移植后肿瘤　发展形式主要为传播性肿瘤、预存性肿瘤和移植后新发肿瘤。其危险因素包括病毒感染（如EB病毒往往与淋巴瘤有关）、免疫抑制剂的使用、吸烟、脾切除术、移植前患有恶性肿瘤等。治疗时应遵循相关的肿瘤治疗原则，并根据需要调整免疫抑制方案。

（七）术后随访

人类医学发展模式已由传统生物医学模式向生

物－心理－社会医学模式转变，人们逐渐认识到各种疾病的发生、发展均受到个人心理和社会环境的影响。同时，随着免疫抑制剂的开发和治疗技术的不断更新，积极主动地与术者进行长期有效的沟通、随访，对于受者及移植物的长期存活也具有重要意义。患者出院并不意味着治疗的终止，大量的后续康复工作更需要专业的指导。

1. 受者的术后随访　随访是肾移植术后移植肾长期存活的重要保证，随访频率视术后时间长短而定，原则上是先密后疏。一般情况下，术后1个月内，每周随访1～2次；术后1～3个月每1～2周随访1次；术后4～6个月，每2～4周随访1次；术后7～12个月，每月随访1次；术后13～24个月，每月随访1次或每季度随访2次；术后3～5年，每1～2个月随访1次；术后5年以上，至少每个季度随访1次。对于移植肾功能不稳定的受者，需酌情增加随访频率。随访方法包括门诊随访、电话随访、网络随访等。

随访内容需包含常规检查项目（包括血常规、尿常规、血生化、免疫抑制剂血药浓度及移植肾超声等）、特殊类型检查（如淋巴细胞亚群检测、免疫球蛋白系列检测、病毒检测及各系统检测等）及肿瘤筛查。随访重点总体是给予受者健康教育、生活指导、预防感染以及心理支持。但随着术后不同时期的变化，随访侧重点也有所不同。

早期随访是指肾移植术后3个月内随访。该阶段应与受者充分沟通交流，反复交代服药、自我监测、按时随访、及时就诊等相关问题。受者应按时按量服用抗排斥药物及其他辅助用药，熟知药物的名称、剂量、目的及其不良反应；每日观察尿量和移植肾区状态、监测体质量、体温、血压、脉搏等，并做好记录；注意肾移植术后合理饮食和预防感染等。

中期随访是指移植术后3～6个月的随访。该阶段随访的重点是及时发现和处理急性排斥反应及各种感染（尤其是肺部感染）。一方面，需加强对免疫抑制剂血药浓度的监测，及时调整药物剂量，制订个性化用药方案，谨防排斥反应和药物中毒；同时，应加强对免疫抑制剂不良反应的监测，重点关注高血压、高血糖、高尿酸血症和血脂异常等事件。另一方面，在这一阶段，免疫抑制剂血药浓度仍处于密集调整期，机体的免疫功能仍然处于较低水平，发生肺部感染的风险较大，为此应告知受者要加强肺部感染的预防和自我监测。

远期随访是指移植术后半年以后的随访。此时免疫抑制剂量处于维持期水平，受者机体抵御感染能力逐渐恢复，可以恢复正常生活和工作。该阶段随访的重点是注重心血管疾病、感染、恶性肿瘤等的监测和预防，积极处理高血压及代谢性指标异常，对吸烟者应劝其戒烟；注意消除该阶段移植受者常见的麻痹大意思想，要求受者定期到门诊随访，强调严格执行服药医嘱，严禁自行减药或停药。

2. 活体供者的长期随访　随着活体供肾移植的发展和累积供者的日益增多，对供者随访的重视程度不断提高。活体供者的长期随访有利于早期发现供者的健康问题并及时治疗，随访数据也可准确评估供者的长期危险，对于活体肾移植手术的开展具有不可替代的重要意义。

对活体供者的随访时间通常认为在术后6、12、24个月，此后随访间隔时间可根据情况适当延长。随访内容主要为身体健康和心理健康状况两方面。身体健康状态的随访应包括供者的存活状态、肾功能、尿蛋白及全身疾病（如高血压、糖尿病、心脑血管疾病）的发生率等。心理健康状态的随访则包括经济压力、供肾质量、供者恢复情况、手术部位情况等。

（牟　姗）

数字课程学习

教学PPT　　自测题

第八篇　其他泌尿系统疾病

第二十八章

性传播疾病

关键词：
淋病奈瑟菌　　梅毒螺旋体　　获得性免疫缺陷综合征
青霉素 G

诊疗路径

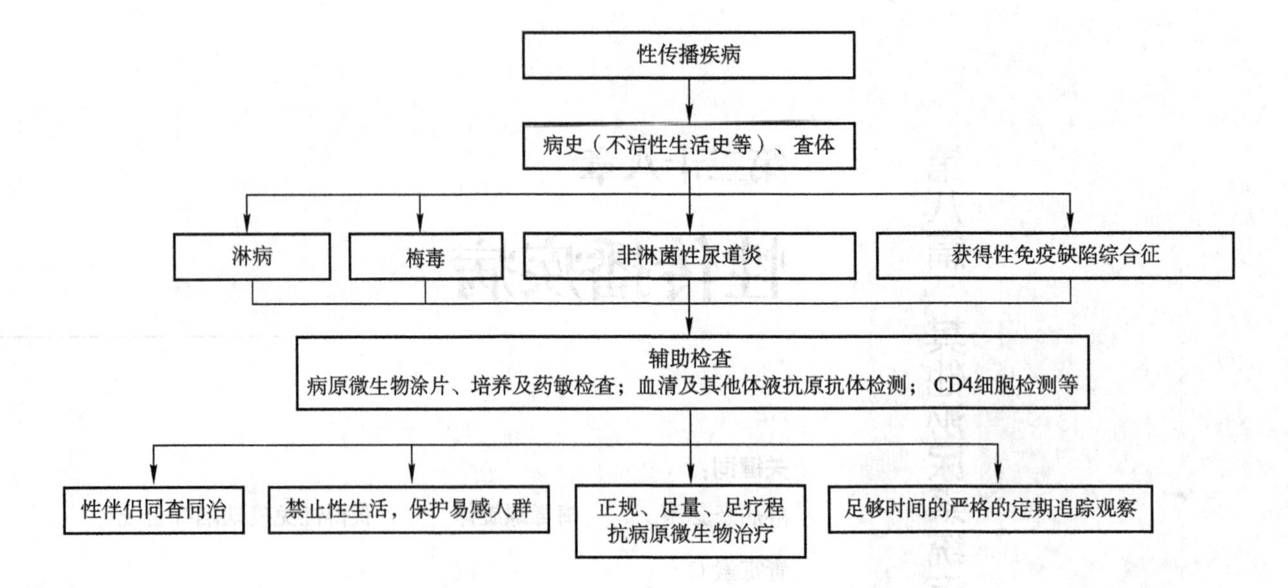
性传播疾病
病史（不洁性生活史等）、查体
淋病
梅毒
非淋菌性尿道炎
获得性免疫缺陷综合征
辅助检查
病原微生物涂片、培养及药敏检查；血清及其他体液抗原抗体检测；CD4细胞检测等
性伴侣同查同治
禁止性生活，保护易感人群
正规、足量、足疗程
抗病原微生物治疗
足够时间的严格的定期追踪观察

据报道，每年大约有1500万性传播疾病新发病例。在泌尿外科临床诊疗中性传播疾病较为多见，本章节将讨论泌尿外几种常见的性传播疾病，包括淋病、梅毒、支原体感染、获得性免疫缺陷综合征（艾滋病）等。

第一节 淋 病

（一）临床表现

淋病由革兰氏阴性双球菌淋病奈瑟菌引起，潜伏期为3～14天。一次性接触感染源后，男性感染淋病的风险为10%，女性为40%。男性通常出现尿道炎、附睾炎、直肠炎或前列腺炎，表现为下尿路症状及脓性尿道分泌物。女性通常会有阴道和骨盆不适或排尿不适。阴道上皮通常对奈瑟淋球菌有抵抗力，但是宫颈部无抵抗力，子宫颈内会有脓性分泌物。许多女性淋病是无症状的，无论有无症状，该感染都能导致盆腔炎性疾病及其并发症。目前淋病双球菌全身播散的现象比较少见，播散的现象包括关节炎、皮炎、脑膜炎及心内膜炎。

（二）诊断

根据患者的病史、临床表现，结合病原学检查可做出诊断。病原学检查推荐取女性子宫颈内拭子标本或男性尿道内拭子标本进行培养筛查。细菌培养和药敏对了解抗生素的敏感性和耐药性十分重要。

（三）治疗

推荐治疗淋病的首选药物是头孢曲松，单一剂量125 mg做肌内注射，高浓度给药可治愈99%无合并症的淋病患者。单一剂量口服疗法包括头孢克肟400 mg、环丙沙星500 mg、左氧氟沙星250 mg或氧氟沙星400 mg，对无合并症的泌尿生殖道感染均有较好的疗效。

目前，耐喹诺酮类药物的奈瑟球菌正受到关注，针对耐药地区的患者或曾与这些地区的人有性行为的患者，不推荐喹诺酮类药物作为首选药物。

喹诺酮类药物禁用于妊娠期，大观霉素2 g肌内注射可用于孕妇或对喹诺酮类、头孢类药物过敏的患者。但是对治疗淋球菌咽部感染效果较差。

淋病患者常合并衣原体感染，因而推荐此类患者同时进行双重治疗。对合并衣原体感染的患者在治疗淋病后应接受1 g单一剂量的阿奇霉素或多西霉素100 mg，每日2次，连续7天的双重治疗。任何一种类型的淋病均推荐进行双重治疗。

与确诊60天内的患者有过性接触的性伴侣或与有发病症状的患者有性接触的性伴侣须进行检测，并针对淋球菌和沙眼衣原体治疗。如超过60天，最近的性伴侣应进行评估和治疗。伴侣双方完全治愈前和症状消失前均应避免性生活。

第二节 梅 毒

（一）临床表现

梅毒是由梅毒螺旋体引起。潜伏期为10～90天。通过接触有传染性的皮损或体液传播。也可通过母婴传播或输血感染传播。一期梅毒的特征是，受感染的患者3周后在受感染的部位出现单一、无痛的硬性溃疡，并持续4～6周。这种典型的溃疡可发生在男性龟头、冠状沟或肛周，以及女性的外阴或肛周。通常伴有双侧无痛性、腹股沟区或区域性的淋巴结病。由于该类溃疡和淋巴结肿大无痛且能自愈，所以一期梅毒常常不会引起重视。

二期梅毒通常开始于溃疡出现后4～10周，但也可能在初次感染后长达24个月才出现。二期梅毒的症状包括全身皮肤黏膜损害以及全身症状和淋巴结炎。通常早期症状包括斑状丘疹，常见于躯干和手臂，以及全身无痛性淋巴结肿大。数天或数周之后，可有另一种丘疹出现，这些丘疹与动脉内膜炎密切相关，故可造成坏死小脓疱，好发于手掌和脚掌。在皮损区，这些丘疹可能扩大并溃烂形成具有高度传染性的梅毒湿疣。二期梅毒较少见的表现有肝炎和免疫复合物诱导形成的肾小球肾炎。

大约1/3未经治疗的患者会发展为三期梅毒。三期梅毒在发达国家较为少见。梅毒是一种系统性疾病，它能影响几乎所有的器官或系统，尤其是心血管系统、骨骼系统、中枢神经系统和皮肤。主动脉炎、脑脊膜炎、眼葡萄膜炎、视神经炎、麻痹性痴呆、运动性共济失调及皮肤和骨骼的树胶肿是三期梅毒的后遗症。

（二）诊断

无临床症状而梅毒血清学试验阳性者，称为潜伏型梅毒。感染时间在1年以内者为早期潜伏梅毒，1年以上的称为晚期潜伏梅毒；此外，还有病期不明的潜伏梅毒。

从一期和二期梅毒皮损获得的标本可进行暗视野显微镜检查和直接荧光抗体试验。对可疑病例进行筛选最常用的方法是快速血浆反应素试验（RPR）或性病研究实验室玻片试验（venereal disease research laboratory，VDRL）等非特异性血清学检查。一期梅毒患者RPR和VDRL的敏感度分别是78%和86%，二期梅毒的敏感度均达到100%，三期梅毒其敏感度也都在95%以上，假阳性率为1%~2%。因此，所有阳性筛选结果都应该运用梅毒螺旋体乳胶凝集试验（TP-PA）或荧光螺旋体抗体吸收试验（FTA-ABS）进行确认。螺旋体抗体检测阳性者终生都保持阳性并且与疾病的活动无关。RPR和VDRL这两种非螺旋体抗体滴度检测与疾病的活动相关，这些检测结果一般在治疗1年后会转阴。小部分患者会保持“血清固定”，不再恢复阴性。滴度升高4倍以上反映病情的变化。治疗后滴度升高4倍以上预示着治疗无效或再感染。患者滴度降低1/4或以上表示治疗有效。跟踪疾病活动时，RPR和VDRL的检测都应在同一个实验室完成，因为不同实验室的检测结果可能不尽相同并且不可换算。

建议梅毒易感人群要接受梅毒筛选试验。梅毒易感人群包括男性同性恋者、有高危性行为史者、职业性工作者等。在对梅毒感染患者进行初步评估时，均应考虑检测艾滋病病毒；此外，在进行乙型肝炎病毒、丙型肝炎病毒、淋病和衣原体感染的筛选时，同样也应考虑检测艾滋病病毒。梅毒性溃疡的存在使感染艾滋病病毒的风险增加了2~5倍。

（三）治疗

甲氯噻嗪青霉素G（单次剂量240万U肌内注射）仍是治疗梅毒的首选药物，不良反应包括头痛、肌痛、发热、心动过速和呼吸频率加快等反应，通常在使用青霉素治疗后24 h内发生。应告知患者这种治疗有此不良反应的可能。出现上述症状时通常需卧床休息，配合使用非甾体抗炎药，该反应可引起孕妇的胎儿窘迫和未足月早产。

如果患者对青霉素过敏，可选用多西环素100 mg口服，每日2次，连用14天。对晚期潜伏梅毒、病情未明的潜伏梅毒或三期梅毒，苄星青霉素注射应该每周1次，连用3周，或多西环素连用4周。孕妇禁用多西环素，如果其对青霉素过敏，推荐进行青霉素脱敏。小样本的研究资料显示，阿奇霉素或头孢曲松可能对一期梅毒有效。

三期梅毒用青霉素G针剂治疗，300万U静脉注射，每4 h 1次，连用10~14天；或用普鲁卡因青霉素G，240万U肌内注射，每日1次，加用丙磺舒500 mg口服，每日4次，两药合用连续10~14天。有磺胺类药过敏的患者禁用丙磺舒。患者应在6和12个月随访，复查非特异性螺旋体抗体滴度。艾滋病病毒携带患者应在3、6、9、12和24个月复查。抗体滴度下降1/4或以上证明治疗有效。治疗失败率4%~21%。治疗失败患者应再次治疗，并反复检查脑脊液以排除神经性梅毒。神经性梅毒患者在治疗3~6个月后，应每6个月复查脑脊液1次，直到结果正常。

第三节 支原体感染

（一）临床表现

解尿支原体、人（型）支原体和生殖器支原体被认为是男性和女性生殖道共生的微生物。60%的无症状女性的生殖道内存在隐匿性脲原体。此类病原体可存在于男性前列腺炎、女性下尿路感染患者以及40%的非淋菌性尿道炎患者中。

（二）诊断

女性患者，尤其是性活跃的年轻女性若有尿频、尿急症状，但反复尿培养均阴性，可行脲原体和支原体培养，并作相应的针对性治疗可能会有效。此外，对有前列腺炎症状、性传播疾病史或接触史的男性患者，也应考虑作此病原菌培养。

支原体培养营养要求高，在一般培养基中不能生存，革兰氏染色也不能显色。支原体在培养基可形成特征性的菌落，尿素反应阳性具有诊断意义。此类微生物对干燥高度敏感，必须迅速转移到适合的培养基和实验室。若培养阳性，则应该给予相应的治疗和随访。性伴侣也应该评估病情，并在治疗期间内禁止无保护的性生活。

（三）治疗

支原体曾经对四环素高度敏感，然而目前超过30%的菌株产生耐药性，这可能就是一部分非淋菌性尿道炎和推测的衣原体感染患者经过经验性治疗后症状仍然不缓解的原因。大部分对四环素耐药的菌株对琥乙红霉素敏感。推荐的首选治疗是多西霉素100 mg，每日2次，持续2周；或者单次1 g剂量的阿奇霉素，10～14天后重复1次。也可用琥乙红霉素500 mg，每日4次，或者氧氟沙星300 mg，每日2次，连用10～14天。性伴侣也应检查，并在治疗期间2周内禁止性生活。

第四节　获得性免疫缺陷综合征

获得性免疫缺陷综合征（acquired immunodeficiency syndrome，AIDS）又称艾滋病，是感染人类免疫缺陷病毒（human immuno-deficiency virus，HIV）后最严重的临床表现。AIDS是由于人类感染HIV后，免疫系统发生进行性抑制引起的严重机会感染、肿瘤形成及其他危及生命的一种疾病。

在不到15年内，HIV已在全世界范围内广泛传播，先后有190多个国家报道发现AIDS病例。HIV传播的三个主要方式是无保护性交传播、血液传播和母婴传播。直接接触血液，如共用同一注射器吸毒，可以导致HIV最快地传播。但就全球而言，男女之间无保护性性交是HIV传播的主要方式。

（一）诊断

HIV感染的诊断和检测实验可划分为三类：诊断检测、病毒负荷检测和耐药性评估。

1. 诊断性检测方法　血清、全血、唾液和尿液都可以用诊断性检测方法来探测其中的HIV抗体。大多数实验室通过使用病毒溶解产物、重组或合成病毒抗原，应用酶联免疫吸附实验（ELISA）筛选抗HIV-1和HIV-2抗体。目前第三代HIV酶联免疫吸附实验的敏感度和特异度均接近100%。与只能探测IgG抗体的早期检测方法相比，这些检测方法可以探测到所有种类的抗HIV抗体，大大缩短了急性感染后做出诊断所需要的时间。

HIV的ELISA检测法尽管敏感度高于99%，但其对低风险人群的阳性预测价值相对较低。因此，目前的检测常规包含一种确定性检查以排除假阳性结果。蛋白印迹实验被广泛用作确定性实验方法。有些实验室选择免疫印迹法作为确定性实验，因为免疫印迹法易于标准化，而且对刚刚发生血清转换的病例更敏感。

2. 病毒负荷量监测　监测血清中HIV RNA含量，称为病毒负荷量。这种监测能帮助我们了解HIV感染的致病机制，有助于达到完全抑制病毒复制这一抗反转录病毒治疗的最终目标。这些检测方法现在都已标准化。商业化的检测方法的操作过程都是相似的，目前这些方法可以检测到的HIV RNA拷贝数的低限为HIV RNA 50～80个/mL。

血浆中HIV RNA水平增加是对抗逆转录病毒药物产生耐药的预兆。HIV RNA水平的增加不一定伴有血液中$CD4^{+}$T淋巴细胞数量的迅速下降或临床症状的进展。因此，对血浆HIV RNA水平的常规检测能够帮助医生和患者及时发现HAART治疗期间耐药性病毒株的产生。

3. HIV病毒耐药性评估　多种方法可以用于对耐药性的评估。这些评估方法可以分为基因检测方法或表达型检测方法。基因检测方法是测定

HIV 核苷酸序列以探测重要的耐药基因变异。而表型检测方法是进行体外实验确定活体内抑制病毒复制所需要的抗病毒药物的浓度。每一类方法都有其优缺点，它们共同的缺点是这些方法只检测占主要地位的病毒株，并不涉及对次要病毒株的检测，而这些次要病毒株可以在治疗过程中转变为耐药病毒株。

（二）治疗

迄今为止，病毒逆转录酶和蛋白酶抑制剂是抗 HIV 治疗的主要靶点。逆转录酶主要负责把 HIV RNA 复制为 DNA。然而，此酶在复制过程中存有很高的误差率。这就意味着病毒会经常发生变异，有导致耐药病毒产生的可能。当这些变异引起有功能的病毒逆转录酶、蛋白酶发生改变时，就会导致耐药病毒的产生，不能被抗病毒因子所阻断。由于 HIV 病毒利用宿主细胞的细胞器来完成自己的生命周期，那么细胞内各种成分有可能成为研发抗 HIV 复合物的潜在靶点。

抑制 HIV 病毒复制可以延缓 HIV 感染患者转变为艾滋病进程，提高生存率。因此，抗反转录病毒治疗的目标是最大限度地抑制病毒的复制。

抗反转录病毒治疗疗效的检测指标是血清中 HIV RNA 水平及 $CD4^+$ 淋巴细胞计数。首次治疗的患者在进行第一次治疗后血浆 HIV RNA 水平应在 4～6 个月内维持在无法检测的水平，同时有 $CD4^+$ 细胞计数的上升。"无法检测的水平"并不意味着血液循环以外（如淋巴组织、中枢神经系统或者生殖系统）病毒的根除，因为目前并不能根除这些庇护所里的病毒。

从单一疗法到高效联合抗逆转病毒治疗（HAART）

1987 年，首个有效的抗反转录病毒的药物齐多夫定问世，它也是核苷类反转录酶抑制剂（nucleoside reverse transcriptase inhibitors，NRTIs）的原型药物。在被证明其治疗作用有限之前，齐多夫定单一疗法一直是 HIV 感染患者主要的治疗方法（Concorde Coordinating Committee，1994）。临床试验证实二联用药能降低病毒载量，提高 $CD4^+$ 细胞计数，从而延缓 HIV 感染患者的病程进展，提高生存率。1995 年蛋白酶抑制剂（protease inhibitors，PIs）问世，联合应用 NRTIs 及 PIs 可以抑制病毒复制，常可达到"无法检测的水平"。1996 年后出现的非核苷类逆转录酶抑制剂（nonnucleoside reverse transcriptase inhibitors，NNRTIs）也被证明有很好的疗效。随着许多新药的问世，HIV 治疗方案的选择也变得复杂起来。

抗反转录病毒治疗的目标是阻止 HIV 感染患者病程的进展，提高生存率，同时提高生活质量。血清中 HIV 保持在 50 拷贝 /mL 以下时，可保持疾病长期无进展。目前推荐联合应用叠加毒性小或没有叠加毒性但有协同抗病毒作用的抗反转录病毒药物，以达到最大的抗病毒效应。

治疗 HIV 感染主张联合用药，也称为高效联合抗逆转病毒治疗（HAART）。多数 HAART 方案均是以 2 种核苷类逆转录酶抑制剂（NRTIs）为主，联合一种 NNRTI 或者 PI（可选择将小剂量利托那韦加入另外一种 PI 中以增强药效）。联用 3 种包括阿巴卡韦（abacavir）在内的 NRTIs 的方案应用越来越广，因其给药方便而且不需用到另外 2 类药物（即可以推迟 PIs 和 NNRTIs 的使用）。

即使使用效用强的多联药物治疗策略，仍常有治疗失败。治疗失败的原因有多方面，包括低依从性、HIV 耐药株的出现、血浆及组织中药物浓度低以及一些不明的因素。目前已在研究使用靶向治疗来提高治疗效率，包括改进的药物结构及给药方式，提高药物效能，减轻药物毒性。许多具有新的作用机制的新药正在研究中。

（王 忠 郭建华）

数字课程学习

教学PPT 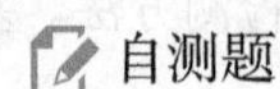 自测题

第二十九章

神经泌尿疾病

关键词：

排尿　储尿　神经系统

排尿日记　尿动力学　间歇性导尿

肉毒毒素注射　骶神经调节

诊疗路径

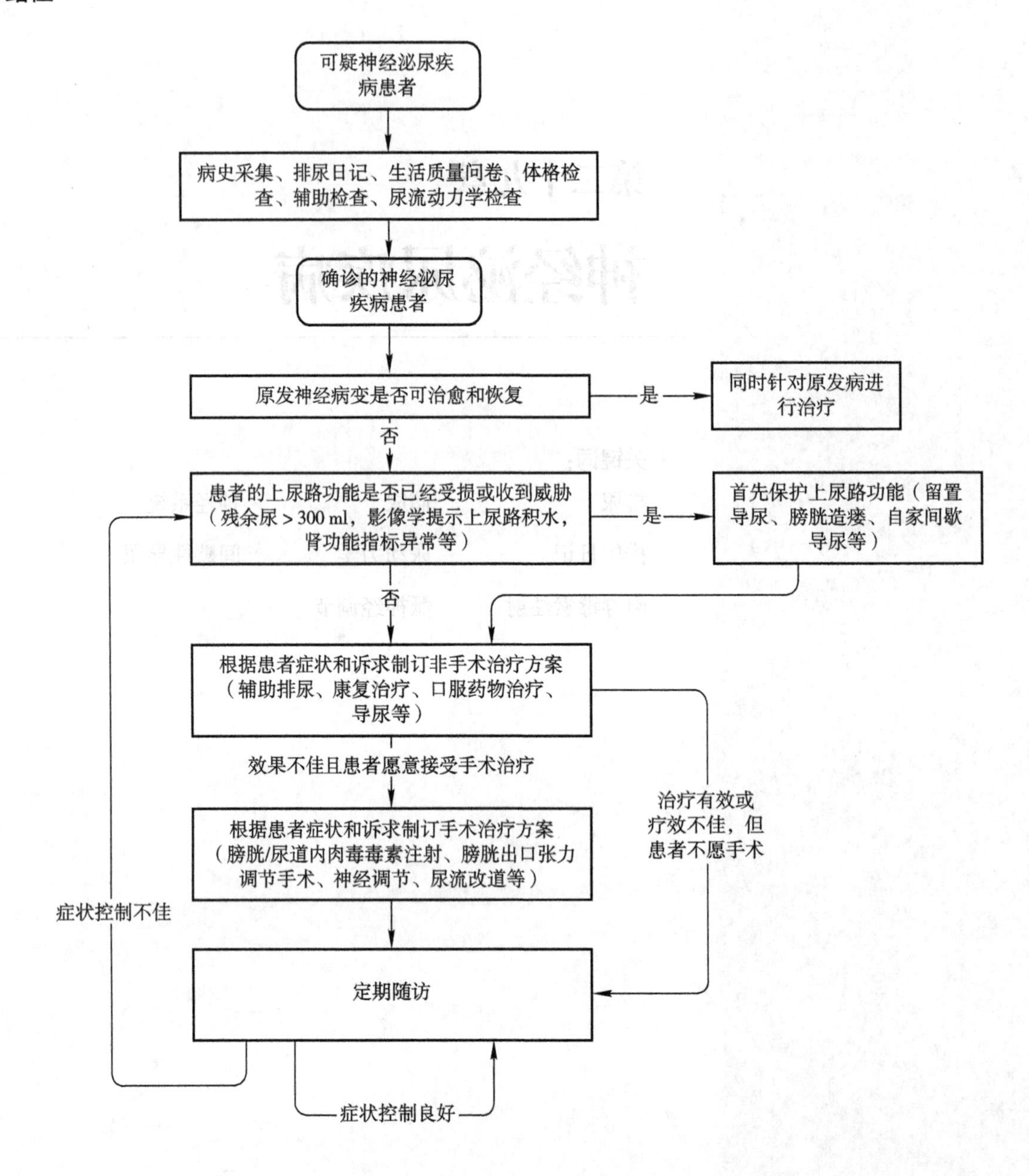

可疑神经泌尿疾病患者
病史采集、排尿日记、生活质量问卷、体格检查、辅助检查、尿流动力学检查
确诊的神经泌尿疾病患者
原发神经病变是否可治愈和恢复
是
同时针对原发病进行治疗
否
患者的上尿路功能是否已经受损或收到威胁（残余尿＞300 ml，影像学提示上尿路积水，肾功能指标异常等）
是
首先保护上尿路功能（留置导尿、膀胱造瘘、自家间歇导尿等）
否
根据患者症状和诉求制订非手术治疗方案（辅助排尿、康复治疗、口服药物治疗、导尿等）
效果不佳且患者愿意接受手术治疗
治疗有效或疗效不佳，但患者不愿手术
根据患者症状和诉求制订手术治疗方案（膀胱/尿道内肉毒毒素注射、膀胱出口张力调节手术、神经调节、尿流改道等）
症状控制不佳
定期随访
症状控制良好

排尿的生理过程十分复杂，膀胱、尿道、盆底肌肉及各级神经元均参与其中。本章将介绍神经泌尿疾病的基本定义、研究范畴及其临床表现、诊断与治疗。

第一节 神经泌尿疾病简介

膀胱 - 尿道的功能可以简单地分为两类，即储尿功能（将尿液储存于膀胱中）和排尿功能（将尿液从膀胱内经尿道排出），这两种活动均需要依赖大脑和脊髓中的排尿中枢与膀胱间的有意识及无意识沟通。当相应的中枢或外周神经出现功能异常时，便会出现相应的症状，即储尿期症状（包括尿频、尿急、憋尿时加重排尿时可缓解的盆腔疼痛、夜间遗尿等）和排尿期症状（包括排尿费力、尿潴留、尿痛、间断排尿等）。

目前尚无关于一般人群神经泌尿疾病总体患病率的确切数据。神经泌尿系统疾病的表现也各不相同，不同的神经系统病变影响下尿路的储尿和排尿功能的方式往往取决于：①神经系统受累区域；②受累区域的神经生理功能；③病变或过程是破坏性的还是刺激性的。

神经泌尿疾病的相关术语目前尚未完全统一，神经源性膀胱（neurogenic bladder）、神经病性膀胱尿道功能障碍（neuropathic vesico-urethral dysfunction）、神经源性排尿功能障碍（neurogenic voiding dysfunction）及下尿路神经肌肉失调（neuromuscular disorder of lower urinary tract）都在近几年发表的文章中使用。本章将参照新版的欧洲泌尿外科学会（European Association of Urology，EAU）指南，统一使用“神经泌尿疾病（neuro-urological symptoms）”这一名称，其内涵相当于或包括了前面所述的内容。

第二节 神经泌尿疾病诊疗

一、诊断与评估

神经泌尿疾病中的早期诊断和治疗至关重要，因为其可能是神经系统疾病的表现，早期干预将有助于防止不可逆的病理改变。此外，还必须进行长期（终身）随访以评估尿路损伤、肾衰竭和膀胱肿瘤的风险。同时，由于神经泌尿疾病的发生机制非常复杂，因此诊断时必须有彻底且完全的病史、体格检查、排尿日记以及辅助检查。

（一）病史采集

病史记录应包括完善的现病史和既往史，这是评估的基石。

1. 现病史　应特别注意：①储尿期症状；②排尿期症状；③目前服用的药物和可能影响神经系统的特殊生活方式（吸烟、酗酒、吸毒等）；④排便症状：神经系统的疾病往往同时影响膀胱 - 尿道和肠道，应注意是否存在里急后重、排便困难等情况；⑤性功能的情况：性功能异常可能与神经泌尿疾病伴发，也可能继发于神经泌尿疾病；⑥患者的心理状态。

2. 既往史　应特别注意：①糖尿病病史；②神经系统疾病史，例如多发性硬化症（multiple sclerosis，MS）、帕金森病（Parkinson disease，PD）、脑炎、梅毒等。③创伤和手术史（特别是涉及脊柱和中枢神经系统的）；④（女性）妇产科病史。

（二）排尿日记

排尿日记是神经泌尿疾病非常有价值的诊断工具，其内容应当包括排尿次数、尿量（伴有尿失禁者记录、尿垫重量和尿垫使用数量），以及尿失禁和尿急发作次数等。排尿日记应当记录 1 天内 24 h 的相关信息，并至少连续记录 3 天。

（三）患者生活质量问卷

对患者当前和预期的未来生活质量（quality of life，QoL）进行评估，对于评估任何疗法的效果都很重要。生活质量是神经泌尿疾病患者全面管理的重要方面。

近年来，用于评估症状和生活质量的问卷数量激增。经过验证的、针对特定病情的问卷可用于评估症状严重程度和症状对生活质量的影响。常用的神经泌尿疾病问卷包括针对多发性硬化和脊髓损伤（spinal cord injury，SCI）患者的 Qualiveen 问卷，针对神经源性膀胱患者的神经源性膀胱症状评分（neurogenic bladder symptom score，NBSS）等。

（四）体格检查

在体检中，应注意发现可能的身体和智力残疾。应尽可能完整地描述神经泌尿系统状态，重视会阴部/鞍区感觉以及神经系统检查。体检中容易忽视的一点是肛检，肛门括约肌的功能可以在很大程度上提示盆腔神经支配的情况。

（五）辅助检查

辅助检查包括尿液分析、血生化指标、残余尿和自由尿流率、尿失禁定量（尿垫试验）及尿路造影。

尿液分析有助于发现尿路感染，在初诊或随访中报告新症状发生时都应进行尿液分析。高度怀疑感染时，还应加做中段尿培养+药敏实验。

应特别注意生化检测中的肾功能指标，许多神经泌尿疾病患者在膀胱充盈期出现逼尿肌压力升高，这些患者肾功能不全的发病率相对较高。与缓慢进展的非创伤性神经系统疾病（如 MS 和 PD）相比，SCI 患者发生肾衰竭的风险更高。对于肌肉负荷较低的患者，建议使用肾小球滤过率（GFR）而非血清肌酐评估肾功能。

（六）尿动力学检查

尿动力学检查在诊断中占有极重要的位置，它不仅可显示出膀胱尿道功能障碍的各种表现，还可揭示出障碍的发病机制，为病因分析和治疗提供重要依据。尿流动力学检查种类多样，包括自由尿流率、残余尿量测定、充盈期膀胱压力容积测定、肌电图、逼尿肌漏尿点压力测定、影像尿动力学检查等。其中，自由尿流率和残余尿测定是进行的。

自由尿流率即自由排尿时单位时间内经尿道排出的尿量。操作简单且无侵袭性，可以直接让患者向特定的仪器上排尿以收集数据。需要注意的是在做自由尿流率时，除非患者存在储尿功能障碍，否则建议至少预先存储 200 mL 的尿液。

残余尿的测定方法有 3 种，即经腹 B 超测定法、导尿法和静脉尿路造影法。其中，经腹 B 超测定法患者的感受最好，是最常用的方法。

自由尿流率和残余尿可以提供排尿功能的第一印象，并且为了确保结果可靠，建议重复 2~3 遍。阳性结果包括低流速、低排尿量、间歇性排尿、尿液残留等。需要特别注意那些无法采取正常体位排尿的患者，因为不适当的体位可能会影响排尿功能。

尿流动力学检查是一个复杂且系统化的过程，需要有经验的医师来进行，操作者的经验和技术对尿流动力学结果的可信程度影响巨大。尿流动力学检查中可以获取的信息包括尿道和膀胱在储尿和排尿期的各种压力、肌电图的变化，以及尿流率（影像尿流动力学还可以观察到排尿过程中尿路的动态改变），其中的储尿期/排尿期膀胱内压以及膀胱顺应性是评估上尿路风险的重要指标。

尿流动力学中可以获得的阳性结果包括逼尿肌功能不全、膀胱出口梗阻（bladder outlet obstruction，BOO）、逼尿肌-外括约肌协同失调（detrusor-sphincter dyssynergia，DSD）、高尿道阻力、尿道关闭压不足、残余尿过多等。

二、治疗与管理

（一）治疗目标

1. 首要目标　是保护上尿路功能（保护肾脏功能）。

2. 次要目标　是恢复/部分恢复下尿路功能，提高控尿/排尿能力，减少残余尿量，预防泌尿系感染，提高患者的生活质量。

肾功能不全是在创伤中幸存的 SCI 患者的主要死亡因素，理想情况下，膀胱存储压力必须保持在

40 cmH_2O 以下，膀胱顺应性应大于 12.5 cmH_2O/mL，否则肾功能不全和膀胱输尿管反流的风险会明显上升。

（二）治疗的基本原则

1. 对原发神经病变可治愈和恢复者　应首先针对原发病进行治疗，同时保护膀胱尿道功能，最终使得膀胱尿道功能随着原发病的治愈而恢复。

2. 对原发神经病变不能恢复者　针对膀胱尿道功能障碍类型选择对应的治疗。

3. 其他治疗　包括保护逼尿肌功能、预防和治疗上尿路并发症（如肾、输尿管积水，膀胱输尿管反流等）、提高生活质量（如减轻痛苦和治疗尿失禁等）、治疗其他尿路并发症（如尿路感染及尿路结石等）。

（三）非手术治疗

1. 辅助排尿　针对神经源性排尿困难的患者，可以通过按压耻骨上的区域或增加腹压（Valsalva 运动）以提升膀胱内压，从而促进尿液的排出。这种方式很可能导致膀胱输尿管反流从而影响上尿路功能。因此，实施前必须通过影像尿动力学等检查全面评估患者的下尿路状态，不推荐在尚未证实其安全性的前提下常规使用。

2. 康复治疗　包括自身的行为训练和医疗仪器辅助下的康复治疗。对盆底肌及尿道括约肌保留部分神经功能的患者，使用经阴道或肛门电极盆底电刺激治疗；电针灸也往往能起到良好的治疗效果。

3. 口服药物　对于神经源性逼尿肌过度活动（neurogenic detrusor overactivity，NDO）的患者，可以使用 M 受体阻滞剂（如索利那新）或 β_3 肾上腺素受体激动剂（如米拉贝隆），前者在使用中应注意口干、排尿困难等并发症，后者是一种相对较新的药物，理论上不会影响排尿，但是目前的临床证据尚不足。α 受体阻滞剂（如坦索罗辛）可以降低膀胱出口阻力，改善排尿困难相关症状。夜间遗尿的患者使用去氨加压素可能获得良好的结果，其最常见的不良反应是头痛，最严重的不良反应则是低钠血症。

4. 导尿　任何类型的导尿目的都是降低膀胱内压力，从而保护上尿路功能。

间歇性导尿是神经泌尿疾病最主要的保守治疗方法之一，被认为是 SCI 导致的神经泌尿疾病的首选尿液引流方法，贯穿于康复治疗的全过程。间歇性导尿能促进患者膀胱功能的恢复，降低膀胱残余尿量。与留置尿管相比，间歇性导尿还可以降低尿路感染的发生率。推荐使用 12～14 Fr 的导管，每天导尿 4～6 次，每次导尿时尿量应小于 400 mL（若大于 400 mL，则建议增加导尿次数），推荐导尿时使用润滑剂并注意导尿管的消毒。间歇导尿的患者每年应至少随访 1 次。

对于确实没有条件进行间歇性导尿的患者，可以选择经尿道或耻骨上留置导尿。尽管耻骨上留置导尿比留置导尿管有更大的手术风险，但它可以防止潜在的不可逆的尿道损伤，并且患者总体耐受性更好。在导管选择方面，应尽量使用硅胶导管。

（四）手术治疗

1. 膀胱 / 尿道内肉毒毒素注射　肉毒杆菌毒素 A 可以持续但可逆的阻断神经传导，持续 6～9 个月。根据患者的症状，肉毒毒素可以注射于逼尿肌或者尿道括约肌上，使用剂量取决于所用制剂，一般逼尿肌注射建议不要多于 200 U。已经有多项证据证实了肉毒杆菌毒素 A 对由 MS 或 SCI 引起的神经源性逼尿肌过度活动的疗效，最常见的不良反应是尿路感染、尿潴留和血尿。

2. 增加膀胱出口阻力的手术　用于治疗神经泌尿疾病相关的尿失禁（比如括约肌功能丧失），包括尿道中段悬吊和人工尿道括约肌（artificial urinary sphincter，AUS）等。由于增加膀胱出口阻力具有引起膀胱内压身高的风险，故仅当逼尿肌的活动可控且不存在明显的输尿管反流时才适合采用这些术式。

（1）尿道中段悬吊术：一般用于可以进行自家间歇导尿的女性患者。多种吊带的材质均可选择，中长期疗效好且并发症发生率极低。耻骨后和经闭孔入路均可采用。

（2）人工尿道括约肌：对于神经源性尿失禁患者可以获得良好的疗效，但应注意告知患者并发症发生率和再次手术率要高于非神经源性患者。

3. 降低膀胱出口阻力的手术 对于因良性前列腺增生而产生难治性下尿路症状的男性患者，建议行经尿道前列腺切除术。但应特别关注术前括约肌功能，避免术后新发尿失禁的出现。膀胱颈口内切开仅适用于膀胱颈出现继发性纤维化的神经泌尿疾病患者。尿道切开术适用于伴有尿道狭窄的患者，可以使用冷刀或激光在12点钟方向切开尿道。对于复发性尿道狭窄的患者，应考虑尿道成形术或尿道会阴造口术。

4. 神经调节 对于治疗神经泌尿疾病是有效和安全的，但目前其确切的作用机制尚不完全清楚，保护反射学说是目前比较公认的学说。

保护反射是指身体静息状况下的一种自然的状态，即尿道括约肌和盆底肌收缩、逼尿肌松弛，直到大脑启动排尿反射，该保护反射才会被打破（尿道括约肌和盆底肌放松，逼尿肌收缩）。

电刺激可以通过对相关神经的刺激，屏蔽不恰当的传入感觉信号，让膀胱处于天然的保护反射下。对于膀胱过度活动患者，电刺激可以加强保护反射抑制膀胱收缩。对于尿潴留的病人，电刺激可以抑制保护反射并允许膀胱启动排尿。

目前，国内最常使用的术式是骶神经调节（sacral nerve modulation，SNM），往往分为两个阶段：第一阶段，植入临时或永久性体外刺激电极（一般靠近于骶3神经或骶4神经），并进行临床测试；第二阶段，安置皮下可植入性脉冲发生器（IPG）。其优势是两阶段都可以在局部麻醉下进行。

5. 膀胱扩大术 目的是减少逼尿肌过度活动和改善膀胱的低顺应性，从而治疗储尿期症状。只在其他微创治疗方法均无效的情况下才会考虑采用。

可以选用膀胱自体扩大术（逼尿肌切除术）或结肠－膀胱扩大术（采用肠道等组织替代部分膀胱壁）。膀胱切除术后的原位新膀胱手术一般用于膀胱壁严重增厚或出现纤维化的患者，术后可能需要间歇导尿。

长期的科学证据表明，膀胱扩大术是非常成功的手术，可显著避免肾功能的进一步恶化。但是，考虑到与手术相关的近期及远期并发症发生率较高，所有接受该手术的患者必须进行终身随访。

6. 尿流改道 如果其他疗法均不成功，可以考虑尿流改道以保护患者的上尿路功能和生活质量。其包括可控性尿流改道与非可控性尿流改道。

（1）可控尿流改道：尿流改道的首选。出于美观的原因，造口通常位于脐部。

（2）非可控尿流改道：适用于轮椅束缚或卧床，顽固且无法治愈的大、小便失禁患者，以及下尿路或上尿路严重受损的患者。不可控尿流改道术后往往需要使用尿液收集装置（比如粘贴式的尿袋）进行尿液收集。

尿流改道可以和膀胱颈封闭术一起进行，膀胱颈封闭是一种不可逆的手术操作，对顽固性尿失禁患者，长期留置导尿引起尿道糜烂、先前经尿道手术造成瘢痕形成以及尿道皮肤瘘形成的情况下，可以考虑施行该术式。

（五）随访

神经泌尿疾病通常很不稳定，即使在相对较短的时间内，症状也可能发生很大的变化。因此，需要定期进行随访评估。随访的间隔可以根据患者的病情进行改变，一般不建议超过1年。患者每年应进行常规体检，并特别注意泌尿系超声和尿液分析检查。高危患者应定期通过超声检查上尿路功能，至少每6个月1次；如有条件，还应当定期进行尿动力学检查，以评估是否需要更换处理方案。

（潘家骅）

数字课程学习

教学PPT　　自测题

第三十章

男科学概论

关键词：

性功能障碍　不育症　隐匿性阴茎　尿道下裂

阴茎弯曲

诊疗路径

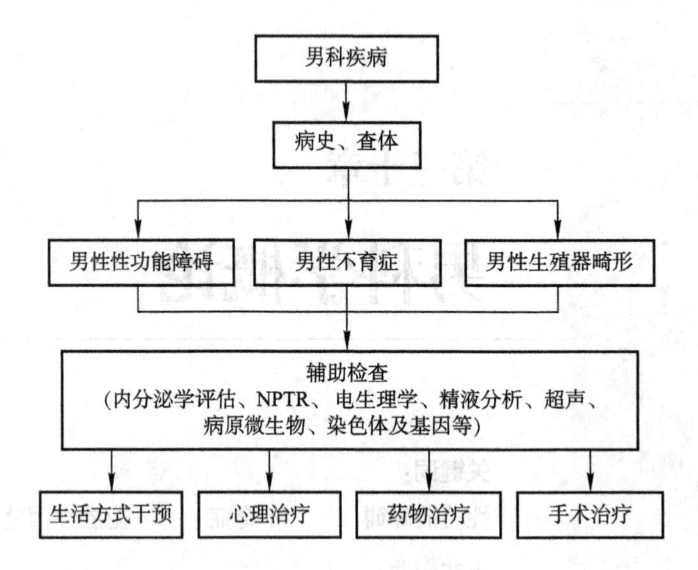
男科疾病
病史、查体
男性性功能障碍
男性不育症
男性生殖器畸形
辅助检查
（内分泌学评估、NPTR、电生理学、精液分析、超声、
病原微生物、染色体及基因等）
生活方式干预
心理治疗
药物治疗
手术治疗

第一节 概 述

男科学（andrology）这一学科名称源于希腊文的 andros 一词，意思为研究男性的科学。多年来临床男科学主要隶属于泌尿外科，与其对应的学科——妇科学相比，它的诞生晚了几个世纪。随着人类社会的不断进步，人们对男性生殖生理与病理生理的认识不断深入，对性功能、生殖规律的研究不断深化。正是在这样的背景下，到 20 世纪 70 年代男科学应运而生。男科学是一门研究维护与促进男性健康的综合性医学学科，不仅需要研究成年男性的生殖健康，也要关注与促进男性生命全程的健康状况。即从胚胎期、儿童期、青春期、成年期直至更年期与老年期，都要有专业人员来关注其健康状况。

从广义上来说，凡涉及男性身心健康的问题均属于男科学的诊疗范畴。男科学研究范畴包括男性性功能障碍、前列腺疾病、男性不育症、男性生殖器畸形、男性生殖系感染、性传播疾病、男性计划生育、男性更年期综合征及男性生殖系统肿瘤等。常规开展的男科手术包括阴茎假体植入术、显微镜下输精管吻合术、显微镜下输精管附睾吻合术、显微镜下精索静脉结扎术、精囊镜检术、尿道下裂修补术、阴茎矫形术、生殖系统肿瘤手术及其他包皮和阴囊内容物手术。本章内容将从男性性功能障碍、男性不育症和外生殖器畸形三方面进行简单介绍。

第二节 男性性功能障碍

（一）定义及病因

男性性功能障碍是指正常男性性功能的整体活动过程（包括性欲唤起、阴茎勃起、阴茎插入阴道、性欲高潮——射精和性满足 5 个环节）中，任何一个环节发生的障碍。主要分为性欲障碍（性欲低下、性厌恶）、阴茎勃起功能障碍、阴茎疲软功能障碍（阴茎异常勃起）、射精功能障碍（包括早泄、不射精、逆行射精）、性高潮障碍、性交疼痛。一般将引起性功能障碍的病因分为两大类：一类为器质性，另一类为功能性（或称为精神性、心理性）。本节简要介绍阴茎勃起功能障碍。

（二）诊断

1. 病史 了解患者的性生活史及药物使用史，注意性功能障碍的发生时间，持续还是间断，减弱及维持程度。了解性欲变化、晨间勃起频度及硬度、射精及性高潮情况。还要询问危险因素，如糖尿病、高血脂、冠心病、周围血管疾病、吸烟酗酒、脊髓骨盆外伤以及手术史等。

2. 体格检查 应仔细地检查男性第二性征状态，对外生殖器的检查应注意阴茎发育情况，触摸阴茎有无海绵体纤维化硬结，有无包皮异常以及阴囊内容物的情况。

3. 内分泌学评估 评估睾丸功能，包括总睾酮、游离睾酮、LH、FSH、雌激素和催乳素等。区别对待高促性腺激素和低促性腺激素的不同情况，低促性腺激素和低睾酮应检查下丘脑垂体病变。高促性腺激素、低睾酮水平需除外染色体疾病。

4. 夜间勃起功能监测 夜间勃起功能监测（NPTR）是鉴别心理性和器质性勃起功能障碍的重要方法。在两个晚上检测中，阴茎头部单次勃起硬度超过 60% 的时间≥10 min，即认为是正常勃起。

（三）治疗

首先要指导患者去除引起勃起功能障碍的各种诱因及危险因素，如药物因素、吸烟酗酒、改善夫妻感情等；还要加强原发疾病的治疗，如糖尿病、高血脂等。

选择性的磷酸二酯酶抑制剂（PDE-5i）是治疗阴茎勃起功能障碍的第一线口服药物，临床有效率约为 82%。常用西地那非、他达拉非和伐地那非，性交前 30 ~ 60 min 服用，主要不良反应有血管扩张、头晕、鼻塞、视觉异常等，均为轻度和暂时性，不需任何处理即可恢复。

二线治疗为阴茎海绵体内注射治疗，该方法广泛应用于勃起功能障碍的诊断和治疗。其并发症有阴茎异常勃起，超过4 h须紧急处理；其他并发症有瘀斑及海绵体纤维化等。

三线治疗为阴茎假体植入术，自《AUA临床诊疗指南》将阴茎假体植入术列为勃起功能障碍的标准治疗方法以来，植入假体的患者日渐增加。阴茎假体植入手术的适应证为重度勃起功能障碍患者，是其他治疗方法无效患者的最终选择。由于假体性能改善和手术技巧的提高，熟练的医生手术成功率达95%以上。

（四）预防

通过提高男性人群的健康知识水平和自我保健能力，激励男性采取有益于性功能的行为和生活方式，主动建立和谐的性关系和人际关系，避免性功能障碍的危险因素，进而达到预防和改善性功能障碍的目的。

第三节 男性不育症

（一）定义和病因

男性不育症是指育龄夫妻有正常性生活且未采取避孕措施，由男方因素导致女方在一年内未能自然受孕的现象。男性不育症分为原发性不育和继发性不育。根据疾病和不育因素干扰或影响生殖环节的不同，又可分为睾丸前、睾丸和睾丸后三个因素，病因不明的称为特发性男性不育。

（二）诊断

1. 病史　需要了解结婚或同居时间、尝试妊娠的时间，以及性生活频率、勃起情况、射精情况。要详细询问既往相关检查和治疗情况，尤其是精液情况。了解以往治疗手段、治疗时间以及效果。评估男性生育力时也需要详细了解配偶的既往生育史。

既往史包括生长发育史、疾病史、传染病史和用药史等。重点询问与生育相关的疾病，包括腮腺炎、附睾炎、睾丸炎等泌尿生殖器官感染史，手术外伤史，以及内分泌病史等可能影响睾丸生精功能、性功能和附属性腺功能的既往史。还要了解有无放化疗以及应用影响生育的药物等情况。

2. 体格检查　生殖系统检查应注意有无阴茎畸形，有无尿道下裂、上裂、尿道外口狭窄等可能妨碍性交或射精的疾病。阴囊检查时应注意睾丸及附睾的位置、质地、大小，有无压痛、肿块。输精管检查时应注意有无缺如、增粗、结节或者触痛。有无精索静脉曲张及其程度。

3. 辅助检查

（1）精液分析：如第一次精液分析结果正常，通常不需要进行第二次分析。如再次精液分析结果与第一次相差显著，则需进行第三次精液分析。无精子症诊断要特别慎重，至少要进行3次严格的精液采集和检查，且所有显微镜检查未见精子的精液标本都应离心确定沉渣中无精子。

（2）生殖内分泌激素检查：建议上午10:00前空腹血液检测。常用的生殖内分泌激素指标有睾酮、雌二醇、泌乳素、黄体生成素、卵泡刺激素等。

（3）生殖系统超声检查：阴囊超声主要检测双侧睾丸、附睾、精索静脉及近端输精管。通过测量睾丸上下径、左右径、前后径，并计算睾丸体积（体积＝睾丸上下径 × 左右径 × 前后径 ×0.71）。经直肠超声主要针对前列腺、精囊、输精管和射精管进行检查。

（三）治疗

1. 药物治疗

（1）基础性治疗：适合少精子症、弱精子症、畸形精子症的患者，同时也适用于拟行自精辅助生殖助孕前的患者。基础性治疗包括抗氧化治疗、改善细胞能量代谢以及改善全身和生殖系统微循环。

（2）病因治疗：针对男性不育病因明确或影响男性生育的高危因素，进行针对性的药物治疗，包括抗感染、内分泌治疗和免疫抑制治疗等。

（3）其他治疗：包括近年来应用越来越多的雌激素受体拮抗剂和芳香化酶抑制剂的应用，两者均可增加睾酮水平，促进精子成熟和精子数量的增加，改善精子质量，提高受孕率。

2. 手术治疗

（1）精索静脉曲张：临床型精索静脉曲张伴精液质量异常的不育患者，可选择手术。亚临床型精索静脉曲张一般不推荐手术。手术方式包括传统经腹股沟途径 / 经腹膜后途径精索静脉结扎术、显微腹股沟途径 / 腹股沟下途径精索静脉结扎术及腹腔镜精索静脉结扎术等。多项文献报道显示，显微手术在效果和并发症等方面略优于其他手术方式。

（2）梗阻性无精子症：最常见的梗阻部位在附睾和射精管开口。手术前应评估睾丸的生精功能，同时要考虑女性的生育力及年龄。

（3）辅助生殖技术：指运用各种医疗措施使患者受孕方法的统称，包括人工授精、试管婴儿和供精辅助生育。试管婴儿技术包括体外受精 - 胚胎移植、卵泡浆内单精子注射、移植前遗传学诊断和筛查。

第四节　外生殖器畸形

男性外生殖器畸形较常见，可能由性别分化、生殖器分化或生殖器发育及生长异常所致。男性外生殖器的分化发生在妊娠 9 ~ 13 周，是否向男性分化取决于胎儿分泌睾酮以及在 5a 还原酶的作用下将睾酮转化为双氢睾酮。由于某些因素的影响，在男性外生殖器分化过程中，阴茎、阴囊和尿道发育异常会形成多种先天性畸形，常见的有隐匿阴茎、阴茎阴囊转位、阴茎弯曲、尿道下裂、尿道上裂等外生殖器异常。

一、隐匿阴茎

隐匿阴茎是由于耻骨前皮下脂肪肥厚，附着于阴茎体的皮肤不足，使发育正常的阴茎被埋藏于耻骨上脂肪垫或阴囊皮肤内，为男科及小儿泌尿外科常见疾病，流行病学调查发现我国儿童中的发病率约为 0.67%。临床上需与包茎相鉴别，不能简单地行包皮环切术。此外，隐匿阴茎外观短小，还需与小阴茎鉴别，小阴茎为阴茎体发育欠佳，而隐匿性阴茎具有发育正常的阴茎体。

治疗：目前隐匿阴茎的手术方法有很多，包括 Devine 术式及其改良方式、Johnston 术式等松解阴茎皮肤及肉膜、Byars 皮瓣修复、阴茎腹侧或背侧“V–Y”成形等术式重塑阴茎皮肤。对腹壁和耻骨前脂肪堆积的患者，在阴茎矫形术同时去除脂肪，提高阴茎外露程度。无论采用何种术式，手术关键是充分松解阴茎肉膜及纤维索带，重塑阴茎皮肤外形。

二、阴茎阴囊转位

正常的阴茎阴囊解剖位置是阴茎位于阴囊前上方，当两者的位置发生颠倒时称为阴茎阴囊转位，又称阴囊分裂。阴茎阴囊转位可合并多种畸形，如尿道下裂、性别发育异常（DSD）等。

阴茎阴囊转位根据其程度决定是否需要手术矫正，手术矫正的目的是恢复阴茎阴囊的正常位置，解除患者心理影响。虽然目前有采用“M”形、“U”形或“V–Y”切口及其改良方法等多种手术方式，但需根据阴茎阴囊转位是部分性还是完全性、有无合并阴茎弯曲及其程度、尿道下裂及其程度、皮肤充裕程度及阴囊发育情况，采取不同的矫正方法。对于不完全性阴茎阴囊转位伴轻度尿道下裂可Ⅰ期修复；对完全性阴茎阴囊转位或合并重度尿道下裂时根据局部皮肤条件及术者的经验可同时或Ⅱ期修复。

三、阴茎弯曲

阴茎在勃起时向上、下或侧方等任何方向弯曲都称为阴茎弯曲，发病率为（3 ~ 4）/10 000，常见于尿道下裂患者，单纯的特发性阴茎弯曲少见。阴茎弯曲也可继发于创伤、感染、硬结症等。目前先天性阴茎弯曲的病因尚无定论，可能与阴茎白膜发育不对称、阴茎筋膜或皮肤发育异常、阴茎及尿道海绵体发育不匀称等学说有关。一般来说，轻度阴茎弯曲基本不会影响排尿功能及性生活，当弯曲角度超过 30° 时，容易引起患者性交痛、无法插入等症状，而其性伴侣也会有性交不适、阴道疼痛等症状。

当阴茎勃起时偏斜或弯曲角度大于30°影响性生活时，需手术矫正。手术矫正阴茎弯曲的目的是恢复阴茎解剖外形以及插入阴道的能力。常用的手术方法有Nesbit术、单纯性白膜缝扎术、白膜削除折叠缝合术、16点法阴茎白膜折叠术、补片移植、阴茎假体植入术等。Nesbit术、16点法阴茎白膜折叠术在内的各种白膜切开缝合或单纯白膜折叠缝合法会缩短术后阴茎长度，适用于勃起功能正常而阴茎较长的患者。对于勃起功能正常而阴茎较短、弯曲度>60°的患者可采用补片修补的方法，以最大限度地保留阴茎长度、减少术后弯曲复发可能。对于阴茎勃起功能障碍而PDE-5抑制剂治疗无效的患者，以行阴茎假体植入术为宜。

四、尿道下裂

尿道下裂是男性下尿路及外生殖器常见的先天性畸形，尿道口出现在正常尿道口近侧至会阴部途径上，多数病例伴发阴茎下弯。尿道下裂可以是单一的缺陷，也可以是更复杂的问题，如性别发育异常的表型之一。国外发病率在每250～300个新生男婴中有1个，国内发病率统计约为3/1 000。典型的尿道下裂有3个特点：①尿道开口异位，尿道口可异位于正常尿道口至近端会阴部尿道的任何部位，经常有尿道海绵体缺失呈膜状；②阴茎下弯，下弯程度与尿道口位置并不成比例，有些开口在阴茎远端的尿道下裂可合并重度阴茎下弯；③包皮的异常分布，阴茎腹侧包皮因未能在中线融合，故呈V形缺损，包皮系带缺如，包皮在阴茎头背侧呈帽状堆积。腹股沟斜疝和睾丸下降不全是尿道下裂最常见的伴发畸形。前列腺囊常伴发于重度尿道下裂，并发感染史，以反复附睾炎最常见。

尿道下裂患者因有阴茎下弯和尿道口位置异常，不能站立排尿，勃起疼痛及成年后不能生育，必须手术治疗。目前已知手术方式有300多种，可一期手术完成，也可分两期甚至三期完成。无论选择何种手术方式，最佳的最终效果、最少的手术次数和花费应该是尿道修复医生的追求目标。目前公认的治愈标准包括：①阴茎下弯完全矫正；②尿道口位于阴茎头前端正中位置；③阴茎外观和包皮分布满意；④站立排尿、成年后能进行正常性生活。

尿道瘘、尿道狭窄和尿道憩室样扩张是尿道下裂术后最常见的并发症。目前认为，尿道成形材料的血液供应、感染、伤口缝合张力及新尿道覆盖层次等是影响并发症发生率的主要原因。

（包杰文 王 忠 李文吉）

数字课程学习

教学PPT　　自测题

参考文献

[1] Mescher，A L. Junqueira's Basic Histology：Text and Atlas [M]. 15th ed. New York：McGraw–Hill Education/Medical，2018.

[2] Carlson M.Human embryology and developmental biology [M]. 5th ed. New York：Bruce Elsevier，2014.

[3] Mills S E. Histology for Pathologists [M]. 5th ed. Philadelphia：Wolters Kluwer，2012.

[4] Goldman L，Schafer A I. Goldman–Cecil Medicine [M]. 26th ed. Philadelphia：W. B .Saunders Company，2020.

[5] 崔慧先，李瑞锡 . 局部解剖学 [M]. 9 版 . 北京：人民卫生出版社，2018.

[6] 李继承，曾园山 . 组织学与胚胎学 [M]. 9 版 . 北京：人民卫生出版社，2018.

[7] 王庭槐 . 生理学 . 9 版 . 北京：人民卫生出版社，2018.

[8] 葛均波，徐永健，王辰 . 内科学 [M]. 9 版 . 北京：人民卫生出版社，2018.

[9] 万学红，卢雪峰 . 诊断学 [9]. 北京：人民卫生出版社，2018.

[10] 陈孝平，汪建平，赵继宗 . 外科学 [M]. 9 版 . 北京：人民卫生出版社，2018.

[11] 王海燕 . 肾脏病学 [M]. 3 版 . 北京：人民卫生出版社，2008.

[12] 陈香美 . 中国肾脏病学进展（2009—2011）[M]. 北京：人民军医出版社，2011.

[13] 黎磊石，刘志红 . 中国肾脏病学 [M]. 北京：人民军医出版社，2008.

[14] 杨勇，李虹 . 泌尿外科学 [M]. 2 版 . 北京：人民卫生出版社，2023.

[15] 吴阶平 . 吴阶平泌尿外科学 [M]. 济南：山东科学技术出版社，2019.

[16] 胡品津，谢灿茂 . 内科疾病鉴别诊断学 [M]. 7 版 . 北京：人民卫生出版社，2022.

[17] S. C. 斯威曼，编 . 李大魁，金有豫，汤光，译 . 马丁代尔药物大典 [M]. 37 版 . 北京：化学工业出版社，2014.

[18] Peterson L M，Reed H S. Hematuria [J]. Prim Care，2019，46（2）：265–273.

[19] Weiss J P，Everaert K. Management of nocturia and nocturnal polyuria [J]. Urology，2019（133）：24–33.

[20] Floege J，Barbour S J，Cattran D C，et al. Management and treatment of glomerular diseases（part 1）：conclusions from a Kidney Disease：Improving Global Outcomes（KDIGO）Controversies Conference [J]. Kidney Int，2019，95（2）：268–280.

[21] Kaartinen K，Safa A，Kotha S，et al. Complement dysregulation in glomerulonephritis [J]. Semin Immunol，2019（45）：101331.

[22] Sethi S，Fervenza F C. Standardized classification and reporting of glomerulonephritis [J]. Nephrol Dial Transplant，2019，34（2）：193–199.

[23] Satoskar A A，Parikh S V，Nadasdy T. Epidemiology，pathogenesis，treatment and outcomes of infection–associated glomerulonephritis [J]. Nat Rev Nephrol，2020，16（1）：32–50.

[24] Cancarevic I，Malik B H. Use of Rituximab in management of rapidly progressive glomerulonephritis [J]. Cureus，2020，12（1）：e6820.

[25] Geetha D，Jefferson J A. ANCA–associated vasculitis：core curriculum 2020 [J]. Am J Kidney Dis，2020，75（1）：

124–137.

[26] Ballon–Landa E，Raheem O A，Fuller T W，et al. Renal trauma classification and management：validating the revised renal injury grading scale [J]. J Urol，2019，202（5）：994–1000.

[27] Coccolini F，Moore E E，Kluger Y，et al. Kidney and uro-trauma：WSES–AAST guidelines [J]. World J Emerg Surg，2019（14）：54.

[28] Ljungberg B，Albiges L，Abu–Ghanem Y，et al. European Association of Urology Guidelines on Renal Cell Carcinoma：The 2019 Update [J]. Eur Urol，2019，75（5）：799–810.

[29] Mahat Y，Leong J Y，Chung P H. A contemporary review of adult bladder trauma [J]. J Inj Violence Res，2019，11（2）：101–106.

[30] Türk C，Neisius A，Petrik A，et al. EAU Guidelines on Urolithiasis 2019. European Association of Urology Guidelines. 2019 Edition [R]. Arnhem，The Netherlands：The European Association of Urology Guidelines Office，2019.

[31] Siegel R L，Miller K D，Jemal A. Cancer statistics，2020 [J]. CA Cancer J Clin，2020，70（1）：7–30.

[32] von Amsberg G，Merseburger A S. Treatment of metastatic，castration–resistant prostate cancer [J]. Urologe A，2020，59（6）：673–679.

[33] Flaig T W，Spiess P E，Agarwal N，et al. Bladder Cancer，Version 3.2020，NCCN Clinical Practice Guidelines in Oncology [J]. J Natl Compr Canc Netw，2020，18（3）：329–354.

[34] Gakis G，Witjes J A，Compérat E，et al. EAU guidelines on primary urethral carcinoma [R]. Amsterdam：the 35th EAU Annual Congress，2020.

[35] Babjuk M，Burger M，Compérat E，et al. Guidelines on upper urinary tract urothelial carcinoma 2020 [R]. European Association of Urology（EAU），2020.

[36] Adashek J J，Necchi A，Spiess P E. Updates in the molecular epidemiology and systemic approaches to penile cancer [J]. Urol Oncol，2019，37（7）：403–408.

[37] Kashani K，Rosner MH，Haase M，et al. Quality improvement goals for acute kidney injury [J]. Clin J Am Soc Nephrol，2019，14（6）：941–953.

[38] Gnanapandithan K，Karthik N，Singh A. Rhabdomyolysis and acute kidney injury associated with anabolic steroid use[J]. Am J Med，2019，132（8）：e652–e653.

[39] Tandukar S，Palevsky P M. Continuous renal replacement therapy：Who，When，Why，and How [J]. Chest，2019，155（3）：626–638.

[40] Chan Y Y，Bury M I，Yura E M，et al. The current state of tissue engineering in the management of hypospadias [J]. Nat Rev Urol，2020，17（3）：162–175.

[41] Xiao Y，Natasha N，Pierpaolo M，et al. Hypospadias prevalence and trends in international birth defect surveillance systems，1980–2010 [J]. Eur Urol，2019，76（4）：482–490.

[42] 中华医学会器官移植学分会 . 肾移植远期并发症诊疗技术规范（2019 版）[J]. 器官移植，2019，10（6）：661–666，671.

[43] 中华医学会器官移植学分会 . 肾移植术后随访规范（2019 版）[J]. 器官移植 2019，10（6）：667–671.